TIME TO HEAL

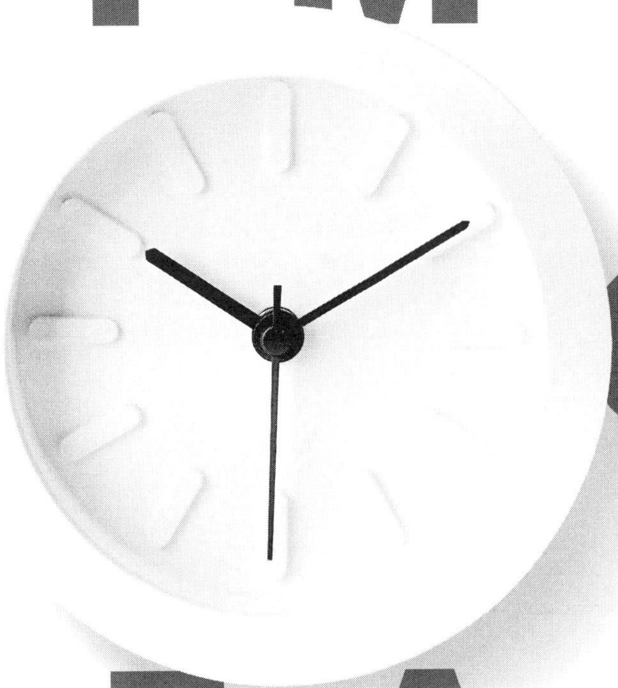

치유의 시간

Kenneth M. Ludmerer / 권복규 번역

RIHP
KMA 의료정책연구소
KMA RESEARCH INSTITUTE FOR HEALTHCARE POLICY

CONTENTS

CONTENTS

역자 서문

이 책의 번역 작업이 막바지에 이르렀을 때 의사 파업이 일어났고 학생들은 수업을, 졸업반 학생들은 의사 국가시험을 거부하였다. 그 뒤 2년을 넘게 이어가고 있는 COVID-19 역병은 우리 의료시스템을 중대한 시험에 들게 하고 있다. 영문으로 본문만 400페이지가 넘는 이 방대한 책을 번역한 이유는 이러한 문제를 배경으로 하고 있다. 우리나라 의료계와 의학교육계의 누적된 모순은 언제라도 이런 일이 일어나지 않으면 이상할 정도였다. 의료시스템뿐 아니라 의학교육 역시 미숙하고 무지한 정치인과 정부에 의해 마구잡이로 흔들렸고, 의학전문대학원 제도나 인턴제 폐지의 실패가 보여주듯 의학교육계도 막연한 이상과 조급한 개혁을 내세우는 정부와 정치권에 대해서 뚜렷한 철학과 주관 없이 부화뇌동하였다. 의학교육계조차, 무엇인지도 모르는 "발전" 혹은 "개혁"을 내세우면서 현실과 동떨어진, 소위 "선진국"의 의학교육이란 것을 막연한 느낌을 가지고 도입하지는 않았는지 물어야 할 때다. 의학교육의 본질과 성격에 대한 정확한 이해나 통찰 없이 그저 외국에서 단편적으로 보고 들은 유행에만 휩쓸리지는 않았는가? 선지자/개혁가인지, 아니면 몽상가/이상주의자인지 구별이 쉽지 않은 몇몇 이른바 "의학교육 전문가"의 손에 국가의 의학교육이 좌우되지는 않았는가?

이 책을 번역하면서 가슴을 치고, 발을 구르고, 한숨을 쉰 적이 한두 번이 아니었다. 왜 이 책은 늦게 소개되었는가? 이 땅의 의학교육이 산으로 가는지, 바다로 가는지 모르는데 왜 우리보다 앞서 이 많은 일들을 겪은 "현대 의학의 본산"-미국-의 경험은 왜 무시하였는가? 왜 의과대학은 의학전문대학원이 되었다가 다시 돌아가야 했으며, 이제 와서 또 통합 6년제와 같은 소리는 왜 나오는가? 통합교육, 성과바탕학습, 문제바탕학습, 임상표현, 수평수직통합 등 온갖 유행들이 난무했다가 소리소문없이 그 중요성이 바뀌고 사라지고 있는데 정작 이 땅의 의학교육의 목적은 무엇인가에 대한 아무런 고민도 절박함도 없는 게 현실 아닌가? 인턴은 왜 하고, 레지던트는 왜 하게 되었는가? 진료를 해야 하는 전임교수 수가 부족하니 임상교수, 진료교수, 외래교수, 연구교수 등등 온갖 교수직을 편법으로 늘이고 있는데 대체 이들의 위상과 역할은 무엇이어야 하는가? 점증하는 상업주의와 대학병원의 진료기관화가 당연한 것으로 치부되고, 대형 대학병원에 누구라도 아무 제한 없이 아무 때나 들어갈 수 있는 게 마치 대단한 "의료개혁"인 것처럼 치부되는 파퓰리즘 정치 문화에서 아카데믹 메디신이 설 자리나 있는 것일까? 교육을 할 여건도,

연구를 할 여건도 안 되는 대학병원에서 이제는 무슨 4차 산업혁명의 기폭제가 되어야 한다는 주장, 혹은 노벨상은 왜 못 받느냐는 투정이 대체 말이나 되는 것일까? 의사 파업의 계기가 된 의사 정원 문제도 마찬가지다. 이 책은 확실히 못을 박는다. 대체 적정 의사 정원이 얼마나 되어야 하는지는 미국도 결정하기 어려웠고, 연방정부는 정원을 늘이려고 온갖 노력을 다했지만 이제 와서는 오히려 의사가 남아돈다는 연구들도 나오고 있다. 그리고 적어도 미국 연방정부는 의사 정원을 늘이고자 하는 노력에 있어서 우리 정부처럼 무모하고 난폭하지는 않았다.

역사를 공부하는 이유는 현실에 빛을 비추어주고, 통찰을 가능하게 하기 때문이다. 우리 의료계는 지금 온갖 중병에 시달리는 환자와 마찬가지인데 이 미국의 의학교육사는 우리보다 먼저 그 병을 앓은-그리고 지금도 앓고 있는-우리 의학이 모델로 삼는 선진국 의학교육의 병력을 아주 세심하고 확실하게 보여준다. 그 통찰과 교훈은 어떤 의학교육도 의료제도와 해당 사회의 문화로부터 자유로울 수 없다는 것이다. 지금 미국의 의학교육도 관리의료와 의료비 폭증으로 중병을 앓고 있는데 이는 우리도 오래 전부터 익히 알고 있는 바이다. 기본의학교육이 파행이 되는 이유는 만성 저수가가 표상하는 우리 의료제도, 의료전달체제의 붕괴, 그리고 전체 의료시설의 95%에 달하는 민간 자원을 마치 정부가 제 것인 양 마음대로 통제하려고 하는 국가적 관행 때문이다. 일부 기관에 환자가 밀려 새벽 2시까지 MRI를 찍어야 하는 나라에서 무슨 인간적이고 윤리적인 진료가 가능한가? 교수들이 모두 진료 압박과 병원 수익 증가 스트레스에 시달리는 나라에서 무슨 제대로 된 임상교육과 전공의 교육이 가능한가? 전공의를 힘들게 마쳐도 배운 것을 시술할 장소도 없는 나라에서 전공 불문하고 미용이나 성형으로 몰리는 것은 너무 당연한 일이 아닌가? 기본의학교육도, 졸업후 의학교육도 이런 환경에서 어떻게 하란 말인가? 교육과정을 조금 손보고, 교수학습방법을 조금 새롭게 한다 해서 대체 뭐가 근본적으로 바뀐다는 말인가?

절망 속에서 늘 희망이 피어나지는 않는다는 건 가망 없는 환자는 결국 보낼 수밖에 없음을 경험한 의사들이라면 모두 잘 아는 사실이다. 그럼에도 불구하고 우리는 희망을 버릴 수 없으며, 전문지식인답게 최소한의 노력이라도 해야 한다. 이 책의 번역은 그러한 몸부림의 소산, 즉 몇몇 뜻 있는 의대 교수님과 개원의, 봉직의 선생님들이 함께 한 1년에 걸친 독서모임의 소산이었다. 연세이비인후과 홍성수 원장님, 고려의대 병리과 김애리 교수님, 삼성서울병원 중환자의학과 서지영 교수님, 이화의대 내과 홍영선 교수님, 두번째봄산부인과 정선화 원장님, 그리고 내과전문의 김영민 선생님 등이 그분들이다. 자신의 일만 해도 너무나 바쁘신 분들이 시간을 쪼개고 사비를 모아 격주 수요일 저녁마다 스터디 카페에 모여 각자 맡은 부분을 발제하고 학생처럼 공부하였다. 이 분들이 없었더라면 이 책의 번역과 소개는 애초 불가능했을 것이고, 모두가 공동 역자로서 충분한 자격이 있으심을 알리고 싶다. 공부와 뒤이은 간단한 뒤풀이 자리에서 나눈 우리 의료계에 대한 고민과 충정을 통해 그 시간은 가장 보람되고 의미 있는 시간이 되었다. 이 자리를 빌어 이분들에게 절절한 감사의 인사를 드리며, 이 책의 출간이 그 고마움의 빚을 조금이라도 갚을 수 있었으면 한다. 그리고 직역과 성별, 나이를 넘어선 이러한 진정한 교류와 연대의 모습이 우리 의료계의 미래에 희망의 작은 싹을 틔울 수 있음을 믿고 싶다.

이 책은 또한 대한의사협회의 전폭적인 지원이 없었으면 불가능했다. 특히 의료정책연구소가 이 방대한 책의 출간을 기꺼이 지원해 주신데 대해 깊은 감사의 인사를 드린다. 이외에 이 책의 출간을 위해 애써주신 모든 분들께도 깊은 감사를 드린다.

이 책은 미국의 과거를 기술하고 있지만 역자는 이 책을 현재와 미래의 젊은 의료인들에게 드리고 싶다. 환자뿐 아니라 의사들에게도 치유의 시간(Time to Heal)이 필요하다. 상처 입은 전공의와 의대생들이 그 상처를 꿋꿋하게 딛고 일어나 용감하고 굳건한 치유자로 서게 되기를 미흡하고 부족한 선배의 한 명으로서 진심으로 기원한다.

2023년 3월

권 복 규

서문

이 책은 두 가지를 염두에 두고 집필되었다. 하나는 20세기 초에서 현재에 이르기까지 미국 의학교육사에 대한 포괄적인 해석을 제공하는 것이다. 다른 하나는 오늘날 "관리의료(Managed Care)"라는 이름으로 의사가 학습하고 진료하는 방식에 영향을 미치는 시장의 힘을 변화시켜야 한다고 독자에게 경고하기 위해서다. 그래서 이 이야기는 환자, 의료인, 그리고 대중이 느끼는 미국의 의료에 대한 현재의 여러 가지 불안, 그리고 광의의 의료적 실천과 관련이 있다.

의학교육에 대해 이전의 책("배움의 시간 : 미국의학교육의 발전(Learning to Heal: The Development of American Medical Education"(Basic Books, 1985))을 쓴 경험이 없었다면 이 책을 구상하기는 불가능했을 것이다. 그 책은 남북전쟁으로부터 제1차 세계대전까지 미국의 의학교육 시스템의 창설을 다룬 것이다. 이런 의미에서 이 책을 위한 연구는 1976년에 시작되었다. 그러나 관리의료운동이 급속히 퍼져나간 1980년대 후반에 또 다른 책의 필요성이 내게는 명백해졌다. 많은 의과대학과 교육병원들이 교육과 연구 프로그램을 충분히 유지할 수 있을 만큼 적절한 임상수입을 더 이상 올리지 못하고 있었다. 가장 미묘하지만 가장 중요하게도 의대생과 수련의의 학습 환경이 침식되고 있었고, 진료에 대한 전문적 가치가 주변으로 밀려나고 있었다. 이런 딜레마의 기원은 1980년대 이전에 일어났고 적대적 시장환경만으로 설명되기 어려웠다. 오히려 그들은 금세기 후반기 아카데믹 메디신(Academic Medicine) 내부에서 일어났던 행동(그리고 무기력)의 부분적인 결과이다. 이 책은 이러한 사건들을 이해하려는 노력을 반영한다.

이 책의 가장 중요한 자료는 의과대학, 병원, 교수, 관리자, 학생, 그리고 다양한 사적·공적 기구들의 미출판된 기록이다. 이 자료는 다른 식으로는 얻기 어려운 풍성한 세부사항을 제공해 주었다. 이 연구를 하면서 나는 미국의 아카데믹 메디컬 센터(Academic Medical Center)의 거의 4분의 1을 방문하였다. 어떤 기관들은 이 책에서 더 자주 언급되지만 그것은 대개 그들의 역사 기록이 더욱 풍부해서이다. 일반적으로 1965년 이후의 기록은 양이 엄청난데, 이는 당대사를 연구하는 일의 위압적인 문제를 예시한다.(예컨대 미국의과대학협회 집행위원회의 1932-1956년 자료는 상자 1개에 들어있지만, 1957년부터 1991년까지 기록은 42개 상자 분량이었다). 이 책의 미주는 관심 있는 독자들을 위해 매우 길게 수록하였다. 그러나 이 책은 주석 없이도 읽을 수 있기 때문에 그것으로 방해를 받을 필요는 없다.

이 프로젝트 초기에 미국 의학교육의 진화는 보다 광범위한 사회적이고 문화적인 맥락에서만 이해 가능하다는 사실이 명백해졌다. 그래서 나는 사회사, 문화사, 교육사, 의료사회학 문헌들을 광범위하게 읽었다. 미주는 내가 많은 신세를 지고 있는 이 2차 문헌들에 대한 안내 구실을 한다. 그것은 의과대학과 교육병원의 역사가 사실 20세기에 미국 사회를 전반적으로 변화시킨 많은 사회적, 문화적, 정치적 힘의 프리즘이라는 사실을 발견하는 데 대한 나의 관심을 약화시키지 않았다.

이 책은 순서를 지키며 읽지 않아도 되도록 장과 절을 구성하였다. 그러나 각각의 장들은 긴밀하게 연결되어 있어 나로서는 독자들이 전체적인 이야기가 각 장의 단순한 합계 이상의 것임을 알게 되기를 바란다. 정확성을 위해 모든 노력을 기울였다. 최근 의료환경의 급속한 변화를 고려한다면 17장과 18장에서 논한 몇몇 세부사항들이 이 책을 출판하기 위해 걸린 시간 중에도 시대에 뒤떨어지지 않았음이 놀랍다. 아마도 교육병원과 의과대학 사이에 새 합병이 일어나거나 합병한 기관들이 분리되었을 수도 있었다. 그러나 그런 현상은 21세기 초 미국 의학교육이 직면한 변화의 힘의 성격, 도전과 기회, 그리고 미래의 의료를 위해 하나의 사회로서 우리가 해야 할 선택을 바꾸지는 않을 것이다. 그래서 독자들은 가까운 미래에 의료계의 풍광이 살짝 변한다 해도 마지막 두 장의 분석이 가치가 있음을 알게 될 것이다.

이 책을 통해 나는 미국 의학교육과 진료가 어떻게 나아가야 할지에 대한 다양한 관점을 가진 이들에게 유용하도록 객관성과 균형을 유지하려고 애썼다. 이 책을 읽으며 미래를 예측하고자 하는 이들은 실망할지도 모른다. 과거는 불가피하고 예측 가능한 방식으로 일어나지 않았다. 미래 역시 마찬가지다. 그럼에도 과거는 미국 의학의 현재에 강력한 영향을 미친다. 그러므로 이 역사 분석이 우리가 처한 현재의 딜레마를 조명해주고, 의료의 미래에 대해 우리가 해야 할 선택을 안내해 주었으면 하는 바람을 가지고 있다.

이 책의 제목은 이중의 의미를 지닌다. 이 책의 전반적 주제는 좋은 의료를 위해서는 시간이 중요하다는 것이다. 치유를 배우고, 치유를 가르치고, 치유의 예술을 실천하고, 새로운 치유 방법을 발견하기 위해서는 충분한 시간이 필요하다. 오늘날 관리의료의 시대에 이런 활동에 필요한 시간은 간신히 확보되고 있는데 이는 아마도 현재 미국 의료에서 일어나는 가장 걱정스런 변화일 것이다. 덧붙여 의사와 대중 모두 의학교육과 진료에 대해 깊은 불안을 경험하고 있지만 이러한 딜레마의 등장에 대한 역사적 이해는 탈출구를 시사해줄 것이다. 우리의 병든 의학교육과 의료 시스템이 여전히 뛰어나고, 구제가 가능할 때 이를 치유하기 위해 이 지식을 사용해야 할 때다.

감사의 글

이 긴 여로의 끝에서 그들의 격려, 충고, 지지가 늘 함께했던 많은 이들에게 감사를 표함은 참으로 즐거운 일이다. 이 책을 쓰면서 나는 많은 친구와 동료들로부터 도움을 얻는 예외적인 행운을 누렸다. 그들의 우정 어린 기여는 이 책을 무한히 풍요하게 만들어주었다.

이 책을 쓰기 위해 여러 해 동안 전국의 문서고를 돌아다녔다. 나는 이 까다롭고 끝이 없을 것 같은 프로젝트에서 나를 돕고 격려해준 많은 아키비스트(archivist)와 사서들에게 많은 빚을 지고 있다. 미주에는 아주 관대하게 도움을 준 수많은 스태프들의 목록이 실려 있다. 나는 특히 뉴욕 병원 코넬 메디컬 센터의 엄청나게 긴 기록물 사이에서 이 프로젝트의 처음부터 나를 안내해 준 아델 레너(Adele Lerner), 워싱턴의대 도서관의 수잔 크로포드(Susan Crawford), 마크 프리스(Mark Frisse), 그리고 폴 앤더슨(Paul Anderson)에게 특별한 감사를 표한다. 록펠러 아카이브 센터와 미국 철학회가 초기의 여비를 제공해 준 것 또한 감사하게 생각한다.

이 연구의 상당 부분, 특히 최근을 다룬 부분은 의대 학장실과 병원 원장실에서 수행되었는데 여기서 나는 그 자료들을 검토한 최초의 학자였을 것이다. 나는 그들의 기밀 기록들을 내 연구를 위해 기꺼이 내어준 의과대학과 병원의 관리자들에게 놀랐고 영감을 받았다. 나는 자유롭게 자료들을 검토할 수 있었고, 종종 밤에 사무실 문을 잠그고 나갔다. 모든 것이 마음에 들지는 않을 것을 알면서도 면밀하게 조사할 수 있도록 허용한 의학교육자들의 그러한 의지는, 현재 의료의 난제를 단호하고 건설적으로 해결하려는 다짐을 보여주는 주목할 만한 지표였다.

연구와 집필을 하는 동안, 나는 많은 친구와 동료들의 지지와 제안을 통해 이득을 얻었고 그들은 늘 대화와 사유에 시간을 내주었다. 나는 특히 갈랜드 앨런(Garland Allen), 폴 비슨(Paul Beeson), 헨리 버거(Henry Berger), 이버 번스타인(Iver Bernstein), 모튼 보그도노프(Morton Bogdonoff), 제랄드 던(Gerald Dunne)에게 감사하고 싶다. 메리 앤 주백(Mary Ann Dzuback), I 제롬 플랑스(I Jerome Flance), 도널드 플레밍(Donald Fleming), 르네 폭스(Renée Fox), 마크 프리스(Mark Frisse), 토마스 갤러거(Thomas Gallagher), 다니엘 구덴버거(Daniel Goodenberger), 잭 헥스터(Jack Hexter), 해리 조나스(Harry Jonas), 마이클 칼(Michael Karl), 데이비드 키프니스(David Kipnis), 데이비드 코니그(David Konig), 조셉 로저스(Joseph Losos), 제럴드 퍼코프(Gerald Perkoff), 헨리 슈워츠(Henry Schwartz), 몬테 톨달(Monte Thordahl), 피터 튜튀르(Peter

Tuteur), 리처드 월터(Richard Wlater), 칼 웰먼이(Carl Wellman) 에게도 감사한다. 나는 이들과 다른 이들로부터 그들이 아마 알지 못할 방식으로 감동과 영감을 받았다. 나는 또한 이 프로젝트의 형성 단계에서 아카디아 연구소가 후원하는 의학교육 특별위원회에서 일하면서 많은 것을 배웠다.

많은 동료들이 아낌없이 시간을 들여 이 책의 전부 또는 일부를 읽어주었다. 특히 폴 비슨(Paul Beeson), 이버 번스타인(Iver Bernstein), 게르트 브리거(Gert Brieger), 로저 벌거(Roger Bulger), 메리 앤 주백(Mary Ann Dzuback), 도널드 플레밍(Donald Fleming), 르네 폭스(Renée Fox), 마크 프리세(Mark Frisse), 토마스 갤러거(Thomas Gallagher), 다니엘 구덴버거(Daniel Goodenberger), 휴 호킨스(Hugh Hawkins), 다이앤 케츠만(Diane Katzman), 데이비드 키프니스(David Kipnis), 제랄드 퍼코프(Gerald Perkoff), 린다 세이지(Linda Sage), 로즈메리 스티븐스(Rosemary Stevens), 몬테 톨달(Monte Thordahl), 그리고 마이클 휘트콤(Michael Whitcomb)의 조언에 감사한다. 1997년 3월의 집담회에서 이 책의 3부 초기 버전을 읽고 토론해 준 학자들과, 이 집담회를 후원해준 밀뱅크 기념 기금에도 감사하다. 나는 또한 충실한 비서 업무와 컴퓨터 지원에 대해 마리에타 마그누스(Marietta Magnus), 건설적인 제안, 현명한 조언, 그리고 꾸준한 격려에 대해 옥스퍼드 대학 출판부의 제프리 하우스(Jeffrey House)에게 감사한다.

몇몇 이들에게는 특별한 감사를 표하고 싶다. 대니얼 폭스(Daniel Fox)는 프로젝트 내내 격려와 아이디어의 원천이었다. 초고를 다듬는 데 대한 그의 제안은 매우 귀중한 것이었고 가장 광범위한 의미에서 이 책의 친구가 되었다. 랄프 모로(Ralph Morrow)는 지속적인 격려와 조언, 지혜의 원천이었다. 이 프로젝트 내내 우리는 정기적으로 이야기를 나누었고, 그는 초고에 대해서 대해 많은 도움이 되는 제안을 했다. 게다가 내가 막힐 때마다 그의 도움을 받았는데, 그것은 그가 특별히 신뢰가 가는 판단력이 있는 사람이었기 때문에 행운이었다. 조던 린지(Jordan Lindsey)와 시시 루드미어(Cissy Ludmerer는 그들의 존재로 책을 풍요롭게 했다. 로렌 루드미어(Loren Ludmerer)는 아이디어, 안내, 격려의 원천이었다. 그녀의 수많은 통찰력 풍부한 논평과 제안은 이 책을 엄청나게 개선시켰다. 게다가 그녀는 작가들만이 충분히 이해할 수 있는 다양하고 중요한 방법으로 이 프로젝트에 기여했다.

이 프로젝트에서 가장 어려운 부분은 현재에 관한 이야기를 하고, 오늘날 의료계의 가장 큰 문제들을 다루는 책을 쓰기로 한 결정이었다. 만약 16장으로 이 책이 끝났다면, 이 책은 2~3년 일찍 세상에 나왔을 것이다. 이런 맥락에서 나는 내가 성공을 보장할 수 없는 이 거대한 프로젝트를 감당하도록 특별한 지원을 해준 워싱턴대학 내과에 감사한다. 나는 또한 재정적 도움을 준 여러 민간 재단에게도 빚을 지고 있다. 헨리 J. 카이저 재단, 미국의과대학협회 재단, 찰스 E. 컬피퍼 재단, 스펜서 재단, 그리고 특히 조시아 메이시 주니어 재단이다. 이 기구들은 광범위한 시각에서 의학교육을 검토하고 분석하는 일의 중요성을 이해해 주었다. 내 희망은 그들이 그들의 신뢰가 옳았다고 느끼는 것이다.

들어가며

20세기가 "건강의 세기(the Health Century)"라 불리는 건 우연이 아니다. 미국인들은 역사를 통틀어 인류를 괴롭히던 감염병과 영양결핍증의 극복, 영아사망률의 감소, 기대수명의 증가라는 축복을 받았고, 암이나 관상동맥질환, 뇌졸중과 같은 현대의 사망원인에 대항하여 중요한 발전을 거두었다. CT스캐너와 장기이식 같은 기술적 경이로움은 대중을 깜짝 놀라게 만들었고, 유전의학과 생명공학에서도 놀라운 발전이 일어났다. 최근에 이루어진 복제양의 탄생과, 건강이 단지 질병의 부재가 아닌 신체적, 정신적, 사회경제적, 그리고 영적으로 안녕한 상태라는 WHO의 확장된 정의 중 무엇이 더 공상과학(SF)적인지 구별하기도 쉽지 않다.

미국에서 현대 의학의 성취에 있어 가장 중요한 요인은 미국의 의과대학과 교육병원(혹은 아카데믹 헬스센터-Academic Health Center)[1]일 것이다. 그들의 중요성은 미국의 의사 교육, 새로운 의학지식의 생성, 혁신적인 진료방식의 도입과 평가, 그리고 가장 정교한 치료의 제공에 놓여 있다. 20세기 대부분의 기간 동안 열광한 미국 사회는 이들의 필요를 충족해 주었고, 그 결과 이들은 번영했다. 그럼에도 아카데믹 헬스센터는 또한 자폐적이 되었고, 세기 말에 대중은 전통적인 지지의 대부분을 거두어들이기 시작했다. 21세기가 다가오면서 의대와 교육병원은 위기에 처했고, 이는 미국 의료의 장래의 질을 위협하고 있다. 그들이 그렇게 성공적이었고 국가의 건강의 핵심이었으면서도, 결국 그렇게 위기에 처하게 되었음은 매우 아이러니하다. 이는 다음 장에서 말할 이야기의 핵심이다.

⇢ · ⇢ · ⇢

이 책은 20세기 초부터 현재에 이르기까지 미국 의학교육사를 종합적으로 제공하려 한다.

---

1) Academic Health Center, 또는 Academic Medical Center로서 환자 진료보다 교육과 수련, 연구를 주업무로 하는 의료기관을 의미한다. 미국은 Academic Medicine(학문중심의료)과 Practical Medicine(진료중심의료)을 구별하는데 통상 환자의 진료는 Practical Medicine의 몫이다. 우리나라는 이런 구별이 분명하지 않으며 환자들이 진료의 질이 더 높다고 생각하여 "대학병원"을 선호하는데 원래 Academic Medicine은 환자를 교육, 또는 연구의 대상으로 보기 때문에 제대로 된 진료는 Practical Medicine의 몫이다. 미국도 관리의료(Managed Care)와 조직화된 의료(Organized Medicine)의 시대에 Academic Health Center의 진료 비중이 늘어나면서 경계가 흐릿해져 갔는데 저자는 이를 미국 의학교육과 연구의 장애물로 보고 있다. 이 책에서는 대학병원, 또는 수련병원이라는 표현 대신에 원문 그대로 "아카데믹 헬스센터"라고 옮겼다. 원문의 Teaching Hospital은 그대로 교육병원으로 옮겼다.

주된 초점은 4년제 의과대학-즉 기본의학교육 시기이다. 그러나 이 책은 많은 다른 주제들, 즉 의예과 교육, 입학, 전공의 교육(졸업후 의학교육), 수련기관, 그리고 아카데믹헬스센터와 그들이 봉사하는 사회와의 복잡한 상호작용 등도 다룬다. 이 이야기는 의학교육의 재정, 의학연구의 확장, 의과대학 신설, 소수인종과 여성 학생이 겪은 문제, 교육과 연구의 관계의 변화, 과학기술시대에 의술의 기예를 습득하는 어려움, 전통적으로 환자중심적이었던 의학교육의 침식, 평등주의와 교육의 이상 간의 점증하는 긴장, 의대와 교육병원 간, 의대와 모 종합대학 간, 아카데믹 헬스센터와 이웃 지역사회와의 복잡한 관계들을 포함한다.

이 역사는 기관이 아닌 사람들의 역사이다. 주된 목적은 학생과 수련의, 교수, 관리자, 그리고 환자의 경험을 재현하고, 한 세기 동안 의학의 세계에서 그들의 일상 경험이 어떻게 진화해왔는지를 기술하는 것이다. 마찬가지로 이 책은 교수가 학생과 수련의에 대한 권위를 어떻게 확립하였는지, 교육을 받는 이들이 그들의 교수를 어떻게 지적으로 정직하게끔 남도록 촉구하였는지, 학습자가 때로 가혹한 환경을 어떻게 견뎠는지, 학생과 환자의 관계는 어떻게 변화했는지 등과 같은 다양한 집단 사이의 관계 문제를 탐색한다. 이 책은 또한 입학 쿼터제와 "지역(town)"개업의[2]와 "대학(gown)" 교수 간의 갈등과 같은 의학교육사에서 꼴사나운 주제들도 검토한다.

전통적으로 의학사의 문헌 대부분은 의학의 지적 발달(내재적 접근)이나 의학의 사회적, 경제적, 정치적 맥락(외재적 접근)중 하나를 강조하였다. 이 책은 이 두 시각을 함께 담으려는 것이 특징이다. 이 논의에서 중요한 것은 의학교육과 진료의 변화는 의학의 내적 발달, 특히 의학지식의 점증하는 환원주의(분자 수준에서의 분석)에 주로 기인하였다는 것이다. 그러나 이 책은 또한 의학교육을 그 외재적 맥락에서 해석한다. 즉 미국의 고등교육, 의료전달시스템의 진화, 그리고 20세기의 주요 문화적 경향 같은 것들이다.

이 책은 또한 사회학적 시각을 강하게 유지하고 있다. 아마도 의학교육의 힘이 제한적이며, 특히 의사를 주의 깊고, 사회적 책임감을 지니며, 모든 진료 환경에서 환자의 옹호자 역할을 할 수 있도록 양성하는 데 있어 더욱 제한적이라는 놀라운 주장도 있다. 사실 의사의 행동 대부분은 당사자의 성격과 가치관, 당대의 문화적 환경, 그리고 의료의 보상과 인센티브 시스템과 같은 의과대학 외부의 영향을 반영한다. 의사의 됨됨이는 의학교육과 사회 간의 협상의 산물임을 인식하는 것이 중요하다. 우리 의사는 우리가 사는 사회와 사람의 유형을 반영하지,

---

2) private practitioner. 미국은 우리처럼 의사가 시설과 설비를 갖춘 의료기관을 하나 만드는(개원) 것이 아니라 오피스(office)를 열고, 필요하면 계약을 맺은 병원에 입원시켜 환자를 보는 시스템이기 때문에 "개원의"라는 표현 대신에 "개업의"라는 표현을 쓴다. 여기서 town과 gown의 대비는 후자가 의사 가운이 아닌 실험실 가운을 의미하며 대학의 교수는 연구에 종사한다는 의미를 갖는다.

아카데믹 헬스센터의 노력을 반영하지는 않는다. 우리는 결국 우리가 사는 사회 수준만큼의 의사만을 가질 수 있다는 건 과장이 아닐 것이다.

의과대학 간의 많은 유사성에서 미국 의학교육의 모습을 전체적으로 그리는 것은 가능하다. 모든 학교는 인증을 받기 위해 단일 기준을 따라야 한다. 모두가 유사한 지식을 가르치고, 졸업생은 미국의 어디서든 진료를 할 수 있다. 그러나 의과대학 간에 놀라운 다양성도 존재한다는 것을 인식하는 것이 중요하다. 어떤 학교는 사립이고, 다른 학교는 공립이다. 대부분 임상 업무를 위한 대형 교육병원을 가지고 있지만, 많은 신설 의대는 작은 지역병원을 활용한다. 학교마다 연구 활동의 수준은 매우 다르고 일차진료의사 양성이나 소수인종 의사 양성과 같은 특별한 사명을 가진 학교들도 있다. 모든 학교가 지역적 전통이 있다. 미국 의과대학을 완전히 이해하려면 공통성과 개별성의 이 두 양상이 모두 필요하며 이 책이 각 학교에 대한 설명을 제공하지 않는데도 그러하다.

미국의학교육의 진화를 대공황, 제2차 세계대전, 국립보건원(National Institutes of Health, NIH)의 탄생, 민간 의료보험, 메디케어와 메디케이드, 관리의료 운동 등과 같은 강력한 외부의 힘에 대한 의과대학과 교육병원(teaching hospital)의 응전으로 해석하기 쉽다. 하지만 이런 관점은 부분적으로만 정확한데, 개별 주체들도 중요하기 때문이다. 이 사실은 몇몇 학교들의 성장과 다른 학교들의 상대적 쇠퇴를 설명하는 데 잘 들어맞는다. 미국 의학교육사를 사람이나 인격을 배제한 채 바라보는 것도 커다란 오류일 것이다.

엄밀히 말해 미국의학교육이 예측 가능하거나 명확한 방식으로 발전하지 않았다. 모든 지점에서 선택이 일어났고, 몇몇은 성공했고, 몇몇은 그렇지 않았다. 만약 미국 의과대학과 교육병원이 20세기 말 위기에 처했다면 그것은 누군가에게 해를 끼치고 싶어서가 아니라 나쁜 결정과 예측 못한 결과가 발생했기 때문이다. 그럼에도 그렇게 하기를 원하는 이가 있다면 의학교육을 보다 건설적인 방향으로 돌릴 기회는 여전히 남아있다. 역사의 교훈은 미래는 결정되지 않았고, 개인이 차이를 만든다는 것이다.

→ · → · →

넓은 관점에서 이 책의 주요 주제들을 살펴본다면 이해가 쉬울 것이다.

제1차 세계대전 무렵 미국의 현대 의과대학과 교육병원이 만들어졌고 미국 의학교육 최초의 혁명(1910년 의학교육에 관한 영향력 있는 보고서를 쓴 아브라함 플렉스너(Abraham Flexner)의 이름을 따서 종종 "플렉스너 혁명"이라 불린다)이 완수되었다. 이 혁명은 의학교를 종합대학교에 둘 것, 교수가 연구에 종사할 것, 학생은 실험실에서 "능동적" 학습과 진짜 병동 실습에 참여할 것을 요구하였다. 이 혁명의 기원은 19세기 중엽으로 거슬러 올라가는데 이때 의학교육 방법에 대한 한 혁명이 일어났다. 이어서 이 지적 혁명은 새로운 교육적 아이디어를 수행하게 하는 사회적이고 경제적인 혁명을 촉발하였다. 이 혁명기에 암묵적 사회계약이 만들어졌다. 사회는 의학교육과 연구에 재정적, 정치적, 도덕적 지원을 한다. 반대로 의대 교수는 그들은 봉사하는 존재이며, 그들의 성공의 척도는 학술적 업적의 질과, 그리고 미국의 의료가 높은 전문직 기준에 따라 수행되는 것을 보장하는 데 달려있음을 기억할 것이다.

처음부터 현대 미국 의과대학은 세 가지 사명, 즉 교육, 연구, 진료를 가지고 있었다. 그러나 그 활동의 상대적 중요성은 시대에 따라 달라졌다. 제1차 세계대전에서 제2차 세계대전까지 교육적 사명은 정점에 있었다. 교육은 그 자체로 목적이었고, 환자 진료는 교육을 촉진할 수 있는 정도에 한해서 수행되었다. 교수들은 학습자의 필요에 초점을 맞춘 교육 환경을 제공하는 데서 자부심을 느꼈는데 이때 학습자는 인턴과 레지던트를 포함하는 데까지 확장되었다.

의대 교수들은 교육을 하면서 연구에도 종사했다. 1930년대에 이르러 미국은 세계 의학연구의 중심지가 되었다. 그러나 제2차 세계대전 이후 연구는 대부분 교육을 대신하여 의대 교수의 주된 활동이 되었다. 이는 주로 국립보건원(NIH)의 확장과 관련이 있었다. 1965년 연방 기금과 연구 보조금은 연구중심 의대 예산의 60% 혹은 그 이상을 차지하였다. 그러나 모든 의대가 이 부를 향유하였으며, 거의 모든 학교에서 이 연구 사업은 전쟁 전에는 상상이 불가능했을 정도로 규모가 커졌다.

제1차 세계대전에서 제2차 세계대전 사이의 기간은 교육의 시대였고, 제2차 세계대전에서 1965년까지는 연구의 시대였으며, 1965년 이후는 임상의 시대였다. 민간 의료보험이 미국에서 성장한 1940년대 이래 의대 교수는 점점 더 많이 자비 환자 진료에 참여하였다. 그러나 1965년 메디케어와 메디케이드 법안이 통과하면서 교수 진료의 양이 폭증하였고, 수백만의 "자선(병동)" 환자들은 하룻밤 사이에 돈을 지불하는 환자들로 바뀌었다. 15년 후 임상 사업은 거의 모든 의대에서 학술 업무에 그늘을 드리웠고 교수들은 전형적으로 그들의 수입의 절반 이상을 자비 환자 진료에서 얻었다. 임상수입을 통해 또한 교수 숫자의 팽창과 특히 임상과에서의 급여 상승이 가능해졌다.

이 세 시대에 의대는 엄청나게 성장했다. 1910년 한 주요 의대의 예산은 10만 달러였다. 1940년 이 예산은 대개 100만 달러를 넘었다. 1965년 2천만 달러가 되었고, 1990년에는 2억 달러 혹은 그 이상이 되었다. 대부분의 학교에서 성장은 무계획적이고 무분별했으며, 기존의 것 위에 새 프로그램을 얹는 식으로 진행되었다. 1980년대에 의대는 더 이상 응집된 기관이 아니었다. 한때 서로 연관되고 균형을 이루었던 교육, 연구, 진료는 더 이상 균형을 잡지 못하는 지점에 이르기까지 각자 확장되었다.

의과대학이 성장하면서 많은 뚜렷한 변화가 일어났다. 한때 의과대학의 핵심 사명(그리고 그들의 고유한 활동)이었던 의대생 교육은 1980년대의 아카데믹 헬스센터에서는 부산물에 불과해졌다. 20세기를 통틀어 의과대학은 부분적으로 종합대학에, 부분적으로 의료전달체계에 위치하였다. 이제 의대와 모 대학교를 연결하는 끈이 느슨해졌고 반면 의료전달체계와의 관련성은 더 긴밀해졌다. 20세기 동안 아카데믹 헬스센터는 교수 지향적인 방식으로 발전해 왔는데 이는 학습자의 수요에 관심을 두거나, 의료전달시스템을 개선하라는 사회의 요구와는 상반되는 것이었다.

1980년대에 비록 교육의 우선순위가 높지는 않았지만 미국 의학교육의 질은 우수하게 유지되었다. 이는 모든 의학 학습이 결과적으로 자율학습이었기 때문이다. 20세기 내내 미국 의학교육의 높은 질은 공식적인 교육과정보다는 동기유발이 잘 되어 있고 유능한 학생과 자유로운 학습 기회에 달려있었다. 이 학습 환경에 핵심적인 것은 좋은 실험실과 도서관, 그리고 충분한 환자의 확보, 자극을 주는 교수와 동료의 존재였다. 이들 중 가장 중요한 것은 의학교육은 학습자가 충분한 시간을 들여 환자를 만나 그를 연구하고 이해할 수 있는 환경의 제공이었다.

1980년대와 1990년대에 관리의료 운동의 확산과 함께 이 아카데믹 헬스센터의 유용한 환경이 급속히 변화하기 시작했다. 관리의료-의료를 제공하고 비용을 지불하는 다양한 방식을 통칭한다-는 의료전달체계의 심각하고 오랜 문제를 바로잡기 위해 등장하였다. 그러나 곧 관리의료의 많은 문제들이 다시 분명해졌고 그들 중에는 아카데믹 헬스센터에 매우 부정적인 영향도 있었다. 관리의료 기구는 의료에 최저 가격을 지불하려 했다. 이 새로운 환경에서 아카데믹 헬스센터는 교육과 연구, 자선진료, 고도의 진료 수준으로 인해 지역병원보다 높은 비용이 들었는데, 재정적 생존 가능성을 갑자기 위협받게 되었다.

이 상황에 대한 아카데믹 헬스센터의 특정한 반응은 다양했지만, 일반적인 대응은 손실 비용을 양으로 보충하기 위해 임상 사업을 확장한 것이었다. 교수가 환자를 보는 시간을 줄인다면, 더 많은 환자를 볼 수 있었다. 즉 체류 시간을 줄이고, 입원 기간을 단축하며, 외래 진료를 단시간에 끝내는 것 등이다. 한때 배출된 의사의 질과 생산된 새로운 지식을 성공의 척도를 삼았던 의과대학과 교육병원의 관리자는 이제 해당 기관의 수익성과 시장 점유분에 관심을 갖기 시작했고, 교육과 연구에 대해서는 거의 관심을 보이지 않았다.

1990년대 후반 대부분 의대의 이 경쟁적이고 시장 주도적인 반응은 임상수입을 유지, 혹은 증가시키는 데 성공적이었음이 분명해졌다. 그러나 이 과정에서 대부분 학교의 학문적 사명은 흔들리고 악화되었다. 많은 학교에서 임상교수와 연구자들은 점점 더 많은 환자를 보라는 압력을 받았고, 때로는 교육적 책임을 방기할 수준에까지 이르렀다. 더 은밀하지만 심각한 문제는 환자 진료 속도의 증가가 아카데믹 헬스센터의 교육 환경에는 치명적이었다는 것인데 이곳의 본질적 특징은 항상 학생과 수련의가 교육목적으로 환자와 충분한 시간을 들여 만날 수 있었다는 점이다. 마찬가지로 혼란스러웠던 것은 미국의 의사들을 상업적 분위기에서 좋은 진료는 짧은 진료라는 식으로 가르치는 것의 장기적 영향이었는데 여기서 환자는 "소비자"가 되고, 기관 관리자들은 서비스나 고통의 경감보다는 수입/지출의 균형을 더욱 자주 언급했다. 이런 환경은 학생이 의학을 배우면서 전형적으로 갖추어야 할 이타주의나 이상주의를 강화하는 데는 아무런 도움이 되지 않았다.

아이러니하게도 1990년대에 의과대학과 교수에게 좋은 것이 의학교육에서 항상 좋은 것은 아님이 분명해졌다. 학교는 재정적으로 튼튼하고 교수들에게 높은 연봉을 주었지만, 교수들은 더 많은 시간을 진료에 쏟고, 학생 교육과 연구에는 그러지 않았다. 마찬가지로, 환자가 매우 빨리 퇴원해서 학습자가 환자와의 만남에서 별로 얻는 바가 없다 해도 의대와 교육병원에는 재정적으로 좋았다. 20세기 말 교수 진료는 의학연구뿐 아니라 의학교육자들 사이에서도 강력한 지지를 받게 되었다. 이제 의학교육은 의과대학의 전통적 사명 중 가장 위협받는 부분이 되고 있었다.

그래서 21세기가 다가오자 미국 의학교육에서 제2의 혁명이 시작되었다. 이는 20세기 내내 미국에 봉사했던 의학교육의 하부구조의 붕괴로 특징지어진다. 아카데믹 헬스센터의 학습환경은 부실해졌고, 교수 연구는 감소하였으며, 교수 수입은 19세기의 영리의학교처럼 주로 교육과 연구보다는 진료에 달려 있었다. 사회와 의학교육 간의 사회계약이 무너졌다. 사회는 더 이상 의학교육에 충분한 재정적·정치적 지원을 하지 않았다. 반대로 의대 교수들은 자기 세계로만 파고들었다. 그들은 교육을 위해 희생하고 싶어 하지 않는 것처럼, 그리고 높은 진료의 기준을 달성하기 위한 전통적인 책임감을 완수하고 싶어 하지 않는 것처럼 보였다.

의학교육과 진료가 구분 없이 엉켜있기 때문에 이들은 미국 대중에게 불길한 함의를 가지고 있다. 의학교육의 질이 떨어지고 임상연구가 무너지고 있는데 미국에서 진료의 질이 높게 유지될 수 있을 거라 상상하기는 어렵다. 마찬가지로 의대 교수가 진료의 기준을 정하고 유지하는 전통적 책임을 맡고 싶지 않아 하는데 양질의 진료가 가능하지도 않을 것이다. 1990년대에 이는 사소한 우려가 아니었고, 관리의료 하에서 진료의 질에 대한 많은 심각한 의문이 대중매체에서 터져 나왔다. 또한 의과대학이 의사에게 환자에 대한 선량한 관리자의 의무를 효과적으로 심어준다고 보기도 어려웠다. 1990년대에 대중에 봉사하는 의사, 의료전달체계, 그리고 기구에 대한 많은 논의가 있었다. 하지만 놀랍게도 환자의 친구, 상담자, 옹호자로 의사가 남아야 한다는 주장을 의학교육자들 사이에서 듣기가 어려웠다.

21세기가 다가오는 지금 의과대학은 여전히 미국 교육시스템의 왕관의 보석으로 남아 있고, 미국의 진료의 질은 여전히 높다. 실제 손실보다 더 걱정되는 것은 최근 경향의 전망이다. 의학교육이 직면한 가장 중요하고 즉각적인 변화는 사회에 대한 서비스라는 핵심 가치, 또는 교육과 연구, 진료기준 설정에 대한 핵심 사명을 타협하지 않으면서 빠르게 변화하는 환경에 적응하는 것이다. 다행히도 미국 대중에게 이 2차 혁명은 막 시작했다. 이는 의료직 안팎에 있는 이들이 영향을 미칠 수 있는 시간이 여전히 남아있음을 의미한다. 사회와 의학교육계 모두에게 더 잘 봉사할 수 있도록 말이다.

제1부.
사회계약의 이행 :
공공의 신뢰를 받는 의학교육

제1장 의학교육 시스템의 형성

- ✓ 진보적 의학교육
- ✓ 기금 조성
- ✓ 의학과 대학
- ✓ 교육병원(Teaching Hospital)의 등장
- ✓ 사회계약의 확립

제1장 의학교육 시스템의 형성

지나치게 거들먹거린다고 해서 1920년대 미국 의과대학3)을 비난할 수 있는 사람은 별로 없을 것이다. 다른 나라의 의학 수련 상황을 관찰해본 사람이라면 미국 의학교육을 능가할 수 있는 곳은 없다는 기쁨을 감출 수 없었을 것이다. 지난 반세기 동안 미국 의학교육은 산업화된 문명국 중 최악의 상황에서 최고로 뛰어올랐다. 많은 이들에게 이러한 전환은 "교육계의 기적 같은 놀라움"[1]이었다.

미국 의학교육 상황을 조사한 이들 중에 아브라함 플렉스너4)가 있었다. 플렉스너 말고 그 어떤 이도 의학교육과 그토록 밀접하게 동일시되지 않았다.[2] 루이스빌의 한 무명 사립고등학교 교장이던 그는 "카네기 교육 재단"을 위해 작성한 『미국과 캐나다의 의학교육』이라는 유명한 보고서를 1910년에 작성하여 명성을 얻었고, 그 보고서는 곧 "플렉스너 보고서(Flexner Report)"라 불리게 되었다.[3] 상업주의와 끔찍하게 낮은 수준 때문에 미국 의학교들을 폄하한 이 보고서는 플렉스너를 교육개혁의 국가적 조정자 자리에 올려놓았고 그에게 다른 직업, 즉 거대한 록펠러 재단 산하 "일반교육위원회(General Education Board)"의 사무국장 자리를 얻어주었다. 이 재단의 직원으로서 선택된 의학교에 록펠러의 수천만 달러를 나눠주게 된 그는 의학교육의 기준을 높이는 일을 자신만의 십자군 운동으로 떠안기 시작하였다. 독단적이고 강직하며 냉소적이지만 놀라울 만큼 매력적이고 일관되었던 그는 의학교의 업무에 "간섭하는" 경향을 기꺼이 인정하였다.[4] 그래서 1930년에 그는 상당한 기쁨으로 미국 의학교육에서 "긍정적이고 놀라운 발전이....이

3) 이 책에서 20세기 미국의 기본의학교육기관의 명칭은 "의과대학"으로 통일한다. 대부분 학부 졸업생이 들어오는 메디컬 스쿨(medical school)로 우리나라에서는 한때 그러한 기관을 "의학전문대학원"이라 부르기도 하였지만, 이는 사실 대학원 과정은 아니다. "의학교"가 가장 맞는 명칭이겠으나 독자의 이해를 돕기 위해 의과대학으로 표기한다. 다만, 플렉스너 이전의 영리 목적 의학교육기관은 "영리의학교(proprietary medical school)"이라는 명칭으로 표기하였다.

4) Abraham Flexner(1866-1959). 미국의 교육자이자 교육개혁가. 미국 의학교육의 전환에 결정적인 영향을 미쳤다. 1910년 그가 발간한 "미국과 캐나다의 의학교육(Medical Education in the U.S. and Canada)", 소위 "플렉스너 보고서"는 당시 미국 의학교육의 현황을 가차 없이 폭로하였고, 대부분의 영리의학교들이 문을 닫는 계기를 만들었다. 이를 "플렉스너 혁명"이라고 부르기도 한다.

루어졌다."고 회상하였다. 20세기 초의 상황을 알았던 이들은 그 변화에 "깜짝 놀랐던" 것이다.[5]

그러한 열광은 이해할 수 있는데 미국 의학교육이 놀라운 전환을 겪었기 때문이다.[6] 남북전쟁이 끝날 무렵 미국에서 의사 되기란 그리 어려운 일이 아니었다. 입학 자격시험은 없었고 등록금만 지불할 수 있으면 되었다. 교육과정은 피상적이었고 짧았다. 전형적인 의학교육과정은 두 학기 16주 강의로 이루어졌고, 두 번째 학기는 첫 번째 과정을 반복하였다. 교육방법은 전적으로 강의와 교과서 읽기에 의존하였다. 과학을 다루는 실험실 실습이나 임상에서 학생이 환자 진료에 참여하는 일은 없었다. 교수진의 수도 매우 작아 보통 7~8명이었다. 교수들이 돈을 벌기 위해 학교를 세워 운영하여서 "영리의학교(proprietary school)"라고 불렸다. 학교는 드러그스토어5)의 2층에서 운영되기도 했고 실험실이 있다거나, 연구를 한다거나, 대학이나 병원과 연계가 되어 있다거나 하는 일은 없었다. 미국에서 이런 식의 의학교육에 만족하지 못한 학생들이 포괄적이고 철저한 의과학과 임상 전문과의 지식을 배우고자 하면 유럽에 가야만 했다.

1920년대까지 혁명이 일어났는데 사람들은 이를 종종 "플렉스너 혁명"이라 부른다. 입학시험이 도입되었고, 교육과정은 9개월 학기로 이루어진 4년 과정이 되었으며 교육과정에서 기초과학이 상당히 강화되었다. 강의식 교육방법을 덜 강조하게 되었고, 그 자리를 실험실 실습과 임상클럭십6)이 대체하여 핵심 교육경험이 되었다. 영리 의학교들은 의과대학으로 대치되었고 이들은 새로운 실험실과 시설, 다수의 전임 교수진, 연구에 대한 헌신, 새로운 대학병원과 시설, 그리고 관료적인 행정 구조를 가지게 되었다. 미국 의학교육의 수준은 이제 유럽 학교들을 능가하게 되었다. 이는 면허시험 결과에서 잘 드러난다. 1920년대에 유럽 태생이든 미국인이든 유럽 의학교 출신의 60% 이상이 뉴욕 주 면허시험에 떨어졌는데 비해, 미국 의과대학 졸업생들은 불합격률이 14%였다.[7]

미국 의학교육 시스템의 탄생은 19세기 중엽 유럽에서 실험의학이 탄생한 이후 시작된 길고 꾸준한 과정의 결과였다. 당시 미국 의학교 졸업생들은 프랑스와 독일에 가서 최신 과학지식을 익혔고, 무엇보다 과학적 방법론과 기술을 이해하였다. 1870년대 초반 최초의 지속적인 개혁이 하버드, 펜실베이니아, 그리고 미시간 의대에서 일어나 교육 연한을 3년으로 늘렸고 새 기초과학을 교육과정에 추가하였으며, 각 학생에게 실험실 실습을 요구하였으며, 교수진에 전임 의과학자들을 고용하기 시작하였다. 1870년대 후반 새로운 존스 홉킨스 의대 설립이 발표되었는데

5) 약은 물론 각종 잡화를 취급하는 미국식 약국

6) clinical clerkship. 우리나라에서는 "임상실습"으로 대개 이해하는데, 엄밀히 말해서 "실습"은 아니며 의대생이 환자 진료에 제한된 책임을 가지고 참여하면서 교수의 감독과 지도를 받으며 의술을 익히는 임상 교육과정을 의미한다. 이때 의대생은 의사는 아니지만 일정한 책임과 의무를 가진 "클럭(clerk)"이 된다. 학생은 진료의 일부를 보조하는 기능을 하며, 환자 진료에 대한 최종 책임은 교수에게 있다.

재정적 이유로 개교는 1893년까지 미루어졌다. 존스 홉킨스 의대가 마침내 개교하였을 때 이 학교는 곧 모든 다른 의학교들을 평가하는 모델이 되었는데 이는 1876년 존스 홉킨스 대학이 근대 연구중심 대학의 모델이 된 것과 마찬가지다. 입학에는 학사 자격이 요구되었고 학년당 9개월로 이루어진 4년 학제가 도입되었으며, 실험실 실습과 임상클럭십이 주요 교육방법이 되었고 뛰어난 전임교수[7)]들은 의학교육만큼이나 의학연구를 그들의 사명으로 삼았다. 1880년대와 1890년대에 전국의 의학교들은 이 선진적인 학교들을 모방하기 시작했고 미국 의학교육 개혁 캠페인이 시작되었다. 20세기 초 "대학 부설 의과대학(university medical school)"이 이상적인 것으로 간주되었고, 영리의학교는 학생 부족으로 문을 닫기 시작했다.

그럼에도 할 일은 많이 남아 있었는데 이는 주로 의학교들이 의학교육의 새로운 이상을 실현할만한 재정과 시설이 부족했기 때문이다. 이때 플렉스너가 카네기 재단에 합류하였다. 널리 퍼진 신화와는 달리 플렉스너는 의학교육을 어떻게 해야 할지에 대한 지적 기여를 하지 않았다. 그 보고서에서 대중에게 공표한 이상은 1870년대와 1880년대의 의대 교수들이 개발했던 것이었다. 그러나 그의 보고서는 개혁 운동과 불가분의 관계였다. 그 보고서는 의학교육 개혁을 공공의 쟁점(cause célèbre)으로 만들었는데 이전에는 의사직 내에서의 사적 문제로 간주되었던 것이 미국 진보의 시대의 다른 사회개혁 운동과 유사한 것으로 바뀌었다. 사람들은 지갑을 열어 이에 응답하였고, 보고서가 나온 뒤 10년 동안 오랫동안 의학교들이 갈망했던 돈과 임상 시설들을 드디어 갖출 수 있게 되었다. 게다가 여전히 존재하고 있던 영리의학교에 대한 플렉스너의 통렬한 묘사가 촉발한 대중의 분노는 주 면허법 제정을 통해 영리의학교의 시대를 순식간에 종료시켰다. 이 법은 영리의학교가 더 이상 인증을 받지 못하게끔 강제하였다.

플렉스너 보고서가 그러한 비판과 도덕적 분노를 유발한 이유는 무엇인가? 그 답은 20세기 초에 의학 교육방식의 차이를 공중에게 보여주었다는 데 있다. 남북전쟁 이후 의료의 수준은 급격히 올라갔는데 당시에도 의사들은 사혈, 하제, 발포와 같은 해로운 치료들을 일상적으로 행하고 있었다. 소위 "영웅적(heroic)"치료가 프랑스 임상학파에 의해 효과 없다고 판정받은 지 한참 후였는데도 말이다.[8)] 그럼에도 불구하고 20세기 초 의료 시술은 당대 의학지식을 충분

7) full time faculty. 이들은 의과대학에 직접 고용되어 보수를 받는 교수를 의미한다. 이들은 진료가 주업무가 아니라 학생 교육과 연구가 주된 업무이다. 이에 비해 비전임 교수(part time, 혹은 voluntary professor)는 대개 임상의로서 병원에서 환자를 진료하여 진료비를 받는 것으로 수입을 얻고 교육과 연구를 부수적으로 하는 교수를 의미한다. 이들은 대개 "병원 사용 특권(hospital privilege)"을 가진 개업의(private practitioner)들로 병원 사용 특권이란 병원 이사회의 심의를 거쳐 병원 밖에 오피스를 가진 개업의들이 병원 시설을 이용할 수 있게 해주는 미국의 제도이다. 환자는 의사 진료비(doctor's fee)와 병원 사용료를 별개로 지불하기에 이와 같은 제도를 운영할 수 있다. 이 책에서는 무급교수(voluntary professor), 파트타임 교수(part-time professor), 외래교수(private faculty)를 모두 비전임교수로 통칭한다.

히 반영하지 못하고 있었으며, 특히 연로한 의사, 또는 그저 그런 의학교를 나온 의사가 진료할 때는 더욱 그러했다. 1900년에는 무작위로 의사를 만날 때 환자가 뭔가 도움을 받을 확률은 50%에 불과했다고 추정된다.[8] 1912년 하버드 의대를 졸업하고 네브라스카 주에서 개원한 한 의사는 그가 가진 현미경이 그 주에서 단 한 대뿐이라는 사실을 알고 경악했다. 이미 질병의 세균이론과 미생물학이 창시된 지 30년도 더 지났는데도 말이다.[9] 플렉스너는 의학교들이 공익 기구여야 한다고 주장했다. 이제 과학적 의학은 진정으로 효과적인 치료를 제공하고 있었는데 부적절한 교육을 받은 의사를 허용한다는 것은 터무니없는 일이었다.[10]

의학지식(medical knowledge)과 의료시술(medical practice)9)의 관계는 매우 복잡하고 때와 장소에 따라 다양하였다. 그럼에도 20세기 초 미국에서 의료시술은 분명 의학지식에 비해 낙후되어 있었다. 의학교육 혁명은 당시 의학교들이 과학 지식을 의료시술로 전환하지 못하고 있다는 사실에서 촉발되었다. 지식과 교육의 갭은 수용이 어려울 만큼 컸다. 플렉스너 혁명의 사회적 사명은 민주주의 사회에서 가능한 최상의 과학 훈련을 모든 의대생에게 제공해야 한다는 사실을 확신시켰다. 이 혁명은 영리하게 이를 구현하였다. 그 결과 의학교육의 질이 의료의 질을 결정하기 시작했다. 의학교육의 개선은 이제 진료의 질 개선으로 해석되었다. 이제 평범한 시민도 유면허 의사에게 받는 진료의 질을 확신할 수 있게 되었다. 이것이 플렉스너 혁명의 의미다.

⇢ · ⇢ · ⇢

위의 논의에서 추론할 수 있는 바와 같이 미국의 의학교육 체계의 창조는 두 가지 겹치는 단계에서 일어났다. 그것은 의학교육의 목적과 방법에 관한 생각의 혁명으로서 시작되었다. 남북전쟁 이후, 의학교육자들은 암기를 통해 사실을 가르쳐야 한다는 의학교육의 전통적인 개념을 거부하기 시작했다. 오히려, 새로운 의학교육의 목표는 스스로 정보를 발견하고 평가하는 방법, 즉 문제해결 능력과 비판적 사고를 생산하는 것이었다. 그러기 위해서, 의학교육자들은 전통적인 교육방법인 강의와 교과서를 깎아내렸고, 자율학습과 수행 학습의 중요성을 말하기 시작했다. 실험실과 임상클럭십을 통해, 학생들은 이전처럼 수동적인 관찰자가 아닌 학습에

8) 사혈(bleeding)은 정맥을 잘라 피를 흘리게 하는 치료법, 발포(blistering)는 자극성 있는 약제를 피부에 발라서 인위적으로 수포를 만드는 자극법, 하제는 설사를 하게 하는 약을 주는 것이다. 19세기 이전 의학은 여전히 히포크라테스-갈레노스의 4체액설의 영향을 받아 이러한 해로운 "치료"를 체액의 불균형을 교정한다는 목적으로 행했고, 물론 대부분 쓸모가 없었다. 이를 가장 과격하게 시도한 의학종파는 영웅적 의학(heroic medicine)이라 불렸다. 근대 질병 이론은 대개 18-19세기의 프랑스 임상의사들에 의해 발전되었으며, 생전의 증상과 증후를 사후 부검소견과 결부시킨 이들을 프랑스 임상학파라 부른다. 그 중 한 명인 피에르 루이(Pierre Louis, 1787-1872)는 1834년 통계학적 방법을 적용하여 폐렴의 치료에 당대 유행하던 사혈법이 효과가 없음을 입증하였다.

9) 진료, 또는 임상실무(clinical practice)로도 옮겼다. 의술을 실제로 행하는 것을 의미한다.

적극적인 참여자가 되어야 했다. 존 듀이(John Dewey)10)보다 한 세대 앞서, 의학교육자들은 나중에 "진보적 교육"이라고 불리게 된 것에 관한 생각을 옹호하고 있었다.

수행 학습은 의학교 측에 대한 요구를 매우 증가시켰는데 이 새로운 교수법이 시행하는 데 매우 큰 비용이 들기 때문이었다. 그래서 지적 혁명은 제도적 혁명을 낳았다. 영리 의학교는 문을 닫았고, 종합대학교 부설 의과대학이 설립되었다. 자금이 조달되고, 새로운 연구소와 시설이 건설되고, 임상 시설을 취득하고, 연구에 관심이 큰 전임교수들이 채용되었다. 영리 시대에는 독자적인 기관으로 존재했던 의학교가 이제는 종합대학 및 교육병원과 밀접한 관계를 갖게 되었다. 1893년 존스 홉킨스 의과대학이 개교한 후, 의학교육의 지적 혁명은 완성되었다. 이후 개혁 운동의 전개는 주로 바람직한 교육방법이 수행될 수 있는 새로운 의학교육기관의 구조를 만드는 것에 관심이 있었다.

미국의 새로운 의학교육 시스템이 등장하면서 개혁가들의 초점은 "기본 의학교육(basic medical education, 의과대학의 학생 교육)"이 아닌 "졸업 후 의학교육"(graduate medical education, 의과대학 졸업 후 의사가 받게 되는 인턴십, 레지던트, 펠로우십 등의 교육)이었다. 20세기 초에는 의과대학을 졸업하면 진료를 하기 충분하다고 여겼다. 인턴을 하는 의사는 거의 없었고, 심지어 레지던트나 전문의 수련은 더 드물었다. 그러나 1920년대까지 재편성된 의과대학은 과학적이고 사회적인 환경이 바뀌면서 발생할지도 모르는 새로운 책임을 감당할 수 있는 능력을 갖추었다. 그러므로 현대 의과대학은 20세기 초에 기본 의학교육의 필요성뿐만 아니라 레지던트 및 전문의 수련, 그리고 제2차 세계대전 이후 훨씬 더 큰 연구와 환자 치료 프로그램을 수용하게 되었다.

의학교육의 혁명은 의학계 내부에서 비롯되었다는 것을 인식하는 것이 중요하다. 존스 홉킨스 의대의 전설적인 초대 학장 윌리엄 웰치11)가 말했듯이, "의학의 성장과 발전은 그 자체로 의학을 가르치는 방법의 향상을 요구하였다."[11] 물론, 새로운 제도는 재단, 자선가, 일반 시민, 주 정부 및 국가의 재정적 도움이 없었다면 만들어지지 않았을 것이다. 그러나 학생들은 그런 식으로 교육을 받아야 한다는 생각과 의과대학은 연구를 해야 한다는 확신 자체가 의학의 진화에서 비롯되었다. 아카데믹 메디신(academic medicine)12)의 지도자들은 이 아이디어를 의사직과

10) John Dewey(1859~1952). 미국의 철학자, 교육학자. 진보적이고 자유주의적인 교육 사상으로 미국의 교육에 지대한 영향을 미쳤다.

11) William Welch(1850-1934). 미국의 세균학자이자 병리학자. 독일에서 의학을 공부한 후 당대 최고 수준이었던 독일 의학을 미국에 전파하여 미국의 근대적, 과학적 의학의 선구자가 되었다. 존스 홉킨스 의대를 발전시키는 데 핵심적 역할을 하였으며, 록펠러 의학연구소의 창설에도 참여하였다.

12) 의료시술(medical practice)보다는 연구와 교육을 주로 하는 의학을 의미하며, 여기에 진료는 부차적인 역

대중에게 적극적으로 전파하고 제도적 현실로 구현하기 위해 자금을 조달하는 데 적극적으로 나섰다. 이런 의미에서 의학의 혁명은 조직 행동에 관한 최근의 저자들이 말하는 "주도적(proactive)" 사고방식의 뛰어난 예를 대표했다.[12] 의학교육자들은 의학과 사회 모두의 이익에 부합하는 이상적인 의학교육 시스템에 대한 비전을 정의하고 나서 그 시스템을 구현하기 위한 전략을 고안했다. 그렇게 함으로써 그들은 상당한 기업가적 기술과 장기적 목표에 집중하는 기이한 능력을 보여주었다.

새 제도는 눈부시게 성공적이었지만, 대가를 치르지 않거나 문제가 없이 만들어진 것은 아니었다. 현대 의과대학의 엄격한 입학 요건 때문에 의과대학 진입이 어려워진 노동자 계층의 구성원에게, 영리의학교의 몰락은 그렇게 좋게 보이지 않았을지도 모른다. 새롭게 등장한, 종종 거만한 전임 학자(full time scholar)들에 의해 지엽적인 교수 역할로 좌천된 개업 의사(private practitioner)들은 원한과 분개 이상을 품고 있었다. 영리의학교 졸업생들이 즐겨 개원했던 시골 지역사회는 새로운 의사들에게는 별로 매력이 없어졌다. 그리고 식자들은 의학교육에 대해 까다로운 질문을 던지기 시작했다. 즉 의사의 행동을 결정하는 데 있어 교육의 역할은 무엇인가? 국가의 의료제도를 개선하는 데 의과대학의 역할은 무엇이 되어야 하는가? 이 곤란한 문제들은 20세기 초에는 거의 주목을 받지 못했는데 의학교육의 성취에 대한 열정이 매우 대단했기 때문이다. 그럼에도 그 후 수십 년 동안, 이러한 딜레마는 의학교육, 그리고 전반적으로 미국 교육시스템에 끈질기게 남아있었다.

진보적 의학교육

미국의 의학교육 시스템 생성에 대한 복잡한 이야기는 많은 중요한 요소들을 포함하고 있었다. 과학적 진보, 기술적 성취, 그리고 개인적이고 집단적인 직업적 야망이 없어서는 안 될 역할을 했다. 그래서 미국의 학교 제도의 합리화, 근대적 대학의 부상, 국가 경제의 성장, 박애주의 전통의 발전, 진보 시대의 개혁 충동, 지역·주·연방 정부가 떠맡기 시작한 새로운 책임-사회적 사안에 대한 규제-과 같은 중요한 사회적 요소들이 많이 작용했다.

그럼에도 불구하고, 미국 의학교육 전환의 중심에는 의학을 어떻게 가르쳐야 하는지에 관한

할을 한다. 학문의학, 학술중심의학, 대학의학 등으로 옮기기도 하나 이 책에서는 원문의 의미를 살리기 위해 그저 "아카데믹 메디신"으로 표기하였다. 이에 대응하는 개념이 practical medicine(진료중심의학)이다.

사상 혁명이 있었다. 전통적인 교육 장치, 즉 강의와 교과서의 중요성은 감소하였다. 대신에, 학생들이 비판적인 추론의 힘, 일반화 능력, 그리고 스스로 정보를 발견하고 평가할 수 있는 능력을 개발하기를 기대했고, 임상클럭십 기간 중 환자 진료에 대한 실질적인 책임을 맡는 것과 함께 과학 과목에서 실험실 실습에 중점을 두었다. 미국 의과대학에서는, 미국의 다른 대학들에서처럼 학생들의 유일한 임무가 강의나 교과서의 무수한 세부사항을 암기하는 것이었던 시대는 사라졌다.

교육철학의 혁명은 19세기에 의학지식의 급속한 성장으로부터 비롯되었다. 20세기 전반에는 프랑스 임상학파가 길을 열어주었다. 병리학이 등장하였고, 신체검사 기법이 개발되었으며, 통계적 방법이 처음으로 임상연구에 적용되었고, 병원은 의학교육 및 연구의 중심이 되었다. 프랑스 경험론자들은 질병은 신체의 "체액"의 불균형에서 비롯된다는 전통적인 개념을 신뢰하지 않았고 감각이 보여주는 것만을 믿었다. 대신에, 그들은 질환은 특정 장기에서 해부학적으로 감지할 수 있는 국소적 이상 현상이라는 것을 보여주었다. 의학연구에 있어 실험의 시대가 시작되면서 발견의 속도는 20세기 중반에 더욱 빨라졌다. 세포 이론의 등장, 현대 생리학의 창시, 질병의 세포설, 실험병리학의 부상은 모두 실험의학의 설명력과 기초 의과학의 중요성을 매우 잘 보여주었다. 기초 연구에 대한 열망은 1870년대와 1880년대 초에 질병의 세균이론, 결핵 등 무서운 질병을 유발하는 특정 미생물의 분리와 동정(identification), 그리고 세균학의 탄생과 함께 더욱 증가하였다. 예를 들어 아스피린과 클로랄 하이드레이트13)와 같은 새로운 약품들이 등장하고, 소독 기술이 보편화된 후 수술은 놀라운 발전을 했다.[13]

이러한 발견과 함께, 주요한 인식론적 변화가 일어났다. 건강한 상태만이 아니라 질병과 치료법의 연구에 실험적인 방법을 적용할 수 있음이 명백해졌다. 처음으로 병의 원인을 근본적 용어로 설명하고 있었고, 기초과학에서 새로운 치료법이 개발되고 있었다. 과학 지식은 더 이상 일반의의 관심사와는 무관한 호기심만을 의미하지 않았다. 오히려 그러한 지식은 재형성되어 직접적으로 임상 진료를 지도하였다. 더구나 실험연구를 통해 발견의 과정이 정상화되었다. 많은 것을 더 알아야 했지만, 실험실 연구는 더 많은 지식과 치료법이 곧 등장하리라는 약속을 해주었다.

의과대학은 새로운 정보의 맹공에 어떻게 대처해야 하는가? 이것은 의학교육자들이 끊임없이 증가하는 새로운 발견과 책과 저널의 기하급수적인 증가를 목격하면서 마주친 도전이었다. "한 사람이 의학계에서 확인된 모든 것을 포괄할 수 있는 시대는 지났다."고 웰치는 1886년에 썼다.[14]

13) chloral hydrate. 진정제 및 최면제로 사용된 합성 약물이다. 지금은 거의 사용하지 않는다.

더구나 그들은 지식은 고정되어 있지 않다는 더욱 위압적인 깨달음과 싸워야 했다. 그들은 지식은 성장할 뿐만 아니라 진화한다는 것을 인식했다. 이는 진화론이 등장한 이래 그들에게서 사라지지 않았던 은유였다. 오늘날의 "진실"이 새로운 연구에 의해 쉽게 반증될 수 있기 때문에, 이미 알고 있다고 생각하는 것에 아무도 안심할 수 없었다. "새 교과서는 5년 뒤면 낡은 책이 될 것입니다."라고 존 쇼 빌링스14)는 펜실베이니아 의대 졸업반 학생들에게 경고했다.[15]

의학교육자에게 정보의 폭증을 관리하는 유일하게 실행 가능한 접근법이 있었다. 즉 실질적인 교육 내용의 강조보다는 절차를 습득하게끔 의학교육을 재설계하는 방법이다. 의학교육은 확립된 사실들과 도그마들을 암기하는 대신에 학생들에게 스스로 정보를 얻고 평가하는 방법을 가르쳐야 한다. 건전한 사고 습관을 계발함에 있어, 학생들은 개인적인 관찰과 경험에서 파생된 지식은 어떤 권위자의 지시보다 훨씬 더 믿을 수 있음을 배워야 한다. 단순 암기 사항은 너무 많았고, "알려진" 것은 의심의 여지없이 바뀔 것이기 때문에, 학생들은 무엇보다 생물학의 원리를 이해하고 건전한 판단을 내릴 수 있어야 한다. 게다가, 의사는 직업을 수행하는 내내 최신 지식을 업데이트할 필요가 있었다. 이는 자기 주도 학습에 통달해야 성취 가능한 것이었다.

20세기 초, 수행 학습을 통해 학생을 가르쳐야 한다는 생각은 의학교육에만 국한된 것이 아니었다. 초등학교, 고등학교, 대학의 교육자들은 적극적인 학습과 지식 습득에 대한 경험적 접근의 중요성을 말하였다. 모든 수준에서 교육에 대한 도전은, 자신을 위한 정보를 얻는 능력을 길러, 조건이나 상황이 변함에 따라 낡은 습관이나 아이디어를 새로운 것으로 대체할 수 있도록 하는 것이었다. 지식에 대한 교리문답식 관점은 일상생활의 많은 변화에 대처하기 위해 고군분투하는 일반 시민과 마찬가지로 진화하는 의학적 관념에 뒤떨어지지 않기 위해 애쓰는 의사들에게도 더 이상 적합하지 않았다. 이에 따라 여러 지도자들은 모든 수준의 교육에서 주요 목표가 문제 해결, 자기 학습, 비판적 사고의 촉진이어야 한다고 주장하였다. 기원이 복잡한 이 교육의 개념은 "진보적 교육"으로 널리 알려졌으며, 존 듀이의 사상과 가장 밀접하게 연관되어 있었다.[16] 아브라함 플렉스너는 이러한 교육 원리를 듀이 자신만큼이나 열렬하게 지지했으며, 의학교육에 관한 그의 저술은 진보적 교육의 기초가 되었다. "의학은 배울 수 있지만, 가르칠 수는 없다."라고 1925년에 플렉스너는 썼다.[17] "실제 참여-직접 해 보는 것-이 의학교육의 기초이다."[18]

이 개념을 의학교육에 적용해야 한다는 믿음은 오늘날에도 여전히 강하며, 1870년대 이후 모든 세대의 의학교육자들은 그에 대한 믿음을 표현해 왔다. 그러나 특히 의학과 같이 중요한

14) John Shaw Billings(1838-1913). 미국의 외과의사이자 의학도서관 사서. 의무총감 도서관을 현대화한 것으로 유명하다.

개별 사실들로 가득한 분야에서 학생들에게 비판적 사고를 가르치기는 쉽지 않다. 20세기 의학교육의 역사는 이러한 이상을 실제 실현했기보다는 그렇게 하려고 노력한 역사였다. 비록 진보적인 교육이 일반 학교 교육의 이면에 깔린 정신으로서는 희미해져 갔지만, 이러한 개념은 의학교육의 목표로 지속되었다. 이는 진보적인 교육이 교사와 학생 모두에게 부과하는 엄청난 지적 요구조건을 반영한다. 즉 학생들이 스스로 생각하도록 고무시키려면 매우 재능 있는 교사들이 필요하며, 동기부여가 잘 된 재능 있는 학생들만이 그렇게 할 수 있다. 전통적으로 진보적 교육은 교육에 있어 민주주의의 정신을 대변하는 것으로 여겨져 왔지만, 역설적으로 미국에서 그것은 주로 엘리트들을 대상으로 한 수준의 교육에서 제도적인 형태로 살아남았다.

기금 조성

진보적인 의학교육은 학생이 가르치는 것보다 스스로 더 많이 배워야 한다고 기대하였다. 그러나 이 새로운 접근법은 학교에도 마찬가지로 커다란 요구를 했다. 의학교육은 노동 및 자본 집약적이었기 때문에 훨씬 더 많은 돈이 필요했다. 진보적 교육이 요구하는 친밀한 감독, 개인적 지도, 그리고 여유 있는 토론을 하려면 더 많은 교수가 필요했다. 또한 새로운 토지를 매입하고, 건물을 짓고, 실험실을 갖추고, 병원을 설립하고, 더 많은 운영비를 제공해야 했다. 의과대학이 연구를 자신의 사명으로 간주하기 시작하면서, 더욱 더 많은 돈이 필요했다. 필요한 돈은 학교가 수업료에서 기대할 수 있는 금액을 크게 초과했다.

1910년 이전에, 의학교육을 위한 자금은 극히 부족한 상태였다. 의과대학이 직면한 근본적인 문제는 바람직한 교육 변화를 추진하기 위한 기금을 획득하는 것이었다. 1891년에 미국 의학교들이 받은 총 기부금 액수는 50만 달러에 불과했는데, 이는 신학교가 받은 1,800만 달러와 대조적이다.[19] 그 후 20년 동안, 어느 정도 모금에 성공했음에도 불구하고, 자금 부족은 의학교육 개선을 위한 노력을 계속 저해했다.

플렉스너 보고서 바로 다음 몇 년 동안, 의학교육의 재정적인 어려움이 마침내 완화되었다. 의과대학들은 총 수억 달러에 달하는 엄청난 돈을 받았다. 가장 눈에 띄는 세력은 대형 전국규모 재단, 특히 일반교육위원회(General Education Board)15)와 카네기 재단이었다. 일반교육위원회만 1928년까지 6천1백만 달러를 모았고, 그 돈을 기부금으로 사용하면서 의과대학들이 자급자

15) 20세기 초 미국에서 고등교육과 의학교육 개선을 위해 설립된 민간 재단. 1902년 록펠러가 100만 달러를 기부한 것으로부터 출발하였다.

족하는 것을 도왔다. 하지만 재단의 지원은 의과대학의 성공에 본질적이지는 않았다. 의과대학은 민간 자선가, 일반 시민, 주 정부 및 지방정부로부터 후한 지원을 받았다. 1920년대까지 의학교육은 재정적으로 탄탄한 기반을 닦았고, 이 돈은 오랫동안 원했던 많은 교육목표를 실현할 수 있게 했다.[20] 주 당국과 자선재단들은 의학교육에 대해 지속적 관심을 가진 영구적 기관이었기에 의학교육과 연구에 대한 지속적인 지원 수단이 확보되었다.

제1차 세계대전 이전에도 의학교육과 연구는 명백한 지원 대상으로 보였는데 이전 세대 의과학의 발전이 대단히 인상적이었기 때문이었다. 의대에 재정적인 도움을 줄 수 있는 이들에게는 매우 중요하게도, 점점 더 많은 발견을 통해 임상적 혜택이 가능해졌다. 질병의 세균 이론은 공중보건에서 합리적인 접근을 할 수 있게 했고, 수술실에서 소독 기술을 사용하는 것을 도왔다. 수많은 전염병의 원인이 규명되었다. 호르몬과 비타민이 발견되었고 특정 치료법-예를 들어, 갑상선저하증 치료를 위한 갑상선 추출물-이 개발되었다. 파상풍과 디프테리아에 대항하여 효과적인 항독소가 발견되고 광견병, 장티푸스, 페스트에 대항하여 백신이 개발되면서 면역학이 꽃을 피웠다. 심전도, X선, 혈액 및 소변검사 등 새로운 진단 기법의 사용에 대해 대단한 열광이 있었다. 대중 언론은 현대 의학에 열광했다. 1924년 「의학 진보 50년」이라는 한 논설은 이전 반세기를 "의학적 진보의 황금기"라고 말했다. "그 전반적인 진보는 너무나 거대하여 우리는 놀라움을 금할 수 없다."[21]

그 열광에 덧붙여, 의학에는 질병을 정복할 훨씬 더 큰 방법-실험연구(experimental research)-이 있는 것처럼 보였다. 의사와 대중에게 가장 중요한 것은 의학의 주요 발견은 우연이 아니라 체계적인 실험의 사용과 생물학과 화학의 근본 원리의 적용에 의해 가능했다는 것이었다. 한 저명한 의학자는 실험연구가 "지식을 확장하는 강력한 수단"을 제공할 거라 자부하였다.[22] 50년 후, 다른 학자는 "과학은 사실상 모든 형태의 질병을 없앨 것"이라 예측했다.[23] 과학적 방법에 대한 이러한 신앙은 미국의 진보의 시대에 널리 퍼져 있던 과학에 대한 믿음의 일부였다.

의과학을 둘러싼 흥분은 의과대학이 성공적으로 기금을 모으는 데 도움이 되었다. 하지만 기금 획득은 복잡한 과정이었고, 기부자들은 다양한 이유로 의과대학에 돈을 주었다. 질병의 자연사에 개입할 수 있는 의학의 능력이 확대된 것은, 단지 증상을 완화시키기 보다는 문제의 원인을 없애려는 노력을 높게 평가했던 "과학적 박애(scientific philanthropy)"라는 그 시대의 지배적인 관념에 호소력이 있었다.[24] 이타주의, 가족의 죽음, 상속자의 부재, 건물이나 연구실을 통해 자기 이름을 불멸하게 만들려는 욕망, 권력에 대한 욕망, 사회적 인정에 대한 추구 등 이 모든 동기는 기부자들에게 영향을 주었다. 기부자들은 자신들의 의제를 가지고, 크든 작든

간에 이런저런 학교나 프로젝트에 대한 지원을 선택하였다. 일반교육위원회 사무국장 아브라함 플렉스너만큼 확실한 비전을 가진 기부자는 없었다. 그는 환자 진료 수입에 의존하지 않고 급여를 받는 전임교수16)를 임상학과17)에 임명하는 자신의 "전임 플랜(full-time plan)"을 수용하는 의대만을 지원하려고 했다. 일부 저자는 의료 자선사업이 노동자들의 관심을 자본주의 사회의 근본적인 불평등에서 건강으로 유도하여 잠재적인 사회적 불안을 소멸시킴으로써 자본가 계급의 요구를 충족시켰다고 주장했다.[25] 돈은 권력이었고, 의학교육에 기부한 사람들은 그것을 알고 있었다.

그럼에도 불구하고, 기금 마련은 쉽지 않았다. 많은 주저하는 후원자나 정치인들에게 호소해야 했다. 코넬 대학 총장은 컬럼비아 대학 총장에게 뉴욕의 부자들을 설득하여 의대에 돈을 주도록 한 위대한 일에 대해 이렇게 불평했다. "우리의 백만장자들은 당연히 돈을 받을 기관의 성격과 특징에 대해 확실히 알기 전까지는 돈을 주지 않을 것이다."[26] 요구했다고 의대에 돈을 줄 사람은 거의 없었다. 그러니 건전한 정당성과 구체적인 계획을 제시해야 했다. 이는 의학교육 지도자들이 진정으로 주도권을 잡을 수 있는 기회와 필요성을 만들어냈다. 의학교육자들은 그 도전에 응했다. 개혁운동 초기부터 그들은 의학에 대한 대중의 관심을 불러일으키기 위해 열렬히 움직였다. 점점 더 그들의 노력은 결실을 맺어 이제 의학은 신속하게 "문화적 권위"안에서 두각을 나타냈다.[27] 미시간의 빅터 본(Victor Vaughan), 하버드의 헨리 보우디치(Henry Bowditch), 하버드의 존 콜린스 워렌(John Collins Warren), 에메트 홀트(L. Emmet Holt), 펜실베이니아의 윌리엄 페퍼(William Pepper), 신시내티의 크리스천 홈즈(Christian Holmes) 등 여러 인물들은 점점 더 많은 성과를 거두었다.18) 그들은 의학의 지적 성장뿐만 아니라 각각의 의과대학의

---

16) full time faculty. 이들은 급여를 받지만 교육이나 연구 목적이 아니라면 환자 진료를 굳이 할 필요가 없었으며, 그때의 대상은 대개 진료비를 못 내는 자선 환자들이었다. 초기 미국 Academic Medicine의 병원은 자선, 공익, 또는 연구 및 교육기관으로 일반 환자들을 많이 보지 않았고 따라서 학교의 급여에 의존하는 이 전임교수들의 수입은 다른 개업의(private practitioner)보다 많이 낮았다.

17) clinical department. 아카데믹 메디신의 기준에서 학과는 교육과 연구의 기본 단위이다. 그러나 프랙티컬 메디신에서는 진료의 기본 단위라서 학과가 아닌 "과"로 쓰기도 한다. 우리나라는 일제 강점기로부터 내려온 "교실"이라는 명칭을 학과 대신 사용하는 학교가 많은데 예컨대 학술 단위는 "내과학교실", 진료 단위는 "내과"라는 식이다. 이 책에서는 맥락에 따라 학과와 "과"를 혼용한다.

18) Victor C. Vaughan(1851~1929). 미국의 의사 및 의학교육자로서 1891~1921년에 미시간 의대 학장을 역임하였다. Henry Bowditch(1808~1892). 1859~1867년에 하버드 의대 임상교수를 역임하며 의학의 과학화와 공중보건에 기여하였다. John Collins Warren(1778~1856). 미국 외과의사로 1846년 최초의 마취 공개시연에서 수술을 하였다. L. Emmet Holt(1855~1924). 미국의 소아과 의사이자 작가. 소아과학의 개척자이자 1888년 뉴욕 아동병원을 설립하였다. William Pepper(1843~1898). 미국의 의사이자 의학교육 지도자로 1881~1894년 펜실베이니아 대학 학장을 역임하였다. Christian Holmes(1857~1920). 미국의 안과 및 이비인후과 개척자이자 의학교육자로 신시내티 종합병원 이사와 원장을 역임했다.

발전에 주목할 만한 공헌을 하였다.

존스 홉킨스 의과대학의 병리학 교수이자 학장인 윌리엄 웰치만큼 기업가적인 재능으로 유명한 사람은 없었다. 그는 판단력, 통찰력, 그리고 인격의 힘을 활용하여 상원의원, 자선가, 재단 관계자, 대학 총장, 그리고 미국 대통령들의 귀를 사로잡았다. 그는 존스 홉킨스뿐만 아니라 미국에서 아카데믹 메디신의 전반적인 발전에 기여했다. 예컨대 그는 미국 최초의 의학 연구 저널과 공중보건대학원을 설립하였고, "전임" 임상 교수제도를 확립하였다. 그리고 그는 록펠러 의학 연구소(Rockfeller Institute for Medical Research)의 설립을 돕기도 하였다. 비상한 경영 능력과 행정 능력을 갖춘 그는 마음만 먹었다면 산업계의 거물이 될 수도 있었을 것이고, 미국에서 의학교육 시스템을 구축하는 데 도움을 준 그의 영향력은 미국의 산업계에서 수직으로 통합된 기업 시스템을 만든 J. P. 모건(J. P. Morgan)의 업적에 비견할 만한 것이었다.[28]

의학교육자들이 열정적으로 행동한 데는 위기 상황이 한몫하였다. 미국 의사들이 대학원 교육을 받으러 독일로 유학을 떠났던 이래로, 그들은 독일 교수들이 그랬던 것처럼 교육과 연구에 모든 시간을 바쳐야 한다는 새로운 이상을 가지고 미국으로 돌아왔다. 개혁시대 초기에는 미국에 의과대학 전임교수 자리는 존재하지 않았으며, 19세기 내내 아카데믹 메디신 분야에서 자리 잡기를 원하는 사람들은 연구 기회의 부족으로 커다란 좌절을 겪었다. 그래서 의학교육 지도자들은 교육의 질 향상과 함께 미국에서 실현 가능한 직업으로 아카데믹 메디신을 개척하는 이중의 관심을 가졌다. 근대적 의과대학을 위해 기금을 모으는 것은 그들에게는 직업적 생사가 달린 문제였다.[29]

미국에서 보장된 직업으로서 아카데믹 메디신을 확립하려는 노력은 19세기 후반 미국의 다른 신흥 학문 분야에서 일어난 일들과 유사하다. 물리학에서 철학에 이르기까지 사실상 모든 학문 과목에서 학자들은 그들의 분야를 "전문화"하기 위해, 즉 학부와 전문학회, 학술지를 설립하고 연구와 대학원생 훈련을 위한 기금을 마련하기 위해 같은 투쟁을 벌이고 있었다. 아카데믹 메디신을 보장된 직업으로 확립하고자 한 의사들의 노력은 미국 의학교육의 진화가 전반적인 교육시스템, 특히 고등교육의 발전과 연관된 무수한 방식 중 하나였다.

의학 기부금의 등장은 기부자와 의료계 지도자들 간의 복잡한 상호작용의 결과였는데, 각 집단은 각기 고유한 이유를 가지고 행동했다. 그리고 이들은 미국 의학교육이 궁극적으로 지향한 형태에 지울 수 없는 흔적을 남겼다. 기부자와 수혜자 간 변증법의 바탕에는 실험의학이 제대로 기능하고 있다는 사실이 있었다. 아카데믹 메디신, 그리고 의학 전반에 있어 이것은 축복이자 저주였다. 의학 연구의 성공과 함께, 그 이상의 의학적인 "정복"에 대한 대중의 기대는 높아졌고, 아카데믹 메디신의 지도자들은 치솟는 기대를 억제하려는 노력은 거의 하지 않았다.

그러나 기대치가 높을수록, 투자 결과가 예상보다 낮다면, 잠재적 실망은 더 커진다. 과학적 의학에 대한 끊임없는 기대 속에는 의학이 기대만큼 작동하지 않는다면 언제든지 폭발할 수 있는 환멸의 씨앗이 뿌려져 있었다.

의학과 대학

19세기 중반에 종합대학교(university)는 의학교육을 위한 적절한 장소로 보이지 않았는데 남북전쟁 이전의 대학이란 활발하게 고등교육을 추구했던 곳이 아니었기 때문이다. 남북전쟁 이후 대학이 지식의 전달뿐만 아니라 생산에 대한 책임을 통감하는 근대적 형태를 취하기 시작하면서, 그들은 의학교육에 훨씬 더 많은 관심을 갖게 되었다.[30] 의과대학을 구비한 종합대학교들은 의대를 통제하기 시작했다. 의과대학이 없는 대학들은 의대를 설립하거나 현존하는 의학교들을 끌어들였다. 비전을 가진 한 무리의 대학 총장들-미시간의 제임스 앤젤(James B. Angell), 컬럼비아의 세스 로우(Seth Low)와 니콜라스 머레이 버틀러(Nicholas Murray Butler), 존스 홉킨스의 다니엘 코이트 길먼(Daniel Coit Gilman), 캘리포니아의 벤자민 휠러(Benjamin Wheeler), 시카고의 윌리엄 레이니 하퍼(William Rainey Harper), 위스콘신의 찰스 반 히스(Charles Van Hise), 미네소타의 조지 빈센트(George Vincent), 워싱턴 대학의 로버트 브루킹스(Robert Brookings), 피츠버그의 사무엘 매코믹(Samuel McCormick), 예일의 아서 해들리(Arthur Hadley)등이 지휘를 맡아 법대, 신학대, 공대, 사범대, 그리고 대학원을 설립한 것처럼 의대를 세웠다. 현대의 미국 의대를 만든 개혁 연합은 의대 교수와 학장들뿐만 아니라 저명한 대학 총장들에 의해 주도되었는데, 그들은 의대에 대한 통제가 고등교육과 전문직 교육의 모든 문제에서 종합대학교의 패권을 확립하는 데 도움이 될 것이라고 보았다.

하버드 대학교의 찰스 엘리엇(Charles Eliot)은 현대 의과대학의 설립과 가장 밀접하게 동일시된 대학 총장이었을 것이다. 1869년 젊은 화학자이자 보스턴 브라민[19)]인 엘리엇이 이 대학의 총장직을 맡았을 때, 하버드 의과대학은 어떤 이의 묘사에 따르면 "학위 공장(diploma mill)보다 별로 나을 것도 없는 돈벌이 기관"인 전형적인 영리의학교였다.[31] 엘리엇에게 의학은 엄격하고 과학적인 방식으로 가르치는 것이 필수적이었고, 경험적인 관찰과 전통적인 권위를 의문에 부치는 적절한 교육 기법이 대학의 모든 학부에서 활용되어야 했다. 엘리엇은 총장직을 맡자마자

19) Bostern Brahmin. 보스턴을 중심으로 한 초창기 영국 이민자들의 후예로 잘 교육받은 엘리트층을 의미한다.

의과대학 교수회에서 의장직을 맡는 전례 없는 조치를 취했다. 그는 몇몇 나이든 교수들의 완강한 반대를 극복하고, 그를 지지했던 젊은 교수들의 도움으로 1871년에 시행된 새로운 교육 시스템을 학교에 강요했다. 이후 40년 동안 엘리엇은 의과대학의 거의 모든 위원회에서 의장을 맡아 연이은 개선을 지도했다. 의학교육을 자신의 통제 하에 두고자 하는 종합대학교의 열망을 이보다 더 잘 보여주는 사례는 없었다.[32]

처음에 의학교육을 대학교로 옮기겠다는 생각은 의사들, 특히 영리의학교를 소유한 의사들 사이에서 상당한 저항을 불러일으켰는데 이들은 자신의 사업을 다른 사람에게 넘겨주기를 꺼렸다. 게다가 대학교는 의학연구를 위해 필수적인 장소가 아니었다. 일부 유럽 국가에서는 대학보다는 독립적인 연구기관이 의학 연구의 주요 근거지였다. 그럼에도 의대 교수들이 독일 대학 모델의 영향을 점점 받게 되면서, 그들은 대학의 전문직 학교(professional school)가 되면 얻을 것이 많다고 보았다. 그들은 진일보한 교육, 연구, 그리고 학자라는 직업을 추구했기 때문에 대학과의 제휴는 일리가 있었다. 게다가, 대학은 의대에 돈과 지적 활력을 불어넣었고, 의대가 진정한 학문적 노선을 따라 발전할 수 있도록 도왔다. 곧, 개혁에 헌신한 의대 교수들은 대학을 가장 큰 친구이자 보호자로 여기기 시작했다.

의과대학이 대학에 들어오면서 변한 것은 놀라운 일이 아니다. 그 사명은 이제 교육이 되었고 영리의학교의 시대처럼 이윤을 창출하는 것이 아니었다. 이러한 변화의 한 징후로서, 의대는 모든 학생에게 실질적인 지도와 개인화된 감독을 받을 기회를 제공하도록 학급 규모를 제한하기 시작했다. 코넬 의대 학장은 "현재처럼 하면 한 학급에서 100여 명 이상을 감당하지 못하고 임상교육을 할 수 없기 때문에 이런 엄청난 숫자의 학생들을 바라지 않는다."고 말했다.[33] 마찬가지로 의대 교수들은 "개별 학생들과 인간적인 접촉을 할 수 있도록" 100명으로 학급 정원 규모를 줄이는 데 찬성했다.[34] 의학교들이 등록과 수익을 극대화하기 위해 무자비한 경쟁을 벌였던 시대는 지났다.

또한, 대학으로의 움직임은 진료중심의학(practical medicine)과는 별개의 직업인 아카데믹 메디신의 출현을 촉진시켰다. 19세기 후반, 의과대학은 기초의학 분야에 전임교수를 임용하기 시작했고, 제1차 세계대전 동안에는 임상학과에서도 그렇게 했다. 의과대학이 종합대학에 편제된 것은 그에 대한 근거를 제공했다. 되풀이하자면, 의학자(academic physician)들은 모두 고등교육과 연구에 에너지를 쏟았기 때문에 임상가(practitioner)라기 보다는 다른 대학의 일반 교수들에 비유되었다. 플렉스너의 말에 따르면, "의대 교수는 주로 문제를 해결하는 학자이자 의대생의 트레이너"이기 때문에 "법학, 경제학 등등 다른 분야의 교수"와 조금도 다르지 않게 되었다.[35] 이런 이유로 많은 이들은 "대학 시스템"이라는 용어를 "전임 시스템"보다 선호했다.

의학교육자에게는 기쁘게도, 대학교 학부로서 의학교육의 새로운 정체성은 상당한 보상을 받았다. 즉, 기금 조성이 훨씬 더 쉬워졌다. 모든 유형의 기부자들은 몇몇 의사의 개인 사업에 기부하기보다는 대학에 기부하는 편을 훨씬 더 좋아했다. 이 창조적인 시기에 의학교육을 위해 수억 달러가 모금되었지만, 영리의학교는 거의 아무것도 받지 못했다. 웰치의 주장대로 "공공의 지원을 받을 것으로 기대할 수 있는 곳은 종합대학교의 의과대학밖에 없다."[36] 대학 편제 자체가 모금의 성공을 보장하지는 않았지만, 소속이 없는 의학교는 사실상 전혀 가망이 없었다.

설립 초기에도 미국 대학은 많은 기능과 봉사 영역을 가진 다양한 기관이었다. 그러나 연구와 고등교육의 이상은 그 핵심에 남아 있었다. 이것이 바로 아브라함 플렉스너와 대학 지도자들이 의과대학, 로스쿨과 함께 인문/자연과학의 대학원이 "대학의 심장"을 표상한다고 느낀 이유였다.[37] 많은 의과대학이 본교와 별개의 장소에 자리 잡고 있다 해도, 대학의 가치를 채택했기 때문에 분명히 그 일부가 되었다.

종합대학에 편제되면서, 의과대학은 또한 국가 교육 체계로 편입되었다. 의학교육자는, 다른 교육자와 마찬가지로, 학습 과정에 관심을 가졌다. 모든 교육자는 학습을 극대화하기 위해 교육 환경을 구성하는 방법을 이해할 필요가 있었고, 유사한 문제들, 즉 어떤 과목을 가르칠 것인가, 관련 과목과 어떻게 관계를 맺을 것인가, 한 번에 몇 과목을 가르칠 것인가, 공식적인 강의에 얼마만큼의 시간을 할애할 것인가, 그리고 실험실 실습이나 자율학습에 얼마만큼의 시간을 할애할 것인가, 학생들을 어떻게 테스트하고 평가할 수 있는가와 같은 문제들과 씨름했다. 카네기 고등교육 재단의 헨리 프리쳇(Henry Pritchette) 회장은 "의학교육은 의사의 문제라기보다는 교육의 문제라고 거듭 말했다."[38] 의학교육은 일반 교육과 따로 떨어져서 논의하거나 이해할 수 없었다.

현대의 종합대학교와 의과대학이 생겨나면서, 그들의 운명은 더 광범위한 교육제도와 돌이킬 수 없이 묶이게 되었다. 종합대학은 대학교육의 이점을 누릴 만큼 초등학교와 중등학교가 충분한 준비가 된 학생을 배출해야만 번성할 수 있을 것이다. 마찬가지로, 과학적 의학교육은 필요한 준비 과정을 충분히 마친 의예과 학생[20)]들을 대학이 배출해야만 번성할 수 있을 것이다. 1900년 이후에야 입학 자격의 요구가 흔한 일이 되었다. 입학 자격 요건을 갖추게 할 수 있을 만큼 초등학교, 중등학교, 대학교가 성장하려면 시간이 필요했다.[39] 이렇게 의과대학은 국가의 교육 피라미드의 정점에 자리 잡게 되었다. 즉 바닥에는 모든 이들에게 개방된 초등학교와 중등학교

20) premedical students. 미국은 우리나라와 달리 학부에 "의예과" 프로그램이 따로 있지 않은 경우도 많기 때문에 여기서는 의과대학을 준비하는 다양한 학부생들을 통칭한다.

가 있고, 그 위에 몇몇에게만 개방된 대학이 있으며, 그리고 꼭대기에는 의과대학 등 대학 졸업생이 가는 다른 전문직 학교(professional school)들이 있게 되었다. 한때 유동적이었던 교육시스템이 구조화되고 경직되었으며, 분업이 이어졌다. 하위 수준은 대중에게 교육의 기회를 제공하여 평등주의적인 목적에 기여했다. 상위 수준은 자격을 통해 지위를 얻은 학문적 엘리트들에게 고등교육을 제공하여 더 순수한 교육적 임무를 수행했다.[40] 미국의 의학교육 시스템은 결국 전체 교육시스템의 일부가 되었다.

교육병원(Teaching Hospital)21)의 등장

의학교육은 고등교육에서 특이한 위치를 차지하였다. 환자를 연구하기 때문에 이들은 대학뿐 아니라 의료전달체계(Health Delivery System)와 연계되었다. 의과대학은 사명을 수행하기 위해서 대학뿐 아니라 병원 시설도 필요했다. 그러나 대학들이 빠르게 의과대학과 제휴하는 데 열심이었던 반면, 병원들은 그렇지 않았다. 19세기 후반에서 심지어 20세기까지 병원은 명목상의 교육 활동 이상의 것이 자기 영역 안에서 행해지도록 허용하는 데 대해 분명히 냉담했다. 병원이 단순히 환자를 돌보는 것을 떠나, 진정한 교육 및 연구 목적으로 사용될 수 있도록 병원의 임원들을 설득하는 것은, 새로운 의사 양성 시스템을 만드는 데 있어서 의학교육자들이 직면했던 가장 어렵고 당혹스러운 도전 중 하나였다.

병원의 필요성은 부분적으로 진보적 의학교육의 지적인 요구조건에서 비롯되었다. 학생들은 첫 2년의 기초의학교육 기간뿐 아니라 의학교육을 받는 내내 능동적인 학습자가 되어야 한다고 기대되었다. 바람직한 교육 수단은 임상클럭십이었는데 여기서 학생들은 교수의 감독 하에 입원환자의 관리에 대한 실질적인 책임을 진다. 그들은 환자로부터 병력을 청취하고, 완전한 신체검사를 수행하고, 적절한 검사를 명령하거나 수행하고, 치료 과정을 시작하고, 환자의 매일 매일의 변화를 추적하고, 의무기록에 메모를 하고, 필요에 따라 추가 검사를 주문하거나 치료를 변경하며, 환자에 대해 상급의사에게 정기적으로 보고한다. 많은 환자와의 피상적인 접촉보다는 제한된 수의 환자에 대한 집중적이고 철저한 연구에 중점을 두었는데 이는 실습 학생들에게 적절한 방법과 기술을 습득시키기 위함이었다. 미국의사협회(American Medical Association, AMA) 회장 아서 딘 베반(Arthur Dean Bevan)은 "유능한 임상가는 오직 한 가지 방법으로만 훈련될

21) 단지 인턴과 레지던트를 수련시키는 수련병원(training hospital)과 구별되어 의대와 연계하여 의대생 교육 및 연구를 중점적으로 수행하는 병원을 일컫는다.

수 있다. 그리고 그것은 학생들이 공부하는 병원, 시약소(dispensary), 그리고 검사실에 있다."고 말했다.[41] 충분한 정보를 가진 관찰자의 관점에서 보자면, 임상클럭십 학생들에게 맡겨진 책임은 놀라운 효과를 발휘하여 그 학생들을 의사로 바꾸어 놓았다.

19세기 후반, 의과대학이 병원과 제휴해야 하는 확실한 교육적 이유가 있었다. 세기가 바뀔 무렵에는 연구의 필요성 또한 등장했다. 임상의학은 과학적인 학문으로서 성숙하고 있었고, 임상의학 교수들은 입원 환자 병동과 검사실에서 질병과 치료법에 대한 학문적인 조사를 할 것을 요구하였다. 플렉스너의 표현대로, "병원은 임상 교육자의 실험실이어야 하며, 생리학자에게 필수적인 여건은 내과의사의 교육과 연구에도 마찬가지로 중요하다."[42] 현대 의과대학이 그 일을 하기 위해서는 아카데믹 메디신에 깊이 뿌리박고 있는 교육병원을 강력하게 통제할 필요가 있었다.

미국 병원은 항상 의학교육에 협력해왔고 남북전쟁 이후 이 영역에서 그들의 활동은 눈에 띄게 증가했다. 의학교육의 요구가 증가하고, 미국 병원이 빈민 구제 시설에서 과학적 의료를 활발하게 제공하는 크고 번잡한 기관으로 변모함에 따라, 병원의 의학교육에 대한 관여는 더욱 커졌다. 병원 계단강의실은 임상강의를 위해 사용되었고, 외래는 시범교습을 위해 사용되었으며, 학생들은 하루 한두 시간, 일주일에 며칠씩 병동에 나타나 신체검사를 연습하고 흥미로운 환자들에 관한 토론을 들었다. 그러나 여기까지였다. 병원의 이사와 관리자들은 그들의 특권을 지키려 했다. 그들은 자신의 사명을 의학교육과 연구가 아닌 환자 진료로 보았다. 그들은 학생들을 병동에 풀어놓아 생길 수 있는 어떤 방해나 불편함으로부터 환자들과 자신의 독립성을 완고하게 지키려 했다. 병원들은 수동적 학습을 하고 학생 활동을 엄격하게 통제할 수 있는 한 임상교육을 묵인했다. 그러나 임상클럭십과 연구를 장려하는 데 이르면 병원은 차례로 도움을 주기를 거부했다. 그 결과, 사실상 그 시기의 모든 의과대학 지도자의 판단에 의하면, 1900년대 초 의과대학 교육의 가장 큰 장애는 임상과의 업무 수행이었다.[43]

존스 홉킨스 의과대학은 모든 학교가 열망하는 임상 강의의 모델이었다. 1893년에 개교했을 때, 이 대학은 존스 홉킨스의 유언에 따라 크고 현대적이며 시설을 잘 갖춘 병원을 갖는 행운을 누렸다. 이 의과대학은 모든 교수에게 병원의 직위를 주었고, 임상연구는 허용되었을 뿐만 아니라 장려되었으며, 임상클럭십은 즉시 모든 주요 임상과의 표준적인 교육 수단이 되었다. 다른 의과대학은 그렇게 운이 좋지는 않았다. 미시간과 펜실베이니아 의대와 같은 몇몇 학교들 역시 부속병원을 소유하고 있었고, 그러한 학교에서는 클럭십과 임상 연구가 일부 살아있었다. 그러나 그 시기에는 존스 홉킨스를 제외하고는 어떤 학교도 모든 실습 학생들이 임상클럭십을 이용할 수 있을 만큼 충분히 크고 충분한 자금을 지원받을 수 있는 병원을 가지고 있지 않았다. 부속병원이 없는 다른 학교들은 교육과 연구를 위해 전적으로 협력병원의 호의에 의존하고 있었고, 여기서 의과대학들은 병원을 설득하려 할 때마다 퇴짜를 맞았다.

1900년대 초 무렵, 많은 병원은 교육과 연구에 있어서 보다 적극적인 협력관계를 고려하기 시작했다. 존스 홉킨스 병원의 성공은 병원의 전통적인 인도주의 활동과 탁월한 교육 및 연구를 결합하여 국제적인 명성을 얻었기 때문에 고무적이었다. 현대 병원은 가장 최신의 과학적 치료의 제공을 강조하면서 출현했다.[44] 이제 의료행위가 매우 빠르게 변화하고 있었기 때문에, 현대 병원은 의학연구 지도자(의학자)들과 친밀한 관계를 맺는 것을 훨씬 더 수용하게 되었다. 의대와 의대생 모두 지난 40년 동안 질적으로 향상되어 병원으로부터 더 큰 존중을 받았다. 학교와 병원 관계자들은 만약 그들이 특정 비용을 분담하고 규모의 경제를 달성한다면, 각각 재정적인 이득을 얻을 수 있음을 알았다. 그것은 "효율"에 대한 숭배로 충만한 사회에서 매력적인 판매 포인트였다. 그리고 의학교육자들은 병원과 새로운 제휴를 위해 공적, 사적으로 끊임없이 로비했다. 의료 사업가들은 연구비와 실험실 시설이 과학 영역에 중요한 것처럼, 교육병원의 통제가 임상 영역의 발전에 중추적인 역할을 한다는 것을 인식했다.

가장 중요하게도, 의학교육자와 병원 관계자 모두가 받아들인 새로운 합의는 교육과 연구가 병원에서 환자 진료를 개선했다는 것이었다. 이러한 관점에서 볼 때, 학생과 교수의 무리가 상존하는 것은 환자에 대한 그때그때의 진료행위가 신속한 관심을 받을 수 있음을 보장했다. 상주하는 학생들의 존재는 교수들에게 지적 자극이 되어 철저한 검사와 환자에 대한 토론을 자극했다. 관찰자들의 수가 너무 많아, 중요한 증상이나 징후를 놓치거나 가능한 치료 방법이 경시될 가능성이 거의 사라졌다. 그리고 병상의 임상연구를 통해 환자에 대한 더욱 세심한 조사가 이루어졌는데, 이는 바로 그 환자뿐만 아니라 새로운 발견을 한 경우 다른 환자들에게도 혜택을 주었다. 교육병원의 지적 흥분은 가장 뛰어난 의사들을 전임으로 끌어들였다. 질병 관리의 가장 최신 정보는 인간 질병의 원인, 메커니즘, 치료법을 적극적으로 추구하고 있는 대학병원에서 발견될 수 있음이 곧 명백해졌다.

프란시스 피바디(Francis W. Peabody)는 병원의 보다 적극적인 교육 및 과학적 역할이 과연 바람직한지에 대한 잔존하는 의구심을 없애버렸다. 뉴잉글랜드 명문가 출신이자 하버드 의대 교수인 피바디는 가장 뛰어난 임상연구자 중 한 명으로, 20세기 초 보스턴에 있는 피터 벤트 브리검 병원과 뉴욕의 록펠러 연구소의 첫 상근 의사이자 보스턴 시립병원 손다이크 메모리얼 연구소의 초대 소장이었다. 모든 학문적 업적에도 불구하고, 그는 또한 인정 많고 인간적인 의사였다. 그의 존재는 의사직에 있어 전설적인 존스 홉킨스 의과대학 교수인 윌리엄 오슬러22)에 필적하는 고무적인 영향을 미쳤다. 피바디의 유명한 에세이 "환자의 돌봄(The Care of the Patient)"은 인도적인 의학을 실천하고자 하는 학생과 의사들에게 고전적인 텍스트가 되었다. ("환자 돌봄의 비밀은 환자를 돌보는 안에 있다"는 그의 말은 불멸이 되었다.[45]) 피바디에게 교육병원의 개념은 절대적으로 옹호해야 하는 것이었다. 그가 말을 하면 병원 관계자들은 귀를 기울였다. 이름이 "환자 돌봄"과 동의어였던 그를 단지 거만한 학자에 불과하다고 무시하기 어려웠기 때문이다. 그는 1923년 "병원에서 의학교육의 존재만큼 진료의 질을 끌어올리는 효과는 거의 없다. 이것은 정말 사실이기 때문에 '교육병원'이라는 표현은 좋은 병원과 거의 동의어다."고 썼다.[46] 그의 설득에 크게 힘입어 보스턴 시립병원은 수년간의 거부 끝에 마침내 현대적인 유형의 교육병원이 되기로 동의했고, 다른 병원의 이사들도 그의 말을 들었다.[47]

이러한 다양한 발전에 대응하여 1910년 이후 임상교수의 상황은 급변하였다. 그 후 15년 동안, 적극적인 임상교수들의 재촉을 받아 전국의 병원들은 교육과 연구에서 그들의 역할을 재고했고, 존스 홉킨스 병원과 나란히 현대적인 교육병원이 만들어졌다. 세인트루이스에서 워싱턴 의과대학과 반즈앤드세인트루이스 아동병원, 뉴욕에서 뉴욕 의과대학과 장로교병원, 보스턴에서 하버드 의대와 피터 벤트 브리검 병원 사이의 결합이 이 과정을 촉매하였다. 여기서부터, 의과대학과 병원 사이의 제휴는 급속하게 이루어졌다. 많은 경우, 특히 사립 의대의 경우, 의미 있는 제휴가 기존의 비영리 병원, 또는 시립병원과 함께 이루어졌다. 다른 예로, 특히 주립 의과대학의 경우, 주 정부가 제공한 기금이 이 운 좋은 의과대학이 소유하고 운영하는 현대적 교육병원을 건설하는 데 사용되었다.[48] 1920년대에 이르러 마침내 병원과 의학교육 사이의 역사적 반목이 깨졌다.

모든 의과대학이 교육병원을 구하는 데 성공하지는 못했으며, 이는 충분한 자금을 조달하지 못하는 것만큼이나 학교의 생존에 큰 타격을 주었다. 제1차 세계대전 중에 등장한 새로운 주 면허법에 따르면 의과대학 인가를 위해서는 상당한 예산과 현대식 교육병원 둘 다 필요했다. 많은 저명한 학교들이 적절한 임상 시설이 부족하여 문을 닫거나 다른 학교와 합병했다. 비교적 인구가 많지 않은 지역의 학교들은 특히 불리했다. 가장 많은 수의 환자와 다양한 환자들이 대도시 지역의 대형 병원에 있기 때문이다. 교육병원이 설립되면서 한때는 도시와 마찬가지로 시골에도 있었던 의학교육이 주로 도시의 활동이 되었다.

---

22) William Osler(1849~1919). 캐나다 출신의 의사로 존스 홉킨스 의대 설립에 핵심적인 역할을 했던 4인 중 한 명이다. 레지던시 프로그램과 bed side teaching을 미국과 캐나다에 최초로 도입하였으며 존스 홉킨스 교수는 물론, 옥스퍼드 의대 Regius Professor를 지냈고 당대 의학교육에 커다란 영향을 미쳤다.

교육병원이 등장했지만, 의대와의 긴장과 이견은 사라지지 않았다. 그럼에도 새로운 시대가 분명히 시작된 것이었다. 의과대학과 교육병원 모두 서로의 번영에 없어서는 안 될 존재이며 교육과 연구의 추구가 환자 치료에 좋은 기여를 했다고 확신하게 되었다. 국제적 인정을 갈구했던 자랑스러운 기관인 교육병원은 교육적, 연구적 요소가 없다면 지역병원과 다를 바 없음을 금방 알게 되었다. 그들은 이제 새로운 학문적 책임을 열렬히 받아들였다. 비슷하게, 의과대학은 교육병원을 강력히 통제하지 않고는 상당한 업무를 할 수 없음을 인식했다. 결과적으로 20세기 내내 임상 시설 확보를 위한 지속적이고 끈질긴 노력이 지속되었다.

그러나 미국 의학교육의 위대한 아이러니 중 하나는 교육, 연구, 환자 진료 사이에 조화가 존재한다는 새로운 견해가 결코 입증되지 않은 추측에 불과했다는 점이다. 이러한 기능들의 상호의존성에 대한 반복된 주장들 아래에는 불편한 현실이 숨어있었다. 즉, 의과대학의 일차적 책무는 교육과 연구였고, 병원은 환자 진료였다. 만약 병원의 주된 의무가 환자 진료라면 이는 대학의 진정한 일부가 될 수 있을까? 의과대학의 환자 진료 활동이 너무 과다해지면 대학의 가치에 충실할 수 있을까? 의과대학과 교육병원 사이의 새로운 조합은 매우 성공적이고 인상적이어서 20세기 동안 거의 아무런 의문도 제기되지 않았다. 그러나 교육과 서비스 책임 사이의 평형은 잠재적으로 불안정했다. 이는 나중에 의과대학과 교육병원 모두를 사로잡을 냉혹한 현실이었다.

사회계약의 확립

1920년대에 이르러 미국 의학교육의 혁명이 완성되었다. 거대한 건물, 정교한 실험실 시설, 증가하는 전임 교수진, 변함없는 연구 임무를 갖춘 현대의 의과대학은 대학교와 교육병원은 차치하더라도 20세기의 공장이 이전의 대장간과 닮지 않은 것처럼 영리의학교와 닮지 않았다. 이 변신은 우연이 아닌 설계에 의해 일어났다. 1870년대 이후, 의과대학과 종합대학의 지도자들은 의학교육의 이상적인 비전을 정의하고 그 비전을 실현하는데 필요한 사회적, 경제적 지원을 창출하기 위해 노력하였다. 비록 대중은 궁극적으로 개혁을 지지하고 변화가 이루어질 수 있는 경제적 수단을 제공했지만, 개혁의 주도권은 의학계 내에서, 즉 새로운 비전을 개발한 아카데믹 메디신의 지도자들과 그들의 일을 도운 종합대학교의 지도자들에게 있었다.

이를 대강 훑어보면 그 전환의 복잡성이나 도중에 일어난 좌절, 실패, 실수 등은 거의 보이지 않는다. 제도 건설이라는 과제가 쉬웠다면, 성취하는 데 반세기가 걸리지 않았을 것이고, 그렇게 많은 의학교육자들이 새로운 제도의 하나, 혹은 다른 세부사항에 대해 실망하지 않았을 것이다. 성공은 결코 필연적이거나 보장된 것이 아니었다. 그럼에도 불구하고, 이 창조적 시대의 유일한 특징은 학계 지도자들이 꿋꿋이 버틴 것이었다. 그들은 장기적 관점에서 생각했다. 즉 그들은 비전을 표현했고, 결코 포기하지 않고 집단적으로 다른 사람들을 설득하여 그 비전을 지지하도록 했다.

새로운 의학교육 시스템의 성공의 핵심은 그것을 고무시킨 의학자들과 지지하는 대중 모두의 요구에 부응한다는 것이었다. 암묵적인 사회계약이 등장했다. 의과대학은 필요한 유형의 의사들을 배출하고, 그 대가로 사회는 의대에 높은 수준의 교육과 연구를 수행하는데 필요한 자원을 제공할 것이다. 미국 대중은 분명히 이 사회계약을 완수하기 시작했다. 그들은 의과대학에 관대한 공적 지원을 제공했고, 19세기 병원의 의사들이 놀랄 정도로 교육과 연구에 개별 환자들이 활용될 수 있게끔 하였다. 미국 국민은 후세의 건강이 자신보다 나을 수 있도록 의학교육과 연구에 흔쾌히 투자했다.

역으로, 의학교육 시스템은 사회의 요구를 충족시켰다. 가장 직접적으로, 변화된 의대가 배출한 고품질의 의사들로 인해 대중은 의사의 전반적 능력에 대해 훨씬 더 확신을 가질 수 있게 되었다. 한 의대 학장이 썼듯이 플렉스너 혁명의 의미는 "어쨌든 의학을 가르쳐야 한다면, 그것은 잘 가르쳐야 한다."는 것이었다.[49] 게다가 의과대학은 새로운 지식을 발견하고 그 지식을 일상 진료로 전환하는 데 성공함으로써 의료 수준을 지속적으로 향상시키고 있었다. 열등한 학교를 폐교시킨 새로운 주의 면허법 역시 대중들에게 의사직의 사회적 책임의 표시로 해석되었다. 어떤 의사는 이렇게 말했다. "의료 행위를 법적 통제 하에 두려는 움직임은 이 나라에서는 상당히 보편적인 찬성을 얻었다. 이 [면허제도]는 의사를 보호하려는 것이 아니라 무자격자, 무지한 자, 부정직한 의사들로부터 국민을 보호하기 위한 것이다."[50] 의과대학은 업무를 수행하면서, 스스로 공공이 신뢰하는 기관임을 분명하게 의식했다. 그래서 컬럼비아 대학교 총장 니콜라스 머레이(Nicholas Murray)는 의대 교수들에게 "우리가 공익 서비스 기관이라는 것을 명심하고, 대중을 도와야 한다는 사실을 인식하기 바랍니다."고 충고했다.[51]

과학적 의학교육과 연구는 또한 미국의 산업 경쟁력에 도움이 된다고 여겨졌는데, 이는 실용적이고 기업 친화적인 국가에 매우 중요한 인식이다. 예를 들어, 구충(hookworm)의 정복은 남부의 경제가 발전하고, 북부의 자본이 그 지역에 들어가는 데 중요했다.[52] 파나마 운하는 미국의 탁월한 공학보다는 의학연구에 의해 완성될 수 있었다. 황열병을 박멸하지 않았다면 그 공사가 완료되었을지 의심스러웠는데 프랑스인들이 이 운하의 건설 과정에서 연이어 실패한 것은 이를 잘 보여준다.[53] 존 D. 록펠러의 최고 재정 및 자선 고문인 프레더릭 게이츠(Frederick T. Gates)는 록펠러 의학연구소의 설립을 정당화하기 위해 다음과 같이 말했다. "탄저균과 발효 질병에 대한 파스퇴르의 연구는 프랑스-독일 전쟁의 전비를 능가하는 예산을 절약하여 프랑스를 구했다."[54] 다른 많은 이들도 의학연구 지원을 정당화하기 위해 돈을 계산했다. 20세기에 의학교육, 연구, 그리고 진료에 대한 투자는 경제적 이익으로 꾸준히 인식되었다.

의학자들과 의학계는 다양한 방법으로 이 사회계약을 수행했다. 의학교육자들은 공중보건 운동을 지원했을 뿐만 아니라, 공중보건 운동을 이끄는 데 도움을 주었으며, 윌리엄 웰치, 윌리엄 오슬러, 빅터 본, 그리고 에메트 홀트와 같은 개인은 의학교육의 발전뿐 아니라 공중보건 운동에 중요했다. 저명한 의학교육자들은 또한 돌팔이, 사기, 특허 매약(patent medicine)23)에 맞서 싸웠고, 식품과 의약품 관리를 위한 입법 캠페인에 적극적으로 참여했다. 의과대학은 1차 세계대전 동안 그들이 보여준 애국심으로 큰 주목을 받았다. 많은 학교들이 전쟁 수행에 특히 기여했다. 그들은 의대와 병원에 핵심 인력만 남기고 해외에 군 병원을 세우고 운영하기 위해 가장 저명한 교수진을 유럽으로 보냈다.[55] 하버드 생리학자인 월터 캐넌24)과 같은 뛰어난 연구자들은 자신의 연구를 제쳐놓고 전시에 필요한 프로젝트를 수행하면서 새로운 심폐소생술을 개발했다.[56] 탐욕스러운 의사들에 대한 불만도 드물지는 않았지만, 통계적으로 1차 세계대전 후 평균적인 의사는 1차 세계대전 후 평균 노동자 수입의 1.5배에서 2배 정도의 수입을 기대할 수 있었다. 그리고 이 시기에 의사들이 사례비를 나누는 관행(fee-splitting)25)도 종식되었다.[57] 의료를 공익 기구라고 명시적으로 기술한 헨리 프리쳇은 젊은이들에게 공공에게 서비스하는 마음으로 의술에 입문해야 한다고 충고했는데 의사는 부유해질 수 없으며, 또 의술을 제공해서 부유해질 것을 기대해서도 안 되기 때문이었다.[58] 당시에, 의학교육자와 의사들은 다양한 자유주의적 개혁을 지지했는데, 그중 가장 중요한 것은 의무적인 건강보험이었다.[59] 의사들의 전반적 활동, 특히 의과대학의 활동은 대중에게 의학이 사회계약의 목적을 이행하고 있다는 신뢰를 주었다.

새로운 의학교육 시스템은 20세기 초반의 의료 상황에 매우 잘 들어맞았다. 감염병과 영양결핍증이 흔했던 시대에 과학적 의학의 업적은 놀라웠고 이는 비교적 저렴한 비용으로 달성될 수 있었다. 급성 질환이 우세했기 때문에 병원은 심각한 질병이나 외과적 응급상황 진료의

---

23) 의사가 처방하여 조제한 약이 아니라 완제품 형태로 시판되는 약품. 20세기 초반 많은 문제를 일으키기도 했다.

24) Walter Cannon(1871~1945). 미국의 생리학자이자 하버드 의대 교수. 항상성(homeostasis) 개념을 도입한 것으로 유명하다.

25) 환자 소개나 의뢰 등을 대가로 받은 사례비 일부를 진료를 하지 않은 의사에게 주는 관행을 의미한다.

중심지가 되었다. 노화와 관련된 만성질환이 빈발하지 않았던 시대라서 지속적인 진료실 상담의 필요성은 훨씬 적었다. 병원비의 수준이 비교적 낮았기 때문에 병원비를 통해 임상교육 비용을 부담하는 데 대한 불만이 거의 없었다. 게다가, 병원 체류 기간이 길었고(1900년에 평균 2-3주), 생명 유지 기술과 장비가 부족했으며, 환자 관리를 위해 병상 관찰에 크게 의존해야 했던 것은 학생들에게 풍부한 학습 기회를 주었다. 그들은 질병의 자연사를 추적하고, 치료의 원리를 배우고, 환자와 가족과의 개인적 관계를 발전시키며, 환자 치료에 실질적으로 기여할 수 있었다. 그 교육시스템은 당대의 의료 관행에 잘 맞았고 학생들에게 의사의 삶에 대한 상당히 이상적인 입문의 기회를 제공했다.

새로운 제도의 성공에 모든 이들이 만족한 것은 아니다. 전통적인 의학교의 경영권을 박탈당한 영리의학교 소유자들과 개인 개업의들은 의과대학의 승리를 별로 좋아할 수 없었다. 또한 여성, 소수인종 및 종교적 소수자, 이민자, 그리고 경제적으로나 문화적으로 열악한 젊은이들도 이전보다 의과대학 입학이 훨씬 더 어려워졌다. 많은 의학교육자들은 지나친 표준화로 인해 학교가 합법적인 예외를 만들거나 새로운 교육과정을 실험하는 능력을 잃을 수 있다고 우려하면서 새로운 시스템의 경직성에 대해 우려를 표시했다. 농촌 지역은 아마도 가장 많은 것을 잃었을 것이다. 영리의학교의 시대에 의사들을 충분히 공급받던 이 지역은 이제 의과대학 졸업생들을 놓고 경쟁해야 하는 불리한 입장에 놓였다. 바람직하지 않은 의사의 지역적 분포가 교육 정책에 대한 반응인지, 아니면 의과대학의 통제 능력을 넘어서는 사회적, 경제적 인센티브에 대한 반응인지에 대한 논쟁은 20세기 내내 의학교육자들과 정책 입안자들 사이에 지속될 것이다. 게다가, 새로운 제도는 의과대학의 관심사를 기술적 관심사로 좁히도록 했다. 처음부터 현대 의과대학의 초점은 의료시스템이나 사회의 건강이 아니라 유기체적으로 정의된 질병이었다. 모든 현대 의대의 모델인 존스 홉킨스 의대는 이를 가장 잘 보여준다. 공중보건 교육에 그토록 공감했던 이 대학에서도 예방의학이 결코 만족스럽게 기본의학교육이나 졸업후 의학교육에 편입되지 않았다. 예방의학 문제는 교육과정에서 거의 관심을 받지 못했고, 그 교육은 주로 의과대학이 아닌 공중보건대학 교수의 책임으로 여겨졌다.[60] 이 학교는 질병 예방만큼이나 경제 문제에도 거의 관심을 보이지 않았다. 의료비용 위원회(Committee on Costs of Medical Care)는 이 분야의 연구를 하도록 요청했으나 교수들은 냉정하게 무시했다.[61] 과학적 의학의 성과, 즉 과학적 의학교육이 처음에 전제한 비전이 얼마나 좁았는지를 존스 홉킨스보다 더 잘 보여주는 학교는 없었다.

그럼에도 불구하고, 비록 우려는 있었으나 새로운 제도가 만들어진 후 반대의 목소리가 거의 제기되지 않았고 그 성과는 즉시 알아볼 수 있었다. 미국은 20세기 대부분 동안 그 불완전성에는 무심하게 과학적 의학과 지속적인 사랑에 빠졌다. 많은 이들의 마음속에 새 제도의 가장 큰 성취는 그것이 결코 불변일 수 없다는 것이었다. 플렉스너는 1910년에 다음과 같이 썼다. "이 해결책은 기껏해야 한 세대인 현재와 가까운 미래만을 다루고 있다. 향후 30년 동안 우리가 여기서 고려하지 않은 것의 필요성이 개발될 것이다."[62] 변화를 위한 유연성과 자유, 그리고 그렇게 해야만 할 의무는 처음부터 이 시스템의 일부였다. 대중적인 신화와는 달리, 이 시스템은 항상 진화하게끔 의도되었다.

제2장 세계대전 사이의 미국 의과대학

- ✓ 교육
- ✓ 연구
- ✓ 환자 진료
- ✓ 교수 문화
- ✓ 다양성과 발전
- ✓ 하버드 의대의 부상

제2장 세계대전 사이의 미국 의과대학

표면적으로는 의과대학의 목적이 교육시스템의 다른 부문보다 다양성이 덜한 것처럼 보인다. 교육시스템의 하위 부문은 관리 기능, 동화 기능, 직업 기능 등 의대에는 적용되지 않는 책임을 졌다. 사실상 의사들이 사회에서 특권적 지위를 보장받았기 때문에, 사회성 함양 기능, 즉 공교육의 중요한 존재 이유도 의학교육에는 덜 중요했다. 추가적인 수련-의대 졸업생이 어디서 수련을 받았는지, 혹은 수련을 받기나 했는지-은 사회적 지위의 표상으로서 단지 그가 의사라는 사실보다는 덜 중요했다.

또한 종합대학교의 다른 학부보다 의과대학의 학생과 교수진 사이에는 더 커다란 응집력이 있었다. 대학생 대부분은 교수와 상위 중산층 배경을 공유했지만, 교수의 학문적 관심사나 책에 대한 사랑, 인생에 관한 사색적 탐구를 공유하는 학생은 상대적으로 많지 않았다. 많은 학생에게 대학은 놀이의 장소였다. 즉, 세속적인 관심사와 물질적 가치에 의해 움직이는 인생 여정의 쉼터였다. 교수들의 진지한 학구적인 노력은 학생들에게 종종 우스꽝스럽게 보였다. 이에 비해 의대생은 진지한 집단, 즉 개념, 추상, 지식, 직업적 가치에 대한 교수의 관심사를 공유하는 자기선택적 집단이었다. 학구적인 경험이란 그들에게는 교수와 동일한 것을 의미했다.

따라서, 제1차 세계대전 이후 의과대학의 주된 목적은 학문이라는 사실에 동의하지 않는 곳이 거의 없었다. 이 시기에는 많은 환자에게 임상 서비스를 제공하거나 문제가 있는 의료시스템을 개혁하라는 외부의 요구는 미미했다. 그럼에도 겉으로 제한되어 보이는 의과대학의 사명 아래에는 교육, 연구, 그리고 환자 진료라는 다양한 역할이 놓여 있었다. 제2차 세계대전 전에는 다리가 세 개 달린 걸상이 각각의 다리가 있어야 하는 것처럼 이러한 다양한 역할들이 상호의존적인 것으로 여겨졌다. 당시에 의학 연구가 점점 더 정교해지고 의과대학이 미국의 의료체계에 더 밀접하게 관여함에 따라 그들 사이의 긴장이 얼마나 커질지 상상할 수 있는 사람은 거의 없었다.

전형적으로 미국 의학교육에서 고요한 시기로 간주되는 양대 세계대전 사이의 기간은 사실상 매우 역동적이었다. 의학 연구가 발전했고 의과대학은 규모와 부, 복잡성 면에서 크게 성장했다.

플렉스너 혁명의 가치는 일반화되었는데 특히 의과대학들이 연구에 전념하는 것이 그랬다. 제2차 세계대전 이후 미국의 의과대학이 이전의 왜소했던 규모에 비해 그렇게 크게 성장하였다면, 그것은 연방 및 민간 자금의 대규모 투입을 효과적으로 활용할 수 있는 탄탄한 제도적 인프라가 이미 마련되어 있었기 때문이었다.

무엇이 이 저거노트(Juggernaut)[26]를 만들었는가? 어떤 힘이 지배적이었다면 그것은 종합대학의 학자들과 마찬가지로 의학자들이 연구에 참여하기를 바라는 열망이었다. 이 시기에 연구의 규모는 소박했고, 교수들은 교육에 주로 매진하였다. 그러나 의학연구는 교육을 증진하기 위해 고안된 활동에서 제2차 세계대전과 함께 스스로 생명력을 지닌 활동으로 발전했다. 연구자들이 이 시기 급성 질환이라는 시급한 의학 문제를 해결하고 있다는 사실은 연구가 의학자들뿐 아니라 일반 대중에게도 이익이 된다는 개념을 입증하는 것처럼 보였다. 그러나 남은 문제는, 그 밖의 다른 지적·사회적 상황에서 이 교수 중심, 연구실 중심의 의과대학이 일반인들에게 어떻게 봉사할 것인가 하는 것이었다. 20세기 후반, 만성질환과 병든 의료 시스템이라는 도전이 분명히 드러나자, 이 질문은 시험에 들게 된다.

교육

제1차 세계대전 후 대부분의 의과대학이 가장 중요하다고 생각했던 기능은 교육, 즉 의대생과 수련의[27]들의 교육이었다. 러시 의대 외과 교수 아서 딘 베반(Arthur Dean Bevan)은 "의대의 의무이자 일차적 기능은 유능한 의사를 양성하는 것이다."고 말했다.[1] 캔자스와 네브라스카 의대와 같은 지역 학교, 시카고와 예일과 같은 전국구 학교, 펜실베이니아 여자의대와 같은 특별한 사명을 가진 학교들도 이 시기 내내 그러한 정서를 가지고 있었다.

의과대학은 항상 의사를 배출하는 일을 해왔다. 사실 19세기 의학교들은 오로지 가르치는 데만 초점을 맞추었다. 그러나 세계대전 사이에 미국 의과대학에서 주목할 만한 것은, 그들이 연구와 환자 진료라는 새로운 책임을 받아들였는데도 불구하고, 일차적 임무는 교육이었다는

26) 신실한 신자들이 천국에 가기를 바라며 몸을 던져 깔려 죽은 고대 인도의 종교 행사에 등장하는 거대한 수레를 의미한다. 현대에는 거대한 위력이나 힘을 상징하는 단어가 되었다.

27) 원문의 House Officer, 또는 House Staff를 통칭하여 "수련의"로 옮겼다. House Officer나 House Staff은 인턴과 레지던트를 통칭하는 표현이다. 우리나라에서는 과거 인턴은 일반수련의, 레지던트는 전문수련의(전공의)로 구분하였으나, 최근에는 인턴을 수련의라고 부르고 레지던트는 전공의라고 부른다. 인턴과 레지던트를 함께 부르는 표현으로 "수련의"를 사용한다.

사실이다. 그 시대 대부분의 교수들은 심지어 가장 생산적인 과학 연구자들까지도 의대생 교육을 우선시했다.

의대 교수의 교육에 대한 헌신의 척도는 많았다. 교수의 수는 적었다. 그들은 많은 시간을 가르치는 데 소비하였다. 미시간 의대에서, 교수들은 업무 시간의 약 60%를 교육이나 교육 준비에 데 쏟았다.[2] 미시간보다 연구 프로그램이 적었던 다른 많은 의대에서는, 교수 시간의 훨씬 더 많은 부분이 교육에 투입되었다. 가장 저명한 연구중심 의대에서도 교육비는 예산 대부분을 차지했다. 예를 들어, 1933년 코넬 의대의 총지출 중 449,170달러가 교육에 지출된 반면, 그 외의 활동에 대해서는 고작 88,510달러와 112,234달러가 지출되었다.[3] 존스 홉킨스에서는, 교직이 학교의 모든 활동에 매우 필수적인 것으로 여겨져서, 학교는 특별히 연구에 대해서는 급여를 지급하지 않았다. 연구를 희망하는 교수는 그런 기회를 찾으면 될 것이었다.[4]

모든 이들이 교육을 진지하게 받아들였다. 가장 시니어인 교수들도 정기적으로 학생 실험실과 실습 병동에 참석했고, 학생들을 잘 알고 있었다. 전임상(preclinical) 교육에서도 로체스터 의대의 조지 코너(George Corner)-당시 미국 최고의 해부학자였다-는 그러한 전형을 보여주었다. 코너는 자신이 특정 침샘 샘플을 제대로 맞추지 못할 거라고 내기한 조직학 실험실 학생들로부터 5센트를 땄다고 자랑스럽게 상기하였다. 코너의 학생들 모두 매일매일 그와 그런 개인적인 교류의 기회가 있었다. 그 시대의 많은 시니어 기초의학자들처럼 코너 또한 상당한 유머 감각을 가지고 대학 업무를 수행하였다. 그래서 그는 의대 입학전형위원회에서 활동하였고, 도서관 위원회를 조직했으며, 의사학 클럽을 조직했고, 학장에게 행정 및 재정 문제에 대해 조언했으며, 해부학과 조직학 실습실에서 강의했으며, 학생들과 교수 모두의 상담에 응했다. 프로게스테론의 발견으로 이어진 선구적인 연구를 하는 와중에 말이다.[5]

임상학과에서도 교수진은 교육에 깊게 관여했다. 심지어 학과장들도 매일 회진을 하고, 병력 청취를 하고, 신체검사를 하고, 진단과 치료 결정을 내리고, 모든 증례를 수련의들과 함께 토론했다. 가장 유명한 이들 중에는 피터 벤트 브리검 병원의 내과 과장이자 하버드 의대 내과 이론과실습 허시 석좌교수(Hersey Professor) 소마 와이스(Soma Weiss)가 있었다. 뛰어난 임상 연구자이자 카리스마 넘치는 학과장 와이스는 학생과 수련의들에게 깊은 관심을 가졌으며 따뜻한 인간성과 그들의 지적 발전과 안녕에 대한 배려를 통해 깊은 인상을 남겼다. 와이스는 항상 병동을 지키고 있었다. 진료 자문(consultation)28)을 하지 않을 때면 그는 자기 환자들을 방문하였다. 그는 밤에 집에서 호출을 받아 나오는 것을 좋아했다. 아무리 짧은 시간이라도, 그는 증례에

28) 개업의, 또는 일반의가 어려운 증례를 의대 교수인 전문가에게 의뢰하는 것을 의미한다.

대해 열정과 신선한 통찰을 보여주었고 모든 세부사항을 수련의 및 학생들과 토론하곤 했다. 그러한 여정은 종종 어떤 임상적 보물(좋은 환자 증례)이 들어왔는지, 교육에 쓸 어떤 "진주"가 들어왔는지 보기 위해 즉석에서 응급실을 방문하는 것으로 끝나곤 했다.[6]

코너와 와이스는 당시의 많은 전임상, 임상 교수들이 교육에서 보여주었던 헌신, 교육방식, 그리고 가치관을 예시한다. 그러한 교수들은 학생들에게 지울 수 없는 각인을 남겼고, 그 시대에 의학을 공부했던 많은 이들은 그에 대한 향수를 간직하고 있다. 세계대전 사이의 학생들에게, 많은 교수는 전설이었다. 로버트 우드 존슨 재단의 전 회장 데이비드 로저스(David E. Rogers)는 이 시기에 대해 다음과 같이 말했다. "여전히 영웅들의 시대였다. 그 영웅들은 종종 젊은이들의 가치와 열망을 형성했다."[7]

모든 의대생과 의사들에게 알려졌을 만큼 전설이 된 교수는 많지 않았지만, 전국의 의과대학 교수들은 조용하고 겸손하게, 의술에 전념하고, 학생들에게 헌신했다. 전임상과 임상교육 모두에서, 그들은 개인화된 교육을 제공했을 뿐만 아니라 상당한 시간을 투자해서 학생들과 관계를 맺을 수 있었다. 특히, 임상학부에서는 교수들이 일상적으로 역할 모델이 되었는데 심지어 그들이 개인적으로 멘토의 역할을 하지 않았던 대다수 학생에게도 그러했다. 그 시기에 어떤 식으로든 교수의 손길이 미치지 않은 학생은 거의 없었다.

의사를 교육하는 데 있어서, 의과대학은 공익 기구로 인식되었다. 그들의 임무는 숙련된 의사들을 양성하는 것이었고, 국가의 건강은 의사의 양과 질에 따라 좌우된다고 여겨졌다. 미국의 높은 모성 사망률을 어떻게 낮출 것인가? 한 산부인과 교수는 "산부인과 교육에 대한 지원을 강화해서" 라고 대답했다.[8] 더 일반적으로, 어떻게 미국인의 건강을 가장 잘 보장할 수 있을까? 존스 홉킨스 의과대학 교수위원회에 따르면, 의학교육의 탁월함을 유지하는 것이 유일한 방법이었다.[9]

제2차 세계대전 이전에도 일부 관찰자들은 국민의 건강을 보장하기 위해서는 단순히 잘 훈련된 의사를 갖는 것 이상이 필요하다고 인식했다. 1932년 컬럼비아 의대 학장은 의학이 "생물학만큼이나 사회학"이라고 선언하고, 공동체의 건강 요구를 최대로 충족시키려면 해결해야 할 "의료경제학의 폭넓은 문제" 일부를 기술하기 시작했다.[10] 그럼에도 불구하고 이 시기에, 의사의 훈련은 국민 건강을 보장하는 초석이 되었다. 20세기 중반의 영향력 있는 한 보고서는 "의료시설 배치와 비용 지불을 정당화할 수 있는 정도의 의료를 제공할 수 있도록 충분한 수의 훈련된 의사들을 보유해야 하는 핵심적 필요성"을 언급하지 않고 의료접근성이나 비용 같은 문제를 고려하는 것은 "쓸모없다"고 생각했다.[11] 국가 건강에 의학교육이 핵심이라는 이러한 가정은 증명된 적이 없고 분명히 도전을 받은 적도 없지만 급성 질환의 시대에는 매우 그럴듯했다. 그러한 가정은 과학 기술적 "진보"가 사회 문제 해결의 열쇠를 가지고 있다는 미국의 전통적인 낙관론과 함께 깔끔하게 정리되었다.[12] 국민의 건강이 의학교육의 질에 달려 있음을 의심하는 사람이 있다 해도, 그러한 의심은 좀처럼 표출되지 않았다.

연구

현대 미국 의과대학의 출발은 엄격히 구분된 과제, 즉 교육에서 비롯되었다. 그 직접적인 대상은 학생이었고, 그 목적은 교육이었다. 그러나 현대 미국의 의과대학은 의학자들에 의해, 주로 의학자들을 위해 만들어졌다. 그 결과 주요 활동 중 하나는 연구가 되었다. 비록 교육이 대부분의 시간을 차지했다고 해도, 의과대학을 종합대학교의 진정한 일부로 만든 것은 연구였다.

미국 의학 연구의 "전문직화(professionalization)"는, 1차 세계대전 훨씬 이전부터 진행되어 왔다. 실제로 사회학자 조셉 벤-데이비드(Jpseph Ben-David)가 증명했듯이, 미국의 의학 연구의 발전은 매우 극적으로 등장하여 1920년까지 이미 새로운 의학 분야에서 세계를 주도하였다.[13] 그러나 제1차 세계대전 이후 미국 의과대학의 다른 활동은 연구만큼 빠르게 성장하지 못했다. 의학 연구는 비교적 소수의 학교가 수행한 지원이 부족했던 사업으로부터 제2차 세계대전 이후 거의 모든 학교가 추구하는 확립된 활동으로 발전했다. 대부분의 의학 연구-"생의학(Biomedicine)"은 아직 사용되지 않는 단어였다.-는 동부나 오대호 연안에 위치한 소수의 엘리트 의대에서 수행되었다. 이는 그 시대에 학술 활동이 같은 지역의 20개 대학에서 주로 이루어졌던 것과 마찬가지다.[14] 당대의 주요 의학저널 중 일부는 여전히 그러한 흔적을 가지고 있는데, 존스홉킨스 병원 뷸레틴(the Bulletin of the Johns Hopkins Hospital), 예일 생물학의학저널(Yale Journal of Biology and Medicine), 마운트 시나이 병원 저널(the Journal of the Mount Sinai Hospital) 등이다. 그러나 연구의 규모와 질은 연구 규모가 작은 대다수 학교에서도 크게 성장했고, 연구를 원하지 않는 학교가 오히려 특이했다.

특히 인상적인 것은 기준이 된 10~15개 학교 내의 연구 개발이었다. 예를 들어, 1912년과 1935년 사이에 하버드 의과대학은 총지출이 30만 달러에서 120만 달러로 증가했는데, 그 증가분은 거의 전적으로 연구에 사용되었다. 연방 보조금의 초기 영향이 반영된 해인 1953년에, 이 학교는 매년 연구에 200만 달러 이상을 지출했는데 이는 1910년 2만 1천 달러의 100배였다.[15]

이 의학 연구에 대한 투자는 전 세계가 미국의 의학 연구를 존경한다는 보상을 받았다. 1925년에서 1950년 사이에, 12명의 미국인이 노벨 생리의학상을 받았는데 이는 7개의 노벨상을 받은 2위 영국보다 두 배 가까이 되었다.

현대 의학 연구의 많은 특징은 세계대전 사이에 명백해졌다. 전임상과 임상 연구의 규모는 엄청났다. 1934년까지 약 33,000편의 과학 정기 간행물이 존재했는데 대부분은 의학과 직간접적으로 관련된 것이었다.[16] 동시에 공동저자와 짧은 논문이라는 추세가 뚜렷해졌다.[17] 학과장과 학장들도 교수들에게 연구를 계속하게끔 독려했다. 1940년 코넬 의대의 외과 과장은 이전 한 해 동안 교수들이 145편의 논문을 출간하였다고 놀라워했다. 이 의대의 학장은 자신에게 제출된 연간 보고서가 "연구 활동을 주로 기술한 것만 125페이지에 달한다."고 했다.[18]

이 기간에 미국 의학 연구가 성숙했음을 보여주는 다른 중요한 징후들이 명백해졌다. 의학 연구의 지적 정교함이 높아지고 있음을 보여주는 한 가지 징후는 전임상 교수직이 1차 세계대전 이전처럼 의사-연구자가 아닌 Ph.D. 연구자의 영역이 되었다는 것이다. 의학 연구가 더욱 근본적이 되면서 의과대학들은 대학원의 특성을 갖추기 시작했다. 실제로, 많은 학교는 생화학, 생리학, 세균학 같은 전임상 과목에서 대학원 과정(Sc.D., M.A., Ph.D.)으로 이어지는 프로그램을 설립했다.[19] 의과대학들은 또한 임상 수련을 마치고 학계에 남기 위해 학문적 배경을 갖추길 원하는 의사인 "연구 펠로우(research fellow)"들에게 더 많은 연구기회를 제공하기 시작했다. 아마도 연구 펠로우가 가장 많은 학교는 하버드 의과대학이었는데, 1939-40년 학기에 전임상과에 87명의 펠로우가 있었다.[20]

세계대전 사이의 시기는 의학 학술 활동이 번창하던 시기였다. 전임상 분야에서는 모든 영역에서 지식의 폭증이 일어났다. 이 시기에 생화학에서는 탄수화물 대사의 이해, 세포 내 에너지 교환 과정, 단백질과 거대분자의 구조와 기능에 대한 깊은 진보가 있었다. 고전적 생리학은 성숙하여 인간의 장기가 어떻게 작용하는지에 대한 정교한 이해를 제공했다. 제1차 세계대전 이전 모든 전임상 분야에서 가장 발달이 늦었던 약학은 점점 더 조직에 대한 약물의 화학적, 생리적 작용을 설명할 수 있게 되었다. 이 분야의 연구는 19세기 "약전(materia medica)"29) 서술 방식보다는 유기화학 및 생리학에 실험적인 기반을 두었다.

질병의 원인과 메커니즘에 관한 연구에서도 비슷한 진보가 일어났다. 세균, 바이러스, 기생충 등 질병을 일으키는 새로운 부류의 미생물이 발견되면서 '세균학(bacteriology)'이 '미생물학(microbiology)'으로 탈바꿈했다. 병리학, 즉 병든 장기와 조직에 관한 연구는 관찰에서 실험

29) 의약품에 대하여 제법, 성상, 성능, 품질, 저장방법 등을 기록한 기준 목록.

과학으로 그 진화를 계속했다. 임상의에 의한 환자 대상 연구도 성행했다. 그 분야의 전통적인 관찰 연구와 함께, 새로운 질병이 확인되었고 그 자연사 또한 명확해졌다. 또한, 환자 관찰에서 제기되는 질문에 답하기 위해 임상 연구가 실험실을 점점 더 많이 활용함에 따라 임상 연구는 실험 분야로 진화하기 시작했다. 그 결과는 소위 질병의 "병태생리학(pathophysiology)"이라고 불리는, 질병의 화학적, 생리적 메커니즘에 대한 이해의 폭증이었다.[21]

의사들에게-또 대중에게-가장 중요하게도 세계대전 사이의 기간에 치료의 진보가 두드러졌다. 내분비학의 진화를 통해 새로운 호르몬이 발견되었고, 그중 일부는 제2차 세계대전 무렵에는 임상에 정기적으로 사용되었다. 인슐린의 발견은 1920년대에 의학 연구에서 비롯되었다. 마찬가지로 간 추출물을 치명적인 빈혈을 치료하는 데 사용했다. 수술은 더욱 대담해졌고, 신경외과, 비뇨기과, 정형외과와 같은 새로운 외과 전문분야가 급속히 발달했다. 1920년대와 1930년대에는 영양학의 발달과 예방과 치료의학 모두에 대단히 중요한 비타민이 발견되었다. 1920년대와 1930년대는 "비타민 사냥꾼"의 시대로 불리게 되었다.[22] 1940년대 초반에는 항생제 시대가 시작되었고, 설폰아마이드 약물과 페니실린이 모두 사용되었다. 제1차 세계대전 후 제약 산업이 성장했고, 1920년대와 1930년대 동안 특정 치료나 증상 완화를 위해 신속하게 임상에 사용되었던 많은 신약이 개발되었다.[23] 피터 벤트 브리검 병원의 내과 부장은 제1차 세계대전과 제2차 세계대전 사이에 등장했던 의학의 치료용 무기고를 자랑스럽게 묘사했다.[24]

이러한 발전은 첨단기술이라는 마법, 새로운 약품의 지속적인 등장, 그리고 새로운 정교한 분자적 발견에 익숙한 요즘에는 초라해 보일지 모르지만, 당대의 관점에서 의학의 힘은 경외심을 불러일으켰다. 1944년까지 예방과 치료의학의 발전에 대응하여 미국인의 사망률은 1900년에 비해 40% 감소하였고, 기대수명은 1900년의 47세에서 60세 이상으로 증가했다.[25] 역사를 통틀어 인류를 괴롭힌 전염성 질병은 통제되었고, 만성적이고 퇴행적인 질병-장수의 아이러닉한 결과-이 사망과 질병의 주요 원인이 되었다. 1940년 어니스트 보아스30)는 만성병을 현대의 "페스트"라고 묘사했는데 마침내 감염병과 영양성 질병을 통제할 수 있게 되었기 때문이다.[26]

의학 연구에서 미국의 세계적인 지도력은 모든 과학을 포함하는 광범위한 과정의 일부로 등장하였다. 제1차 세계대전이 일어났을 때 미국 과학은 독립성과 지적 존중을 달성하는 데까지 도달했으나, 이 전쟁은 미국 과학을 유럽 과학으로부터 강제적으로 격리하여 그 과정을 재촉했다. 과학은 전쟁 수행에 엄청난 기여를 했고, 이는 과학의 위신을 높이고 더 많은 민간의 기금을

30) Ernest Boas(1891~1955). 컬럼비아 의대 심장학 교수를 지낸 미국의 의사. 만성심장질환의 병태생리에 대해 많은 업적을 남겼다.

끌어들였다.[27] 그에 따라 대학의 연구 활동 및 대학원이 성장했다. 1930년대 중반까지 미국은 의학 연구뿐만 아니라 유전학, 물리학, 천문학에서도 세계적인 리더십을 확보했다. 1930년대에, 대공황의 와중에도 대학은 연간 최소 5천만 달러를 연구에 쓰고 있었다. 과학의 공리적 가치를 인식한 산업계는 그 두 배에서 네 배의 돈을 쓰고 있었다.[28] 제2차 세계대전이 되자, 미국은 세계에서 과학 연구의 가장 중요한 중심지가 되었다.

···

세계대전 사이 기간에 미국 의학 연구의 네 가지 특징은 미국 의학교육의 20세기 역사를 이해하는 데 특히 중요하다. 첫째는 기초의학 연구와 관련이 있다. 이 시기에 이 분야의 지적 활동은 생물학 및 화학 테크닉이 점점 더 많이 활용되고 있음에도 불구하고, 대학이 아닌 병원 임상과를 지향했다. 즉 생물학이나 화학과 같은 기초과학이 아니라 질병 메커니즘과 치료에 대한 이해를 지향했던 것이다. 기초의학 교수들은 비록 그 관련성은 의사의 수련 과정에서 나중 어느 시점에서만 뚜렷해지더라도, 실용과학으로서 의학의 발전에 필수적인 문제들을 연구했다. 그들은 의대생 및 임상의사와 "관련된" 지식과 주제의 관리자였다. 이러한 이유로 그들은 종종 임상의학의 "시녀(handmaiden)"로 여겨졌다.

과학 지식은 항상 변화했으며, 세계대전 사이의 기간에 기초의학은 상당히 성숙했다. 생화학이 대표적인 예다. 제1차 세계대전 직전, 자크 롭(Jacque Loeb)-싱클레어 루이스의 애로우스미스(Arrowsmith)에서 순수의학자의 이상인 맥스 고틀리브(Max Gottlieb)로 묘사되었다.31)-은 생명의 기계론적 개념을 발전시켰고, 생명 과정이 궁극적으로는 화학적, 물리적 설명으로 환원될 것이라고 예측했다. 1944년 오스왈드 에이버리(Oswald T. Avery), 콜린 맥클로드(Colin M. Macleod)와 맥클린 맥카티(Maclyn MacCarty)는 DNA가 폐렴구균의 "변환 원리(transforming principle)"임을 보여주었다. 즉, 폐렴구균의 유전 정보는 DNA 분자에 존재한다는 것이다. 최근의 역사적 연구는 1950년대 분자생물학 시대의 도래가 1930년대와 1940년대에 생화학이 발달한 데 크게 힘입었음을 상세히 보여 주었다.[29] 생화학이 일반 생물학의 한 분야로 변모한 것은 영국과 독일에서 특히 두드러졌는데 여기서는 이 분야가 의대가 아닌 대학 소속이었고 그래서 학문적 독립성을 획득하고 의학에 대한 봉사를 그만두자는 결정이 이루어졌다. 이는 제도적 구조가 어떤 학문의 지적 내용과 자기 인식에 어떻게 영향을 미칠 수 있는지를 보여주는 가장 명확한 예시다.[30]

31) Sinclair Lewis(1885-1951). 미국 작가. 미국인 최초로 노벨문학상을 수상하였다. 1925년 발간된 소설 "애로우스미스"는 젊은 의학자 마틴 애로우스미스의 인생 여정을 그린 작품이다.

그럼에도 불구하고, 제2차 세계대전 이전에, 특히 미국의 임상 의학자들은 주로 직접적인 의학적 중요성을 띤 문제에 초점을 맞추고 있었다. 의과대학의 첫 2년간의 학과들을 기술하기 위해 "기초의학(전임상)"이라는 용어를 사용한 것은 우연한 명명이 아니라 이 기간 동안 이들 학과에서 교육과 연구가 수행한 역할에 대한 구체적인 언명이었다. 전임상 연구를 대충 훑어보면 이 점을 잘 알 수 있다. 뛰어난 생화학자인 오토 폴린(Otto Folin)은 혈액, 소변, 신체 조직의 화학 성분을 분석하는 방법을 개발하여 명성을 확립했다.[31] 하버드 대학의 저명한 생리학자 월터 캐넌은 연구를 실용적인 응용으로 전환하는 데 지속적인 관심을 가졌다. 1942년 은퇴할 때까지 그는 피터 벤트 브리검 병원에 "자문 생리학자"라는 칭호를 가지고 있었는데, 이는 하버드 생리학부의 일과 임상 활동을 연계시키기 위한 노력을 반영했다.[32] 가장 위대한 기초의학자들조차도 연구 문제를 찾기 위해 의학을 돌아보곤 했다. 바소프레신에 대한 연구로 노벨상을 받은 빈센트 두 비그노(Vincent du Vigneaud)는 새로운 프로젝트를 고안할 때면 정기적으로 의사 친구들에게 그것이 중요하다고 생각하는지 물었다.[33] 기초의학자와 임상의사 사이의 협력 프로젝트는 흔했다. 1920년대에 시작되어 30년 이상 지속된 가장 중요한 협력 중 하나는 생리학자 호머 스미스(Homer W. Smith)와 뉴욕의대 내과 교수들 사이에서 일어났는데, 이 협업은 신장학이라는 분야를 탄생시켰다.[34]

기초과학이 (임상)의학을 지향한 데는 여러 가지 원인이 있었지만, 주로 가장 작은 연구 단위가 세포라는 사실을 반영했다. 록펠러 의학연구소의 알프레드 콘(Alfred E. Cohn)은 "생물학에서 세포는 물리학에서의 원자와 유사하다"고 1928년에 썼다.[35] 기초의학에서 대부분의 연구는 더 높은 수준의 생물학적 조직 즉, 조직, 장기, 전체 유기체를 포함한다. 그 결과 각 주제 사이의 경계는 확고한 불가침의 것으로 간주되었다. 생화학은 생화학, 생리학은 생리학, 병리학은 병리학, 미생물학은 미생물학 등이었다. 이들은 각각 별개의 학과에서 가르쳤고 그 지적 내용물은 선명하게 구획되었다. 이는 마치 수학, 역사, 고전과 같은 학부 과목과 같았다. 이 분야들은 "어느 정도는 물샐 틈 없이 분리된 구획"이라고 1930년에 한 의대의 교육과정위원회가 말했다.[36] 비록 그러한 느낌은 잘못된 것이었지만, 한 과목을 마치면 학생들은 그 과목을 "마쳤다."는 확실한 느낌을 받았다.

두 번째 특성은 이 논의의 목적을 위한 임상과에서 수행하는 연구, "임상연구(clinical research)"와 관련이 있다. 이때 임상연구의 본질적 특징은 환자 진료와 관련되어 있다는 것이었다. 임상연구의 대부분은 다양한 질병의 설명과 새로운 검사법과 시술의 개발로 이루어졌다. 주요 데이터 출처는 환자에 대한 세심한 임상 관찰, 병원 의무기록의 후향적 검토, 병원의 임상

검사실 기록 등이었다. 뉴욕 마운틴 시나이 병원의 저명한 임상 연구자 헨리 돌저(Henry Dolger)는 장수하는 당뇨병 환자들에게서 혈관 합병증이 자주 나타난다는 사실을 입증한 연구를 어떻게 진행했는지 회상하였다. "나는 당뇨병 환자의 눈을 직접 검사했다. 나는 200명의 환자 기록을 가지고 와서 밤에 그것을 연구했다. 집과 아이들을 떠나 밤 8시부터 11시까지 의무기록실에 있었다. 집에 오면 새벽 3시까지 앉아 논문을 썼다. 그런 식으로 일했다."[37]

임상연구에서 환자의 중요성은 의무기록을 철저하게 한 데서 볼 수 있었다. 피터 벤트 브리검 병원의 내과 과장 헨리 크리스천(Henry A. Christian)은 "병원의 모든 환자에 대해 타자기로 작성한 완전한 의무기록이 가장 위대한 성과"라고 생각했다.[38] 이러한 유형의 임상 연구가 어떤 기초의학을 특별히 활용한다고 말할 수 있다면, 그것은 병리학이었다. 왜냐하면, 환자의 생전에 관찰된 임상 증상과 신체적인 발견을 조직과 장기의 외관과 연계시킨 것은 부검이었기 때문이다. 크리스찬 자신도 이러한 임상 연구에 대한 접근법을 잘 보여주었다. 철저한 병리학 배경을 갖춘 세심한 임상 관찰자였던 그는 특이하거나 구별되는 임상 실체를 금방 파악할 수 있었다. 그리고 이런 방식으로 그는 자신의 이름이 붙은 핸드-쉴러-크리스천병32)을 기술했다.

제1차 세계대전 이후 임상연구는 두 번째, 보다 성숙한 단계로 접어들었다. 기초의학뿐 아니라 질병과 치료법의 연구에 실험적인 방법이 적용되었다. 관찰 연구와 의무기록 연구는 계속되었지만, 가장 흥미로운 작업은 질병의 생리적 메커니즘에 관한 연구였다. 대사 경로, 체액 및 전해질 항상성, 산-염기 균형, 면역학 및 기타 실험실 주제들에 관한 새로운 지식으로 무장한 임상 연구자들은 인간 질병의 메커니즘을 풀기 위해 실험실적 방법을 적용하기 시작했다.

그러나 생리학적 임상 연구자의 연구는 전통 임상 연구자만큼이나 환자에 초점을 맞추고 있다는 중요한 주장이 있다. 맥기 하비33)의 말에 따르면 새로운 것은 과학이 병상으로 왔다는 사실이었다.[39] 임상 연구자들은 해결책을 찾기 위해 변함없이 실험실로 갔다. 발견되는 해답은 질병의 병리학을 설명하는 데 도움이 되었고 종종 진단 기법이나 치료상의 중재로 이어졌다. 따라서 컬럼비아의 로버트 뢰브(Robert Loeb)와 다나 W. 애츨리(Dana W. Atchley)는 인슐린 투여에도 불구하고 케토산증에 빠진 당뇨병 환자의 50%가 죽는다는 사실에 골머리를 앓으며 이들 환자의 체액과 전해질 대사를 연구하기 위해 새로운 생화학적, 생리학적 기법을 사용했다. 그 결과 인슐린과 함께 정맥내 수액과 전해질을 주입하는 합리적인 치료 방법이 발전하였고 이로 인해 이 질환의 사망률은 현저히 낮아졌다.[40]

32) Hand-Schuller-Christian Disease. 안구 돌출, 요붕증, 뼈 손상을 특징으로 하는 희귀 질환
33) A.. McGhee Harvey(1911~1998). 존스 홉킨스 의대 내과 교수이자 의학교육자. 의사학자이며 아키비스트로 여러 세대 의사들에게 깊은 영향을 주었다.

세계대전 사이 기간에 의학 연구의 세 번째 특징은 표준 학생 교육으로부터 의학 연구의 최전방까지 비교적 거리가 짧았다는 것이었다. 모든 학과에서, 의무적인 교육과정과 교수들이 추구하던 특정 연구 문제가 일치하고 있었다. 이 관찰은 학생 교육에 대한 지속적인 열정이 종종 발견된다는 사실을 설명해준다. 교수들은 의대생에게 자신이 고안한 지식, 기술, 문제 등을 가르치는 기쁨과 흥분을 경험했다. 교수들은 표준 실험 실습의 일환으로 의대생들이 어려운 연구 기법에 숙달하고 있다는 사실을 즐겁게 언급했다.[41] 또한 지식의 최전방에 가까이 있는 것은 학생들에게도 유익했는데 그들은 교수를 일상 그대로 볼 수 있었기 때문이다. 기초의학 실험실에서 학생들은 실험 과학자의 일상을 엿볼 수 있었다. 임상클럭십을 할 때 학생들은 교수들이 임상에서 환자를 진찰하는 모습이나 의무기록실에서 차트를 검토하는 모습과 마주쳤는데 환자 중심의 임상연구가 교수들을 끊임없이 자리에 있게 했기 때문이다.

제2차 세계대전 이전 의학 연구의 네 번째 중요한 특징은 관찰의 "통계적 의의"를 증명하기 위해 복잡한 수학적 방법을 활용하지 않아도 누릴 수 있었던 높은 권위였다. 의학 연구에서 "수학적" 방법은 오랫동안 사용됐지만, 그 수학적 단순성이 두드러졌다. 연구를 구조화하고, 연구자와 대상자의 바이어스를 제거하고, 여러 상호작용 요인을 통제하며, 통계적 유의성의 수준을 결정하는 엄격한 "생물통계학"은 아직 나타나지 않았다. 코흐의 전제(Koch's postulate, 질병의 미생물 원인을 입증하는 기준)에는 대조군의 개념이 들어 있지 않았으며, 치료 물질의 첫 무작위 비교-대조 시험(결핵 치료에 항생제 스트렙토마이신을 사용하는 것)은 제2차 세계대전이 끝난 후에야 시작되었다.

의학 연구자들이 소박한 통계 문헌으로도 권위 있는 주장을 할 수 있었던 능력은 그들이 마주친 주요 지적 문제가 급성 질환이었다는 사실에서 비롯되었다. 여기서는 시간 프레임이 압축되었고 그 결과는 생사를 가르는 경우가 많았다. 세균이 급성 감염을 일으켰음을 증명하거나, 설폰아마이드나 페니실린이 몇 시간, 혹은 며칠 내에 사망할 뻔했던 급성 뇌수막염 환자들을 살렸다는 데는 복잡한 통계가 필요하지 않았다. 위독한 환자가 너무 극적으로 회복되어서 일어난 일을 놓칠 수 없었다. 제2차 세계대전 후 생물통계학의 발전을 촉진하기 위해서는 다른 유형의 과학적 문제, 즉 만성질환의 도전이 필요했다.[42] 질병을 진단하고 치료할 수 있는 의학의 지식과 능력이 20세기 후반에는 비상한 수준까지 성장하게 되었지만, 의학은 주로 급성 질환을 다루던 금세기 초와 중반의 수십 년 동안 그랬던 것과 같은 명확함이나 권위를 다시는 누릴 수 없을 것이다.

⇝ · ⇝ · ⇝

많은 급성 질환에 성공적으로 대처한 덕분에 의학 연구(그리고 더 나아가서는 의료 행위)는 대중의 눈높이에서 더 높은 지위를 누리게 되었다. 의학에 대한 대중의 열정은 대중문화에 반영되었는데 '맨 인 화이트(Man in White)', '화이트 퍼레이드(White Parade)', '마법의 총알(Magic Bullet)'과 같은 제목의 일련의 영화가 등장하였다.34) 의과대학은 주 및 지방정부, 자선가, 재단의 지속적인 재정 지원을 받을 가치가 있다고 여겨졌다. 리처드 슈라이옥35)은 1946년 현재 미국 의사들의 높은 지위와 100년 전의 수치스러운 위치 사이를 놀랄 만큼 선명하게 대조시켜 묘사하였다.[43]

연구자 자신의 태도 역시 의학 연구에 대한 대중의 찬사를 강화하였다. 즉 의학 연구는 일종의 소명이었고, 그들은 상업주의를 눈에 띄게 경멸하였으며, 연구소와 학과에 대한 지원만 있다면 개인적인 금전적 보상에 대해서는 무심했다. 의학자들은 자만심이나 야심이 별로 없었다. 그들은 동료로부터 승인과 인정을 추구했고, 운이 좋은 소수는 사회로부터 그것을 받았다. 아카데믹 메디신의 화폐는 달러가 아니라 논문이나 저서, 임용, 직함, 회원 자격, 그리고 포상이었다.

특허에 대한 그들의 태도는 상업주의에 대한 의대의 반감을 매우 잘 보여준다. 그 견해에 따르면, 의학 연구의 목적은 개인이나 기관이 발명이나 발견으로부터 금전적으로 이익을 얻을 수 있도록 하는 것이 아니라 공공복지를 촉진하는 것이었다. 대부분의 의과대학은 대학 연구에 대해 특허를 받거나 특허에 대한 로열티를 받지 않으려 했다. 예를 들어, 로체스터 의대에서, 조지 코너와 의대 학장도 코너가 발견한 프로게스테론에 대해 특허를 받을 생각을 하지 않았다. 어떤 의학적 발견도 심지어 대학의 이익을 위해서라도 상업적인 제한을 가해서는 안 된다는 것이 그들의 입장이었다.[44]

이러한 패턴에는 몇 가지 예외가 있었지만,[45] 이는 가장 중요한 두 학교인 존스 홉킨스 의대와 하버드 의대의 정책이었다. 존스 홉킨스에서 한 학장은 "대학은 (특히 의과대학은) 사업에 해당하지 않는다. 이 기관의 상업화는 결국 기관에 큰 해를 끼칠 것이다. 기부금과 국가 보조금의 지원을 받는 대학은 어떤 식으로든 스스로를 팔아서는 안 된다."고 선언했다.[46] 학교도 개별 교수도 특허를 소유하지 않았고, 학교는 의과대학 연구실에서 나온 특허의 로열티를 거부했다.[47] 하버드 의과대학은 한발 더 나아갔다. 교수의 특허 취득이 금지되었을 뿐만 아니라, 다른 사람들이 자신의 발견에 대해 특허를 받는 것을 막기 위해 도움을 원하는 교수들에게 법률 자문을 제공하기로 했다.[48] 하버드 의과대학이 악성 빈혈 치료를 위한 간 추출물 특허를 대중에 공개하자, 이미 이 연구에 1백만 달러 이상을 투자하여 "돈줄이 마른" 엘리 릴리 사와 "사악한 논쟁"에 말려들게 되었다. 엘리 릴리 회사는 "특별한 몫"을 원했지만 이 학교는 "하버드 교수들은 공익을 위해 일한다."는 믿음으로 이를 거절하였다.[49] 연구와 교육에서 미국의 의과대학들은 공익 기구로서 일했다.

34) 질병과 싸우는 의사와 의학을 영웅적으로 그린 영화들이다.
35) Richard H. Shryock(1893-1972). 미국의 의사학자. 존스홉킨스 의사학연구소 소장을 지냈다.

환자 진료

현대 의대의 세 번째 책무는 환자 진료였다. 교수는 개업의들을 위한 자문을 제공하고, 교육병원의 가난한 환자들을 치료하는 인턴과 레지던트들을 감독했다. 교수진이 임상 및 교육 기술을 유지하고 연구를 위한 자료를 얻기 위해서는 환자 진료가 필수적이었다. 좋은 교육을 위해서는 임상클럭십도 중요했는데, 이는 학생을 모범적인 임상의사와 최고 수준의 진료에 노출될 수 있도록 해주었다.

뛰어난 임상의와 임상 교수는 어떤 사람이었는가? 제1차 세계대전 이후 임상연구가 성숙해짐에 따라, 이것은 사소한 문제가 아니었다. 임상연구는 모든 연구와 마찬가지로 많은 시간을 필요로 했다. 더욱이 임상 연구가 분석 단계에 접어들면서 임상의학뿐만 아니라 기초의학 분야의 추가적인 능력을 얻고 이를 유지해야 했다. 이 분야가 매우 까다로워짐에 따라, 어떤 이들은 연구자들이 임상의학과의 접촉을 상실하여 무능한 진료 의사이자 비효율적인 임상 교수가 될 수도 있다고 우려했다. 그것은 아마도 미국 의학사상 가장 커다란 영향력을 미쳤던 내과 의사 윌리엄 오슬러의 우려였다. 1912년 그는 "임상 선비(clinical prigs)"가 될 수 있다는 이유로 존스 홉킨스 의과대학의 임상과 교수를 대학 전임으로 배치해야 한다는 제안에 반대했다. 그는 "상근제(전임제)는 과학에는 매우 좋은 것이지만 의사직에는 해로울 수 있다."고 경고했다.36)[50]

그럼에도 불구하고 임상 연구자들은 환자와의 접촉을 포기한 적이 거의 없었다. 앞에서 언급한 바와 같이, 그 시대의 임상연구는 연구자들에게 상당한 시간을 병상에서 보내도록 요구하였다. 환자, 질병, 치료를 지속적으로 연구하던 임상의사들 만큼 환자 치료에 대해 아는 사람은 아무도 없다는 사실이 곧 명백해졌다. 그들은 자신의 전문분야에서 희귀한 질병의 경우뿐만 아니라 어떤 종류의 어려운 진단과 치료 증례에서도 정기적인 임상 컨설턴트 역할을 하기 시작했다. 환자 진료, 교육, 연구가 분리 불가능하게 연관되어 있었으며 가장 첨단의 철저한 임상의사는 연구에 적극적으로 임하는 사람들이라는 시각이 등장하였다. "만능 선수"-환자 진료, 교육, 연구에 다 뛰어난 이들-는 가능했으며 실제로 존재했다.[51]

환자 진료가 주로 임상 기술과 감각에 의존하던 비 테크놀로지의 시대에는, 이들 임상 대가들보다 환자로부터 더 많은 정보를 추출하거나 임상 정보를 더 현명하게 사용할 수 있는 이들은 없었다. 1926년 스탠포드 의대 학장이 된 아더 블룸필드(Arthur L. Bloomfield)는 그런 이들

36) 전임 임상교수가 되면 주로 연구를 하고 환자를 보지 않아 임상의로서의 능력이 쇠퇴할 것이라는 우려 때문이었다.

중의 한 사람이었다. 그는 정기적으로 학생들과 수련의들과 함께 아침 병상 회진을 하며 진단 기교와 뛰어난 임상 감각을 보여주었다. 한 학생은 블룸필드에 대해 이렇게 회상했다. "보여주기보다는 사용하기 위한 도구들이 있었다. 우리 여섯 명의 학생들은 그 교수가 실제로 검사를 하는 광경을 지켜보았다."라고 회상했다. 블룸필드가 바로 그 "교수"였고, 그의 임상적 판단은 최종 결정이었다.[52] 워싱턴 의대와 코넬 의대 내과 부장이자 생리학 기반 임상연구의 선구자였던 또 다른 임상 대가 데이비드 바(David P. Barr)도 있었다. 타고난 쇼맨이었던 그는 학생들에게 신체검사를 가르치는 것을 좋아했다. 그의 타진술 시범은 전설적이었다. 데이비드 로저스37)에 따르면 "그가 가장 좋아하던 묘기 중 하나는 학생에게 50센트 동전을 빵 한 덩어리 안에 숨기도록 하는 것이었다. 입에 펜을 물고 타진을 하면서 그는 치밀한 정밀도로 빵 껍질에 위치를 표시하였다. 그리고는 다른 학생을 시켜 그 빵을 잘라 얼마나 결과가 정확한지를 보여주곤 했다."[53]

임상적 우수성은 전임 임상 교수진에 국한되지 않았다. 수많은 개업의들은 대단한 임상 및 교육 기술을 보유하고 있으며, 의과대학에 "무급(voluntary)"38) 임상 교수로서 귀중한 서비스를 제공했다. 게다가 이 시기에는 아카데믹 메디신과 프랙티칼 메디신의 경계가 모호했다. 특히 기술적(descriptive) 임상연구 분야에서 개업의들이 임상연구에 중요한 기여를 하는 일도 드물지 않았다. 그럼에도 불구하고 의학의 지적 기초는 하도 견고해서 연구, 교육, 환자 진료가 상호 연관되어야 한다고 늘 강조되었다. 많은 임상 연구자들이 임상의사로서 위풍당당한 존재감을 지니고 있었다. 심지어 오슬러도 나중에는 연구가 의사의 임상 능력을 향상시킬 것이라고 반복해서 말하면서 이에 동의했다.[54]

임상 교수진은 환자 진료 의무를 진지하게 받아들였지만, 진료 자문 업무(consultation)39)를 확대하려 하지 않았다. 교육과 연구라는 학교의 학문적 사명을 증진할 필요가 있기 때문에 환자 관리는 단지 그 안에서만 수행되었다. 예를 들어, 존스 홉킨스에서는 윌리엄 홀스테드(William Halsted)부터 알프레드 블래록(Alfred Blalock)까지 외과 과장들이 매일 실험실로 가서 그렇지 않은 다른 교수들을 꾸짖었다. 블래록은 그의 부하 중 한 명이 과중한 수술 스케줄을 가지고 있다 해서 감명을 받지 않았다. 그는 실험실 연구는 하루에 한 번 수술하면 가능하지만 세 번 하면 불가능하다고 그 바쁜 외과의를 꾸짖었을 것이다.[55]

---

37) David E. Rogers(1926~1994). 코넬 의대를 최연소로 졸업하고 훗날 존스 홉킨스 의대 학장이 된 미국의 내과의사이자 의학교육자

38) 대학에서 급여를 받지 않고, 자기 환자를 돌보며 학생을 가르치는 교수

39) 자비환자는 대부분 자신의 주치의인 개업의가 있었고, 입원이 필요하면 이 개업의가 환자를 병원에 입원시킨 다음 해당 전공 교수의 자문을 구했기 때문에 consultation이라 한다. 반면, 무료환자나 자선환자는 대개 전공의가 돌보았고 필요한 경우 교수에게 자문을 구했는데 이는 교육활동으로 간주되었다.

임상교수에게는 학문적 정체성이 우선이었다. 그들은 스스로 문제를 탐구하는 자이며 미래 세대의 의사들을 훈련시킨다고 생각했다. 임상적으로, 과학적으로, 그리고 교육적으로 필요한 것을 넘어서는 환자 진료는 그들을 주된 임무에서 벗어나게 했을 뿐이다. 의대 교수들은 정기적으로 이 믿음에 따라 행동했다. 예를 들어, 1929년 존스 홉킨스에서 내과, 소아과, 외과, 산부인과를 모두 합친 자비 환자(private patient)40)의 진료비 수입은 1만 달러에 불과했는데 이는 전임교수들이 그들 자신, 학교, 또는 병원의 재정적 이익을 위해 진료에 몰두했다는 증거로는 턱도 없는 것이다.[56]

의대 교수가 보는 환자의 수는 비교적 적었지만, 의과대학이나 교육병원이 미국의 의료 서비스 제공에 있어 중요하지 않다는 결론을 내리는 것은 잘못이다. 그들이 창출한 새로운 지식, 의료시술 및 기술, 그들이 훈련시킨 의사들, 그들이 도움이 필요한 의사들에게 제공한 자문-이 활동들은 미국 의료시스템의 운영에 필수적이었다. 비록 의과대학이 직접 제공하는 서비스의 양이 의도적으로 제한되었다 하더라도 말이다. 의료시스템의 전부는 아니더라도 자문, 교육, 연구를 통해 의과대학은 의료시스템을 제공, 유지하고 업그레이드하는 데 기여했다.

교수 문화

플렉스너 이전 시대에 비해 1920년대의 의과대학은 거대하고 복잡한 조직이 되었다. 그들은 또한 표준화된 정의, 가치 및 운영 절차를 공유하는 국가 의학교육 시스템의 일부가 되었다. 새롭게 합리화된 의학교육 제도에서는 적절한 자격을 갖춘 대학 졸업생은 국내의 어느 의과대학에도 입학할 수 있었다. 의과대학은 졸업생들이 모든 주에서 인턴십에 지원하거나 개업을 할 수 있도록 하는 표준화된 커리큘럼을 제공했다. 교수의 행정 절차도 매우 비슷해졌다. 예컨대 학술 직함의 표준화는 1930년대까지 완료되었다.[57]

새롭게 등장한 모든 복잡함에도 불구하고, 의과대학은 여전히 비공식적이고 편안한 장소로 남아 있었다. 학교는 교수의 학구적인 여가, 긴밀한 연계, 동료들과의 친밀한 논의를 침해할 정도로 규모가 크거나 관료적이지 않았다. 제2차 세계대전 이후 의학 연구에 연방정부의 개입을

40) 자비환자(private patient)는 자비로 진료비를 내는 환자를 말한다. 반자비환자(semi private patient)는 보험 등에 가입하고 있어서 진료비 일부만을 내는 환자이며, 무료환자(non private patient)혹은 자선환자(charity patient)는 가난하여 진료비를 낼 수 없는 환자로 이들은 교육병동에서 학생과 수련의의 교육에 활용되었다. 교수가 자비환자를 돌보고 진료비를 받는 것을 개인환자진료(personal patient care)라고 한다.

개탄하고 연방보조금 신청을 단호히 거부한 저명한 존스 홉킨스 병리학자인 아놀드 리치(Arnold Rich)에게 세계대전 사이의 기간은 여전히 교수들이 "휴식, 지식의 조용한 추구, 책을 통한 우정, 대화의 즐거움, 고독의 이점"을 누릴 수 있는 시기였다.[58] 1923년부터 1941년까지 보스턴 아동병원의 수석 의사인 케네스 블랙팬(Kenneth Blackfan)은 동료들과 자신을 "질병에 대한 즐거운 모험의 동반자"라고 생각했다.[59] 리치나 블랙팬은 제2차 세계대전 이전의 시기를 이런 식으로 보는 소수가 아니었다. 왜냐하면 그 시대는 미국의 의술이 성년에 이르렀으나, 제2차 세계대전 이후의 의학 연구의 규모, 경쟁 및 재정적 이해관계에 영향을 받지 않았던 독특한 시기였기 때문이다.

이 시기의 교수 생활은 "남루한 품위(threadbare gentility)"의 시기로 묘사되었다.[60] "남루한 품위"라는 용어는 특히 주니어 레벨에서 빈약한 급여를 지칭했다. 물론 교수 급여는 학교마다 상당히 달랐다. 1930년대에는 하버드 대학교의 기초의학 교수는 최대 연봉 1만 3천 달러를 벌 수 있었던 반면 미시시피, 사우스다코타, 크레이튼 대학교의 비슷한 지위의 교수는 3천 6백 달러 [61]이상을 벌 수 없었다.[62] 임상 교수는 대학 급여를 개인 자문 진료비로 보충할 수 있었는데 이는 비슷한 등급과 경력을 가진 기초의학 교수와 비교할 때 20-50%의 프리미엄을 주었다. 그렇더라도 대학교수의 수입과 성공적인 개업의의 수입 사이에는 여전히 큰 차이가 있었고, 전임 임상 교수 중 상당 비율은 별도로 독립적인 생계수단을 갖추고 있었다.

하급 교수직에서는 특히 재정적 결핍이 심했다. 예를 들어, 조지타운 의대의 주니어 교수들은 업무에 집중하기에는 "삶의 우여곡절과 재정적인 문제에 지나치게 몰두하고 있었다."[63] 낮은 수입에 대한 전망은 몇몇 교수들에게 영향을 주어 다른 직업을 택하도록 하였다. 1920년에, 한 평판이 좋은 젊은 발생학자는 연봉 1,000달러의 돈으로는 생계가 불가능하여 존스 홉킨스의 해부학 자리를 거절했다. 그는 "이런 자질구레한 개인적인 일들"을 언급하는 것에 대해 학장에게 사과했지만, "저는 독립적인 수입이 없습니다."고 설명하면서 "적당히 안락한 생활을 원하며...부채의 일부를 갚고 싶습니다."고 말했다.[64] 아카데믹 메디신은 분명히 소명이었다. 교수는 급여뿐 아니라 연구를 하고 학문적 인정을 받는 기회를 통해 부분적인 보상을 받았다.

훗날에 비해 아카데믹 메디신의 경제적 보상은 적었지만, 심리적 보상은 분명히 더 컸고 삶의 질은 더욱 풍성했다. 많은 주석가들은 당시의 의학 연구가 더 만족스럽고 더 재미있었다고 주장했다.[65] 이것은 소규모의 학부와 더 큰 동료애, 그리고 의학 연구의 상대적인 기술적 단순성과 관련이 있었다. 제2차 세계대전 전의 의과대학은 수십 명의 전임교수를 두고 있었다. 학과 사이의 장벽은 미미하고 쉽게 극복할 수 있었고, 행정 규제는 적었다. 학교는 관료주의 없이 유연하게 운영되었으며(이는 오랫동안 잊혀진 것이다), 연구자들은 연방 보조금 신청에 대한 걱정으로 시간을 보내지 않았다. 기초 및 임상 학과의 연구는 소규모 재단 지원금, 지자체 예산 또는 학교 자체의 재원에 의해 지원을 받았다. 실험 장비가 드물어서 교직원들은 수시로 서로 빌려 사용했다. 교육에 사용되는 실험 장비와 소모품도 연구용으로 자주 사용되었다. 폴 비슨[41]은 1940년대초 록펠러 연구소의 오스왈드 에이버리나 르네 뒤보[42]와 같은 세계적인 과학자들이 어떻게 "손바닥만한" 연구실에서 테크니션 없이 스스로 일했는지를 회상한다.[66] 소박한 연구 환경에서 일하는 것의 반대급부는 교수들이 외부 출처에서 급여를 가져올 필요가 없다는 것이었다. 이 시기 동안의 연구보조금은 명시적으로 교수의 시간이 아니라 실제 연구를 위한 것이었다.

의과대학의 작은 규모, 학과들의 임상 지향성, 그리고 학문 분야로서 임상연구의 확립에 대한 임상의학자들의 헌신과 더불어 제2차 세계대전 이전 대부분의 의과대학 내에서 특이한 조화와 협력이 생겨났다. 이것은 교육과 연구부서 간의 정기적 협력에서 잘 드러나는데 정기적인 점심 미팅과 컨퍼런스, 학교 전체의 저널 읽기 모임과 연구 클럽 등이 있었고 이들은 때로 야간이나 토요일에 만나기도 했다. 의과대학이 하나의 가족이라는 느낌이 생겨났고 다양한 지체들이 더 큰 전체를 위해 함께 협력했다. 피터 벤트 브리검 병원에서처럼 시니어 교수들은 주니어 교수들을 돌보았는데 이곳에서는 내과 과장이 젊은 강사들이 연구 업적에 대해 적절한 저자 등재권한을 얻을 수 있도록 무척 노력하였다.[67] 임상학과들은 환자 진료 수입을 통해서 종종 기초의학 학과들을 돌보기도 했다.

제2차 세계대전 이전의 의과대학은 사교와 학문 생활을 비상하게 결합한 것이 특징이었다. 귀족적인 대학가의 동료애가 의학교육에 스며들었다. 서든캘리포니아 의대에서는 보직 교수들이 회원제 캘리포니아 클럽에서 정기적인 모임을 했고, 뉴욕 의대에서는 의대 교수 자문위원회가 몇몇 비슷한 분위기를 가진 개인 클럽에서 만났다. 마운트 시나이 의대에서는 매주 금요일 밤 하모니 클럽에서 저녁 클럽이 있었다.[68] 이 클럽의 주연은 몇몇 전문 학회들에게까지 확대되었다. 비뇨생식외과의사회(Clinical Society of Genito-Urinary Surgeons), 미국 부인과 클럽(American Gynecological Club), 미국임상기후협회(American Clinical and Climatological Association), 코스모폴리탄 클럽, 페리파테틱 클럽 등 이 모두는 훌륭한 동료애뿐 아니라 임상적이고 학문적인 리더십으로 유명했다. 임상의학의 발전에 미친 중요성을 결코 무시할 수 없는

41) Paul Beeson(1908~2006). 미국의 감염내과 의사. 맥길 의대를 졸업한 후 록펠러 의학연구소에서 일했고, 1952~1965년 예일의대 내과 학과장을 지냈다.

42) Oswald Avery(1877~1955). 캐나다의 의사이자 유전학자로 DNA가 유전물질임을 증명하였다.
René Dubos(1901~1982). 프랑스 출신 미국의 미생물학자이자 환경주의자.

인터어반 임상 클럽(Interurban Clinical Club)보다 더 유명한 클럽은 없었는데 이는 우아한 검은 넥타이를 맨 저녁식사와 회원들 사이의 동지애로서도 유명했다.[69]

의과대학의 생활은 모든 것을 잡아먹었다. 직업 생활과 개인 생활의 경계가 없었다. 서든캘리포니아 의대에서는 교수 부인들이 의대생에게 정기적으로 차를 대접했다. 코넬 의대에서는 학생들이 미국 해부학회와 같은 손님과 교수들을 즐겁게 해 주었다.[70] 토론 그룹은 밤에도 잘 모였다. 강의실과 회의실은 토요일에도 만원이었다. 의대생, 수련의, 그리고 외래 교수들에 대해서는 더 많이 언급되겠지만, 이들 역시 의과대학 가족의 일부였다. 이것은 결혼하지 않고 병원에 항상 상주하는 수련의들에 의해 가장 잘 의인화되었다. 그들에게 의과대학과 교육병원은 글자 그대로 가족이었다.

제2차 세계대전 이전 의과대학을 지배하고 있던 이들은 시니어 교수들, 특히 학과장이었다. 실험실에 있든 병동에 있든, 그들은 후배들의 삶과 커리어에 영향을 미쳤고 높은 직업적 가치를 예시했다. 비록 많은 유명한 교수들이 전국적으로 자기 분야에서 봉사했지만, 그들은 비교적 적게 여행을 했으며, 특히 가르치거나 환자를 돌볼 책임이 있을 때 그러했다. 해부학 실습에서 1학년 학생을 지도하든, 외과 레지던트에게 새로운 수술을 가르치든 그들의 영향은 인격적인 것이었다. 그들의 권위는 의심의 여지가 없었다. 임상과에서 학과장의 권위는 행정적인 힘뿐만 아니라 최고의 임상 권위자라는 사실에서 비롯되었다. "의대 교수들은 최고였고, 의대생들은 중세 수도사들이 수도원장을 존경했던 것처럼 이 사람들을 존경했다."[71]

주니어 교수들은 의과대학의 운영을 도왔지만, 그들의 생활은 더 불안정했다. 저임금 문제는 차치하고라도 그들은 승진 기회의 부족을 감내해야 했다. 대부분의 의과대학은 엄격한 피라미드 방식의 교수 임용 제도를 따랐는데, 이는 한 학과에 한 명 이상의 전임 교수가 있을 수 없음을 의미했다. 부교수 계급은 종종 그러한 전임교수 임명을 기다리는 자격이 있는 사람들을 위해 남겨졌다. 이 시기에 교수진의 규모는 크게 성장하지만, 성장의 대부분은 하위직급에서 이루어졌다. 예컨대 하버드 의대에서, 주니어 교수 대비 전임 교수의 비율은 1920년 5.4:1에서 1940년 15:1로 증가했다.[72]

또한, 그 교수진의 일부에는 무급(파트타임) 교수, 즉 교수 타이틀과 교육병원에 환자 입원 특권(hospital privilege)을 누리고자 의학교육에 시간을 할애한 개업의들도 있었다. 비전임 교수들은 사립 의대에 보편적으로 존재했고, 몇몇 주립 의대에서도 중요한 역할을 했다. 전체적으로 의대 외래 교수들은 매년 수천 시간의 강의를 무상으로 제공하였다. 외래 교수들은 종종 의대 지배구조에서 그들의 종속적인 역할에 대해 불만을 품었고, 일부 의대에서는 사소한 교육 과제를 맡는 경향이 있었다. 그러나 대부분 학교에서는 외래와 전임교수 사이의 단결력이 강했으며,

일반적으로 외래 교수(private faculty)들도 그 가족의 일원으로 간주되었다.

제2차 세계대전 전의 의과대학의 조화는 교육, 연구, 환자 진료라는 목적의 응집성에서 비롯되었다. 이러한 활동의 상호의존성은 하버드 혈액학자 조지 미노(George R. Minot)의 경력이 잘 보여준다. 간 섭취가 악성 빈혈을 치료할 수 있음을 발견하게 된 것은 그가 수많은 시간을 들여 환자들의 이야기를 듣고, 그들의 식이력을 추출하고, "식사에 대해 더 많이" 생각했던, 환자에 대한 주의 깊은 관찰로부터 가능했다. 그는 1934년 이 발견으로 노벨상을 공동 수상했다. 그러나 그는 현미경으로 혈액 도말표본을 여러 시간 골똘히 들여다보는 데 큰 기쁨을 느꼈음에도 불구하고, 학생들에게 "[환자의] 혈액을 연구하는 것은 환자를 연구하는 것이 아니다."라고 계속 상기시켜 주었고, 경력 내내 뛰어난 임상 교수이자 의사로 남아있었다. 그는 은퇴할 때까지 자비 환자들을 계속 돌보았고, 연구가 의학을 전체적으로 보는 관점을 방해할 수 있다고 경고했다. 이 노벨상 수상자에게는 "관심 분야와 무관하게 모든 의사는 환자에게 손을 얹어야 한다."는 것이 본질적이었다.[73]

이 시기의 미국 의대의 또 다른 특성은 높은 수준의 지적 정직성을 고수하는 것이었다. 예를 들어, 로체스터 의대의 조지 코너는 그가 화학 성분의 분리를 스스로 수행할 수 있게 될 때까지 프로게스테론 발견 논문 발표를 지연시켰다. 그는 동료인 재능있는 화학자 윌러드 앨런(Willard Allen)이 이미 실험을 한 것에 만족하지 않았다.[74] 모든 학과장이 소속 학과 구성원들이 쓴 모든 논문을 읽는 것이 이 시기의 관례였다. 그러한 풍토에서 연구 부정행위는 문제도 되지 않았다.[75] 종종 논문 출판은 학생들에게까지 관대하게 확대되었다. 따라서 멘토였던 헨리 보우디치(Henry Bowditch)와 보우디치의 멘토 칼 루트비히43)처럼 하버드 생리학자 월터 캐넌은 자신이 그 프로젝트에 광범위하게 관여했더라도 자기 실험실에서 연구했던 학생들의 논문에서 본인 이름을 저자에서 뺐다. 캐넌은 루트비히의 다른 지적 후예들과 마찬가지로 연구에 대한 학생들의 관심을 장려하는 최선의 방법은 출판물에서 그들의 이름을 보게끔 하는 것이라는 이 독일 생리학자의 태도를 받아들였다.[76]

제2차 세계대전 전 의과대학의 가족 의식의 궁극적인 표현은 오류를 기꺼이 폭로하려는 모든 사람들의 의지였다. 가장 중요한 임상 회의는 사인 컨퍼런스(mortality conference)로, 병리학자와 임상의사는 통상 전임 교수, 외래 교수, 수련의와 학생들로 가득 찬 방에서 죽은 환자의 임상 증상과 부검 결과에 관해 토론하곤 했다. 거의 항상, 진단의 통찰력, 과학적 관찰, 또는

43) Carl Ludwig(1816-1895). 독일 태생의 생리학자로 라이프치히 의대 교수를 지내며 근대 생리학에 많은 업적을 남겼고, 미국 의학에도 큰 영향을 주었다.

미래에 오류를 피하는 방법에 대한 교훈 등 무엇인가를 배워야만 했다. 수련의들은 사망한 환자에 대한 높은 부검률을 확보하기 위해 열띤 경쟁을 벌였고, 병원들도 그랬는데 높은 부검률이 훌륭한 교육병원의 표시로 여겨졌기 때문이다. 실패나 실수를 논하는 또 다른 수단은 증례보고의 발표였다. 그렇게 코넬 의대의 초창기 학장은 한 개의 신장만을 가지고 태어난 특이한 환자의 신장을 외과적으로 제거했을 때, 자신의 실수를 숨기기보다는 다른 사람들에게 같은 실수를 저지르지 말라는 경고로 그 사실에 대한 설명을 고백했다.[77]

매년 의대 교수들은 연례 학회를 통해 갱신되었다. 이는 모든 학과에 마찬가지였지만, 특히 임상의학자들에게 특히 중요했는데 매년 봄마다 애틀랜틱시티에서 가장 중요한 학회(미국 내과의사협회, 미국임상연구학회, 그리고 미국임상연구연맹)에 모이곤 했다. 의학교육자들에게 "애틀랜틱시티"라는 용어는 뉴저지에 있는 도시가 아니라 아카데믹 메디신과 임상 과학의 지적, 개인적 응집을 의미했다. 며칠에 걸쳐 최고의, 가장 총명하고 가장 야심에 찬 임상 연구자들이 논문을 발표하고, 격렬한 토론을 벌이며, 최신 보고서의 의미를 탐색하는 데 시간을 할애하였다. 애틀랜틱시티의 길거리에서는 나이를 불문하고 임상의학자들이 대화에 몰두하는 것을 언제나 볼 수 있었다. 지저분한 호텔과 레스토랑은 미국 의학에서 가장 중요한 논의의 장소였다. 젊은 연구자들의 발표는 가장 날카로운 검토를 받았고, 레지던트나 펠로우를 마친 연구자들에게는 종종 일자리 제안이 들어왔다. 참가한 모든 이들에게 이 학회는 아카데믹 메디신 가족이 전국적인 규모임을 일깨워주는 것이었다.

의과대학을 가족으로 은유하는 데는 그림자도 있었다. 대부분 대학교수와 마찬가지로 의대 교수들도 압도적으로 백인, 남성, 기독교인이었다. 그렇지 않은 이들은 설령 교수직을 얻는다 해도 종종 수모를 견뎌야 했다. 아프리카계 미국인들은 가장 큰 장애에 부딪쳤다. 하워드(Howard) 의대와 메하리(Mehary) 의대라는 두 흑인 의과대학을 제외하고는 흑인 의사 교수직은 사실상 존재하지 않았고, 주니어 교수 임용조차 극히 드물고 얻기 힘들었다. 아마도 아프리카계 미국인 의학자의 가장 눈에 띄는 이야기는 내슈빌 출신의 고교 졸업생인 품위 있고 겸손한 비비안 토마스(Vivien Thomas)의 예일 것이다. 그는 마침내 심혈관외과에 대한 개척자적 연구와 젊은 외과의사 수련에 미친 공헌을 인정받아 존스 홉킨스 의대에서 명예박사 학위를 수여받고 교수진의 일원이 되었다. 고등학교 이상의 정규 교육을 받지 못한 토마스는 알프레드 블래록과 조셉 비어드(Joseph W. Beard)로부터 실험실 기법을 교육받았고, 밴더빌트와 존스 홉킨스 의대에서 블래록의 수석 실험실 테크니션으로 일했다. 토마스는 뛰어난 테크니션이 되었고 화학 및 생리학 실험의 놀라운 설계자가 되었다. 블래록-타우시그 수술('블루 베이비' 수술)[44]을 통해 불멸의 이름을 남긴 이는 블래록이었으나, 실험실에서 이 선구적인 수술 기법을 완성하고, 1945년 존스 홉킨스에서 최초로 아기를 대상으로 한 성공적인 수술 과정에서 블래록을 지도한 이는 토마스이다.[78]

여성 의학 교수들은 미국 고등교육의 세계에서 창의적인 일을 할 기회를 얻는 과정에서 여성이 직면했던 도전과 유사한 장애물과 마주쳤다.[79] 여성은 흑인보다는 훨씬 쉽게 교수로 임명되었지만, 인정과 진보는 매우 느렸다. 뛰어난 해부학자 플로렌스 레나 사빈45)은 여자라는 이유로 일리노이 의대의 학과장으로 임명될 수 없었다.[80] 직업의학의 창시자였으며, 학장이 그 분야에서 "어떤 남자보다 대단히 우수하다."[81]고 생각했던 앨리스 해밀턴(Alice Hamilton)은 그 분야에서 하버드 유일의 여성 교수로서, 그녀에게 계약직 지위만을 주려고 했던 학교에 대해 사적으로(공적으로는 아니지만) 좌절하였다. 그녀는 1935년에 조교수로 퇴직했고, 하버드 밖에서는 매우 영예를 얻었지만, 안에서는 그렇지 못했다.[82] 여성 교수의 급여는 보통 비슷한 직급과 이력을 가진 남자들에 비해 낮았고, 의과대학에서 출산 휴직을 허용한다면, 대개 무급이었다. 20세기 전반 미국에서 여성 학장을 임명한 유일한 의대는 펜실베이니아 여자 의과대학뿐이었다.[83]

유대인들은 아카데믹 메디신에서 가장 조직화된 차별에 직면했는데 이는 교수 자격을 갖춘 유대인들이 정말 많은데 비해 제1차 세계대전 이후 미국에 만연한 국수주의적 정서의 반영이었다. 의대 교수들은 종합대학과 마찬가지로, 대학 전체에서 공식, 비공식적인 유대인 쿼터를 만들었고, 특히 시니어 자리에서 그러했다. 이 시기 의과대학의 기록을 보면 교수 임명이 쟁점이 되었을 때 후보자가 "유대인"이라는 언급이 지속해서 등장한다. 예컨대 의사학자 찰스 싱어(Charles Singer)는 "매우 공격적이고, 끈질긴, 장삿속 가득한 유대인"이라고 기록되었고, 병리학자 아놀드 리치(Arnold Rich)는 "매우 똑똑한 유대인"이라고 언급되었다.[84] 샌프란시스코 캘리포니아 의대로부터 신임 해부학 교수 추천을 의뢰받은 한 의대 학장은 가장 뛰어난 젊은 후보자 중 일부는 유대인이라고 대답했지만, "나는 그 문제에 대한 추가 정보를 원할 것이라는 말을 듣기 전에는 이를 언급하지 않겠다."고 했다.[85]

많은 유대인이 아카데믹 메디신에서 빛나는 경력을 쌓는 데 성공했지만, 편견은 항상 있었다.

---

44) 소아에게서 선천성폐동맥협착증의 치료를 위해 폐혈류량 증가를 목적으로 쇄골하동맥을 폐동맥과 문합시키는 수술이다. 소아과 의사 헬렌 타우시그(1898-1986)가 이 개념을 제안했고, 비비안 토마스와 알프레드 블래록이 수술기법을 발전시켜 1944년 11월 29일 존스홉킨스에서 최초로 시술하였고, 블래록과 타우시그의 이름으로 1945년 논문을 발표하였다. 이후 블래록-타우시그 수술로 알려졌다.

45) Florens R. Sabin(1871~1953). 존스 홉킨스 의대 졸업 후 최초로 존스 홉킨스 의대 종신 교수가 된 여성 해부학자. 미국 국립과학아카데미 최초의 여성 회원이기도 했다.

아브라함과 사이먼 플렉스너 형제는 미국이 기회와 공정의 땅이라는 믿음을 굳게 고수한 동화된 독일계 유대인이었지만, 종종 반유대주의와 마주칠 때면 발끈했다.[86] 예일 의대의 유대인 교수들은 1920년부터 1935년까지 유대인인 밀턴 윈터니츠(Milton C. Winternitz) 학장이 있었음에도 대부분의 의과대학보다 상태가 더 나빴다. 윈터니츠는 "미국 상류 사회에 동화하기로 결심한 유대인"으로 묘사되었으며, 그래서 그는 "성공을 위해 유대인, 유다이즘, 유대인 협회를 거부하였다."[87] 예일 의대의 유대인 교수들은 성공하기 위해서는 백인 신사들보다 훨씬 더 잘해야 한다는 것을 알고 있었고, 그 학교에서는 유대인이 부교수 이상 승진하지 못하는 것이 불문율이었다.[88]

이상의 논의는 제2차 세계대전 이전의 의과대학이, 많은 가정과 마찬가지로 단지 좋은 느낌뿐 아니라 상당한 갈등도 있었음을 시사한다. 보통 긴장감은 수면 아래에 감돌았다. 그러나 어떤 경우에는 갈등이 눈에 띄게 분출되었다. 흔한 경우는 새 학과장이나 임상과 과장46)의 임명 문제였다. 전 학과장을 성실하게 도운 많은 이들이 갑자기 인정을 받지 못하고 쫓겨났다. 그렇게 코넬 의대 외과는 대단히 학구적인 조지 휴어(George Heuer)가 학과장으로 임명되었을 때 분란에 빠졌는데 그는 이전에 외과를 이끌었던 임상 자문의 유형의 외과의사를 쓰지 않았기 때문이다. 인수인계를 받은 후 휴어는 약속받은 것처럼 백지상태에서 새출발을 할 수 없음을 알았다. 비참한 기분이 든 전임 학과장은 휴어에게 협력을 거부했다. 그 결과는 "외과의 두 교수는 정말 멍청이들이다. 어느 누구도 서로 협력하려 하지 않고, 서로 상대편을 욕만 한다."는 것이었다.[89]

교수들이 잘 지낼 것이라는 보장은 전혀 없었다. 서열화된 의과대학에서, 주니어 교수들은 종종 이유 없이 강등당했다. 존스 홉킨스에서 시니어 외과의사 윌리엄 리엔호프 2세(William F. Rienhoff. Jr)는 후배에게 췌장염 프로젝트를 제안했다. 이 젊은 연구자는 몇 달간 노력했는데도 불구하고 리엔호프와 연구 결과를 논의할 약속을 잡을 수 없었다. 리엔호프가 그 프로젝트에 흥미를 잃었다고 생각한 그는 논문 초안을 다른 사람에게 보여주었다. 이 사실을 알고 분노한 리엔호프는 즉시 그를 불러들여 심하게 꾸짖었다. 그런 어리석은 행동은 리엔호프에게는 이상한 일도 아니었지만, 그가 학과장 자리를 얻지 못하는 데 일조했다.[90]

갈등의 특별한 영역은 급여였다. 교수들은 많은 수입을 기대하고 학계에 들어오지는 않았지만, 가장 헌신적인 교수들조차도 종종 보상의 불평등에 실망했다. 의대마다 기초교수들은 임상교수들이 받는 높은 급여에 분개했다. 기초교수에게 의과대학이 시장의 힘에 대응해야 한다는 주장이나, 환자 진료의 추가적인 요구 때문에 임상교수의 자리가 더 힘들다는 주장은 설득력이

46) 이 책에서 학과장은 department chairman, 임상과 과장은 department chief를 의미한다. 우리나라에서는 학과장은 "주임교수"라고 부른다.

없었다. 그들은 모든 의대 교수들이 같은 급여를 받아야 한다고 생각했다.

동일하거나 유사한 부서 내에서도 임금 불평등에 대한 불화가 자주 일어났다. 하버드 의대 학장 에드살은 종종 급여 문제로 주요 교수들의 불만을 잠재우는 어려움에 대해 로웰 총장과 상의했다. 하버드는 모든 대학과 마찬가지로 직급별 연봉 체계를 가지고 있었다. 1930년의 급여는 다음과 같다. 조수 1,200~3,800달러, 강사 1,800~4,000달러, 조교수 3,500~6,500달러, 부교수 5,000~12,000달러, 교수 7,000~13,000달러였다. 그래서 부교수는 이따금 정교수보다 더 많은 돈을 받을 수 있다. 연봉 범위가 넓다는 것을 교수들이 알게 되자 종종 불안, 질투, 때로는 노골적인 불화가 일어났다. 국제적으로 유명한 한 얌전한 교수는, 현재 교수로 있는 예전의 학생이 자기보다 높은 급여를 받고 있음을 알게 되자 에드살에게 심하게 불평했다.[91]

의과대학의 지배구조에서도 상당한 갈등이 명백했는데 이는 다양한 학과들 사이의 역학 관계의 진화에서 잘 드러난다. 제1차 세계대전 동안 해부학은 가장 강력한 기초의학 학과였고 약리학이 가장 허약했다. 제2차 세계대전이 되자 생화학이 가장 강력한 기초의학과가 되었고, 해부학 교수직은 대부분의 의과대학이 채우기 가장 어려운 자리가 되었다. 임상 분야에서는 상황이 더 안정적이었다. 내과와 외과는 지적으로나 정치적으로나 지배적인 학과였다. 임상의학에 튼튼한 기초를 가진 내과는 일반적으로 의과대학의 중추로 여겨졌다. 방사선과, 신경과, 피부과 등 '특과' 분야는 그렇게 인정받으려고 애를 썼지만, 아직 독립 학과의 지위를 얻지 못했다. 당시에는 내과와 외과가 그들의 분야를 한데 묶어 전문화와 분과 전문화를 막아냈다. 그렇게 그들은 가장 많은 의과대학의 자원을 획득할 수 있었고, 운영을 지배할 수 있었으며, 교육과정을 통제할 수 있었다.

이 시기의 의과대학에서 가장 큰 갈등은-20세기 내내 의대에서 울려 퍼졌던 것이지만- 교육과 연구 사이의 긴장이었다. 교육과 연구가 서로에게 활력을 주었음은 널리 인정받았다. 그러나 둘 사이에는 본질적인 갈등도 있었는데 각각 교수의 제한된 시간을 놓고 경쟁했다. 심지어 한때는 아브라함 플렉스너도 교육과 연구가 "시간과 에너지라는 공통된 자원을 갉아먹으며, 그래서 어느 정도는 서로 적대적"임을 인정했다.[92]

제2차 세계대전 전에 미국의 거의 모든 의과대학이 연구에 전념하기 시작했다는 점이 두드러졌다. 한 의대의 학술적 명성은 다른 학교와 비교했을 때 그 학교의 순위의 주요 척도가 되었다. 이에 따라 다른 대학과 마찬가지로 아카데믹 메디신에서도 논문이 새로운 화폐가 되었고, 대부분의 의대에서는 우수성을 홍보하는 기준으로 교육보다는 논문을 사용하였다.[93] 많은 학교가 교수의 연구 기회가 침해를 받으면 크게 불만을 표시했다. 의과대학 수업의 규모를 늘리지 않는 주된 명분(교수 수가 몇 배 증가했음에도 불구하고 세계대전 사이의 기간에 이는 변함이 없었다)은 연구 시간을 확보하기 위한 것이었다. 성공을 위한 경쟁에서 출판물의 양적인 팽창과 질적인 저하가 상당히 일어났다. "과학 문헌의 경쟁이 매우 심해서 그 양이 정말 좋은 연구를 가리고, 그 일반적인 질은 의학 연구의 기준을 저하시킨다."라고 록펠러 재단의 한 간부는 1941년에 썼다.[94]

엘리트 학교뿐만 아니라 거의 모든 의과대학이 연구를 강조하였다. 예를 들어, 교육기관임을 분명하게 표방한 하네만과 아칸소 의대도 연구에서 훨씬 더 강력한 존재감을 드러내기를 원했다. 그 교수들도 종종 의과대학에 연구의 중요성을 표명했다.[95] 하워드 의대도 계속 다인종 의대로 남으려고 애쓰면서 또한 교수들에게 가능한 한 많은 시간을 연구에 쏟도록 격려했다. 이 학교의 일부 교수들은 하워드 의대가 "학교가 아닌 연구기관이 되는 것을 지나치게 강조"한다고 생각했다.[96] 대다수 학교는 엘리트 연구중심 의대와 경쟁할 자원이 부족했지만, 종종 그렇게 되기를 꿈꾸었다.

아마도 의대 교수에 있어 연구의 중요성을 보여주는 가장 중요한 지표는 자기증식을 하려는 원초적인 열망일 것이다. 의과대학은 주로 개업의를 배출했는데-제2차 세계대전 전에 적어도 95%의 졸업생이 이를 선택했다[97]-교수들의 가장 큰 야망은 자신과 같은 미래의 연구자를 배출하는 것이었고, 특히 자신의 분야에서 더욱 그러했다. 교수의 자부심과 학교의 위신은 그들이 배출한 의학자들의 숫자와 밀접하게 얽혀 있었다. 학생들은 교수 문화의 이런 측면을 재빨리 파악했다. 좋은 성적을 제외하고, 학생들이 졸업 후에 "경쟁력 있는" 레지던트를 하기 위해 무엇을 해야 할까? 의대생들 사이에서 널리 알려진 대답은 분명했는데, 그것은 바로 학문에 관심을 표명하는 것이었다.

이러한 논의는 제2차 세계대전 이전에 의과대학에서 연구로 인해 교육이 고통받았다는 것이 아니라 좋은 교육은 종종 설계보다는 우연하게 발생했음을 시사한다. 한 저명한 학교의 시니어 교수는 그 학교에서 "전반적으로 교육이 향상되었다."고 했다. 그러나 "많은 교수에게 교육의 중요성은 눈에 띄게 감소한 것으로 보인다."[98] 미국 의과대학에서는, 종합대학과 마찬가지로, 교수들이 정의한 기관의 사명이 우세했다. 성취는 주로 교육, 환자 진료, 또는 사회의 광범위한 보건 요구를 다루는 것보다는 연구의 생산성에 의해 측정되었다. 이러한 환경에서, 전쟁 후 연방 기금의 대규모 유입은 의과대학과 "멀티버시티" 모두에서 현재까지 계속되는 연구 베헤못47)을 만들었다.

47) 구약성서에 나오는 거대한 덩치의 괴물을 말한다.

다양성과 발전

미국의 의과대학들은 서로 이질적인 학교였다. 의과대학 간의 차이는 다른 단과대학, 또는 종합대학보다 적었는데, 그들의 수는 훨씬 많았고 의과대학과 무관한 비학문적인 기능을 가지고 있었다. 그러나 의과대학의 시설, 인원, 자원, 질, 사명 등의 다양성도 주목할 만하다. 각 의대(1929년 76개, 1933년 서든캘리포니아 의대가 재개교한 후 77개가 있었다.)는 독특한 개성과 역사를 지니고 있었는데, 이는 자신의 전통과 상황을 반영하였다.

필라델피아만큼 미국 의학교육의 다양성을 잘 보여주는 도시는 없다. 정골요법[48] 학교 외에도 전형적인 연구중심 학교인 펜실베이니아 의대, 임상 지향적인 학교인 제퍼슨 의대, 이전에 동종요법 학교였던 하네만 의대, 펜실베이니아 여자의과대학, 1901년 경제적으로 어려운 사람들을 의학에 입문시킬 수 있도록 야간학교로 설립된 템플 의대 등 5개의 의과대학이 있었다. 템플 의대는 여전히 경제적으로 어려운 사람들과 차별의 희생자들을 위한 교육기관으로 남았다. 비슷한 대조를 다른 몇몇 도시에서도 발견할 수 있었다.

의과대학의 명성 역시 스펙트럼이 다양했다. 맨 위는 12~15개 학교가 있었는데 주로 동부에 자리 잡은 사학이었다. 하버드와 존스 홉킨스가 대표하는 이 학교들은 의학 연구의 가장 두드러진 중심지였다. 전임 교수가 가장 많고, 시설이 가장 좋으며, 기부금과 예산도 가장 많았다. 대부분 학교는 훌륭한 교육으로 잘 알려진 중견 교육기관이었지만, 소규모로 연구가 진행되기도 하였다. 대부분의 주립 의대가 이 유형이었지만 사립 의대도 많았는데 제퍼슨, 에모리, 노스웨스턴, 세인트루이스, 서든캘리포니아, 스탠포드 의대 등이 이에 해당되었다. 하위 군에는 이따금 인증기관[미국의사협회와 미국의과대학협회(AAMC)가 함께 만든 의학교육및병원위원회]의 경고를 받는 약 20개의 학교가 있었다. 이 학교들은 예산이 작고, 실험실과 임상설비가 불충분했으며, 전임교수의 수도 작았다. 그들은 거의 연구를 수행하지 않았고 종종 공개한 입학 요건을 충족시키지 못한 학생들을 입학시키곤 했다. 이 중에는 노스다코타나 사우스다코타 같은 2년제 학교, 롱아일랜드 의과대학이나 하네만과 같은 "독립(종합대학 부설이 아닌)" 학교, 그리고 크레아튼, 메하리, 오하이오 스테이트, 버팔로, 웨인 의대와 같은 예산이 부족한 학교들도 있었다.

학교의 평판뿐만 아니라 사명도 다양했다. 엘리트 학교들은 전국구였다. 그들은 미국 전역에서 학생들을 유치했고, 졸업생들은 전국으로 흩어졌다. 이 학교들은 가장 많은 연구를 수행했고 의학자 대다수를 훈련시켰다. 대부분 학교는 지역 교육기관이었다. 그들은 특정 지역이나 주

48) Osteopathy. 정골요법은 근육과 뼈를 제자리로 맞추어 질병을 치료한다는 대체의학의 일종이다.

(state)를 위해 봉사했고 그들의 일차적인 임무는 의학자가 아니라 진료 의사를 배출하는 것이었다. 미시간과 미네소타 같은 몇몇 주요 주립 의대는 상반되는 목표를 가졌다. 공립학교로서, 그들은 해당 주에서 개업할 임상의의 교육에 강한 책임감을 느꼈고, 주의 주민들에게 의료자문과 자선 의료 서비스를 제공했다. 그러나 주요 대학 소속 의과대학으로서, 그들은 엘리트 사립의대와 마찬가지로 우수한 연구업적을 성취하고 교육을 발전시키고자 하는 열망을 지녔다. 목적은 고귀했으나 지갑(예산)이 빈약했던 특수 임무 학교는 여성을 위한 여자 의과대학과 흑인들을 위한 하워드 의대와 메하리 의대였다. 이 시기에 여자 의대는 흑인 의학 교육에 있어 하워드나 메하리 의대가 차지했던 위상보다 여성 의학교육에 있어 중요성이 떨어졌다. 당시 미국에서 여의사의 10%만이 여자의과대학 출신인데 비해 하워드와 메하리는 미국 흑인 의대생의 87%를 차지하였다.[99] 이는 아프리카계 미국인들이 직면했던 의학계의 차별 및 사회적 장벽의 반영이었다.

비록 전체적으로는 대다수 학교가 제1차 세계대전 이전보다 훨씬 좋았지만, 하위 학교들은 여전히 문제가 있었다. 예를 들어, 하네만 의대는 생화학 과목에서 시대에 뒤떨어진 교과서를 사용했고, 그 교육은 당대의 주요 개념을 반영하지 못했다. 학생들은 면허시험을 통과하기 위해 따로 공부해야 했고, 과학적으로는 옳지만, 그 학교가 교육한 구시대적인 관점과 다른 답을 써내면 학교 시험에서 학점을 따지 못했다.[100] 조지타운에서 의대생들은 입원환자들을 공부할 기회가 거의 없었다. 조지타운의 한 의대생은 1929년 교육이 개선될 때까지는 학교가 등록금을 받을 권리가 없다고 불평했다.[101] 등록금을 올릴 수 있는 일부 사립학교와 달리 하워드 의대는 등록금을 낮게 유지해야 했는데 너무나 많은 학생들이 가난에 허덕였기 때문이다.[102] 빈곤 문제에 있어 하워드의 경쟁 상대는 교수들에게 적절한 급여를 제공할 수 없을 뿐만 아니라 퇴직 연금을 위한 재원을 쌓을 수도 없었던 메하리 의대였다.[103]

그럼에도 불구하고, 미국 의대의 전반적인 질은 분명 우수해졌다. 한 의대 학장은 1924년에 몇 가지 예외를 제외하고는 의대의 교육과정이 매우 비슷해져서 "어느 학교를 다니든 큰 차이가 없다."고 말했다.[104] 이 시기의 가장 나쁜 학교들도 영리의학교 시대보다는 더 나았고 존경받을만 했다. 이는 1920년대에 기준 미달의 의대를 없애는 것에서 기준 미달의 의학교육을 없애는 데로 초점을 옮긴 인증기관의 행동에서 볼 수 있다. 그들은 제1차 세계대전 전에 그렇게 많은 영리의학교에서 했던 것처럼 학교의 신용을 쉽사리 손상시키기 보다는 취약한 학교에게 경고를 하고 개선을 위한 건설적인 제안을 하였다.[105]

세계대전 사이의 기간에 미국의 의과대학은 대단히 성장했다. 가장 큰 성장은 1920년대에 일어났는데, 이는 아카데믹 메디신의 첫 번째 큰 상승세가 일어났기 때문이다. 전후의 번영과 후한 기부금, 국가의 지원에 힘입어 의과대학들은 황금기를 누렸다. 학교가 확장되고, 새로운 교수 자리가 생겨나고, 등록금이 오르고, 연구량이 증가하였다. 이 시기는 특히 임상학과들이 번영하였는데 이들에게 학장과 기부금 모집자의 관심이 집중되었다. 1920년대 말에 이르러서는 임상학과가 규모와 자금 조달 면에서 기초의학 학과들을 능가하게 되었다. 많은 의과대학에 성장은 필수적인 것이 되었다. 한 하버드 의대 관계자의 표현에 의하면 "성장을 멈춘 의료기관은 거의 불가피하게 정체되고 부패하기 시작한다."[106] 성장에 대한 절박함은 의대에 국한되지 않았다. 그것은 또한 그 시대의 연구중심 대학의 결정적인 특징이었다.[107]

1930년대는 대공황 시기에 생존을 위해 노력했던 많은 조직과 기관들처럼 의과대학에게는 긴축의 시기였다. 큰 학교와 작은 학교 모두 운영이 축소되었고, 채용과 승진이 중단되었으며, 급여는 삭감되었다.[108] 그럼에도 불구하고, 대공황조차 의과대학의 발전을 막을 수 없었다. 재단과 부자들의 기부는 줄어들지 않고 계속되었고, 1930년대에도 의학은 대학 연구비가 가장 아낌없이 지원되는 분야였다.[109] 1940년에 이르면 많은 미국의 의과대학들이 이전 세대에 비해 10배 이상의 예산을 운영하고 있었다. 플렉스너 보고서가 나올 당시, "이상적인" 의과대학을 운영하는 데 필요한 연간 예산으로 10만 달러면 충분하였는데, 이는 당시 극소수의 학교들이 누리는 수입 수준이었다. 1939년에, 많은 일류 의대의 예산 규모가 연간 100만 달러를 초과하였고, 미국 의과대학의 평균 지출은 24만 4,350달러로 증가하였다.[110]

대부분의 새로운 자금은 연구를 위해 배정되었다. 교수진의 규모가 커지고, 물리적인 시설이 확장되고, 학과의 예산은 증가했는데, 의대생의 수는 변하지 않았기 때문이다. 특히 엘리트 연구중심 학교의 경우가 그러했다. 1932년의 의과대학 교육에 관한 한 중요한 연구는 의과대학의 증가하는 부(富)가 종종 교육에 사용되지 않았다고 주장했다. "일부 의과대학의 많은 지출이 전체의 기준으로 간주되어서는 안 된다. 의대생은 예산이 적은 학교에서도 잘 훈련을 받을 수 있기 때문이다."[111]

제1차 세계대전 전과 마찬가지로 성장을 위한 기금은 주와 지방정부, 재단, 개인 기부자, 등록금과 기부금 수입에서 나왔다. 특히 제약회사와 기타 산업계의 연구 지원금 등 새로운 수단도 이용할 수 있게 되었다. 민간 지원의 광범위한 특징은 하버드 의과대학이 한때 주요 재원이었던 일반교육위원회로부터 많은 보조금을 받지 못했는데도 전국적 리더십을 가지게 된 성공 사례에서 입증된다.

의과대학은 계속해서 모 대학의 재정적인 도움을 받았다. 이것은 부유하지 못한 학교에 특히 중요했는데, 그들은 예산의 상당 부분을 본교에 의존하고 기부금을 모으는 데도 도움을 받았다. 그러나 연구비, 임상 수익, 거액 기부금을 받는 능력 덕분에 의과대학, 특히 엘리트 연구중심 의대는 모 대학으로부터 전례 없는 자율성을 갖게 되었다. 워싱턴 대학교 총장 조지 스루프

(George R. Throop)는 의과대학의 재정을 통제할 수 없었기 때문에 의대 학장 필립 샤퍼(Philip Shaffer)와 심한 갈등을 빚었다. 이 대학 이사회는 샤퍼 편에 서서 스루프의 사임을 이끌어냈다.[112]

의과대학은 성장하면서 서로 치열하게 경쟁했다. 어떤 학교도 뛰어난 의학자를 교수로 확보하기 위해 더 많은 급여, 승진, 그리고 더 많은 연구기회를 경쟁적으로 약속하는 데 주저하지 않았다. 하버드 의대의 데이비드 에드살 학장은 하버드 교수들에 대한 "놀랄 만한 제안"에 대해 종종 우려를 표명하고 "우리 교수들을 붙잡아 둘" 방법에 대한 전략을 세웠다.[113] 엘리트 의대와 경쟁이 어려운 의대들도 동급 학교와 경쟁했는데 그렇게 메하리와 하워드 의대도 교수 임용을 놓고 서로 경쟁했다.[114] 보스턴, 뉴욕, 필라델피아, 시카고와 같이 여러 의과대학과 교육병원이 있는 도시에서는 지역의 경쟁이 치열했다. 뉴올리언스에서는 툴레인과 루이지애나 주립 의대가 채리티 병원의 지배권을 놓고 치열한 경쟁을 벌였다. 1930년대 초, 툴레인이 이 병원을 지배했을 때, 최대 36명의 툴레인 졸업생들이 매년 인턴십을 받았지만, 루이지애나 주립 의대 졸업생들은 거의 없었다. 루이지애나 주립 의대가 이 병원을 장악하자 툴레인 출신 신입 인턴 수는 즉시 9명으로 떨어졌고, 대신 루이지애나 주립 의대 졸업생 42명이 임명을 받았다.[115]

의과대학이 점점 더 커지고 복잡해짐에 따라, 행정 구조도 복잡해졌다. 한때 단순하고 비공식적이었던 거버넌스는 점점 더 복잡하고 공식적인 것이 되었다. 새로운 교수 채용을 주도하고, 교수진 내 분쟁을 중재하고, 기금을 조성하고, 재단, 기부자, 정부 기관과의 관계를 조성하고, 재정 문제를 관리하고, 대학과 병원과의 연락을 담당하고, 각종 시설과 교육 프로그램을 감독하는 사람이 필요했다. 그 업무는 학장에게 떨어졌다.

제1차 세계대전 전에 학장직은 파트타임으로 종종 예우나 받는 자리였다. 관리는 간단했다. 사실상 어떤 학교도 포괄적인 비용 회계 시스템을 가지고 있지 않았다. 전쟁 후 비서, 사무원, 타자수(typewriters), 전화, 기록물, 파일 시스템 등의 기본적인 행정 인프라와 마찬가지로 학장직의 행정적 책임도 크게 증대되었다. 1939년에 이르자 풀타임 학장직이 더 흔해졌고, 각종 부학장들이 학장단에 포함되었고, 의과대학의 위원회는 급증하기 시작했다.[116] 학장의 임무는 이제 엄청난 일이 되었다. 이 사실은 교육이나 연구를 계속할 수 있으리라 착각하면서 그 자리를 맡은 많은 학장에게는 경악스러웠다. 심지어 그 시대의 의대 학장 중 가장 위대한 행정가인 하버드의 데이비드 에드살조차도 학장직이 그의 연구와 건강에 끼친 해악에 대해 끊임없이 불평했고, 여러 번 사임을 고려하기도 했다.[117]

그 모든 성장에도 불구하고, 제2차 세계대전 전의 의과대학은 그들이 나중에 될 베헤못에 비하면 여전히 작은 조직이었다. 재정 수요는 적었고 자금원은 광범위했다. 이 사실은, 미국의 의료체계에 대한 규제의 부재와 더불어 의과대학에 높은 수준의 자율성을 허용했다. 학장은 학교를 매우 자유롭게 운영하면서 자신의 의제를 추구했다. 언제나 그랬듯이 의과대학들은 사회의 선의에 그 지원을 의존하고 있었다. 그러나 세계대전 사이의 기간은 의과대학들이 자신의 운명에 대해 현저하게 높은 수준의 통제를 할 수 있었던 시기였다.

하버드 의대의 부상

1차 세계대전이 시작될 무렵, 존스 홉킨스 의대가 가까운 미래에 미국 최고 의대의 위상을 차지할 듯 보였다. 존스 홉킨스는 일반교육위원회가 전임 임상과 설립을 위한 기부금 수혜 대상으로 선정한 학교 중 하나였으며, 1916년 록펠러 재단으로부터 기금을 받아 미국 최초의 공중보건 대학원을 설립했다. 1926년까지만 해도 경쟁자인 하버드 의과대학의 교수는 미국 의학에서 존스 홉킨스의 명성을 부러워했다.[118]

그러나 제1차 세계대전이 끝날 무렵, 존스 홉킨스의 위상은 더 이상 그렇게 절대적이지 않았다. 하버드 의대와 비교했을 때, 존스 홉킨스는 교수의 수가 적고, 예산도 작았으며, 게다가 주요 보직에 평범한 이들을 임명하면서 무기력해졌다. 게다가, 존스 홉킨스는 지원을 받을 수 있는 의과대학 또는 대학의 동문도 많지 않았다. 전쟁이 끝났을 때 이 학교는 예전처럼 강력해 보이지 않았다. 아무도 그 우수성을 의심하지 않았지만, 다른 학교들도 이를 빠르게 따라잡고 있었다.[119]

1900년대 초 하버드 의대는 여전히 지역 학교였고, 93%의 학생들이 뉴잉글랜드 출신이었다.[120] 플렉스너 시대 바로 이후, 어떤 학교도 그렇게 빠르거나 극적인 변화를 겪지 않았다. 새로운 시대는 1909년 로렌스 로웰(A. Lawrence Lowell)의 총장 임명, 그리고 1918년의 데이비드 에드살의 의대 학장 임명과 함께 시작되었다. 곧 하버드는 존스 홉킨스를 제치고 미국 최고의 의과대학으로 부상했다. 이 학교는 치열한 경쟁에도 불구하고 20세기 내내 그 자리를 유지했다.[121]

로웰과 에드살은 하버드를 전국구 학교로 바꾸기 위해 서로 긴밀히 협력했다. 로웰은 의지가 강하고 독선적이며 유머라고는 없는 보스턴 브라민으로 교육관에 대해 비상하게 광범위한 견해를 가지고 있었으며 의과대학 업무를 진지하게 받아들였다. 그래서 교육과정과 인사, 재정에 관한 문제에 대해 학장에게 조언을 주었다. 전임 총장 찰스 엘리엇처럼 로웰도 의학 교수 회의에 참석하기도 했다. 그러나 성품과 존재 자체로 의대를 지배했던 엘리엇과는 달리 로웰은 어느 정도는 거리를 두었다. 그는 여러 가지 문제에 대해 에드살에게 자문했으나 최종 결정은 학장의 몫임을 분명히 했다.[122] 그러므로 전후 학교의 발전은 매우 독립적으로 행동한 에드살의 비전과 에너지의 결과였다. 로웰 자신도 학교의 발전에 있어 에드살의 두드러진 영향력을 인정했다.[123]

학장직을 맡자마자, 펜실베이니아 의대와 매사추세츠 종합병원에서 선구적인 임상 연구를 수행했던 숙련된 실험실 연구자인 에드살은 학교의 활성화를 시작했다. 그는 학장의 우선적 임무를 연구 진흥에 두었다. 이 뛰어난 자금 조달자, 설득력 있는 기부금 모집자, 현명한 행정가 밑에서 하버드 의대는 번창했다. 1918년부터 1930년까지 이 학교의 예산은 연간 약 20만 달러에서 80만 달러로 증가하였고, 주요 연구를 수행하는 교수의 수는 179명으로 2배 이상 증가하였으며,[124] 새 연구시설을 건설하고 낡은 시설을 수리하고 현대화 하였다. 전임상과 임상 학과의 연구도 활발히 진행되었으며, 기초의학에서 대학원 연구 프로그램도 성장하였다.

1935년 에드살이 학장에서 사임할 무렵, 하버드 의과대학은 비할 데 없는 실험실 및 임상 자원과 의학 연구에서의 경이적인 성취로 인해 미국에서 가장 권위 있는 곳이 되었다. 그곳은 더 이상 지역에 국한된 학교가 아니었고, 70% 이상의 학생들이 뉴잉글랜드 밖에서 몰려왔는데 이들은 수많은 저명한 교수와 연구자들을 보고 온 것이었다.[125] 많은 기준 -입학 경쟁력, 표준 시험과 면허시험에 있어 학생들의 성취도, 연구 지원 규모, 예산과 기부금 규모, 의학연구자와 교수의 배출, 영예와 포상 등- 에서 볼 때 하버드 의대는 최고의 학교가 되었는데, 그 뒤를 바짝 따르던 여러 학교들도 그 사실을 마지못해 인정할 수밖에 없었다.

하버드가 전국적으로 유명세를 타면서 중대한 문제가 부각되었다. 의과대학의 사명은 연구인가, 교육인가. 로웰은 이 학교가 너무 적은 수의 의사를 배출하고 있다고 걱정했다. 학급 규모는 125명으로 제한되었는데, 이는 우수한 지원자가 늘어나고 교직원과 시설이 크게 성장했음에도 불구하고 1900년 이후 변하지 않은 숫자였다.[126] 로웰에게 의과대학은 잘 훈련된 의사들을 국가에 충분히 공급하는 공익 수단이었다. 그는 연구에는 점점 더 많은 학교 자원이 몰리지만 의학 교육의 예산은 함께 증가하지 않는 데에 불안을 느꼈다.

로웰은 이 점을 에드살과 즐겨 논의하였다. 그는 학장에게 자격 있는 지원자 모두에게 의학 교육을 제공하는 것은 "공동체에 대한 우리의 의무"라고 말했다.[127] 로웰의 의견에 동의한 엘리엇은 총장직에서 물러난 이후에도 하버드 대학 업무에 적극적이었다. 엘리엇은 의대가 학생의 수를 늘리지 않는 것은 "좋은 의과대학이 공공의 복지를 위해 수행해야 하는 올바른 일에 대한 충격적인 포기"를 의미한다고 에드살에게 말했다.[128]

에드살과 의료진은 이 두 총장의 비난을 쉽사리 일축했다. 그들은 이미 학생 수가 충분하다고 여겼고, 더 이상 학생이 들어오면 연구에 지장을 줄 것이라고 생각했다. 에드살은 로웰에게 말했다. "저는 주요 교수 대부분이 현재보다 더 많은 학생이 들어온다면 매우 실망하고 많은 혼란을 느낄 것이라 확신합니다...(지금 하는 교육 그 이상을) 하라고 그들을 밀어붙이면 교육은 더 어려워질 것입니다."[129]

남은 임기 동안, 로웰은 의대의 사명을 고려하여 학급의 규모를 재고하도록 에드살을 설득했지만 실패했다. 로웰은 의대 학생 수가 물리적인 시설과 교수진의 크기에 비해 너무 적다는 자신의 신념을 지속적으로 표명했다. 하지만 그는 학생 정원을 늘리도록 에드살을 설득할 수 없었다. 1933년 로웰이 은퇴했을 때, 입학생의 숫자는 여전히 125명으로 세기 전환기와 별로 변함이 없었다. 로웰과 에드살은 종종 독대하는 좋은 친구였고, 그들의 오랜 관계는 의과대학에 매우 큰 결실을 맺었다. 로웰은 에드살에게 "학생 정원은 총장직에서 물러날 때까지 우리가 심각하게 일치를 보지 못한 유일한 문제"라고 말했다.[130]

에드살과 로웰의 싸움에서 20세기 의학교육의 주요 방향과 아이러니 중 몇 가지가 드러났다. 에드살이 "이겼다"는 것은 모 대학으로부터 의대의 자율성이 커졌음을 나타낸다. 제1차 세계대전 후, 의과대학이 스스로 자금을 조달할 수 있는 능력은 이 창조적인 시기에 그들을 길러준 대학으로부터 새로운 독립성을 부여했다. 물론 하버드만큼 부유한 의대는 없었다. 많은 의대가 여전히 본교에 재정 지원을 의존했고, 몇몇은 결코 그것을 중단할 수 없었다. 그러나 전반적으로 의과대학은 가장 부유하고 자급자족적인 분교가 되었고, 많은 학교들은 이 제도의 창시자들을 어리둥절하게 만들 만한 행정적 자율성을 가지고 운영되기 시작했다.

로웰과 에드살의 대결에서 하버드 의대의 사명에 대한 첨예한 논의가 있었다. 로웰은 이 학교가 더 많은 의사를 배출할 의무가 있다고 믿었고, 에드살은 학교의 최우선 의무는 연구라고 강하게 믿었다. 로웰에 대한 에드살의 승리로 의과대학의 비전은 내부를 향했다. 교수 중심의 우선순위(연구)는 사회 지향적인 우선순위(교육과 의사의 배출)에 대해 승리했다. 하버드 의대에서 일어난 일은 전국의 일류 의과대학에서 일어나고 있던 일의 한 전형이었다. 학교들은 학생과 사회의 요구를 충족시키기보다는 교수의 지적 관심사에 봉사하기 위해 발전하였다.

물론 이런 관찰은 질병을 설명하거나 완화하거나 치료하기 위한 연구가 공익 서비스가 아님을 시사하는 것은 아니다. 많은 영양 및 감염 관련 질병에 대한 치료법을 발견한 세계대전 사이의 의학 연구가 공공에 갖는 중요성은 분명하다. 그러한 연구는 역사의 동이 틀 때부터 인류를 괴롭혀온 문제에 확실한 해결책을 제시해 주었다. 하지만, 의학자들의 지적 관심사와 사회의 건강 요구가 일치한 것은 우연이었다. 의학 연구의 결과가 그렇게 즉각적이고 극적이지 않거나,

사회의 가장 큰 건강 요구를 해결하지 못한다면, 의학 연구는 대중에게 어떻게 인식되겠는가? 여기에 미국 의과대학의 근본적인 모호함이 있다. 즉, 공익 기구로서 그들의 사회적 역할은 과학적 호기심을 추구하고자 하는 교수들의 욕구와 대조를 이룬다. 지적 관심사와 연구비를 얻기 위해서는 반드시 유용한 지식을 생산해야 한다는 인식 사이에서 갈등하는 의과대학의 긴장은 모든 과학 연구의 본성에 내재되어 있다. 이는 프란시스 베이컨의 시대 이래 모든 과학자의 고민과 마찬가지다.

제3장 기본 의학교육

- ✓ 입학
- ✓ 불확실성을 다루는 교육
- ✓ 숨은 교육과정
- ✓ 학생 생활
- ✓ 교육의 한계

제3장 기본 의학교육

많이 배운 의사가 동의하는 한 가지 원칙이 있다면, 그것은 의학교육이 평생에 걸친 과정이라는 것이었다. 의사의 교육은 의과대학에 입학하기 훨씬 전에 시작되었는데, 학생의 성공적인 의학 학습은 애초에 의과대학을 지망하게 만든 적성, 특성, 그리고 교육적 배경에 크게 좌우되었기 때문이다. 의과대학 4년-"기본 의학교육"이라고 불리는 과정-은 원칙과 기본 원리에 초점을 맞추었다. 전문적인 수련은 의과대학 졸업 후에 하는 과정이었다. 모든 개업 의사들은, 일반의든 전문의든 모두 지속적인 의학 교육과정이나 비공식 모임, 토론, 독서를 통해 최신 의학 지견을 습득해야 했다. 이러한 관점에서 의사의 교육은 일련의 독립된 경험이 아니라 일종의 연속체로 간주되었다.

의학교육은 결코 완벽한 적이 없었지만, 세계대전 사이의 의과대학들은 거의 완제품을 생산하고 있었다. 당시에 대부분 의사는 일반의로 진료를 했기 때문이다. 그래서 제2차 세계대전 이전까지 기본 의학교육은 의학의 주요 관심사였다. 1935년 미국의과대학협회는 "일차적이고 유일한 관심사는 의대생이 의과대학에 입학할 때부터 졸업할 때까지의 시간이다.[1]"고 밝혔다.

전통적으로, 논문 저자들은 주로 강좌와 교육과정의 측면에서 기본 의학교육을 조사했다. 그러나 공식 의학교육은 의사를 형성하는 많은 중요한 힘들 중 하나만을 반영했다. 또 다른 중요한 영향은 "숨은 교육과정(hidden curriculum)", 즉 말이 아닌 예시를 통해 지속해서 전달된 메시지, 그리고 규칙적으로 발생하는 태도와 가치관의 각인이었다. 게다가 의대생들도 자신들이 의학을 배우는 방법에 대해 할 말이 많았다. 그들은 교육의 바다에서 수동적으로 떠다니기는커녕, 의과대학의 환경에 중요한 영향을 끼쳤다.

의학교육자들은 특별히 의학교육에만 해당되지는 않는 많은 일반적인 교육학적 과제에 직면했다. 의학교육의 주요한 교육학적 쟁점은 핵심 교육 과정의 모색과 이론적 지식과 실천적 지식 사이의 긴장 등 모든 고등교육에서 교수와 행정가들이 직면했던 문제와 유사했다. 게다가 의학교육자들은 다른 모든 교육자와 마찬가지로 태도와 행동에 있어 교육의 역할이라는 딜레마와 씨름했다. 20세기 내내 이러한 도전은 의학교육 및 교육시스템 전반에 걸쳐 공명할 운명이었다.

입학

의학교육이 미국의 다른 교육시스템과 조화를 이루지 않으면 수행이 어렵다는 것은 깊이 들여다보지 않아도 명백했다. 의과대학은 충분히 준비된 학생들을 확보하는 데 있어 선행 교육 시스템에 의존했다. 20세기 초, 학부를 졸업한 지원자 수가 적었을 때도 이는 매우 분명했다. 가장 경쟁력 있는 학교를 제외한다면 의대 입학은 고등학교 졸업생들에게 열려 있었다. 하지만 대학을 마치지 않은 이들은 대개 중퇴하거나 낙제하였기 때문에 이는 매우 소모적이었다.

플렉스너 보고서 이후 의과대학 입학 기준은 급격히 높아졌다. 이것은 학문적으로 준비된 지원자들의 수가 매우 많아졌기 때문에 가능했다. 미국의 인구가 대략 두 배로 늘어난 1890년부터 1930년까지, 중고등학교에 입학한 학생 수는 357,813명에서 4,799,867명으로 증가했다. 같은 기간 동안 대학생 수는 약 122,000명에서 1,085,799명으로 증가했다. 제1차 세계대전은 특히 중요한 도약 지점이었다.[2] 전쟁이 끝나자 미국에서 대학교육은 부와 사회적 명성을 추구하는 사람들에게 처음으로 성공을 위한 필수 요소가 되었다.[3] 그 결과 의과대학 지원자 중 학문적 자격을 갖춘 학생들의 수가 훨씬 더 많아졌다.

제1차 세계대전 무렵 의과대학은 처음으로 잘 준비된 학생들로 채워질 수 있었다. 1915년에 대략 절반의 학교에서 최소 1년, 나머지 절반의 학교에서 최소 2년의 대학교육 이수를 요구했다. 1937년에는 절반 이상의 학교가 적어도 3년 이상의 대학교육 이수자를 원했다. 그해에 의과대학에 입학한 학생의 92%가 최소 3년의 대학 교육과정을 수강했고, 절반 이상이 학사 학위를 가지고 있었다.[4] 1930년대에 입학한 의대생들은 "지금까지 의과대학에 입학한 학생 중 가장 유능한 집단일 뿐만 아니라, 대체로 전국의 모든 직업 교육을 받는 학생 중에서 가장 우수한 집단"으로 여겨졌다.[5]

1920년대에는 자격을 갖춘 지원자들은 거의 모두 합격했다. 그러나 1920년대 후반, 자격 있는 지원자의 수가 입학정원을 크게 초과하기 시작하면서 경쟁률이 훨씬 높아졌다. 1929-30년에는 전국 13,569명의 지원자 중 48%만이 합격했다.[6] 1930년대 내내 그 수치는 거의 그대로였다. 불합격했지만 여전히 의사가 되기를 희망하는 지원자들은 유학 외에는 선택의 여지가 거의 없었다. 1930년대에는 많은 학생, 특히 뉴욕주의 유대인 학생들이 실제로 그런 선택을 했다.[7]

의학교육자들은 의학을 공부하기로 한 학생들의 선택이 개인의 특성, 문화적 가치, 그리고 직업으로서의 의학의 매력에 대한 인식과 관련이 있음을 알았는데, 왜 의학이 직업으로서 점점 인기를 얻고 있는지 혹은 예과생들이 다른 전공의 학부생들과 어떻게 다른지를 *정확히* 설명할 수는 없었다.[8] 그럼에도 불구하고 이것은 의과대학에게 별다른 걱정거리가 되지 않았다. 의과대학은 이제 한층 더 높은 수준에서 의학을 교육할 수 있게 된 것을 기뻐했다. 학생들은 이미 과학이라는 알파벳을 알고 있는 상태에서 의과대학에 입학해서, 의과대학의 4년을 순수하게 의학을 배우며 보낼 수 있었다. 학업상의 실패는 훨씬 감소했다. 1930년대까지 전국적인 유급률(attrition rates)은 15%까지 떨어졌으며 그 중 대부분은 입학한 첫해에 일어났다.[9] 입학 경쟁률이 높은 엘리트 학교에서는 여전히 탈락 비율이 훨씬 낮았다.

의학 공부를 준비하는 학생들은 어떤 과목을 이수해야 하는가? 이 문제는 의과대학과 대학 관계자들 모두를 당혹스럽게 했다. 과학적인 의학의 시대에 대학교육만으로는 충분하지 않다는 데 모두가 동의했다. 오히려 학생들이 추가적인 교육을 받지 않고도 의학 공부를 시작할 수 있도록 하는 구체적인 과정이 요구되었다. 이는 생물학이나 동물학, 무기화학, 유기화학, 그리고 물리학으로 구성되었다. 대부분의 의과대학은 영어, 수학, 외국어 과목도 요구하거나 추천했다.[10]

이러한 요구사항 외에 의과대학을 위한 최선의 준비가 무엇인지에 대해서는 큰 혼란이 있었다. 공식적으로 의과대학 보직자들은 과학에만 집중된 교육이 아닌 광범위한 일반 교육의 중요성을 옹호했다. 그러나 교수들은 종종 반대 의견을 냈다. 이 딜레마는 미시간 대학교에서 나타났다. 의과대학 학장은 의예과생들을 만나서 "여러분을 교육하는 주된 목적은 광범위한 일반 교양 교육의 제공입니다."라고 거듭 말했다.[11] 그러나 이 학교의 대다수 교수는 "과학 교육이 여전히 의대생들에게 가장 중요하다"고 믿었다.[12] 로웰의 후임자로 하버드 대학교 총장이 된 코넌트(James B. Conant)는 1939년에 이 딜레마를 다음과 같이 요약했다. "나는 많은 학장, 교수, 그리고 의료계의 구성원들이 과학에만 집중하여 4년을 보낸 사람이 아니라 광범위한 교양 교육을 받은 사람을 원한다고 단언하는 것을 알고 있다. 문제는 이 뛰어난 집단의 말을 믿는 사람들이 거의 없다는 것이다. 학생들이 가장 믿지 않았다."[13] 따라서 의과대학 지원자의 절대 다수가 자연과학을 전공했다.

의과대학들은 자격을 갖춘 학생들을 모집했지만, 대부분 입학정원을 늘리는 데는 그리 열정적이지 않았다. 의과대학 학장은 학교의 해부학 시설, 학생 실험실, 병원 병동들이 얼마나 많은 학생을 수용할 수 있는지를 정확히 알고 있었다. 컬럼비아 의대의 경우가 전형적이었다. 1918년, 컬럼비아 의과대학은 학생들이 "충분한 교육과 훈련"을 확실하게 받을 수 있도록 1학년 정원을 절반으로 줄였다. 교수들은 이전과 같이 많은 수의 학생들을 가르치기보다 이 경험이 "훨씬 더 만족스럽다"고 여겼다.[14] 교육의 질을 강조할 때 의과대학은 사회적으로 책임감 있게 행동하고 있다고 여겨졌다. 1920년대와 1930년대에는 의학계 종사자든 아니든 아무도 미국에 의사가 너무 적다고 생각하지 않았다.

의학교육자와 입학사정관들은 증가하는 지원자 중에서 가장 우수한 학생을 어떻게 선발할 것인가, 즉 성적, 수강 과목, 추천서 또는 개별 인터뷰 중 무엇을 근거로 판단할 것인가에 대해 끝없이 토론했다. 사실상 모든 입학 위원회는 "성품(character)"이라는 이해하기 어려운 자격을 중요시했는데, 그것을 정확히 정의하거나 측정하는 방법을 아는 사람은 아무도 없었다. 심의를 좀 더 "과학적"으로 하기 위해 일부 입학 위원회는 의학 적성 검사(Medical Aptitude Test)의 결과를 이용하기 시작했는데, 이는 1920년대 조지 워싱턴 대학교의 의학교육자와 교육 심리학자들이 도입한 표준화되고 "객관적인" 시험으로서, 1931년 미국의사협회는 이를 널리 사용할 것을 권고하였다. 그러나 어떤 측정 도구도 단독으로 또는 다른 도구와 함께 어떤 지원자가 최고의 의사나 의과학자가 될 것인지를 결정할 수는 없었다. 의학 적성 검사는 의과대학의 정규 과정 안에서 어떤 학생들이 우수한 성적을 거둘지는 정확히 예측할 수 있었지만, 의사로서의 성공은 예측할 수 없었다.[15]

입학 위원회의 관행에서는 뚜렷한 패턴을 관찰할 수 있다. 특정 대학 학부 졸업생들이 우대를 받았다. 예를 들어, 하버드 의과대학은 하버드, 예일, 프린스턴, 스탠포드 같은 명문 종합대학이나 앰허스트나 윌리암스 같은 명문 단과대학 졸업생들을 선호했다. 명문이 아닌 학교 졸업생의 경우 7~8명 중 한 명꼴로 입학하는 것에 비해, 이들 명문 학교 출신 졸업생의 입학 비율은 3~4명 중 한 명꼴로 나타났다.[16] 일부 학교는 교수나 특별히 믿을 만한 사람과 개인적으로 아는 사이인 지원자 혹은 동창생의 자녀나 손자를 선호했다.[17] 대부분 학교는 얼마나 자격을 갖추었고, 지원 사유가 얼마나 적절한지와는 무관하게 나이 많은 학생은 원하지 않았다.[18] 또한 돈을 낼 수 있는 사람들을 선호했는데, 학교가 등록금을 부과하기도 했고, 또 생계를 유지해야만 하는 학생은 좋은 학업 성과를 내지 못할 것이라는 일반적인 믿음 때문이기도 했다.[19] 학생들의 출신 지역에도 관심을 기울였는데, 특히 해당 주의 주민들을 교육할 의무를 수행하는 주립학교와 전국적으로 다양한 학생들을 받으려는 엘리트 사립학교들이 그러하였다.

일부 학생들은 입학 전형에서 명백히 불리한 입장에 있었다. 이런 집단 중 하나가 아프리카계 미국인이었다. 흑인 교육 문제는 의학에만 국한된 것이 아니었으나, 다른 교육시스템 못지않게 의과대학에서도 차별과 불평등이 심했다. 2차 세계대전 동안, 메하리와 하워드를 제외하고 의과대학에 다닌 아프리카계 미국인의 수는 매우 적었다. 남부의 조지아 의과대학이나 북부의 하버드 의과대학 같은 학교들은 흑인을 받은 적이 없었다.[20] 미시간 대학과 같은 일부 학교들은 아프리카계 미국인 학생을 받는 데 보다 수용적이었지만, 학교 관계자들은 사전 준비가 부족해서인지 혹은 학자금이 부족해서인지 이유를 알 수 없는 높은 중퇴율을 발견하고는 너무 많은 학생을 입학시키는 것을 경계했다.[21] 맹목적인 인종차별주의가 때때로 보이기도 했다. 컬럼비아 의대의 여러 교수들은 아프리카계 미국인이 백인에 비해 정신적으로 열등하다고 생각했고, 백인 중 가장 특출하게 우수한 지원자만 받고자 했다.[22] 많은 학교가 자격을 갖춘 흑인들로부터 지원서를 거의 받지 않았다. 하지만 아프리카계 미국인 옹호 단체가 주장한 바와 같이 많은 의과대학의 차별 사실은 잘 알려져 있었다. 많은 흑인들은 탈락할 것이라고 확신했기 때문에 메하리나 하워드 이외의 학교에 지원하는 것을 꺼렸다. 그들의 생각으로는 환불받을 수 없는 입학 전형료만 날리는 셈이었기 때문이었다.[23]

아프리카계 미국인보다 덜 심각하긴 하지만, 여성 또한 의사가 되는 데 있어 어려움에 직면했다.[24] 1850년 펜실베이니아 주에 여자의학교가 탄생하였을 당시 남녀공학 의학교는 존재하지 않았다. 다음 세기에 대부분의 의과대학은 남녀공학에 대한 공식적인 장벽을 없앴고, 그래서 1946년이 되자 두 개의 의과대학을 제외한 모든 의과대학이 여성에게 개방되었다. 그러나 여성의 "적절한" 역할에 대한 빅토리아 시대의 고정관념이 여전히 잔존하였고, 여성의 투표권을 허용하는데 있어서 계속 망설였던 제2차 세계대전 이전의 미국 문화는 여성의 의학 분야 진출에 별로 도움이 되지 못했다. 게다가 여성을 학생으로 받은 학교들 상당수가 여전히 입학자 수를 제한했다. 예를 들어, 미시간 대학에서는 입학생의 10%에 해당하는 여성 쿼터가 있었고, 의과대학은 한 반에 20명으로 여학생의 수를 제한했다.[25] 많은 의학교육자들은 가정을 위해 직업을 포기할 수도 있는 여성들에 대한 의학교육은 "낭비"라고 주장했다. 20세기 중반에 수행된 몇몇 연구는 여성이 미국의 보건에 상당한 기여를 했다는 결론을 내리면서도, 여성 의사들이 남성 의사보다 더 적은 시간을 이 직업에 할애했다는 교육자들의 주장을 기록하고 있다.[26]

이민제한법이 등장한 1920년대의 국수주의적인 분위기에서는 가톨릭 신자, 이탈리아인, 유대인, 그리고 기타 인종적·종교적 소수 집단에 대한 독단적인 편견이 존재했다. 교육 및 사회 계층의 상승을 이룬 덕택에 유대인들은 가장 경직되고 공식화된 차별에 직면하게 되었다. 1880년~1925년 사이에 미국의 유대인 인구는 20만 명에서 400만 명 이상으로 증가했고, 유대인 청년들은 대학교와 의과대학에 대거 입학하고자 했다. 한 하버드 의과대학 관계자의 말에 따르면, 의과대학은 "입학 원서를 제출한 유대인 청년들의 수에 압도당했다."[27] 대부분의 유대인 지원자들이 이전과 같은 독일계 유대인이 아닌 동유럽계 유대인이라는 사실은 입학전형위원회도 알고 있었고, 그들은 미국의 다른 사회 영역처럼 이 "새로운 이민자"들을 두려워했다. 1920년대 초에 일종의 반발이 등장하였다. 첫 번째 징후는 많은 명문 사립대학에서 입학생 수 제한이 등장한 것이다. 곧 의과대학과 다른 전문직 학교 및 대학원 교육 분야에도 정원 제한이 나타났다.[28] 1930년대 후반에서 1940년대 초반까지, 엄격한 쿼터의 제한이 의학교육 전반에 걸쳐 나타났다. 1940년대 초에는 비유대인 학생 4명 중 3명이 합격했는데, 이는 유대인 학생 13명 중 1명이 합격한 것과 대조를 이룬다.[29]

유대인에 대한 차별은 지원자가 가장 많은 뉴욕에서 가장 심했다. 뉴욕 의과대학에서 1920년부터 1940년 사이에 유대인 학생의 입학률은 47%에서 6%로 떨어졌고, 같은 기간 코넬 의대에서는 40%에서 5%로 떨어졌다. 뛰어나지만 가난한 유대인 학생들이 모이던 뉴욕 시립대학에서 의과대학에 입학한 학생의 비율은 1925년 58.4%에서 1941년 20%로 감소했고, 미국의 2차 세계대전 참전 이후에 더욱 떨어졌다.[30] 입학생 수 제한은 예상하지 못한 곳에서도 나타났다. 펜실베이니아 여자의과대학에서도 유대인을 차별했다.[31] 터프츠 의대 같은 유대인 제한이 없는 학교들은 당시 만연한 차별을 따르라는 압력을 받기도 했다.[32]

의과대학 관계자들은 공개적으로는 유대인 쿼터나 반유대적 편견의 존재를 항상 부정했다. 하지만 학교의 기록은 다른 사실을 보여주었다. "뉴욕 이스트사이드의 유대인"이라는 꼬리표가 붙은 이들에 대한 기록이 문서나 서신에서 많이 등장했다.[33] 지원서에는 지원자의 인종, 종교, 출생지를 묻는 항목이 계속 나타났으며, 일부 학교에서는 개명 여부를 지원자에게 묻기도 했다. 뉴욕주는 유대인 지원자가 특히 많았고 다음으로는 뉴잉글랜드의 주들이었기 때문에 학교는 출신 지역이 다양한 학생으로 구성한다는 핑계로 반유대주의를 숨길 수 있었다. 마찬가지로 의학에 적절한 "품성"을 가진 학생만을 받겠다는 학교의 고집도 유대인과 기타 "바람직하지 못한 지원자"들을 가려내는 데 사용될 수 있었다.[34]

가난한 학생들 또한 입학을 거부당하지는 않았지만 비싼 등록금과 장학금 부족이라는 간접적인 장벽 때문에 의사가 되는 데 분명히 불리했다. 1920년대 후반 의과대학 등록금의 중앙값은 연간 약 250달러에 달했고, 책값, 수업료, 생활비도 마찬가지로 지불해야 했다.[35] 대공황 기간에 이러한 지출 수준은 학업과 파트타임 일자리를 병행하더라도 많은 서민 가정의 학생들은 감당하기 어려웠다. 장학금이 많은 학교는 거의 없었다. 그렇게 의과대학 학생의 사회적 구성은 부유층으로 이동하였다.[36]

의과대학은 장학금 부족을 깊이 우려했다. 교수들은 개인적으로 대출을 해주거나 장학 기금에 기부하였고, 대부분 학교는 재정 지원을 위한 기금을 모으기 위해 열심히 노력했다.[37] 그러나 이러한 노력은 대개 성공하지 못했다. 문제의 핵심은 의사의 개업이 공공 서비스인지 아니면 사업인지 모호하다는 점에 있었다. 서든캘리포니아 대학의 한 관대한 기부자는 "특히 고등교육이 주로 개인적인 직업을 위한 것일 때, 그 교육을 위한 지출"을 공공이 어디까지 부담해야 할 것인지 의문을 가졌다.[38] 의료행위가 개인 사업인지 공공 서비스인지에 대한 혼란은 20세기 내내 장학금을 위한 기금 조성 노력에 문제가 되었다.

결국 학생의 사회적 구성은 부유한 계층으로 옮겨갔다. 이러한 결과는 교육의 진정한 평등은 사회경제적 평등에 달려 있다고 주장해온, 최근 미국 교육시스템의 비판자들에게는 그다지 놀라운 일도 아니다.[39] 교육의 첫 단계부터 빈곤한 가정의 어린이들은 부유한 가정의 어린이들보다 훨씬 더 자주 어려움에 직면했다. 즉 지역 학교는 열악했고 사회적 환경은 학습에 불리했다. 노동자 계층의 학생들은 고등학교에서 좋은 성적을 거두어도 여전히 교육적으로 불리했다. 대학을 다닐 여유가 있어도 그들은 명문대학의 학비를 지불할 수 없었다. 명문대학에 입학했다면 그들은 학교에 다니면서 동시에 일을 해야 했는데 그러자면 학업이나 사교, 문화 생활에 참여할 시간을 희생할 수밖에 없었고, 이는 인생에서 유용한 개인적인 친분을 얻기 위해 필요한 것을 놓치게 된다는 의미였다. 이는 많은 이들에게 교육시스템이 사회적 이동의 도구로서 작용했다는 사실을 부인하려는 것이 아니다. 의학교육의 딜레마는 전반적인 미국 교육시스템의 모습과 마찬가지였다.

불확실성을 다루는 교육

의과대학에서는 의사가 되기 위한 구체적인 학습이 시작되었다. 의과대학의 목표는 학생으로 하여금 실제 진료를 위한 의과학적 기초를 갖추도록 하는 것이었다. 근본 개념, 과학적 추론, 비판적 사고의 교육은 평생 전문적인 공부와 학습을 할 수 있도록 하는 지적 도구로서 학생들에게 제공되었다. 1870년대에 정식화된 진보적 의학교육의 원칙은 20세기 내내 그랬던 것처럼, 세계대전 사이 기간에도 의학교육의 담론을 지배했다.

미국의 의학교육과정은 논리적으로 배열되었다. 즉, 각각의 과목이 선행 과목에 기반을 두고 이어질 수 있도록 코스웍(course work)을 구성하였다. 처음 2년은 전임상 과목을 논리적인 순서로 가르쳤는데, 해부학, 생화학, 생리학, 병리학, 세균학, 약리학, 병리학, 그리고 병력 청취와 신체검사 등을 포함했다. 나중 2년 동안은 다양한 임상 과목의 교육을 제공했다. 내과, 산부인과, 소아과, 정신과, 외과와 같은 주요 분야에 대부분의 시간을 할애하였다. 비뇨기과, 신경과, 안과, 마취과, 정형외과와 같은 전문분야에는 더 적은 시간을 배정하였다. 학생들에게 건강과 질병 상태에서 인간 유기체의 구조와 기능, 행동을 숙지시키고, 다양한 질병의 원인, 생리적 장애, 자연사를 익히게 하고, 치료법과 수술의 원리를 소개하며, 건강, 질병, 회복에 영향을 미치는 환경적, 사회적 영향 요소를 제시하기 위한 교육과정이 고안되었다. 실험실, 클럭십, 소규모 토론 등을 통한 능동적 학습이 강조되어 학생들이 정보를 습득하고 문제해결방식을 배울 수 있도록 했다.[40]

의학교육과정의 구조는 19세기 후반에 확립되었다. 그러나 교육과정의 내용은 의과학의 발전과 임상 진료에서 만나는 질병의 변화 양상을 반영하여 매우 역동적이었다. 따라서 세계대전 사이의 기간에 해부학에 할당된 시간은 감소했고, 생화학에 할당된 시간은 증가했다. 개별 교육과정도 진화했다. 예를 들어, 약리학에서는 약물의 식별과 처방에서 약물의 생리적 효과와 약물 치료의 원리에 관한 연구로 강조점이 옮겨졌다. 1920년대와 1930년대에 혈관 질환과 퇴행성 질환이 증가하면서 임상 교육과정은 이 분야에 더 많은 시간을 할애하기 시작했다.

교육과정은 모든 의과대학에서 비슷한 모습을 보였지만 세부사항은 상당히 달랐다. 예컨대 1940년에 생리학 시수는 180시간에서 336시간, 세균학은 90시간에서 326시간으로 다양했다.[41] 이러한 차이는 서로 다른 학교가 지닌 과학적 강점과 정치적 영향력을 반영한 것이었다. 처음 2년 동안에, 대다수 학교는 단일 교과목으로 전임상 과목들을 가르쳤다. 생리학 전에 해부학을, 약리학 전에 병리학을 가르치는 식이었다. 그러나 몇몇 학교는 이 과정을 동시에 진행했다. 마찬가지로 임상클럭십 과정에서 환자 정보의 양, 학생에게 주어진 책임의 정도, 그리고 입원 환자와 외래 환자에 대한 시간 배정에도 주목할 만한 차이가 있었다.

교육과정을 구성할 때, 의학교육자들은 풍부한 교육 환경을 만들고자 노력하였다. 그들은 강의에 포함시킬 주제들, 강의와 실습의 적절한 시간 분배, 실험의 수와 유형, 카데바(해부용 시신)와 실험용 벤치에 배정할 적절한 학생의 수, 가장 바람직한 강사의 비율, 실험실 교육과 임상 교육 간 격차를 해소하는 최선의 방법, 학생에게 환자를 보게 하는 적절한 시기와 방법, 일상적으로 볼 수 있는 일반적인 질병 연구와 학문적인 가치를 지니는 희귀병 연구 사이의 균형을 이루는 방법 등 세부사항에 대해 끊임없이 토론했다. 평가는 특히 장시간의 논의의 대상이었다. 시험을 많이 치러야 하는가, 아니면 소수의 포괄적인 시험으로 충분한가? 지필 또는 구술시험 중 어떠한 방식으로 해야 하는가? 에세이, 객관식 문항 시험, 혹은 실습 평가로 해야 하는가? 성적 사정 결과는 등급 혹은 수치 중 무엇으로 해야 하는가? 의학교육자들은 이러한 문제에 대한 아이디어를 서로에게서 뿐만 아니라 의학교육에 대한 자신의 통찰력에서 도출했다. 대규모 개혁을 고려하는 학교라면 우선 다른 학교들이 무엇을 했는지를 조사하고자 했다.

의학교육의 적절한 내용은 무엇인가? 하는 광범위한 질문보다 더 중요한 교육과정의 문제는 없었다. 제1차 세계대전 이후 전문화가 보편화됨에 따라 교육자들은 단일 교육과정이 미래의 정신과의사, 외과의사, 일반의사, 그리고 의과학자 등이 될 모든 학생들의 요구를 충족시킬 수 있을지에 대해 의문을 품었다. 모든 의사가 갖춰야 할 핵심 지식과 술기는 무엇인가? 마찬가지로, 의학교육이 얼마나 이론적이어야 하는지에 관해서도 많은 논쟁이 있었다. 모든 이들이 의료 분야의 진보가 기초과학에서 비롯되었음을 인정했지만, 졸업생의 대다수는 의과학자가 아닌 임상가가 되었다. '의학교육은 어느 정도까지 과학적 원리를 강조해야 하며, 어느 정도까지 즉각적인 임상 적용 가능성에 대한 실질적인 지침을 제공해야 하는가?' 하는, 의사의 일반적인 교육에 필요한 핵심 지식을 정의하고자 하는 이러한 시도는, 고등교육에서 모든 교양학부 학생들이 받아야 하는 일반 교양교육의 핵심 요소를 정의하려는 유사한 노력을 반영하였다. 그리고 이론적 목표와 실용적 목표를 둘러싼 의과대학에서의 논란은 대학에서의 교양교육 대 실용교육이라는 유사한 논쟁을 반영했다. 이러한 논쟁은 20세기 내내 의대와 종합대학의 교육자들을 사로잡았다.[42]

의학교육의 가장 큰 결핍은 효율적인 소거 시스템이 없다는 것이었다. 의학 지식은 계속 성장했으며 이에 대한 교육과정의 반응은 그 모든 지식을 받아들이려는 것이었다. 그러나 교육과정은 순식간에 비대해졌다. 개별 학습은 강의로 쉽게 대체되었다. 사고, 자기 계발, 자기주도학습을 위한 시간이 너무 부족했다. 제1차 세계대전 중 매년 32주였던 전형적인 의학 교육과정은 제2차 세계대전 무렵 36주까지 늘어났고, 많은 학생들이 여름방학 동안에도 공부했다.[43] 일부는 의과대학 과정이 5년으로 구성되어야 한다고 생각했다.[44] 자유로운 학습을 가장 옹호했던 존스 홉킨스에서, 4년 교육과정의 시수는 1927-28년 2,662시간에서 1935-36년 3,232시간으로 늘어났다.[45] 비록 교육과정의 일부 내용물이 때때로 소거되었지만, 이는 비효율적이고 불규칙하게 일어났다.

의학교육자들은 성과물이 괜찮다고 생각했지만, 그것을 더 좋게 만들기 위해 열심히 연구했다. 건강한 자아비판 정신이 존재했고, 이는 모든 의학교육 논문과 보고서에 스며들었다. 최초의 급진적인 교육과정 개혁은 1925년 예일 의과대학이 시도하였다. 널리 알려진 "예일 시스템"은 의대생이 성숙하고 동기부여가 잘 되어 있다고 생각해서 필수 과목을 줄이고 선택 시간을 늘렸으며, 성적 등급 부여를 없애고 각 과목의 시험들을 기초 및 임상 종합평가로 대체하고, 필수 시험 대신 학생들에게 기존 연구에 근거한 논문을 작성할 것을 요구하였다.[46] 제2차 세계대전 이전에 그렇게 급진적인 시스템을 도입한 학교는 없었다. 하지만, 예일 의대의 영향력은 널리 퍼졌고, 많은 학교는 더 큰 자유와 유연성을 제공하기 위해 프로그램을 수정했다. 이상적인 교육과정을 달성하기 위한 노력에서 진실은 모색 과정에 있었지, 결코 수중에 있는 결과물에 있지 않았다.

교육 개선 과정에서, 의과대학은 주 면허관리위원회49)의 세부적인 요건에 의해 제한을 받았

49) State Licensing Board. 미국 각 주에서 의료활동을 할 수 있는 면허를 관장하는 기구로 주지사 및 주의회

다. 주 위원회는 부실한 학교들이 많았고 수준도 낮았던 20세기 초에는 유용한 기능을 수행했다. 그러나 1차 세계대전 후 주 면허관리위원회는 유연한 결정과 실험을 가로막았는데, 의대가 기존 프로그램을 변경하면 자기 졸업생들이 면허를 받을 자격이 없어질 수도 있다고 우려해서 이를 꺼려했기 때문이다. 하버드 의대 학장 데이비드 에드살은 "그들[면허관리위원회의 위원들]이 의과대학의 결정을 옥죄고, 그런 식으로 학교의 더 나은 발전을 심각하게 방해하고 있다."고 불평했다.[47] 1930년대에 의과대학은 규제 당국으로부터 어느 정도 풀려났다. 의학교육위원회(Commission on Medical Education)는 특정 주 면허관리위원회의 규제를 줄이고 의과대학의 실험의 자유를 보장하는 데 특히 영향을 미쳤다.[48] 그러나 교육과정 혁신과 모든 중요한 과목을 다룰 필요성 간에 내재된 긴장은 20세기 내내 의과대학과 면허관리기구 사이의 관계를 지배했다.

아마도 의학교육에 관한 가장 일반적인 신화는 모든 임상 상황에서 학생들이 확신을 가지고 행동할 수 있도록 의학과 질병에 대한 지식을 얻게 된다는 것이다. 이러한 부정확한 관점에서, 의학교육의 주된 목적은 초심자의 불확실성을 성숙한 의사의 확실성으로 대체하는 것이다. 실제로 의사들은 임상에서 정기적으로 딜레마에 직면한다. 교과서에 기술된 이상적인 형태로 질병이 나타나는 경우는 극히 드물었다. 대부분의 경우 같은 질병에 걸린 사람들도 각자 다르게 반응했고, 의사의 임무는 각각 환자의 호소를 이해하도록 노력하는 것이었다. '흉통'은 수십 가지 원인 중 어느 하나에서 발생할 수 있는데 모든 경우가 다 심각한 것은 아니며, 모두가 심장 문제에서 비롯된 것도 아니다. 반대로 심장 질환이 있는 환자는 흉통이 전혀 없을 수도 있고, 위나 장 질환과 비슷한 증상이 있을 수도 있다. 진단을 내린 뒤에도, 치료 결정 또한 쉽지 않았는데, 이는 한 문제에 대한 바람직한 치료가 다른 문제를 악화시킬 수 있기 때문이다. 수술 합병증의 위험이 높은 허약한 환자에게 수술을 해야 할지 결정하는 것은 사소한 문제가 아니었다. 의학교육자들은 실제 사람을 다루는 의료 행위의 본질을 이해했다. 따라서 그들은 의학교육의 일차적인 목표를 학생들이 일상 진료의 많은 불확실성에 효과적으로 대처할 수 있도록 준비시키는 것으로 정의했다. 사회학자 르네 폭스(Renée Fox)는 의학교육의 근본적인 측면을 "불확실성 대비 훈련(training for uncertainty)"이라고 표현했다.[49]

불확실성 대비 훈련의 가장 좋은 방법은 엄격한 과학적 방법을 통해 환자에게 접근하는 방법을 가르치는 것이었다. 최고의 임상가는 문제를 해결하는 사람들이었다. 하버드 의대의 혈액학자 조지 미노트는 학생들에게 "탐구 정신(inquisitive spirit)"의 배양을 강조하면서, 이는 "적절한 검사와 비판적인 통제 후 결론을 도출하는 것"이라 하였다.[50] 훌륭한 임상가와 연구자들은 동일한

등이 임명한 의사, 법률가, 시민대표 등으로 구성되어 있다.

지적 접근법을 사용했다고 그는 설명했다. "모든 증례는 반드시 해결해야 할 문제를 제시한다."[51]

불확실성 대비 훈련의 두 번째 접근방식은 많은 환자를 피상적으로 보기보다는 임상클럭십을 통해 소수의 환자를 심층적으로 연구하는 것이었다. "사람들은 얇고 폭넓게 관심을 두기보다는 깊고 좁은 관심에 몰두함으로써 배움을 얻게 된다."[52]고 아브라함 플렉스너는 1925년에 썼다. 과학적 방법은 "상대적으로 적은 환자에 대한 집중적이고 철저한 연구"를 통해 가장 잘 교육될 수 있었다.[53] 기대하는 결과는 일반화시키는 능력을 통해 미지의 것을 다루는 능력이었다. 즉, "다른 낯선 상황에서도 이용될 수 있는 적절한 연구 방법과 습관"의 개발이었다.[54]

마지막으로 불확실성 대비 훈련은 이상화된 유형이 아니라 개별 환자에게 직접 초점을 맞춤으로써 촉진되었다. 의학교육위원회의 1932년 보고서에 따르면 의학교육과 실습의 "근본적인 오류"는 "의료 서비스의 단위인 인간은 획일적이고 일반화된 유기체로 볼 수 있다."는 것이다. 그런데 "같은 사람은 없고 동일한 질병에 대하여 완전히 같은 방식으로 반응을 보이는 사람도 없으므로 그 반대가 사실이다."[55]

불확실성 대비 훈련은 학생들이 지적으로 자유롭게 임상의술을 수행하며 배우는 데 편안함을 느껴야 한다는 것을 의미했다. 비록 그들은 특정 상태에 있는 대부분 환자에게 특정한 방식-교과서에 기술된 방식-으로 접근해야 함을 알게 될 것이지만, 또한 예외에 주목하는 법을 배울 것이고 환자의 특정한 상황이 요구한다면 다른 방침을 채택하는 것을 두려워하지 않게 될 것이다. 또한, 불확실성 대비 훈련은 적절하게 수행된다면 더욱 "비용 효율적인" 임상 의료를 가능하게 했다. 단지 가능하다는 이유로 특정 검사를 하는 것이 아니라 환자의 상태가 요구하니까 검사를 하는 것이다. 감사 결과는 환자의 상태와 관련되어 해석될 것이며, 글자 그대로는 해석되지 않을 것이다. 무차별적인 검사는 의학적으로나 경제적으로나 의미가 없다.

실제로 대부분 환자에게 유사한 방식으로 접근할 수 있지만, -모든 임상영역에는 단조로운 루틴이 존재한다- 표준진료지침에 의존하는 의료는 환자와 사회에 어떤 의료가 최선인지를 숙고하는 것과는 상반된다. 그러나 불확실성 대비 훈련은 말하기는 쉬우나 행하기는 어려웠다. 이를 달성하기 위해서는 학생과 교수 모두에게 어려운 교육이 필요했다. 의학교육이 목표에 미치지 못하는 상황은 주기적으로 반복되었다. 교수들은 종종 대부분의 학생이 비판적 사고나 생물학적 추론보다 암기에 더 뛰어나다고 말했다. 학생들은 교육과정이 필수 강의와 과목으로 가득 차 있고, 독립적인 생각과 선택 학습을 할 시간이 부족하다고 종종 불만을 터뜨렸다. 이런 어려움은 절대 없어지지 않았다. 불확실성 대비 훈련은 의학교육에서 가장 달성이 어려운 이상이 되었다.

숨은 교육과정

아무리 중요한 관심사라 해도, 공식 교육과정은 의과대학에서 겪는 교육경험 중 일부분에 불과하다. 교육과정은 지식과 사실, 추론과 인식에 관한 것이었다. 하지만 의사의 태도, 가치관, 성격, 전문직 정체성도 마찬가지로 중요했다. 이러한 교육의 비인지적 목표는 비록 공식 교육에 의해 영향을 받기는 했지만, 의과대학의 일반적인 문화에서 우러난 더 큰 교육경험에 의해서도 형성되었다. 학생들의 개인적인 혹은 집단적인 경험은 의사가 되는 것이 무엇을 의미하는지에 대한 태도를 형성했다. 그런 학습은 전혀 우연적이거나 특이하거나 무작위적인 것이 아니라 잠재적이고 암묵적인 것이었다. 공식 교육과정이 작동하는 배경인 이 더 넓은 문화적 환경은 "숨은 교육과정(hidden curriculum)"이라고 불렸다.[56]

숨은 교육과정이 의학교육, 그리고 여타 전문 교육 분야에 중요하게 된 이유는 학생들이 누가 시켜서가 아니라 자기 선택으로 의대에 왔기 때문이었다. 학생들은 분명 교육에 대한 각자의 의견이 있었지만, 의과대학에서는 솔직히 반항의 여지가 없었다. 학생들은 교수들이 제공하는 것을 얻기 위해 의대에 입학했다. 교수들은 그러한 상황을 의식하지 않을 때조차 롤모델 역할을 하며 항상 주시의 대상이 되었다.

숨은 교육과정은 여러 영역에서 작동하였다. 그 중 하나는 의사의 임상 매너, 즉 환자의 말을 경청하고 주의를 기울이며, 환자에게 확신을 불어넣고 편안하게 해 주는 태도의 함양이었다. 이러한 좋은 의사의 자질은 본보기와 강화가 필요했다. 철저함, 신뢰, 공감, 헌신과 같은 다른 중요한 속성들도 마찬가지였다. 좋은 임상 매너는 설교가 아니라 본보기를 통해 습득되었다. 만약 학생들이 교수가 환자를 퉁명스럽거나 형편없게 대하는 것을 목격하거나 환자의 문제와 관심사보다 검사 결과에 더 많은 관심을 보인다면, 환자를 사람으로 존중해야 한다는 그 어떤 진부한 강의도 그 폐해를 극복할 수 없었다.

둘째, 숨은 교육과정은 학생이 환자를 보는 시선에 영향을 주었다. 그것은 학생이 환자를 사람으로 보는 법을 배웠는지, 아니면 추상적인 질병 실체로 보는지를 결정하는 주요 요인이었다. 이상적으로는 좋은 의학교육은 전자를 지향한다. 그러나 그 시대의 많은 의학교육자들이 이를 염려했다는 사실은 학생들의 세계관이 그들의 바람보다 훨씬 더 비인격적이고, 지식 중심적이며 의료화되고 있음을 시사한다. 의학교육위원회는 학생들이 검사 결과에는 지나친 관심을 가지는 반면, 병력, 신체검사, 환자의 근심에 대해서는 충분한 관심을 기울이지 않는다고 한탄했다.[57] 미시간 의대의 학장은 학생들을 의과대학으로 이끈 이상과 가치가 의학교육에 의해 지속적으로 유지되지 않는다고 우려했다.[58] 물론, 반대되는 사례들도 많았다. 그러나 제도적 장벽에도 불구하고 숨은 교육과정이 얼마나 자주 학생들에게 원하는 결과를 낳았는지, 또는 역효과를 냈는지, 또는 상대적으로 별다른 문제가 없었는지를 보여주는 데이터는 존재하지 않는다.

셋째, 숨은 교육과정은 프로페셔널한 태도, 가치관, 기질을 형성하는 데 도움이 되었다. 의과대학 첫날부터 학생들은 궁극적으로 의사로서의 사회화를 초래하는 일련의 중대한 사건들을 경험했다. 즉 최초의 해부, 부검, 동물 수술 실험실에서의 실패, 실제 환자에 대한 노출, 나체 신체검사, 고통스럽거나 당혹스러운 시술의 수행, 그리고 환자의 죽음 등이다. 르네 폭스는 의과대학의 '사회학적 캘린더'를 구성했는데, 이 캘린더는 "강의실과 그 밖에서 일어나는 중요한 태도 학습과 지적 학습에 대한 상세한 연대기적 설명"을 제공했다.[59] 모두 공식 교육과정으로부터 파생된, 이 캘린더 상의 고도로 패턴화된 사건들은 결국 전문직 자아 이미지, 그리고 사회학자들이 훗날 "초연한 관심(detached concern)"이라 부르는 보살핌과 냉정함을 결합한 특징적인 기질의 계발로 이어졌다.

마지막으로, 의과대학들은 교육과정에서 무엇을 빼야 하는지에 대한 암묵적인 가치 판단을 내렸다. 이 시기에 가장 두드러진 예는 대부분의 학교에서 최소한의 주목만을 받은 예방의학이었다. 의학교육위원회에 따르면, 질병 예방에 관한 관심은 전 의학교육과정에 녹아들어야 한다. 하지만 사실상 그런 일은 거의 일어나지 않았다. 서든캘리포니아 의대의 상황이 매우 전형적이었는데 여기서 예방의학 교수는 "내가 가르치는 교육의 상대적인 미미함"을 한탄했다.[60] 숨은 교육과정은 학생들에게 예방의학은 의대의 가치체계에서 높은 순위를 차지하지 않음을 명백하게 보여주었다.

공식적인 교육과정에 쏟아진 관심과는 달리, 숨은 교육과정은 자주 논의되지 않았다. 그러나 1950년대 사회학적 연구는 의사들의 인격, 가치관, 전문직업적 정체성을 형성하는 데 숨은 교육과정의 영향이 엄청남을 명확히 보여주었고 이는 다른 전문가 집단에서도 마찬가지였다.[61] 그럼에도 이를 무시한다면, 그것이 의학교육을 역사적으로 이해하려는 시도이든 아니면 오늘날 더 나은 의학교육을 위한 변화를 추구하려는 시도이든 실패할 위험이 클 것이다.

학생 생활

만약 한 단어로 의대생이 겪는 경험을 묘사할 수 있다면, 그 단어는 "탈진(consuming)"일 것이다.[62] 가장 열심히 공부하고, 의욕이 넘치는 의예과 학생들도 앞으로 겪을 일에 대한 준비는 거의 되어 있지 않았다. 대학 학부생들은 보통 한 학기에 15학점 정도를 이수했다. 이와는 대조적

으로 의과대학 본과 1학년은 약 20학점을 이수해야 했다.[63]

의대생은 지식뿐 아니라 태도에 대해서도 적응을 할 필요가 있었다. 활기찬 교육과정이라고 광고는 했지만, 의학교육은 사실상 신체적, 정신적 인내력을 한계에 달할 때까지 시험했고 학생들에게 엄격한 훈련에 기꺼이 복종할 것을 요구하였다. 어떤 노력도 결코 충분하지 않았다. 보통 학생들은 "모든 것을 배우고야 말리라."는 마음으로 본과 1학년을 시작했다. 그들은 "모든 것을 다 할 수는 없다!"는 사실을 인식하면서 쉽사리 그 관점을 조정했고, 곧 "그들[교수들]이 알려 주고 싶어하는 것"에 초점을 맞추면서 자기방어에 굴복했다. 의과대학 재학 동안 학생들은 생존 모드로 행동했다.[64]

의학 공부는 수도사와 같은 삶을 요구했는데, 학생들은 오전 8시부터 오후 5시 이후까지, 일주일에 5일 더하기 반나절 동안 임상전 강의를 듣고, 실험실에서 공부하고, 클럭십 동안에는 "당직"을 하면서 잠을 못 자고 고생했기 때문이다. 다른 대학과 달리 과외 활동은 거의 없었다. 결혼하는 학생은 거의 없었고, 사교 생활도 거의 존재하지 않았다. 학생들은 종종 연애는 미루라는 말을 들었다. 1935년 코넬 의대 개강일에 한 교수는 사랑이 다가오면 "위험신호에 브레이크를 밟는 자동차 운전자"처럼 되라고 학생들에게 경고하였다.[65] 그러한 금욕적인 존재는 재즈 시대(Jazz Age)[50] 많은 대학생의 쾌락주의와 현저한 대조를 이루었으며, 이는 또 의학을 일종의 소명으로 여기는 대중의 인식도 강화시켰다.[66]

의대 생활이 항상 건강한 것은 아니었다. 기숙사나 휴식 시설을 갖춘 학교는 거의 없었고 많은 학생은 학교 근처에 있는 값싸고 지저분한 숙소에 살았는데 이곳은 종종 난방이나 수도가 제대로 공급되지 않았다. 장학금이 부족했기 때문에 가난한 학생들은 숙식을 위해 일해야 했다. 교수들은 생활비를 벌기 위해 가끔 매혈을 했던 학생들의 건강을 우려했다.[67] 열악한 주거, 식생활, 생활 환경은 힘든 공부와 직업상의 노출과 결합되어 의대생에게 건강상의 위해를 초래했다. 결핵이 가장 악명이 높았는데, 이로 인해 매년 많은 학교에서 몇 명씩의 희생자가 나왔다.

입학 첫날부터 학생들은 의과대학 가족의 일원임을 알게 되었다. 그들은 전임상 과정에서 자랑스럽게 실험복을 입고 임상클럭십 기간에는 흰 가운을 입었는데, 이는 그들을 전문가로 보이게끔 해주었다. 하지만 그들은 의료계 조직의 가장 아래쪽에 있었다. 인기 있는 컨퍼런스에서 그들은 종종 교수와 전공의의 뒤로 밀려났다. 병동 회진에서 그들은 종종 주변으로 밀려났는데, 환자를 보거나 시니어 의사들 사이의 대화를 듣기엔 거리가 너무 멀었다. 외과 수술 참관은 일부 학생들에게는 거의 유일한 활동 기회였다. 그러나 견인기를 잡고 있어도 수술 시야를 보기에는 너무 멀었다.

---

50) 제1차 세계대전 이후부터 1920년대 동안의 쾌락적인 시대를 의미한다.

학생들은 통제 불가능한 힘에 종종 무력감을 느꼈다. 병원에서 그들은 때로 무임 노동력으로 활용되었다. 간호사가 부족하거나 전공의가 아프면 이미 과중한 부담을 가진 임상클럭십 학생에게 더 많은 일이 주어졌다. 학생들은 가끔 교수들의 임상시험에서 피험자로 참여하기도 했는데, 때로는 자발적이었지만 때로는 협박이나 강요에 의해서였다. 그들의 교육 경험의 질은 균일하지 않았는데 특히 각 교수진이나 전공의의 지식, 교수 능력, 배려심에 상당한 차이가 있는 임상 로테이션 때 그러했다. 때때로 특정 교수나 학과는 학급 전체를 공포에 떨게 할 수도 있다. 에모리 의대 해부학과의 갑질은 조지아주에서 유명했다. 학과 구성원들은 학생들을 거의 돕지 않았고 그들을 계속해서 비하했으며, 이례적으로 높은 비율로 학생들을 유급시켰다. 그 경험에서 살아남은 어떤 사람은 "우리가 소위 '선생님들'의 도움도 없이 8개월 동안 매일 이 일을 겪으면서 얼마나 골치가 아팠는지. 그들은 오히려 노예 감시인에 가까웠고, 우리가 채찍질 아래서 땀 흘리고 허우적대는 모습을 보며 악랄한 즐거움을 느끼는 것 같았다."[68]라고 묘사했다.

많은 학생에게 삶의 과제는 평가와 점수였다. 이 시기의 학생들, 특히 임상클럭십으로 진급한 학생들은 제1차 세계대전 이전 학생들보다 낙제 우려가 훨씬 적었다. 그러나 학생들은 인턴자리 경쟁이라는 새로운 압력에 직면했다. 하버드에서 학생들은 "이 문제에 대해 히스테릭한 우려 상태"에 빠지곤 했다.[69] 성적은 좋은 인턴십을 얻는데 매우 중요해서 높은 점수를 얻어야 한다는 압박이 강했다. 일부 의과대학에서는 부정행위가 발생했다. 컬럼비아 의대에서 부정행위 사례가 있은 후, 한 교수는 "우리는 졸업시켜야 마땅할 인간 대신에 수많은 잠재적 사기꾼들을 졸업시키고 있는 것"은 아닌지 의아해했다.[70] 성적 압박은 본과 4학년에 인턴십 결과가 공지된 후에나 완화되었고, 이 때부터 많은 학생들은 여유로워지기 시작했다.[71]

실망스럽게도, 시험과 채점은 엄밀한 과학이라고 할 수 없었다. 모든 곳에서 평가는 일관성이 없었다. 예를 들어 하버드에서 생화학교실은 해부학교실보다 높은 점수를 주었고, 외과는 내과와 산부인과보다 훨씬 점수에 관대했다.[72] 이 의대에서 학생들은 외과 임상클럭십을 돌 때 서로 다른 병원들에 임의로 배치되었는데 성적의 편차가 뚜렷했다. 2년 실습기간 동안에 보스턴 시립병원의 외과 실습학생 중 71%는 A나 B를 맞았는데 피터 벤트 브리검 병원에서는 그 비율이 55%였고, 매사추세츠종합병원에서는 겨우 39%였다.[73] 자의적이게도 의과대학들은 동일한 성적 등급을 채택하지 않았다. 그래서 코넬 의대 출신 인턴 지원자들은 상대적으로 낮은 성적을 받아 더 성적을 잘 받은 다른 의대 출신들과 경쟁에서 어려움을 겪었다.[74]

세계대전 사이의 기간에는 학생과 교수의 관계도 변화하였다. 1차 세계대전까지 교수는 학생을 가르치는 데 있어 거의 모든 책임을 떠맡았다. 1차 세계대전 이후 연구, 환자 진료, 그리고 전공의 수련이 중요해지면서 교수의 관심사는 분산되었고 교수와 학생 간의 친밀한 관계도 감소하였다. 의과대학은 점점 덜 친밀한 장소가 되어갔고 학생들은 교수와 인간적으로 접촉할 수 있게 해 달라고 반복적으로 요청하였다.[75] 의대 교수들도 학생들과 친밀한 관계를 유지할 수 있는 방법을 찾으려 했다. 1937년에 워싱턴 의대는 "학생관계위원회"를 창설하였는데 교수들이 "각 학생들의 인간적 자질, 적성과 관심, 경향을 더 잘 알게끔 하려는" 목적이었다.[76] 그런 위원회들은 긍정적으로 활동하였지만 이는 또한 그들이 해결해야 할 문제가 있음을 상징하기도 하였다. 친밀한 관계가 관료화된 것은 의과대학이 커지면서 기본 의학교육의 중요성이 감소한 증거이기도 하다.

의대생에 대한 교수들의 관심 저하는 임상과에서 두드러지게 나타났다. 여기서 학생 교육에 대한 책임은 수련의의 몫이 되었다. 학생들은 교수를 정기적으로 만나기는 했지만 매 순간 만나게 되는 이는 인턴과 전공의였다. 학생들에게 임상클럭십의 질은 교수만큼이나 전공의들에게 달려 있었다. 좋은 전공의는 일종의 소속감을 창출하여 학생에게 병동의 진정한 일원임을 느끼게 해주었다. 가르치고 격려하는 대신 조롱이나 하는, 둔감하고 학생을 무시하는 전공의는 학생의 악몽이었다. 포악한 전공의에 대해서는 그 실습이 언젠가 끝날 것이며 다음에는 좋은 사람을 만날 거라는 희망을 안고 견디는 수밖에 방법이 없었다. 학생이 운이 좋다면 반면교사로 삼을 수 있을 것이며, 그렇지 않다면 그들에게는 평생 상흔으로 남을 것이다.

의과대학은 모두에게 새로운 도전이었지만 어떤 학생들은 특별한 장애물을 만났다. 특히 아프리카계 미국인과 여학생들은 자신과 다른 동료 학생들 사이에 종종 차별이 존재한다고 느꼈다. 여성과 흑인 학생들은 기숙사를 얻기 어려웠고, 당직 때는 종종 다른 식당을 사용해야 했다.[77] 어떤 의대는 여자 화장실을 충분히 갖추지 않았다.[78] 특별히 심각한 문제는 임상클럭십에서 등장했는데, 특히 아프리카계 미국인 학생들은 비흑인 환자들을 진찰할 수 없었다. 의대 교수들은 일반적인 사회인보다 종종 진보적이었다. 그래서 콜로라도 의대에서는 여학생들이 남성 비뇨기과에서 실습을 할 수 있었지만, 환자들의 불만이 터져 나오면서 더는 그러기가 불가능했다.[79]

학생 생활은 스트레스 투성이었지만 다양한 곳에서 도움을 받았다. 의대는 규모가 커지고 복잡해지고 형식적으로 되었음에도 학생들을 자상하게 돌보았다. 학교는 학생들을 위해 파티, 차 모임, 점심, 다양한 모임들을 열어주었고 이러한 활동들을 통해 많은 교수들이 학생들을 만났으며, 그들 중 일부는 학생들을 집으로 초대하여 담소하거나 식사를 함께하였다. 그런 종류의 조언이나 상담 시스템이 없는 학교는 매우 드물었다.

학생들 스스로 많은 활동을 조직하기도 했다. 때로 이는 자발적이거나 비공식적으로 일어났는데 해부학 실습실에서 의례화된 퇴폐적인 장난이 그 한 예다. 상급생들은 하급생에게 조언과 상담을 해 주었는데 이는 같은 고생을 하는 이들 사이에서 생겨나는 일종의 '일체감(esprit de corps)' 때문이었다. 종종 그러한 지원은 일상생활을 통해 이루어졌는데, 특히 기숙사가 충분하지 않던 시절 남학생 사교 동아리(fraternity)가 중요한 역할을 했다. 매일 함께 먹고 공부하면서 학생들은 동료들도 힘들어하는 모습을 보았다. 상급생은 하급생에게 조언을 할 것이고, 동문 네트워크는 인턴십이나 개업과 같은 일에서 도움을 주기 마련이었다. 유대인들은 대학뿐 아니라 의대의 사교 동아리에서 제외되어 자신들의 동아리를 만들었는데, 가장 유명한 것이 "파이 델타 엡실론"이다. 여학생들도 자신들의 모임을 만들었다. 몇몇 학교에서 그들은 터프츠 의대의 "누 시그마 파이"와 같은 여학생 사교 동아리(sorority)를 만들었고, 존스 홉킨스 병원의 개럿 룸과 같은 장소에서 비공식적인 모임을 가졌다.[80] 의대생들은 누구보다도 더 격렬하게 적응을 위해 노력했다. 그들의 학습 능력은 노는 능력과 쌍벽을 이루었다. 이는 격렬한 학생 파티에 불평하는 이웃들을 달래기 위해 정기적으로 손해 배상을 해주었던 빅토리아 시대의 점잖은 교수들도 놀랄 정도였다.

학생들이 적응해가면서 학생 문화란 까다로운 교수들이 부과한 엄격한 규칙만이 아닌 모든 참여자들 사이의 변증법을 반영한다는 사실이 자명해졌다. 최근의 중요한 사회사 연구는 이민자나 노동자와 같은 취약한 집단도 자신들의 삶에 대한 선택지가 있었고, 역사의 조류에 휘말리는 수동적인 존재가 아님을 증명했다.[81] 이와 마찬가지로 의대생들은 의기소침하거나 무력한 존재가 아니었다. 오히려 그들은 자신의 환경에 탄탄한 영향력을 행사했다.

입학하기 전부터 학생들의 힘은 분명했다. 의예과생들은 어느 학교를 지원할 것인지, 둘 이상의 학교에 합격할 경우 어느 학교를 선택할 것인지를 정했다. 의과대학은 우수한 학생들을 유치하기 위해 치열하게 경쟁했다. 코넬 의대는 장학금과 기숙사 부족 문제로 많은 지원자를 좌절시킬까 우려했다. 이 의대의 교수들은 존스 홉킨스와 하버드에게 최고의 학생들을 빼앗길 것을 두려워했다. 하버드 의대는 1946년 탁월한 학부 졸업생들을 위한 전국 단위 장학금 프로그램을 만들었는데 이것은 "다른 곳으로 갈지도 모르는 좋은 학생들의 손실"을 막고, "이들을 하버드로 유인하기 위한" 시도였다.[82]

일단 학생들이 입학하면, 그들의 의견은 교육과정의 모든 부분에 영향을 미쳤다. 많은 학교에서, 학생들은 교육과정에 대해 정기적으로 진솔한 평가를 하였다.[83] 해당 과목의 비중은 더 늘려야 하는가 아니면 줄여야 하는가? 발표 순서는 효과적이었는가? 시험 기간은 1주 혹은

2주간이어야 하는가? 시험은 선다형이 좋은가 또는 에세이가 좋은가? 소아과 임상클럭십에서 무엇이 효과가 있었고 무엇이 없었는가? 교육과정에서 빠진 것은 무엇이며, 추가해야 하는 것은 무엇인가? 1935년에 코넬 의대 해부학 학과장은 "각 클래스는 받아야 할 교육의 유형을 어느 정도는 결정한다."고 지적했다.[84]

학생 권력의 궁극적인 징후는 교수 평가에서 나타났다. 교수는 학생의 성적을 매겼지만, 학생들은 교수를 평가했다. 학생 평가로 인해 승진하기도 했고, 자존심이 꺾이기도 했다. 하버드 의대는 위대한 생화학자인 헨더슨(L. J. Henderson)을 교육에 대한 학생들의 불만 때문에 학교에서 내보냈다. 나중에 학교가 그를 다시 고용하려고 했을 때 헨더슨은 의대생들에게 다시는 강의를 하지 않겠다는 조건으로 돌아왔다.[85] 학생의 의견은 틀릴 수 없었지만, 그들은 종종 서로 의견이 일치하지 않았다. 그러나 학생들의 의견은, 항상 반영되지는 않았다해도 진지하게 받아들여졌다.

학급 연극만큼 학생들의 적응에 도움이 되는 행사는 거의 없었는데 동료 학생, 교수, 그리고 다른 청중들 앞에서 매년 의학적 블랙 유머를 만들어 공연했다. 존스 홉킨스의 파이토토미 클럽51)이 주관한 지저분한 행사는 의학계에서 전설적이었는데, 이는 다른 의대의 비슷한 행사를 훨씬 능가하는 말할 수 없이 상스러운 연례 쇼였다. 이 연례 "파이토토미(Pithotomy)"는-맥주통 따기를 의미하기도 했는데-허황된 노래와 블랙 유머로 버무려 존스 홉킨스 의대 교수들의 단점이나 거드름을 솔직하게 까발렸다. "다른 사람들이 우리를 보는 것처럼 우리 자신을 볼 수 있기"를 의도한 파이토토미는 어떤 교수도 풍자에서 제외하지 않았다. 청중은 대개 엉망진창으로 술에 취해 있었고, 참석자들은 골목에서 오줌을 누곤 했다. 이 쇼에 이어, 관객들은 맥주로 범벅이 된 매끄러운 바닥에서 얼마나 능숙하게 온몸으로 미끄러질 수 있는지를 보여주는 "맥주 슬라이드"에 참여하였다. 한 유명한 학과장은 전날 "맥주 슬라이드"에서 머그잔에 맞아 눈에 멍이 들어 다음 날 검은 안경을 끼고 나타났다.[86]

그 저녁 내내-파이토토미, 그리고 다른 모든 곳의 유사한 행사에서-학생들과 교수들은 서로 소란을 피워대며 웃었다. 학생들은 개개 교수들에 대한 애정을 유지하면서 의대의 압박에서 해방되었다. 그 웃음 속에는 수용과 용서가 담겨 있었다. 즉, 교수들이 그 모든 단점에도 불구하고 학생들에게 감동을 주고 그들의 미래를 형성하는 데 도움을 주었다는 것을 인정하는 것이었다. 마침내 학생들은 의사가 되기 위해 가르침, 지도, 영감을 제공한 사람들에게 감사했다.

51) 윌리엄 맥컬럼 등 존스홉킨스 1회 졸업생들에 의해 1897년에 의해 창설된 의대생 사교 클럽. 맥컬럼은 웰치의 뒤를 이어 존스 홉킨스 병리과 학과장이 되었고, 수많은 존스 홉킨스 출신의 저명한 의학자들이 이 클럽 출신이다. 이 클럽은 당대 의학계 거물을 초대하여 풍자하고 조롱하는 행사로 유명하였으나 1992년 문을 닫았다.

교육의 한계

의사의 마음과 태도를 형성하는 의학의 힘은 거의 논쟁의 여지가 없었다. 그러나 행동에 영향을 미치는 교육의 역할은 무엇인가? 이 질문은 바람직한 성품과 사회적 양심을 가진 의사를 만들고자 한 의학교육자들을 당혹스럽게 했다. 교육경험에 의해 의사의 행동이 형성될 수 있을까? 또는 달리 말하면, 좋은 의사가 된다는 것은 궁극적으로 어떤 교육과정도 교정할 수 없는 개인의 본질적인 특성에 존재하는가?

교육 우선 원칙에 관한 이 논쟁은 두 가지 중요한 쟁점과 관련하여 표면화되었다. 첫째는 돌봄 의식이 충만한 의사의 배출과 관련된다. 일부 의학교육자에게는 공감, 동정, 사회적 책임은 인문학과 사회과학을 강조하는 의예과 교육이나,[87] 의사학, 심리학, 사회학, 경제학 등을 가르치는 본과 교육과정을 통해 공식적으로 가르칠 수 있는 것이었다.[88] 다른 이들에게 의학이라는 기예를 가르치는 것은 숨은 교육과정의 책임이었다. 의료 사회복지학의 창시자인 하버드의 리처드 캐봇(Richard Cabot)은 "이 기예는 다른 모든 것처럼, 실무에 의해, 그리고 좋은 역할 모델을 모방함으로써 배우게 된다."고 썼다.[89] 또 다른 이들은 여전히 이러한 자질을 과연 가르칠 수 있는지 의심했다. 거의 30년간 컬럼비아 의대 학장을 지낸 윌러드 라플리(Willard C. Rappleye)는 동정, 공감, 진실성, 지혜, 그리고 건전한 상식과 같은 품성은 "대부분 개별적이고 공식적인 교육, 훈련과는 별개"라고 믿었다.[90] 교육의 잠재력에 대한 이러한 보수적인 시각에서 볼 때 만약 의과대학이 뭔가 의미 있는 일을 하려면, 적합한 학생을 입학시켜야 했다.

의사들이 어디에 근무해야 하는지에 대해서도 비슷한 논쟁이 벌어졌다. 의학교육자들은 의사들 간에 시골보다 도시에서 근무하고자 하는 경향이 증가하는 것을 깊이 우려했다. 일부는 의과대학이 (귀향 가능성이 더 높을 수 있는) 농촌 지역 학생들을 더 많이 입학시키거나, (일부를 농촌으로 강제로 보낼 수 있다는 희망으로) 의사 공급을 늘리거나, 시골에 근무하도록 의대생을 간곡하게 설득하거나 해야 한다고 보았으나, 그러나 아무도 이러한 전략이 효과가 있음을 증명할 수 없었다. 일반교육위원회(General Education Board)가 지원한 한 세심한 연구는 의사들의 개업 장소 선택은 전문적, 사회적, 재정적 인센티브에 대한 반응을 반영하고 있으며, 이러한 관점에서 도시 지역은 그 시기 동안에 많은 미국인에게 그랬던 것처럼 시골 지역보다 훨씬 더 많은 이점을 제공한다는 것을 보여주었다. 이 연구는 입학 기준을 낮추거나, 더 많은 학생을 입학시키거나, 교육과정을 단축하는 것과 같은 개입은 근본적인 인구통계학적 추세를 바꾸지 않고 열등한 의사만을 양산할 것이라고 결론지었다.[91]

의학교육에 대한 이러한 논쟁은 미국 교육에서 행동에 영향을 미치는 교육의 능력에 대한 더 광범위한 논쟁을 반영했다. 미국 교육시스템의 전통적인 통설은 교육이 행동을 형성하고 성격을 형성할 수 있다는 믿음이었다.[92] 그러나 정규 교육을 넘어서는 많은 요소들도 행동에 영향을 미치는 것으로 보였다. 로렌스 크레민[52)]은 정규 교육에는 행동을 바꾸는 힘으로는 항상 한계가 있다고 지적했다. 그는 행동은 수많은 "교육적" 영향력에 의해 형성된다고 주장했는데, 그중 하나는 공식 교육이지만, 또한 이는 가족, 이웃, 종교, 대중문화와 같은 요소들을 포함하는 개인의 전체적인 양육 과정과 환경을 포괄한다.[93] 행동 변화에 있어 교육 요인과 교육적 요인의 상대적 역할은 여전히 규명되지 않았다. 이는 (인간 본성의) 자연-양육 논쟁에 상응하는 교육의 논쟁이었으며, 지금도 그러하다.

52) Lawrence Cremin(1925~1990). 미국의 교육자, 관리자, 교육역사가이다.

제4장 졸업후 의학교육의 등장

- ✓ 인턴십과 레지던트의 탄생
- ✓ 감독에서 책임으로
- ✓ 수련의 선발
- ✓ 스트레스와 지지
- ✓ 졸업후 의학교육과 공익

제4장 졸업후 의학교육의 등장

20세기 초에 대부분의 의과대학은 의사 자격을 따기 위한 교육의 질을 향상하는 데만 집중했다. 의과대학 4년이 여전히 일반 개업의의 적절한 준비 기간으로 여겨졌던 시대에 기본의학교육은 당대의 절박한 쟁점이었다. 아브라함 플렉스너의 1910년 보고서에는 의과대학 4년이 일반 개업을 위해 충분한 준비를 제공한다는 통설을 반영하여 의대 졸업생을 위한 인턴십이나 기타 병원 수련에 대한 언급조차 없었다.

그러한 견해는 제1차 세계대전 이후에 빠르게 사라졌다. 의학 지식, 기술, 실무는 너무 빠르게 성장하고 변화하고 있었다. 의과대학에서의 우수한 경험도 더는 개업을 위한 충분한 준비가 아니었다. 따라서 졸업 후 병원 수련은 모든 의사에게 표준이 되었다. 또한, 전문의가 되거나 학문적 의학에 종사하기를 원하는 사람들을 위한 추가적인 훈련이 필요했다. 이러한 목적을 위해 "전공의" 즉, 인턴십에 이은 몇 년간의 병원 경험이 허용된 수단이 되었다. 1920년대에 이르면, 의학교육자들은 미국의 의료의 수준이 "학생 때 습득한 지식보다는 졸업 후에 의사들이 형성한 정신적 습관에 의해 영향을 받았다고 주장하였다."[1]

졸업후 의학교육 시스템을 만드는 과정에서, 존스 홉킨스 의대는 다시 한 번 중요한 역할을 했다. 그럼에도 불구하고 존스 홉킨스가 도입한 대학 기반, 학문적 모델은 졸업 후 의학교육에서는 결코 기본의학교육에서처럼 완전히 성공하지는 못했다. 항상 교육과 진료, 대학의 이상과 도제직의 전통 사이의 긴장은 최고의 인턴과 전공의 프로그램도 망쳐놓았다. 더욱이 대학의 기반과 규제 속에 남아 있던 기본의학교육과 달리, 졸업후 의학교육은 병원을 기반으로 하여, 전문직에 의해 규제되었다. 많은 인턴과 레지던트 프로그램은 의과대학과 관련이 없는 병원에서 만들어졌다. 졸업 후 의학교육에서, 의과대학은 이 업무를 위해 변화했는데도 교육적 독점을 상실했다.

인턴십과 레지던트의 탄생

1870년대 이후, 미국의 의과대학은 점점 더 폭증하는 의학 지식을 수용하기 위해 학습 기간을 늘려야 한다는 압력을 받아왔다. 한 세대 이상 동안 그들은 성공적으로 그 일을 해냈다. 1870년부터 30년 동안 학기는 16주에서 32주로, 교육 연한은 2년에서 4년으로 늘어났다. 일반 개업의가 되는 전형적인 의대 졸업생에게, 더 이상의 공식적인 강의는 그다지 필요하지 않아 보였다.

그러나 제1차 세계대전이 되자 4년 과정에서도 가르칠 것이 너무 많았다. 추가 임상 경험이 모든 의사에게 필요하게 되었다. 전문의가 되고자 하거나 의학 연구를 추구하는 사람들에게도 추가로 학습이 요구되었다. 1920년대에 이르러 의학교육에서 가장 중요한 쟁점은 기본 의학교육에서 공식적인 졸업 후 의학교육으로 바뀌었다.[2] [엄밀히 말하면 의대생은 대학원생이었지만, 의학교육의 관점에서 보면 학부생이었다. 그래서 "기본의학교육(undergraduate medical education)"이라는 표현은 의과대학 4년을, "졸업 후 의학교육(graduate medical education)"이라는 표현은 인턴과 레지던트 수련을 의미한다.]

의사의 교육을 완성하는 최선의 방법은 무엇이었을까? 일부 의학 교육자들은 의과대학에 5학년을 추가해야 한다고 생각했다. 제1차 세계대전 동안에 이 개념의 옹호자들은 특히 중서부 의과대학과 몇몇 엘리트 동부 학교들 사이에 많았다.[3] 그러나 대부분의 의과대학은 교육과정을 연장할 물리적, 재정적, 인적 자원이 없다고 보았다. 대신, 대부분의 의학교육자들은 병원에서 일정 기간 졸업 후 교육을 받는 것을 선호했고, 이는 광범위한 임상 실무 경험이라는 잠재적 이점을 제공했다.

병원에서 졸업 후 교육을 받을 기회는 오래전부터 있었지만, 그러한 자리는 극히 소수의 졸업생에게만 주어졌다. 제1차 세계대전 이전에 이러한 병원의 직위는 "인턴", "엑스턴(extern)", "하우스 퓨필(house pupil)", "하우스 피지션(house physician)", "레지던트", "레지던트 피지션"과 같은 다양한 이름으로 불렸다. 그러나 다들 비슷한 경험을 제공했는데 1~2년을 병원에서 생활하고 일하며, 환자를 돌보고, 당대의 저명한 의사들의 진료를 관찰하는 것이다.

제1차 세계대전 이전에 병원의 이 직위에는 상당한 교육적 결함이 있었다. 그들은 수련의들의 전문적인 성장을 위해서만 아니라 병원의 이익을 위해 존재했다. 병원이 점점 커지고 바빠짐에 따라 병원 운영 업무는 급격히 늘어났다. 많은 업무가 수련의들에게 떨어졌는데, 그들은 최소한의 숙식을 제공받거나 임금을 전혀 받지 못했다. 수련의는 환자 진료에 참여했지만, 일상 시간 대부분은 교육적 가치가 없는 다양한 업무에 사용되었다. 이 중에는 구급차 탑승, 도서관 업무, 기구 청소, 장비 주문, 검사실 검사 수행 등이 포함되어 있었다.

제1차 세계대전 동안 이 병원의 직무 체계는 인턴십 시스템으로 발전했다. 당시 "인턴십"은 의과대학 졸업 후 의사들의 일반적인 교육을 완성하는 병원 기반 경험으로서 표준화되었다. 옛 명칭은 새로운 명칭으로 바뀌었다. 예를 들어, 매사추세츠 종합병원에서, "인턴"이라는 용어는 이전부터 오랜 역사를 가진 "하우스 퓨필(house pupil)"이라는 용어를 대체했다.[4] 의학교육위원회는 이미 의과대학을 평가하는 데 쏟은 열의를 가지고 인턴십을 "승인"할 목적으로 병원을 조사하기 시작했다. 1919년 의학교육위원회는 처음으로 "인턴십 승인을 위한 개요"를 발표했는데, 1920년 이 기구는 "의학교육및병원평의회(Council on Medical Education and Hospitals)"로 명칭을 바꾸었다."[5]

인턴십은 병원과 대학의 전통을 모두 반영했다. 병원에 기반을 둔 프로그램으로서, 그것은 의대 졸업생을 위한 19세기의 병원 직무 시스템과 분명히 닮았다. 그러나 그것은 또한 공식적으로 조직된 교육 프로그램으로 제도의 전환을 포함했다. 적절하게 수행된 인턴십의 많은 교육적 특징들은 "견습 정비공의 '실무 교육'과는 비교 불가능한, '교육'임을 분명히 한다."고 의학교육및병원평의회는 주장하였다.[6] 불충분한 교육을 제공한 병원은 이 평의회의 지침을 위반했으며, 따라서 승인을 받은 인턴십 리스트에서 제외되었다.

몇몇 교육적 특징들이 인턴십을 19세기의 병원 직무와 차별화했다. 첫째, 집담회, 세미나, 회진, 강의, 그리고 기타 공식 및 비공식적인 교육 기회가 있었다. 둘째, 의과대학 부속병원에서 의대생의 존재는 배움뿐만 아니라 가르칠 기회를 제공했다. 셋째, 교육병원에서는 인턴십이 임상 연구에 참여할 기회를 제공했다. 마지막으로, 최고의 프로그램은 인턴이 환자들을 자세히 연구하도록 격려했다. 교육병원에서 인턴은 한 번에 평균 9명의 환자를 맡았는데, 이는 지역 병원의 평균 환자 25명과 비교된다. 환자 부담이 가벼워진 인턴은 환자들에 대해 더 많은 시간을 할애하고 회의와 회진에 참석할 수 있었다.[7]

의대와 병원 모두 인턴십의 성장을 장려했다. 학교는 이 인턴십을 시설과 자원의 과도한 부담 없이 졸업생들에게 추가적인 수련을 제공하는 방법으로 여겼다. 병원은 인턴을 점점 더 많아지는 환자들에게 최신의 진료를 제공해야 하는 임무에 대한 주요 해결책으로 보았다. 이에 따라 인턴직은 급증했다. 1914년에는 의과대학 졸업생의 절반만 인턴을 할 수 있었다.[8] 1923년이 되자 처음으로 이용 가능한 인턴십의 수가 모든 의대 졸업생들을 수용할 수 있을 만큼 많아졌다.[9] 제2차 세계대전이 끝날 무렵에는 약 1,300개의 병원(전국 병원의 약 3분의 1)이 인턴십을 승인받았고, 인턴 자리의 수는 의대 졸업생 수를 훨씬 초과했다.[10] 가장 바람직한 프로그램은 교육병원이었지만, 지역 병원에도 인턴십이 확산되면서 모두가 인턴을 할 수 있게 되었다.

인턴십의 종류는 세 가지였다. 가장 널리 유행한 것은 인턴이 모든 임상과를 순회하는 이른바 '순회(rotating)' 인턴십이었다. 일부 병원, 특히 의과대학 부속병원들은 인턴이 모든 시간을 해당 분야에서 보내는 내과와 외과의 "스트레이트(straight)" 인턴십을 제공했다. 세 번째 유형은 "혼합" 인턴십으로, 순회 인턴십과 스트레이트 인턴십의의 절충으로서, 순회 인턴십보다 내과와 외과에 더 많이 집중하도록 하고 다양한 특과에는 더 적은 시간을 할애했다.[11]

인턴십 프로그램의 연한은 다양했다. 대부분은 1년이었는데, 많은 수가 더 길었고, 몇몇은 3년이나 되었다. 일부 병원들은 다양한 연한의 인턴십을 제공했다. 예를 들어, 마운트 시나이 병원은 1년, 2년 반의 인턴십을 모두 제공했는데, 후자가 더 엄격했지만, 졸업생들에게는 더 인기가 있었다.[12]

제1차 세계대전 이후 여러 해 동안 의학교육자들은 인턴십이 기본 의학교육의 정점인지 아니면 졸업 후 의학교육의 첫 번째 단계인지를 논의하였다. 일부 학교에서는 의학 학위(M.D.)[53)]를 수여하기 전에 인턴십을 만족스럽게 이수해야 했다. 그러나 1939년까지 12개 학교를 제외한 모든 학교가 4년 과정을 마치고, M.D. 학위를 수여했는데, 이는 그들이 인턴십을 졸업 후 의학교육의 일부라고 생각했음을 보여준다.[13] 제2차 세계대전 이후에는 M.D. 학위를 위해 인턴십을 성공적으로 완수하라는 요건이 사라졌다.

인턴십의 교육적 이상은 항상 실현되지는 않았다. 심지어 교육병원에서도, 서비스 기능은 종종 교육 활동을 압도했다. 마운트 시나이 병원(뉴욕)에서는 인턴들이 충분한 교육을 받지 못하고 있다고 불평했고, 장로교 병원(뉴욕)에서는 인턴들이 병원 메신저 일을 하는데 많은 시간을 보내고 있었다.[14] 의대와 연계되지 않은 지역 병원에서는 교육적 이상으로부터 훨씬 더 심한 일탈이 일어났다. 남부 캘리포니아의 한 병원에서는 인턴이 간호사에게 복종해야 했고, 일상적인 병력 청취와 정맥 주사 투여만이 허용되었다. 교육 회진, 집담회 및 기타 교육 활동은 존재하지 않았다.[15] 미시간에서는 많은 인턴십 프로그램이 "의대 4학년보다 못한 수준으로 퇴행하게 하여, 인턴이 여기서 헤어나기가 매우 어렵거나, 전혀 불가능"했다.[16] 최악의 프로그램은 병상이 100개 미만인 소규모 지역병원에서 수행되었는데, 이 병원들은 너무 적은 교육에 비해 너무 많은 업무를 부과하여, "자율학습 인턴십 유형"이라 불릴 정도였다.[17] 이 교육의 질적 편차로 인해서, 의학 교육자들은 일반적으로 인턴십을 "현시점에서 가장 불만족스럽고 균일하지 못한 의학교육의 일부"라고 여겼다.[18]

53) Medical Doctor. 이는 단지 "의사"라는 뜻이지, 학위(Academic Degree)로서의 "의학박사"는 아니다. 우리나라의 "의학박사"에 해당하는 것은 D.M.Sc.(Doctor of Medical Science)와 같은 것이 있다.

→ · → · →

인턴십은 질적으로 다양했지만, 전반적으로 의사들이 일반의 개업을 준비하는 데 매우 효과적이었다. 그러나 전문의가 되려면 추가 공부가 필요했다. 1920년대에는 전문의 교육의 표준화된 시스템이 존재하지 않았다. 어떤 것은 교육적으로 건전하고, 다른 것은 명백히 불만족스러운 전문의로 가는 여러 경로가 있었다. 전문의가 되는 경로의 다양성은 19세기 기본의학교육의 다양한 경로를 연상시켰다.[19]

어떤 의사들은 교육병원의 전문 외래 클리닉에서 일하면서 전문의가 되었다. 시간과 행운 덕에, 그들은 언젠가 그 분야의 전문의로서 병원에 임용될 수 있을 것이다. 다른 이들은 이미 전문의가 된 기성 의사들의 조수로 일했다. 해외 수련은 세 번째로 인기 있는 전문의 경로였다. 1930년대 초반, 매년 약 1,000명의 의사들이 유럽에서, 특히 외과 전문분야의 강의를 들었다. 대부분은 비엔나로 갔는데 비엔나에서는 미국인을 위한 영어 교육이 제공되었고 실무 경험을 얻을 기회가 많았다.[20] 전문의가 되는 또 다른 공통적인 길은 공식적인 코스웍이었다. 어떤 과정은 1~2주 정도로 짧았고, 다른 과정은 진정한 대학원 교육과 연구를 포함했다. 대부분의 프로그램은 독립 의학대학원54)이 제공하였지만, 몇몇은 종합대학 의과대학에 의해 후원을 받았다. 마지막으로, 레지던시가 있었는데 이는 인턴십을 마친 후 특정 분야에서 일정 기간 병원 수련을 받는 것이었다. 많은 의사가 이러한 접근 중 두 개 이상의 방법을 결합했는데, 예를 들어, 유럽에서의 연구에 이어 교육병원의 전문 외래 환자 클리닉에서 몇 년간 일하거나, 또는 그 분야의 공인된 의사의 조수로 2, 3년 일한 후에 독립 의학대학원의 전문 강좌에 참여하거나 하는 등이다.[21]

전문의가 되는 접근법이 제각기여서 커다란 혼란이 존재했음은 놀랄 일도 아니다. 학교와 수련의들조차 다양한 접근법을 서로 구별하기 어려웠다. 또한 "졸업후 의학교육"(의료 전문 분야에 대한 공식적인 준비)과 후에 "보수교육(continuing medical education)" 또는 "학위 후 의학교육(post graduate medical education)"이라고 불리게 된 것(현직 의사에게 최신 지견을 교육하거나 근본 원리를 재교육하는 연수 교육) 사이에 상당한 혼란이 있었다. 의과대학이나 교육병원이 제공하는 일부 재교육 과정은 전문의를 수련한다고 알려진 독립 의학대학원의 많은 프로그램들보다 더 엄격했다.

제1차 세계대전 후 의학교육이 직면한 난제는 전문의 수련의 통일성 결여와 전문의 자격 진입 수준이 낮은 것이었다. 이른바 '전문의'들 중 많은 수가 제대로 수련을 받지 못한 자칭(self-named) 전문의였다. 대부분은 해당 분야의 과학적 기초나 임상적인 측면에 있어 폭넓은 경험을 결여하였

54) freestanding graduate medical schools. 주로 전문 술기만을 단기간에 가르치는 상업적인 의학교육기관.

다. 전문의로 가는 가장 공통적인 경로는 30여 개의 독립 의학대학원 중 한 곳의 과정을 거치는 것이었다. 몇 주를 공부한 뒤, 그러한 프로그램의 졸업생들은 스스로 "전문의(specialist)"라고 칭하곤 했다. 전문의를 향한 지름길은 외과에서 특히 흔했다. 외과 전문의가 되려면 6~7년 이상 실제 환자를 대상으로 최소 1,000시간의 수술 경험이 필요하다는 것이 주요 대학 외과 교수들의 공통된 의견이었다.[22] 그러나 많은 독립 의학대학원은 시신이나 개를 대상으로 다양한 수술을 해보는 1~2주 과정을 통해 "외과 전문의"를 생산했다.[23]

의학대학원은 다양했다. 미네소타 대학 의학대학원, 뉴욕 의학대학원, 펜실베이니아 대학 의학대학원과 같은 몇몇 학교들은 존경할 만한 학문 기관이었다. 제2차 세계대전 당시와 이후 이들 대부분은 의과대학에 흡수되었다. 그러나 많은 영리 의학교들이 플렉스너 보고서 이전에 있었듯이 대다수의 의학대학원은 상업적이고 영리를 추구하는 기업이었다. 이 중 가장 악명 높은 곳은 외과 술기 의학대학원(Postgraduate School of Surgical Technique, 시카고 소재)과 시카고 안, 이, 비, 인후 칼리지(Eye, Ear, Nose, and Throat College)였다.[24] 영리 학교가 워낙 많아 1920년대 졸업 후 의학교육은 세기가 바뀔 무렵의 기본 의학교육과 비슷한 위치에 있었다.

전문의 양성에 관심을 갖게 되면서, 의학교육자들은 단기간의 상업 과정을 없애고 전문의 수련을 진정한 교육경험으로 만들기 위해 노력했다. 그러나 이를 위한 최선의 방법에 대한 논의는 분분했다. 일부는 의과대학이 임상 전문분야의 졸업 후 교육을 위한 조직화된 프로그램을 개발하여 전문의 수련을 대학에 도입해야 한다고 생각했다. 제1차 세계대전 후 하버드, 존스 홉킨스, 뉴욕, 컬럼비아 의대를 포함한 일부 의과대학들은 그러한 접근법을 채택했다. 그들은 일반적으로 단일 분야에서 최소 3년간의 임상 실무, 전임상 과목에 대한 광범위한 교육과정, 엄격한 평가, 독창적인 연구 및 논문을 포함하는 학위 수여 프로그램(가장 일반적으로는 의과학 박사 학위-Doctor of Medical Science)을 창설했다.[25] 분명 가장 큰 프로그램을 운영했던 컬럼비아 의대는 1930년대 초부터 1939년까지 299명의 대학원생을 등록시켜 90명에게 Med. Sc. D. 학위를 수여했다.[26]

그러나 1900년대 초에는 다른 모델이 개발되었는데 바로 레지던트였다. 이는 전문의가 되고자 하는 의사들을 위해 인턴십 후 오랜 기간 병원 서비스를 제공했다. 인턴십과 마찬가지로 레지던트도 의대 졸업생들을 위한 이전의 병원 직무 시스템에 그 기원을 두고 있다. 19세기에는 "레지던트"와 "인턴"이라는 용어가 어느 정도 혼용되었다. 그러나 20세기에 미국 의학에 대한 독일 영향의 또 다른 예로서 레지던트는 집중적인 교육경험으로 전환되었다. 한 보고서에서 정의한 바와 같이 레지던트는 "오늘날의 개념"으로는 "의사가 특별한 임상 전문분야에 능통하도록 하고 이 분야에서 지속적인 발전을 위한 교육적 배경을 제공할 수 있도록 고안된 진보적인

졸업 후 교육경험"을 의미하게 되었다.[27]

현대의 레지던트는 1889년 존스홉킨스 병원이 개원하면서 미국에 도입되었다.[28] 당시 교수진은 인턴십을 마치고 특정 분야의 의학을 공부하기 위해 병원 수련을 계속하고 있는 의사를 지칭하기 위해 "레지던트"라는 단어를 사용했다. 이 병원은 처음에 내과, 외과, 그리고 산부인과의 레지던트를 채용했다. 의료진의 지도자-내과의 윌리엄 오슬러와, 외과의 윌리엄 홀스테드55)-들은 모두 존스 홉킨스의 레지던트 프로그램에 영감을 준 것이 독일 대학 클리닉의 "상주 조수(house assistant)" 시스템이라고 인정했다.[29]

독일 모델과 마찬가지로 홉킨스의 레지던트 프로그램도 성숙한 학자 양성을 위한 학문적 경험으로서 고안되었다. 오슬러의 말에 따르면 레지던트는 "학문적인 병원 업무를 하고자 하는 우수한 사람"이어야 한다.[30] 레지던트는 병원에서 장기간 거주했다. 특정 분야의 연구를 위한 무제한의 시간일 때도 있었다. 그들은 임상 실무 외에도 독창적인 연구를 수행할 것이라고 기대되었고 전임상 학문 분야와도 밀접한 관계를 유지하였다. 존스 홉킨스의 교수진은 많은 레지던트들이 궁극적으로는 특정 분야의 전문가로 임상 실무에 입문할 것임을 이해했지만, 그들은 레지던트 프로그램의 가장 중요한 목표는 연구자와 교수의 양성이라고 여겼다. 홀스테드는 이렇게 설명했다. "우리는 시스템이 필요하다... 이는 단지 외과의사뿐만 아니라 가장 최상위 유형의 외과의사들을 생산하게 될 것이다."[31]

제1차 세계대전 동안, 존스 홉킨스 의대의 시스템은 이전 세대에 기본의학교육에서 그러했듯이 다른 학교로 확산되었다. 존스 홉킨스 레지던트 출신들은 때때로 그 과정을 촉진하였다. 예컨대, 홀스테드 산하에서 외과 수석 레지던트였던 신경외과 의사 하비 쿠싱(Harvey Cushing)은 존스 홉킨스 병원을 본떠 피터 벤트 브리검 병원에서 레지던트 프로그램을 만들었다. 마찬가지로 홀스테드의 또 다른 후예인 조지 휴어(George Heuer)는 홉킨스식 외과 훈련 모델을 신시내티 대학, 나중에는 코넬 의대로 가져왔다.

존스 홉킨스 대학의 레지던트 제도가 확산되면서 본래 그랬던 것처럼 학문과 연구가 지속적으로 강조되었다. 레지던트 제도는 병원 내 대학원의 많은 특성을 전제하고 있었다. 일부 병원에서는 레지던트를 "대학원생", "펠로우", 또는 "졸업생 펠로우(graduate fellow)"라고 불렀다.[32] 레지던트는 종종 M.S., Sc.D., 또는 Ph.D.와 같은 학위를 위한 공식 연구를 임상 업무와 결합하도록 권장되었다. 레지던트의 논문 출판은 일반적인 관행이었으며, 많은 임상과는 레지던트가 수행하는 연구의 숫자를 자랑했다.[33] 레지던트는 전임상 학과의 펠로우, 또는 대학원 조교들이 수행하

55) William Halsted(1852~1922). 존스 홉킨스 의대 창설자 중 한 명이며 외과 교수로 미국 외과의 아버지라고 불린다. 무균 수술법을 도입하였고 유방의 근치적 절제술 등 많은 업적을 남겼다.

는 일과 유사한 역할을 했다. 공통된 목표는 미래의 학계 지도자를 배출하는 것이었다.

임상 실무와 연구를 결합하는 것을 강조하면서, 제2차 세계대전 이전의 레지던트는 이중적인 역할을 했다. 가장 눈에 띄는 것은 임상 특과에서 전문의 수련을 제공한 것이었다. 그러나 이는 한편 젊은 의사들도 임상연구에 참여할 수 있도록 준비시켰다. 이 두 번째 역량을 통해 이는 미국에서 임상연구를 제도화하는 데 도움을 주었고, 해당 분야에서 차세대 교수와 연구자를 배출했다. 미국에서는 임상과학(clinical science)의 성숙에 기여한 것이 하나의 제도적 혁신, 즉 임상과에 "전임" 교수를 임명하는 것이었음은 오래전부터 인정되어 왔다.[34] 레지던트 제도에도 같은 인식이 생겨났다. 임상 과학, 임상 전임제 교수 시스템, 그리고 레지던트 제도는 함께 발전하였다.

모든 의대 졸업생들이 이용할 수 있게 된 인턴십과는 달리, 레지던트는 엘리트들을 위해 남겨졌다. 통상 의과대학과 인턴십에서 좋은 성과를 거두어야 레지던트 자격을 얻을 수 있었다. 일부 프로그램은 전임상 학과에서의 연구 경험이라는 추가 요건을 부과했다.[35] 레지던트가 되었다고 하여, 이 프로그램을 마칠 수 있다는 보증은 주어지지 않았다. 모든 분야의 레지던트 프로그램은 소위 "피라미드" 형태로 구성되었는데, 이 피라미드의 정확한 형태와 경사는 프로그램마다 달랐다. 계속해서 탈락하는 이들이 생겼다. 그 과정에서 "주니어 보조 레지던트"로 선정된 이들 중 일부만이 "시니어 보조 레지던트"로 계속 선정될 것이었다. 궁극적으로는 단 한 명만이 이 시기 졸업후 의학교육의 꽃인 "레지던트"[또는 동의어로 "수석 레지던트(chief resident)"]로 선택될 것이다. 수석 레지던트는 학과장의 조수로서 무기한 복무할 것이고, 적절한 자리가 마련되면 사실상 교수 임용도 보장될 것이다. 케네스 블랙판(Kenneth Blackfan)은 당대의 대표적인 소아과 의사였는데 워싱턴대와 존스 홉킨스에서 11년간 존 하우랜드(John Howland)의 수석 레지던트를 지낸 뒤 신시내티 대학의 소아과 교수로 임용되었다.[36] 피터 벤트 브리검 병원에서는, 내과에서 최초 7명의 수석 레지던트들이 각각 교수로 임용되었는데 반면 수석 레지던트로 선정되지 못한 보조 레지던트 20명 중에서는 3명만이 교수가 되었다.[37]

1920년대에 레지던트 프로그램은 더욱 널리 보급되기 시작했다. 1925년, 미국의사협회의 의학교육및병원평의회는 29개 병원이 포함된 최초의 레지던트 프로그램 목록을 발표하였다.[38] 1930년대에는 레지던트 제도가 더욱 두드러지게 성장했다. 1934년과 1939년 사이에 소위 "장기 레지던트"(즉, 3년 이상 수련)의 자리는 332명에서 1,791명으로 증가했고,[39] 1941년에는 존스 홉킨스 레지던트 모델을 따른 레지던트 프로그램이 외과에만 30개가 있었다.[40]

1930년대 후반에는 레지던트가 전문의가 되기 위한 최선의 길이 되었다. 대부분의 전문의 지망생들은 레지던트 제도가 학비를 내지 않아도 되는 것은 물론, 학생보다는 의사가 된 느낌을 준다고 좋아했다. 교육병원과 의대 역시 레지던트 제도의 혜택을 받았다. 병원은 저렴한 비용으로 양질의 의료 인력을 확보할 수 있었고, 의과대학은 임상 전문분야에서 별도의 대학원 프로그램을 운영하는 데 드는 비용의 일부만을 들이고 고급 임상 수련을 제공할 수 있었다. 대공황 기간에 후원 기관에 있어서 이는 사소한 경제적 이점 정도가 아니었다.

레지던트 제도가 번창하는 동안, 임상 전공의 정식 대학원 과정에 지원하는 이는 점점 더 줄어들었다. 제2차 세계대전이 발발함에 따라 이 프로그램들은 종료되거나 기존 레지던트 제도와 병합되었다. 컬럼비아 장로교 메디컬 센터의 졸업후 의학교육의 진화는 이러한 현상을 잘 보여준다. 1920년대에 이 센터가 설립되었을 때, 졸업후 의학교육의 공인된 단일 경로는 없었다. 여러 해 동안 이 의대는 대학원 프로그램과 장로교 병원의 레지던트 프로그램을 모두 운영했다. 1930년대 후반에 이르자 학장과 교수들은 "의학교육은 인턴십과 레지던트를 통해서만 제공될 수 있다."고 믿었다.[41] 이에 따라 학위 수여 프로그램을 종료하고 레지던트와 병합하는 계획을 세웠다.[42]

1930년대에 미국의 전문의 수련은 표준화되고 체계화되기 시작했다. 이 작업의 대부분은 전문의 인정 위원회(specialty board)에 의해 이루어졌는데, 이들은 의학교육및병원평의회와 다양한 전문학회(외과전문의에 대해서는 미국외과학회, 내과전문의에 대해서는 미국내과학회 등)의 대표들로 구성되었다. 첫 번째 전문의 인정위원회인 미국 안과의사 인정위원회(American Board of Ophthalmology)는 1917년에 조직되었지만, 1930년대에는 다른 많은 분야에서도 전문의 인정위원회56)가 설립되었다.[43] 이 위원회들은 전문의자격자문위원회(Advisory Board of Medical Specialties)의 도움을 받았는데, 이 기구는 1933년에 모든 전문위원회들이 참여하여 구성하였다.

1930년대에는 전문의 인정위원회가 승인한 병원의 "장기 레지던트"가 전문의가 되는 유일한 경로가 되었다. 레지던트에게 요구되는 시간은 분야마다 달랐지만, 어떤 경우에도 3년 이하는 받아들여지지 않았다. 각 위원회는 자체 규정이 있었지만, 일반적으로 전문의로서 자격증명을 위해서는 승인된 레지던트 프로그램을 이수하고, 그 후 몇 년간 전문 실무에 종사하며, 어려운 시험에 합격해야 했다. 이 시스템의 보다 합리적인 형태는 나중에 나타날 것이지만, 제2차 세계대전까지 미국의 졸업후 의학교육은 이미 체계화를 향한 주요 단계를 밟았다.[44]

56) 이 책에서 전문 과목의 표기는 원서가 역사서임을 반영하여 우리나라의 최근 표기가 아닌 전통적인 표기를 따랐다. 예컨대 "소아청소년의학과"는 "소아과"로, "비뇨의학과"는 "비뇨기과"로 표기하였다.

학계와 의료계의 지도자들이 전문의 수련의 수준을 향상하려고 노력하면서, 그들의 가장 중요한 목표는 단기 전문의 수련 과정을 없애는 것이었다. 그들은 졸업 후 의학교육에서 상업화와 피상적인 수련의 위험으로부터 대중을 보호해야 한다고 믿었는데, 이는 마치 한 세대 전에 많은 의학교육자들이 기본 의학교육에서 마찬가지로 대중을 보호해야 한다고 느낀 것과 마찬가지였다. 개혁의 충동은 1차 세계대전 당시 진보적 시기의 공식적인 "종료"에도 미국 정치에서 사라지지 않았고, 의학교육에서도 죽지 않았다.[45] 이전의 기본의학교육 개혁처럼, 졸업 후 의학교육의 개혁은 도덕성 회복 운동의 성격을 많이 띠었다.

의과대학의 경우, 졸업 후 의학교육의 발전은 전환적 사건이었다. 제1차 세계대전 동안, 대부분 학교의 주된 관심은 기본의학교육에 있었다. 제2차 세계대전이 되자, 그들의 관심은 인턴십과 레지던트로 상당 부분 옮겨졌다. 새로운 프로그램이 설립되고 기존 프로그램이 확대되면서 일부 학교들은 거의 임상클럭십만큼이나 인턴과 레지던트에게 많은 책임이 있다고 생각했다. 제2차 세계대전이 시작되자 의과대학의 교육 평판은 기본의학교육뿐 아니라 졸업 후 교육의 성과에도 크게 좌우되었다.

의과대학이 졸업 후 의학교육의 지적인 안내를 제공했지만, 이를 통제하지는 않았다. 일부 레지던트와 대부분 인턴은 의과대학과 무관한 병원에 있었다. 더 중요한 것은, 이 교육 프로그램에서도 수련 장소는 의과대학이 아니라 병원이었고, 병원은 환자, 회의실, 실험실 시설, 기숙사, 그리고 수련의를 유지하는 데 드는 비용을 제공했다. 매사추세츠 종합병원이 단도직입적으로 지적한 바와 같이, "기본 의학교육은 하버드 의과대학 학장과 교수진이 지휘한다. 인턴과 레지던트 등 수련의들의 졸업후 교육은 오로지 병원의 기능일 뿐이다."[46] 물론 대부분의 교육병원에서 임상과장은 의과대학의 학과장이었다. 그러나 개별 레지던트 프로그램을 지휘하는 데 있어서, 임상과장은 전반적인 의과대학의 요구가 아니라, 그들의 부서와 병원의 요구에 부응하여 운영하였다.

제2차 세계대전 무렵 졸업후 의학교육의 통제와 규제는 대학이나 그 대리 기관인 미국의과대학협회(AAMC)가 아닌 복잡한 일련의 규제 기관을 통해 전반적으로 의사들에게 의존했다. 물론 의과대학 교수들은 이 모든 조직에서 커다란 영향력이 있었다. 그러나 그들의 목소리만이 전부가 아니었고, 규제 기관의 결정은 인가를 원하는 프로그램에 구속력을 가지고 있었다. 주요 교육병원에서도 레지던트 프로그램은 전문의 자격 인정위원회의 지시에 부합하도록 세부사항을 지속적으로 조정했다. 예를 들어, 미국 최고의 외과 레지던트 프로그램을 자랑했던 반즈 병원에서는, 에바트 그레이엄(Evarts Graham) 과장이 "레지던트 서비스가 미국외과학회 및 외과전문의 인정위원회의 요구를 충족시킬 수 있도록 병리과와 외래의 파견 스케줄을 바꾸었다."[47] 아이러니컬하게도, 그레이엄 자신이 미국 외과전문의 인정위원회 창설을 위해 앞장섰다.[48] 의대 교수들은 종종 특정 전문의 인정위원회의 정책이나 자의적인 결정(특히 당시에 대부분의 학위 취득에 필요했던 구두시험에 누구를 합격시켰는지에 관해)에 대해 불만을 표시했다. 그러나 그들은 수련 프로그램이 인증을 받기를 바란다면, 그 프로그램이 규정을 준수하도록 할 수밖에 없었다.

대학에서 전문학회로 졸업후 의학교육의 통제가 넘어간 것은 의도한 것이 아닌 자연스러운 결과였다. 제1차 세계대전 후, 의학교육평의회와 미국병원협회를 포함한 대부분의 전문직 구성원들은 인턴십이 대학의 통제를 받아야 한다고 생각했다. 예를 들어, 미국병원협회의 인턴 위원회는 "M.D. 학위를 수여하기 전에" 인턴십을 요구해야 하고, 의과대학이 이 기간에 통제의 책임을 받아들여야 한다고 믿었다.[49] 마찬가지로, 몇몇 전문학회를 포함한 여러 단체들은 레지던트 수련이 대학의 책임이라고 생각했다. 예컨대, 미국 내과학회의 대변인은 다음과 같은 입장을 밝혔다.

인턴십과 레지던트 모두 졸업후 의학교육에 속하며, 결과적으로 그들은 의학교육자와 교수들의 직접적인 관심사이다. 그러므로 이는 대학의 동문회와 유사한 정도의 영향력을 행사할 수밖에 없으며, 교육적 시야가 좁은 전문 학회가 아닌 교육자들에 의해 관리되어야 한다. 교육적인 관점에서 볼 때, 대학의 다양성이 부족하다. 의과대학이 이러한 방향에서 자신의 책임을 거부하는 경우, 전문의 자격 인정위원회나 이와 유사한 기구들이 졸업후 의학교육에 부당하게 큰 영향력을 획득할 수 있는 가능성은 분명한 위험으로 인식되었다.[50]

그러나 대부분의 의과대학 지도자들은 이에 반대했다. 이들은 자체의 교육병원에서 수준 높은 인턴십과 레지던트 프로그램을 개발하는 데 몰두하였지만, 이 프로그램들이 다루기 힘들어질 것을 우려해, 모든 의대 졸업생들이 갈 수 있을 만큼 프로그램의 규모를 확대하기를 거부했다. 또 직접 통제하거나 감독할 수 없는 지역사회 병원의 프로그램에 대한 책임을 맡는 것도 꺼려했다. 몇몇 의과대학 지도자는 "만약 학교가 (졸업후 의학교육을 규제하는) 이 책임을 지지 않는다면, 전문의 인정위원회나 다른 전문 기구들이 그렇게 할 것이다."[51]라고 경고했다. 기본적으로 졸업후 의학교육의 통제는 대학의 지속적인 기본의학교육에 대한 통제와 구별되어, 대학에서 전문학회로 이관되었다. 이것은 의과대학이 내린 선택이었지만, 나중에 다시 그들을 괴롭히게 될 선택이었다.

감독에서 책임으로

임상클럭십을 통해 얻은 모든 실제 경험에 대해, 의대생은 면밀한 감독을 받았다. 그러나 환자 진료에 대한 모든 책임을 지는 것을 배우기 전까지 성숙한 의사가 아니라는 사실은 의학에서는 자명했다. 수련 중인 의사가 독립성을 개발할 기회를 얻게 된 것은 일반의에게는 인턴, 전문의에게는 레지던트 기간이었다. 책임은 졸업후 의학교육의 교육적 특성이자, 학생들을 의사로 변화시키는 특징이었다.

환자 관리에 대한 책임은 자동적으로 수련의(인턴과 레지던트의 총칭)에게 귀속되지는 않았다. 오히려 그것은 단계적으로 얻어졌다. 전형적으로 인턴과 레지던트들은 학생 때 보조했던 제한된 임무로부터 시작했다. 능력을 입증하면서 그들은 더 많은 독립성을 얻었다. 외과와 같은 기술적 영역에서는, 수술 기법에 숙달하고 외과적 판단을 발전시키는데 필요한 기술의 어려움 때문에 서서히 책임을 맡겼다. 내과나 소아과와 같은 인지적 영역에서는 일반적으로 의사결정에 대한 책임을 더 일찍 주었다. 수련의들은 대개 중요한 치료적 결정에 대한 책임을 맡기 전에 진단 능력을 입증해야 했다.

책임의 부여가 감독의 결여를 의미하는 것은 아니었다. 교수와 정기적으로 접촉해야 했고, 책임의 수준은 점차 올라갔다. 이것은 특히 외과에서 더욱 그러했는데 레지던트들은 수술에 대한 책임을 맡을 때까지 하염없는 기간을 기다리곤 했다. 1930년대 존스 홉킨스에서는 외과 레지던트들이 첫 번째 충수절제술이나 담낭절제술을 하도록 허락받기까지 몇 년을 기다려야 했다. "우리는 수석 레지던트와 외래교수들의 수술을 수없이 보조했다. 수많은 시간 수술을 하고, 또 해서 독자적으로 그 수술을 하게 될 즈음에는 사실상 처음 하는 것 같지가 않았다."[52] 항상 수련의들과 함께 일하는 한 발 더 앞선 선배가 있었다. 레지던트는 인턴과, 상급 레지던트는 하급 레지던트와, 수석 레지던트는 상급 레지던트와 일했다. 백업과 지원이 항상 가능했고, 수련의가 저지르는 가장 큰 도덕적 잘못은 도움을 요청하지 않는 것이었다.

수련의는 철저한 감독을 받았지만, 의대생보다 훨씬 더 많은 책임을 부여받았다. 클럭십에서 학생들은 개인적으로 감독을 받았는데, 대개는 수련의들이 감독을 맡았다. 인턴십과 레지던트 과정에서, 수련의들은 훨씬 더 독립적으로 일했다. 한 외과 주임교수는 주장하기를, 모든 수련의의 업무가 교수의 지시에 따라 이루어졌다고 생각하는 것은 "소설"이었다.[53] 수련의들에게 도움을 줄 수 있었지만, 그들이 그것을 요구해야 했다.

증거는 단편적이지만 이 시스템은 의학교육의 촉진뿐만 아니라 환자 안전 보장이라는 관점에서도 효과가 있는 것처럼 보였다. 철저한 통제 시스템이 마련되었다. 찰스 보스크57)는 수련의 교육에서의 직업적 의례들(교수와의 아침 회진, 집담회, 병리 컨퍼런스, 이와 유사한 활동들)이 견제와 균형의 체계를 제공하고, 수련의의 감독을 도왔으며, 인턴과 레지던트들이 불확실성을 다루는 법을 배우도록 도왔음을 지적했다.[54] 오류가 가끔 발생했지만, 완전히 훈련된 의사들보다 더 자주 발생하지는 않았다. 예를 들어, 한 교육병원은 레지던트와 전임교수들 간에 외과 이환율과 사망률에서 차이를 발견하지 못했다.[55] 당시 미국 사회는 훗날보다 훨씬 소송이 적었지만, 1944년에 뉴욕주에서 인턴이나 레지던트에 대한 의료과오 소송이 이긴 판례가 없었다. 뉴욕 병원들은 수련의에 대해 의료 책임보험을 들어야 할 필요성을 느끼지 않았다.[56]

책임을 맡는 것은 인턴십과 레지던트의 가장 중요한 교육적 특성으로 널리 인식되었다. 책임을 적게 부여하는 프로그램의 수련의들은 수련을 제대로 받지 못한 것으로 간주되었다.[57] 이러한 이유로 수련의가 자비 환자보다 병동 (자선) 환자 관리에 훨씬 더 큰 책임을 지기 때문에, 가장 선호하는 자리는 대형 병동 (자선) 서비스를 제공하는 공공 또는 시립병원이었다. 당시 많은 교육병원에는 병동과 자비 환자에게 별도의 상근 의사를 배치했다. 변함없이, 병동 자리의 수요는 많은 반면, 자비 환자 서비스 담당 자리는 어쨌든 채워지기는 했지만, 능력이 떨어지는 사람들로 채워졌다.[58]

교육병원에서는 야심만만한 인턴과 레지던트들이 환자 진료에 대한 책임을 맡을 기회를 즐겼다. 수련의들은 종종 수술을 하거나 중요한 결정을 내리기 위해 서로 경쟁했다. 어린이 폐렴은 소아과 인턴이나 레지던트 중 누가 보아야 할까? 외과 상급 레지던트라면 그 맹장 수술을 하급 레지던트에게 "양도"할까? 존스 홉킨스에서는 상급 외과 레지던트들이 직접 수술을 하기 위해 개인 주치의에게 증례를 숨긴다고 알려져 있었다.[59] 수련의에게는 환자가 그들의 몫이었고 그들은 열심히 환자 진료의 모든 측면을 담당했다.

책임의 부여는 졸업후 의학교육의 근본적인 딜레마를 드러냈다. 수련의의 환자에 대한 책임이 어느 정도일 때 진정한 교육의 기회임이 드러나는가? 그리고 어느 정도로 병원에 값싼 노동력을 제공했는가? 한 경험이 풍부한 의학교육자가 지적했듯이, 인턴십과 레지던트의 목적이 전적으로 교육적이었다면, 병원은 수련의 규모를 늘리는데 그렇게 열심이지 않았을 것이다.[60] 주요 교육병원의 병동 서비스에도 수련의들은 수많은 임무를 담당했다. 혈액검사와 소변검사, 엑스선 촬영실이나 물리치료실로 환자 이송과 같은 이런 일들은 보통 의사라면 하지 않을 일이었다. 주로

57) Charles Bosk(1948~2020). 미국의 사회학자. 펜실바니아 대학 교수. 의료문화를 깊이 탐구하고 의료사회학 발전에 기여하였다.

"교육적 필요보다는 기관의 필요"[61]에 의해 수련의의 업무가 결정되었던 지역 병원에서는 교육과 진료 서비스의 균형이 서비스 쪽으로 더욱 기울어졌다. 인턴십과 레지던트의 이러한 이중성-학습과 서비스 모두를 포함하는 경험, 그리고 수련의는 학생이자 병원의 직원이었다-은 졸업후 의학교육의 근본적인 모호성을 반영한다. 교육과 서비스 사이의 적절한 균형 잡기는 20세기 내내 의학교육자를 당혹스럽게 할 것이다.

수련의 선발

의학교육에서 졸업후 의학교육이 중요해지면서, 이는 자신의 미래를 염려하는 의대생에게도 중요해졌다. 좋은 인턴십은 모든 의사들에게 필요했다. 좋은 레지던트 수련은 전문의나 임상과 학자 지망자들에게 필요했다. "의학은 항상 경쟁적인 직업이었다." 코넬 의과대학 1학년 학생들은 1935년 수업 첫날에 이런 말을 들었다. "의학에서 당신의 모든 경력은 경주나 마찬가지다."[62] 제1차 세계대전 후 의학계의 '경주'에는 인턴십과 레지던트 자리 경쟁이 포함되었다.

1930년대까지 인턴십을 찾기란 어렵지 않았다. 가용한 인턴 자리는 의대 졸업자 수를 25% 초과했고, 병원은 서비스 필요를 충족시키기 위해 계속해서 새로운 인턴직을 창출하고 있었다.[63] 그러나 교육병원의 인턴십은 훨씬 더 얻기 어려웠다. 특히 가장 권위 있는 병원의 자리에 대한 경쟁이 치열했다. 예를 들어 1942년 마운트 시나이 병원(뉴욕)은 8개 자리에 145명의 후보자로부터 지원서를 받았다. 선발된 8명 대부분이 졸업 상위 10%에 속했고, 모두가 상위 1/3 안에 들었다.[64]

병원들은 의과대학 입학전형위원회가 가장 적합한 지원자를 어떻게 선발할 것인가에 대해 논의했던 것처럼 인턴십에 가장 적합한 지원자를 어떻게 알아낼 것인가를 놓고 토론했다. 의대 성적과 순위, 추천서, 개인 면접, 교수가 인턴 지원자에 대해 부과하는 서면 또는 구술 시험 등 다양한 요인에 대한 강조점은 프로그램마다 달랐다. 예를 들어, 장로교 병원은 인턴 지원자들에게 이틀간 시험을 치른 다음 면접을 보았으나, 반즈 병원과 세인트 루이스 시립병원은 지원자의 순위와 종합 성적에 의거하여 선발하였다.[65] 많은 교육병원이 소속 의과대학 졸업생을 위해 대부분의 자리를 예약했다. 예를 들어, 펜실베이니아 대학 병원은 14개의 자리 중 11개를 펜실베이니아 의대 졸업생 상위 4분의 1을 위해 남겨 놓았다.[66]

학생에게는 설상가상으로, 임용일에 대한 조정이 불가했고, 학생이 인턴십을 수락하면 구속력이 있는 것으로 여겨졌다. 많은 교육병원은 경쟁하는 교육병원이 임용을 하기 전에 자기 병원에서 일하도록 압박을 가했다. 이는 학생들에게 큰 딜레마를 초래했다. 선호하지 않은 병원의 임용을 수락하거나, 아니면 더 선호하는 병원의 임용 소식을 기약 없이 기다리는 것 말이다.[67] 원하는 자리를 얻기는 쉽지 않았고, 수많은 의대생은 불안해했다.

인턴십에 비해 레지던트 자리는 숫자도 적고 선발 방식도 비공식적이었다. 윌리엄 오슬러는 시험보다는 개인적 선택으로 레지던트를 지망하는 것을 선호한다고 표명했다. 그는 존스 홉킨스 병원 의료위원회에서 이렇게 말했다. "이 젊은이들은 항상 우리와 접촉하기 때문에 우리가 함께 즐겁고 마음에 맞게 일할 수 있는 사람이어야 한다. 나는 경쟁적인 시험의 결과로 내게 강요된 비신사적인 레지던트들 때문에 여러 번 고생했기 때문에 여기서 이에 대해 온건하게 항의하고자 한다."[68] 대부분의 레지던트 프로그램, 특히 선도적인 학술 프로그램들이 이 방법을 따랐다. 학과장은 개인적으로 아는 젊은 의사들을 선발하거나, 그들이 신뢰하는 이들의 사적인 권고에 의존했다. 거의 항상, 학술 레지던트 과정에 선발된 사람들은 인턴십에서 뛰어났고, 연구 능력을 입증하였다.

레지던트에 임명되었다고 해서 그 과정을 수료하는 것이 보장되지는 않았다. 대부분 레지던트 과정의 피라미드 조직으로 인해 정점에 오른 사람은 거의 없었다. 뉴욕 병원의 산부인과는 이 전형적인 피라미드를 잘 보여주었다. 이 프로그램은 1930년대 후반에는 1년차 8명, 2년차 8명, 3년차 3명, 4년차 2명, 5년차 2명으로 구성되었다.[69] 레지던트에서 탈락한 사람들의 운명은 프로그램의 위신과 해임 시기에 달려 있었다. 일류 교육병원에서 일찍 밀려난 사람들은 종종 다른 자리를 찾을 수 있었다. 권위가 낮은 프로그램에서 탈락한 이들은 대개 일반 개업의가 되었다. 정점에 이르지는 못했지만, 피라미드의 더 높은 지점에서 살아남은 레지던트들은 전문의 자격을 취득하거나 심지어 교수가 될 만큼 충분히 머물렀다. 예컨대, 에밀 괴치(Emil Goetch)와 윌리스 괴치(Willis Goetch)는 존스 홉킨스에서 윌리엄 홀스테드의 외과 레지던트 프로그램을 끝내지 못한 채 교수 겸 학과장으로 롱아일랜드 의과대학과 인디애나 의과대학에 각각 부임했다.[70]

졸업후 의학교육에서는 기본의학교육에서처럼, 아프리카계 미국인, 여성, 그리고 소수 민족과 종교, 특히 유대인에게 기회가 제한되었다. 대부분의 병원은 흑인을 인턴과 레지던트에서 제외했는데, 심지어 흑인들을 의대생으로 받아준 곳에서도 그랬다. 아프리카계 미국인들을 위한 인턴십 기회는 주로 "유색인종 병원"에 의해 제공되었다. 흑인을 위한 레지던트 자리는 거의 없었으며, 단지 소수의 기관에서만 있었다. 프리드먼 병원(하워드 메디컬 칼리지), 허바드 병원(메하리 메디컬 칼리지), 할렘 병원, 프로비던트 병원(시카고), 캔자스 시티 종합병원(2호), 그리고 호머 G. 필립스 병원(세인트 루이스 시티 병원(2호)) 등이다.[71]

마찬가지로, 여성들이 인턴, 레지던트, 스태프 의사 임명을 받을 기회는 의대생이 될 기회와 비례하지 않았다. 많은 교육병원은 여성이 아무리 임상클럭십을 잘 수행했더라도 인턴으로 임명하지 않았다. 상근직은 더욱 얻기 어려웠다. 예를 들어 제2차 세계대전 내내 미국 여성에게 개방된 외과 레지던트 자리는 없었다.[72] 1935년 뉴욕 장로교 병원은 의대에서 뛰어난 성적을 올린 '유색인 소녀'를 인턴으로 합격시켰지만, 결국 그 자리는 필수적인 업무를 할 수 있음을 입증한 한 팔만 있는 백인 남성에게 돌아갔다.[73] 인종과 성별은 신체장애보다 수련의 자리를 얻는 데 더 큰 핸디캡임이 입증되었다.

유대인들은 또한 인턴십과 레지던트 자리를 구하는 데 있어 강한 반유대주의에 직면했다. 피츠버그 대학의 상황은 전형적이었다. 그곳에서 유대인은 의대생으로 받아들여졌으나, 산부인과에서 수석 레지던트를 임명할 때, 학과장은 "성실한 개신교인"을 원했다.[74] 사립병원과 공립병원 모두 스태프 의사직에서 유대인의 수를 제한했다. 부와 영향력, 그리고 강한 집단 정체성 때문에 유대인들은 여성과 흑인들이 가지지 못한 장점이 있었다. 훌륭한 유대인 병원이 그것이다. 가장 중요한 곳은 마운트 시나이 병원(뉴욕)이었는데, 제2차 세계대전 이전에는 의과대학이 없어도 졸업후 의학교육과 임상연구의 대표적인 센터가 되었다. 이 병원은 가장 뛰어나고 총명한 유대인 수련의, 전문의, 임상과학자들을 자석처럼 끌어들였는데, 그들 중 다수는 다른 병원에서 수련의나 병원 사용 특권을 거절당한 경험이 있었다.[75] 그러나 유대인 병원은 자격을 갖춘 유대인 의대생 중 극히 일부만을 수용할 수 있었고, 많은 유대인 졸업생들은 덜 바람직한 다른 프로그램으로 가야만 했다.

인턴과 레지던트 선발이 학생들에게 스트레스였다면 최고의 수련의를 놓고 경쟁해야 하는 병원들 역시 스트레스를 겪을 수밖에 없었다. 지역 병원들이 모집에서 가장 어려움을 겪었는데 이들은 환자 수가 많고, 허드렛일이 많고, 교육 활동이 부족했기 때문에, 다수는 인턴 정원을 채우지 못했다. 이러한 병원들은 종종 예비 인턴들에게 재정적인 유인책을 제공했지만, 학생들이 급여의 액수가 아니라 교육적 이점에 근거하여 인턴십을 선택하였기 때문에, 대개는 소용이 없었다. "대부분의 인턴이 주로 교육적 이득에 관심이 있기 때문에 바람직하지 않은 인턴십을 돈을 들여 메꾸는 것은 일반적으로 매우 어려운 일로 밝혀졌다."[76]고 미국의사협회는 언급했다.

교육병원들은 지역병원들을 별로 두려워하지 않았지만, 그들은 최고의 학생들을 위해 서로 치열하게 경쟁했다. 같은 도시의 교육병원 간에 치열한 경쟁 관계가 존재했는데, 보스턴에 있는 피터 벤트 브리검 병원과 매사추세츠 종합병원, 뉴욕 병원과 뉴욕 장로교 병원이 그 예다. 물론 존스 홉킨스와 매사추세츠 종합병원 사이의 경쟁과 같이 다른 도시의 선도적인 교육병원들 사이에도 치열한 경쟁 관계가 있었다. 학생들에게 최고의 교육 기회가 어디 있는지 알려주는 네트워크가 생겨났다. 예를 들어, 시러큐스 의대 졸업생들은 인턴십에 대해 학교에 편지를 쓰면서, 학장에게 내년 졸업생들이 해당 프로그램에 지원할지, 아니면 그냥 넘어가야 할지를 조언했다.[77]

따라서 어떤 병원이든 서비스와 교육 사이의 적절한 균형에서 벗어날 수 있는 정도에 대한 내재적인 제한이 있었다. 만약 서비스 부담이 너무 크고 교육 기회가 너무 미약하다면, 학생들은 다른 프로그램에 지원했다. 어떤 병원도 수련의에게 제공하는 교육 환경이나 근무조건에 대해 안심할 여유가 없었다. 학생들은 인턴과 레지던트 선발에 있어 자신의 몫을 다했으며, 교육경험을 형성하는 데 있어 다시 한 번 힘을 발휘하였다.

스트레스와 지지

인턴과 레지던트 기간 동안, 24시간의 책임은 24시간 내내 일하는 것을 의미했다. 하나의 윤리규정이 졸업후 교육을 지배했다. 즉 수련의들은 환자들에게 모든 것을 주어야 한다는 것이다. 새벽 3시에 환자에게서 열이 치솟는 것, 오염된 수액줄, 테크니션이 귀가한 후에 세균학 검사실에 도착한 검체를 배양하는 것과 같이 이 모든 문제를 해결하는 것은 책임 있는 수련의의 의무였다. 오랜 근무 시간과 피곤한 요구들-미디어에 의해 훗날 매우 널리 알려진 내용-은 처음부터 그 경험의 특징이었다.

(적어도 교육병원에서) 수련의의 많은 일은 교육적이었다. 수련의들도 그 자리에 배우러 왔으며(이것은 그들에게 급여를 지불하지 않는 근거였다),[78] 회진, 집담회, 세미나, 강연, 독서, 임상연구 참여와 같은 활동들이 그들의 하루 일과 중 중요한 부분을 형성했다. 그러나 아무리 좋은 프로그램이라 하더라도 일상 업무의 양은 압도적이었다. 마운트 시나이 병원(뉴욕)에서 인턴들은 혈액 및 소변검사에 "과도하고 균형이 맞지 않은" 시간을 보냈다.[79] 피터 벤트 브리검 병원에서는 레지던트들이 "적절한 레크리에이션을 위한 충분한 시간을 찾기"에는 환자 진료 업무에 너무 바빴으며, 연구나 집필을 위한 시간은 더욱 낼 수 없었다."[80]

졸업후 의학교육은 병원의 문화에 완전히 몰입하는 것이었다. 수련의들은 그곳에 살면서 거의 모든 시간을 그곳에서 보냈다. 그들은 19세기 병원이 환자와 직원의 행동을 통제하려는 시도에서 유래한 개인 행동 수칙의 적용을 받았다.[81] 교육병원들은 결혼을 적극적으로 단념시켰다. 공식적인 금지는 때때로 철회되었지만, 결혼한 수련의도 대개 독신 동료들과 함께 병원에서 살 것으로 기대하였다. 노동에 대해 수련의들은 거의 상징적인 보수만을 받았는데, 인턴은 무급에서 월 10달러, 레지던트는 월 10달러에서 25달러의 급여를 받았다.

인턴과 레지던트들은 의대생보다 더 수도사 같은 생활을 하였는데, 의대생은 적어도 병원 밖에 거주했고 자유롭게 드나들 수 있었다. 인턴과 레지던트들은 힘든 일정을 따랐는데, 통상 그들은 이틀에 한 번꼴로 '콜'(즉, 새로 입원한 환자)을 받았고, 특별한 허가를 받지 않고는 근무 중에 병원을 떠날 수 없었다. 그들은 야간 당직이 없더라도 오후 10시나 자정까지 병원 숙소로 돌아와야 했다. 대부분 병원이 휴가와 병가를 허락했지만, 일부는 허락하지 않았다. 예를 들어, 콜로라도 대학은 인턴에게 휴가를 주지 않았고, 병가 때문에 업무에서 빠진 시간은 자격증을 받기 전에 보충해야 했다.[82]

대부분의 교육병원에서는, 나쁜 음식, 낡은 숙소, 부적절한 오락 시설에 대한 불만이 일반적이었다. 한 외과 주임교수에게 성숙한 전문직 종사자들이 하숙집 같은 비좁은 공간에서 살아야 한다는 것은 "이해할 수 없는 일"이었다.[83] 여성에게는 특히 조건이 혹독했다. 로스앤젤레스 카운티 병원에서는 여자 숙소가 특히 초라하고 바퀴벌레가 들끓었으며, 20~30명의 여성에 화장실 2개와 욕실 2개가 전부였다.[84]

수련의의 경험은 의대생의 열정과 도움, 기술 및 사무 지원의 가용성, 배정된 병동의 간호 서비스의 적정성, 또는 기상 조건(응급실을 방문하는 환자의 수에 영향을 미칠 수 있다) 등의 우연적인 요인에 의해 종종 영향을 받았다. 특이한 것은 학생들이었다. 수련의들이 학생들의 임상클럭십을 풍요하게 하거나 망칠 수 있듯, 학생들도 수련의의 경험에 비슷하게 영향을 미칠 수 있었다. 또한 주목해야 할 것은 간호사들이었는데, 특히 초기에는 그들의 실무 경험이 종종 하급 수련의들의 경험을 능가했다. 자기들은 모르는 일을 간호사들이 알고 있을 때 수련의의 자존심이 상처를 받겠지만, 무모한 인턴과 레지던트만이 그들의 도움과 충고를 무시했다.

또한 교수와 수련의가 함께 일을 하는 데도 우연이 작용했다. 어떤 교수들은 다른 교수들보다 훨씬 더 많은 지지를 받았다. 피터 벤트 브리검 병원의 외과 레지던트를 생각해보자. 그곳에서 존 호만(John Homans)은 폭군이었다. 한 전직 레지던트는 다음과 같이 회상했다. "종종 그랬듯이 예측할 수 없는 방식으로 그의 변덕스러운 기질이 폭발할 때면 그것은 바로 끔찍한 상처를 남겼다. 내가 처음 호만 교수를 만났을 때 나는 젊은이의 로맨틱한 환상에 빠져 있었다. 그는 재빨리 그것을 없애버렸다."[85] 이와는 대조적으로 이 병원의 또 다른 저명한 외과의사인 데이비드 치버(David Cheever)는 호인으로 널리 알려져 있었다. "외과 프리마돈나들의 시대에 그는 가장 힘든 상황에서도 침착하고 동요하지 않았다. 언제나 조수들에게 사려 깊고 자애로웠던 그는 그것이 정당화될 수 있는 때조차도 불평이나 비난을 하지 않았다."[86]

힘든 시간과 어려운 근무 환경을 고려하면, 수련의들의 곤경을 일반 노동자와 비교하고 싶은 유혹이 든다. 제1차 세계대전 후 미국은 고용주들로부터 더 나은 근무조건을 성공적으로 끌어내고 있었다. 1920년, 미국의 정상 근무일은 주 6일, 60시간이었다. 1929년까지 표준은 주 5일 반, 48~54시간이 되었고 유급 휴가와 의료보험 등 많은 혜택도 보편화되었다.[87] 그러나 졸업후 의학교육과 노동 운동을 지나치게 비유하는 것은 잘못이다. 수련의들은 자신을 전문가로 여겼다. 이들은 병원 당국에 수시로 근무 여건 개선을 호소했지만, 노조를 조직하지도 않았고, 항의도 거의 언제나 공손했다. 게다가 많은 노동자와 달리 수련의들은 본인 선택으로 그곳에 있었고, 그들은 특권적이고 보수가 좋은 직업이 그들을 기다리고 있다는 것을 알고 있었다.

수련의 교육의 가시적인 스트레스로 인해 많은 지원 장치가 존재했다는 사실이 흐려져서는 안 된다. 이 시기의 병원은 수련의에게 물리적(글자 그대로 숙소, 식사, 유니폼), 기타 정서적으로 지탱해 주는 모든 것을 제공했다. 병원은 사회생활 및 지적 센터 역할을 했는데, 수련의들은 저녁 식사나 늦은 밤 야식을 먹으면서 의학적, 비의학적인 문제에 관해 토론했다. 인턴과 레지던트들은 일과 삶의 모든 측면을 공유하고, 흔쾌히 서로에게 도움을 주었고, 그들만의 비유적인 가족을 형성했다. 대부분의 교육병원에서 소속감은 특별했다.

지원 제도에서도 마찬가지로 교수진과 개인적 관계를 맺는 긍정적인 영향이 중요했다. 교수들은 정기적으로 병동에 와서 수련의들을 임상연구에 참여시키고 임상적이고 과학적인 우수성의 모범을 보여주었다. 대부분 교수는 가르치고 조언하고 멘토링하는 데 큰 관심을 가졌다. 수련의들은 교수들과 가깝고, 지지를 받는다고 느꼈다. 모든 이들 중 가장 중요한 교수는 학과장이었는데, 그는 전형적으로 수련의들에게 변함없는 충성을 명했다. 존스 홉킨스 외과 수련 프로그램을 졸업한 어떤 이가 말했듯이, 학과장은 "레지던트들과 많이 접촉했고, 비록 매시간 그렇지는 않았다 해도 나는 그의 존재를 매일 느꼈다."[88]

요컨대, 수련의의 경험은 그들이 힘든 업무와 책임에 대처할 수 있도록 도와주는 많은 메커니즘을 포함하고 있었다. 수련의들 사이의 동지애, 은유적인 가족, 교수들의 친밀감과 관심, 그리고 지속적인 도움의 가용성은 보통 수련의들에게 교육적, 진료적 의무들을 효과적으로 이행할 수 있게끔 했다. 이는 긴 근무 시간이 정당했다고 하는 것이 아니라, 근무 시간의 문제는 더 큰 문제인 근로 조건의 일부로 보아야만 한다는 것이다. 졸업후 의학교육을 이해하기 위한 가장 핵심적인 질문은 수련의 환경의 질, 내부 환경의 특성, 교육적, 기술적, 정서적 지원 시스템의 적절성이지 단순히 시간의 문제가 아니다.

졸업후 의학교육과 공공의 이익

20세기 초, 전문화는 의료의 두드러진 부분이 되었다. 그 발전은 과학적이고 사회적인 힘에 의해 촉진되었다. 의학 지식의 발달과 특정 진료 분야의 기술적 특성으로 인해, 많은 의사는 단일 분야를 마스터하는 만족감에 끌렸다. 다른 의사들은 더 짧은 근무 시간, 더 적은 호출, 더 높은 수입, 그리고 더 큰 특권에 끌렸다.[89]

제1차 세계대전 동안 의학교육자들은 일반의들이 전문의들에 의해 의료직에서 사라져가고 있다고 우려하기 시작했다. 아무도 잘 훈련된 안과 의사, 산부인과 의사, 비뇨기과 의사, 그리고 여타 전문의들의 중요성을 의심하지 않았다. 그러나 일반의들이 대부분의 의학 문제들을 관리할 수 있기 때문에, 미국에 얼마나 많은 전문의가 필요할지는 분명하지 않았다. 얼마나 많은, 어떤 분야의 전문의들이 공익에 최선인지는 정확히 알려지지 않았다. 이 주제에 대한 논의는 극히 주관적이고 가치 개입적인 것이었다. 그럼에도 불구하고, 이 문제의 연구자 대부분은 미국이 전문의들로 넘쳐날 위험에 처해 있다고 우려했다.

전문화 논란은 개인의 자유와 공동체의 요구 사이의 오래된 미국의 논쟁을 부활시켰기 때문에 더욱 복잡해졌다. 전통적인 개인주의라는 미국적 가치는 생산되는 전문의의 수나 유형에 대해 통제가 없는 것을 선호했다. 그 전제(또는 희망)는 개인의 선택의 총합은 어떻게든 더 큰 사회적 요구와 일치할 것이라는 점이었다.[90] 하지만, 제1차 세계대전 이후, 그런 일은 일어나지 않았다. 통제 시스템이 없는 상황에서, 점점 더 많은 의사가 단기 대학원 과정을 수강하고 스스로 전문의라고 칭하고 있었다.

전문의 인정의 유일한 경로로서 레지던트 제도를 확립한 주요 결과는 졸업후 의학교육이 미국의 전문의에 대한 필요성과 균형을 유지한다는 것이었다. 1940년, 의사 중 24%만이 자신의 업무를 한 전문분야에만 국한시켰는데 이 숫자는 다수의 연로한, 자칭 전문의들을 포함하는 것이었다.[91] 전문의의 수가 너무 많아질 수 있다는 우려가 항상 있었지만, 1920년대와 1930년대의 미국 의료의 주된 "의료 인력" 문제는 전문의의 과잉 생산이 아닌 농촌과 작은 지역사회에 의사의 불균등한 분포라고 간주되었다.[92]

전문의의 제한은 부분적으로는 시장에 대한 대응을 반영하였다. 레지던트 프로그램은 의대 교수들이 통제하였는데, 그들의 주된 관심사는 임상 연구자를 양성하는 것이었다. 교수 자리가 상대적으로 적었기 때문에 자리가 적도록 설계되었다. 많은 레지던트가 개업을 할 것이라고 예측되었지만, 교수들은 레지던트 자리를 제한하여 학술 직위를 희망하는 이들이 그것을 얻을 수 있는 합리적인 기회를 갖도록 했다.

게다가, 전문의의 제한은 부분적으로 사회의 더 큰 목표에 대해 개인의 열망을 복종시키는 것을 반영했다. 레지던트 과정은 권리가 아닌 특권으로 여겨졌다. 모든 의사는 일반 교육을 마무리하기 위해 좋은 인턴 수련을 받아야 한다고 생각되었지만, 레지던트와 전문의는 엘리트나 운이 좋은 사람들을 위해 남겨졌다. 한 보고서가 주장하였듯이 "인턴십에 들어간 사람은 나중에 만족스러운 레지던트 자리를 얻을 거라는 확신을 갖지 못한다."[93] 이런 식으로 전문의가 되려는 개개 의대 졸업생의 욕구는 충분한 수의 일반의를 바라는 공공의 필요성에 종속되었다. 의학교육자들도 전문의의 배출을 제한하기 위해 스스로 노력하였다.

전문화가 의대 졸업생들 사이에서 인기를 얻고 있었지만, 제2차 세계대전 이전까지는 일반주의(generalism)는 의과대학에서 계속 존중을 받았다. 이는 일반의 개업과 전문의 개업 사이의 균형 잡힌 분포를 만드는 데 더 많은 도움이 되었다. 탁월한 전문의들과 학계 지도자들, 특히 내과, 소아과, 외과에 속한 이들은 자신을 우선 일반의로 규정하고, 두 번째로 전문의로 규정하였다. 누군가가 다르게 생각한다면 그들은 격분할 것이었다. 의학교육자들의 공통된 의견은 전문 분야의 연구가 일반 의학의 철저한 준비를 뒤따라야 한다는 것이었다. 1940년 졸업후 의학교육에 관한 주요 보고서는 전문의는 "우선 광범위한 훈련과 교육을 받은 일반의가 되어야 하며, 다음으로 전문의가 되어야 한다."라며 "미숙한 전문의주의(premature specialism)"의 위험을 경고했다.[94]

의대 교수들은 이 관점을 진지하게 받아들였다. 피터 벤트 브리검 병원에서, 내과 과장은 "최고의 임상의사 양성을 위한 폭넓은 기초"를 구축하는 것이 중요하기 때문에 분과 병동을 설립하기보다는 일반 내과 병동을 유지해야 한다고 주장했다.[95] 코넬 의대의 심장 클리닉에서, 심장 전문의들은 "환자 전신"을 주의 깊게 검사했고, 많은 비심장 질환을 진단하였음을 자랑하였다.[96] 미국에서 혈액학회 창설은 연기되었는데 "노벨상 수상자 조지 미노(George Minot)와 같은 혈액학의 지도자들이, 별개 학회를 만들면 많은 연구자가 일반 내과에서 이 분야로 옮겨와서, 그 결과 특히 젊은이들에게 나쁜 정책이 될 수 있다고 생각했기 때문이었다."[97] 많은 의사들이 너무 일찍 수련의 과정에서 탈락하여 전문의 자격을 갖추지 못했지만, 그들은 일반의 진료가 덜 중요하다고는 생각하지 않았다.

그러므로 국가적 목표의 관점에서 보면, 제2차 세계대전 전의 졸업후 의학교육은 일반의와 전문의 사이에 허용 가능한 균형을 이루는데 성공했다. 그러나 교육에 있어, 졸업후 의학교육은 덜 만족스럽게 수행되었다. 수십 년 동안 의학교육자들은 합리적이고 과학적인 방법으로 환자에 접근하는 것의 중요성을 강조해왔다. 각종 검사와 시술은 환자의 특정 상황에 따라 수행되어야 하며, 단순히 쉽게 이용할 수 있기 때문만은 아니었다. 졸업후 의학교육의 가장 큰 단점은 검사 순서를 정할 때의 재량을 가르치거나 장려하지 않는다는 것이다. 졸업후 의학교육은 그 이상에 부응하지 못했다.

일부 과도한 검사는 불가피했고 교육병원들에서 허용되었다. 환자들은 종종 더 상태가 나빠졌고, 보다 정교한 평가와 중재가 요구되었다. 임상 연구가 진행되면 환자 관리보다는 연구를 위한 검사로 이어졌다. 게다가, 학습자들은 그 이득과 한계에 익숙해지기 위해 여러 번 검사를 시행해야 했다. 의학교육및병원평의회가 주장한 바와 같이, 많은 진단 절차들이 "단순히 환자 치료를 위한 것이 아니라 의사의 교육을 위해 수행된다."[98] 그러나 직접적인 교육적 가치, 또는 연구적 가치가 있는 검사는 공공의 이익에 반하는 것으로 간주되기 어렵다.

그럼에도 불구하고, 검사의 수준은 교육, 연구, 그리고 상태가 나빠진 환자의 관리에 필요한 수준을 훨씬 초과했다. 이것은 주로 개인 주치의들이 수련의를 가르치는 방식에서 비롯되었다. 전형적인 개인 주치의는 검사를 지시하지 않은 인턴이나 레지던트를 쉽사리 꾸짖을 수 있지만, 왜 특정한 검사가 필요하지 않은지는 거의 설명하지 않았다. 존스 홉킨스 병원의 윈포드 H. 스미스(Winford H. Smith) 원장은 이 문제를 자세히 논의했다. 그는 수많은 X-ray와 검사가 "특별한 징후 없이 요청되고 있다. 이는 단순히 젊은 수련의에게 과장이나 윗사람 중 누군가가 그것을 요구하기 때문이고, 만약 그것을 준비하지 않았다면 혼을 낼 것이기 때문이다."고 주장했다. 존스 홉킨스 병원에서는 이것이 "대단한 사치의 원천"이었고, 병원의 적자 원인이었다. 해결책은 "교수들에 의한 젊은이들의 세심한 '훈련'"에만 있었다. "만약 젊은 의사들[수련의들]이 확실한 필요성이 없는데도 X-ray, 심전도, 검사 등을 지시하여 윗사람에게 야단을 맞는다고 느끼게 된다면 이는 상당히 많은 시간과 돈을 절약해줄 것이다."[99]

검사에 대한 신중한 접근법을 교육하는 데 실패한 것은 풍요로운 환경에서 의술을 수행하는 사치에서 비롯되었다고 보인다. 양적 데이터는 찾기 어렵지만 학교와 병원 기록에서 받은 질적 데이터는 이러한 인상을 뒷받침한다. 예를 들어, 수련의들은 자원이 제한되었던 특정 시기에는 더 적은 수의 적절한 검사를 지시했다. 제2차 세계대전 중 한 병원에서 엑스레이 필름이 부족하게 되었을 때, 수련의들은 "모든 환자에게 일상적인 촬영을 지시하는 [통상의] 절차를 따르기보다는 분명한 징후가 있을 때만 방사선 검사를 지시한다."고 응답했다. 필름 공급이 복구되었을 때, 방사선 촬영 건수는 이전의 수준으로 되돌아왔다.

대공황 중에도 수련의들은 대개 무제한의 자원으로 의술을 배우고 연습했다. 수련 상황의 풍요함은 어디에나 자원이 있기 마련이라는 잘못된 감각을 만들어냈다. 인턴과 레지던트 기간 동안에 의사의 경력 내내 지속되는 습관이 개발되었다. 제2차 세계대전 이전에는 과도한 검사로 인한 경제적 영향은 상대적으로 적었다. 그렇지만, 졸업후 의학교육은 이미 지난 수십 년 동안 그 비용을 지불한 대중에게 엄청난 경제적 영향을 초래할 사치스러운 진료 스타일을 육성하고 있었다.

제5장 교육병원

✓ 종합대학과의 연계

✓ 시간의 존재

✓ 병동 서비스

제5장 교육병원

현대 병원이 성숙함에 따라 사실상 모든 병원에서 모든 유형의 교육이 이루어졌다. 심지어 가장 작은 병원들도 임상 집담회, 회진, 부검과 차트 리뷰를 통해 교육이 진행되는 현장이었으며, 의사들이 서로 자문을 하거나 증례를 논의할 때마다 일어나는 비공식적인 학습은 더 말할 필요도 없었다. 다수의 작은 병원들이 인턴십 프로그램을 갖추었고, 몇몇 대형 지역 병원들은 레지던트 프로그램을 제공했다. 그럼에도 불구하고, "교육병원(Teaching Hospital)"이라는 명칭은 약 6,800개의 현존하는 병원 중 의과대학의 주요 임상 기관 기능을 수행했던 선별된 100~150개의 기관을 위한 것이었다. 비록 수는 적었지만, 임상교육과 연구의 가장 중요한 장소로서 교육병원은 의학교육에 없어서는 안 될 존재였다.

교육병원은 혼성 집단이었다. 많은 수가 사립(또는 자선 병원)이었지만, 대다수는 공립이었다. 몇몇 의과대학들, 가장 흔하게는 주립 의대는 교육병원을 소유하고 있었고, 다른 의대들은 교육병원과 조심스럽게 협력 계약을 맺었다. 스드롱 메모리얼 병원과 로체스터 의대의 예와 같이 한 교육병원이 하나의 의과대학과만 연계된 경우도 많았다. 다른 경우, 특히 시립병원들은, 쿡 카운티 병원이 시카고의 여러 의대와 연계를 맺은 것처럼, 한 병원이 다수 의과대학의 교육 프로그램에 참여할 수도 있다. 아브라함 플렉스너를 포함한 일부 의학교육자들은 의과대학이 하나의 병원을 소유해야 한다고 생각했다. 그러나 플렉스너의 의학교육에 대한 영향력은 일부 저자들이 생각하는 것만큼 그렇게 강하지 않았다는 또 다른 예로, 많은 학교는 증가하는 수련의들을 수용하고, 다양한 교육 경험을 제공하기 위해 두 개 이상의 병원과 협력관계를 맺었다.

제1차 세계대전 후, 교육병원은 의과대학과 동일한 학문적 이상을 옹호했고, 두 기관은 교육, 연구, 환자 진료에 협력하여 행동했다. 의과대학과 교육병원 사이의 관계는 상호의존적이었다. 임상 시설을 늘 경계해왔던 의과대학은 병원의 병동에 대한 접근이 교육과 연구에 필수적이라는 것을 이해했다. 반대로, 병원은 20세기의 의료에서 그들이 갖는 우위가 의학교육에 참여한 결과라는 것을 이해했다.

그 시대의 교육병원은 이상적인 교육용 실험실의 역할을 했지만, 비용이나 대가가 없지 않았다. 만약 풍부한 교육 환경을 제공하려 한다면, 교육병원은 비교육병원만큼 효율적일 수 없다는 사실이 곧 명백해졌다. 덧붙여 의학교육이 더 나은 환자 진료를 가능하게 한다는 일반적인 믿음은 가난한 자선 환자들이 통상 교육에 사용되었다는 사실에 의해 도전을 받았다. 사회는 항상 새로운 의사가 필요했고, 이를 위해 학생과 수련의는 공부를 해야 했다. 그러나 사회의 이러한 요구는 이용 가능한 의사 중 가장 경험이 풍부한 이를 선호하는 개별 환자들의 요구와 상충하였다. 집단과 개인의 복지 사이의 이러한 긴장은 불가피했고, 그것은 바로 의학교육의 근본적인 도덕적 딜레마였다.

종합대학과의 연계

양대 세계대전 사이의 시기에 미국 의학교육에서는 여러 세력의 결합을 볼 수 있었다. 환자 진료와 졸업후 의학교육이라는 새로운 책임감을 떠안은 의과대학이 의료전달체계에 들어왔고, 교육병원은 종합대학교로 들어갔다. 한때는 간신히 유지나 할 정도였던 교육과 연구가 교육병원의 핵심 사명이 되었다. 모든 실질적인 목적을 위해, 교육병원은 의과대학의 임상 캠퍼스가 되었으며, 교육하고, 지식을 확장하고, 환자 진료의 수준을 높이기 위해 파트너로서 협력했다.

제1차 세계대전 후, 교육병원은 전쟁 전에 교육과 연구에 참여하기를 거부했던 것과 마찬가지의 열성으로 이를 수용하였다. 교육병원은 학생과 수련의의 교육을 위한 더 나은 기회를 대변했다. 그들은 또한 임상연구를 위한 재정적 지원을 제공했다. 그래서 장로교 병원(뉴욕)은 10만 달러의 기금을 조성하여 "내과 및 외과대학(College of Physicians and Surgeons)"의 연구비를 충당하도록 하였고, 뉴욕 병원은 코넬 의대와 동시에 임용된 교수들의 학술 논문에 자기도 소속 기관으로 포함해 달라고 요청했다. 마운트 시나이 병원(뉴욕)은 의료진의 연구를 출판하기 위해 학술지를 창간했다.[1] 병원들은 말이 아닌 행동으로 새로운 학문적 역할을 진지하게 받아들이고 있음을 보여주었다.

교육과 연구에 대한 노력을 통해 교육병원은 상당한 이익을 얻었다. 의과대학과의 연계는 인턴과 레지던트를 끌어들이기 위한 치열한 경쟁에서 뚜렷한 이점을 제공했다. 의과대학과의 연계는 병원이 환자 진료뿐만 아니라 교육과 연구에서도 성과를 낼 수 있도록 했다. 교육병원의 탁월함을 인정한 기부자들은 대개 가장 많은 기부금을 내었다. 그래서 장로교 병원은 대규모의 성공적인 기부금 모금의 요인이 컬럼비아 의대와의 연계라고 보았다.[2]

제1차 세계대전 당시 많은 세력이 교육병원과 의과대학의 연계를 맺는 데 도움을 주었지만, 전후에는 임상연구의 환자 중심적 성격이 그 관계를 공고히 하는 데 가장 중요했다. 임상 연구자에게 있어서 연구는 진료(practice)의 일부였고, 환자에 대한 세심한 관찰은 그 환자의 진료뿐만 아니라 미래의 환자 진료에도 가치가 있는 정보를 얻을 가능성을 지니고 있었다. 병원에게 이는 최고의 의사들이 환자들을 세심하게 돌보는 것을 의미했다. 이는 또한 병원이 의학 지식을 발전시킬 기회를 얻었음을 의미했는데, 이는 많은 병원이 당면 환자의 치료만큼이나 중요하다고 여긴 목적이었다. 그중에서도 임상연구의 리더십이 환자 진료에 직접 기여한 매사추세츠 종합병원은 그러한 임무를 가장 진지하게 받아들였다. 예컨대, 1936년에 이 병원은 내분비계 질환인 부갑상선항진증 연구의 세계적으로 중요한 센터가 되었다. 그 이유는 "부갑상선항진증으로 입원한 환자 수가 세계 어느 곳의 단일 클리닉보다 많은데, 왜냐하면 이 질병의 진단과 치료에 대한 선구적인 연구가 이곳에서 이루어졌기 때문이다."[3]

종합대학 캠퍼스의 확장으로서, 교육병원은 연계 의과대학을 형성하는 데도 기여했다. 예를 들어, 그들은 교수진의 채용과 유지에 중요한 역할을 했다. 이 시대의 임상교수들은 병동을 그들의 관할 하에 둔다는 약속을 받고 의대로 갔다. 이런 점에서 의대의 경쟁력은 부속 교육병원에서 이용할 수 있는 시설에 달려 있었다. 덧붙여, 교육병원은 일반외과와 비뇨기과 사이의 부신 수술, 신경외과와 정형외과 사이의 척추 디스크 수술과 같이 임상교수들 사이에 벌어진 수많은 "접전"의 현장이었다.

교육병원은 의대를 포함한 다른 대학들은 겪지 않아도 되는 많은 문제에 직면했다. 병원에는 의대 교수와 학생 외에 수많은 이해당사자가 있었다. 이 집단들은 각각 그 병원에 대한 나름의 관점을 가지고 병원 운영에 대한 목소리를 내었다. 이들 중에는 환자, (병원 사용 특권을 가진) 개업의, 수련의, 간호사, 관리자, 이사회, 보험업자(1930년대부터 시작), 오더리(orderlies),[58] 테크니션, 그리고 청소나 급식, 시설관리와 같은 분야의 노동자들이 포함되었다. 교육병원은 현실 세계에 긴밀하게 자리 잡고 있었고, 간호인력 부족, 노동 쟁의, 직원 이직, 예산 초과, 예산 부족과 같은 문제들에 끊임없이 직면했다.

이런 난제에도 불구하고 교육병원의 행정은 비교적 간단했다. 교육병원은 19세기 이전의 선조들에 비해 크고 복잡했지만, 여전히 소규모의 행정 직원들과 최소한의 관료적 복잡성으로 운영될 수 있었다. 예를 들어, 1939년에 뉴욕 병원의 전체 행정은 행정원장, 관리부장, 관리차장, 관리차장보, 관리부 사원, 뉴욕 병원 웨스트체스터 분과 의무부장, 약국, 재무비서, 이사회 사무

58) 병원의 자잘한 일을 하는 단순 보조인력.

국장의 직책들로 구성되었다.[4] 1940년대 말까지만 해도 이 병원은 마구잡이의 재정 시스템을 운영하고 있었다. 이 병원은 전체 수입과 적자는 알고 있었지만, 소아과나 외과 병동의 수입과 지출 같은 각 구성요소에 대한 재정 정보는 가지고 있지 않았다.[5] 비용은 상대적으로 낮았는데, 1920년대에는 1백만 달러, 1930년대에는 3백만 달러 정도면 병원 예산으로는 대단히 큰 규모였다. 많은 교육병원은 운영상의 적자를 보았지만, 관대한 이사들이 종종 그 적자를 수표 한 장으로 메꾸곤 했다. 교수 증원은 기부자나 지방 및 주 정부로부터 자금을 조달할 수 있는 능력에 달려 있었다. 교육병원은 장비를 획득하거나 새로운 시설을 건설하려 할 때 복잡한 규제 당국과 싸울 필요가 없었다.

이 기간 동안에 많은 교육병원과 의과대학은 사실상 하나로 운영되었다. 불화가 종종 일어났지만, 보통 쉽게 해결되었다. 코넬 의대와 뉴욕 병원 사이의 관계는 이런 면에서 하나의 예시를 보여준다. 1932년 이후, 같은 장소에 자리 잡은 이 두 기관은 각 기관의 대표자로 구성된 공동 관리 위원회에 의해 운영되었다. 의과대학과 병원의 기록은 아주 작은 문제라도 지속적인 불화가 있었음을 보여준다. 보통은 메디컬 센터의 비용을 어떻게 배분해야 하는지의 문제였다. 그러나 큰 문제들에 대해서, 의과대학과 병원은 정기적으로 서로에게 도움을 받았다. 1930년대에, 각각은 임상 부서의 급여와 물자공급을 위해 17만 5천 달러를 공동으로 기부했다.[6] 1938년 병원이 대규모 적자를 냈을 때, 의과대학은 다음 5년 동안 병원 예산의 일부를 자발적으로 지불하였고, 합병된 기관을 위한 공동 기금 모금 운동 계획이 시작되었다.[7] 역으로 병원은 학교의 교육비와 연구비 지불을 도왔고, 1942년에 의대생의 숙소 부족 위기가 불거졌을 때 병원은 건물 중 한 채를 제공했다.[8] 항상 갈등이 있었지만, 의대와 병원은 공통의 목표를 두고는 단합했고, "결국에는 한쪽 기관의 문제는 양쪽 모두, 혹은 공동의 이익을 위해 해결되어야 한다."고 믿었다.[9]

의과대학과 교육병원 모두 교육, 연구, 환자 진료라는 동일한 목적에 의해 움직였다. 점점 더 많은 병원과 학교가 지리적으로 근접하여 세워짐에 따라, 두 파트너는 종종 실험실, 병동 및 클리닉이 지리적, 건축적, 기능적으로 하나로 통합된 기관으로 이상화되었다. 존스 홉킨스 의과대학과 병원이 가장 대표적인 통합적인 전체로 간주되었다. 한 컨설턴트는 그들은 "실제로 한 기관이지만, 서로 다른 이사회를 가지고 있다....홉킨스 밖의 사람들은 병원과 의과대학을 구별하지 않았다."고 지적했다.[10]

그러나 병원과 의대의 완전한 통합은 절대로 일어나지 않았고 둘 사이의 긴장이 지속되었다. 대학 전통에서 기원한 의과대학은 환자 진료의 제공이 아닌 교육과 연구를 주로 지향했다. 자선과 환자 진료의 전통에서 기원한 교육병원들은 주된 역할이 임상 서비스의 제공임을 결코 잊을 수 없었다. 의대 교수들은 많은 병원 관리자들을 골치 아프게 하는 비용과 지출 문제에 대해 무심한 경향이 있었다. 교육병원은 점점 더 많은 임상 서비스를 제공하라는 압력을 받고 있었는데, 이는 교육과 연구에 가야 할 주의를 분산시키고, 교수들에게는 좌절감을 안겨주었다. 결국 의대와 교육병원은 별개의 정체성을 유지했다.

그럼에도 불구하고 이 시기의 교육병원들이 교육과 연구에 바친 헌신은 과소평가되어서는 안 된다. 이러한 태도는 장로교 병원(뉴욕)이 잘 보여주는데, 이 병원은 임상 서비스는 학술 활동과 균형을 이루어야 하며 결코 그 자체로 추구되지 않아야 한다고 주장하였다. 이 병원의 기획위원회는 1945년 "메디컬 센터의 기반인 근본적인 [학술] 개념을 수행하기 위해 필요한 정도 이상으로 임상 서비스가 확대되어서는 안 된다. *환자의 요구 자체가 우리의 근본 정책을 좌우해서는 안 되며, 그 어떤 단일 활동도 지배적이 되어서는 안 된다.*" 고 선언하였다. 이 위원회에 따르면, 가능한 한 많은 환자들을 보는 것이 아니라, 수행된 진료의 질과 교육과 연구의 증진이 강조되어야 한다. "팽창은 규모를 시사하는데, 우리는 그 자체로 팽창을 추구하지 않는다. 우리는 양보다 질을 원한다. 우리는 지나치게 크고 거추장스러운 서비스보다는 적절한 균형을 원한다. 어떤 사업은 너무 커지면 자신의 목적을 잃어버릴 수 있다."[11]

만약 교육병원이 학문적 가치를 택했다는 데 의구심이 든다면, 병원이 성공을 어떻게 정의했는지를 보면 그러한 의구심이 사라질 것이다. 즉, 환자를 본 숫자도 아니고, 심지어 재정적인 수익도 아닌, 임상 서비스의 질과 교육 및 연구에 대한 기여가 그 성공의 정의였다. 조지 워싱턴 의과대학의 병원 스태프 의사들은 교육병원의 명성은 오직 한 가지 방법, 즉 "과학적인 발견에 근거하여" 도출된다고 선언했다. 위대해지려면 병원은 의학을 가르치고 실천해야 할 뿐만 아니라 "의학을 만들어야 한다."[12] 선도적인 교육병원들은 교육과 연구의 중심지로 가장 유명했던 곳이었다. 병원의 이사회와 경영진은 소속 기관을 재정적인 이윤 창출 센터가 아닌, 학문적 리더로 만들라는 책임을 떠안았다. 병원이 선한 일을 하기 위해서는 재정적인 책임도 요구되었지만, 궁극적으로 교육병원은 수입/지출 대차대조표보다는 학문적이고 전문적인 실적으로 평가되었다.[13]

시간의 존재

얼핏 보면 병원의 입원 병동에서 임상교육을 실시하는 것이 당연해 보였다. 의학교육은 환자들을 따라가야만 하고, 병원은 급성기 진료의 중심이었다. 그럼에도 불구하고, 입원환자 병동은 일상의 진료행위를 잘 대변하지 못했다. 전형적인 전문의는 총 업무 시간의 3분의 1을 병원에서 보냈다. 일반의들은 병원에서는 진료에 훨씬 적은 시간을 보냈고, 일부는 병원과 전혀 관련이 없었다.[14] 임상 교육의 주요 현장이 입원 병동이 된 것은 의도적인 선택을 반영했지만, 이는 왕진, 의사의 오피스(office) 진료,59) 병원의 외래환자 클리닉, 또는 기타 외래 환경과는 구별되는 것이었다.

입원환자 교육에 대한 강조는 부분적으로 교육병원이 제공하는 교육의 효율성에서 비롯되었다. 신체적으로 중요한 소견이 있는 환자는 개업의가 지도하는 한두 명의 학습자가 아닌 수많은 학생과 수련의가 검사할 수 있었다. 질문이 있는 사람은 즉시 전문가의 조언을 구할 수 있었다. 도움을 줄 수 있는 사람들은 한 명의 프리셉터(preceptor)60)가 아닌 병원의 전체 교수들로 구성되었다. 검사실, 방사선실, 도서관, 집담회, 그리고 협의 및 논의를 위한 기회가 정기적으로 제공되었다.

무엇보다도 중요한 것은 입원 서비스가 의학교육의 목표를 달성하기에 충분한 시간을 제공했다는 점이다. 학습자가 환자를 심층적으로 연구할 수 있는 충분한 시간이 있어야만 미지의 문제를 해결하고 임상적 불확실성에 신중하게 대처할 수 있는 능력을 얻을 수 있었다. 그들은 환자에 대해 생각하고, 읽고, 이야기할 수 있어야 했고, 진단 검사와 치료적 중재의 결과를 신중하게 따라갈 수 있어야 했다. 분주한 개업의 오피스에서 도제로 일하면 그런 종류의 기회를 얻을 여유가 없었다. 또한 대부분 교육병원의 훨씬 더 분주한 외래 클리닉에서는 그럴 기회가 더욱 없었다. 입원환자 병동만이 풍부한 환자군과 풍부한 시간의 적절한 혼합물을 제공했다.

의학교육자들은 교육 병동의 풍요한 교육 환경을 만들어주기 위해 열심히 일했다. 예컨대, 학습과 연구 시간을 제공하기 위해, 교육병원은 같은 수의 환자를 보는 비교육병원보다 더 많은 수련의를 채용했다.[15] 또한, 일부 병원은 학생, 수련의 및 교수들이 어울릴 수 있도록 입원 환자의 수를 제한했다. 피터 벤트 브리검 병원은 이런 점에서 매우 전형적이었다. 제1차 세계대전이 발발하기 직전에 문을 열었을 때, 이 병원은 "우리 병원이 계획한 높은 기준을 유지하는데 핵심적으로 중요한, 일상 교육에서 주니어 스태프들과 임상 과장의 친밀한 접촉을 고려하여 병상의 수를 제한하기로 결정했다."[16] 초대 내과 과장 헨리 크리스천은 이 병원이 "만족스럽게 진료할 수 있는 수보다 더 많은 환자"를 받아들인다면 충실한 교육과 임상연구를 할 수 없을 것이며, 다른 곳에서 진료를 받을 수 있는 대규모의 평범한 환자 집단은 "우리 병원이 절대

59) 병원의 외래진료실과 구별되는 개업의의 개인 사무실을 의미한다. 이 곳에서 간단한 문진과 신체검사 등을 할 수 있으며 더 정밀한 검사가 필요하면 시설을 갖춘 병원에 의뢰하게 된다.
60) 임상교육에 있어 학습자에게 개별적인 지도를 제공하는 교수.

바라지 않는 것"이라고 설명했다.[17]

그 시대의 장기 입원 또한 입원 병동의 교육적인 풍요함에 기여했다. 제1차 세계대전에서 제2차 세계대전까지 평균 입원 기간은 줄어들었지만, 금세기 중반에도 환자는 학생과 수련의들이 그들을 철저히 연구할 수 있을 만큼 충분히 오랜 시간 병원에 체류하였다. 1951년만 해도 모 교육병원 병동 환자의 평균 입원일수는 25.5일이었다.[18] 그 결과 학습자는 질병의 전 과정을 관찰하고, 내과적/외과적 원리에 대한 폭넓은 교육을 받으며, 흥미로운 주제를 심도 있게 추구하고, 환자 관리에 대한 건전한 접근법을 파악할 수 있었다. 예컨대, 학생과 수련의들은 외과적 성숙함과 기술은 단지 수술 기법이 아니라, 수술을 통해 이득을 얻을 수 있는 환자인지를 결정하는 정확한 수술 전 진단 능력에 달려 있다는 사실을 알게 되었다.

입원한 환자들은 종종 매우 아팠고, 몇몇은 생명이 위태로웠지만, 의학교육자들은 비록 이 환자들이 심각한 중환이라 하더라도 이를 교육적 이점으로 여겼다. 응급상황에 노출된 학생과 수련의들은 생리학, 병태생리학, 그리고 치료법의 원칙에 관한 견고한 기반을 얻을 수 있었다. 당뇨병 환자의 관리를 고려해 보자. 케토산혈증(혈당이 매우 높고 다른 심각한 대사 이상을 동반한다)을 앓는 불안정한 환자는 치료가 어려웠다. 이 생명을 위협하는 당뇨 합병증에서 의사는 전해질, 혈당 수준, pH뿐만 아니라 맥박, 호흡, 혈압, 의식 수준을 모니터할 필요가 있었다. 인슐린, 수액, 전해질의 주입은 필수였다. 감염이나 농양과 같은 기저 질환들도 발견되면 찾아서 치료하고, 모든 단계를 주의 깊게 관찰하여 신속한 의사결정을 해야 했다. 이와 대조적으로, 안정된 당뇨병 환자의 상태를 외래 환경에서 추적하고, 필요에 따라 식단과 인슐린 투여량을 조절하는 일은 스트레스가 덜하고 더 쉽게 배울 수 있었다. 케토산혈증의 관리를 숙달한 학생이나 수련의들은 당뇨병을 잘 이해하였고, 외래 환자 치료는 간단한 일이라 생각했다. 반대로 케토산혈증을 치료해 본 적이 없는 이들은 독자 진료를 할 수 있는 준비가 미흡했다. 그 시대의 의학교육자들은 응급상황에 익숙하다는 것은 학생들에게 의사로 살아가는 내내 유지될 지식과 자신감이라는 이점을 제공한다고 보았다.[19]

병원 입원은 대개는 계획된 일이 아니었다. 따라서 학생이나 수련의가 어떤 종류의 환자를 볼 것인지를 결정하는 데 있어 우연이 중요한 역할을 했다. 이러한 점에서 임상 교육은 병동 생활에 대한 몰입을 통해 학생과 수련의들이 결국 독자적인 진료 활동을 잘 대비할 수 있을 만큼 충분히 광범위한 증례를 만나게 된다는 삼투압적 교육 개념을 고수한다고 간주될 수 있다. 물론 학습자가 그 증례를 경험하기 위해 특정 환자를 전부 입원시킬 필요는 없었다. 다른 증례들은 집담회, 회진, 세미나에서 정기적으로 논의될 것이다. 학생과 수련의들은 그 환자들을 직접 검사하거나 도서관에서 그 주제에 대해 읽을 수 있었다. 임상 노출이 부족하다는 불만은 크지 않았다.

학생과 수련의들은 바빴지만, 처음 생각만큼 일상이 바쁘지는 않았다. 실로 나중의 기준으로 볼 때 그 일정은 때로 여유로웠다. 1930년경에 조지타운 대학병원에서 인턴은 아침 8시에 일어나 아침 9시까지 식사를 할 수 있었다.[20] 1920년대에는 교육병원의 3분의 2가 8시 30분이나 9시에 예정된 수술을 시작했고, 나머지 3분의 1은 오후에 수술을 했다.[21] 이는 수련의가 받은 입원환자의 수가 적었고, 입원 기간은 길었던 데 기인했다. 이는 또한 중환자실과 첨단 의료중재 기술의 부재에서 비롯되었다. 매우 중한 환자들은 회복되거나 사망했고, 대부분 환자는 수술이나 중한 질병을 앓은 후 입원 기간 대부분을 안정된 상태로 보냈다. 더구나 오후 6시에 서둘러 퇴근하려는 수련의는 거의 없었다. 그들은 병원에서 살았고 이미 '가족'과 함께 있었다. 그 결과 토론, 사색, 사고 등에 상당한 시간을 할애할 수 있었다.

비록 교육병원의 입원 병동은 뛰어난 교육의 장으로 판명되었지만, 의학교육의 모든 목표를 달성하게 할 수는 없었다. 입원환자들은 개업의 오피스에서 주류를 이루는 외래환자들을 반영하지 못했다. 비록 응급환자 진료와 같은 방식으로 병리학의 원리를 가르치기는 어려웠지만, 외래진료에 대한 노출은 필요하고 바람직했다. 하버드 의대의 하비 쿠싱은 입원환자들이 "졸업 후 학생들이 직접 대면하게 될 환자들과는 거의 유사하지 않았다."고 우려했다.[22]

입원환자들을 중심으로 하는 교육은 추가적인 한계를 가지고 있는데, 그것은 환자를 전인적으로 돌보는 것을 배우기가 더 어렵다는 것이다. 병원에 입원하면 집, 직장, 친구, 가족과 분리되기 마련인 환자는 위축되었다. 이런 독특한 상황, 그리고 입원환자와의 접촉이 대개 퇴원으로 종료된다는 사실로 인해 아무리 성실한 학생이나 수련의라도 장기적인 관계를 발전시키거나 전인적인 이해를 얻기는 어려웠다. 덧붙여, 병원 의학은 관찰하고 측정할 수 있는 의학에 대한 의존을 강조하였는데, 이는 환자들이 느끼거나 말하는 것과 상반될 수 있었다.[23] 그래서, 어느 의대의 심혈관내과는 이미 진단이 붙은 환자도 심전도, X선, 형광투시 검사를 받아야 한다고 다음과 같이 주장하였다. "고급 임상 기록은 인간적 편견으로부터 완전히 자유로운 객관적 소견들을 강조해야 한다."[24] 이러한 영향을 정확히 측정하기는 어렵지만, 병원 학습자의 시선은 분명 환자를 점점 더 사람이 아닌 대상으로 보게 되었으며, 병원 교육의 비인간화에 대한 우려가 공통으로 등장하였다.[25]

입원환자 병동의 교육적 한계를 인식한 의학교육자들은 다른 임상 환경에서 다양한 실험을 시도했다. 미시간 의대는 4학년 학생들을 여름방학 기간에 지역사회 의사들에게 배정하는 프리셉터 프로그램을 창설했다.[26] 아칸소 주와 펜실베이니아 주 여자 의과대학은 특히 산부인과 진료를 위해 학생들이 가정으로 환자를 방문하는 프로그램을 후원했다.[27] 그러나 입원환자 중심 교육의 주된 대안은 교육병원의 외래 클리닉이었다. 이러한 시설은 의학교육에 있어 19세기에 임상 수련의 주요 장소로서 기능한 두드러진 전통을 가지고 있었다. 20세기의 많은 의학교육자들은 외래 클리닉을 인도적이고 원만한 의학을 가르칠 수 있는 열쇠로 보았는데 이곳에서 학생들은 대부분의 의사가 일상 진료에서 보는, 보다 흔하고 덜 심각한 증례를 볼 수 있었기 때문이다.

외래 교육의 잠재력은 널리 받아들여졌지만, 실제로는 거의 실현되지 않았다. 환자가 너무 많았고, 시설은 비좁고 붐볐다. 환자들은 온종일 기다려야 했고, 마침내 이름이 호명되면 부산하게 진료를 보는 게 전부였다. 외래 클리닉에 충분한 사무 보조 인력과 기술 인력이 없었고, 지도감독도 불충분했다. 이것과 다른 문제들로 인해 대부분의 의과대학에서 외래환자 업무는 학생, 수련의, 그리고 환자 모두에게 불만족스러웠다. 워싱턴 의대 교수들은 클리닉 업무가 "완전히 불만족스럽다"고 인정했고,[28] 다른 많은 유사한 시설들도 비슷한 인정을 했다.

입원 서비스만 강력하다면, 이 시대의 의과대학은 외래 역량이 부족하다 해도 그다지 우려하지 않았다. 외래 환자 클리닉은 의과대학과 교육병원 모두의 위계에서 낮은 위치에 있었다. 이것은 과학적 의료의 기술적 본성에 대한 열정, 병원의 전통적인 복지 기능에 대한 거부, 그리고 외래환자 진료보다 입원환자 진료에 훨씬 더 큰 위신을 부여했던 의사의 가치 부여 시스템 등 많은 원인에 기인했다. 많은 의대 교수는 외래 클리닉의 주된 목적이 병동을 채우기 위한 입원 서비스의 공급자 역할을 하는 것으로 생각했다.

외래 환자 클리닉의 교육 업무가 늘 불만족스럽기만 한 것은 아니었다. 제2차 세계대전 전 여러 실험을 통해 적절하게 시행된 외래 클리닉 교육은 큰 가치가 있음이 알려졌다. 예를 들어, 하버드, 예일, 존스 홉킨스, 코넬은 환자 대기 시간을 줄이고 학생들과 수련의들이 각각 예정된 환자와 더 많은 시간을 보낼 수 있도록 외래 클리닉에 예약 시스템을 도입했다. 피터 벤트 브리검 병원에서는 수련의에게 "새로운" 환자를 보기 위해 배정된 시간이 30분이었고, 4년차 임상클럭십 학생에게는 1시간에서 1시간 반이었다.[29] 환자 수는 적절하게 처리할 수 있는 숫자로 제한되었다. 그 결과 진료 당일에 시간을 덜 낭비하면서도 더 철저한 검사를 받은 환자들뿐만 아니라 외래진료에서 보람 있는 경험을 한 학생과 수련의들도 더 만족했다.[30]

이러한 실험이 성공할 수 있었던 것은 학생과 수련의가 환자를 검사하고 교수가 이를 감독할 수 있는 충분한 시간이 제공되었기 때문이다. 코넬 의대의 한 교수가 주장한 바와 같이 외래 환자 교육이 효과적이려면 그것은 "일상적인 클리닉에서 건성건성 하는 부산물 이상의 것이어야 한다."[31] 이러한 실험에서 학습자는 환자를 철저하게 평가하고 교수와 이를 토론할 수 있는 충분한 시간을 확보했기 때문에 이득을 얻었다. 이는 대부분의 외래 환자 클리닉과 현저한 대조를 이루었는데 그곳에서는 혼잡과 분주함 때문에 감독이 부실했고, 교육은 거의 불가능했으며, 학생들은 엉성한 진료에 노출되었다. 어떤 임상 세팅을 사용하든 간에 시간은 좋은 의학교육의 불가결한 요소였다.

물론 좋은 교육은 외래와 입원 모두 만족스럽게 다룰 수 있도록 환자의 수를 제한했다. 학습자들은 체계적인 접근법에 숙달할 시간이 필요했고, 교수들은 단순히 환자를 볼 뿐 아니라 감독하고 가르칠 시간이 필요했다. 코넬 의대 신경외과 과장은 3시간에 6명의 환자를 보며 동시에 교육을 해야 한다면 이는 숙련된 임상의사에게도 너무 과하다고 지적했다. "선택 실습을 택한 학생들이 우리 과에 있는 동안, 교육 업무를 하면서 동시에 6명의 환자를 꽉 채워 보기란 불가능하다."[32]

환자를 적게 보는 것은 그 시대의 병원과 의대 관리자들이 받아들일 수 있는 거래였는데, 그들은 대개 업무의 양보다는 질적인 면에서 성공을 규정했다. 크리스찬은 1928년에 "환자 한 명당 더 많은 시간을 할애할수록 우리가 매일 또는 연간 다룰 수 있는 환자의 총수는 줄어들었다. 그래도 많은 환자를 보는 것보다는 일을 제대로 하는 것이 더 중요하다."고 주장했다.[33] 의학교육은 본성상, 최단 시간에 최다 환자를 보는 식으로 교육병원이 효율적이 되는 것을 수용하지 않았다. 교육의 질은 가르치고 배우는 데 충분한 시간을 허용하는 환경에서만 유지될 수 있었다. 의대와 병원 관리자들은 이 일을 제대로 하기 위한 선택을 기꺼워했다. 적어도 입원 서비스에 대해서는 그랬다. 만약 교육의 질을 유지하기 위해 어떤 생산성의 하락을 받아들여야 한다면, 그들은 흔쾌히 그렇게 했다.

병동 서비스

임상학습과 마찬가지로 다양한 환자에 대한 노출도 시간을 절대적으로 필요로 했다. 그 시대의 교육병원은 또한 다양한 환자를 풍부하게 제공하였다. 그러나 모든 환자가 교육에 이용된 것은 아니었다. 오히려 자선 병동에서 치료받는 가난한 환자들은-"병동 서비스" 또는 "별관 서비스(pavilion service)"라고 불렸다-대부분의 "임상 자료(clinical data)"를 교육과 연구에 제공했다. 이 환자들은 서양의학의 오랜 전통에 따라 병원의 교육 활동에 참여하는 대가로 무료 진료를 받았다.

제1차 세계대전 후, 교육병원은 다수의 가난하지 않은 개인 환자에게 의료를 제공했는데 이들은 다수의 자비 환자(치료비로 자기 돈을 내었다)와 소수의 반자비(보험) 환자로 구성되어 있었다. 그렇지만 이 환자들은 교육에 드물게 이용되었다. 학생들은 그들의 병력을 청취하고 신체검사를 할 수 있었지만, 그 이상은 어려웠다. 의학교육및병원평의회는 "그들(자비 환자들)은 희귀한 증례일 수도, 호기심의 대상일 수도 있겠지만 의대생은 결코 그들을 대상으로 하여 질병의 진행 과정을 배우도록 허락되지 않을 것이다."고 했다.[34] 이와 유사하게 수련의들은 그들의 진료에 대해 어떠한 실질적인 책임도 지지 않았다. 전공의들은 자비 환자에 대한 수술이나 중요한 치료 결정을 할 수 없었고, 때로는 신체검사를 하거나 의무기록을 남기지도 않았다.[35] 자비 환자들은 그들의 개인 주치의에게 "속한" 것으로 간주되었고, 학생과 수련의들이 끼어들면 안 된다는 것은 명백했다.

의학교육을 위해서는 병동이 필요했다. 여기서 학생들은 능동적인 학습자가 될 수 있도록 허용되었고, 수련의는 의미 있는 책임을 질 수 있었다. 또한 교육병원에서 전국적으로 또는 국제적으로 유명해진 대부분의 임상 연구가 수행되었다. 한 교육병원의 전문적 평판은 거의 전적으로 교육 서비스에 달려 있었다. 그래서 매사추세츠 종합병원의 한 과장은 "매사추세츠 종합병원의 영혼은 교육병동(자선병동)에 있다."고 한 것이다.[36]

자선 병동 환자들은 교육 프로그램에 활용됨으로써 치료상의 이익을 얻었을 것이다. 그들은 미국의 최고 의사들의 감독 아래, 활기찬 수련의와 학생들에 의해 양심적인 치료를 받았다. 정기 회진과 집담회에서 그들의 증례에 대한 논의는 치료에 도움이 되는 새로운 아이디어로 이어졌다. 많은 병동 환자들은 학생, 수련의, 간호사의 정서적인 지지라는 이익을 얻었는데, 그들은 환자의 옹호자로서 열성적으로 행동했고 종종 비인간적인 병원 세력에 대항하여 그들을 옹호했다.

그럼에도 불구하고 선택의 여지가 있던 자비 환자들이 교육병원의 주요 교육 활동에 자신들을 내어주지 않았다는 사실은 그대로 남아있다. 아무리 감독하고 관리하고 백업 조치를 취해도(여기서도 견제와 균형이 존재했다), 교육의 요구는 환자 진료의 직접적인 요구와 근본적으로 어긋난다는 딜레마를 지울 수 없었다. 가장 경험이 풍부한 외과의가 수술하는 것이 환자에게는 이익이었다. 그러나 학습자가 수술을 할 수 있도록 하는 것은 사회의 이익이었다. 개인의 권리와 공동체의 요구라는 이분법적 문제로 끊임없이 고군분투해 온 미국에서 의학교육이 동일한 문제에 직면했다는 것은 놀랄 일도 아니다.

제6장 아카데믹 메디컬 센터와 일반 대중

- ✓ 개업의와 의대 교수
- ✓ 빈민 진료
- ✓ 의학교육과 국민건강

제6장 아카데믹 메디컬 센터와 일반 대중

의과대학과 교육병원은 별개의 실체였지만, 그들은 매우 밀접하게 운영되었다. 그리고 그들 각자의 성공은 그 협력에 매우 많이 의존했다. 1920년대 후반, 의과대학과 교육병원이 인접한 물리적 부지를 점유하는 형태를 설명하는 용어로 "메디컬 센터(Medical Center)"라는 용어가 도입되었다. 이 용어는 1928년 컬럼비아-장로교 메디컬 센터, 1932년 뉴욕 병원-코넬 메디컬 센터의 개원과 연계하여 처음 사용되었다. 제2차 세계대전 이후, 이러한 복합 형태는 "아카데믹 메디컬 센터(Academic Medical Center)"라고 불리게 되었다.[1]

모두가 동일하지는 않았지만, 이 센터들은 전형적으로 의과대학, 대학 부속 또는 부설 병원, 그리고 협력 전문 병원이나 기관들로 구성되어 있었다. 예를 들어 컬럼비아-장로교 메디컬 센터는 처음에 컬럼비아 의과대학, 장로교 병원, 슬론 여성 병원, 밴더빌트 클리닉(외래 진료 시설), 신경학 연구소, 영유아 병원으로 구성되었다.[2] 가장 중요한 원리는 각각의 구성요소들이 단지 병렬적으로 운영될 뿐만 아니라, 교육, 연구, 그리고 환자 진료에 협력한다는 것이었다. 1920년대 후반 한 의과대학장은 "의과대학과 병원의 예산을 너무 섞어서 대학 본부가 이를 결코 분리할 수 없게 하려고 했다."[3] 일반 대중은 종종 의과대학과 교육병원을 구분하기 어려웠는데, 이는 양자가 너무 밀접하게 연관되어 있었기 때문이다. "의과대학"이나 "교육병원"보다 "아카데믹 메디컬 센터"라는 새로운 용어가 더 많은 목적에는 더욱 유용했다.

종합대학과 같이 아카데믹 메디컬 센터의 영향은 그곳에서 가르치고 배우는 사람들을 넘어섰다. 종합대학과 마찬가지로, 아카데믹 메디컬 센터는 더 큰 사회 안에 자리 잡고 있었고, 교육이나 연구보다 더 광범위한 측면들이 항상 존재했다. 의대 교수들은 단순히 학생과 수련의들에게만이 아니라 개업 중인 의사들에게도 책임을 느꼈다. 아카데믹 메디컬 센터는 보수교육 프로그램과 의료자문을 통해서 관련이 없는 의사들도 지원했고, 그 결과 지역사회의 의료수준을 높이는 데 도움을 주었다. 게다가, 의대 교수들은 이것이 교육병원의 숭고한 전통이었음을 염두에 두고, 많은 자선 진료를 제공했다. 마지막으로, 아카데믹 메디컬 센터는 의료의 질과 국민의 건강을 증진하려는 노력의 중심에 있었고, 따라서 국가에 전반적인 서비스를 제공했다. 간단히 말해서, 모 종합대학과 마찬가지로, 아카데믹 메디컬 센터들은 효용의 의무, 즉 그들을 지원하고 과학적 관심을 추구하도록 허용한 사회에 대한 서비스를 제공한다는 의무를 받아들였다.[4] 아카데믹 메디컬 센터의 내부 활동에서와 마찬가지로 외부 활동 간에도 언제나 눈에 띄는 불협화음이 있었지만, 이 시기의 사회 구성원 중 의학교육이 더 큰 이익에 기여하고 있는 것에 만족하지 못한 사람은 거의 없었다.

개업의와 의대 교수

제1차 세계대전 이후, 의대 교수들은 개업 중인 의사들의 전문적 성장에 대해 점점 더 관심을 가지게 되었다. 1937년에 체계적인 공부를 하지 않으면 평균적인 개업의들은 5년 안에 의사로서 역량이 부족해지고, 10년에서 15년 후에는 절망적으로 시대에 뒤떨어진다고 추정되었다.[5] 의학교육의 정신은 자기 주도 학습의 중요성을 강조했다. 그러나 어떤 의학교육자도, 특히 시골에 있거나 단독 개업을 한 의사들이 도움 없이 최신 역량을 유지할 수 있다고 믿을 만큼 순진하지 않았다.

개업의들에 대한 교육적 필요성의 논의는 기본의학교육과 졸업후 의학교육의 문제가 너무나 긴박했기 때문에 비교적 천천히 일어났다. 1920년 이전에는 부적절한 훈련을 받은 의사들의 부족함을 교정하는 데 중점을 두었다. 이를 위한 주요 수단은 다양한 "폴리클리닉" 영리 의학교였다(아브라함 플렉스너는 이들을 "기본의학교육 수선소"라 불렀다.).[6] 1920년 이후, 보수교육은 종종 졸업후 의학교육과 혼동되었다. 그러나 인턴십과 레지던트의 증가와 함께, 보수교육의 별개의 정체성은 점점 명확해졌다. 1930년대에 이르면 잘 훈련된 의사들이 최신 지견을 유지하도록 돕는 보수교육의 사명이 널리 받아들여졌다.[7]

많은 주와 카운티의 의사회가 이 프로그램을 후원했기 때문에, 보수교육은 학생과 수련의의 교육만큼 의대 교수들에게 결코 높은 우선순위는 아니었다. 그럼에도 1920년대에 대부분 학교는 이 책임을 진지하게 받아들이기 시작했다. 많은 학교가 공식 교육과정을 개설했다. 이들 중 몇몇은 단기였고, 다른 것은 장기였다. 일부는 병원과 병동, 다른 일부는 강당과 강의실에서 행해졌다. 1940년에서 41년 사이에 전형적인 학교였던 뉴욕 의대는 19개의 과정을 제공하였고 159명의 등록생이 있었다.[8]

많은 보수교육은 비공식적이었다. 메디컬 센터의 집담회와 강의는 의사들에게 공개되었고, 학교는 센터와 무관한 많은 개업의가 참석한 데 자부심을 느꼈다. 마운트 시나이 병원(뉴욕)에서는 매주 열리는 주요 교육 행사에서 입석도 가득 찼다. 교수들은 "이런 식으로 우리 병원은 외부에서 의학의 실천에 영향력을 꾸준히 확대해왔음"을 자랑스럽게 언급했다.[9]

바쁜 개업의들이 메디컬 센터에 오기가 종종 어렵다는 것을 알게 된 일부 학교들은 그 과정을 개업의들에게 맡겼고, 도시와 시골 지역의 병원에서 보수교육을 제공했다. 미시간 의대, 올버니 의대, 터프츠 의대는 이러한 지역 접근방식의 선두 주자였다.[10] 이러한 점에서 그들의 행동은 종합대학 서비스의 "위스콘신 아이디어"를 연상시켰는데, 그 요소는 대학 수업을 주 전체에서 실시하자는 확장 운동이었던 것이다.[11]

의대 교수들은 또한 어려운 증례의 경우 개업의들을 돕는 데 관심을 가졌다. 때때로 이는 전화나 편지를 통해 처리하였다. 더욱 흔하게 이는 어려운 환자들에 대한 진료 자문을 구하거나, 필요할 경우 이들을 병원에 입원시켜 평가나 치료를 받는 것을 의미했다. 그 후, 환자는 검사 결과, 평가 및 권고 사항에 대한 회신을 들고 개인 주치의에게 돌아갔다. 진료 자문을 통해 의대 교수들은 특히 법률, 공학, 경영, 농업과 같은 분야의 대학교수들과 유사한 방식으로 지역사회의 이익을 위해 자신의 전문 지식을 활용하였다.

진료 의뢰는 아카데믹 메디컬 센터의 업무에서 작지만 중요한 부분을 대표했다. 이제 '지역 진단 센터'로 자리 잡은 컬럼비아-장로교 메디컬 센터는 '전문의 소견'부터 '전신 진단 검사'까지 "모든 수준에서 진단 지원 문의의 쇄도"를 경험했다.[12] 미시간 의대에서는 병원에서 많은 수의 진료 의뢰 환자가 눈에 띄었다. 그 학장은 다음과 같이 말했다. "대학병원의 진료는 일반 개업의가 진료실에서 접하는 일상적인 다양함이 아니다. [진료 의뢰로] 우리에게 오는 거의 모든 환자는 우리 의료진의 기술과 강인함을 시험하는 어렵고 모호한 내과적, 또는 외과적 문제다."[13] 교수들은 가장 어려운 증례들을 다루면서 사고의 날카로움을 유지하였고, 지역사회 의사들은 자신들이 적절하게 치료하기 어려운 환자들에 대한 도움을 받았다.

지역사회 개업의와 전임 교수 사이에서 발전한 관계는 상호 이익이 되는 것으로 판명되었다. 개업의들은 그들이 사회에서 누리는 높은 특전은 아카데믹 메디컬 센터에서 받은 교육과, 일단 개업을 하면, 의대 교수들이 뒤에서 받쳐준다는 사실에서 비롯되었다고 이해했다. 반대로, 의대 교수들은 공공이 의학교육과 연구를 계속 지원할 수 있도록 연구를 입증 가능한 성과로 옮기는 개업의들을 필요로 했다. 개업의들의 호의는 종종 학생들을 모집하거나, 수련의를 교수로 채용하거나, 자치단체나 주 의회로부터 자금을 확보하는 데 있어서 의대 교수들에게 도움이 되었다. 교수들에게는 "개업의" 중에서도 자신의 동문이 더 중요했는데, 그들의 정치적, 재정적 지원은 없어서는 안 될 것이었다. 이를 인식하고 많은 의과대학은 졸업생들의 지속적인 충성심을 확보하기 위해 동문회 사무실을 만들기 시작했다.

그럼에도 불구하고, 개업의와 교수 사이의 관계가 항상 순탄하지는 않았는데, 그 주된 이유는 개업의들이 아카데믹 메디컬 센터가 자기 환자를 빼앗아 갈 것을 걱정했기 때문이다. 1925년 피터 벤트 브리검 병원의 내과 과장은 "불행히도, 때로는 오해가 생기기도 하고, 개업의는 환자가 자신에게 돌아오지 않으면 부당하게 취급받았다고 느낀다."[14]고 시인했다. 그러한 우려는 대공황 시기에 더 심해졌다. 개업의들이 지역 의과대학을 불공정 경쟁으로 고발하는 일이 사방에서 터져 나왔고, 신시내티에서는 신시내티 의대가 침범해 들어온다고 지역 의사회가 분개했다. 시카고에서도 개업의들은 시카고 의대가 자비 환자들을 너무 많이 치료한다고 분개했다.[15]

그러나 제2차 세계대전 전에는 아카데믹 메디컬 센터가 개업의들에게 심각한 경제적 위협이 된 적이 없었다. 전임교수의 수와 마찬가지로 교육병원의 수도 적었다. 가장 중요하게도, 자비 환자를 두고 경쟁을 원하는 의대 교수들은 거의 없었다. 그들은 이미 많은 자선 환자들의 진료를 감독하느라 매우 바빴다. 의뢰 환자, 응급환자, 또는 전문적 서비스가 필요한 환자나 특정한 교육적 가치가 있는 환자를 제외하고 대부분의 교수는 자비 환자를 진료하지 않았다. 펜실베이니아 의대 교수들은 "개업의들과 경쟁하고 싶지 않다."고 했다.[16]

의과대학과 교육병원에 대한 기록들은 이 정책을 위반한 경우들을 보여준다. 그러나 그러한 에피소드는 예외적이었다. 교만이든, 잘난체하든, 소견서를 보내는데 게을렀든 간에 개업의들을 잘못 대하였던 교수들은 징계를 받기 쉬웠다. 콜로라도 의대에서 한 교수는 "외래에서 자비 환자를 자신에게 유치했다"는 이유로 비뇨기과에서 3개월의 직무 정지를 받았고, 그 뒤에도 근신에 처해졌다.[17] 템플 의대는 "시혜 남용"을 막기 위해 외래 환자 진료를 면밀히 검토했는데, 이는 개업의를 찾아갈 여유가 있는 환자에게 무료 진료를 제공하는 것을 의미했다.[18] 헨리 크리스천은 이 문제를 매우 간결하게 말했다. 그는 피터 벤트 브리검 병원에는 업무를 잘 수행하기에 환자가 너무 많아서, 만약 환자 중 일부를 지역 개업의에게 돌려보낼 수 있다면 훨씬 더 나은 일을 할 수 있다고 되풀이해 썼다.[19] 자비 환자를 많이 보는 것은 아카데믹 메디컬 센터의 교육적, 시혜적 사명의 일부가 아니었다.

따라서 개업의와 교수 사이의 관계는 일반적으로 조화를 이루었다. 긴장감은 항상 존재했고, 주기적으로 불화가 터져 나오곤 했지만, 전체적인 흐름은 온정을 잃지 않았다. 이 의사 전문직의 응집력의 핵심은 보수교육, 진료 자문의 제공, 그리고 환자 경쟁의 회피에 있다. 이런 식으로 개업의와 교수는 경쟁하기보다는 미국인이 의료 서비스를 이용할 수 있도록 협력했다.

협력은 공식적인 조정이나 계획 없이도 의료전달체계에 상당한 효율을 허락했다. 다니엘 폭스61)(Daniel M. Fox)의 논의처럼, 대부분의 아카데믹 메디컬 센터에서는 정교한 기술과 서비스를 이용할 수 있었지만, 다른 병원에서는 드물었다. 아카데믹 메디컬 센터는 시, 지역, 또는 주에서 환자 최종 의뢰 장소로 기능하였지만, 이러한 전문 서비스를 제공하려고 그들과 경쟁하는 지역 병원들은 거의 없었다. 아카데믹 메디컬 센터로부터 새로운 의학 정보가 지역 전체에 확산되었고, 그 센터들은 지역사회의 진료 기준을 향상시키는 데 도움이 되는 영향력을 행사하였다.[20] 아카데믹 메디컬 센터는 국가 의료전달시스템의 일부에 불과했지만, 그들은 시스템의 나머지 부분이 작동할 수 있게 하는 엔진을 상징했다.

빈민 진료

제1차 세계대전 후 교육병원들이 의과대학과 협력하면서, 전통적인 자선사업은 전면에 남게 되었다. 물론 돈을 내는 환자들도 치료를 받았다. 전임교수들은 의뢰받은 환자를 위한 병상이 필요했고, 외래교수들도 자신의 환자를 위한 공간이 필요했다. 그러나 대부분의 교육병원은 막대한 규모의 무료 진료를 계속 제공했다. 이런 방식으로, 아카데믹 메디컬 센터는 의료계-즉 지역의 개업의-뿐만 아니라 공공에도 봉사했다.

자선 진료의 규모는 아카데믹 메디컬 센터마다 달랐다. 버몬트 대학이나 캔자스 대학과 같이 인구밀도가 낮은 지역의 교육병원들은 인구밀도가 높은 도시 지역의 병원들보다 자선 서비스가 적은 경향이 있었다. 가장 대규모의 자선 진료는 벨레뷰 병원, 로스앤젤레스 카운티 병원, 쿡 카운티 병원과 같이 의과대학과 제휴를 맺은 큰 시립병원에서 제공하였는데, 이 병원에서는 환자의 거의 100%가 자선 진료였다. 반즈 병원, 장로교 병원, 피터 벤트 브리검 병원과 같은 도시의 (자선) 사립 교육병원들은 대개 병상의 60~80%를 무료 진료를 위해 남겨두었다. 예를 들어, 1940년대에 피터 벤트 브리검 병원의 자선 병동 서비스는 입원환자의 80%를 구성했다.[21] 자선 병동 서비스가 총 병상의 50% 미만으로 떨어진다면, 이는 자선 병원에겐 당혹스러운 일이었다. 반즈 병원에서 잠시 그런 일이 일어났을 때, 일부 교수들은 병원이 '하찮은 일'만 하고 있다고 느꼈고, 병동을 다시 원래 규모로 회복하기 전에는 더 이상의 인도주의적 지원을 받지 못했다.[22]

국가 의료 시스템의 관점에서 보면, 아카데믹 메디컬 센터가 제공하는 자선 진료의 양은

61) Daniel M. Fox(1928~). Health Politics, Health Policies: The Experience of Britain and America, 1911-1965(1986)등 건강정책에 관한 여러 저서를 집필한 미국의 저술가.

엄청났다. 예를 들어, 볼티모어에서 존스 홉킨스 병원은 도시의 빈민 외래 환자의 거의 50%를 부담했고 이 도시 전체 시립병원들보다 더 많은 무료 진료를 제공했다.[23] 이 진료의 금전적 가치는 마찬가지로 인상적이었다. 정확한 수치는 얻기 어렵지만, 그 자선 행위의 가치는 병원 사용료와 전임 및 외래 교수의 진료비를 합친 금액을 포함하였다. 20세기 중반의 한 연구는 병원사용료를 제외하고도 교육병원이 무료로 제공한 의사 서비스의 규모가 연간 1억 달러를 상회한다고 추정했다. 그 저자들은 아카데믹 메디컬 센터를 미국의 가장 위대한 자선 기관 중 하나로 묘사했다.[24]

그렇게 많은 자선 활동을 제공하기는 쉽지 않았다. 교육병원들은 대개 지역 정부로부터 그 관할권에 있는 빈민 환자 진료에 대한 보상을 받지만, 항상 정부는 실제 진료비용보다 적게 지불하는 경향이 있다. 예를 들어 1940년에, 장로교 병원은 뉴욕시의 빈민 진료에서 35만 달러의 손해를 입었다.[25] 그 차액은 기부금과 선사품으로 보상되어야 했다. 그럼에도 불구하고, 아카데믹 메디컬 센터들은 가능한 한 많은 무료 진료를 제공할 의무가 있다고 느꼈다. 펜실베이니아 여자의과대학 병원이 밝힌 바와 같이 "우리는 교육병원이기 때문에 무료 진료에 대한 주 정부의 보상은 항상 부족했다."[26] 아카데믹 메디컬 센터는 이윤의 극대화가 아니라 서비스의 극대화를 추구하였고, 자선 의료 제공으로 인한 적자는 선행을 하는 징조로 여겨졌다.

자선 병동 환자 자격은 병원마다 달랐고, 병원마다 각기 고유한 규정이 있었다. 그러나 원칙은 어디서나 같았다. 가능한 한, 교육병원들은 해당 지역사회 거주민들로 무료 진료를 제한하려고 했다. 환자들에게는 수입과 재정적인 형편에 대해 물었다. 특정 소득 수준 이하의 개인만이 무료 환자로 인정되었다. 대부분의 교육병원은 재정적 필요성, 질병의 유형과 중증도, 돈을 벌지 않고도 재정적 곤경을 견뎌낼 수 있는 능력에 따라 환자를 상세하게 분류하는 평가 척도를 가지고 있었다.[27] 많은 환자가 무료 진료를 받았고, 다른 환자들은 실제 진료비보다는 적지만 기부를 좀 해 달라는 요청을 받았다. 예를 들어, 장로교 병원(뉴욕)에서는 1942년 병동 환자들은 매일 평균 8.81달러 상당의 진료비에 대해 3.12달러씩을 지불했다.[28] 병원은 개업의를 만나거나 병원비를 지불할 여유가 있는 환자들이 제도를 남용하지 못하도록 하는 데 민감했다. 그러나 병원 관리자들은 일부 환자들이 재정적인 곤경을 인정하기에는 너무 자존심이 세다는 것을 알고 있었고, 그러한 사람들을 찾아내어 돈을 내지 않게끔 노력하였다.[29]

자선 병동 환자들은 양질의 치료를 받았다. 그러나 이 기간 내내, 아카데믹 메디컬 센터들은 소비자 관점이 아닌 "진료의 질"에 대한 전문가의 관점을 고수했다. 그들은 편의 시설이나 안락함이 아니라 기술적 장점으로 진료를 평가했다. 뉴욕 병원의 의료 위원회는 "병원에서 제공하는 음식을 너무 강조하는 것은 불행한 일"로 보았다. "내과적, 외과적 치료가 최상급인데 왜 환자들은 음식에 대해 불평하는가?"[30]

모든 환자들은 모욕감과 불편함을 감내했다. 변기, 음식 트레이, 유해한 약과 치료, 반복적인 검사, 주삿바늘, 의료기구, 침대 목욕, 알코올 도찰, 그리고 드레싱 갈기 등이었다. 이들 대부분은 병에 걸렸다가 잘 회복된 환자에게는 비교적 중요하지 않았다. 그러나 자선 병동 환자들은 자비 환자보다 훨씬 더 큰 모욕감을 경험했다. 외래에서, 자선 병동 환자들은 예약을 잡기 어려웠고, 대개 시끄러운 복도에서 오래 기다렸다. 입원하면 병상이 20개 이상인 큰 병동으로 보내졌다. 그곳에서 환자들은 사생활을 박탈당했다. 즉 소란과 맛없는 식사, 불쾌한 냄새, 그리고 엄격한 면회 제한이 있었다. 때때로 그들은 병원 직원들로부터 무례한 대우를 받았다. 이러한 병동 경험은 만성적으로 자금과 인력이 부족하고, 과밀하고, 관리가 제대로 되지 않는 시립병원에서는 특히 불쾌할 수 있었다.[31] 자비 환자는 개인 병실(때로 풍성하게 주어졌다), 더 나은 음식, 방음, 여분의 화장실, 좌욕기, 샤워, 보다 자유로운 면회 등이 허락되었다. 그리고 때때로 휴식을 취하거나 손님을 맞이할 수 있는 휴게실도 있었다. 병원의 내부 업무에서 드러난 미국 사회 계급 시스템의 또 다른 예인데, 자선 환자와 자비 환자를 같은 입원실이나 외래에서 뒤섞는 것은 부적절하다고 여겨졌다.

노골적인 인종차별은 병원, 특히 남부나 국경 지역의 교육병원에서 드문 일이 아니었다. 많은 교육병원은 개인 병실 비용을 지불할 여유가 있는 사람들을 포함하여 아프리카계 미국인 환자용 병동을 분리해 놓았다. 일부 병원은 흑인 병동에서만 학생들을 가르쳤다. 존스 홉킨스 병원에서는 심지어 "가장 상위의 흑인"조차 종종 (경칭을 쓰지 않고) 이름만 불렀고, 펜실베이니아 여자의과대학 병원은 백인 환자와 흑인 환자를 한 방에 배치하느니, 차라리 병상을 비워두었다.[32] 다시 한 번, 교육기관은 사회의 차별적 관행을 반영했다.

자선 진료의 제공으로 인해 많은 교육계 지도자들은 종합대학에서 의과대학의 역할을 곰곰이 생각하게 되었다. 교육, 연구, 봉사(utility, 功利)라는 종합대학의 세 가지 주요 임무 중 가장 큰 논쟁을 불러일으킨 것은 항상 봉사였다. 대학의 감독을 받으면서 가르치는 것을 실천하는 종합대학의 유일한 분지인 의과대학에서는 특히 그랬다. 의과대학은 다른 대학들과 마찬가지로 더 광범위한 사회에 봉사해야 한다. 그러나 그렇게 불가분의 관계가 되어버린다면, 학문적 가치에 대한 헌신이나 도덕적 비평의 역할을 할 수 있는 능력을 상실한다.

클라크 커[62]가 미국 종합대학에 대한 가장 위대한 비평가 중 한 명으로 꼽는 아브라함 플렉스

62) Clark Kerr(1911-2003). 미국의 경제학자이자 교육행정가. 캘리포니아 대학교 12대 총장을 역임했다.

너보다 이 문제에 더 많은 우려를 한 사람은 없었다.[33] 1930년 고등교육에 관한 고전적인 논문에서 플렉스너는 봉사의 딜레마에 대해 논의했다. 그는 "대학은 적어도 부분적으로 사유와 삶이 움직이는 방향에 영향을 미칠 수 있다."고 인정했다. 그러나 그는 "참여는 교육 기능에 종속되어야만 건전하다."고 경고했다.[34] 플렉스너는 의대 교수들이 환자를 볼 의무가 있다고 결론지었지만, 그 업무가 교육과 연구에 기여하는 범위 내에서만 그렇다. 진료를 위한 목적으로 환자를 보는, 즉 일반적인 의료 업무를 도맡는 의대 교수들은 더 이상 대학에 대한 책무를 스스로 맡으려하지 않을 것이다.[35]

이런 맥락에서, 자선 진료의 제공은 아카데믹 메디컬 센터에게 당혹스러운 문제를 제기하였다. 대학의 이상은 교육과 연구를 촉진할 수 있을 만큼만 환자를 보아야 한다는 것이었지만, 학문적 추구가 무색해질 정도로 많아서는 안 되었다. 그러나 이러한 균형은 항상 실제보다는 말이 쉬운 법이다. 아카데믹 메디컬 센터에 대한 자선 진료의 요구는 컸고, 점점 더 많은 수의 자비 환자들이 이 센터에서 치료를 받고 있었다.

그럼에도 불구하고 대부분의 아카데믹 메디컬 센터는 대학의 기능을 전면에 내세우는 데 성공했다. 몇 가지 요인들이 이런 일을 가능하게 했다. 하나는 경제였다. 당시의 의과대학은 학교의 재정을 진료 수입에 의존하지 않았다. 두 번째는 가치관, 즉 학문적 이상에 대한 의대 교수들과 병원의 확고한 헌신이었다. 이는 일반적으로 균형이 임상 서비스 방향으로 지나치게 이동할 때마다 전문가의 브레이크가 작동하는 결과를 가져왔다. 마지막으로, 진료 서비스의 비전은 전체 환자 집단이 아닌 개인에게 집중되었다. 1940년대 초 뉴욕시의 피오렐로 H. 라과디아(Fiorello H. LaGuardia) 시장은 코넬 의대에 새로운 보험제도 하에 상당수의 시민에게 혜택을 줄 것을 요청하였다. 대학 측은 이를 거부하였다. 학장은 "의과대학의 기능은 의학교육이며, 의료 제공이라는 광범위한 프로그램의 책임을 지는 것이 아니다."라고 설명했다.[36] 이러한 다양한 방법을 통해, 아카데믹 메디컬 센터들은 종종 교육, 연구, 환자 진료에 있어 균형을 잃지 않고 자선 기능을 수행할 수 있었다.

의학교육과 국민건강

제2차 세계대전이 다가왔을 때 미국인들은 적어도 제1차 세계대전이 발발하기 전에 겪었던 한 가지 불안, 즉 미국 의사들의 자질 문제를 면하게 되었다. 미국의 의대는 세계 최고가 되었고,

의사들은 가장 좋은 훈련을 받았다. 또한, 강력한 졸업후 의학교육과 전문의 인정 시스템이 구축되어서 모든 전문의가 자신의 특정 분야에서 철저히 훈련을 받았다.

의학은 계속해서 놀랍게 발전하고 있었다. 질병을 "정복"하는 의학의 능력은 루즈벨트 대통령의 아들에 대한 성공적인 처방이 잘 보여주었다. 1936년 그는 생명을 위협하는 연쇄상구균 감염에 걸렸는데 새로운 설파 약제에 의해 성공적으로 회복하였다. 불과 12년 전만 해도 캘빈 쿨리지 대통령의 아들은 테니스를 하다가 생긴 물집 때문에 "패혈증"으로 사망했다.[37] 제2차 세계대전의 발발과 함께 의학과 공중보건은 가장 중요한 과제인 감염병에 대한 이해와 통제에 있어 인상적인 성공을 거두었다.

미국의 의사들은 새로운 의학 지식을 효과적으로 환자들의 치료에 적용하고 있었다. 의학에 대한 신뢰가 이보다 더 높았던 적이 없었고, 1940년대에 이르러서는 한때 퇴색하였던 미국 의사의 이미지는 확실하게 영웅적으로 변했다.[38] 의사들은 공공의 이익을 위해 일한다는 인식이 널리 퍼졌다. 전문의를 선호하는 경향이 시작되었지만, 대부분의 의사는 여전히 일반의였다. 왕진은 여전히 사라지지 않아 1930년에 10회의 진료 중 4회를 차지하였다.[39] 의사는 환자와 가족을 잘 아는 조언자이자 상담자로 인식되었다. 의사의 수입에 대해 분개하는 사람은 거의 없었다. 탐욕은 그다지 사라지지 않았지만, 의사들의 엄청난 무료 진료가 보여주듯, 자선의 정신은 이 직역에 만연했다. 아무도 그들이 얼마나 많은 자선 활동을 했는지 정확히 알지 못했지만, 그 금전적 가치는 엄청났고, 입원환자들의 적어도 50%는 의사에게 진료비를 내지 않은 것으로 추정되었다.[40] 일부 전문의들은 매우 높은 수입을 올렸지만, 대부분의 의사는 부자가 아니었다. 1930년대 초 개업의의 중위 소득은 연간 3천 800달러로 평균 노동자 임금 소득의 3배였다.[41]

의료는 국가의 재정 건전성에 필수적이라고 지속해서 인식되었다. 수많은 연구가 질병의 경제적 영향을 지적했다. 질병은 빈곤의 주요 원인이고 질병은 국가의 생산성에 해로운 영향을 끼친다는 것이다. 1930년대 초반 연간 약 25억 달러, 즉 국민총생산의 3%를 약간 넘는 의료비는 적지 않은 금액이었다. 그러나 그것은 상당한 수익을 낳는 현명한 투자라고 여겨졌다. 1932년에 발표된 한 연구는 "의료는 필수재이다. 상당한 비용이 들기는 하지만, 그것이 없거나 부족하면 훨씬 더 많은 비용이 든다."는 결론을 내렸다.[42]

미국 의료제도의 중심에는 아카데믹 메디컬 센터가 있었다. 그곳에서 의료지식이 발견되고, 기술이 개발되었으며, 새롭거나 개선된 진료행위가 도입되었다. 모든 의사들이 기본의학교육을 받고, 다수가 졸업후 의학교육을 받은 곳 또한 아카데믹 메디컬 센터였다. 또한, 아카데믹 메디컬 센터는 진료 자문, 집담회, 강의, 공식적인 코스웍을 통해서 의사들에게 어려운 증례를 다루고, 최신 지견을 습득하는 데 도움을 주었다. 한 의대 학장이 썼듯이, "궁극적으로 의료의 질을 결정하는 것은 아카데믹 메디컬 센터의 일이었다."[43]

의료의 질은 이를 수행하는 사람들과 불가분임이 진리로 여겨졌다. 즉, 의학교육의 질이 의료의 질을 결정한다는 것이다. 그러나 미국 문화에서 기술관료적 이상(technocratic ideal)이 또 한 번 발현되면서, 의료행위는 국민의 건강을 보호하는 핵심으로 여겨지게 되었다. 의사와 일반 대중 사이에서 일반적으로 건강은 이용 가능한 의료와 동일시되었고, 어떤 사회적 또는 경제적 요인이 결정하는 것이 아니었다. 그 시대의 많은 개혁가들은 일부 지역이나 특정 인구집단에서 발생하는 높은 질병 비율에 대해 우려했지만, 이로부터 그들은 영양 공급, 주거 개선, 위생 개선, 환경 개선, 더 건강한 작업환경, 혹은 교육이나 고용 개선 등이 아닌 더 많은 의사와 의료가 필요하다는 결론을 끌어내었다.

이러한 측면에서 의학교육위원회의 최종 보고서(1932년)는 전형적이었다. 이는 미국의과대학협회가 주관한 기본의학교육에 대한 주요 조사였지만, 대공황기의 영향을 반영하여, 의학교육뿐 아니라 더 건강한 국민과 더 나은 의료 시스템을 만들 필요성에 관한 문서였다. 이 위원회는 "우리나라의 가장 큰 건강 문제는 전체 국민에게 현대적인 의료 서비스를 제공하는 것이다."는 관점을 유지했다.[44] 이는 전문의와 일반의의 적절한 균형을 유지하고 바람직하지 않은 의사의 지역 분포(이미 많은 시골 지역이 무의촌이 되었다.)를 바로잡는 것을 의미했다. 이 위원회에, 미국은 더 적은 의료가 아닌 더 많은 의료가 필요했고, 추가적인 재정 부담은 그 비용만큼 가치가 있었다. "잘 구상된 의료 프로그램의 본질적 특징은 제공하는 서비스의 질이다. 낮은 가격에 서비스를 제공하는 것이 아니라, 그 질을 개선하고 유지하기 위한 조직과 재정 지원 방법을 정해야 한다."[45]

국가의 건강과 경제 생산성에 불가피하다고 여기는 것은 의학교육에 대한 대단한 기대를 표명한 것이었다. 이러한 기대는 현실적이었는가? 국민 건강을 위해서는 잘 훈련된 의사들이 제공하는 양질의 의료 이상이 필요했는가? 양질의 의료가 국가의 경제 경쟁력을 보장했는가? 이러한 가정은 훗날 도전을 받았지만, 당시에는 의문을 제기하는 이들은 거의 없었다. 당시 미국인의 건강을 우려하는 이들, 또는 의료전달체계의 비판자들은 더 많은 의료를 원했다. 이는 더 많은 의사, 의학적 발견, 그리고 미국의 아카데믹 메디컬 센터들이 제공하는 의료행위에 대한 감독을 의미했다.

제7장 제2차 세계대전과 의학교육

✓ 전시 동원

✓ 질병과의 전쟁

✓ 의학적 낙관론의 절정

제7장 제2차 세계대전과 의학교육

의과대학은 민간인에 대한 진료의 질에 대해 오랫동안 책임을 다했지만, 제2차 세계대전 중에는 군 의료에도 직접 책임을 졌다. 군에 입대하는 교수의 비율은 다른 전문직종보다 훨씬 높았다.[1] 미국 내 52개 종합병원 부대와 20개 후송병원 부대의 약 2,500명에 달하는 의료진은 대부분 아카데믹 메디컬 센터에서 왔다.[2] 의과대학은 교수진이 극히 부족했지만, 그럼에도 불구하고 군과 민간의 수요를 모두 충족시키기 위해 의사의 공급을 늘렸다. 게다가 그들은 전투부대의 죽음과 고통을 극적으로 줄일 수 있는 전쟁 관련 의학 연구를 상당히 많이 수행했다.

의과대학 교수들은 전쟁 수행을 도운 유일한 의사들이 아니었다. 거의 4만 6천 명의 의사들(당시 활동하는 의사의 약 30%)이 국내외의 군 의무부대에서 복무했다.[3] 그 외에도 간호사, 치과의사, 수의사, 의료기사, 기타 전문가들도 대거 복무했다. 어쨌든, 학계 의사들이 리더십을 발휘했다. 의과대학은 이전보다 훨씬 더 많은 영향력과 위신을 전쟁을 통해 끌어냈고, 교수들의 희생과 기여는 의학교육이 사회의 요구에 봉사하고 있다는 대중의 시각을 강화시켰다.

제2차 세계대전은 의학교육에 있어 중대하고 지속적인 변화를 초래하지 않았다. 오히려, 그 유산은 미국 의과대학의 질을 재확인하고, 의학 연구의 중요성을 입증하며, 더 많은 의사와 의료에 대한 미국의 욕구를 자극하는 것이었다. 전후에도 이전과 같이 질병의 행동적, 환경적, 사회적 뿌리를 무시하면서, 이용 가능한 의료의 양과 국민의 건강을 계속 동일시했다. 만성 질환의 확산이라는 새로운 도전에 대처하기 위한 해답은 언제나 같았다. 기초의학 연구로 눈을 돌려 해결책을 찾는 것이었다. 전후에 대중은 더 많은 의료 서비스를 원했고, 적어도, 다른 방식을 요구했다. 즉 아카데믹 메디컬 센터가 제공하는 지식, 의사 및 서비스를 더욱 원했다. 다음 세대에게는 의학교육과 연구가 무엇을 원하든, 감사하는 대중으로부터 얻을 수 있는 것처럼 보였다.

전시 동원

진주만 폭격 이전에도 많은 의과대학은 전쟁 가능성에 대비하기 시작했다. 예를 들어, 1939년 10월 하버드 의대 교수들은 전쟁으로 많은 교직원이 동원될 경우 교육, 연구 및 환자 진료를 어떻게 할지에 대한 전략을 논의하기 시작했다.[4] 1940년 10월, 이 대학 교수들은 의무총감(surgeon general)63)의 요청에 따라 3개의 군기지 병원을 창설하였다.[5] 1941년 3월에 이르자 교수 중 12명이 현역으로 근무하였으며 110명이 예비역으로 있었다.[6] 다른 많은 의과대학도 미국의 참전 이전에 군 병원 부대를 조직하였다.

진주만 기습 후 의학교육의 참전도 본격화되었다. 즉시 미국의과대학협회는 4년제 기본의학 교육과정을 3년제로 단축할 것을 권고했고,[7] 거의 모든 학교가 이에 응했다. 의사 배출과 해외 전장에서의 의료 제공이라는 두 가지 과제를 충족시키기 위해 의대 교수들이 노력하면서 다른 조치들도 곧 취해졌다.

존스 홉킨스의 동원은 전형적이었다. 1942년 초까지 홉킨스의 교수들은 해외의 군 병원 두 곳에 대한 책임을 떠맡았다. 1942년 4월, 38명의 교수가 현역으로 복무했다. 일 년 후 92명의 교수가 군복을 입었다. 이 학교의 연구 프로그램은 심각하게 축소되었고, 나머지 연구의 대부분은 전쟁과 직접적인 관련이 있는 프로젝트에 초점을 맞추었다. 이 학교는 육해군의 군의관에게 성병 관리 강좌를 제공하였고, 많은 교수들은 정부의 중요한 자문직을 수락했다. 이 학교에 대한 입학 자격 요건이 완화되었다. 대학 학부를 2년 이상만 다니면 가능했고, 외국어 자격 요건은 취소되었다. 이 학교는 여름방학과 학생들의 선택 실습을 없애고 더 신속한 교육 프로그램을 채택했다. 병원 인턴의 기간도 줄었고, 레지던트 자리도 수와 기간 모두 줄어들었다. 존스 홉킨스 병원은 부족한 자원을 가지고 운영되었다. 인턴과 수련의가 줄어들었고, 간호사와 응급 구조 요원도 마찬가지였다. 보급품이 배급되었다. 병원은 육류, 커피, 의약품, 그리고 특정 내과 및 외과 의료기기를 얻기가 매우 어려워졌다.[8]

미국의 전시 의료 동원은 민간의 수요도 충족시켜야 했기 때문에 특히 복잡한 작업이었다. 전시 의료에는 교육병원 교수와 신규 졸업생뿐 아니라, 의사들이 상당수 참여하였다. 민간 의사들도 다양한 방법으로 전쟁 수행에 봉사했다. 공중보건 임무의 수행, 병역 신체검사, 그리고 본국에서 민간인들을 진료하는 일이었다. 그러나 군진 의료의 리더십은 교육병원에 있었는데, 이들은 각 전시병원과 의무부대(예컨대 제1종합병원은 벨레뷰 병원이, 제20종합병원은 펜실베

63) 미국 공중보건국(U.S. Public Health Service)의 책임자로 미 연방정부의 공중보건 문제를 책임진다.

이니아 의대가 운영하였다)의 책임을 맡았다.[9] 지역사회 출신의 많은 개업의들, 특히 45세 미만의 개업의들 역시 제복을 입고 근무했지만, 그들은 대개 아카데믹 메디컬 센터의 교수와 전문가들에게 종속되는 직책을 맡았다. 물론 국내외에서 필요로 하는 신규 의사를 배출할 수 있는 수단은 아카데믹 메디컬 센터만이 가지고 있었다.

의과대학에게 전시 동원은 어려운 딜레마를 초래하였다. 그들은 군 병원 서비스나, 핵심 인력만으로 의대와 교육병원을 운영하는 등의 추가 업무에 반대하지 않았다. 그러나 그들은 단축된 프로그램으로 인한 교육 수준 저하로 인해 깊은 고민에 빠졌다. 화약 제조업체는 의도적으로 결함이 있는 폭발물을 내보내지 않을 것이고, 군수 산업체는 표준 이하의 비행기나 탱크를 선적하지 않을 것이다. 마찬가지로 의과대학은 제대로 훈련되지 않은 의사를 내보내지 않을 의무가 있다고 느꼈다. 미시간 의대 학장은 "우리는 의학교육에 단축 프로그램이 미치는 영향을 불안하게 생각한다. 대부분의 학교가 채택한 속성 과정은 전쟁 수행에 즉각적인 기여를 할 것이지만, 의학교육의 질에 대한 영향은 우려스러울 정도다."고 했다.[10]

그러나 전쟁의 긴박함이 너무 엄청났다. 군과 정부 당국의 계속되는 압력으로 의과대학은 의사의 배출을 늘려야 한다는 요구에 굴복했다. 전쟁기간 동안 그들은 불안해 하면서도 활발하게 속성 프로그램을 운영했다.[11] 어디서나 입학 요건이 완화되었고, 단축 교육 과정이 표준이 되었다. 전쟁 중 입학한 의대생 중 55%는 육군, 25%는 해군에 입대하기로 계약을 맺었다. 민간 영역에 20%는 남겨두었지만, 대부분 여성과 "4-F(현역 부적합)" 판정을 받은 남성이었다.[12] 그 결과 전쟁 중 약 2만 5천 명의 의사가 졸업했는데, 그 중 80%는 인턴십이나 레지던트 후에 바로 군에 입대했다.[13]

이 전쟁은 의학교육과 관련된 모든 이들을 희생시켰다. 교수들은 해외에서 2~3년 동안 불편하고 때로는 위험한 임무를 본국에서의 안락함과 바꾸었다. 의과대학은 특정 교수를 '필수요원'으로 선언하여, 동원 면제를 시킬 수 있었지만, 많은 '필수요원'들이 자발적으로 입대하였다. 일부 의과대학에서는 최대 60%의 임상 교수들이 군에 복무했다.[14] 다수의 전임, 비전임 교수들이 있던 하버드에서만 최종적으로 300명 이상의 의사들이 현역으로 참전하였다.[15] 전국적으로는 1943년 7월 1일부로 5,637명의 교수들이 현역 복무 중이었고, 그 숫자는 전쟁이 진행될수록 더욱 증가하였다.[16]

본국에 남은 교수들은 엄청나게 줄어든 인력으로 업무를 수행해야 하는 고된 과제에 직면했다. 교육과정이 단축되면서 기본의학교육의 양은 25% 더 증가하였다. 커리큘럼 단축, 강의실 재조정, 강의, 실습, 임상클럭십을 위한 시설 구하기 등의 행정적 문제는 그저 사소한 악몽에 불과했다.[17] 전과 마찬가지로 수많은 환자들을 보살펴야 할 필요가 있었지만, 임상교수의 수는 크게 줄어들었고, 인턴과 레지던트의 수 또한 줄었다. 많은 교수는 또한 중요한 전시 위원회나 자문 업무를 수행해야 했다. 이러한 책임을 떠맡기 위해 전시 관련 연구를 제외한 의학 연구는 심각하게 축소되었다. 한 전형적인 교수는 이때를 "삶은 끔찍한 생존 경쟁이었다."[18]고 회상했다.

의대생들은 체력의 한계에 이르기까지 몰아 부쳐졌다. 입학 요건이 완화되면서 학생들은 더 어렸고 덜 성숙했으며 준비가 부족했다. 그들은 교육과정이 단축되었다 하여 양해를 받지도 못했다. 어느 학장의 표현대로 "프로그램을 가속하기는 했지만, 커리큘럼의 내용은 줄어들지 않았다."[19] 비록 어떤 내용은 빠졌지만, 군사적으로 중요한 다른 주제들, 즉 열대의학, 응급처치 및 외상외과, 가스 사상자 처치, 산업 위생, 공중보건과 성병 관리 등의 다른 주제들이 추가되었다. 이 주제들을 다루기 위해 정규 시간 외에도 강의하는 경우가 많았다. 예를 들어, 코넬 의대의 하급생들은 새벽 5시부터 오후 6시 30분까지 20개의 방사선학 강의를 들었다.[20] 학급 규모에 비해 강사가 너무 적었고, 실습과 임상클럭십은 강의로 대체되었으며, 교수들은 개별 학생을 교육하거나, 소크라테스식 대화에 참여할 시간이 없었다. 학생들도 세부적으로 관심 있는 주제를 숙고하거나, 연구에 참여하거나, 추구할 시간이 거의 없었다. 그 결과는 "피상적 학습, 배운 것에 대한 신속한 망각, 독립적 사고를 가능하게 하는 성찰과 토론의 부족"이라고 한 저자는 언급했다.[21]

광적인 속도의 단축 커리큘럼으로 인해 많은 학생이 피해를 입었다. 한 전형적인 프로그램에서, 학생들은 1년에 단 한 번, 2주간의 휴식을 대개 6월 어느 때쯤에 받았다. 그 결과 유급이 증가했고, 학생들은 더 심각한 질병에 더 자주 걸렸다.[22] 이제 학교를 다니면서 부업을 갖기가 훨씬 더 어려워졌기 때문에 여유가 없는 학생들에게 경제적 압박이 증가했다. 육해군은 졸업 후 복무에 동의한 학생들에게 등록금을 지급했지만, 학생들은 의학을 배우기도 부족한 시간에 군사훈련을 받아야 했기 때문에 이는 꼭 축복만은 아니었다.[23] 게다가, 학생들은 미래에 대한 엄청난 불안감에 시달렸다. 인턴십이 얼마나 적절한지, 레지던트를 할 수 있는지, 군 복무 기간이 얼마나 남았는지, 복무를 마친 후 병원 수련을 재개할 수 있을지, 전후 새롭고 더 나은 교육을 받은 세대의 학생에 의해 밀려나게 될지를 아무도 그들에게 알려줄 수 없었다.[24]

전쟁은 또한 졸업후 의학교육에 큰 피해를 입혔다. 인턴십은 9개월로 축소되었다. 즉, 아무도 만족하지 못했고 교육적으로 방어하려 하지도 않았지만, 이는 "전시의 유감스러운 필요"로 여겨졌다.[25] 몇 차례의 감축 후에 1943년의 레지던트 자리는 전쟁 전 수준의 50%로 감소하였고, 레지던트 기간은 통상 절반으로 줄어들었다.[26] 졸업후 의학교육의 실무적 요소가 아닌 학문적 요소가 가장 빨리 줄어들었다. 예를 들어, 산부인과 레지던트들이 병리과에서 이수해야 했던 수련 프로그램이 사라졌다.[27] 연구 펠로우십은 중단되었고, 몇 년 동안 전임상 및 임상학과 대부분의 학문적 훈련 프로그램은 설사 대학원생이나 펠로우가 있다 하더라도 거의 사라졌다. 미국이 전쟁에서 벗어날 무렵에는 다른 과학 분야와 마찬가지로, 의학에서도 젊은 교수와 연구자가 크게 부족했다.[28]

전쟁이라는 위기는 많은 다른 조정을 초래했다. 여성에게는 의대에 입학할 기회와 함께 고급 졸업후 교육을 받을 기회가 더 늘어났다. 하버드 의과대학은 마침내 남녀공학이 되었고, 매사추세츠 종합병원은 "인턴과 레지던트 사이에서 여성의 수가 꾸준히 증가하고 있다"고 했다.[29] 학생과 수련의들은 자비 환자들을 돌보는 새로운 의무와 책임을 부여받았다. 전시의 부족은 "서브인턴"제도를 발전시켰다. 이는 상급 의대생들이 휴가나 질병으로 자리를 비운 인턴을 대체하는 진보된 임상 선택 과목이다. 이미 언급한 바와 같이, 특히 전시에 중요한 새로운 주제와 교육과정이 기본의학교육에 추가되었다.

전쟁이 승리했기 때문에 다시 교육기간을 늘리는 행정적인 골칫거리는 상대적으로 사소해보였지만, 의학교육을 정상으로 되돌리려면 자원 문제를 고민해야 했다. 4년 과정의 커리큘럼을 재개하고 인턴십과 레지던트 프로그램에 새로운 졸업생들과 참전 군의관들을 조정하는 데는 매우 신중한 계획이 필요했다. 한편, 교수들의 복귀와 레지던트 프로그램의 복원 덕분에 교육과 환자 진료가 용이해졌고 의학 연구가 재개되었다.[30]

제2차 세계대전은 의학교육에 근본적인 변화를 일으키지 않았다. 오히려, 전쟁은 교수, 학생, 수련의들의 애국심, 공공심과 더불어 이 제도의 효율성을 잘 보여주었다. 전쟁 후, 서브인턴십과 임상교육에 있어 자비 환자는 지속적으로 활용되었지만, 군진의학과 직접 관련된 교육과정은 그렇지 못했다. 의학 분야에서 여성이 얻은 이득은 전시 여성 노동력 전체에서 그랬던 것처럼 덧없음이 드러났다. 여성에 대한 의학교육의 기회 증가는 전체적으로 보아 일시적이었고, 보다 지속적인 발전은 인권과 여권운동을 기다려야 했다.

산업계와는 대조적으로 전시에 의사의 배출은 그리 크게 증가하지 않았다. 거의 모든 산업에서 효율성과 생산성의 놀라운 증가가 일어났다. 진주만 공격에서 노르망디 상륙작전(D-day) 사이에 함선을 만드는 데 필요한 시간은 6개월에서 12일로 줄었고, 합성고무 생산은 100배 증가했다.[31] 이 기준으로 보자면 배출되는 의사 수가 25% 증가한 것은 그다지 대단한 게 아니었다. 이 관찰로 인해 어떤 저자는, 의과대학의 단축 교육과정과 전시 업무가 "실패"였다고 주장하였다.[32]

이런 비판은 의학교육의 본질을 오해하고 산업과의 잘못된 유사성을 도출하는 것이다. 의과대학과 기업 간의 어떤 유사성은 정당하게 인정될 수 있지만, 산업적 유사성의 기능에는 한계가 있다. 전시에 일어난 산업 생산성의 커다란 증가는 자동화와 새로운 기술에서 비롯되었다.[33] 반면 의학교육은 노동집약적이고 시간이 많이 소요되는 것이었다. 그것은 계속해서 개별화된 교육, 학습자와 교수 간의 빈번한 토론, 문제 해결 능력과 불확실성을 다룰 능력을 개발할 시간을 요구했다. 이런 관점에서 볼 때, 의사의 배출 증가는 상당히 인상적이었다.

의학 수련은 제2차 세계대전 동안 심한 비난을 받았다. 군이 아니라 의대 교수들이 불만을 토로하였는데, 이들은 전쟁 내내 단축 프로그램의 많은 측면을 못마땅해 했다. 그들은 더 많은 의사를 서둘러 배출해야 했기 때문에 교육 수준이 저하되고 있다고 느꼈다. 의료의 질은 의학교육의 질에 달려 있었기 때문에, 그들은 나라에 좋은 일을 하고 있다고 확신하지 못했다. 그들은 또한 다른 어떤 나라도 전시라 해서 자국 의사들의 수련을 단축하지 않음을 알고 있었다.

그러한 정서는 의학교육자들 사이에 만연하였으며, 미국의과대학협회(AAMC), 의학교육및병원평의회, 수많은 학교의 교수회, 저명한 의학교육자들의 저술에 널리 퍼져 있었다. 의학교육 단축의 해로운 영향에 대한 "객관적"이나 정량적인 측정 결과는 어디에도 없었지만, 실제로 교육을 하는 헌신적인 교수들의 한결같은 인상은 교육의 질이 떨어지고 있다는 것이었다. 그들은 부실한 교육, 강의의 남용, 도서관 사용 감소, 선택 실습과 연구 기회의 감소 등 많은 것을 우려했다. 무엇보다도, 그들은 학생들이 성찰하고, 내용을 동화시키고, 추론 능력과 문제해결 능력, 그리고 독립적인 진료능력의 개발을 훨씬 어렵게 만든 시간의 부족으로 어려움에 처했다. 윌러드 라플리(Willard C. Rappleye) 미국의과대학협회 회장은 1943년 미국 의과대학에 관한 연구에서 "학력 기준 붕괴의 위험신호가 날아들고 있다."는 결론을 내렸다.[34]

이런 맥락에서 미국 의학교육에 있어 제2차 세계대전의 가장 큰 유산은 기준을 훼손하는 위험을 다시는 감수하지 않겠다는 결의였다. 의사 배출은 폭탄이나 고무, 함정이나 비행기를 제조하는 것과 같지 않았다. 만약 국가가 미래에 더 많은 수의 의사를 필요로 한다면, 의사의 교육시간을 그렇게 줄이기보다는 다른 방법을 찾아야 한다. 한국전쟁이 발발했을 때 이러한 생각이 널리 퍼져 있었다. 미국의과대학협회와 미국의사협회 공동위원회는 단축 프로그램의 채택을 반대했다. "교육시간 단축은 졸업생의 질을 떨어뜨리고, 능력을 저하시키며, 심각한 연구의 위축을 초래했다....단축 수련을 받은 사람들을 신속하게 내보내면 통계상 더 좋아 보이기는 하겠지만, 국민의 건강을 향상시키지는 못한다."[35] 이 위원회는 의사 수를 늘리기 위해 치열한 노력을 해야 한다고 생각했지만, 품질의 희생을 원하지 않았다. 20세기 후반부에, 교육의 질에 대한 의과대학의 헌신은 그대로 남아있었다.

질병과의 전쟁

역사적으로 군인의 가장 큰 적은 질병이었다. 20세기까지 질병으로 인한 사망률은 전투로 인한 사망률을 크게 웃돌았다. 자원 부족, 병원균 노출, 인구 과밀, 영양실조, 열악한 위생으로 인해 군 캠프에서는 일상적으로 전염병이 발생했다. 많은 질병이 치명적이었다. 다른 질병(예컨대 세균성 이질)은 병사들을 제대로 움직이지 못하게 만들었다. 게다가, 부상이라도 입으면 예후가 심각했다. 수많은 부상병들은 파상풍이나 패혈증 때문에 부상에서 살아남지 못했다. 셀 수 없이 많은 부상병들은 의사들이 가장 기본적인 수술조차 할 수 없어서 영구적으로 불구가 되었다. 제1차 세계대전 무렵 상황은 크게 호전되었지만, 유럽 전투부대의 씨를 말리고, 전 세계적으로 수천만 명의 생명을 앗아간 1918-19년의 유행성 독감은 질병의 끔찍한 위력을 일깨워주었다.[36]

제2차 세계대전이 시작되면서 과학은 국가 안보의 핵심으로 여겨졌다. 정부는 과거 전쟁 동안에도 과학에 눈을 돌렸지만, 당시와 같은 규모는 처음이었다. 처음에는 가장 시급한 군사적 요구가 기술적인 요소인 것처럼 보였다. 그리하여 저명한 민간 과학자로 구성된 국방연구위원회(National Defense Research Committee)가 만들어졌다. 이 위원회는 궁극적으로는 레이더, 근접 신관, 수륙양용 차량, 원자폭탄 등의 개발 책임을 지고 있었다. 그러나 마찬가지로 전쟁 수행에는 의학이 필수적임이 금방 분명해졌다. 이에 따라 루스벨트 대통령은 의학 분야에서 비슷한 책임을 맡을 위원회를 구성하라고 명령하였고, 펜실베이니아 대학의 저명한 약학자인 알프레드 뉴턴 리차드(Alfred Newton Richards)가 위원장을 맡은 "의학연구위원회(Committee on Medical Research)"가 설립되었다. 국방연구위원회와 의학연구위원회는 함께 "과학연구개발국(Office of Scientific Research and Development)"을 구성하여 모든 국방 관련 과학 업무를 조정했다.

물리 과학이 국가 안보에 필수적이었다면, 의학도 마찬가지였다. 그 전형적인 예는 생리학이었다. 미국 병사들은 북극, 사막, 열대 기후에서 싸우고 있었기 때문에, 더위, 추위, 습도, 건조, 고도, 고기압 등의 영향을 이해해야 했고, 전 세계에 파견된 군인들에게 적합한 음식과 의복을 결정해야 했다. 태평양 전쟁의 군인들은 곤충, 집중 호우, 화학전 위협으로부터 충분히 보호될 수 있을 만큼 시원하면서도 강인한 군복이 필요했다. 정교한 항공기 조종을 위해서는 인간의 반사작용과 피로, 고고도의 영향에 대한 이해가 필요했다. 종합대학/의과대학, 교육병원, 연구기관과의 계약을 통해 의학연구위원회는 그 수백 종의 문제를 해결하기 위해 생리학자들을 동원했

고, 거의 모든 의과대학의 인력이 참여했다.[37]

생리학뿐만 아니라 사실상 모든 의학 분야가 전시 연구에 기여했다. 이 방대한 노력의 결과, 수많은 논문과 보고서들이 나왔으며, 대부분 상상을 초월했다.[38] 리차드의 말은 다음과 같다.

우리가 집중했던 많은 문제는 다음과 같았다. 독감, 폐렴, 이질, 가스 괴저의 예방, 연쇄상구균 감염증과 성병의 예방과 치료, 그리고 열대 기후에서 골칫거리였던 말라리아 치료를 위한 키니네(일본이 우리에게서 빼앗아갔다.) 대용품의 발견과 활용, 회복 촉진, 외상과 화상의 관리와 세균 감염의 예방, 외상 후 혈액량 보존과, 본국에서 전투부대로 전혈을 보관하여 운송하는 방법, 신경외상 후 신경재생과 신경복원, 산소결핍과 추위, 블랙아웃(Black Out)[64]으로부터 항공기 조종사의 보호, 극단적인 열기, 추위, 습도에 대한 적응 방법, 독가스에 대한 보호법, 살충제와 말라리아, 티푸스, 그리고 기타 곤충매개 열대성 질병의 퇴치제.[39]

그 연구 대부분은 군사적인 용도뿐만 아니라 민간의 용도에도 쓸 수 있었다. 오랫동안 지속된 기여로는 인플루엔자, 발진티푸스, 콜레라 백신, 말라리아에 대한 새로운 약물 치료, 살충제 DDT의 개발, 그리고 쇼크와 출혈 치료를 위해 유용한 성분(알부민, 글로불린, 혈액 응고 인자)으로 인간 혈장을 분리하는 기술 등이 있었다. 아마도 이 프로그램의 가장 중요한 기여는 페니실린 대량 생산 방법의 개발이었을 것이다. 전쟁이 발발할 당시 이 항생제는 실험적으로만 사용되었다. 3년도 안 되어 생물학자와 화학자, 의사, 정부 과학자, 제약회사 등이 참여한 대규모 협력을 통해 페니실린의 생산 규모는 1리터 병에서 1만 5천 갤런(5만 7천 리터) 탱크로 늘어났다.

질병과의 전쟁은 생명을 구하고, 고통을 경감시키며, 부상자들의 회복을 돕는 면에서 눈부신 성과를 거두었다. 제1차 세계대전 당시에 군 사망률은 1천 명당 14.1명이었는데 비해 제2차 세계대전 중에는 1천 명당 0.6명으로 떨어졌다. 더 인상적인 것은 부상병 중 3%만이 사망했고, 새로운 수술 기법과 재활 기법으로 인해 회복은 훨씬 빨라졌으며, 영구 기능 장애는 훨씬 더 줄어들었다.[40] 더욱 눈에 띄는 사실은 의학연구위원회에 들어간 비용은 모두 2천 4백만 달러였다는 것인데, 이는 제2차 세계대전에서 겨우 3시간 30분 분량의 전쟁 수행비용에 불과했다.[41]

질병과의 전쟁에 문제가 없는 것은 아니었다. 당면한 군사적 문제에 대한 해결책을 개발하라는 압박은 대단히 강했다. 호기심에서 생겨난 근본 원리에 관한 의학 연구는 심각하게 축소되었다. 게다가, 수련 프로그램이 줄어들면서 젊은 의학자의 공급이 고갈되어, 전후에는 심각한

64) 비행기가 급기동을 할 때 중력과 원심력 등의 영향으로 혈액이 한쪽으로 쏠리면서 뇌에 일시적인 혈액부족이 발생하여 의식을 잃는 현상.

부족을 초래했다. 전후 과학 정책 발전을 책임진 영향력 있는 과학자들은 이러한 교훈을 잃지 않았다. 리차드의 표현대로, 그 전쟁의 산물 중 하나는 순수 연구의 가치를 국가 자산으로 바라보는 보편적인 시각이었다. "전부는 아니더라도 의학 분야의 전쟁 수행 노력에서 등장한 유용한 결과 대부분은 실질적인 의미에서의 발견이 아니다. 그것들은 오히려 효용을 거의 고려하지 않고 지식 그 자체를 추구한 실험실에서 전쟁 훨씬 전에 이루어진 발견이 발전한 것이다."[42] 그래서 학계 지도자들은 좋은 펠로우십 프로그램을 통해 근본적 연구와 젊은 연구자들의 훈련을 지원하는 전후 과학 정책을 개발했다.[43]

그럼에도 불구하고, 제2차 세계대전 중의 의학은 요구된 바를 훌륭하게 성취하였다. 질병과의 전쟁의 성공은 전후 국립보건원(NIH)의 확장에 앞서 미국 의학이 미성숙하다는 널리 퍼진 오해를 바로잡은 중요한 해결책이 되었다. 미국의 의학 연구는 이제 세계 최고가 되었다. 물리학과 공학의 강력한 기반이 없었다면 원자폭탄 개발이 불가능했을 것처럼, 미국의 의학 연구가 충분히 성숙하지 않았더라면 질병과의 전쟁은 성공하지 못했을 것이다. 미국 의학 연구의 규모는 전후 막대한 연방 기금의 투입에 대응해서 엄청나게 커질 것이었다. 그러나 그러한 자금을 잘 활용하기 위한 지적, 제도적 기반구조는 이미 마련되어 있었다.

의학적 낙관론의 절정

연속성은 불가피했지만, 제2차 세계대전 이후의 미국은 분명히 새로운 사회였다. 그 전쟁은 미국의 문화, 가치, 열망을 극적으로 바꾸어 놓았다. 국제관계에서 미국은 지도적 열강의 자리에 올랐다. 국내적으로 이 전쟁을 통해 훨씬 더 방대하고 활동적인 연방정부가 등장하였다. 전후 미국은 더 도시적이고, 기술적이며, 산업적인 국가가 되었고, 급진적인 사회 변화의 씨앗이 뿌려졌다.[44]

의학 역시 새로운 세계와 마주쳤다. 전쟁이 끝난 후, 새로운 재정 확보와 의료 제공 방법에 대한 풍부한 논의가 있었다. 집단개업[65]이 등장하고, 민간 의료보험이 확산되고, 개인과 지역사

65) group practice. 자원 효율성을 높이고 투자 위험을 줄이기 위해 여러 명의 의사가 동일한 장소에서 진료를 함께 하는 것을 의미한다. 우리나라에서는 "공동개원"이라고 하기도 하지만 공동개원과는 개념이 다른 것이 미국에서는 대학병원에서 교수들이 함께 진료하는 것도 group practice의 개념에 들어간다. 이들이 자비환자를 보면 환자로부터 진료비(Dr's fee)를 수수할 수 있기 때문에 그러하다. 우리나라의 공동개원은 의원을 개설할 때 개별 의사들이 공동으로 투자하여 수익을 나누는 것을 의미한다. 이 책에서는 group practice를 대개 집단개업으로 옮겼지만, 특정 기관(메디컬 센터)내에서 교수들이 함께 하는 진료를 의미할 때는 그대로 그룹 프랙티스로 옮겼다. "개업"의 개념이 우리나라와 미국이 상이하기 때문이다.

회에 대한 포괄 의료 제공 실험이 이루어졌으며, 강제 의료보험에 대한 국가적 캠페인이 시작되었다. 의료 수요는 증가하였고, 의료는 점점 더 모든 시민의 기본권으로 인식되었다.

의학이 직면한 과학적 도전도 변화하였다. 미국인의 기대수명은 1900년 47세에서 1945년 65세로 늘었지만, 사람들은 이전과 다른 질병으로 죽어 가고 있었다. 감염병을 대체하여 뇌졸중과 신부전, 심혈관질환이 사망원인 1위로 올랐다. 다른 주요 사망원인은 노화와 관련된 퇴행성 질환과 암이었다. 매년 더 많은 미국인이 제2차 세계대전 중의 전투에서 사망한 것보다 널리 퍼진 만성질환으로 사망했다. 소화성 궤양, 관절염, 정신질환, 천식, 건초열과 같은 다른 만성질환들은 사망률 통계에는 거의 영향을 미치지 않았지만, 상당한 고통과 장애를 초래했다.[45]

대중은 별로 두려워하지 않았다. 제2차 세계대전 중 질병과의 전쟁을 겪은 경험은 이러한 문제들도 의학 연구에 의해 해결될 수 있음을 시사했다. 루스벨트 대통령에게 보낸 유명한 보고서 -"과학, 끝없는 도전(Science, The Endless Frontier)"-에서, 과학 고문이자 과학연구개발실장인 바네바 부시(Vannevar Bush)는, 미국이 채택하게 될 접근방식을 간략히 설명했다. 그는 질병과의 전투에서 진전은 "새로운 과학 지식의 확대"에 달려 있다고 썼다. 왜냐하면 "질병에 대한 전쟁의 진전[이 보고서는 군사적 은유로 충만했다]은 의학과 그 기반이 되는 과학의 아득하고, 예기치 않은 분야에서 이루어진 발견들에 달려 있기 때문이다." 부시는 정부가 기초의학 연구에 대한 대규모 지원을 시작해야 한다고 권고했다.[46]

부시 보고서는 연방 공무원, 과학계, 일반 대중 사이에서 호응을 얻었다. 최근의 전쟁에서 의학 연구는 그 자체로 입증되었다. 이제는 충분한 돈과 지원을 퍼부어 만성질환을 정복할 때가 아닌가? 미국 의학교육의 창의적인 시기에서처럼, 상상력은 치솟기 시작했고, 의학 연구가 성취할 수 있는 바에 대한 대중의 기대는 종종 유토피아적인 모습을 띠었다. 이러한 태도는 1946년 세계보건기구가 내린 건강의 광범위한 정의-단순히 질병이나 질병의 부재가 아닌 완전한 육체적, 정신적, 사회적 복지의 상태-가 잘 보여주었다.[47]

아카데믹 메디컬 센터에게 그러한 낙관주의는 양날의 칼을 상징했다. 의학연구를 위해 연방 연구보조금을 따는 데는 도움이 되었지만, 높은 기대를 충족시키지 못하면 환멸과 반발의 위험을 초래할 수 있었다. 의학자들은 만성질환을 관리하는 데는 매우 많은 근본적인 지식이 축적되어야 해서 진전이 더딜 것을 알고 있었다. 한 당국자는 "암에 관한 기본적 단서가 아직 분명하지 않은데, 맨해튼 프로젝트처럼 20억 달러를 암 연구에 쏟아 붓는 것은, 더 커다란 실질적인 피해를 주지는 않더라도, 아마 엄청난 돈의 낭비일 것이다."고 썼다.[48] 더욱이 이미 아픈 사람들에게 좋은 치료법이 중요한 만큼, 건강한 인구집단을 만들기 위해서는 과학연구로부터 유래한 치료법의 활용 이상의 더 많은 것이 필요하다는 비판도 지속되었다. 정책에 필요한 것은 겸허함과 정치적 수완이었다. 즉 건강에 있어 많은 광범위한 사회적, 행동학적 결정 요인을 인식하는 것이 겸허함이고, 즉각적인 보상에 대한 유혹에 빠지지 않고, 합당한 희망을 추구하며, 적절한 지원을 하는 것이 정치적 수완이었다. 그러한 리더십이 어떻게 주어질지는 두고 보아야 했다.

제2부.
멀티버시티 시대의 의학교육 : 풍요의 시대에 연구와 의료서비스의 성장

제8장 연구의 성장

- ✓ 연방 지원의 시대
- ✓ 변화하는 학문의 흐름
- ✓ 학문적 품격의 저하

제8장 연구의 성장

근대 초기부터 많은 의대 교수들을 지배한 한 가지 바람이 있다면, 연구에 대한 욕구였다. 미국의 의대는 소속 종합대학과 마찬가지로 강력한 학문적 정체성을 가진 야심만만한 학자들에 의해 생겨나고 형성되었다. 가장 효과적인 교육, 환자 표준 치료의 결정, 그리고 미래의 환자를 위한 진료 수준의 향상을 위해서는, 연구에 적극적으로 참여하는 창의적인 교수들이 의과대학에 필요했다. 또는 그렇다고 굳게 믿었다, 제2차 세계대전 이전 미국 의학 연구의 작은 규모는 상대적으로 연구비의 부족에서 비롯된 것이지 연구에 대한 교수들의 관심이 전혀 없었기 때문이 아니다.

제2차 세계대전 동안 연방정부와 아카데믹 메디컬 센터 사이에 형성된 관계는 미국의 의학 연구의 규모를 비가역적으로 변화시켰다. 그 후 20년 동안, 연구 사업이 엄청나게 성장하였는데, 이는 엄청난 예산이 투입된 결과였다. 비록 어떤 학교들은 다른 학교들보다 훨씬 더 많은 돈을 받았지만, 결국 모두가 변화했다. 많은 관찰자에게 1950년대와 1960년대는 많은 아카데믹 메디컬 센터에서 연구가 교육과 진료를 무색하게 만드는 "연구자의 전성시대(the day of the researcher)"였다.[1]

미국 의학 연구의 성장은 전쟁 후 연방 예산이 만들어낸 과학과 고등교육의 더욱 일반적인 확장의 일부였다. 의학 연구에 대한 정부의 원조는 1950년 설립된 국립과학재단(NSF)을 통한 과학연구에 대한 지원과 평행선을 그렸다.[2] 정부 지원은 미국의 의과대학처럼, 종합대학들도 변화시켰는데 특히 "연구중심대학교"로 지정된 수십 개의 학문적으로 저명한 대학들이 그랬다.[3] 1960년 고등교육은 15억 달러의 정부 지원을 받았는데, 이는 1940년보다 100배 증가한 것이었고, 대부분은 연구에 사용되었다.[4] 연구의 비대화, 대학 규모의 엄청난 성장, 대학 내 많은 기구의 발전, 그리고 사회에 대한 대학관여의 증가로 인해 1963년 캘리포니아 대학교 총장 클라크 커는 연구중심대학을 묘사한 "멀티버시티(Multiversity)"라는 용어를 대중화하였다.[5] 새로운 것은 고등교육에 대한 연방 지원의 존재가 아니라 그 지원의 규모, 연구에 초점을 둔 연방 지원

대학의 창설, 그리고 국가의 주요 도구로서 대학의 변모였다.

이 시기의 의학 연구의 추구에 있어, 이전 반세기와 비교할 때 한 가지 특징, 즉 공공의 이익에 대한 연구자들의 헌신만은 변하지 않았다. 의학자들은 자만심이나 야심, 기업가적 능력이 없지 않았지만, 그들의 가치 체계는 예전과 같은 상태를 유지했다. 목표는 개인의 금전적 이익[프랭클린 몰66)이 애초에 주장했듯, 금(gold)이 아닌 영예(glory)였다.]이 아닌 전문 학계에서의 인정이었다. 의대 교수들은 제약 없이 지적 호기심을 추구하고 그 과정에서 상당한 급여도 받을 수 있는 이 새로운 기회를 만끽했다. 그러나 그들은 또한 아카데믹 메디컬 센터는 공익 증진을 위해 헌신하는 헌신적인 사회 기관으로 남아야 한다는 입장을 분명히 했다.

연방 지원의 시대

1940년대에 미국 의학 연구의 규모에 커다란 변화가 시작되었다. 이러한 성장은 제2차 세계대전 중에 시작되었고, 의대는 "과학연구개발국(Office of Scientific Research and Development)"으로부터 보조금을 받거나 정부와 계약을 맺어 연구를 수행했다. 전쟁 후에도, 주로 연방정부의 지속적인 지출의 결과로서, 연구의 양은 계속 증가하였다. 예를 들어, 코넬 대학은 1950년에 연구에 115만 3천 달러를 지출했는데, 1939년에는 이 예산이 17만 달러였다. 서든캘리포니아 대학은 1949-50년에는 59만 5,333달러를 지출했는데, 1939-40년에는 3만 1,787달러였다.[6] 전국적으로 1940-41년부터 1950-51년까지 연구비 지출이 주립학교에서 900%, 사립학교에서 700% 이상 증가했다. 비교하자면, 그 기간 동안 다른 지출은 공립학교에서는 200% 그리고 사립학교에서는 100% 증가에 그쳤다.[7]

그럼에도 불구하고, 대중은 여전히 더 많은 의학 연구를 요구했다. 제2차 세계대전 중 질병과의 전쟁은 인상적인 결과를 낳았고, 연방에서 후원한 만성질환과의 전쟁이 평상시에도 성과를 거두게 될 것이라는 기대를 높였다. 1940년대와 1950년대의 문화적 풍토도 의학 연구에 대한 대중의 지지를 촉진하였다. 즉 산업 확대와 전반적인 경제의 번영, 외견상 국가의 평온과 낙관주의, 연방정부의 보다 큰 역할의 수용, 그리고 국가의 핵심 기구로서 넓게는 종합대학, 좁게는 과학연구를 바라보는 새로운 합의 등이 그것이다.[8] 광고계의 거물 앨버트 라스커(Albert Lasker)의 아내인 메리 라스커(Mary Lasker)와 콕스 신문사 체인의 소유주를 남편으로 둔 플로렌스

66) Franklin Mall(1862-1917). 미국의 해부학자, 발생학자. 존스 홉킨스 의대 해부학 학과장을 역임했다.

마호니(Florence Mahoney)가 이끄는 강력한 로비를 통해 의학 연구는 의회에서 중요한 쟁점이 되었다.

그 결과 중 하나는 국립보건원(NIH)의 발전이었다. 행정적으로 국립보건원은 1887년 뉴욕주 스테이튼 아일랜드에 설립된 작은 공중보건 연구소로 거슬러 올라가는데, 이 기관은 1891년에 워싱턴 D.C.로 이전하였다. 이 연구소의 책임은 점차 확대되었고, 1930년에는 국립보건원(National Institute of Health)으로 이름이 바뀌었다. 당시의 예산은 4만 3천 달러였다. 1937년에 국립 암 연구소(National Cancer Institute)가 독립 단위로 조직되었고, 1944년의 입법을 통해 NCI가 NIH에 합류하였다. 1948년, 추가적인 입법을 통해 의무총감은 주요 질병 문제를 해결하기 위해 별도의 기관을 설립할 수 있게 되었다. 이러한 새로운 기관 중 첫 번째로 국립심장연구소(National Heart Institute)와 국립치의학연구소(National Institute for Dental Research)는 1948년에 만들어졌고, "연구소(Institute)"는 NIH라는 이름의 복수의 "연구소 집단(Institutes)"으로 변화하였다. 각 연구소들은 메릴랜드 주 베데스다의 NIH 캠퍼스에서 자신의 분야("자체(intra-mural)" 연구)를 수행하거나, 보조금과 계약 프로그램("위탁(extra-mural)" 연구)을 통해 의과대학, 대학, 병원 및 기타 현장의 연구를 지원하게 되었다.[9]

당초 많은 학계의 지도자들은 정부가 의생명과학 연구를 계속 지원해야 한다는 생각에 반대했다. 연방정부의 후원이 학문적 우선순위를 왜곡하고 연구자들이 보조금을 주는 기관의 입맛에 맞게끔 연구 프로젝트를 만들게 될 것이라는 우려 때문이었다. 그러나 연방 연구비의 위력이 명백해지고, 지적 자유가 보존되는 것처럼 보이자 대부분의 학계 지도자들은 견해를 바꾸었다. 한 전직 학장에 따르면, 반대의 목소리는 곧 "너무나 희미해져서 연구와 교육을 위한 더 많은 보조금에 찬성하는 다수(나 자신도 포함)의 갈채 소리에 그들의 메시지는 완전히 사라졌다."[10]

연방정부의 지원을 통해 1950년대와 1960년대는 미국 의학 연구의 황금시대가 되었다. NIH에 대한 의회의 지원은 아무리 많아도 충분하지 않았고, 집행부서의 할당 요청은 언제나 초과였다. 이로 인해 전례 없는 연구 규모의 확대가 가능해졌다. 가장 탁월한 학교들은 훨씬 더 크고 강력해졌고, 사실상 모든 학교에서 광범위한 연구 프로그램들이 생겨났다. 1960년에 어느 유명한 학장은 "우리 학교들 대부분은 의과대학에서 연구기관으로 바뀌었다."고 말했다.[11] 연구가 전국 규모화 된 한 징후는 개별 기관의 학술지가 전국 규모 전문 학술지에 비해 중요성이 떨어진 것이었다. 1961년에 가장 저명한 기관 잡지였던 "존스 홉킨스 병원 뷸레틴(Bulletin of the Johns Hopkins Hospital)"은 존스 홉킨스 교수들의 투고 감소로 인해 심각한 어려움에 직면하였다.[12]

NIH의 첫 20년 동안 연구비의 성장은 놀라웠다. 1947년에 미국은 의학 연구에 8천 7백만 달러를 지출했는데, 그 중 2천 7백만 달러는 연방정부로부터, 830만 달러는 NIH로부터 왔다. 1966년에 미국은 건축 및 교육 보조금과 별개로 20억 5천만 달러를 의학 연구에 썼는데, 그중 14억 달러가 연방정부로부터, 8억 달러가 NIH로부터 들어왔다. 인플레이션의 영향을 제거한다면, 그 기간에 의학연구에 투자된 총비용은 15배 증가하였다.[13] 돈이 이미 충분하다고 인정한 학교는 없었지만, 1960년대까지 그들은 모두 이전보다 훨씬 더 나은 재정 상태를 누렸고, 일부는 부유하게 되었다. 1972년에 의과대학은 전체 고등교육 지출의 10%를 차지했고, 전체 인원의 약 10%를 고용했는데, 등록 학생의 수는 0.5%에 불과했다.[14]

제2차 세계대전 이후 의학 연구의 지원은 연방정부에만 국한되지 않았다. 주 의회는 주립 의과대학을 아낌없이 지원했고, 재단과 개인 기부자들은 계속해서 상당한 기부금을 냈으며, 기업들은 의과대학과의 관계를 증가시켰다. 그럼에도 불구하고, 연방정부 연구비는 다른 모든 기부금 원천을 초월했다. 1968년, 미국 정부 지원은 의과대학 수입의 58%를 차지했다.[15] 재단들은 의학 연구의 주요 후원자에서 특정 질환의 후원자(예컨대, 미국암협회, 국립소아마비재단 등), 또는 교육이나 연구, 의료 제공에 있어 혁신적인 실험의 후원자로 역할을 변경하였다. 이는 성공했을 경우 다른 사람들이 모방하게 될 것이었다. 이 후자의 범주에서, 커먼웰스 기금(Commonwealth Fund)은 특히 1950년대와 1960년대에 웨스턴 리저브 대학의 매우 영향력 있던 장기 기반 교육과정의 개발을 지원하는 데 중요한 역할을 했다.[16]

엄청난 양의 연방 자금이 연구 인프라에 들어갔다. 한때, 20세기 중반에 지어진 건물과 장비는 낡아 못 쓰게 되었고, 공간은 심각하게 부족했다. 당시에는 “사람들이 창고에서 일을 하지 않고, 복도에 실험 장비가 없다면 제대로 된 연구실이 아니지.”라는 말이 떠돌았다. 1956년의 “보건연구시설건설법(Health Research Facilities Construction Act)”에 따라 연방정부는 장비와 시설을 위한 매칭 펀드를 제공했는데, 이를 이용하지 못한 학교는 거의 없었다.[17] 이와 유사하게, 국립보건원은 의학 연구 훈련 프로그램 지원에 대규모 자금을 제공했다. 학술 연구를 원하는 의대생들을 위한 M.D.-Ph.D. 훈련 프로그램과, 박사학위 및 박사후 과정을 원하는 여러 펠로우십 등 다양한 새로운 기회들이 생겨났다. 1960년대 초에 이르자, 예일대학과 U.C. 샌프란시스코 대학과 같은 일부 학교들은 의대생보다 박사학위를 받기 위해 연구하는 대학원생들이 더 많았다.[18]

의과대학과 교수들은 연방 연구보조금으로부터 다양한 혜택을 받았다. 예를 들어, 1950년대에 NIH 규정은 교수들이 연구비뿐만 아니라 급여 지원에 보조금을 사용할 수 있도록 허용하기 시작했다. 이 정책은 의대에 상당한 재정적인 도움을 주었고, 교수들의 급여 인상을 가능하게 했으며, 추가적인 확장을 촉진했다. 마찬가지로, 국립보건원은 연구 간접비(overhead; 수도와 전기, 임대료, 건물과 실험실의 유지 관리비 등)에 대해서도 의대 및 종합대학에 대한 지원을 지속했다. 1950년대 초반 8%에서 1950년대 중반에는 15%, 1960년대 초반에는 20%로 간접비가 증가했다. 그래서 1960년대 초 연구자가 5만 달러의 보조금을 받을 때, 소속 기관은 1만 달러를 추가로 받았다. 연방 보조금은 비서, 실험기구 세척원, 동물 관리 보조원, 실험실 테크니션과 같은 직원에게도 지급되었다. 이로 인해 연구자들은 많은 일상 연구 업무에서 벗어나게 되었다.

전후 연구의 성장은 그 시대의 많은 중요한 사건들에 의해 상대적으로 방해를 받지 않았다. 예를 들어, 매카시즘은 많은 종합대학교에 큰 피해를 입혔다.[19] 그러나 의과대학에 대한 조사가 이루어진 증거는 거의 없는데 아마도 의과대학에는 정치적 급진주의가 별로 없고, 의학 연구가 공동의 이익에 기여한다고 대중이 만족했기 때문이었을 것이다.[20] 마찬가지로, 한국전쟁은 의대에 거의 영향을 미치지 않았다. 교수들은 또 다른 갈등의 가능성에 적응했고, 교육과 연구를 단축시키지 않겠다는 결심을 공개적으로 천명했다. 다행히도 그들은 시험에 들지 않았다.

많은 문화적인 힘이 연구의 성장에 영향을 미쳤지만, 인물 또한 중요했다. 전국적으로 제임스 섀넌(James A. Shannon)이 가장 중요한 학자였는데 그는 1955년부터 1968년까지 원장으로 재직하면서 NIH의 가장 방대한 규모의 확장을 이끌었다. 각 기관에서도 여러 인물들이 변화를 이끌었다. 그래서 전후에 베일러 의대가 주요 연구 센터로 바뀐 것은 상당 부분 외과의사 마이클 드바키(Michael DeBakey)의 업적이었고, 사우스웨스턴 의대의 경우에는 신장학자 도널드 셀딘(Donald W. Seldin)이 크게 기여하였다. 마찬가지로, 전쟁이 끝난 후에야 설립되었던 워싱턴 의대가 엘리트 학교로 탈바꿈한 것은 내분비학자 로버트 윌리엄스(Robert Williams)의 지도력에 힘입은 바 컸다. 학과의 수준에서도 개인은 변화를 주도했다. 예를 들어, 내과에서는 유진 스테드(Eugene Stead)가 가장 중요한 인물이었는데, 그는 듀크 의대 내과 과장으로 오래 재직하면서 괜찮은 내과를 탁월한 내과로 바꾸어 놓았고, 그 레지던트 프로그램은 훗날 뛰어난 내과 과장이 된 다수의 레지던트를 배출한 것으로 유명했다.

연구 자금의 폭발적인 성장은 각 의과대학에 커다란 변화를 일으켰다. 물리적 공간, 교수진 규모, 대학원 교육 프로그램, 운영 예산이 엄청나게 증가했고, 대부분의 성장은 연구와 관련되었다. 1950년대에 이르러, 다수의 학교는 다른 모든 활동을 합친 것보다 연구에 더 많은 돈을 쓰고 있었다.[21] "외부 지원 연구 프로젝트가 없었다면 교직원 수가 적었을 것이다."[22] 라고 한 의대 학장이 주장했다. 1954년에는 80개 의과대학 중 65개 의과대학이 전임교수를 채용했다. 10년 후 그러한 관행이 보편화 되었다.[23] 미국 의과대학의 유급 교수는 1951년부터 1966년까지 약 3,500명에서 약 17,000명 이상으로 증가하였다.[24] 모든 학교는 극적인 성장을 누렸지만,

하버드 의과대학이 그중에서도 가장 부유했다. 어느 학교 관리자는 무엇보다도 연방정부의 지원이 "어느 민간 자원으로부터 받은 것 이상으로 하버드를 풍요하게 만들었다."고 주장했다.[25] 정부 출처로부터 하버드 의과대학의 수입은 1950년대 초 1백만 달러가 조금 넘는 금액(학교 총 예산의 26%)에서 20년 후 거의 2천 6백만 달러(학교 총 예산의 64%)로 증가했다.[26]

물론 연방 지원의 시대에도 미국의 의과대학은 다양한 집단으로 남아 있었다. 1963년, 의과대학은 평균 5백만 달러를 연구비로 지출했지만, 그 범위는 120만 달러에서 1천 6백 10만 달러로 다양했다. 상위 10개의 "부유한 의대"는 평균 1천 1백 30만 달러를 연구비로 쓴 반면, 하위 10개의 "가난한 의대"는 고작 1백 7십만 달러를 썼을 뿐이다.[27] 각 학교는 그들의 특별한 임무와 독특한 지역 전통을 의식하고 있었다. 예를 들어. 여자 의대와 하워드 의대는 각각 여성과 아프리카계 미국인의 교육을 계속 강조했다. 가톨릭 의과대학들은 그들의 상호 관심사, 특히 자유주의가 팽배한 사회 환경에서 어떻게 경쟁력을 유지하여 가톨릭 신자들에게 더 많은 기회를 제공할 수 있을지를 논의하려고 정기적으로 만났다.[28] 미시간, 미네소타, 위스콘신, 콜로라도와 같은 우수한 주립 의대들은 소속 주에 필요한 의사를 배출하는 업무와 함께, 전국구 연구기관의 역할을 어떻게 수행할지를 놓고 씨름했다.

그럼에도 불구하고, 연방 지원의 뚜렷한 결과는 의과대학의 더 커다란 균질화였다. 1960년대에 이르러서는 자금 사정이 어려운 의대조차 번창하는 학술 프로그램을 발전시켰다. 여전히 교육 중심 의대로 여겨지던 제퍼슨 의대에서는 1946년부터 1960년까지 연구 활동이 5배나 증가했으며, 연구 프로그램을 더 확장하려는 계획도 진행 중이었다.[29] 여자 의과대학에서는 1967년까지 전임교원의 수가 75명으로 늘어났다. 이는 당시 일반 의과대학의 절반, 혹은 3분의 2 정도의 규모였지만, 항상 자금이 부족했던 학교치고는 상당한 자부심을 가질 수 있는 정도였다.[30] 템플 의대에서는 1940년대 후반 사실상 0에서 1958-59년에는 130만 달러, 1968-69년에는 537만 894달러까지 연구비가 증가했다.[31] 1968-69 회계 연도에 아칸소 주립 의대는 2차 세계대전 말기 예산의 10배가 넘는 2백 50만 달러 이상을 학술 연구와 훈련에 지출하였다.[32] 하버드나 존스 홉킨스의 과학 역량에 필적할 수 있는 학교는 거의 없었지만, 하급 학교들조차 연구를 진흥하는 데만 전념했다.

이러한 팽창의 시대에 의과대학 간의 경쟁도 치열했고, 특히 우수한 교수진을 획득하고 유지하기 위한 경쟁이 치열했다. 학술 교육 프로그램도 도처에서 성장했지만, 취업 기회는 더욱 급증해서 아카데믹 메디신의 강세장(bull market)을 형성했다. 1960년, 미국 의과대학에는 851개의 전임 교수 자리가 비어 있었는데, 이는 전년도에 비해 196개 증가한 것이었다.[33] 교수

선발을 위한 경쟁에서 의대들은 한 학장의 말처럼 "정글전"에 뛰어들었다.[34] 어느 학교도 교수 빼가기에서 자유롭지 않았다. 경쟁 의대들은 더 높은 급여, 더 많은 연구 공간, 더 많은 수의 연구 펠로우 또는 대학원생, 더 많은 내부 연구비, 더 적은 (연구에 지장이 되는) 행정업무 등을 통해서 의대 교수들을 유혹했다.

의대 교수직을 열망하는 사람들은 모두 이 강세장의 혜택을 받았지만, 제도적 반유대주의가 조용히 종식되면서 이제 아카데믹 메디신에서 기회가 많이 늘어난 유대인 의학자들이 가장 큰 혜택을 받았다. 연방 기관들은 종교가 아닌 능력을 보고 연구비를 배정했고, 유대인 연구자들이 가장 인상적인 연구계획들을 제안했다. 수익성 높은 간접비를 가져올 수 있는 재능 있는 교수진을 갈망하는 대부분의 의대에 종교는 더는 문제가 되지 않았다. 아이러니하게도, 유대인 연구자들의 기회가 확대될수록 이들의 오랜 안식처였던 마운트 시나이 병원은 불리해졌다. 의과대학에서 유대인의 고용 기회가 확대됨에 따라, 마운트 시나이 병원에서 구직을 원하는 이들의 수는 점점 줄어들었다. 1950년대에 이 병원은 유대인의 영향력이 상승하고 있었음에도 의료계에서 위상이 쇠퇴하고 있음을 알게 되었다.[35]

자금, 교수진, 자원을 둘러싼 치열한 경쟁 속에서, 하버드 의대는 최상의 학교였다. 미국 최고의 명문 의대라는 이 학교의 위상은 주로 연구에서의 성공과 그 후 다른 의대의 교수가 된 연구자들을 양성한 생산성에 기인한다. 1950년대에는 소수의 학교만이 의대 교수들을 배출하였지만 (7개 의대가 전국 전임교수의 50% 이상을 배출했다), 이 점에서도 하버드만큼 성공한 학교는 없었다. 미국의 전임 의대 교수 중 15%는 하버드나 그 부속병원에서 교육을 전부, 또는 일부 받은 경험이 있었다.[36] 하버드 의대 주변에서는 한 가지 특징이 개발되었는데 이는 많은 하버드 출신 의사들이 정기적으로 "하버드 의학"을 언급하여 높아진 것이었다. 비록 이 학교의 평판은 높을 만했지만, 이 하버드 자부심은 작지 아니했고, 교수들은 우쭐댈 수 있었다. 그래서 이 학교가 한 유능한 해부학 조교수를 부교수로 승진시키고자 했을 때 한 교수는 "그가 최근 사우스웨스턴, 밴더빌트, 콜로라도 의대의 해부학 주임교수로 고려되고 있다는 사실은, 그가 하버드에서 [부교수로] 일할 만한 능력이 있다는...학문적 지위를 분명히 보여준다."고 썼다.[37]

연구가 지배적이 되면서 의과대학은 소속 종합대학교의 다른 단과대학들과 미묘한 관계에 놓이게 되었다. 어떤 면에서 그로 인해 이들은 더 가까워졌다. 모두가 인정하는 대학의 정신은 학문의 추구가 대학의 우선순위라는 마음 상태를 대표했다. 이런 관점에서 의과대학의 연구 증가와 교수의 강한 학술적 정체성은 종합대학교의 일부라는 의학의 위상을 강화하였다. 1949년, 워싱턴 의대 교수들은 종합대학교에 대한 소속감을 매우 강하게 느낀 나머지, 인문대학이 겪는

예산 부족을 상쇄하는 데 도움을 주기 위해 수입의 일부를 대학 본부에 기부하기로 결정했다.[38]

한편, 연구의 성장은 상당 부분 자급자족할 수 있는 능력을 증가시켰기 때문에, 많은 의과대학이 본교로부터 독립할 수 있게 해 주었다. 때때로 의과대학들은 대학 본부와 상의도 하지 않고, 심지어 본부의 기대도 무시하고 결정을 내리며 방자하게 행동했다.[39] 대학 본부와 의과대학 사이에는 통상적인 생각보다는 상호작용이 훨씬 덜했고, 심지어 같은 장소에 있을 때도 그러했다. 특히 의대 교수들이 전형적으로 받는 높은 급여를 놓고 긴장이 종종 고조되었다. 예를 들어 생화학에서처럼, 같은 유형의 업무를 수행하면서도 의대 교수들보다 훨씬 적은 급여를 받는 것은 많은 대학교수에게는 매우 짜증나는 일이었다.[40]

의과대학은 성장하였지만, 대개는 무계획적이었다. 대부분의 연구보조금은 의과대학 전체가 아닌, 자신들의 특정한 이익을 추구하는 개별 교수에게 돌아갔다. 새로운 연구 프로그램들이 단편적으로 옛 프로그램에 추가되는 일이 빈번했고, 실제 유용성에 비해 오래 살아남은 프로그램을 종료해야 하겠다는 생각은 거의 없었다. 더구나 연방정부의 돈을 받을 수 있다는 이유만으로 연구자나 학교가 연구계획서를 낸다는 사실은 별로 알려지지 않았다. 이러한 문제들을 걱정하는 소수 중 하나가 밀턴 아이젠하워(Milton S. Eisenhower)-존스 홉킨스 대학 총장이자 아이젠하워 대통령의 동생-였다. 1960년에 그는 "이렇게 빠른 확장에 적정한 한계가 있는 겁니까?"라고 물었다. 그는 "매년 연구보조금 규모가 이렇게 증가한다면, 전체적인 관점과 목적이 없이는 우리는 무의식적으로 바람직하지 않은 방향으로 가게 될 것입니다."고 우려했다.[41] 매사추세츠 종합병원의 또 다른 비평가는 최적의 규모를 계획하거나 일관성 있는 연구 전략을 개발하는 데 의과대학들이 저항하는 것에 대한 실망감을 표시했다. "아무리 큰 공간이라도 채울 수 있다는데, 내 질문은 이것이다. 무엇으로 채울 것인가?"[42] 그러나 대부분의 의과대학은 돈이 있는 곳이면 어디든 갈 수 있었기 때문에 그러한 우려는 대부분 무시되었다.

어떤 이들은 무분별한 성장을 걱정했지만, 모두가 의학 연구의 성과에 감탄했다. 중요한 성과 중에는 분자생물학의 탄생, 처음으로 분자 수준에서 확인된 질환인 낫형적혈구빈혈증의 병리, 면역학 지식의 확대, 그리고 방사성면역검사기법(radioimmunoassay, 아주 소량의 단백질 입자를 검출하고 측정하기 위한 방사성 물질의 사용으로 생의학 연구에 매우 중요한 분석 기법이다)의 발달 등이 있었다. 즉각 치료에 이용할 수 있는 것들도 많이 발견되었다. 일련의 새로운 항생제들이 등장하였고, 코티손, 소아마비 백신, 고혈압, 심장병, 그리고 특정 종류의 항암제 등이 개발되었다. 이 시대에 또한 심도자술, 개심술, 장기 이식 등이 등장하였다. 첨단기술은 체외순환펌프(인공심폐기), 신장투석(인공신장), 인공호흡기 등과 함께 의학으로 들어왔다.

이 시기 동안에 기초 연구가 실제 결과를 낳는다는 실험의학의 전통적인 신념이 증명된 것처럼 보였다. 이는 소아마비 백신의 개발로 입증되었다. 조나스 소크(Jonas Salk)와 앨버트 새빈(Albert Sabin)의 이름은 그 백신으로 인해 유명해졌지만, 그 연구는 존 엔더스(John F. Enders), 프레드릭 로빈스(Frederick Robins), 그리고 토마스 웰러(Thomas H. Weller) 등이 개발한 조직 배양 기술에 의해 가능하였다. 기초 연구의 결실인 이 기술로 인해 처음으로 폴리오 바이러스의 배양이 가능해졌다. 그때 비로소 백신의 개발이 가능해진 것이다. 노벨의학상을 받은 사람은 그래서 소크와 새빈이 아닌 엔더스, 로빈스와 웰러였다.[43]

이러한 업적에도 불구하고 만성 퇴행성 질환은 강력한 적이었다. 1960년에 이르러 미국인의 평균 수명은 70세 이상으로 증가했다. 그러나 1900년 이후 고작 23년이 늘어난 것이었으며, 특히 45세 이상 사람의 수명은 고작 4.5년 더 증가하였다.[44] 이로 인해 의학자들은 정치적으로 곤란한 입장에 처하게 되었다. 그들은 실험적 방법의 효과를 이해했고, 엄격한 실험연구가 아니고는 효과적인 치료법이 개발되지 않을 것임을 알고 있었다. 그러나 그들은 또한 노화 그 자체는 물론 암, 심장병, 뇌졸중, 관절염, 그리고 신경 질환은 신속하고 용이한 치료의 대상이 아님을 알고 있었다. 대중에게 호소할 시간이 되자 조심스러운 낙관주의는 사라졌다. 대부분의 의학 옹호자들은 돈이 더 많았더라면 더 많은 것을 이룰 수 있었다는 식으로 말하기 시작했다. 그렇게 1969년 의회에서 미국의과대학협회는 "우주 탐사에 투자한 것과 같은 금액이 의학 연구에 사용되었더라면 지난 10년간 어떤 의학적 발전이 일어났을까를 추측해보면 흥미로울 것이다."고 했다.[45]

몇몇 지도자급 연구자들은 비현실적인 기대를 부추기지 말라고 경고했다. 제2차 세계대전 중 질병에 대한 전쟁을 성공적으로 이끌었던 알프레드 리차드(Alfred N. Richards)는 1957년 돈만으로는 결과를 보장하지 못할 것이라며 "9명의 여자를 임신하게 했다하여 한 달 안에 아기를 얻을 수는 없다."고 경고했다.[46] 록펠러 의학연구소의 뛰어난 생물학자인 르네 뒤보(René Dubos)는 "완벽한 건강과 행복을 인간이 성취할 수 있다."는 환상에 반대했다. 인간은 다른 생물과 마찬가지로 환경과 평형을 이루고 있다고 그는 썼다. 한 가지 병을 제거하면, 다른 병이 그 자리를 차지할 뿐이다. 한 사람이 건강한 삶을 누릴 만큼 운이 좋다 해도, 죽음은 궁극적으로는 일어날 것이다. "완전하고 지속적인 질병의 부재란 에덴동산의 이미지에서 기억되는 꿈일 뿐이다."[47] 그러나 베트남 전쟁 이전의 풍요롭고 낙관적인 시대에, 리차드와 뒤보는 예외를 대표했다. 이에 조심하는–혹은 관심을 갖는–사람은 거의 없었다.

1960년대 대부분의 의과대학 관리자에게 연방정부의 지원 확대는 신의 선물이었다. 연방

기금을 통해 의학과 의과대학은 누구도 예상하지 못한 수준으로 발전했다. 게다가, 과학자들 스스로 대개 그 자금 배분의 책임을 지고 있었으며, 이는 정치가 연구를 간섭할 것이라는 이전의 우려를 상당히 완화시켰다. 물론 외부 자금의 지원은 항상 간섭의 위험을 수반했다. 그러나 20여 년이 지나자, 이 점에 관해서 연방정부는 동문, 자선가, 재단, 기업, 주 입법부의 자금에 비해 더 호의적으로 여겨졌다. 대부분의 교육자들은 연방정부의 지원이 전반적으로 좋은 성과를 거두었다는 결론을 내렸다. 한 의대의 컨설턴트는 "어느 교수가 학문적 이상주의에 입각해 이런 관행을 반대한다면, 그는 대학 재정과 관련된 경제적 현실주의를 직면해 본 적이 없었을 것이다."고 썼다.[48]

그럼에도 불구하고, 연방정부의 지원의 한 세대가 지나자, 의과대학과 멀티버시티들은 자신이 이전보다 더 취약해졌음을 깨닫게 되었다. 다른 외부 지원처럼 연방기금은 보조금이 끝나면 지원이 줄어들기 때문에 지속적인 성장과 발전을 보장하지 않았다. 의과대학의 자체 예산 규모가 점점 더 줄어들수록, 그들은 부지불식간에 자신의 운명에 대한 통제력을 잃기 시작했다. 그들은 항상 외부의 도움에 의존해 왔지만, 이전에는 운영 예산의 3분의 2가 단일한 외부 자원에 의존하는 상황에 부닥친 적이 없었다. '연성 자금("soft" dollars)' 대 '경성 자금("hard" dollars)'의 비율은 매년 높아지고 있었지만, 우려하는 의대는 거의 없었다. 그들은 점점 부유해지고 있었고, 어떤 이들에게는 연방의 지원이 영원히 증가할 것 같았다. 하지만, 의과대학이 그 지원에서 무엇을 얻었든, 그들은 자율성을 잃었다. 그들이 한 후원자에게만 의존하게 되었기 때문이다.

변화하는 학문의 흐름

제2차 세계대전 이후 의학 연구의 규모가 커지면서, 학문적인 흐름에도 변화가 있었다. 1940년대에 원자를 분열시켰지만, 세포도 그렇게 되었다. 전쟁이 끝난 후 의학 연구는 이전보다 훨씬 더 환원주의적이 되었다. 즉, 세포소기관과 분자를 강조하는 것으로 바뀌었고, 생명 과정은 점점 더 물리적, 화학적 수준에서 이해되었다. 의학 연구는 일반/이론 생물학과 합쳐졌고, 새로운 용어인 "생의학(biomedical)"의 사용이 증가하였다. 이러한 경향은 전쟁 이전부터 진행되었지만, 1950년대와 1960년대에 이는 훨씬 더 두드러졌다.

생의학 연구의 변혁의 밑바탕에는 생물학 전반을 변화시키고 있는 분자 혁명이 있었다. 이 혁명의 핵심은 모든 생물학적 사건들을 원자와 분자의 공간적 배열과 상호작용을 지배하는 근본적인 화학적 물리적 법칙에 의해 설명할 수 있다는 점이었다. 그 가장 중요한 예는 유전학 및 단백질 합성과 관련되었다. 모든 유전 정보가 디옥시리보핵산(DNA)이라는 예측 가능한 형태로 저장되는 범용 유전 코드가 밝혀졌다. 일련의 유전자를 구성하는 DNA 분자는 그 정보를 리보핵산(RNA)에 전달했고, 이것은 결국 특정 단백질의 생성을 유도했다. 그러한 연구는 전자현미경, X선 결정학, 방사선면역검사법 같은 강력하고 새로운 도구들에 의해 가능해졌다. 생물학은 점점 더 진보하여, 바이러스처럼 인간에게 의미 있는 가장 작은 유기체도 관찰할 수 있게 되었다.

의과대학에서, 이러한 변화는 기초과학에서 가장 분명했다. 해부학의 초점은 육안해부학과 조직학에서 전자현미경으로 검출되는 세포소기관의 형태학과 기능으로 옮겨갔다. 생화학은 영양과 대사에서 효소 시스템과 생화학적 분자유전학으로 전환하였다. 생리학은 포유류의 장기 기능에서 신경전달 및 막투과성 같은 근본적인 세포 기능으로 이동했다. 세균학은 미생물학으로 진화했는데, 이는 미생물 생리학과 유전학에 특히 초점을 맞추어 모든 미생물 유기체를 연구하는 것이었다. 약리학은 동물 신체에 대한 약물의 영향에서 세포와 막에 미치는 화학물질의 영향으로 옮겨갔다.[49] 전쟁 전에는 이들 학과가 전체적으로 "전임상(preclinical)" 학과로 알려졌지만, 1950년대에 이르면 대개 "기초의학(basic medicine)" 과로 불리게 되었는데, 이는 임상의학과 결별하고, 이론생물학으로 관심 주제를 옮겼음을 의미하는 것이다.[50] 생물학적 통합의 또 다른 징후로서, 이러한 학과들 사이의 지적 경계가 무너지기 시작했고, 면역학, 세포생물학, 분자유전학과 같은 학제 간 영역이 번창하기 시작했다.

NIH의 연구비에 힘입어 기초의학부는 점점 더 대학의 자연과학 학과처럼 보이기 시작했다. 많은 의대가 대학원 과정을 확장했고, 몇몇은 독립적인 연구기관을 세웠다. 예를 들어 1963년에, 코넬 의대 미생물학과에는 약 30명의 대학원생이 있었다. 이는 10년 전이나 15년 전에 전체 의과대학 대학원 학생의 수보다 많은 것이었다.[51] 전쟁 전부터 (M.D.가 아닌) 점점 더 많은 Ph.D.들을 고용했던 기초의학과들은 이제 그들에 의해 장악되었다. 의사 자격시험을 주관하는 국가의사자격시험위원회(National Board of Medical Examiners, NBME)는 기초과학 문제 출제를 위해서 주로 Ph.D.들을 활용하기 시작했다.[52]

유사한 학문적 성숙이 임상과에서도 일어났다. 1950년대에 이르러 임상연구에 있어 관찰 접근법은 이미 그 정상에서 내려오고 있었다. 그 이유는 밝혀내고 기술해야 할 임상적 실체가 너무나 많았기 때문이다. 대신 분석적 접근이나 생리학적 접근이 지배적이 되었다. 앞서 논의한 바와 같이, 이 접근법은 제2차 세계대전 전에 시작되었지만, 전쟁이 끝난 후에는 이 분야를 주도하게 되었다. 임상연구자들은 질병의 생화학적인 메커니즘(또는 병태생리학)을 기술하고 합리적인 치료법을 개발하기 위해 실험적 방법을 점점 더 많이 활용하고 있었다. 한때는 주로 수술 기법에 관한 논문을 발표했던 산부인과 의사들은 이제 세포학, 내분비학, 대사과정을 연구했다. 불임 연구는 피임과 불임 등을 다루면서 생식생물학을 포괄하였다. 외과의사들은 마취가 유발한 생리적 변화를 연구했고, 이로 인해 수술 전 및 수술 후 처치에 훨씬 더 많은 주의를 기울이게 되었다. 내과, 소아과, 그리고 외과의 임상연구자들은 면역/염증 반응을 유발하거나 억제하는 메커니즘 등 면역시스템을 연구했다. 임상연구의 가장 중요한 잡지였던 "임상연구저널(*Journal of Clinical Investigation*)"은 이제 응용 생화학 저널처럼 보이기 시작했다.

전후의 임상연구자들은 전쟁 전의 연구자들보다 실험대(bench)에서 하는 연구에 대해 더 철저한 훈련을 받았다. 필요한 테크닉을 습득하기 위해 비교적 단기간을 실험실에서 보내는 대신, 이들은 종종 레지던트와 결합한 교육 프로그램에 참여하였다. 이제 그들은 하나 이상의 기초의학을 연구하는데 몇 년을 보냈다. 일부는 의학 수련과 함께 Ph.D.를 받았고, 일부는 NIH의 기초의학 실험실에서 몇 년 동안 일했다. 어떤 이들은 임상과의 실험실에서 몇 년을 보냈으며, 어떤 이들은 이 세 가지를 전부했다. 전통적인 의학 연구는 그런 엄격한 방식으로 실험을 설계하는 법을 가르쳐주지 않았다.

지식이 증가하고 테크닉이 확산되면서 임상의학은 더욱 전문화되었고, 분과의 수도 급속히 늘어났다. 특히 1960년대에 10개 이상의 분과가 있었던 내과에서 그러했다. 그러나 서로 다른 임상과의 분과 전문의들도 서로 공유하는 바가 많았는데 이는 임상연구에 있어 가장 중요한 학회가 전문학회가 아니라 모든 관심 있는 임상연구자들을 한데 모은 아틀랜틱시티 학회들이었다는 데서 잘 드러난다.[53]

1950년대와 1960년대의 임상의학자들은 매우 정교한 학문을 추구했지만, 관찰 시대의 임상연구자와 중요한 특징들을 공유했다. 즉 바로 환자 치료와 직접 관련된 문제 및 임상의사이자 교수로서의 탁월한 능력에 초점을 맞추었다는 것이다. 이제 임상연구자들은 독자적인 연구시설을 요구했지만(그 연구들은 너무 복잡해서 이전처럼 병원의 검사실을 사용할 수 없었다), 그 실험실은 별도의 시설에 있지 않고 대개 병원 내에 있었다는 사실은 상징적으로 매우 중요하다. 최고의 임상의학자들-내과에서만 조지 쏜(George Thorn), 배리 우드(W. Barry Wood), 맥기 하비(A. McGehee Harvey), 칼 무어(Carl Moore), 세실 왓슨(Cecil Watson), 풀러 올브라이트(Fuller Allbright), 맥스 윈트로브(Max Wintrobe), 폴 비슨(Paul Beeson), 유진 스테드(Eugene Stead), 로버트 윌리엄스(Robert Williams), 윌리엄 도허데이(William Daughaday)-은 과학과 임상적 탁월함을 결합하는 능력으로 유명하다. 도허데이는 내분비학의 기초연구로 두각을 나타냈고 후에 국립과학원 회원에 선출되었다. 그러나 그는 항상 적극적으로 진료에 참여했고, 미국을 대표하는 명의 리스트에 반복적으로 올랐으며, 탁월한 임상 교육자이기도 했다. 저명한 임상의학자는 학생과 수련의에게는 여전히 임상 대가였고 임상교육자였다. 많은 이들은 임상 연구의 새로운 요구가 환자 진료 역량의 위축으로 이어질 수 있다고 우려했지만, 여전히 그런 일은 널리 일어나지 않았다.

생의학 연구의 성공에 있어 의학교육에 문제가 없지는 않았다. 기초연구와 임상연구가 모두 성숙함에 따라, 연구 과학자가 의학교육의 부산물로 만들어질 수 있다고 전제하는 것은 더 이상 합리적이지 못했다. 제임스 섀넌(James Shanon)은 1957년 "대학에서 수련을 받은 Ph.D. 과정생들과 달리, 이들은 연구 방법론, 절차, 이론 교육을 거의, 또는 전혀 받지 못했기 때문에 최신의 연구를 효율적으로 수행하는 데 문제가 있다."고 말했다.[54] 생의학 연구는 독자적인 수준을 확보했으며, 더 이상 의대생의 존재와 그들에 의한 자극을 필요로 하지 않았다. 많은 교수에게 한때 의대생을 가르치는 데서 온 기쁨과 흥분은 그들의 프로젝트의 결을 더 충분히 이해할 수 있는 대학원생, 펠로우, 포스트닥 학생들의 수련 경로를 따라 위로 이동하기 시작했다.

게다가 기초과학과 임상교육을 연계시킨다는 영원한 도전은 그 어느 때보다 어려워졌다. 모든 임상 분야에서 한편으로는 연구, 다른 한편으로는 임상진료와 교육 사이에 긴장이 일어났다. 이러한 긴장은 수석 전공의가 집담회의 주제를 선정할 때마다 뚜렷하게 드러났다. 주제는 임상적이어야 하는가, 아니면 학문적이어야 하는가? 증례를 제시해야 하는가, 아니면 그 주제가 너무 학문적이어서 직접적으로 이야기를 나누는 것이 더 좋겠는가? 이런 긴장들은 신임 주임교수가 임명될 때마다 뚜렷하게 나타났다. 새 주임교수는 학자이어야 하는가/임상의여야 하는가? 즉 쥐를 다루는 의사(rat-Doctor)이어야 하는가 혹은 저명한 임상가여야 하는가? 이 생화학자-임상가 논쟁은 주요 임상 보직을 임명할 때마다 변함없이 격렬하게 터져 나왔다.[55]

이러한 문제들에도 불구하고, 한동안 대부분의 관계자는 생의학 연구의 이론적이고 실제적인 결과에 가장 기쁨을 느꼈다. 의학교육자들은 연구, 환자 진료, 그리고 교육이 손을 맞잡고 함께 갈 수 있으며, 이를 분리하면 손해라는 전통적인 신념을 유지했다. 만약 기초의학자들이 점점 더 임상의학의 문제에서 벗어나게 된다면, 학문과 환자 진료의 언어를 유창하게 구사하는 임상의학자들이 중간에 다리를 놓을 수 있을 것이다. 모든 과에서 가장 뛰어난 교수들은 이따금 마지못해서이긴 하지만 여전히 의대생을 가르쳤다. 당분간 연구, 교육, 환자 진료 사이의 지적 화음은 그대로 남아있었다. 그러나 그 균형은 미묘했고, 그들을 갈라놓는 힘은 점점 강해지고 있었다.

학문적 품격의 저하

연방 보조금 획득의 용이함, 생의학 연구의 커다란 성공, 그리고 대중의 칭송과 더불어, 제2차 세계대전 이후 20년 동안 의과대학은 "황금기"를 누렸다. 그러나 이 시기 동안, 학문적 삶의 질은 점진적으로 바뀌었다. 미국의 의과대학은 소규모의 교육기관에서 대규모의 다면적인 조직으로 발전했다. 초창기의 가족 같은 친밀감과 기관에 대한 충성심은 쇠퇴했고, 기관 행정은 어려워졌으며, 종종 엉망이 되었다.

교수들에게 전후 기간은 엄청난 기회였다. 학과와 학교들이 전례 없는 수준으로 교수 임용을 시작했기 때문이다. 대부분의 학과는 피라미드 구조를 유지했는데, 지위가 올라갈수록 자리는 더 줄어들었다. 그러나 빠르게 확대되는 재능 있는 교수 풀을 수용하기 위해, 학과들은 처음으로 시니어 수준의 임용 자리를 늘렸다. 예를 들어 1955년 워싱턴 의대에는 학과장 외에 전임 정교수 10명과 전임 부교수 20명이 있었다.[56] 이 강세장에서, 교수의 수입은 은퇴 연금, 보험 혜택, 그리고 자녀들을 위한 등록금 보조와 같은 특전들이 증가하면서 크게 상승하였다.[57] 1960년대 중반 컬럼비아 의대는 연봉 2만 달러에 대해 3,155달러의 추가 수당을 지급하고 있었다.[58] 이러한 발전은 처음으로 의학계에 재정적 안정성을 폭넓게 제공하였다.

교직 기회는 학교마다, 그리고 분야마다 달랐다. 전형적으로는 마취과와 같은 경쟁이 약한 분야나 비 명문 의대에서 임용과 승진이 더 쉬웠다. 일반 대학에서는 7년이라는 엄격한 "업 앤드 아웃(up and out)67)" 규정과 달리, 많은 의대는 임상 교수가 부교수로 승진하는 데 걸리는 시간을 10년까지 허용했다(비록 이 문제로 인해 의과대학은 미국대학교수협회와 난처한 입장에 빠지기는 했다).[59] 한편 다른 의대가 채용을 원하는 이들의 승진은 더욱 쉬웠다. 그래서 1964-65년 겨울 시즌에 외과의사 제럴드 오스틴(W. Gerald Austen)이 하버드 의대의 부교수로 신속하게 승진한 것(그리고 1년 반 뒤에는 정교수가 되었다.)은 그의 뛰어난 자격뿐 아니라, 하버드가 그를 잃고 싶지 않다는 사실에서 비롯되었다. 존스 홉킨스가 그에게 전임교수직을 제안했고, 그는 적어도 두 개의 학과장직에 대한 유력한 후보였다.[60]

교수가 될 기회는 점점 늘어나고 있었지만, 그러한 기회는 대가 없이 오지는 않았다. "연성자금(soft money)"-즉 보증도 없고, 영구적이지도 않은 보조금-의 비중이 점점 더 커지면서, 의학자들은 생존을 위해 쉴 새 없이 움직여야 했다. 교수들은 연구 보조금을 받아야 한다는 극심한 압박을 받았고, 종종 여러 지원기관으로부터 보조금을 구해야 했다. 부교수 진급 심사를

67) 승진하지 못하면 사직하라는 규정.

받던 하버드 의대의 한 소아과 조교수가 받은 보조금 지원은 다음과 같다.

닥터 P의 장래 재정 형편과 관련해서는 여러 경로가 있다. 내년에 그는 뇌성마비재단의 펠로우십을 받을 것이고, 우리는 이것을 맥스 핀랜드(Max Finland)와 내가 가지고 있는 수련 기금으로 보충할 것을 제안했다....우리 각자가 소속될 부교수 프로그램 디렉터의 급여는 이 수련 기금 프로그램에 포함되었는데 이 금액은 전임 교수직에는 불충분하지만, 다른 지원 출처의 보조 역할을 하기에는 충분하다. 내년 이후에는 우리는 미국 공중보건 서비스(Public Health Service)의 연구 경력 개발 기금(Research Career Development Award)에 닥터 P가 지원할 것을 희망한다. 동시에, 우리는 소아 발달에서 주산기 요인의 역할에 대한 상당히 광범위한 연구 프로그램 제안서를 제출하는 과정에 있다. 닥터 P는 [연구원]으로 이름을 올릴 것이다....그는 내독소 생리학에 대한 연구를 위해 보조금 신청서를 준비 중에 있다.

이를 위해, 이 학과는 연간 1천 달러의 자체 기금을 내놓기로 약속하였다.[61]

교수들의 관심과 더불어, 보조금 신청 과정은 점점 더 복잡해지고 시간을 잡아먹는 일이 되었으며, 보조금 획득에 성공하더라도 결과 보고 역시 마찬가지였다. 코넬 의대 학장은 이렇게 불만을 토로하였다. "매년 보조금을 신청하고, 보고서를 작성하며, 입증자료를 준비하는 광범위한 일들은 다른 활동에서 더 많은 이익을 볼 수 있는 연구자들의 에너지를 엄청나게 고갈시킨다."[62] 생의학 연구는 까다로운 업무가 되었다. 전쟁 전 의학자들은 소수의 동료와 함께 소박한 실험실에서 일했지만, 이제는 점점 더 기업가가 되어야 한다는 압력을 받았다.

교수의 학문적 삶은 점점 부산스러워졌다. 그들은 연구비를 따고 그 사용 결과를 보고해야 한다는 문제에 끊임없이 직면했을 뿐만 아니라, 경쟁은 더욱 치열해졌다. 확장기에는 언제나 새로운 인물이 나타나 누군가의 작업이나 아이디어에 도전하기 마련이다. 게다가, 교수들은 연구비를 새로 따기 어려울지도 모른다는 끊임없는 불확실성을 견뎌야 했다. 이제 대부분 학교는 이러한 가능성을 축소했고, NIH 보조금을 기부금이나 등록금 수입과 같은 "경성(hard)" 자금으로 간주하게 되었다. 자체 수입에 의존하지 않고, 교수진의 규모, 급여 수준, 연구 지원을 늘리는 방법으로 NIH 보조금을 간주하는 것은 유혹적이었다.[63] 그러나 많은 수의 관리자들이 인정했듯이 추가로 보조금이 나올 것이라는 보장은 전혀 없었다. 조지 베리(George R. Berry) 하버드 의대 학장은 1961년 다음과 같이 주장했다. "단지 연구비에만 의존하는 연구자들은 대학 기금에서 급여를 받을 때 얻는 마음의 평화와 안정성을 가지고 있지 못하다."[64]

연구가 활발해지면서 소속 학교에 대한 충성심은 줄어들었다. 뉴욕 의대 집행위원회는 이렇게 주장했다. "더 많은 교수들이 외부 기관에 연구 프로젝트 지원뿐 아니라 급여를 의존하고 있다.

이는 의심의 여지없이 학교와의 관계를 약화시킨다."[65] 연구보조금은 교수가 연구에 소비하는 일부 시간에 대해서만 급여 지원에 사용될 수 있다. 이로 인해 많은 교수에게 "연구 전용(protected)" 시간-즉, 교육, 임상 진료 및 보직 서비스를 하지 않아도 되는 연구 시간-을 요청하여 받을 수 있는 지렛대가 제공되었다. 대부분의 연구보조금은 이전이 가능해서, 더 나은 기회가 있다면 교수들은 한 학교에서 다른 학교로 쉽게 이동할 수 있었다. 게다가, 연구의 성장으로 수많은 교외 활동이 생겨났다. 전문학회의 저널 편집, 전문학회의 이사회 활동, NIH나 다른 민간 재단에 대한 연구보조금 신청서 평가, 정부나 산업계에 대한 자문, 그리고 의과대학, 수련병원, 전 세계의 전문가 회의, 심포지엄, 학회에서의 강의가 있었다. "코스모폴리탄 교수"(집을 떠나 상당한 시간을 보내는 교수)는 제2차 세계대전 이전에도 존재했지만, 연구 산업의 성장, 연구보조금에서 여비 지출의 증가, 항공 여행의 인기로 인해 그 수가 크게 증가했다. 하버드 의대 외과 모슬리 석좌 교수 프란시스 무어(Francis D. Moore)는 이렇게 주장했다.

오늘날의 교수는 제트기 무리의 일원이 된다. 그들은 비행기 타는 것을 좋아한다. 우리 학교에는 학기 내내 집에서 단 한 주도 보내지 않는 교수들도 있다. 그들은 다른 대학의 초청은 모두 기꺼이 수락한다.... 그러나 그들을 이곳에서 학생 모임에 참석하도록 하는 것은 매우 어렵다.[66]

멀티버시티의 시대에는 학과 간이나 학과 내에서의 전통적인 "영역 다툼(turf battle)"이 더욱 격렬해졌다. 부서와 학과들은 공간과 돈, 그리고 기회를 가장 많이 얻기 위해 치열하게 경쟁했다. 기초의학에서 해부학과의 상대적인 영향력은 지속적으로 감소했고, 생화학과의 위상은 계속 증가했으며, 인간 유전학과 분자생물학과 같은 새로운 분야는 그러한 주제들을 기꺼이 수용하는 부서-어떤 곳에서는 생화학, 또 다른 곳에서는 생리학이나 미생물학과-에 중요한 정치적, 지적 자본을 제공했다. 임상과에서는 세부 전공을 두려는 힘이 계속 커졌다. 이는 내과에서 가장 두드러졌지만 소아과와 외과에서도 마찬가지였다. 다양한 임상과의 세력은 학교마다 달랐고, 주로 학과장의 지적, 개인적 자질에 달려 있었지만, 일반적으로는 내과와 외과가 지배적인 학과로 남아 있었다.

대부분의 의과대학에서 교수진 규모의 급속한 증가, 연구보조금에 대한 광적인 추구, 그리고 생의학 연구의 경쟁 심화로 인해 제2차 세계대전 전 교수 생활의 특징이었던 동료들과의 긴밀한 연계가 사라졌다. 1947년 초에 펜실베이니아 의과대학의 집행위원회는 "교수들은 이제 서로를 잘 알지 못한다."고 하였는데 이러한 상황은 시간이 흐를수록 심해질 뿐이었다.[67] 한때 많은 이들이 참여했던 의과대학 행사는 이제 종종 형편없이 치러졌다. 예전에는 모든 사람이 당연히 알고 있는 정보를 전파하기 위해 교수 뉴스레터를 만들었다. 많은 교수들은 소속 학과가 아닌 동료들을 거의 알지 못했고, 기초의학과 임상과 교수들은 종종 대립하였으며(임상과의 규모와 세력이 비약적으로 증가한 것이 적지 않게 기여했다.) 주니어 교수들은 자신들의 견해나 관심이 학교를 지배하는 이들과 무관하다고 종종 느꼈고, 정년 보장 교수들조차도 (학과장이 아니라면) 학교 문제에 있어서 종종 발언권이 없다고 느꼈다. 공동체 정신(ésprit de corps)와 공동의 목표(common purpose)의 개념은 1950년대부터 감소하기 시작했으며, 1960년대에 이르러서는 더욱 급속하게 줄어들었다. 물론 예외는 언제나 있었다. 컬럼비아 대학의 저명한 내과 교수이자 오랫동안 학과장을 지냈던 로버트 롭(Robert Loeb)은 훨씬 더 높은 급여로 다른 학교의 학과장을 맡으라는 유리한 제안을 받아들이느니, 그와 함께 있는 것을 선택한 유능한 시니어 교수 집단의 충성심을 유지하는데 성공했다.[68] 그럼에도 불구하고 그러한 사례는 점점 희소해졌다. 전반적으로 학교에 소속감을 강하게 느끼는 교수들은 거의 없었고, 개인의 이익이 집단의 이익보다 점차 강해졌다.

의과대학 공동체의 쇠퇴로 가장 큰 피해를 본 사람 중에는 비전임 무급(part time, voluntary) 임상교수도 있었다. 연구의 강조와 임상 세부 전문화의 성장으로 인해 많은 의대의 무급 교수들은 주요 임상교수 자리가 전임 교수들로 대체되고 있음을 알게 되었다. 예를 들어, 매사추세츠 종합병원에서는, "비전임 교수의 활동에 무관심한 연구자"들이 여러 임상 부서의 책임자로 임명됨에 따라, 비전임 교수들은 이 기관에서 점점 더 멀어지는 느낌을 받았다.[69] 무급 교수들은 여전히 교육에 종사했지만, 그들에게는 점점 더 사소한 임무들(예컨대, 본과2학년 학생에게 신체 진찰 가르치기)이 주어졌으며, 대부분의 학교에서 그들의 영향력과 위상은 줄어들었다. 한때 "의대 가족"의 일원이었던 무급 교수들은 이제 학교가 자신들의 요구에 무심해지고, 노력에 감사하지도 않는다고 종종 느꼈다.

의과대학 학장들 역시 연구의 팽창에 따라 그 자리가 점점 더 까다로워지고 있다고 생각했다. 제2차 세계대전 이전에도 학장 자리는 쉽지 않았지만, 많은 의대에서는 여전히 보직 업무에 불과했다. 의과대학이 거대 기관으로 탈바꿈하면서 새로운 조직과 행정이라는 까다로운 과제가 대두되었고, 이러한 과제를 해결해야 할 책임은 주로 학장에게 떨어졌다. 학장 자리는 전임 업무가 되었고, 학장 산하에 많은 새로운 직책이 생겨났다. 입학, 교육과정, 학생, 연구, 지역사회 관계, 졸업후 교육, 그리고 병원 관계를 담당하는 부학장 자리들이 생겨난 것이다. 운영 예산이 늘어남에 따라 재정 관리는 매우 중요해졌고, 행정 관리자가 종종 학장의 가장 중요한 참모가 되었다. 전쟁 전에는 의료 전문가의 능력과 리더십이 좋은 학장의 가장 중요한 자질로 여겨졌지만, 1950년대 초가 되자 가장 중요한 자질은 행정 능력이 되었다.[70]

추가적인 행정 지원에도 불구하고, 이러한 책임은 학장의 의욕을 꺾었는데, 그들 중 많은 수는 여전히 연구, 교육, 진료, 또는 심지어 학과장 자리와 학장직을 겸할 수 있다고 생각했던 것이다. 그 자리에 대한 좌절감은 엄청났고, 학장직 사임이 급격히 증가했다. "학장직은 마치 동위원소인 것처럼 종종 반감기라는 용어로 표현된다,[71]"고 당시 스탠포드 의대의 성공한 학장인 로버트 글레이저(Robert J. Glaser)는 1969년의 한 고전적인 연설에서 주장했다. 1949년부터 1959년까지 미국의 의과대학에는 11명의 새로운 학장들이 있었다. 그러나 1959년부터 1969년까지 67명의 새로운 학장(신설 의대 학장의 임명은 제외하고도)이 있었으며, 글레이저가 연설할 당시에는 9명의 학장 자리가 공석으로 있었다. 1962년부터 1969년까지 의대 학장의 평균 재임 기간은 7년에서 4년으로 감소하였다.[72] 한 전형적인 전임 학장은 학장 자리가 "신경과 혈관계통의 손상"을 입혔다고 말했다.[73]

학장 자리가 그렇게 어렵게 된 한 가지 이유는 그 자리가 이전의 권위를 많이 잃었기 때문이다. 제2차 세계대전 이전에는 대부분의 의과대학 자금이 학장이 관리하는 내부 소스에서 나왔고, 교육 정책, 교수 채용, 공간 배분, 새로운 프로그램 개발 등에 관한 주요 결정은 대개 그의 책임이었다. 보조금 경제의 발달과 함께 대부분의 신규 자금은 학장을 거치지 않고 일차 연구자나 부서로 직행했다. 각 부서는 재정적으로 자급자족하게 되었고, 학과장이 학장과 상의하지 않고 임명, 승진, 연구 프로그램, 주요 지출에 대한 결정을 내리는 일도 드물지 않았다. 물론, 학교의 특정한 역학관계는 각 학교의 전통과 힘을 가진 이들의 성격을 반영한다. 강력한 학장, 강력한 집행부가 있을 수도 있다. 그럼에도 불구하고 학과장들에게 점점 더 많은 권력과 권위가 주어지면서 일반적인 추세는 학장으로부터 멀어지게 되었다.

연구가 활발해지면서 학과장의 역할도 바뀌었다. 전쟁 전보다 더 많은 자치권과 권력을 누렸지만, 그들의 행정 의무는 엄청나게 증가했다. 그 결과 학과장 자신이 적극적인 학문적 경력을 이어가는 것이 점점 더 어려워졌고, 특히 행정 부하가 가장 센 임상 부서에서는 더욱 그러했다. 그래서 학과장의 역할은 수행자에서 조정자로 바뀌었다. 학과장은 그들의 지도력, 그들이 유지한 지적 및 전문적 기준, 그들이 직원으로 임명한 이들, 그리고 그 부서의 교육과 연구의 방향에 관한 결정을 통해서 명성을 얻었다. 가장 유능한 학과장들은 사람들을 빈틈없이 평가하고, 파트장과 전임교수로 일할 수 있는 최고의 인재를 뽑았으며, 임명과 승진에 관한 가장 현명한 결정을 내렸다. 그 자리는 성숙함과 관대함이 필요했는데, 그 보상이 그들 자신의 독창적인 연구에서 나온 것이 아니라 다른 이들이 성공하도록 돕는 데서 나오기 때문이다.

비록 의과대학에서 많은 부분이 연구의 확대와 함께 변화했지만, 한 가지- 즉 그들이 대학교수라는 대다수 교수의 확신- 는 변하지 않았다. 급여에 관한 논의는 이를 잘 보여준다. 급여만큼 마음을 상하게 하는 주제는 거의 없었고, 실제 또는 상상의 급여 불평등은 지속적인 마찰의 원인이었다. 다른 학교가 교수를 돈으로 끌어갈 수 있었다. 그러나 고소득을 기대하고 학계에 뛰어든 사람은 없었다. 의대 교수들은 대학 수준으로는 상당한 급여를 받았지만, 학계에 종사하는 의사는 개업의보다는 현저히 적은 급여를 받았다. 한 의과대학의 집행위원회는 다음과 같이 주장했다. "높은 수입에 관심이 있는 의사라면 개업을 해야 한다. 학계에서의 자리를 원한다면 그것을 택해야 한다. 의대의 의무가 그 둘을 다 가지게끔 하는 것이 아니다."[74] 급여 수준은 종종 가장 권위 있는 학교에서 가장 낮았다. 그래서 네이선 탤봇(Nathan B. Talbot)은 1962년 하버드 의대 소아과 교수이자 매사추세츠 종합병원 소아과장으로 근무하면서 2만 2천 달러의 연봉을 받았고, 1965년 예일 의대 내과 학과장 폴 비슨(Paul Beeson)의 연봉은 학과 내에서 제일 높았지만 2만 8천 달러였다.[75]

오히려 의대가 교수를 유치하는 가장 중요한 요인은 공간과 시설의 제공이었다. 서든캘리포니아 의대는 "연구시설을 제공하지 않으면 교수를 임용할 수 없다."고 주장했다.[76] 마찬가지로 교수 유치 전쟁에서 승리보다는 손해를 더 많이 본 하네만 의대는 "오늘날 교수 임용 시장에서는 일류 실험시설이 없으면 일류 교수진을 얻을 수 없다."고 설명했다.[77] 교수와의 협상은 급여보다는 연구에 쓸 수 있는 "연구 전용(protected)" 시간의 양, 대학원생과 펠로우의 제공 여부, 실험실 공간의 넓이에 달려 있었다.

제2차 세계대전 이전 의학교육의 유산 중 하나가 의대 교수를 해서는 부자가 될 수 없을 것이라는 교수의 전망이라면, 또 다른 유산은 상업주의에 대한 의과대학의 경멸이었다. 제2차 세계대전은 과학적 발견을 급속한 상업적 발전에 연계하는 것의 중요성을 입증했고, 그 결과 의과대학과 산업계의 관계는 훨씬 더 긴밀해졌다. 그럼에도 불구하고 의과대학은 이윤 추구 행위를 지속적으로 거부했다. 이는 특허에 대한 그들의 태도에서 새삼 드러난다. 연구자들이 그들의 연구에서 파생된 특허로부터 재정적인 이득을 얻으면 안 된다는 것은 여전히 보편적인 정책이었다. 오늘날, 몇몇 학교들은 교수들의 발견이나 발명에 대한 특허권을 수용하였고, 학교에서의 추가 연구를 지원하기 위해 그 로열티를 사용했다. 하지만 많은 학교들은 이 사소한 조치마저도 부적절하다고 생각했다. 모든 의대 중 가장 중요한 연구학교인 하버드 의대는 어떤 개인이나 소속 기관도 의학 연구로부터 이득을 취해서는 안 된다고 믿었다. 비록 그 돈이 추가 연구에 사용된다고 한다 해도 말이다. 그 학장은 이렇게 설명했다.

그것은 의학과 보건 분야의 발견과 발명은 본질적으로 공공의 복지를 증진시키는 데 이용되어야

한다는 우리의 믿음에 바탕을 두고 있다. 그러므로 개인이나 기관이 발견이나 발명으로 이득을 얻는 것은 우리에게는 부적절해 보인다. 따라서 하버드에서는 타인이 사익을 위한 특허 취득을 방지하기 위해 필요하다고 간주되는 경우를 제외하고 특허를 취득하려는 노력을 하지 않는다.[78]

요컨대, 제2차 세계대전 후에도 의과대학은 계속해서 자신들을 공익을 위해 봉사하는 공공기관이라고 여겼다. 물론 의과대학에도 사심이 없는 경우는 거의 없었다. 대학과 마찬가지로, 그들은 이기적이거나 이타적인 관심, 그리고 의료 서비스와 공공선에 대한 헌신과 기관의 성장을 묘하게 뒤섞은 것을 반영하였다. 그러나 중립적으로 보면, 봉사의 동기가 계속 지배적이었다.

제9장 의료 서비스의 확대

- ✓ 아카데믹 메디컬 센터와 의료 수요의 증가
- ✓ 학문적 가치의 지속
- ✓ 학습 환경의 보존

제9장 의료 서비스의 확대

제2차 세계대전 이후 미국은 매우 복잡해졌고, 대학들도 그러했다. 1930년 아브라함 플렉스너가 이상화한 연구 대학은 이제는 전쟁 전 미국 고등교육의 순수함을 예시했던 것처럼 보였다.[1] 클라크 커의 말에 따르면, 플렉스너의 대학은 연구와 학문 정신으로 충만한 "단일한 마을"이었다. 전후의 멀티버시티는 커의 "지성의 도시(city of intellect)"와는 대조적인 다원적인 지성의 거대도시(metropolis)였다. 그 핵심에 고등교육과 연구가 있었지만, 그 위에 수많은 새로운 하부 조직과 의무가 덧붙여졌는데 이는 불안을 느끼는 대중이 복잡한 사회 문제에 대처하기 위한 지침, 리더십, 그리고 실무적인 도움을 점점 더 대학에 기대하고 의존했기 때문이었다.[2]

멀티버시티에 부과된 새로운 실무적 요구를 가장 잘 보여주는 하부 기관은 의과대학이었다. 20세기 내내 의과대학은 다수의 인구, 특히 도시 빈민층에게 교육병원을 통해 의료 서비스를 제공하였다. 제2차 세계대전 이후, 그들은 전통적인 자선 활동을 계속했다. 게다가, 그들은 민간 의료보험의 확장을 통해 개업의와 병원의 진료를 받을 수 있게 된 중산층에게도 봉사하기 시작했다.

제2차 세계대전 이후 20년 동안 아카데믹 메디컬 센터에서 임상 서비스의 확대는 주로 환자 진료가 교육과 연구에 미치는 영향으로 인해 긴장을 초래하였다. 그럼에도 불구하고 적어도 미래의 의사를 교육하고 새로운 의학지식과 기술을 생산한다는 고유한 역할을 망각한 아카데믹 메디컬 센터는 (적어도 오랫동안) 거의 없었다. 그들은 사회적, 경제적, 인구학적 상황의 변화로 인해 압박을 받는 환경에도 불구하고, 교육병원의 학습 환경 보존을 위해 열심히 노력했다. 전쟁이 끝난 후에도 아카데믹 메디컬 센터에 미국 의학의 강점은 계속 존재했다. 그것은 의과대학과 교육병원이 협력하여 지식을 창출하고, 의사를 배출하고, 복잡한 임상 증례를 해결하며, 환자 치료의 우수성을 판정하는 기준을 정하는 것이었다.

아카데믹 메디컬 센터와 의료 수요의 증가

전후 미국에서 대중의 의료 수요는 급속히 증가했다. 부분적으로 이것은 현대의학과 외과가 효과가 있다는 사실에서 비롯되었다. 이전 세대 미국인들이 품었던 아카데믹 메디신에 대한 회의는 거의 찾아볼 수 없게 되었다. 의료 수요의 증가도 미국의 풍요를 반영했다. 1950년대와 1960년대의 평론가들이 지적했듯이, 오직 부유한 사회만이 개인의 안전보장 -의료든 그 무엇이든- 을 위한 국가적 노력을 허용하는 번영과 안정을 누릴 수 있었다.[3]

변화하는 사회 분위기 속에서 의료는 점점 더 기본권으로 여겨지게 되었다. 이러한 태도는 의료비 지불과 의료공급체계에 대한 다양한 실험을 낳았다. 즉, 질병 보험, 포괄적 의료 프로그램, 지역 보건소, 집단 개업(group practice), 그리고 HMO[68](당시에는 선불 집단 진료[69]라고 불렸다), 그리고 심지어 의무적인 국가 건강보험까지를 포괄하였다(물론 이러한 실험 중 일부는 전쟁 전에 시작되었다.). 의료 행위를 형성하는 데 가장 큰 영향을 미친 고안물은 민간 의료보험(private medical insurance, 사보험)이었는데 이는 블루 크로스(Blue Cross) 등 보험회사가 제공하였다. 입원비를 보장하는 민간 의료보험은 1930년대에 시작되었지만 1940년대 후반과 1950년대에 널리 보급되었다. 그 이유는 주로 노동조합의 요구와 고용인에게 그러한 보험을 제공하였을 때 고용주들이 받을 수 있는 세금 감면 혜택 때문이었다. 중산층에게 민간 의료보험은 집단 가입이든 개별 가입이든, 병원 입원비를 지불하는 주요한 방법이 되었다.[4]

환자들이 민간 의료보험에 가입하면서, 병원은 훨씬 더 번잡한 장소가 되었다. 늘어나는 수요에 부응하기 위해서는 병원을 개조하고 확장해야 했고, 새로운 병원도 필요했다. 1946년에 의회는 "병원 조사 및 건설법[Hospital Survey and Construction Act, 대중에게는 제안자인 상원의원 리스터 힐(Lister Hill)과 해롤드 버튼(Harold H. Burton)의 이름을 따서 힐-버튼법으로 알려져 있다.]을 통과시켰다. 1971년까지 연방정부는 병원 건립을 위해 힐-버튼 기금에 37억 달러를 지출했으며 주 및 지역 매칭 펀드 조성을 위해 91억 달러를 더 지출했다.[5] 힐-버튼법은 미국 NIH와 같이, 의학지식과 과학적 의료 서비스를 미국인들이 더 쉽게 이용할 수 있도록 하고자 하는 정부의 바람을 반영했다.[6]

---

68) 건강관리기구(Health Maintenance Organization). 일단의 의사, 또는 의료공급자와 계약을 맺고 환자가 계약을 맺은 의사에게 진료를 받을 때 보험급여를 지불하는 미국의 의료보험 프로그램. 전통적인 의료보험보다 보험료가 저렴하다. HMO는 초진은 계약을 맺은 일반의에게 가서 보아야 하며, 전문의 자문이 필요해도 해당 HMO와 계약을 맺은 의사에게 가야 한다. 보험료는 월, 또는 연 단위로 지불한다.

69) prepaid group practices. 사전에 보험료를 지불하니 선불(prepaid)이며, 여러 의료공급자의 서비스가 보험료로 커버되니 group practice로 인식을 한 것이다.

미국 내 5,684개소의 급성기 진료 종합병원 중, 227개의 "주요" 교육병원이 대중의 폭증하는 의료 수요의 영향을 가장 크게 받았는데, 이들은 의대생 교육에 광범위하게 활용된 대학 부속병원들이었다.[7] 전후에 미국 대중은 이 병원들이 이전과 마찬가지로 의료의 표준을 정할 뿐 아니라 많은 인구를 책임질 것을 기대했다. 전후 연방 보건 정책의 근간에는 각 지역을 한 개 이상의 주요 교육병원이 담당해야 한다는 철학이 있었다. 이들은 지역의 소규모 병원들에 전문가 자문을 제공하고, 이를 필요로 하는 그 지역의 모든 환자에게 전문적인 의료서비스를 제공해야 했다.[8]

교육병원에서 임상 서비스의 수요 증가는 우연이 아니었다. 왜냐하면 그들은 일반적으로 최고의 진료를 제공하는 병원으로 간주되었기 때문이다. 교육병원은 지역의 큰 병원도 갖지 못한 많은 것들을 포함하여, 가장 최신의 진단과 치료 기술을 보유하고 있었다. 게다가, 그들은 최고의 의사들(교육병원은 의사들이 환자 입원 특권70)을 얻어내기가 가장 까다로운 병원이었다.) 그리고 최고의 인턴과 레지던트를 지속적으로 끌어들였다. 그들에게 스며든 교육과 연구의 정신은 전문 의사들을 지식의 선봉에 서게 하고, 환자 진료가 형식적인 일상행위로 퇴행하는 것을 방지했다. 이러한 이유로 전문가의 평가든 일반인의 평가든, 미국 "최고" 병원의 목록에는 꾸준히, 일관되게 교육병원들이 올라 있었다.

교육병원이 다른 병원들보다 얼마나 상위에 있는지를 정확하게 추측하는 것은 상상의 영역이다. 많은 연구는 교육병원이 최고의 진료를 제공한다고 주장했지만, 이러한 연구들은 잘 통제되지 않았거나 바이어스가 있었다.[9] 그럼에도 불구하고, 그러한 일반적인 결론에 이의를 제기하는 이들은 거의 없었다. 매사추세츠 종합병원의 원장 존 놀스(John H. Knowles)는 교육병원을 타의 추종을 불허하는 우수한 의료의 섬으로 묘사했다. 그는 한때 매사추세츠 종합병원의 의사들을 포함하여 많은 의사들의 기분을 상하게 한 적이 있는데, 자신이 아프면 치료를 받을 수 있을 만한 병원은 전국에 몇 개 없다고 공개적으로 말했던 것이다.[10] 대부분의 의학교육자들은 놀스보다는 지역의 의사들을 덜 무시했지만, 똑같이 교육병원이 최고의 환자 진료를 제공한다고 생각했다.[11] 국가보훈청(Veterans Administration, VA)을 통해 교육과 연구가 환자 진료를 발전시킨다는 생각을 갖게 된 연방정부도 마찬가지였다. 제2차 세계대전 후, 국가보훈청은 수십 개의 새로운 보훈병원을 건설했는데, 그 중 다수는 의과대학과 제휴하게 되었다. 국가보훈청에게 이러한 제휴의 목적은 간단했다. 즉, 퇴역 군인들이 "최고 수준의 의료 서비스"를 받을 수 있도록 하는 것이다.[12]

70) admitting privilege. 개업의가 자기 환자를 병원에 입원시킬 수 있는 자격.

높은 명성 덕분에, 교육병원은 많은 새로운 환자를 쉽게 끌어들였다. 예를 들어, 1966년 뉴욕 병원은 28,459명의 환자를 입원시켰고, 293,227명의 외래 환자를 보았는데 1934년에는 13,467명의 입원환자와 189,571명의 외래 환자가 있었을 뿐이었다.[13] 대부분의 교육병원은 남는 병실이 거의 없었다. 만약 자비 환자들이 병상을 충분히 차지하였다면 이런 상황은 관리자에게는 즐거웠겠지만, 선택 입원을 위해 개인 환자의 입원 일정을 잡으려는 무급 의사와 전임 의사에게는 끔찍한 일이었다. 1967년 장로교 병원(뉴욕)에서 의료진은 선택 입원환자들을 입원시키는 데 4주에서 8주 정도의 시간이 걸렸다.[14] 또한, 교육병원은 많은 지역병원이 회피했던 대부분의 책임을 떠맡았다. 예를 들어, 1950년대 초 아칸소 대학병원은 리틀록의 다른 병원들이 수용을 거부했기 때문에 급성 소아마비 환자를 대거 입원시켰다. 또한 아칸소 대학병원은 리틀록 지역의 아프리카계 미국인들에게 대부분의 진료를 제공했는데, 이 도시에는 흑인 환자는 물론이고, 심지어 자비 환자들까지도 입원시킬만한 민간 병원이 거의 없었기 때문이었다.[15]

많은 교육병원에서 활동의 속도는 거의 광적인 수준에 이르렀다. 예를 들어, 응급실에서 보는 환자의 양은 엄청나게 증가했다. 급성 질환 환자를 대부분의 비응급 환자들로부터 감별하는 임무도 마찬가지였다.[16] 종종 환자를 입원시킬 수 있는 병상을 구할 수 없었기 때문에 응급실은 더욱 혼란스러웠다. 뉴욕 병원에는 병상이 나올 때까지 환자를 임시로 유치하기 위해 응급실에 "대기소(holding unit)"를 두었고, 존스 홉킨스 병원에서는 수석 레지던트에게 필요한 경우 병동에 환자를 입원시킬 수 있는 권한을 주었다.[17] 환자의 홍수 때문에 의무기록실에는 큰 문제가 생겼는데, 많은 곳에서 공간이 부족하기 시작했고 마이크로필름에 의무기록을 넣어야 했다.[18] 검사실도 극도로 스트레스를 받았다. 한 전형적인 교육병원에서는 1968년에 시행된 혈액 검사 횟수가 1930년대보다 10배나 많았다.[19]

전후에 교육병원은 다수의 빈민 환자들에게 지속적으로 봉사했다. 그러나 국가보훈청과 시립병원을 제외하고는 자선 환자의 비율은 점차 낮아졌다. 대신 반자비 환자(semi private patient, 다른 환자와 방을 같이 쓰는 병원 보험 가입 환자)가 교육병원의 일차적인 대상이 되었다. 장로교 병원(뉴욕)의 예가 대표적이었다. 1939년에는 환자의 10%가 블루 크로스에 가입했고, 1949년에는 30%가 넘었으며, 1960년에는 50%가 넘었다.[20] 다른 병원들과 마찬가지로 교육병원은 미국의 새로운 병원 보험 플랜에 완전히 통합되었다.

더 많은 수의 자비 환자들이 교육병원을 찾아오면서, 전임교수들은 더 많은 임상 진료에 참여하기 시작했다. 그 한 가지 척도로서, 그들이 환자 진료에서 얻은 전문직 수입은 극적으로 증가했다. 워싱턴 대학교에서 전임교수는 1946-47년에 195,400달러를 벌었는데, 이는 1930년대의 연평균 12,000달러였던 것과 비교된다. 존스 홉킨스에서는 1929-30년에 32,500달러였던 것이 1952-53년에는 279,438달러가 되었다.[21] 1950년대와 1960년대에는, 전임교수들의 진료비 수입이 더 커져서, 일부 학교들에서는 비전임 무급교수들을 분노하게 했다.[22]

교육병원이 자비 환자 시장에 뛰어들면서, 그들은 최고 수준으로 환자를 진료한다는 평판으로부터 이득을 얻었고, 이는 주로 의료진의 질에서 비롯되었다. 경쟁력을 확실히 유지하기 위해, 교육병원은 의과대학과 마찬가지로 교수 임용에 있어 종교, 성별, 인종에 대한 관심을 덜 기울이기 시작했다. 이는 제2차 세계대전 동안에 나치의 잔혹행위가 폭로된 이후 일반인들의 인종차별에 대한 혐오로 인해 강화된 정책이다. 한때 유대인 수련의와 의사에게 문을 닫아걸었던 병원들이 차례로 문호를 개방하면서 쿼터제로 고생했던 모든 집단 중에서 유대인들이 가장 큰 혜택을 보았다. 예를 들어, 이전에는 유대인 의사들에게 병원 이용 특권 발급을 거부하고, 인근 베스 이스라엘 병원에 산과 서비스를 갖추도록 강요했던 보스턴 라잉-인 병원은 마침내 유대인을 스태프로 임명하기 시작했다.[23]

교육병원은 규모가 더 크고 더 바빠졌지만, 여러 낯익은 문제들에 직면했다. 그들은 계속해서 간호인력 부족, 노동 불안, 직원의 노조 설립, 교육이 초래하는 환자들의 혼란과 불편, 그리고 낡고 과밀한 외래 클리닉과 같은 골치 아픈 경영 문제들에 시달렸다. 많은 교육기관의 응급실과 클리닉은 미혼모의 증가, 또는 주민의 인종적 구성의 변화 등과 같은 변화하는 사회적 상황의 바로미터 역할을 했다. 병동과 클리닉은 아카데믹 메디신의 전쟁터였는데, 같은 병동이나 실험실 공간을 놓고 학과들이 경쟁하거나, 한 도시의 시립병원에서 여러 의과대학이 특권과 기회를 놓고 서로 경쟁하는 일들이 벌어졌다.

전쟁 전과 마찬가지로 대부분의 교육병원은 계속 비인간적인 장소로 여겨졌다. 1960년 한 교육병원이 수행한 자율적인 연구 결과는 환자들이 교육병원을 기술은 뛰어나지만, 인간적으로는 차가운 곳으로 느끼고 있음을 보여주었는데, 당대의 거의 모든 교육 기관들도 의심의 여지없이 그러했을 것이다.[24] 교육병원은 환자들에게 제공하는 정중함이나 편의에 무심하지 않았다. 그러나 1950년대와 1960년대 내내 그들은 환자의 편안함과 편리함보다는 의료의 질에 초점을 맞추었다. 소비자운동, 인권운동 이전 시기에 그들은 환자를 유치하는 가장 좋은 방법은 전문적 우수성을 통해서라고 느꼈다. 매사추세츠 종합병원의 한 스태프는 병동을 가득 채우는 핵심은 "유능한 사람을 의료진으로 끌어들이는 것이다... 환자를 병원으로 유치하는 뛰어난 인력이 충분하다면, 우리 병동은 계속 채워질 것이다."고 지적했다.[25]

교육병원이 성장함에 따라 행정에서 새로운 문제들도 생겨났다. 의과대학과 마찬가지로 그들도 대형 사업이 되었다. 예를 들어, 1964년 매사추세츠 종합병원은 1940년의 2,084,000달러와 비교하여, 23,163,000달러의 운영 수입을 올렸다.[26] 의료 기술이 비싸짐에 따라, 교육병원 관리의 어려움도 그에 따라 증가하였다. 일반적인 태도는 어떤 기구나 기계가 좋으면 병원은 비용과 무관하게 그것을 구입해야 한다는 것이었다. 놀스는 다음과 같이 썼다. "우선적인 원칙과 주된 목표는 환자 진료와 질병 예방 서비스를 개선하는 것이다. 비용 절감은 부차적인 것이다."[27]

민간 의료보험의 시대에 병원재정은 제3자 지불71)에 점점 더 의존하게 되었다. 한 교육병원에서는 후원 및 기부금에 따른 연간 수입의 비율은 1950년 21%에서 1975년 2.8%로 급격히 감소했다.[28] 부유한 후원자가 병원의 운영 적자를 충당하기 위해 수표를 쉽게 쓸 수 있었던 시대는 지났다.

교육병원은 더 커졌을 뿐만 아니라 더 복잡해졌다. 대동맥 협착 부위의 절제와 같은 섬세한 수술은 숙련된 외과의, 정교한 수술 전 검사, 잘 훈련된 마취과 의사 및 수술팀, 그리고 수술 후 관리 과정에서 무수히 많은 세부 사항을 처리해야 하는 숙련된 인력 등을 필요로 했다. 한때 의사도, 병원도 들지 않았던 의료과오 보험이 필수적인 것이 되었다. 센트렉스 전화 시스템, 무선 호출기, 컴퓨터 청구 시스템과 같은 통신 기술이 도입되었다. 교육병원은 여러 금전 지불자들과 각종 규제 기구들을 상대해야 했다. 이처럼 복잡한 기술, 재정, 법률, 규제 문제를 관리하기 위해 교육병원의 행정은 그 자체로 직업이 되었으며, 이는 1957년 대학보건행정기구(Organization of University Health Administrators)가 설립되면서 입증되었다.[29]

교육병원의 모든 문제 중에서, 가장 심각한 것은 가난한 환자들에게 계속 무료 진료를 제공하는 것이었다. 1960년대까지, 이전의 환자 중 많은 수가 의료보험을 취득했기 때문에 자선 입원 환자의 비율은 상당히 떨어졌다. 그러나 비용이 증가함에 따라 무료 진료는 이전보다 병원에 훨씬 더 큰 재정적 부담을 주었다. 예를 들어 1964년 매사추세츠 종합병원은 1940년보다 10배 증가한 약 430만 달러의 자선 서비스를 제공했다.[30] 지자체나 주 정부의 빈민 무료 진료에 대한 보상은 실제 진료비용보다 훨씬 적어서 많은 병원은 재정적인 출혈을 감수해야 했다. 예를 들어, 뉴욕 병원은 1960년에 무료 병동 운영을 위해 246만 달러를 지출하였다.[31] 1960년대 내내, 많은 교육병원은 여전히 빈민 환자를 외면하지 않았다는 것에 자부심을 느끼고 있었지만, "로빈 후드 방법(Robin Hood Method)"라 하는 것에 의존해서만 그렇게 할 수 있었다. 이는 보험 가입자나 자비 환자들에게 가난한 사람들을 돌보는 비용을 보상하기 위한 할증료

71) third party reimbursement 또는 third party payment. 환자 당사자가 아닌 보험자나 국가가 진료비를 내주는 것을 의미한다.

(premium)를 부과하는 것이다.[32]

1960년대 중반에 이르러, 아카데믹 메디컬 센터들은 돈을 지불하는 환자를 매우 적극적으로 치료하기 시작했다. 그러나 질병을 통제하는 한편에서는 의료전달체계가 병들어가고 있었기에 먹구름이 드리워지고 있었다. 누군가는 의료접근성을 우려했고, 누군가는 전문화의 증가로 인한 서비스의 단편화를 우려했으며, 다른 누군가는 건강 유지보다는 질병 치료를 지나치게 강조하는 것을 우려했다. 그러나 가장 우려되는 것은 어떤 생활비 지표보다도 빠르게 증가하는 의료비 문제였다. 1964년, 아브라함 리비코프(Abraham Ribicoff) 상원의원은 값비싼 병원 진료비를 미국이 직면한 가장 중요한 건강 문제라고 말했다. "현대 의학의 경이로움이 보통 미국인들이 구매할 수 있는 범위를 벗어난다면, 많은 질병을 눈부시게 정복한 것은 공허한 승리가 될 것이다."[33]

아카데믹 메디신의 어떤 이들에게 의료전달체계(Medical Care Delivery System)72) 문제의 등장은 대학 부설 메디컬 센터가 공공에 봉사할 수 있는 또 다른 기회를 의미했다. 이 케네디-존슨 시대는 미국의 사회적, 경제적 문제를 해결하는데 대학에 높은 기대를 걸었던 시기를 대표했다. 많은 이들에게 그것은 의료서비스를 공공에 어떻게 분배할 것인지를 연구하는 데는 관심이 없으면서, 미국의 건강을 책임지겠다고 뽐내는 아카데믹 메디컬 센터들의 어리석음의 극치로 보였다. 하버드 의대 학장은 "의과학의 지속적인 약속을 어떤 식으로든 최소화하지 않고서는, 다음 수십 년 안에 최대의 변화와 진보가 이루어질 곳은 의학의 사회적 책임을 재정의하는 영역이 될 것이라고 감히 예측해 본다."고 썼다.[34] 그 예측이 얼마나 잘 실현될지는 두고 봐야 할 일이었다.

학문적 가치의 지속

20세기 초부터 의과대학과 교육병원 사이에는 공생 관계가 존재했다. 의과대학은 학생, 수련의, 교수에게 임상 교육을 제공한 부속병원보다 힘이 약했다. 반대로 교육병원의 임상적 우위는 그들이 의학교육에 참여한 결과였다. 교육은 학생, 수련의, 펠로우에 대한 글자 그대로의 교육을 의미했을 뿐 아니라, 그 이상을 의미했다. 즉 최고의 의사들이 임상교수가 되는 것, 최고의 의대 졸업생이 전공의가 되는 것, 어려운 의학적 문제의 진단과 치료에 있어 교육병원들을 우위에 서게 했던 비판적 엄격성의 정신, 환자의 지속적인 모니터링, 그리고 개인 환자에 대한

72) 특정 인구집단의 수요를 충족하기 위해 의료를 제공하는 인력, 자원, 기관 등의 조직체.

뛰어난 진료뿐 아니라 미래의 환자에게 종종 도움이 될 수 있는 새로운 발견을 가능하게 한 도전 정신 등이다.

교육병원은 교육과 연구를 통해, 현대 의학에서 특별한 창조적인 기능이 있었다. 비즈니스 용어로 말하자면, 그들의 임무는 의료 산업의 연구 개발 부문-진료를 지속해서 테스트하고 재구성하며, 학습자가 모방하도록 진료의 표준과 비판적 분석 스타일을 제시하는 것-의 역할을 하는 것이었다. 병원의 창의적 본질은 매사추세츠 종합병원 의무부장 월터 바우어(Walter Bauer)가 다음 연설에서 잘 설명하였는데, 그는 "날카로운 과학적 분석, 환자의 행동에서 혈청 내의 효소에 이르기까지 모든 변이에 대한 탐색, 관찰, 기록, 의심, 경각심"에 대해 말했다. 바우어에게, 교육병원은 "우리가 교육병원에서 행하고 생각하는 것은 어디에서나 동료들의 생각과 진료에 영향을 미칠 것이고, 나아가서는 우리 세대의 건강과 행복에 영향을 미칠 것이기 때문에, 무겁고 불가피한 책임"을 가지고 있었다.[35]

전후에 교육병원은 이전과 마찬가지로 다양한 집단을 대표했다. 1950년대와 1960년대에 많은 보훈병원이 그 대열에 추가되었기 때문에 더욱 그러했다. 어떤 교육병원은 공립병원이었고, 어떤 병원은 사립병원이었다. 어떤 병원은 대학 소유였지만, 대부분은 독립적으로 운영되었다. 일부 교육병원과 의과대학 또는 대학교의 관계는 절대적으로 밀접한 반면, 다른 병원들은 그러한 관계에서 상당한 균열을 경험했다. 그럼에도 불구하고, 단일 집단으로서 교육병원은 1950년대와 1960년대에 교육 및 연구를 현저하게 지원하였다. 1950년대에 서든캘리포니아 대학의 교육 및 연구 활동을 적극 지원했던 로스앤젤레스 카운티 병원은 공립병원이었고, 교육과 연구를 지원하기 위해 1956년에 200만 달러의 기금을 적립한 마운트 시나이 병원은 사립병원이었다.[36] 교육병원은 강력한 학문적 프로그램과 의과대학과의 긴밀한 관계가 없으면 미국 의학의 정점을 차지할 수 없다는 것을 이해했다. 1949년부터 1961년까지 매사추세츠 종합병원장을 지낸 클라크는 1955년에 "최근에 나는 다른 도시의 저명한 교육병원 이사회 의장으로부터 '매사추세츠 종합병원이 오늘날과 같은 매우 역동적이고, 활동적이며, 열정적인 기관이 된 데에는 어떤 단일 요소가 가장 중요하다고 생각하십니까?'라는 질문을 받았다. 다행히 답은 매우 쉬워서 나는 단번에 '하버드 의대'라고 말할 수 있었다."고 했다.[37]

1950년대와 1960년대의 교육병원은 환자에 대한 전문적 진료와 학문적 사명감 모두 질(quality)에 대한 끈질긴 헌신을 보여주었다. 성공은 기관의 규모나 환자의 수, 회계 장부의 상태가 아니라 전문적 표준과 과학 연구에 의해 정의되었다. 이러한 태도는 두 탁월한 하버드 의대 부속 교육병원인 피터 벤트 브리검 병원과 매사추세츠 종합병원 사이의 치열한 경쟁 속에 스며들었다. 1968년 두 기관의 대표자 간의 열띤 만남에서 클라크의 뒤를 이어 매사추세츠 종합병원장으로 부임한 존 놀스는 브리검 병원의 작은 규모와 예산을 폄훼하였다. 분개한 피터 벤트 브리검 병원의 지도자들은 결론은 그와 반대라고 주장했다. 즉 매사추세츠 종합병원이 너무 커졌고, 그러한 규모는 학교의 사명으로부터 멀어진, 지나치게 많은 임상 진료를 반영한다는 것이었다. 브리검 병원의 지도자들에게 높은 임상적, 학문적 수준을 유지하는 주된 자산은 그 병원의 작은 규모였다.[38]

나중에 놀스는 자신의 발언에 대해 사과했지만, 그는 교육병원으로서 매사추세츠 종합병원에 대해 사과할 이유는 없었다. 그 시대의 어느 미국 병원도 교육과 연구에 그보다 더 많은 기여를 하지 못했다. 제2차 세계대전 이전, 이 병원의 연구 예산은 다른 일류 교육병원들과 마찬가지로 적어서 1935년에는 5만 달러도 채 안 되었다.[39] 제2차 세계대전 후 연방 연구보조금의 증가로 매사추세츠 종합병원은 여느 기관 못지않게 번창했다. 1950년대는 이 병원에게는 특히 좋은 10년이었다. 1960년까지 병원 전체 가용 공간의 15.1%, 전체 예산의 23.2%가 연구 활동에 할애되었는데 이는 500만 달러를 훨씬 넘는 금액으로, 많은 의과대학이 연구 활동에 지출한 것보다 많았다.[40] 이 병원은 하버드 의과대학과 멀리 떨어져 있어서 자체 "기초 과학" 연구 단위를 다수 설립하여 노벨상 수상자인 생화학자 프리츠 립만(Fritz A. Lipmann)의 연구 등 매우 고품질의 기초 연구를 생산하였다.[41] 하버드 의대 학장 조지 베리(George Berry)는 매사추세츠 종합병원을 "대학병원이 아니라 그 자체가 하나의 의과대학"으로 간주했다.[42]

의대와 교육병원은 공통의 관심사가 많았지만 둘의 이해관계가 항상 같지는 않았다. 제2차 세계대전 전과 마찬가지로 가장 긴밀한 의과대학과 교육병원과의 관계에도 긴장이 존재했다. 따라서 하버드 의과대학 당국은 "매사추세츠 종합병원 문제"를 언급했고, 매사추세츠 종합병원의 이사진들은 그들이 의과대학과 맺었던 일시적인 "협정"을 언급했다.[43] 이러한 긴장의 상당수는 수입과 비용을 어떻게 배분해야 하는지, 또는 적절한 보고 구조가 어떻게 되어야 하는지와 같은 전통적인 행정상의 분쟁을 반영했다. 그러나 양자의 태생과 사명이 따로 있다는 점에서 갈등의 주된 근원이 계속 생겨났다. 대학에 뿌리를 둔 의과대학은, 주로 미래지향적이었다. 그들의 주요 사명은 의사들을 교육하고 미래를 위한 더 건전한 진료 방법을 개발하는 것이었다. 이와는 대조적으로, 교육병원은 그들의 주된 책임을 현재의 환자를 돌보는 것으로 정의한 의료 서비스 전통에서 기원하였다. 최후에는 교육과 연구는 의대에 속했다. 반면 환자 진료는 병원에 속했다. 베리는 이를 "병원의 일차적인 목표는 환자를 돌보는 것이고, 의과대학은 좋은 의사를 배출하는 것이다."고 표현했다.[44] 심지어 아카데믹한 병원의 가장 두드러진 예인 매사추세츠

종합병원도 교육과 연구가 병원의 일차적 의무인 “환자의 진료”에 부수적임을 인정했다.[45]

이러한 맥락에서, 1950년대와 1960년대에 아카데믹 메디컬 센터에서 임상 서비스의 확대, 특히, 자비 환자 진료에 있어 전임교수의 역할 강화는 심각한 딜레마를 초래했다. 의과대학에서 교육, 연구, 환자 진료의 적절한 균형을 이루는 것은 솔로몬과 같은 지혜를 요구하는 항상 어려운 일이었다. 이러한 도전은 이제 더욱 어려워졌는데 이는 진료에 관한 관심이 학문적 관심을 무색하게 할 가능성이 커졌기 때문이다. 존스 홉킨스의 한 저명한 교수는 “돈벌이 수단으로 전임교수를 고용하는 것”은 “자멸의 씨앗”을 품고 있다고 우려했다. 이는 “전임교수직에게 필요한 사유와 연구, 그리고 조사를 위한 여유 있는 시간의 상실” 때문이다.[46] 하버드 의대 학장 베리는 “대학이든 병원이든 심지어 학과든 교수의 수입이 아카데미즘을 지원하는 데 사용될 때, 그 결과는 학문에는 파괴적이다. 교육과 연구가 어려움을 겪는다.”고 했다.[47] 1953년 의학교육에 관한 한 보고서는 일부 학교가 이미 연구와 교육을 희생하면서 지나치게 큰 진료 책임을 떠맡고 있다고 지적했다. “만약 학생과 교수가 조급하게 공부를 하지 않으려면, 환자의 수는 제한적일 수밖에 없다. 이런 이상적인 교육 조건은 병원이 너무 많은 환자 진료 책임을 맡을 때는 거의 충족하기 어렵다.”[48] 미국 의과대학협회 특별위원회는 기관 내 집단진료(Group Practice) 관행을 통해 교수들이 얻을 수 있는 재정적 이득을 긍정적으로 평가했지만, 이러한 프로그램들의 광범위한 채택이 “영리 의학교 형태로의 퇴행을 예고할 수도 있다.”고 우려했다.[49]

아카데믹 메디컬 센터가 진료서비스를 확대하면서 평소 자비 환자 진료(private practice)를 억제하려 했던 의과대학과, 증가하는 서비스 수요를 충족시키려 했던 교육병원 간의 다툼이 빈번하게 벌어졌다. 그래서 미시간 의대 교수들은 병원 경영진이 “교육 여건을 충족시키는 것보다는 병원 병상을 채우는 데 더 관심이 있다.”고 심하게 불평했다.[50] 대개 의대 교수들은 이러한 논쟁에서 이길 수 없었다. 병원 관리자는 교수의 진료 확대에 의해 아카데믹 메디컬 센터가 제공하는 즉각적인 공공 서비스뿐만 아니라 병원과 의과대학이 얻게 될 수입의 증가를 지적할 수 있었다.

그럼에도 불구하고 의과대학과 교육병원은 학문적 가치에 대한 강한 헌신을 여전히 유지했다. 예를 들어, 펜실베이니아 의대는 1947년 교수 진료의 양을 증가시키려는 계획을 세우면서 다음과 같이 선언했다. “교수들은 이곳이 교육기관이고 연구 장소라는 사실을 망각해서는 안 되며, 그렇기 때문에 산만한 임상 서비스로 과부하가 되어서는 안 된다.”[51] 이와 유사하게, 존스 홉킨스가 1950년대에 좀 더 공식적인 교수 진료 프로그램을 조직했을 때, 이 학교는 “전임 교수의 자비 환자 진료는 항상 기관의 교육 프로그램이 결정하는 한도 내에서 유지될 것”이라고 강조했다.[52] 컬럼비아-장로교 메디컬 센터는 의료 서비스와 교육 활동의 적절한 균형을 유지해야 하는 도전을 상세하게 논의하였는데, 대학의 사명을 잃지 않으면서 사회봉사를 확대하려는 국가적인 흐름에 "전적으로 헌신"하고자 하였다. 그 해결책은, 자비 환자 진료를 교육과 연구에 종속시키는 것이었다. "이러한 것들(자비환자진료)이 우리의 정책을 지배하도록 하기보다는 우리의 독창적인 개념을 고수하고, 이 공동체 의료서비스의 다양한 양상을 우리가 가진 그림에 끼워 맞춘다면, 우리는 현재와 미래의 의학교육에 훨씬 유용하고 중요한 역할을 하게 될 것이다."[53]

결과적으로 1950년대와 1960년대 아카데믹 메디컬 센터는 비록 자비 환자 진료를 늘이긴 하였지만, 대학의 원칙에 충실했다. 대개 너무 많은 환자 진료라는 위험에 처할 때마다 그들은 성공적으로 브레이크를 밟았다. 그래서 교수 진료의 증가에도 불구하고 워싱턴 의대는 임상 수익이 아닌 연구 능력에 근거하여 계속해서 교수를 임용하였다.[54] 존스 홉킨스에서 자비 환자 진료 클리닉의 원장은 1959년에 이 학교의 집단진료에 "전임교수의 전문적 참여가 불충분하다."고 불평했다.[55] 장로교 병원은 이미 붐비는 응급실에 더 많은 응급 환자를 수용해 달라는 뉴욕시의 요청을 거절했는데, 이는 교육 수준의 저하가 일어날 것을 우려했기 때문이다.[56] 모든 메디컬 센터에서 전임 교수들은—병원 관리자들이 슬프게도-자신들이 제공한 전문 서비스에 대한 비용 청구서를 종종 발급하지 않고 재정 문제에 대한 무관심을 과시했다.[57]

의과대학이 학문적 관심사를 강하게 유지하고 있다는 또 다른 징후로, 그들은 공식적인 협력 관계를 수립하자는 지역병원들의 요청을 반복적으로 거절했다. 이는 의대에는 쉽지 않은 일이었는데, 그들은 점점 더 많은 전임 교수와 전공의, 펠로우들을 수용할 수 있는 더 많은 병원 시설이 필요했기 때문이다. 하지만 제2차 세계대전 후 내내 그들은 대단히 제한된 병원에만 소속을 부여했다. 뉴욕 의대의 정책은 매우 전형적이었다. 그곳에서 지역사회 병원이나 전문 병원과의 협력은 그들이 "교수나 연구 목적의 의과대학에 가치 있는 것으로 보일 경우에만 승인을 받았다."[58] 미국 전역에서 온 뉴욕 대학과 의대에 대한 협력 지원서는 대부분 거부되었다.

대부분의 아카데믹 메디컬 센터들이 학문적 가치를 보존할 수 있을지에 대한 의구심이 있었다면, 그러한 의구심은 그들이 지역사회 개업의들과 맺었던 일반적으로 호의적인 관계에 의해 잠잠해졌다. "교수-개업의" 관계는 의과대학 집단진료의 양을 보여주는 뛰어난 척도였는데, 개업의들은 실제이든 상상이든 의과대학과의 조직적인 경쟁에 매우 민감했기 때문이다. 대부분의 개업의들은 가끔 불안에 떨기는 하였지만, 아카데믹 메디컬 센터에 대해 우호적인 태도를 보였다. 피츠버그 의대의 상황은 전형적이었다. 1957년의 조사는 "개업의를 자극할 수 있는 전임 임상 교수의 임명에도 불구하고...의과대학과 지역 및 주의 의료계 관계는 양호하다."고

했다.[59] 교수-개업의 간의 불화는 주기적으로 발발했지만, 그 불화는 대개 짧았고, 대체적으로 아카데믹 메디컬 센터는 개업의들을 지원하고 그들과 경쟁하지 않는다고 여겨졌다.

이러한 상황은 아카데믹 메디컬 센터들이 가르치고 연구하겠다는 의지가 지속적으로 강했기 때문에 가능했다. 코넬 의대 학장은 1956년 병상 100개미만의 병원이 미국 병원 진료의 75%를 제공한다고 지적하며 "책임감이 있고 제정신이라면 학생 임상교육에 절대적으로 필요한 것보다 더 많은 병상이나 교수들을 끌고 가고자 하는 의과대학 집행부는 없을 것이라고 단언할 수 있다."고 했다.[60] 매사추세츠 종합병원장은 1958년 "교육병원의 이러한 경쟁이 합법적이긴 하지만 의료계에 실질적인 위협이 되지 않는 주된 이유는 이것이 그 자체로, 매우 제한적인 경쟁이기 때문이다. 교육병원의 유일한 경쟁적 욕구는 의학교육, 인턴과 레지던트 수련에 필요한 모든 종류의 환자를 충분히 활용할 수 있도록 하는 것이다."고 했다.[61] 20세기 전반과 마찬가지로, 전후에도 의대 교수는 자비 환자들을 두고 지나치게 경쟁하지 않으면서 지역사회 의료의 수준을 높이고 유지하는 데 도움을 주었다.

학습 환경의 보존

진보적인 의학교육은 항상 학습자들에게 커다란 요구를 해왔고, 그들이 자신의 교육에 상당한 책임을 질 것을 기대하였다. 그러나 학생과 수련의들이 도움을 받지 않고 일을 해나갈 수 있을 것으로 생각하지는 않았다. 의학 교육자들은 교육의 여정에서 그들을 자극하고, 육성하고, 지원할 수 있는 학습 환경을 제공해야 할 의무가 있었다. 이는 다양한 환자군, 숙련된 교수 집단, 그리고 환자를 상세히 연구하고 문제를 깊이 있게 추구하기에 충분한 시간을 제공하는 것을 의미했다. 제2차 세계대전 전에, 교육병원은 그러한 교육적인 실험실을 제공했다.

전후에 교육병원의 풍부한 학습 환경은 위험에 처하게 되었다. 가장 즉각적인 위협은 다수의 자선 병상을 반 자비 환자(semi private patients) 병상으로 전환한 데서 비롯되었다. 앞에서 언급한 바와 같이, 학생과 수련의들은 자비 환자보다는 가난한 무료 환자들에 대한 책임을 훨씬 더 많이 맡았기 때문에, 자선 병동 서비스는 좋은 교육에 없어서는 안 되는 것이었다. 하지만 병원비가 치솟으면서, 자선 단체의 재정적인 부담이 커지고 있었다. 민간 보험이 보급되면서, 여러 곳의 자선 병원들은 병상을 반 자비 환자 병상으로 전환하기 시작했다. 예를 들어, 존스 홉킨스 병원의 행정가들은, 자선 클리닉의 환자 수 감소가 학교의 교육 프로그램에 유해할 것임을 알면서도, 상당한 영업 손실로 인해 외래 환자 진료소에서 하는 무료 진료의 양을 줄였다.[62] 피터 벤트 브리검 병원에서는 1953년 자선 병동 환자들이 병상의 고작 50%만을 차지하였는데, 불과 얼마 전까지만 해도 이들은 80%를 차지였다.[63]

모든 교수에게 자선 병동 서비스의 추락은 학생과 수련의를 교육하는데 심각한 장애물이었지만, 일부 병원 경영자들은 돈을 지불하는 환자들을 갖게 되어 기뻐했을 수도 있다. 피터 벤트 브리검 병원의 의무부장 조지 쏜(George W. Thorn) 교수는 "사립 의대 병원이 직면한 가장 심각한 문제는 자선 병동 환자 감소"라고 느꼈다.[64] 코넬의 외과부장은 "자립을 위해 주로 자비 환자 치료를 강조하는 교육 의료센터들은 곧 학문적 분위기와 교육 및 연구 능력을 잃게 된다."고 경고했다.[65] 펜실베이니아 의대의 교수들은 재정적으로나 사회적으로 더 많은 자비 환자와 반자비 환자들을 진료하는 일의 중요성을 인정했다. 그러나 그들은 자선 병동을 희생하면서 그렇게 한다면 병원의 설립 목적에 어긋난다며 "대학병원에 적절한 자선 병동 시설이 없으면 최고의 교육을 유지할 수 없다."고 주장했다.[66]

아무도 학생과 수련의가 자비 환자로부터 배울 수 없다고는 주장하지는 않았다. 어떤 질환들은 중산층과 상류층 환자들에게 더 흔했고, 더 넓은 교육경험을 위해 이 집단을 의학교육에 포함시키기도 했다. 또한, 자비 환자를 보면서 학생과 수련의들은 희귀하거나 특이한 질병을 더 많이 경험할 수 있었고, 그러한 질환은 교육병원의 전문의가 종종 의뢰를 받는 이유였다. 또한 일부는 돈을 지불하는 환자에 대한 경험이 학생에게 더 나은 병력 청취를 배우는 데 도움이 될 것이라고 생각했다. 인권운동 이전 시대의 많은 전형적인 전제를 반영하는 한 진술에서, 어느 의대 학장은 자선 병동과 자비 환자 모두가 필요하다고 다음과 같이 선언했다. "사회적, 경제적 계층이 낮으면 의사소통을 하기는 어렵지만, 신체검사를 하기에는 좋다. 사회·경제적 상류층의 경우는 그 반대다."[67]

그럼에도 불구하고, 자비 환자의 활용은 의학교육에서 많은 한계를 가지고 있었다. 제2차 세계대전 전과 마찬가지로, 자비 환자들은 자기가 지불하든, 보험에 가입하든 학생이나 수련의를 만나야 한다는 압박을 훨씬 덜 받았다. 조지타운에서는 인턴과 레지던트가 분개하기는 하였지만, 수련의들과의 상의하지 않고 개인 주치의73)가 환자 차트에 오더(order)를 써서, 그 환자와 진정한 학습 경험을 할 기회를 박탈하는 것이 일반적이었다.[68] 펜실베이니아 의대에서, 일부

73) private physician. 자비 환자와 계약을 맺고 그를 진료하는 개업 주치의를 의미한다. 이들은 병원사용권한이 있어 자기 환자를 해당 병원에 입원시키고 직접 돌볼 수 있다는 점에서 우리나라의 주치의 개념과 다르다.

의사들은 자신의 자비, 혹은 반 자비 환자들을 학생이 진찰하는 것을 허락하지 않았다.[69] 뉴욕 병원에서는, 수련의들에게 "개인 주치의의 영역을 침범하지 말라"고 주기적으로 상기시켰고, 학생과 수련의에게는 자비 환자에 대한 성기 및 직장 검사를 종종 허용하지 않았다.[70]

학생들이 면밀한 감독을 받으면서 자율적으로 행동할 수 없었기 때문에 자비 환자의 활용은 기본 의학교육에는 덜 중요했다. 학생에게는 자비 환자든, 자선 병동 환자든 보통 별 차이가 없었다. 하지만 인턴과 레지던트에게 자비 환자의 활용은 훨씬 더 문제가 많았다. 앞에서 논의한 바와 같이 졸업후 의학교육의 가장 중요한 원칙은 책임이라는 가정이었다. 이 목표는 환자의 개인 주치의(private practitioner)가 증례의 방향을 결정한다면 만족스럽게 충족될 수 없다. 현대의 레지던트 프로그램이 태어난 존스 홉킨스에서, 의학위원회는 자선 병동 환자의 부족이 심해지는 것은 "매우 심각한 문제이며, 해결되지 않으면 존스 홉킨스 레지던트 프로그램의 붕괴를 초래할 것"이라고 경고했다.[71] 매사추세츠 종합병원장은 자비 환자의 활용이 레지던트를 "이류 견습직의 일종으로 전락시키는 원인이 될 것"이라고 생각했다.[72] 많은 의과대학의 보고서도 마찬가지로 자선 병동 환자의 감소가 졸업후 의학교육에 해롭다고 경고했다.[73] 모든 전문 분과의 레지던트 프로그램이 영향을 받았지만, 외과 영역에서 문제가 가장 컸는데, 여기서 자비 환자를 가지고는 전공의들이 전문의 자격증을 따기에 충분한 수술 경험을 쌓지 못할 수도 있다는 정당한 우려가 제기되었다.

이러한 전개에 경각심을 느낀 많은 의과대학은 수련의들이 계속해서 자선 병동 환자들을 충분히 볼 수 있도록 조치를 취했다. 제퍼슨 의대와 같은 몇몇은 빈민 진료를 위해 기부금 수입을 사용하기 시작했다.[74] 이 접근법은 입원비의 증가로 영구적인 해결책을 제공하지는 않았지만, 가능한 한 교육 서비스를 보호하려는 의대 교수의 해결책을 예시했다. 더욱 성공적이고 흔했던 접근법은 자선 병동 환자의 기준을 재정의하는 것이었다. 1950년대에 대부분의 교육병원은 블루 크로스 및 다른 보험사와 협약을 맺었는데, 이 협약으로 특정한 반 자비 환자를 교육에 활용할 수 있었다. 전형적으로 이들은 개인 주치의가 없이 전임교수나 무급 교수에게 맡겨진 환자였다.[75] 1954년에, 전형적인 한 교육병원의 병동에서 그러한 환자들은 입원환자의 34%를 차지했다.[76] 또 다른 일반적인 접근방식은 의대가 시립병원과 보훈병원에서 교육 활동을 확장하는 것이었다. 이 병원에서는 수련의의 교육에 환자들을 자유롭게 활용하였다. 실제로, 성별과 연령이 치우쳐져 있음에도, 보훈병원은 종종 주요 대학병원처럼 교육과 연구에 적절한 장소가 되었다. 그리고 마지막으로, 많은 교육병원은 특히 1960년대까지 인턴과 레지던트만이 차트에 오더를 쓰게끔 하는 등 자비 환자들을 돌볼 때 수련의에게 더 많은 책임을 부여하기 시작했다.

이러한 다양한 장치를 통해, 대부분의 대학병원 레지던트 프로그램은 수련의에게 환자 진료에 대한 충분한 책임을 제공할 수 있는 능력을 유지했다.

책임을 맡을 기회는 교육병원이 제공한 학습 환경의 한 가지 특징에 불과했다. 이런 환경이 충분했다면 대학과의 연계가 없는 시립병원들도 수련의 유치에 큰 어려움을 겪지 않았을 것이다. 오히려, 지도와 감독을 제공하고 높은 수준의 비판적 사고와 전문가적 행동을 보여주기 위해서 좋은 교수진이 필요했다. 그러나 대다수 교수는 전후 연방 연구 기금의 호황 때문에 연구에 더 많은 시간을 할애하고 있었다. 이제, 임상 서비스의 확대로 인해 교수들은 더 많은 자비 환자들을 돌보라는 요청을 받게 되었다. 교수들은 하루에 24시간만으로는 시간이 부족하다고 느꼈고, 교육과 전공의 감독을 단축하는 것이 가장 손쉬운 길이었다.

여기서도 의과대학은 양질의 임상학습 환경을 보존할 수 있었다. 전임 임상 교수들은 갈팡질팡하는 모습을 보였지만, 그들의 수는 몇 배나 증가하여 유능한 교수가 부족하지는 않았다. 또한, 전쟁 전과 마찬가지로 대부분의 의과대학은 그 기관의 교육에 크게 기여한, 유능하고 양심적인 무급 교수들을 가지고 있었다. 이 집단의 헌신은 종종 고무적이었다. 예를 들어, 매사추세츠 종합병원의 한 무급 교수는 직접 가르치면서 상당한 시간을 보냈음은 물론, 한 달에 25시간 이상을 (대부분 교육과 관련된) 병원 회의에 할애했다.[77] 어떤 교육병원도 뛰어난 교수와 역할 모델이 부족하지는 않았다.

전통적인 자선 병동을 그렇게 풍성한 교육 실험실로 만든 가장 중요한 특징은 시간, 즉 질병의 자연사를 종횡으로 관찰하고, 진단을 내리고, 치료에 대한 반응을 감시하며, 주제를 깊이 읽고, 생각하고, 탐구하고, 연구하고, 환자와 그 가족을 알아 나가며(더욱 공감하거나 효과적인 치료에 도움이 되는 가정, 직장, 또는 학교의 상황을 포함하여), 추론과 문제해결 능력을 개발할 수 있는 시간이었다. 제2차 세계대전 이후 20년 동안, 의료 관행의 변화로 입원 기간이 단축됨에 따라 개별 환자와 보낼 수 있는 시간이 줄어들었다. 페니실린과 다른 새로운 항생제의 사용은 전염병에 걸린 환자들의 입원일수를 현저하게 줄였고, 조기 퇴원이라는 새로운 관행은 많은 서로 다른 내과적, 외과적 질환이 있는 환자들에게 비슷한 결과를 초래했다.[78] 평균 입원 기간은 어느 병원인지, 자비 환자 서비스(전형적으로 더 짧았다)인지 자선 병동 서비스인지(관습적으로 더 길었다), 어느 임상과인지에 따라 달랐고, 심지어 같은 병원의 동일한 서비스에서도 해마다 달라졌다. 그럼에도 불구하고, 병원 입원 기간을 단축하는 것이 보편적인 경향이었다. 예를 들어, 미시간 대학병원에서는 평균 입원 기간이 1946년에 거의 18일에서 1963년에는 12일 미만으로 줄어들었다.[79,80]

게다가 의료기술이 고도화되면서 병동 생활은 더욱 바빠졌다. 많은 새로운 수술 절차는 예전의 수술보다 훨씬 더 복잡했다. 예를 들어, 보통 하나의 수술로 간주되는 신장 이식에는 실제로 수술팀 2개, 수술실 2개와 총 14시간 가량의 수술시간이 필요했다.[81] 부신피질 스테로이드와 다양한 항암제와 같은 강력한 신약은 독성 반응과 부작용의 위험을 증가시켰다. 기계식 인공호흡기(인공 폐), 체외순환펌프(인공심폐기), 혈액투석기(인공 신장), 심박동조절기 등의 기술의 발달로 의료진에게 더 많은 업무가 부과되었고 고도로 훈련된 보조 인력의 협력과 지원이 필요해졌다. 심장의 전기적 상태를 감시하기 위한 복잡한 전자 장비의 개발은 1960년대에 중환자실의 탄생으로 이어졌다. 더 중한 환자들, 더 많아진 업무, 더 높아진 환자의 회전율에 따라 수련의와 의대생들은 그 어느 때보다도 바빠졌고, 공부와 성찰의 시간은 점점 더 줄어들게 되었다.

그럼에도 불구하고, 입원환자 병동의 교육적 역량을 보존할 수 있는 충분한 시간이 남아 있었다. 1965년에 11~12일의 입원은 학습자들에게 환자 대부분을 연구할 충분한 기회를 줄 수 있을 만큼 길었다. 더 많은 환자들에게 더 많은 업무가 필요했지만, 교육병원은 스태프들에게 더 많은 지원, 즉 혈액 수송인, 정맥주사 전담팀, 임상병리사, 그리고 많은 일상적인 업무를 돕는 보조 인력들을 제공하여 이에 대응했다.

가장 중요하게도 블루 크로스와 그 밖의 보험사들 모두 환자에 대해 의사가 하는 일이나, 환자가 병원에 머무르는 기간에 대해 심각한 제한을 가하지 않았다. 부분적으로 아카데믹 메디컬 센터 대표들과의 논의의 결과로, 환자들은 알려진 질환의 치료뿐만 아니라 진단을 위해 입원할 수 있었고, 환자들은 의료 상황이 허락하는 한 병원에 남아 있을 수 있었다. 블루 크로스는 1960년대 중반에야 과도한 병원 체류를 의심하기 시작했으며(당시에는 21일을 초과하는 것으로 정의되었다.) 그러한 경우에도 3주 이상 초과 입원한 일자에 대해 만족스러운 설명이 있으면 대개 병원비를 전액 지급하였다. 환자 관리의 많은 부분에서 상당한 비효율성이 지속되었는데 예컨대 월요일 수술 예정 환자를 금요일이나 토요일에 입원시키는 일반적인 관행이다. 제3자 지불자들은 이런 관행에 자주 발끈했지만 지불을 보류하지는 않았고, 그 결과 학생과 수련의들도 배울 시간이 충분했다.

이런 개선에도 불구하고, 교육병원의 학습 환경은 완벽하지 않았다. 주된 결핍은 입원 병동에 있었는데, "임상 재료"는 풍부했지만, 중등도의 질병은 이전보다 다양하지 않았다. 예를 들어 고혈압과 같은 많은 만성질환은 보통 외래 환경에서 만족스럽게 치료된다. 특히 심각하거나 복잡한 경우에만 입원이 보장된다. 건강 증진을 위한 조언(건강한 식습관과 생활습관 채택)은 병원보다는 외래 진료실에서 더 잘할 수 있었고, 혈압검사, 혈당과 콜레스테롤 검사, 심장, 전립선, 유방, 직장 검사와 같은 중요한 선별 검사들도 마찬가지였다. 덧붙여 가장 흔하지만 가벼운 질환의 진단과 치료는 외래를 선호하였다. 일부 의학 교육자들의 관점에서, 입원 병동에서 제공되는 기회를 보완하기 위해서는 더 개선된 외래 교육이 필요했다.

그럼에도 불구하고, 그 시대의 대부분의 의학교육자들은 입원 병동을 학생과 수련의가 의학을 공부하기에 가장 좋은 장소로 여겼다. 그들의 견해에 따르면 외래환자 교육은 문제가 있었는데 즉 사소한 증상은 많지만, 심각하거나 "흥미로운" 질병의 경우는 거의 없었다. 게다가 앞에서 논의한 바와 같이, 비록 대부분의 진료가 진료실에서 이루어지더라도 병동에서 가장 잘 가르칠 수 있는 기술이 가장 근본적인 것으로 여겨졌다. 학습자들이 문제를 자세히 연구할 수 있는 가장 충분한 시간과, 병리 메커니즘, 질병의 자연사, 신체 진단, 감별 진단, 치료의 원리를 배울 수 있는 가장 좋은 기회를 가질 수 있는 곳은 입원 병동이었다. 코넬 의대 내과 과장 데이비드 바(David P. Barr)는 "대도시 큰 병원의 일반 외래가 귀중한 가르침을 제공할 수 있음이 증명되었다 해도, 이것이 병동에서 주어지는 가르침보다 우월하거나 동등하다는 것은 의대생이나 수련의, 그리고 개인 주치의에게 입증되지 않았다."고 언급했다. 그는 외래 클리닉에서 할 수 있는 사회학적 가르침의 중요성을 인정했지만, "해부학적, 생화학적, 병리학적, 전통적인 치료법 교육을 제한하거나 훼손하지 않으면서 그러한 교육을 얼마나 많이 도입할 수 있는지는 아직 분명하지 않다."[82]고 했다. 바가 그렇게 말한 것은 그 자신이 1950년대와 1960년대의 외래 의학교육의 가장 중요한 실험이 일어났던 코넬 의대의 "포괄진료와 교육 클리닉(Clinic for Comprehensive Care and Teaching)"의 책임자였다는 사실 때문이다.

1965년까지 미국의 교육병원은 한 세대 전의 병원과 상당히 달라진 장소였다. 돌볼 환자가 더 많아졌고, 환자의 회전율이 더 높아졌으며, 중증도가 더 높아졌고, 강력한 신약과 의료 기술로 인해 병원 의학의 진단과 치료 능력이 크게 확장되었다. 미국의 번영과 민간 의료보험의 보급으로 자선 병동은 축소되었다. 미국은 변했고, 교육병원과 진료도 마찬가지였다. 그러나 한 가지는 변하지 않았다. 즉 학습자에게 최상의 교육 기회를 제공하려는 의학 교육자들의 헌신이다. 의학교육은 오랜 생각, 전통, 접근법을 크게 변화시켜야 했다. 그러나 그것은 양질의 임상학습 환경을 보존할 수 있는 방법이어야 했다.

제10장 졸업후 의학교육의 성숙

- ✓ 레지던트 프로그램의 민주화
- ✓ 세부 전공 수련의 부상
- ✓ 수련의의 삶의 변화

제10장 졸업후 의학교육의 성숙

제2차 세계대전 이후 모든 학문 분야에서 지식의 확대는 학문에 대한 전통적인 접근방식을 무너뜨렸다. 대학 전체에서 학문의 단편화와 전문화가 일어났다. 서로 다른 학과의 학자들은 물론, 심지어 같은 학과에 속한 학자들까지도 공유할 수 있는 부분이 별로 없었다. 스노(C. P. Snow)74)가 1959년 그의 고전적인 에세이 "두 문화, 그리고 과학 혁명"에서 묘사했듯이 과학 분야와 인문학 분야 사이의 격차가 특히 커졌다.[1]

의학에서도 이와 유사한 지식과 임상실무(practice)의 단편화가 일어났다. 전문화를 향한 움직임은 수십 년 동안 진행되었지만, 생의학 연구가 진행됨에 따라 전문화와 세부 전문화의 성장은 빠르게 가속화되었다. 내과, 외과, 소아과와 같은 분야들은 오랫동안 근본적인 의학 전문분야로 인식되었는데 점점 더 특정한 분과의 진로를 준비하는 일반적인 전공으로 여겨졌다. 내과의 예를 들면, 의사들은 심혈관, 소화기, 내분비 등과 같은 분과 중 하나에 점점 더 집중하게 되었다. 한 분과 내에서도 여전히 더욱 세부적인 분야를 선택할 수도 있다. 예를 들어 내분비내과에서 의사는 당뇨병이나 갑상선 질환으로 자기 분야를 특화시킬 수 있다. 물론 의학이 다른 많은 학문 분야처럼 파편화된 것은 아니었다. 모든 진료 행위는 동일한 과학적 기반에 기초했으며, 최고의 치료를 제공하기 위해 전문가들이 서로 협력할 필요가 있었다. 복잡한 심장 수술은 환자의 소아과 의사나 내과의사, 심장전문의, 방사선 전문의, 심장외과의사 및 마취과의사의 협력이 필요했다. 그래도 1950년대까지 의학은 하나의 넓은 실천 영역에서 다양한 분과의 연합으로 발전했다.[2]

제2차 세계대전 이후 일반의는 사라지지 않았지만, 수련 중인 의사들에게 직업으로서의 매력은 현저하게 줄어들었다. 점점 더 많은 의대 졸업생들이 인턴을 마친 이후 전문의가 되기 위해 레지던트를 하였다. 그리고 레지던트 후에도 많은 이들은 임상 분과에서 펠로우십을 원했다. 교육병원은 전문직 수련의 증가하는 수요를 빠르게 충족시켰다. 이전에 각 졸업반 중 극히

74) Charles Percy Snow(1905-1980). 영국의 화학자, 물리학자, 소설가, 영문학자. 대표작으로 "두 문화(Two Cultures)"가 있으며 이 책에서 근대 문화의 자연과학과 인문학의 분열이라는 주제를 논했다.

일부만 택했던 레지던트 자리는 원하는 모든 사람이 이용할 수 있게 되었고, 펠로우십도 쉽게 얻을 수 있게 되었다. 한때는 의학의 부차적인 관심사에 불과했던 졸업후 의학교육은 주된 관심사가 되었다. 많은 의료기관에서 인턴, 레지던트, 분과 레지던트, 임상 펠로우 등의 숫자가 늘어나 의대생의 수를 넘어섰다. 멀티버시티가 대학원을 확장한 만큼(1946년부터 1970년까지 미국 대학원생 수는 12만 명에서 90만 명으로 증가했다.[3]), 전후의 아카데믹 메디컬 센터는 졸업후 의학교육 프로그램을 크게 확장시켰다.

1960년대 중반까지, 졸업후 의학교육은 그 주요 목표의 대부분을 달성했지만, 새로운 힘도 움직이기 시작했다. 그것이 성숙하면서 이전에 개인의 선택과 국가가 인식하는 "인력(man power)"의 필요성 사이에 존재했던 조화도 종식되었다. 아무도 의료의 변화가 더 많은 전문의를 필요로 한다는 사실을 의심하지는 않았지만, 1960년대에 이르러 많은 이들은 의학교육이 너무 많은 전문의와 너무 적은 수의 일차 진료 의사를 배출하면서 그 목표를 과도하게 달성했다고 믿기 시작했다. 게다가, 아카데믹 메디컬 센터들이 더 많은 전문의와 분과 전문의를 배출하면서, 그들은 전문의 서비스에 대한 전통적인 독점권을 잃기 시작했다. 레지던트나 펠로우십을 마치면 대부분의 의사는 학계에 들어가기보다는 개업을 하는 쪽을 택했다. 1960년대 중반에 이르러, 아카데믹 메디컬 센터는 너무나 많은 전문의와 분과 전문의를 배출하여, 처음으로 전문의 의료 서비스 제공에 있어 지역사회의 개업의들과 경쟁하기 시작했다.

레지던트 프로그램의 민주화

제2차 세계대전 이전에는 소수의 의사만 전문의가 되었다. 그러나 전쟁은 전문화에 대한 의사들의 태도를 비가역적으로 변화시켰다. 1940년에 최초의 "전문의 주소록(Directory for Medical Specialists)"이 발간되었는데, 전문의로 인증을 받은 사람과 그렇지 않은 사람을 분명히 구분하였다. 전문의 자격증을 소지한 의사들, 또는 고급 레지던트 단계를 수료한 이들은 군대에서 더 높은 계급, 더 많은 연봉, 더 큰 직업적 책임, 그리고 더 선호하는 임무를 받았다. 전문직 임무는 연공서열, 나이, 경험과는 거의 관계가 없었다. 몇 년 동안 진료를 해온 일반의들은 레지던트를 하다가 바로 징집된 훨씬 젊은 의사보다 낮은 권한과 적은 급여, 그리고 덜 중요한 임무를 받았다. 갑자기, 그리고 극적으로, 연방정부의 권위에 의해 전문의의 지위가 향상되었고, 일반의들의 지위가 격하되었다.[4]

그 결과, 참전 의사들 사이에서 유례없는 전문 레지던트 자리에 대한 요구가 등장했다. 이는 대부분의 의학교육자를 놀라게 했다. 그들은 참전 군의관을 사회로 복귀시키는 데 있어 가장 큰 교육적 필요성은 지난 몇 년간의 과학적 발전을 습득하기 위한 보수교육 과정이라고 생각했다. 그러나 군의관 중 중 3분의 2는 전쟁이 끝났을 때 공인된 전문의가 되기 위한 레지던트 교육을 받고 싶다는 강한 욕구를 보였다.[5] 이에 놀란 의학교육및병원평의회는 1945년에 레지던트 자리에 대한 수천 명의 군의관의 수요가 추정치를 크게 초과했다고 인정했다.[6] 전쟁이 끝나자 곳곳의 교육병원은 레지던트의 수를 늘렸다. 클리블랜드 대학병원은 수련의 규모를 120여 명으로 25% 늘렸고, 전쟁 전 66명의 레지던트 자리가 있었던 존스 홉킨스 병원은 96명으로 늘렸다.[7]

레지던트 자리에 대한 요구는 일시적인 현상이 아니라는 것이 증명되었다. 1940년대 후반과 1950년대에 대부분의 의대생은 인턴십을 마친 후 "바로 연결되는(straight)" 레지던트 자리를 원했다. 1947년 초에 한 의과대학 관계자는 이 학교 학생들 사이에서 "일반의 진료를 매도하는" 두드러진 추세에 주목했다.[8] 1959년에 또 다른 주요 의과대학은 졸업반 학생 중에서 레지던트 자리를 구하는 비율이 80%에 이른다는 것을 관찰했다.[9]

이 전환의 이유를 찾기는 어렵지 않았다. 의학 지식의 급속한 확대와 의료행위의 절차적 복잡성이 증가함에 따라 많은 분야에서 전문화가 지적 필수품이 되었다.[10] 또한 전후 미국에서도 전문의와 일반의 사이의 소득 격차와 사회적 위상의 격차는 계속 커졌다. 마지막으로, 일반의의 역할 모델이 교육 병동에서 사라지기 시작했다. 전쟁 전에, 그 병동의 전형적인 담당의는 주요 분과의 일반의였다. 즉, 어떤 날에는 담낭절제술을 시행하고, 그 다음에 복합골절을 맞추는 외과의사나 단지 이따금 자문에 응하며 모든 환자를 진료하는 내과의사였다. 전쟁이 끝난 후, 점점 더 많은 담당의는 NIH 교육을 받은 분과 전문의(예를 들어 내과라면 심혈관내과 전문의와 류마티스 전문의)가 되었고, 그들은 자신의 특별한 관심 영역 밖의 문제에 대해서는 자문을 의뢰하는 경향이 있었다. 학생들은 스스로 광범위한 질환들을 관리하는 데 편안함을 느끼는 의사를 점점 더 볼 수 없었다.[11]

전문의가 되려는 의대생들의 증가하는 욕구는 레지던트들에 대한 교육병원의 수요에 의해 충족되었다. 앞에서 지적한 바와 같이, 병원 기반 의학의 기술적 능력 증가와 함께 민간 의료보험을 통한 의료의 민주화는 교육병원의 임상 진료 수요를 크게 확장했다. 전쟁 전에는 비교적 적은 수의 레지던트로도 병원이 효율적으로 운영될 수 있었지만, 지금은 그때그때 엄청난 양의 일처리를 위해 더 많은 수련의가 필요했다. 이에 따라 미국 병원들이 제공하는 레지던트 자리는 1940년 5,796개에서 1970년 46,258개로 늘었다.[12]

수련의 수의 증가도 의대에 의해 촉진되었다. 성숙하고 책임감 있는 레지던트가 환자 관리를 하면 교수들은 연구, 자비 환자 진료, 자문 및 기타 활동에 훨씬 더 많은 시간을 할애할 수 있었다. 레지던트들이 더 많은 자비 환자를 돌보기 시작하면서 대부분의 병원은 입원 허가서와 병록지를 합법적 기록으로 작성할 수 있도록 허용했고, 따라서 전임 및 무급 교수들은 의무기록 작성이라는 시간을 많이 잡아먹는 업무에서 벗어나게 되었다. 레지던트들은 일상적인 업무뿐만 아니라 중요한 결정을 내리고 대부분의 시술을 하는 자리에 언제나 있었다. 비정상적인 문제에 대해서만 공식 회진 이외의 시간에 담당의를 호출하고는 했다. 레지던트들은 또한 의대생에 대한 공식적인 교육 업무와 외래환자 진료에 더 큰 책임을 맡게 되었다. 이를 인식한 많은 의과대학은 레지던트에게 "조교(assistant)"라는 칭호를 부여하고 이를 의과대학 카탈로그에 등재하기 시작했다.[13] 교육, 연구 및 진료서비스 기능이 확대되는 상황에서 임상과가 병원 관리자들에게 수련의의 수를 늘리게끔 지속적으로 압력을 가한 것은 이상한 일도 아니다. 또한 그 학과들은 병원이 배정한 새로운 수련의 자리를 우선적으로 받기 위해 서로 치열하게 경쟁했다.

컬럼비아 장로교 메디컬 센터의 레지던트 수련의 성장은 수련의에 대해 임상과가 느끼는 매력을 잘 보여주었다. 1941년부터 1959년까지 수련의의 수는 125명에서 247명으로 늘었지만, 자선 병동, 반 자비, 자비 환자 병상 수용량은 1,259명에서 1,498명으로 증가하는 데 그쳤다. 한 의료 위원회는 레지던트 수의 괄목할 만한 성장을 이끈 두 가지 요인을 확인했다. 하나는 더 중한 환자, 더 빠른 환자 회전율, 그리고 기술적으로 정교한 시술의 증가 등으로 인한 임상 서비스의 업무량 증가였다. 두 번째는 의대생 교육에 대한 레지던트의 참여 증가였다.[14] 대학원생이 멀티버시티의 원활한 운영을 위한 필수 요소가 되었듯이 수련의들은 아카데믹 메디컬 센터를 운영하는 핵심이 되었다.

아카데믹 메디컬 센터에게 졸업후 의학교육의 성장은 변혁적인 사건이었다. 제2차 세계대전 동안 상근 레지던트는 의도적으로 적었고, 대부분의 자리는 학계의 진로를 희망하는 이들을 위해 남겨져 있었다. 전쟁이 끝난 후, 대부분의 아카데믹 메디컬 센터에서 수련의 수는 증가하여 단번에 병원에 출석하는 의대생의 수를 초과하게 되었다. 뉴욕 병원 코넬 메디컬 센터가 대표적이었다. 1955년에 이 병원에는 178명의 인턴과 레지던트가 있었는데, 이는 의과대학에 입학한 3, 4학년 학생 수보다 많은 숫자였다. 게다가, 이 메디컬 센터는 보건의료직종의 대학원 의학 연구에 대한 더 큰 역할을 맡고 있었다. 1955년, 이 메디컬 센터에는 400명의 간호학과 학생, 149명의 작업치료 및 물리치료 프로그램 재학생, 그리고 석사나 박사학위를 따려고 연구하는 수많은 임상 펠로우와 대학원생이 있었다.[15]

일부 레지던트 프로그램이 신설되었지만, 대부분의 성장은 기존 프로그램의 확대에 기인하였다. 레지던트 수련이 민주화가 되었다. 전쟁 이전부터 존재했던 엄격한 피라미드는 주니어 레지던트가 시니어 레지던트가 되기 위해 사다리를 타고 올라가는 평행 시스템에 자리를 내주었고, 이는 전문의 인증에 필요한 요건을 충족시켰다. 1927년에 승인받은 인턴십의 최초의 목록이 발표되었을 때, 미국에는 레지던트보다 인턴이 세 배 더 많았다. 1960년대에는, 인턴보다 레지던트가 세 배나 많았다.[16] 피라미드 구조를 유지하는 유일한 과는 일반외과였다. 다른 분야에서는 일단 레지던트가 되면 대개 전문의를 취득할 수 있는 기회가 보장된다. 그 결과, 전문의 수련과 인증은 단순히 학계 리더가 되고자 하는 몇몇 선택된 의사들에게만 적용되는 것이 아니라 의료 전문직의 위계와 서열의 기준이 되었다.

졸업후 의학교육의 성숙은 아카데믹 메디컬 센터에 새로운 도전을 제기하였다. 교수 개인의 경우, 병동 교육은 더욱 어려워졌고, 이제 "팀"은 종종 의대 3학년 학생부터 4년차, 5년차, 6년차 레지던트 과정에 있는 수련의를 포함하게 되었다. 가르치는 데 있어서 어디에 어떻게 중점을 두는가가 어려운 교육적 과제가 되었다. 학생들은 종종 그들의 이해 수준을 넘어서는 토론에 분개했다. 성숙한 수련의들은 초보자 대상의 쉬운 교육에 싫증을 느끼게 되었다.[17] 의과대학의 경우, 점점 더 많은 수의 수련의와 펠로우들이 더 많은 수의 전임 임상 교수들과 함께 더 많은 공간과 "환자 재료"를 필요로 하게 되었다. 앞에서 언급한 바와 같이, 많은 학교는 원래의 교육병원을 넘어 보훈병원, 시립병원, 전문병원 및 선택된 지역병원과 제휴하기 위해 임상 네트워크를 확장하였다. 그곳에서는 교수들에게 실험실과 연구실을 제공했고, 학생과 인턴에게 임상 직무를 할당하였다.

비록 졸업후 의학교육의 성장은 아카데믹 메디컬 센터에서 가장 두드러지게 일어났지만, 그 센터들은 전쟁 이전에 비해 인턴십과 레지던트 수련을 더 심하게 독점하지 않았다. 아카데믹 메디컬 센터와 관련이 없는 많은 지역병원도 독립 인턴십(레지던트 프로그램이 없는 인턴십)을 계속 제공했다. 몇몇 큰 지역병원들은 레지던트 프로그램을 운영했다. 1959년, 미국의 병원들 중 거의 20%가 인턴이나 레지던트 프로그램, 또는 둘 모두를 가지고 있었다.[18]

하지만 병원 간의 치열한 수련의 유치 경쟁에서는, 풍부한 교육 환경과 수련의가 전형적으로 가졌던 임상적 자율성 때문에, 여전히 교육병원이 뚜렷한 이점을 가지고 있었다. 교육병원은 거의 항상 자리를 채웠다. 반대로 의과대학 소속이 아닌 병원들은 배정된 자리를 채우기 위해 애쓰는 경우가 많았고, 어떤 병원은 정원의 절반도 채우지 못했다.[19]

수련의 수요가 늘어나면서 특히 인턴의 구인난이 심화됐다. 1958년에는 12,325개의 인턴

TO가 승인을 받았지만, 미국의 의과대학 졸업생은 6,861명에 불과했다.[20] 이에 따라 의과대학 소속이 아닌 많은 병원이 외국의 의과대학 졸업생을 인턴으로 채용하기 시작했다. 1950년부터 1959년까지 미국에서 인턴이나 레지던트로 일하는 외국인 의대 졸업생은 2,072명에서 9,457명으로 증가했다.[21] 이런 유입에도 불구하고, 수련의에 대한 수요는 충분히 채워질 수 없었다. 1960년대 후반까지, 미국 내 인턴과 레지던트의 32%가 외국 의과대학의 졸입생이었음에도, 승인 받은 인턴직과 레지던트직의 20%는 여전히 채워지지 않았다.[22]

졸업후 의학교육의 경쟁 세계에서는 수련의를 유치하기 위한 병원 간의 경쟁은 물론, 가장 뛰어난 레지던트를 받으려는 임상과 간의 경쟁도 존재했다. 지적으로 가장 흥미진진하다고 여겨지는 분야가 가장 큰 이점을 누렸다. 예를 들어, 안과의 상대적인 인기와 이비인후과학의 비인기는 소득, 생활방식 또는 사회적 지위와 같은 요소들과는 거의 관련이 없었고, 안과의 기술력이 더 큰 것과 훨씬 더 관련이 있었다. 한 외과 주임교수는 "이 분야가 충분히 도전적이지 않기 때문에 이비인후과학에서 좋은 전임교수를 얻기가 어렵다."고 했다.[23] 상위권 학생들을 유치하는 데 가장 큰 어려움을 겪는 분야는 방사선과, 마취과, 비뇨기과, 정형외과와 같은 외과 계열 전공이었다. 우수 학생의 비율이 가장 높은 전공은 내과로 1960년대 일부 학교에서 알파 오메가 알파(우등생 클럽)로 뽑힌 학생의 최대 80%가 내과를 지원했다.[24]

전쟁 전과 마찬가지로 인턴십과 레지던트의 통제는 미국의과대학협회(AAMC), 미국의사협회(AMA), 전문의 자격 인정위원회(specialty board), 레지던트 검토 위원회(Residency Review Committee) 등 크고 혼란스러운 일련의 기구들 사이에서 파편화되었다. 의대와 대학은 졸업후 의학교육에 상당한 영향력을 행사했지만, 이에 대한 제도적 책임을 지지 않았기 때문에, 대학원이 아닌 병원 중심 의학교육은 그대로 유지되었다. 1960년대에 널리 알려진 두 개의 보고서, 즉 미국의사협회가 후원한 밀리스 리포트(Millis Report)와 미국의과대학협회가 후원한 콕스홀 리포트(Coggeshall Report)는 대학으로 하여금 전체 의학교육 과정에 대해 더 큰 책임을 지도록 촉구했다.[25] 그러나 이러한 권고는 대부분 무시되었다. 아카데믹 메디컬 센터에서도 레지던트 프로그램은 기관의 문제가 아닌 학과의 문제로 여겨졌다. 학과장이 책임을 졌고, 그들은 주로 해당 프로그램의 필요성과 전문의 자격 인정위원회와 레지던트 검토 위원회의 요건에 의해 영향을 받았다. 메디컬 센터의 광범위한 요구사항이나, 여타 의학교육 단계와 졸업후 의학교육을 잘 조정해야 한다는 기대에 대한 고려는 거의 없었다.

레지던트의 민주화는 미국 의학교육의 형태를 바꾸어 놓았다. 레지던트직의 증가는 의대생을 위한 임상클럭십의 질의 개선과 함께 인턴십을 위아래에서 압박했다. 2년의 인턴십은 사라졌고,

교육병원은 점차 순환 인턴십을 포기했다. 이는 1970년 독립 인턴십의 폐지로 이어졌다. 1975년 7월 1일부터 인턴십은 통합 레지던트 프로그램의 첫해가 되었다. 인턴십은 더 이상 독립적이고 종종 종착점인 교육 경험으로는 존재하지 않게 되었다.[26] 레지던트의 민주화로 보수교육에서 의과대학의 중요성 또한 감소했다. 보수교육 프로그램을 제공하지 않는 학교는 별로 없었지만, 교수들은 대개 그 활동을 별 볼일 없다고 여겼고, 많은 수가 참여를 거부했다. 항상 이 분야에서 가장 헌신적인 학교 중 하나였던 미시간 의대가, 교수진의 태도가 빠르게 변화하지 않는 한, "이 서비스의 제공을 의뢰할 교수가 없을 것"을 우려하였다.[27] 전문학회, 주 및 지역의 의료기관, 그리고 제약 회사들이 점점 더 보수교육을 주도적으로 제공하였다.

전쟁 후 인턴십과 레지던트직을 사용할 수 있게 된 것은 졸업후 의학교육의 근본적인 모호성을 극명하게 만들었다. 이는 교육인가, 의료서비스인가? 수많은 저자들이 지적했듯이, 인턴십과 레지던트의 근본적인 교육 원칙은 수련의가 책임을 지고 서비스를 제공하여 독립성을 발전시킬 것을 요구했기 때문에, 교육을 졸업후 의학교육의 서비스 요소와 분리하는 것은 불가능했다. 하지만, 수련의에 대한 경제적 착취는 널리 퍼져 있었다. 이것은 특히 의과대학과 무관한 병원에서도 종종 발생했지만, 교육병원에서도 좀 더 은밀한 형태로 같은 현상이 일어났다. 매사추세츠 종합병원에서조차 인턴은 교육적 가치가 거의 없거나 전혀 없는 일상적인 임상 업무를 숙달하는 경우가 많았다.[28] 의학교육자들은 인턴십과 레지던트를 중요한 교육적 경험이라고 재빨리 인정하였지만, 수련의들의 행동은 종종 그들을 배신했고, 졸업후 의학교육의 근본적인 모호성은 해결되지 않은 채로 남아 있었다.

레지던트의 민주화는 자유 기업 체제의 성공과, 자신의 경력을 선택할 수 있는 민주주의 사회에서 개인 권리의 승리를 상징했다. 개별 병원과 레지던트 프로그램은 특정 서비스와 교육적 필요를 바탕으로 수련의를 찾은 반면, 학생들은 자신들에게 가장 흥미로운 전공을 찾았다. 프로그램 운영자, 병원, 학생들은 모두 특정 전문분야에 대한 국가적 필요성에 근거하지 않고 자신의 욕구와 요구조건에 근거하여 결정을 내렸다. 국익에 봉사하는 것처럼 느껴지는 한 의과대학 졸업생들은 계속해서 자유롭게 전공 수련을 기대할 수 있었고, 레지던트 프로그램들은 원하는 수만큼 수련의를 모집할 기회를 가질 것이라고 예상하였다.

그러나 1950년대와 1960년대에 이 개별적 선택의 총계는 전문의 방향으로의 급격한 전환과 일반 진료와 일차 진료의 감소를 촉발했다. 한 연구에 따르면, 1931년 개업 의사 중 84%가 자신을 일반의로 분류했지만, 이 비율은 1960년에는 45%, 1965년에는 37%로 줄었는데 이들의 절반이 65세 이상이었다. 1967년, 15%의 학생들만이 일반의가 될 계획이었다.[29] 한때 학생 개개인과 레지던트 프로그램의 결정을 의사직의 적절한 균형을 잡아야 하는 국가적 목표와 연계하였던 조화는 끝났다. 개별 의사와 레지던트 프로그램에 도움이 되는 것은 국가 전체에 그렇게 분명한 도움이 되지 않았다.

지식인들은 다른 유형의 의사들이 "필요"하다고 겸손하게 말했다. 그러한 결정들은 극히 가치가 개입되어 있고 종종 오산이나 잘못된 가정에 근거하였다. 그러나 지금 일어나는 전문의의 홍수를 편안하게 느끼는 사람은 거의 없었다. 졸업후 의학교육에 대한 주요 도전은 개별 의사와 프로그램의 요구를 국가적 목표와 조화시키는 것이 되었다. 그것을 어떻게 이룰 것인가는 당혹스러운 문제를 제기했는데, 특히 민주주의에서는 전통적으로 개인의 자유와 공동체의 필요 사이의 지속적인 긴장 속에서 개인을 더 선호했기 때문이다. 그러나 많은 이들은 추가 한쪽으로 너무 기울어졌고, 의학교육은 국가 전체에 더 나은 서비스를 제공하는 전문의의 비율을 달성하는 방법을 찾아야 한다고 믿기 시작했다. 한 사설은 외과 분과 전문의 수련의 맥락에서, "이 사안을 외과의사들이 결정할 수 없다면, 정부가 결정할 가능성이 가장 크다."[30]고 말했다. 높은 수준의 자율성에 오랫동안 익숙해져 있었던 한 세대 후의 의사들은, 비록 궁극적으로 가장 큰 권력을 휘두른 것은 정부가 아닌 시장이었지만, 그 예측의 정확성에 놀라게 될 것이었다.

세부 전공 수련의 부상

제2차 세계대전 이전에 레지던트는 의학교육의 정점을 표상하였다. 그러나 제2차 세계대전 이후 레지던트 훈련은 전통적인 목표를 달성하기에는 부족하게 되었다. 임상적으로, 수련의들은 더 이상 전문 진료의 첨단에 있지 않았다. 의학지식이 확산되면서 내과, 외과, 소아과 같은 분야에 있어 광범위한 역량을 습득하기가 더 이상 불가능했다. 가장 재능 있는 임상의들도 특정 분야를 숙달하려면 특화해야 했다. 예를 들어, 안과의사들은 망막이나 각막의 질병으로 특화되었다. 외과의사는 성형외과나 정형외과로 특화되었고, 산부인과는 불임이나 고위험 임신과 같은 분야로 특화되었다.

전쟁이 끝난 후 레지던트 또한 학계 입문을 위한 준비 과정이라는 가치를 많이 상실했다. 그 속도는 훨씬 더 빨라져서, 성찰과 임상연구를 위한 시간이 전보다 줄어들었다. 게다가, 임상연구를 고도화하려면 레지던트 프로그램이 제공할 수 있는 것보다 훨씬 더 광범위한 실험실 교육이 필요했다. 마지막으로, 레지던트 프로그램이 민주화되면서 과거에 비해 소수의 레지던트만이 학계를 목표로 수련에 들어갔다. 레지던트는 이제 의료계의 지도자가 되고자 하는 사람들에게만 해당되는 것이 아니었다. 이 시기에 일어난 고등교육의 민주화(1946년부터 1970년까지, 미국의 대학 등록생은 200만 명에서 800만 명으로 증가했다.[31])와 마찬가지로 레지던트의 민주화는 이전이라면 거부당했을 많은 사람들에게 교육의 기회를 제공했다. 반면 학사학위가 고등교육을 받은 개인을 의미하는 능력[32]을 상실함에 따라 전문직 인증은 학문적 자격보다는 직업의 표상으로서 더욱 신뢰할 수 있게 되었다.

제2차 세계대전 이후 공식적인 세부 전문의 수련이 출현하면서 임상 세부 전문성을 갖추고자 하거나 연구직을 생각하는 이들은 연구 기술을 제고할 수 있는 수단을 제공받았다. 전쟁 후 세부 전문의 수련은 레지던트 수련이 이전에 표상했던 것의 상당 부분, 즉 성숙한 의사가 특정 임상의학 영역에서 전문가가 되고, 학문적 경력에 필요한 연구 방법을 습득하기 위한 추가적인 교육경험을 제공하는 것을 대변하게 되었다. 분과 전문의 수련을 받는 경로는 해당 분야에 달려있었다. 외과 분과 전문의의 경우 분과 레지던트가 표준적인 진입 방식이 되었다.[75] 일반적인 외과 프로그램에서 2~3년간의 준비(외과 인턴 1년 후 1~2년간의 외과 레지던트) 후, 이 의사들은 신경외과나 비뇨기과와 같은 분과의 레지던트로서 3~5년을 더 보내게 되는데, 이 레지던트 과정에서는 임상 수련과 연구 기회가 모두 제공되었다.[33] 다른 분야에서, 임상 펠로우십은 특별한 수련을 받는 전통적인 방법이 되었다. 예를 들어, 내과 레지던트를 마친 졸업생들은 류마티스, 심혈관학, 혈액학 또는 내분비학과 같은 분야에서 또 다른 2~3년을 "펠로우"로 보내게 되었다. 여기서, 그들은 고급 임상 수련과 함께 연구를 위한 시간을 제공받았다.

공식 의학교육의 마지막 단계로서 펠로우십 수련은 가장 원자화되고 가변적이었다. 펠로우들이 한 전문분과(혹은 한 명의 연구자)를 기준으로 프로그램을 선택했다는 점에서 가장 원자화되었다고 할 수 있는데, 이는 의과대학에 속한 의대생, 또는 한 과에 속한 레지던트와 대조를 이루었다. 펠로우십은 또한 개인의 특정한 관심과 요구를 수용하는 가장 큰 유연성을 제공했기 때문에 공식 의과대학 교육의 가장 큰 변수가 되었다. 임상연구를 지망하는 많은 이들은 임상적 협력관계를 의과대학, 국립보건원(NIH) 또는 둘 다에서의 추가 연구로 보완했다. 임상 펠로우의 역할은 학교, 학과, 멘토에 따라 매우 다양했다. 이는 펠로우 및 교수의 관심사, 그리고 연구비

75) 현재 우리나라는 26개의 법정 전문과목이 있으며, 신경외과나 비뇨기과 등은 이 독립 전문과목으로 인정을 받고 있다. 이 본문의 서술 내용은 외과계열이 완전히 분화되기 이전인 제2차 세계대전 이후 미국 의료계의 상황을 묘사한 것이다. 현재 우리나라는 "분과" 전문의는 법정 전문과목학회가 정한 규정에 따라 1개 전문과목 분야 내에서 세분화된 것(예컨대 소화기내과), "세부" 전문의는 2개 이상의 전문과목 분야에서 세분화된 전문분야(예컨대 중환자의학)를 의미하고 있다. 대한의학회 규정에 따르면 세부, 분과 전문의가 되기 위해서는 세부, 분과 지도전문의의 지도하에 최소 1년 이상의 전임의(펠로우) 수련과정을 이수하여야 한다.

출처에 달려 있었다.

비록 세부 수련은 고급 임상 경험-소화기 펠로우들은 내시경과 간생검에 익숙해질 것이고, 호흡기 펠로우는 기관지내시경과 인공호흡기 치료에 능숙해질 것이다-을 제공했지만, 이 펠로우십의 주목적은 미래의 임상 연구자를 수련하는 것이었다. 그래서 대부분의 펠로우십 프로그램은 학문을 유달리 강조하였다. 이를 반영하듯 대부분의 펠로우십 프로그램은 거의 전적으로 임상 수익에서 지원되는 레지던트 프로그램과는 대조적으로 NIH의 수련 보조금의 지원을 받았다.[34] 펠로우들은 종종 의과대학이나 대학으로부터 급여를 받았던 반면, 레지던트들은 관례적으로 병원에서 급여를 받았다. 미래의 학계 지도자를 준비시키는 것은 이제 레지던트가 아니라 세부 분과 수련이었다.

제2차 세계대전이 끝난 후 20년은 레지던트의 민주화와 함께 분과 펠로우십 프로그램의 확산이 두드러졌다. 많은 교육병원에서, 임상 펠로우의 수가 증가하여 인턴과 레지던트의 수를 넘어섰다. 예를 들어, 매사추세츠 종합병원의 경우, 1964-65년에는 246명의 분과 펠로우가 있었는데, 이에 비해 레지던트는 180명이었다.[35] 그렇게 많은 분과 펠로우의 존재는 아카데믹 메디신 센터의 흥분과 학구적인 분위기를 고조시켰다. 그들의 존재는 특히 관할권과 책임에 대한 의문이 자주 발생하는 임상 측면에서 상당한 혼란을 초래했다. 이론적으로, 인턴과 레지던트는 일차 진료 의사였고, 분과 펠로우는 컨설턴트(consultant, 전문의)였다. 그러나 실제로 분과 펠로우들은 종종 자신을 위해 환자 관리를 통제하려고 했다. 교육병원 내의 생활에서 벌어지는 영역 다툼 중에는 증례 관리를 위한 레지던트와 분과 펠로우 간의 영역 다툼이 있었다.

많은 펠로우에게 분과 수련은 활기에 찬 경험이었다. 인턴십과 레지던트의 매 순간은 임상 학습이나 환자 치료에 활용되었다. 이제 그들은 학문적인 숙고와 독창적인 연구를 위한 시간을 가지게 되었다. 그러나 분과 펠로우십은 단지 학자들을 위한 것이 아니었다. 1950년대와 1960년대에는 분과 펠로우십은 레지던트처럼 민주화되었다. 펠로우 자리는 원하는 모든 이들에게 쉽게 제공되었다. 원하는 분야가 아니라면 다른 분야, 선호하는 병원이 아니라면 두 번째나 세 번째 병원을 선택하면 되었다. 레지던트처럼, 대부분의 수련생은 학문적 경력을 위한 준비가 아니라 고도의 임상연수를 원했기 때문에 펠로우십을 원했다. 만일 1년 내지 2년 정도의 연구가 세부 전문의 자격증 취득을 위한 대가였다면, 그들은 기꺼이 이를 지불하였다.

1970년대 초에, 많은 학계 지도자들이 학계에 종사하는 분과·세부 전문의들이 거의 없다고 걱정했다. 1970년대 초에, NIH는 분과 펠로우들에게 지급한 보조금에 대한 보상 규정을 제정했다. NIH 펠로우십을 지원받은 해만큼, 펠로우들은 의학교육에 기여하여 "보상"할 의무가 있었다.[36] 그러나, 이러한 규정은 강력하게 시행되지 않았고, 지배적인 흐름을 바꾸는데 거의 도움이 되지 않았다. 1970년대 중반, 내과에서도 학계를 진지하게 생각하는 사람은 6%에 불과했다.[37] 비록 많은 훌륭한 임상 연구자와 교수들이 펠로우십 프로그램에서 배출되었음에도 불구하고, 압도적으로 많은 수의 임상 분과 전문의들은 결국 개업으로 들어갔다.

많은 측면에서, 과도하게 많은 전문의와 세부·분과 전문의의 생산은 공공 서비스를 대표했다. 1932년, 의학교육위원회는 의학교육의 가장 중요한 과제는 "현대 의학 지식의 혜택을 전 국민이 이용할 수 있게 하는 것"이라고 선언하였다.[38] 졸업후 의학교육의 민주화를 통해, 그것은 어느 정도 성취되었다. 그러나 동시에 그 단계는 엄청난 아이러니를 불러일으켰다. 즉, 아카데믹 메디컬 센터들은 임상 경쟁자를 훈련시키고 있었다. 최신 기술과 장비에 숙련된 대학 교육을 받은 세부 전문의들은 그들이 배운 것을 활용할 수 있도록 필요한 장비와 지원 인력을 확보해줄 것을 근무하는 병원에 요구할 수 있었다. 존경받는 기관인 매사추세츠 종합병원조차 "교외의 작은 병원들이 점점 더 치열한 경쟁에 뛰어들고 있다"고 지적했다.[39] 1960년대에는 그러한 경쟁이 드물었고, 그래서 아카데믹 메디컬 센터의 위상이 강력했으며, 세부 수련 프로그램도 매우 젊었고, 지역 의사들과 아카데믹 메디컬 센터의 관계도 따뜻했다. 그럼에도 불구하고 새로운 균형의 씨앗이 뿌려지고 있었다.

수련의의 삶의 변화

많은 점에서 전후 수련의들의 삶은 예전과 비슷했다. 수많은 전통적인 스트레스, 즉 과중한 업무, 긴 근무 시간, 수면 부족, 간호사 부족과 같은 예측할 수 없는 취약성, 그리고 환자 관리의 모든 측면에 대한 철저한 헌신 등이 끊이지 않았다. 전통적인 지원의 원천 또한 많았다. 즉 수련의들 사이의 동지애, 즉각적인 도움을 받을 수 있다는 것, 그리고 매일 매일 자신의 의학적 능력이 자라나고 있음을 자각하는 즐거움 등이다. 인턴과 레지던트라는 서열에 대한 불평은 흔했지만, 대부분의 의사는 이 단계의 수련에 대한 긍정적인 기억을 가지고 있었고, 향수에 젖어 그 경험을 회상했다.[40]

정확히 똑같은 경험을 한 인턴은 없었다. 같은 레지던트 내에서조차 경험이 달랐다. 인턴들은 각기 다른 환자들을 받아들이고, 다른 학생과 주치의들을 배정받았다. 그들은 다른 층과 부서에서 일하게 될 것이며, 어떤 이들에게는 도움을 주는 간호사와 병동 사무원이 풍부했지만, 또 다른 이들은 직원 부족에 시달리거나, 수련의들이 창피당하는 꼴을 보고 싶어 하는 보조인력을 만나곤 했다. 수련의의 관점에서 볼 때, 어떤 날의 당직은 쉬웠지만, 다음 날은 끔찍할 수 있었다. 새로운 입원환자가 쇄도하거나 여러 의사가 한 환자를 보면서 생기는 갈등으로 잠 못 이루는 밤이 될 수도 있다. 지역사회와 교육병원의 프로그램들 간은 물론, 한 교육병원의 프로그램들 내에서도 눈에 띄는 차이점이 있었는데, 각각의 프로그램들은 독특한 전통과 성격을 지니고 있었다. 각 수련의의 개인적 경험의 특수성은 졸업후 의학교육의 중요한 특징으로 남아 있었다.

그럼에도 불구하고, 전쟁이 끝난 후, 수련의들의 삶에 가시적인 변화가 일어나기 시작했다. 모든 프로그램에서, 졸업후 의학교육의 가족 같은 모습은 사라지기 시작했다. 부분적으로 이것은 수련의 프로그램의 확장에서 비롯되었다. 1940년대 후반까지, 수련의의 수는 너무 많아져서 그들 모두가 병원에 계속 상주할 수 없었다. 병원은 몹시 꺼림칙한 마음으로 오랫동안 제공해온 숙소를 대신해 수련의에게 생활수당을 지급하기 시작했다. 처음에는 수석 레지던트, 다음에는 결혼한 수련의, 그리고 궁극적으로는 병원 밖에서 살기 원하는 모든 수련의에게 지급했다.[41] 병원 생활에 대한 총체적인 몰입, 즉 모두를 아는 친밀감, 함께 식사하는 관행, 늦은 밤의 토론 등이 사라졌다. 아카데믹 메디컬 센터들이 다른 병원들과 제휴를 맺게 되면서, 수련의들은 두 개 이상의 병원들에 파견 나가게 되었고, 이는 수련의 경험의 전통적인 연관성을 약화시키게 되었다. 대규모 프로그램으로 인해 교수들과의 관계 또한 더 멀어지는 경향이 있었다.

다른 요인들도 공동체의 쇠퇴에 기여했다. 1950년대와 1960년대에는 라이프 스타일이 자유화되었고 여가 및 개인 생활에 대한 관심이 높아졌다. 남성은 더 이상 시내에 갈 때 정규적으로 모자를 쓰지 않았고, 여성은 장갑을 끼지 않았다. 미국 사회는 점점 소비 지향적이고 소비 중심적이 되었으며, 광고와 대중 매체의 힘에 휘둘리게 되었다.[42] 이러한 경향은 졸업후 의학교육에서 나타났다. 한 때 수련의들 사이에서 금기였던 결혼과 육아는, 인턴과 레지던트들이 더 이상 전문 교육을 위해 개인적인 만족을 뒤로 미룰 의무를 느끼지 않게 되면서, 흔한 일이 되었다. 전후 세대에게는 한때 수련의를 지배했던 가부장적 규칙과 행동 지침이 더 이상 정당화될 수 없었다. 물론 수련의들은 쾌락주의가 아니라 생산성을 지향하였다. 그러나 그들은 자신의 삶을 살 권리가 있음을 느끼게 되었다. 그렇게 되자, 병원은 더 이상 그들의 삶의 중심이 아니게 되었다.

특히 교육병원에서 수련의가 겪은 경험에 있어 두 번째 주요한 차이점은 자비 환자의 배정이 증가했다는 것이다. 앞에서 언급한 바와 같이, 의학 교육자와 수련의들에게 이는 우려스러운 경향이었는데 자비 환자를 배정받은 수련의의 책임감이 줄어들기 때문이었다. 자비 및 반자비 환자의 수가 증가하고, 자선 병동 환자의 비율이 감소함에 따라, 특히 전쟁 전에 가장 크고 자랑스러운 자선 병동 서비스를 운영했던 병원에서는 긴장이 고조되는 경우가 많았다. 예를 들어, 매사추세츠 종합병원에서, 수련의들은 자비 환자들이 병동으로 들어오는 것을 신성불가침한 영토에 대한 침입으로 간주했다. 수련의들은 종종 무급 교수들을 매정하게 대했는데, 그들이 교육용 병상을 침범한다고 분개했기 때문이었다. 많은 개업의들은 역으로 수련의들의 건방진 태도를 싫어했는데, 그들은 때때로 개업의들의 환자를 상의도 없이 주요 결정을 하거나 심지어 병동에 입원시키려 환자를 "도둑질"하기도 했다(예를 들어 응급실에 있는 자비 환자를 병동에 입원시키고는 퇴원한 후에야 개인 주치의에게 통보하는 식이었다.).[43]

자비 환자의 증가가 교육적으로 불안하긴 했지만 인턴과 레지던트 역시 일정 부분 이득을 챙겼다. 이것은 보험사들이 병원에 수련의들의 업무 비용을 보상하는 정책에서 비롯되었다.[44] 이에 따라 마침내 수련의들이 생활비를 벌기 시작했다. 예를 들어 매사추세츠 종합병원의 급여는 1963년 인턴의 경우 3,000달러에서 5년차 레지던트의 경우 6,000달러까지 다양했다. 1950년, 수련의들은 숙식만을 제공받았고, 5년차 레지던트들은 1,200달러의 급료와 함께 숙식을 제공받았다.[45] 수련의들이 자비 환자들로 인해 교육적으로 상실한 것은 돈으로 보상을 받았다.

졸업후 의학교육비를 병원에게 후하게 보상해 준 메디케어와 메디케이드가 1965년 통과된 후, 수련의에 대한 급여는 더욱 극적으로 증가했다. 1965년부터 1969년 사이에 각 수련 단계(인턴, 1년차 등)에서 수련의 급여의 중앙값은 두 배로 늘었고, 끝날 기미가 보이지 않았다. 1970년에 인턴의 평균 연봉은 7,040달러였고 5년차 레지던트는 10,070달러였다.[46] 의학교육자들은 수련의들이 생활비를 받고 있다는 사실에 기뻐했지만, 어떤 사람들은 급여 상승이 과연 멈출 수 있을지 의문을 품기 시작했다. 로스앤젤레스 캘리포니아 의대 학장은 "수련의 월급이 지속적으로 오르고 결코 정점에 도달하지 않을 것 같다는 괴로운 두려움"을 표명했다. 그는 "수련의의 쥐꼬리만한 임금이라는 낡고 부당한 전통이 무너지고 있다."고 기뻐하면서도 "수련의의 급여가 교수의 급여를 넘어설 수 있다."고 우려했다.[47]

자비 환자의 존재로 인해 수련의의 급여가 인상될 수 있었지만, 병원 간 수련의 쟁탈 경쟁과 수련의의 인상 요구도 한몫했다. 급여는 특히 같은 도시나 지역의 병원들과 경쟁할 때 최고의 수련의를 모집하기 위한 교육병원의 무기가 되었다. 따라서, 뉴욕, 필라델피아, 시카고, 보스턴, 로스앤젤레스 같은 도시에서 교육 프로그램들은 계속해서 서로의 급여 수준을 주시했다. 예를 들어, 제퍼슨 메디컬 의대는 다른 필라델피아 주의 교육 프로그램과의 경쟁에 대응하여 반복적으로 수련의의 급여를 인상했다.[48] 학생과 수련의들은 이 경쟁에 기뻐했다. 1960년대 후반 저항의 시대(the protest era)보다 더 잠잠한 목소리로 그들은 고소득을 바란다고 말했고, 심지어 가장 권위 있는 프로그램의 지도자들까지도 이에 귀를 기울여야 했다.

수련의들에게 급여 인상은 가장 적당한 시기에 일어났다. 졸업후 의학교육 기간이 더 짧았을 때도 안정된 수입을 미루는 것은 재정적으로 부담이 되었다. 이제 레지던트와 펠로우십 수련 기간이 너무 길어져서 급여가 없었다면 졸업후 의학교육의 기회비용이 훨씬 더 컸을 것이다. 급여가 없었다면 많은 수련의와 펠로우들이 교육을 받을 수 없었을 것이기 때문에 급여는 졸업후 의학교육의 민주화를 촉진시켰다. 급여가 있어도 빚이 문제인 경우가 많았는데, 특히 많은 수련의가 결혼해서 가정을 꾸리고 있었기 때문이다. 1968년, 동부지역 한 주요 교육병원 레지던트들의 평균 부채는 3년차 말에 약 5,300달러로 추정되었다.[49] 사실상 모든 프로그램에서 그러한 관행을 금지하는 공식적인 금지에도 불구하고, 많은 수련의들, 특히 레지던트와 펠로우들은 부업을 가졌다. 보험 급여 신청 심사는 특히 인기 있는 부업이었는데, 그것이 수련의의 일정을 가장 적게 방해했기 때문이다.[50]

수련의 생활에서 세 번째로 중요한 차이점은 더 정신없어진 속도였다. 전형적으로 연구가 펠로우십 단계로 이동함에 따라, 학문적인 모험의식은 줄어들었다. 반면, 당분간은 할 일이 더 많았다. 환자들은 더 중했고, 새로운 기술과 시술을 사용하게 되면서 환자들의 일상 관리에 훨씬 더 많은 업무가 필요해졌다. 수련의들은 의대생을 가르치고 외래 환자 진료소에서 일하는 책임을 맡았다. 이러한 활동은 인턴과 레지던트의 전통적인 일("잡일") 외에도 혈액 샘플 채취, 정맥관 삽입, 환자 및 샘플 이송, 물자 확보, 혈액 수혈, 검사 결과 기록 등이었다. 할 일이 너무 많아서 많은 프로그램에서 수련의의 집담회 참석률이 떨어졌다.[51] 손글씨를 읽을 수가 없어서 적어도 한 개 이상의 교육병원이 펜글씨 강좌를 개설했다.[52] 1960년대 초 무선 호출기의 등장은 적어도 근무 중에는 절대 도망칠 수 없다는 것을 수련의들에게 끊임없이 상기시켜주는 역할을 했다. 그러므로 수련의들이 소란을 피운 그 무수한 사례들은 놀랄 일도 아니다. 즉 간호사와 환자에 대한 둔감함, 병원 다른 직원들에 대한 무례와 학대, 근무 중에 당직실에서 의도적으로 전화 안 받기, 자기 자리가 아닌 곳에 주차하거나 환자식 빼앗아 먹기, 퇴원 지시서를 작성할 때의 상습적인 비행 등이다. 뉴욕 병원에서는, 한 좌절한 레지던트가 문에서 손잡이를 뜯어냈고, 다른 한 사람은 자물쇠를 부쉈으며, 많은 이들이 주기적으로 병원 소유의 아파트를 "통탄스러운 상태"[53]로 해놓고 떠났다. 그러한 예들은, 비록 모든 수련의들이 그러지도 않았고 역사가가 계량하기도 어렵기는 하지만, 모든 수련의가 직면하였던 극심한 스트레스 상태를 나타낸다. 이러한 견해는 내과 인턴들의 수면 부족에 대한 한 소규모 연구에 의해 강화되는데, 이 연구는 수면 부족이 업무 성과의 효율성 저하뿐 아니라 부정적인 정서 및 일시적인 정신이상을 초래할 수 있다고 주장했다.[54]

수련의의 바쁜 삶의 속도는 다시 한 번 졸업후 의학교육의 근본적인 모호함을 날카롭게 보여주었다. 이는 의료 서비스였나, 교육이었나? 인턴과 레지던트가 아니었다면 무급 및 전임교수들이 자비 환자들을 어느 정도 이상 돌볼 수 없었을 것이다. 수련의가 없었다면 어떤 교육병원도 필요한 의사의 수를 채우지 못해서 작동할 수 없었을 것이다. 정신없는 속도는 또한 주요한 교육적 과제를 초래하였다. 수련의들이 환자 진료에 대한 책임을 지도록 하는 동시에, 피할 수 있는 실수가 발생하지 않도록 충분한 감독을 제공할 방법을 고안하는 것이다. 대부분의 프로그램에서 감독은 이상적이지 않은 경우가 많았는데, 특히 수련의들이 독립적으로 일하는 응급실과 외래 환자 진료소에서는 더욱 그러했다.[55]

졸업후 의학교육의 많은 측면들이 변했지만, 한 가지는 그렇지 않았다. 즉 환자 관리에 대한 사려 깊은 접근법을 가르치고자 하는 의학교육자들의 이상에 부응하지 못했다는 것이다. 1954년 코넬 의대 내과 과장 데이비드 바는 환자를 적절하게 평하는 데 있어서는 "구별이 모든 단계에서 필요하다. 이는 진단과 치료 절차의 적용뿐 아니라 신중하게 고려된 누락에서도 마찬가지다."라고 썼다.[56] 그러나 매 단계에서, 수련의들은 그러한 행동에 대해 교육받거나 책임을 질 필요 없이 낭비적인 관행을 지속할 수 있었다. 예를 들어, 존스 홉킨스에서 1959년의 한 위원회는 "현재 어떤 서비스에도 입원의 적절성이나 입원 기간을 평가하거나 수행되는 다양한 검사와 그 검사의 필요성을 평가하는 메커니즘이 없다는 것을 발견했다."[57] 실제로, 교수들의 압력은 대개 불필요한 검사를 줄이기보다는 반대 방향으로 작용했다. 매사추세츠 종합병원장 존 놀스는 1964년에 다음과 같이 지적했다, "교수들은 검사를 할 때 자제와 사려 깊음을 가르치지 않았지만, 하나라도 놓치면 주로 수련의를 비난했다."[58]

전후의 의대 교수들은 의학적 불확실성을 다루게끔 수련의들을 제대로 훈련하는 데 있어 예전보다 더 해이하지는 않았지만, 그 영향은 이제 훨씬 더 커졌다. 과학적 연구는 훨씬 더 크고 비싼 검사와 시술의 메뉴를 만들어냈다. 사실상 그들이 생각하는 모든 것을 이용할 수 있고 돈이 지불되는 풍요로운 환경에 익숙해진 수련의들은 훌륭한 의료 서비스는 상상할 수 있는 모든 것을 하는 것을 의미한다는 오류에 쉽게 굴복했다. 1950년대와 1960년대에 의료비는 이미 빠르게 상승하고 있었지만, 신중한 행동이 이 문제를 완화하는데 도움이 될 수 있다는 것을 깨달은 의사, 수련의, 또는 의대 교수들은 거의 없었다.

제11장 의대생이 잊혀지다

- ✓ 진화하는 교육과정
- ✓ 변화하는 의대생
- ✓ 더 많은 의사의 배출
- ✓ 교육의 평가절하

제11장 의대생이 잊혀지다

1960년대의 미국 의과대학은 이전 세대보다 더 거대하고 복잡한 기관이 되었다. 실제로, 그들은 1930년대의 더 작고 단순했던 미국 대학과 오늘날의 멀티버시티가 같지 않은 것처럼, 제2차 세계대전 이전의 의과대학과 더 이상 같지 않았다. 그러나 증가하는 책임감에도 의과대학을-연구기관이나 집단개업 형태와 구별되는-의과 "대학"으로 만든 것은 의대생의 존재였다. 제2차 세계대전 이후 의대의 기본의학 교육과정이 계속 진화하고, 의학교육에 관한 새로운 실험이 실시되었으며, 의대생의 생활과 경험에 많은 변화가 일어났다.

기본의학교육이 주목을 받았음에도 불구하고, 1960년대에 한 놀라운 현상이 등장하였는데, 이는 전쟁 전 의대의 핵심 사명이었던 의대생 교육이 이제 아카데믹 메디컬 센터의 부산물에 불과하게 되었다는 것이다. 연구, 졸업후 의학교육, 환자 진료 증가의 압박 속에서 의대생 교육은 그저 스쳐가는 관심사가 되어 있었다. 학부생을 방치한 것은 의대만이 아니었다. 클라크 커가 밀티버시티의 문제라고 논한 것처럼 연구, 자문, 징부 서비스, 그리고 대학원 교육에 대한 집착 속에서 학부 교육이 방치된 것은 의대에도 마찬가지의 영향을 주었다.[1] 의대가 다양한 중요한 활동을 수행하면서 의대생은 잊혀진 구성원이 되었다.

진화하는 교육과정

만약 의학 교육과정에 하나의 상수가 있다면, 변화에 대한 광범위한 요구일 것이다. 교육과정은 가장 중요한 새로운 지식과 아이디어를 통합할 뿐만 아니라(그리고 중요하지 않거나 부정확한 것들은 폐기한다.) 진료에 영향을 미치는 더 큰 변화를 수용하기 위해 구성되었다. 그것은 고령의 부유한 사람들에서 나타나는 새로운 질병 패턴, 진단과 치료의 새로운 방법과 기술, 그리고 의료 서비스의 조직, 재정 및 제공에 영향을 미치는 광범위한 문화적 변화에 대한 인식 등이었다.

교육과정 개정 과정은, 제2차 세계대전 전에도 분명했지만, 전후에도 꾸준히 계속되었다. 매년 세부사항을 재배치하는 것 외에도, 교수들은 주기적으로 전체 교육과정을 재검토하여, 해당 주제, 구성 및 교재의 제시 등에 있어 주요 개정작업을 하였다. 예를 들어, 하버드 의과대학은 1957년, 1965년, 1968년에 주요 교육과정 개정을 하였는데, 그 주된 추진력은 기초의학과 임상 과목의 더 나은 통합을 시도하는 데서 나왔다.[2] 각 학과는 교육과정에서 더 많은 시간을 확보하려고 항상 치열하게 경쟁했다. 부분적으로는 자기 분야에 대한 자부심 때문에, 부분적으로는 교육을 더 많이 하는 학과가 학장에게 돈과 자원을 더 많이 요청할 수 있었기 때문에, 부분적으로는 학생 교육이 신참자를 해당 분야로 인도하는 기회를 제공했기 때문이었다(교육의 "사도적 사명"이라고 했다[3]). 교육과정 전쟁에 승자가 있다면 패자도 있었다. 1949년 코넬 의대 약리학과는 수업시간 단축으로 분개했다.[4] 의학교육은 전국적인 사업이었고, 한 학교의 주요 혁신이나 실험은 종종 다른 곳에 영향을 끼쳤다. 그렇게 1962년 기초의학교육에 다학제공동실험실(Multidisciplinary Laboratory, MDL)을 도입한 서든캘리포니아 의대는 "웨스턴 리저브, 하버드, 알버트 아인슈타인, 플로리다, 그리고 많은 다른 의대의 경험에서 자연스럽게 많은 것을 배웠다."고 했다.[5]

세부 사항에서 어떤 교육과정도 정확히 똑같지 않았다. 같은 학교에서도 학생들은 특정 실험실 강사, 학과장, 수련의, 배정받은 주치의 등에 따라 다른 경험을 했다. 게다가 교육적 분위기는 학교마다 달랐다. 엘리트 학교들은 스스로 학자와 전문의의 생산자로 보았다. 다른 기관들, 특히 많은 주립 의대들은 그들의 사명을, 가능하면 해당 주에서 개업할 의사를 배출하는 것으로 여겼다.

그럼에도 불구하고, 교육과정의 유사점이 차이점보다 훨씬 더 중요했다. 교육과정의 진화는 결국 표준 생산물을 생산하면서 한 학교에서 다른 학교로 전파되는 경향이 있었다. 이는 제2차 세계대전 후 지배적인 면허관리기구가 된 국가의사시험위원회(National Board of Medical Examiners. NBME)의 중요성이 커지면서 등장했다. 이전에, 면허를 따기 위해서, 의대 졸업생은 인턴십을 이수하고 주 면허관리위원회의 시험에 합격해야 했다. 대부분의 주는 서로 상호 인정 합의를 맺었지만, 어떤 주도 모든 주와 그러하지는 않았다. NBME는 훨씬 더 전문적인 평가 절차를 통해 다음과 같이 세 부분으로 시험을 시행했다. 즉 제1부는 의과대학 2학년 말에 기초의학 평가를, 제2부는 의과대학 4학년 말에 임상과목 평가를, 그리고 인턴십 말 제3부 시험을 치는 것이다. 의사 면허는 이 3차례의 시험을 모두 통과하느냐에 달려 있었다. 모든 주의 학생들은 동일한 시험을 치렀고, 몇몇 주를 제외한 모든 주가 면허발급을 위해 NBME 결과를 수용하게 되었다.[6]

의대 간의 더 중요한 차이점은 가르치는 내용이 아니라 교수진의 열정과 교수 능력, 학생과 수련의의 동기 및 재능, 창의적인 일의 기회, 그리고 기관 전체에 스며든 전통과 야망과 같은 무형적 요소와 관련이 있었다. 이 분야의 창설자인 유타 의대의 맥스웰 윈트로브(Maxwell Wintrobe)나 워싱턴 의대의 칼 무어(Carl Moore) 같은 사람이 가르치는 혈액학은, 일반 혈액학 전문의가 가르치는 것보다 더 높은 수준의 지적 흥미를 자아냈을 것이다. 이러한 무형의 자산은 측정이-불가능하지는 않더라도-어려웠지만, 그 중요성은 널리 인정받았다. 하버드 의과대학 교수들은 1957년 교육과정 개정을 준비하면서 이 점을 지적했다. "교수들이 교육과정보다 더 중요하다. 학생들은 최고의 교수를 만나 상당한 기간 그들에게 노출되어야 한다."[7] 교수들은 교육과정 구성이 "의학교육"이 의미하는 것의 단지 시작에 불과함을 이해했다.

정식 교육과정이 진화함에 따라 가장 눈에 띄는 발전은 병태생리학(질병의 분자적, 생화학적, 생리학적 메커니즘) 과정의 확립이었다. 로버트 에버트(Robert H. Ebert) 전 하버드 의대 학장은 이 과정을 보통 2학년 때 가르쳐야 한다고 생각했다. 그 기간의 "유일하게 중요한 교육과정 변화"가 그것이었다.[8] 병태생리학 교육은 학생들에게 임상 연구가 근본적인 생물학적 문제의 이해에 기여할 수 있다는 사실뿐 아니라, 환자 진료의 과학적 기초를 더 실감할 수 있게 해 주었다. 특히 이 과정은 기초의학자가 아닌 임상가가 주로 가르쳤으며, 따라서 학생들에게 임상 및 과학적 전문지식을 어떻게 한 사람이 모두 갖출 수 있는지에 대한 역할 모델을 제공했다.

학생, 교육자, 관리자들의 여전한 불만에서 드러나는 의학 교육과정의 가장 큰 결함은 시야가 좁고 기술에만 초점을 맞춘 것이었다. 교육과정은 의료행위의 과학적 토대를 제공했지만, 예방의학, 직업의학, 의사-환자 관계, 의술을 실천하는 데 있어 사회경제적 환경 등의 변화에는 거의 관심을 기울이지 않았다. 한 직업의학 교수는 그녀가 이 과목의 중요성에 대해 어떻게 "거의 독백을 해 왔는지"에 대해 심하게 불평했다.[9] 의학교육의 주된 목표는 각각의 의사가 "고등교육의 차원에서 교양 있고 균형 잡힌 남녀가 되는 것"이었다.[10] 의학교육이 그러한 목적을 달성했다고 느끼는 사람은 거의 없었다.

그 주제는 계속 진화했지만, 의학교육자들이 직면한 교육적 문제는 100년 내내 마주친 문제들과 현저히 유사했다. 모든 학교의 교육과정위원회는 다양한 중요한 과제들과 끝없이 씨름했다. 전임상 교육과 임상 교육의 더 개선된 조정, 미래의 전문분야와 상관없이 모든 의사가 알아야 할 의학 지식의 핵심 정의, 교육과정에서 중복 제거, 학문과 임상클럭십의 효과적인 통합, 세부사항의 비중 줄이기, 선택 과목의 제공, 동정심과 공감 장려, 그리고 개인 환자뿐 아니라 가족과 지역사회를 고려할 수 있도록 학생의 시야 확대 등이다. 의학교육자들은 암기보다 추론과 분석을 강조하는 방법, 또는 앞에서 언급한 사회학자 르네 폭스가 "불확실성 대처 훈련"이라고 부르는 것과 관련된 끊임없는 문제와 계속 직면했다.[11]

특히 골치 아픈 문제는 학생을 공정하고 객관적으로 평가하는 방법이었다. NBME가 평가 분야에서 주도권을 쥐게 된 것은 이러한 우려의 해소를 통해서였다. 1950년에 NBME는 표준화된 선다형 "객관식" 시험을 도입했는데, 이 시험은 ETS(Educational Testing Service, 대학입시 및 의과대학 입시 관리기구)와 협력하여 개발되었다. NBME는 적절한 객관식 시험을 구성하는 것의 어려움을 기꺼이 지적했다. "여러 선다형 문제를 늘어놓고 시험이라고 하는 것만으로는 부족하다." 오히려 시험 개발은 "문항을 선택하고 미리 시험하여 비판적 분석을 하는" 엄격한 통계적 방법이 사용되는 "전문적이고 힘든 업무"이다.[12] 모든 의과대학은 자신만의 객관식 시험을 개발하거나, 혹은 시험 개발 과정에서 NBME와 관계를 유지했다. 일부 학교들은 그저 NBME 시험을 사용했다. 이러한 관행은 놀랄 것도 없이 또 다른 문제들로 이어졌다. 객관식 시험은 정확히 무엇을 측정했는가? 기억력, 이해력, 또는 추론 능력? 의대는 NBME 시험 결과가 성적과 뚜렷하게 차이를 보이는 학생들을 어떻게 보아야 하는가? NBME 시험에 합격한, 성적이 불량한 학생에게 학위를 수여해야 하는가, 아니면 시험에는 떨어졌지만 우수한 학생을 부정해야 하는가? 특히 NBME 시험 점수와 의사로서의 장래의 성과 간에 상관관계가 나타나지 않았기 때문에 이러한 문제에 대해서 의견이 일치되지 않았다.[13]

오랫동안 의학교육자는 이러한 교육학적 문제와 씨름해 왔지만, 제2차 세계대전 이후 이는 더 시급해졌다. 정보의 폭증이 가속화되었고, 이미 과밀화된 커리큘럼에 추가되어야 할 새로운 지식이 더욱 많이 생산되고 있었다. 의학의 과학적 기반이 확장되고, 전임상과 임상 교육 사이에 분명한 선이 그어지고, 전문화가 증진되면서 의학교육의 궁극적인 목표-공감 능력을 갖추고 진료를 제공하는 최신 지식을 갖춘 의사의 배출-가 희미해졌다. 의료행위의 여건 또한 빠르게 변화하고 있었다. 즉, 집단개업과 민간 의료보험의 보급뿐만 아니라 보다 근본적인 힘, 즉 20세기 이후의 급격한 인구 증가, 각각 특별한 의료 수요가 있는 어린이와 고령자의 수와 비율의 급격한 증가, 미국의 도시화와 많은 도시 거주자들의 교외 이주, 의료가 권리라는 확신의 증대, 그리고 그 치료를 위한 지불 능력이 있는 부유한 사회 등이다. 이것과 다른 의학 내부, 또 외부의 변화들은 모두 일반적인 교육과정 개정의 범위를 훨씬 뛰어넘는 많은 중요한 교육과정 실험으로 이어졌다.[14]

대학교육과 의학교육을 더 낫게 통합하려는 일련의 도전이 시도되었다. 1950년대에 이르러 의학교육은 경직되고 길어졌다. 특히 졸업후 의학교육을 고려하면 그렇다. 보통 의사는 30대 초반에 실무에 진입하였다. 많은 이들은 장기간의 학습으로 인해 유능한 의사들이 조기에 실무에 종사하기가 어려워졌다고 우려했다. 이러한 우려로 인해 존스 홉킨스, 노스웨스턴, 보스턴 대학교는 의예과 과정과 의학 과정이 더 밀접하게 조화된 프로그램을 도입하게 되었고, 그에 따라 M.D. 학위 취득까지의 학습 기간이 단축되었다. 1959년 존스 홉킨스는 대학 2학년을 마치고 선발된 학생들을 의대에 입학할 수 있게 하는 프로그램("존스 홉킨스 1학년")을 시작했다. "1학년"은 집중 과학 학습으로 구성되었고, 그 후 학생들은 의과대학의 전통적인 본과 1학년("존스 홉킨스 2학년")으로 들어왔다. 이렇게 홉킨스 프로그램은 대학과 의학교육 연한을 8년에서 7년으로 단축시켰다. 1961년, 노스웨스턴과 보스턴 대학교는 고등학교 졸업생들을 6년 만에 의예과와 의학과를 마칠 수 있는 특별 프로그램으로 입학시키기 시작했다. 기초과학의 주의 깊은 설계가 이를 가능하게 하였으며, 이를 통해 의예과 요건이 4년이 아닌 2년 안에 충족될 수 있었다. 일시적으로 이 프로그램 졸업생들은 표준적인 대학 4년 과정을 마치고 의대에 입학한 학생만큼이나 잘 해내는 것처럼 보였다. 비록 많은 교수들은 의대에서의 좋은 성적이 의사 교육에 필요한 교양 교육과정을 단축하는 것을 정당화하기 어렵다고 믿었는데도 말이다.[15]

1959년 스탠포드 대학은 또 다른 접근방식을 도입하였는데, 이 학교는 의대를 4년에서 5년으로 늘렸다. 여기서 목표는 의예과와 의학과 학습을 조정하는 것이 아니라 대학 교육으로서 의학을 더 완전히 구현하고자 한 것이었다. 매년 더 많은 선택과목이 제공되었고, 3학년은 학생의 관심사에 따라 대학 내 어느 곳에서나 연구를 하거나 선택과목을 들을 수 있었다. 스탠포드의 실험 이전에도 20세기 내내 의학교육자들은 교육과정이 불변의 4년이라는 학습 기간에 들어맞아야 한다는 견해를 의심의 여지없이 받아들였다. 스탠포드의 교수들은 금세기 들어 상자 크기가 내용물에 따라 달라져야 한다고 제안한 최초의 교수였다.[16]

두 번째 일련의 실험은 학생들이 환자를 전인적으로 이해할 수 있게끔 하는 시도였다. 항상 의학교육자의 관심사였던 이 문제는 전문화의 확장과 입원 기간 단축으로 인해 전후에 더욱 긴박하게 되었고, 이로 인해 환자와 그 가족을 알기가 더 어렵게 되었다. 이에 따라 코넬 의대, 콜로라도 의대, 템플 의대, 노스캐롤라이나 의대 등 4개 학교가 "포괄적 의학교육(comprehensive medicine)"이라는 실험적 프로그램을 도입했다. 그 프로그램들은 강조와 세부사항에서 차이가 있었지만, 모두 공통적인 접근법을 채택했다. 4학년 학생들을 소아와 성인 환자를 모두 입원시킨 병동에 근무하도록 하였으며, 학생들이 몇 달 동안 환자를 추적할 수 있도록 연속적인 진료를 제공하였다. 이 프로그램들은 예방의학, 환자에 대한 관심(질병에 대한 관심과 다르다), 질병의 정서적·환경적 요인에 대한 주의, 정신의학, 심리학, 사회학, 사회의학과 같은 분야의 교육을 강조했다. 그러나 이러한 프로그램들이 학생들의 태도에 오래 지속되는 영향을 미칠 수는 없었다. 1960년대 후반까지 그들은 재정 지원의 철회, 학생들의 관심 부족, 이 프로그램에 대한 많은 교수의 회의, 그리고 콜로라도 대학의 경우, 의과대학과 덴버 시 사이의 정치적 난제로 인해 중단되었다.[17]

그 시대의 가장 중요한 실험은 웨스턴 리저브 의과대학의 교육 프로그램 개편(웨스턴 리저브 대학과 케이스 공대가 합병한 이후 1967년부터는 케이스 웨스턴 리저브가 되었다.)이었다.[18] 이 실험은 의학교육에서 근본적인 교육학적 과제를 정면으로 다루었는데, 즉 정보의 과부하, 암기력과 상반되는 분석적 사고력 함양 교육의 부족, 그리고 기초의학과 임상클럭십 사이의 통합의 결여 등이 항상 문제였다. 새로운 프로그램은 원칙과 기본 개념, 추론과 이해, 문제해결능력의 개발을 강조했다. 2년의 기초의학에 이은 2년의 클럭십이라는 당대의 표준 교육과정은 폐기되어 세 단계로 나누어졌다. 1단계는 1년 동안 정상 구조, 기능 및 발달을 학습하였다. 1년 반 동안의 2단계는 질병에서 보이는 구조, 기능, 발달의 이상으로 바뀌었다. 또한 1년 반 동안 지속되는 3단계는 임상클럭십으로 구성되었다. 가장 큰 변화는 첫 두 단계에서 일어났다. 거기서, "기관 바탕 학습(organ based teaching)"이라고 불리게 된 학과 간, 학제 간 기초 교육이 제공되었다. 예를 들어 순환기 교육은 해부학자, 생리학자, 심장학자, 혈액학자가 담당하였다. 교육과정의 이 영역을 위해 새로운 다학제 공동실험실을 도입하였다. 그 과목을 배울 때, 학생들은 각 학과의 학생용 실험실에 배정되는 대신에, 모든 실험실습과정에 사용되는 그들만의 실험실 시설을 받았다. 또한, 이 프로그램은 특히 1학년을 마친 후에는 성적과 순위의 철폐, 4년 동안 지속되는 프리셉터(preceptor) 제도의 수행, 조기 환자 노출, 더 늘어난 선택학습 시간 등 다른 중요한 변화들을 도입하였다.

웨스턴 리저브 의대는 1952년에 새 교육과정을 도입했다. 의학교육 혁신의 아이디어는 조셉 위언(Joseph T. Wearn)의 작품이었는데 그는 1945년 이 의대 학장이 된 내과의사였다. 위언은 주요 교육 실험에 착수하는 것이 적절했던 시점에 이 대학의 리더가 되었다. 학장 취임 첫 5년 만에 이 학교는 13명의 학과장 중 10명이 사망하거나 정년퇴직을 했고, 위언은 이 자리를 교육개혁에 대한 그의 헌신에 동조하는 이들로 교체했다. 또한 위언은 계획의 모든 단계에서 의과대학의 더 많은 교수들을 끌어들였다. 약 200명의 멤버로 구성된 새로 만들어진 교수 총회는 새로운 프로그램을 개발하는 데 상당한 시간과 아이디어를 쏟았다. 많은 교수의 열정이 나중에 이 실험의 성공에 있어 결정적 요인이었다고 여겨졌다. 실제로, 이 실험은 가장 급진적인 변화로 여겨졌다. 다양한 과목에 할당된 시간 단위로 측정했을 때 실제 교육과정이 바뀐 분량은 적었지만, 학습자의 요구를 교수의 중요한 관심사로 여기게끔 하는 태도의 중대한 전환이 일어났다.[19]

웨스턴 리저브 의대는 수년간 수정을 거듭했지만, 그 실험의 교육철학과 교수법은 그대로 남아 있었다. 이 새로운 프로그램은 미국은 물론 국제적인 주목을 받았고, 이 학교는 미국에서 가장 똑똑하고 가장 동기 부여가 잘 된 학생을 끌어들였다. 이 학교는 모방이나 교수 임용, 또는 다른 의대의 졸업생 채용 등을 통해서 전국적으로 의학교육에 영향을 미쳤다. 어떤 학교도 웨스턴 리저브의 프로그램을 그대로 채택하지는 않았지만, 학제 간 통합교육이라는 철학과 학제 간 공동실험실이라는 도구는 많은 기존 학교에 영향을 미쳤고 1960년대에 설립된 새로운 의과대학을 형성하는데 훨씬 더 중요한 역할을 했다.

위의 프로그램 중 어떤 것도 민간 재단의 재정적인 도움이 없었다면 가능하지 않았을 것이다. 가장 중요한 것은 커먼웰스 기금이었는데, 이 기금은 대학과 의학교육을 통합하고 의학을 포괄적으로 가르치고, 웨스턴 리저브에서 교육과정을 개혁하는 등의 실험을 촉발했다.[20] 그러나 다른 재단들도 의학교육에 큰 관심을 가졌고, 연방 보조금을 얻을 수 없는 의학교육의 많은 프로그램을 지원했다. 한 전직 의대 학장은 "재단 기부금이 중요한 역할을 하지 않은 의학교육에서의 어떤 중요한 발전도 찾아보기 어렵다."고 썼다.[21]

그 시대의 교육과정 실험은 몇 가지 요점을 보여주었다. 하나는 교수들의 열정의 중요성이다. 하버드 교수들은 1957년의 개혁을 성찰하면서 이 점에 주목했다. "이들(교육과정 개혁가들)은 그 경험을 즐겼고, 그 열정이 학생들에게 전달되었다. 아마도 교육과정 변화의 가치는 만들어진 학습 자료의 양이나 질 측면에서 어떤 절대적인 이득보다는 오히려 그 교육을 하는 사람들의 관심을 자극하고 시야를 넓혀준 것이었다."[22] 웨스턴 리저브 의대처럼 교수들이 지지해 주었을 때, 그 실험은 효과가 있어 보였다. 코넬의 포괄 의학 프로그램처럼 교수들이 의구심을 품고 적극적인 참여를 하지 않았을 때, 그러한 실험은 더 쉽게 포기되었다.

게다가, 그 시대의 교육과정 실험은 교수가 교육 문제에 광범위하게 관여하면서도 여전히 탁월한 연구자일 수 있음을 분명히 보여주었다. 이것은 오랫동안 저명한 연구학교였던 웨스턴 리저브 의대에서 입증되었는데, 웨스턴 리저브에서는 통합교육과정 도입 이후 연구 생산성과 평판이 더 높아졌다. 1950년대에는 교육 프로그램에 대한 불만 때문에 학교를 떠난 교수가 거의 없었고, 12명 이상의 교수가 다른 학교의 학과장이나 학장으로 임용되었다.[23]

마지막으로, 교육과정 실험은 교육과정과 교수학습법 평가 전략을 고안할 필요성을 분명히 했다. 이는 특히 유의미한 평가 요소가 빠진 채 도입된 웨스턴 리저브 의대의 실험이 시작한 이후 명백해졌다. 그래서 1950년대에 의학교육자들은 교육심리학의 도구를 교육과정과 교수학습법의 개발과 평가에 적용하려는 시도를 시작했다. 1970년까지 의과대학의 약 절반이 의학교육 연구 부서를 설립했다. 버팔로 의대(뉴욕 주립대 버팔로 캠퍼스)의 조지 밀러(George E. Miller)와 동료들, 그리고 일리노이 의대 동료들의 작업은 특히 이 분야의 발전에 중요했다.[24]

전후의 교육과정 실험은 눈에 띄는 것이었지만, 1960년대 중반에 이르자 의학교육에서 별로 달라진 것이 없음이 분명했다. 한 작가의 주장대로 1950년대는 "의학교육에서 상대적으로 고요한" 10년이었다.[25] 어디에서나, 같은 교육적 이상-능동적인 학습, 암기보다는 이해, 문제해결 능력 개발의 중요성-을 지속적으로 주장하지만, 어디에서나 이러한 이상이 실현되지 않는다는 불만을 접할 수 있었다. 1962년 한 저명한 교육자는 이렇게 말했다. "의학교육은 여러 해 동안 현저하게 보수적이었다....나는 '학생에 의한 자기 주도 학습'이라는 엄청난 미개척의 잠재력을 교육정책의 주요 테마로 충분히 활용한 의과대학을 알지 못한다."[26] 학생들도 불만이었다. 1967년 터프츠 의대에서 80명 이상의 학생들은 첫 2년의 교육과정이 강의가 너무 많고 너무 많은 세부 사항을 가르치며 암기만을 강조한다는 이유로 이를 비판하는 청원서에 서명했다." 요컨대, 우리가 받는 교육과정은 정서적 성장과 성숙이 아닌 지적 멍청함과 무기력을 조장하는 경향이 있다.[27] 의대생들 사이에는 그러한 정서가 널리 퍼져 있었다.

그래서 1960년대 미국의 의학교육은 괴상한 지위를 차지하고 있었다. 의과대학들은 의심의 여지 없이 훌륭한 교육을 수행하고 있었다. 그들은 뛰어난 의사를 배출하고 있었고, 미국 의대에 입학할 수 있는 어떤 미국인도 의학 공부를 위해 외국에 유학할 생각을 하지 않았다. 그러나 미국의 의학교육은 훨씬 더 잘 할 수 있고 더 잘해야 한다는 미련을 갖고 있었다. 의학교육자들에게 교육과정의 문제와 비판은 지난 100년 동안 들었던 것과 현저히 유사해 보였다.

변화하는 의대생

졸업후 의학교육처럼, 기본의학교육도 제2차 세계대전에 의해 확고히 자리 잡은 기반 위에 세워졌다. 그러므로 비록 공부 주제와 구성이 진화했더라도, 의대생의 경험은 20세기 전반의 경험과 많은 공통점을 유지했음은 놀랄 일이 아니다. 열심히 공부하는 것은 여전히 학생들의 삶을 지배했다. 어느 교수의 주장에 따르면, 필요한 공부를 위해서 의대생은 "24시간을 25시간처럼 써야 했다."[28] 임상클럭십에서, 지친 수련의들이 종종 의대생들에게 환자 진료의 무수한 허드렛일을 하도록 강요했기 때문에, 교육과 서비스 사이의 경계는 계속 흐릿해졌다. 어느 미시간 의대 학생의 보고서는 솔직하게 "3학년에 대해 언급하자면, 신참내기의 일들이 곧 시작될 것이다."고 말했다.[29] 이 시련에 조금의 위안이 있었다면, 그것은 4학년의 선택 실습 과목이었다. 사실, 교수들의 기록은 4학년 학생들이 선택 실습을 종종 방학으로 여겼음을 시사한다.[30]

의과대학은 어려운 공부뿐만 아니라 상당한 스트레스의 지속적인 원천이었고, 그중 다수는 성적과 관련이 있었다. 고등학교와 학부에서 1등을 놓치지 않았던 많은 의대생들은 이제 똑같이 지적이고, 열심히 공부하는 동급생들과 경쟁하고 있음을 알게 되었다. 특히 3학년에 이른 뒤에는 낙제에 대한 두려움은 별로 없었다.[31] 그러나 의대생은 앞으로 그 이상의 교육 단계를 거쳐야 함을 알고 있는 성취동기가 높고, 목표 지향적인 인간이었다. 과목에서 좋은 성적을 얻으려는 경쟁은 치열했고, 이것은 대부분의 의과대학이 학생의 순위를 매기는 미세한 세부사항에서 두드러졌다. 예컨대 코넬 의대는 학생의 순위를 1등에서 84등까지 매겼으며 미시간 의대는 순위를 정하기 위해 점수를 평균 소수점 4자리까지 매겼다.[32] 그래서 다수 코넬 의대 학생들이 다가오는 시험 준비를 위해 조직학과 발생학(교수의 관점에서는 교육의 가장 중요하고 뛰어난 부분) 세미나를 건너뛰거나, 어느 미시간 의대생이 미생물학 학과장에게 94점에서 95점으로 1점을 올려달라고 심각하게 항의한 것도 놀랄 일만은 아니다.[33]

많은 학생에게 성적과 관련해서 스트레스를 주었던 것은 그 자의적인 성격이었다. 일반적으로 의대 교수들은 공정하고 건설적이 되고자 열심히 노력했지만, 한 의대 학장의 말처럼 "성적을 매기는 것은 엄밀한 학문이 아니었다."[34] 전쟁 전에도 그랬던 것처럼 이 기간에도 성적 기준은 일관성도 없고 균일하지도 않았다. 학교마다 다른 성적 기준을 가지고 있었고, 그래서 성적을 더 잘 주는 학교 졸업생들이 인턴 지원 경쟁에서 유리했다. 이러한 문제를 완화하기 위해 일부 학교들은 합격/불합격 등급 제도를 채택하기도 했는데, 성적표에 학업 성취도가 제대로 나오지 않아서 우수한 학생들은 이를 싫어했다.[35]

의과대학에서의 스트레스의 정도, 또는 그 스트레스가 이전의 시대와 어떻게 달랐는지는 측정하기 어려웠다. 확실히, 공부는 힘들었고, 압박감은 심했다. 의학 지식의 광대함, 이미 알려진 것들에 대한 학생의 불완전한 숙달, 의학 지식의 한계, 그리고 다른 사람을 돌보는 것과 관련된 커다란 책임은 모든 학생을 괴롭히는 불확실성을 초래했다. 이러한 스트레스는 평가의 압박과 좋은 병원에서 인턴을 해야 한다는 압력으로 인해 더욱 가중되었다. 1966년, 하버드 의대 1학년생의 30%가 학교 보건소에서 정신과 진료를 받았다.[36]

교육자들은 의학교육에 있어 정서적 욕구가 증가했는지, 아니면 덜 개인주의적이고 덜 자립적인 시대에 학생들의 뱃심이 약화되었는지에 관해 논의했다. 컬럼비아 의대 교수이자 '만성병저널(Journal of Chronic Diseases)' 공동 편집자인 데이비드 시걸(David Seegal)에게 불안한 의대생들을 위한 해결책은 '알아서 정신 바짝 차리기(self-kick in the seat of the pants)'이었다. 필요한 것은 "엄격한 자기성찰, 자기 수양, 자립과 같은 익숙한 자질"로, 학생은 "자신의 사소한 감정 문제를 해결하기 위한" 노력을 해야 한다는 것이었다. 매사추세츠 종합병원장 존 놀즈는 이에 동의했다. 그는 시걸에게 "당신의 발언은 소위 개신교 윤리, 개인주의, 자립주의 등을 확고히 설파하는 것입니다. 그것은 우리 모두가 전적으로 주변의 사람들의 도움을 필요로 하고 그들에게 의존하고 있다고 말하는 미국적 특성의 프로이드식 전복이라고 할 수 있는 오늘날의 경향에 직접적으로 반하는 것입니다." 물론 다른 이들은 동의하지 않았다. 세 명의 정신과 의사는 이렇게 썼다. "정작 도움이 필요한 학생들이 그 필요성을 인정하고 정신과 의사를 찾아올 수 있었다는 것은 약함의 징표가 아니라 종종 강함의 징표이다."[37] 간단히 말하면, 이 논쟁은 해결되지 않고 계속되었다.

언제나 그랬듯이, 학생들의 목소리나 영향력이 아예 없지는 않았다. 그들은 어떤 의과대학과 어느 병원의 인턴십에 지원할지를 결정했고, 교육과정의 모든 측면에 대한 피드백을 교수들에게 주었다. 1950년대와 1960년대 초반의 외면적인 고요함을 반영하듯 학생들의 목소리는 공손하고 무례하지 않았지만, 여전히 신랄하고 직접적일 수는 있었다. 그 대표적인 사례는 서든캘리포니아 의대의 '보르보리그미(Borborygmi, 글자그대로 장의 가스에 의해 생기는 소리를 의미한다)' 같은 불손한 학생 출판물인데, 이 출판물은 어떤 주제나 인물도 주저하지 않고 풍자했다.[38] 의과대학은 한 학급 내에서도 의견이 상당히 다를 수 있고, 시간이 지나면서 학생들의 인식도 자주 변한다는 것을 알고 있었음에도 종종 학생들의 의견에 기초하여 변화를 시도했다.[39]

전후 학생 생활의 상당 부분은 변하지 않았지만, 눈에 띄는 차이가 있었다. 전후 미국 문화와 의학교육의 변화는 수련의뿐 아니라 의대생의 삶에도 영향을 미쳤다. 학생들은 계속해서 엄청나게 열심히 공부했지만, 메디컬 센터는 더 이상 그들에게 세상의 전부가 아니었다. 응집력 있는 가족의 일원이라는 이전의 느낌은 사라졌다. 점점 더 많은 학생이 의대 밖에서 거주했고, 친목제도는 쇠퇴하였으며, 임상클럭십 기간에 학생들은 여러 병원을 순환했다. 병동에서는 교수가 아닌 인턴과 레지던트와의 교감을 통해 학생들의 경험이 형성되었다. 학생들은 밖에서 자신의 관심사와 삶을 찾았고, 가장 두드러지게, 데이트와 결혼을 했다. 1960년대에 이르러 졸업반의 50% 이상이 결혼을 했다.[40]

인턴십을 구하는 경험도 달라졌다. 전쟁 전에, 각 프로그램은 그들만의 결정 날짜를 가지고 있었고, 이는 학생들이 모든 선택지를 알기 전에 결정을 내리도록 압박했다. 이 문제는 1951-52년 미국의학대학협회, 미국의학협회, 병원협회의 공동프로그램으로 설립된 국가 인턴 매칭계획

(또는 "매치(Match)")이라는 새로운 인턴 선발제도에 의해 해결되었다. 이 제도 하에서 학생들은 그들이 지원한 병원의 순위를 매겼고, 병원은 해당 프로그램에서 지원자들의 순위를 매겼다. 특정 날짜에 리스트가 일치했고, 학생과 병원에 그 결과를 통보하였으며, 그것은 구속력이 있었다. 이 새 시스템은 인기를 얻었고, 빠르게 정착하였다.[41]

학문적 배경만 따지면 의대생들은 전쟁 전의 학생들과 비슷했다. 의학적 요구사항은 거의 변하지 않았고, 열심히 일하는 입학전형위원회는 가장 유망한 지원자를 선발하는 어려운 과제에 계속 시달렸다.[42] 그러나 전후의 의대생 집단은 특히 학생들의 종교적 배경과 관련해서는 훨씬 다양해졌다. 의대 교수와 수련의 임명에 있어 제한이 풀렸던 것처럼, 유대인과 가톨릭 신자에 대한 쿼터는 사라졌다. 여성과 아프리카계 미국인 입학생 수가 그다지 증가하지 않았지만, 입학 과정에서 명백한 차별보다는 여성이나 흑인을 채용하기 위한 적극적인 조치를 취하지 않는 것이 더 일반적이었다.[43]

의과대학이 쿼터제76)를 중단하면서 더 민주적이 되었다면, 사회 계층의 측면에서는 더 배타적이 되었다. 의학교육은 점점 더 비싸졌고, 특히 대학과 대학원 연구에 드는 금액과 비교하여 장학금은 제한적이었다. 1959년 입학생의 4년제 의학교육(등록금과 부대비용)의 평균 비용은 11,440달러였다. 그해 의대생 학부모들의 평균 연수입은 9,734달러였음에 비해, 전국 백인 도시 가정은 5,557달러였다.[44] 1959년에 등록한 의대생의 40%는 연간 소득이 1만 달러 이상, 또는 상위 8%인 가정 출신이었다.[45] 시간제 일자리는 가능했지만, 학생들이 학업을 따라가면서 일을 할 수 있는 시간에는 한계가 있었다. 1959년에 졸업한 의대생들의 절반은 빚을 지고 있었고, 저소득층 학생들은 가장 많은 빚을 안고 있었다.[46] 그 어느 때보다도 의학은 유복한 사람들이 접할 수 있는 직업이 되어 가고 있었다.

의과대학들은 이런 상황이 문제라고 여겼지만, 장학금과 대출금이 부족해서 할 수 있는 일이 거의 없었다. 전체 등록금은 실제 교육비용의 1/3도 안 되는 금액을 감당한다고 추산되었다.[47] 이에 따라, 심지어 상위 학교들도 입학 허가를 할 때 학생들의 재정 상태를 고려하는 경우가 많았다.[48] 일부 학교들은 지불 능력과 상관없이 학생들을 입학시켰지만, 재정적인 도움을 받을 수 없는 많은 학생들은 더 저렴한 학교에 가거나 아예 의학을 전공하지 않기로 결정했다.[49]

전쟁 전과 마찬가지로 의과대학은 학생 모집을 위해 서로 치열하게 경쟁했다. 가장 상위에 있는 학교는 하버드였다. 1958-59년에는 전체 지원자 15,170명 중 1,274명인 8% 이상이 하버드

76) 소수자의 입학을 어느 정도 범위로 제한하는 것.

에 지원했다. 학부 성적과 MCAT(Medical College Admission Test)와 같은 시험에서 하버드 의대 학생들은 전국에서 가장 높은 점수를 받았다.[50] 경쟁자인 존스 홉킨스조차도 하버드 대학의 우수 학생 유치의 우위를 인정했다.[51] 존스 홉킨스에게는 애석한 일이지만, 두 학교에 입학 허가를 받은 학생 중 다수는 하버드를 선택했다.[52] 미국에서 가장 쉽게 입학할 수 있는 학교는 아칸소 의대였다. 이 학교는 105명 정원에 225명만 지원했는데, 이는 경쟁률이 2.2로 전국에서 가장 낮았다.[53] 이 학교의 학생들은 "매우 높은 탈락률"을 보였으며, 이 학교는 자격 있는 아칸소 주민이 없다면, 적어도 10%는 다른 주 출신 학생들로 채울 수 있도록 허락해 달라고 주 의회에 로비를 했다.[54]

그러나 전후에는 의학이 최고의 대졸자를 위해 과학, 교육, 법률, 정부, 기업 등 다른 분야와 경쟁하고 있다는 사실도 분명해졌다. 제2차 세계대전 후, 너무나 많은 참전 군인들이 지원하면서, 의과대학은 지원자로 넘쳐났다. 1949-50년에는 미국 의대에 24,434명의 지원자가 있었는데, 이는 3.4대 1의 경쟁률을 보인 것이다. 1950년대 초, 의과대학의 지원자 수는 비록 하위 학교라 할지라도 높은 수준을 유지했다. 그러나 1957년 소련이 스푸트니크 위성을 발사한 이후 대학생들의 의학에 관한 관심은 급격히 떨어졌다. 많은 대학생이 우주 경쟁에서 이기기 위한 국가의 집중적인 노력의 일환으로 의학보다는 물리, 수학, 공학 분야에서 직업을 구하기 시작했다. 1961-62년 미국 의과대학에 입학 신청을 한 사람은 14,381명에 불과하여 전국적으로 경쟁률은 1.7 미만이었다.[55] 이러한 경향은 1962년에야 역전되었는데, 당시에는 대졸자의 수가 늘어나고, 너무나 많은 중요한 과학적 발견이 초래한 흥분이 직업으로서의 의학에 대한 새로운 관심으로 이어졌기 때문이었다.

진로로서 의학의 인기 하락과 이후의 부활은, 의과대학에 지원하기로 한 결정과 지원한 사람들의 특성에 문화적인 요인이 영향을 미쳤음을 암시했다. 이 견해는 1978년 미국 사회와 문화의 변화를 반영하여 의대생의 가치와 포부, 개인적 특성이 시간이 지남에 따라 다양하다는 것을 발견한 하버드 의대 정신과 의사 펑켄슈타인(Daniel H. Funkenstein)의 연구로 확인되었다. 펑켄슈타인은 5단계의 학생 시대를 뚜렷하게 확인했다. 즉 전공 시대(1940-1958), 과학 시대(1959-1968), 학생운동 시대(1969-1970), 낙후의 시대(1971-1974), 일차 진료와 증가하는 정부 통제의 시대(1975-)가 그것이다. 특히 그의 관찰은 의과대학 밖의 보편적인 문화적 태도와 경제적 인센티브와 같은 요소들이 의대생들의 직업 선택의 주요 결정 요인임을 보여주었다. 이러한 요인들은 의과대학 시절의 어떤 공부보다도 진로선택에 훨씬 더 큰 영향을 미친 것으로 밝혀졌다.[56]

의대생들의 가치관 변화와 열망에 대한 관찰은 의학교육의 기본적인 중요성에 대한 질문을 날카롭게 제기하였다. 즉 학생들은 누구인가? 20세기 내내 의학교육자들은 교육과정과 학습 환경의 조작을 통해 의학교육이 의사들의 행동, 가치, 선택에 영향을 미칠 수 있다는 믿음을 맹목적으로 가지고 있었다. 펑켄슈타인의 연구는 그 관점에 대한 재고를 강요했다. 예를 들어, 레즐러77)는 "사람들의 태도가 근본적으로 바뀔 수 있다는 의학교육자들의 낙관적인 가정"을 뒷받침할 만한 증거를 거의 발견하지 못했다. 의사에게 적절한 태도와 가치를 계발하려면, 의대는 "입학 후 그러한 태도를 계발하려고 애쓰기보다는 입학 전에 특정한 [바람직한] 태도를 가진 학생들을 선발해야 한다."고 그녀는 썼다.[57]

문화의 힘에 대한 이러한 무지는 의학교육자들에게만 국한된 것이 아니었다. 교육시스템 전반에 걸쳐 교사와 행정가들은 전통적으로 학교가 행동과 인격을 형성하고, 이민자들을 "미국화"하며, 민족적, 종교적, 그리고 인종적으로 다양한 집단을 가지고 동질적인 "용광로"를 만들어내는 능력에 대한 믿음을 유지해 왔다.[58] 교사와 사유, 멘토와 역할 모델, 그리고 교육과정을 통해 전해진 가치와 전통이 중요하지 않다는 극단적인 견해를 수용하는 것도 잘못일 것이다. 의대생의 가치와 태도에 영향을 미치는 "숨은 교육과정"의 능력을 입증하는 풍부한 증거를 제시할 수도 있다.[59] 그럼에도, 학생들의 성격과 문화의 영향을 무시한다면 의학교육의 힘에 과장된 기대를 하는 것이다.

더 많은 의사의 배출

의과대학은 항상 국가에 이중의 책무를 지고 있었다. 첫째로 그리고 가장 두드러지게도, 그들은 의사가 되고자 하는 이들에게 우수한 교육을 제공할 책임이 있었다. 게다가, 그들은 대중의 의학적 필요를 충족시킬 수 있는 충분한 의사들을 훈련할 책임이 있었다. 의대가 지역사회와 국가에 가장 큰 도움을 주려면 의사들의 질뿐 아니라 그 수도 중요했다.

1차 세계대전 이후 의사 수의 문제는 거의 관심을 받지 못했다. 플렉스너 혁명 기간에 전통적인 통념에 따르면, 미국은 제대로 훈련받지 못한 다수의 의사들로 고생을 겪었다. 이 시대의 교육자와 정책 입안자들은 자신들의 견해를 "적지만 더 나은 의사(fewer but better doctors)"라는 슬로건으로 요약했다. 플렉스너 보고서의 여파로 수준 이하의 많은 의과대학이 문을 닫았고, 의사의 배출은 위험할 정도로 낮은 수준으로 떨어졌다. 그러나 1930년에 이르러 매년 배출되는

77) Agnes G. Rezler. 뉴멕시코 의대에서 연구한 의학교육학자.

의사의 수는 일반 인구 대비 의사 비율과 마찬가지로 플렉스너 이전 수준으로 되돌아갔다. 1930년 이후, 매년 졸업생 수는 점차 증가하여, 전국의 전체 인구 증가와 보조를 맞추었다.[60] 이 기간 내내, 의사의 지리적 분포에 대한 우려는 컸지만, 전반적인 공급에 대한 걱정은 거의 없었다. 따라서, 제2차 세계대전 전후 의사 수 증가분의 대부분은 인구가 크게 증가하였지만, 자체 의과대학이 없는 주에 새로운 의과대학이 설립된 데 기인한다. 이러한 학교들의 예로는 듀크 의대, 플로리다 의대, 마이애미 의대, 켄터키 의대, 워싱턴 의대가 있다.

그러나 1940년대 후반, 대중은 여전히 더 많은 의사의 공급을 요구하기 시작했다. 그러한 압박은 다양한 출처에서 나왔다. 대학 정원의 증가는 학부생들 사이에서 의과대학에 진학하려는 수요가 더 많아지는 결과를 초래했다. 자격 있는 지원자의 수에 비해 의대 정원이 상대적으로 적은 것은 의학 교육자들에게 다소 당혹스러운 일이었다. 또한 많은 시골 지역과 의료적으로 소외된 지역사회에서 의사 공급을 늘려야 한다는 압박이 들어왔는데, 그들이 의사를 만날 수 없는데 미국에 이미 의사가 충분하다고 설득하기란 어려운 일이었다. 가장 중요한 것은, 의사에 대한 수요 증가가 미국인의 건강 의식의 증가를 반영했다는 것이다. 의료를 기본권으로 간주하게 되면서, 의사와 의료 서비스에 대한 수요가 더 많이 증가했다.

의학교육자들은 의사를 더 많이 배출해야 한다는 목표에 일반적으로 공감했지만, 기준을 낮추면 나라에 해를 끼칠 것임을 알고 곤경에 빠졌다. 의사 배출을 늘리는 방법은 교육과정을 줄이거나, 기존 학교의 정원을 확대하거나, 의대를 신설하는 세 가지뿐이었다. 교육과정 단축의 교육적 한계를 입증했던 제2차 세계대전의 경험은 여전히 생생했다. 대부분의 교육자에게 지식이 폭발적으로 증가하는 시기에 표준 교육 기간을 단축하는 것은 도저히 용납될 수 없는 일이었다.[61]

그들의 관점에서 더 나은 접근법은 정원을 확대하거나 새로운 학교를 설립하는 것이었다. 그러나 이러한 선택권은 예산이 있어야만 실행 가능한 선택이었다. 교육자로서 그들은 우수한 의학교육을 보장하기 위해서는 엄청난 노력과 비용이 든다는 것을 알고 있었다. 각 학교는 교실과 실험실의 규모, 해부학 실습에 사용하는 시신과 생리학 실습에 사용하는 개의 숫자, 교수진의 규모, 그리고 실습용 임상 시설에 근거하여 기준을 해치지 않으면서 수용할 수 있는 학생의 수를 정확히 알고 있었다. 그들은 새로운 시설을 짓고 추가로 교수들을 고용해야만 더 많은 학생들을 가르칠 수 있다고 믿었다.

필요한 자금을 얻기 위해 의과대학 지도자들은 연방정부에 눈을 돌리기 시작했다. 연방정부의 역할 확장이 너무나 낯선 일이었고, 많은 이들이 의학교육에 대한 연방정부의 원조가 중앙집중식 통제를 하거나 혁신의 유연성을 저해할 수 있다고 우려했기 때문에, 처음에 이는 다수가 공감하는 아이디어가 아니었다. 1950년 의과대학장들을 대상으로 한 조사에서 상당한 수(22%)가 실제 이러한 이유로 연방정부의 의학교육에 대한 직접적 지원에 반대한다고 하였다.[62] 그러나 10년 후 그러한 우려는 대부분 사라졌다. 연방정부는 학문의 자유를 간섭하지 않고 생의학 연구를 지원해왔고, 학교는 연방정부를 후원자로 취급하는 데 익숙해져 있었다. 1950년대 후반까지 대부분의 아카데믹 메디신의 지도자들은 10년이 지나도록 미국의사협회가 이 아이디어를 지지하지 않았음에도 불구하고 의학에 대한 연방의 지원을 선호했다.

제2차 세계대전이 끝난 이후 의사의 공급 부족에 대한 우려가 커지고 있었지만, 이 문제는 1959년 의무총감(Surgeon General)의 의학교육자문그룹 보고서가 발표되면서 무대에 등장하였다. 이 보고서는 자문그룹 의장이며 전 국무원협의회(The Council of State Governments) 회장 프랭크 베인(Frank Bane)의 이름을 따서 '베인 보고서'로 알려졌다.

베인 보고서는 1975년까지 전국적으로 약 4만 명의 의사 부족을 예상하여 대중을 놀라게 했다. 이 보고서에 따르면, 국가의 건강을 지키기 위해서는, 의과대학과 정골요법 학교가 현재의 연간 7,400명에서 1975년까지 11,000명으로 정원을 늘려야 했다. 그 보고서는 임박한 의사 부족을 피하기 위해 기존 학교를 확장하고 새로운 학교를 신설하겠다는 청사진을 제시했다.[63]

베인 보고서는 곧 반세기 전 아브라함 플렉스너의 보고서 이후 의학교육에 관한 가장 영향력 있고 효과적인 보고서가 되었다. 그것은 여론을 형성하고 의회를 동원하여 행동을 취하는데 있어 중요한 역할을 했다. 즉각적인 입법의 결과는 1963년의 "보건의료인교육지원법(Health Professions Educational Assistance Act)"였다. 이 법은 입학정원을 5%, 또는 5명 이상 증가시킨다는 전제로 기존 학교에 새로운 교육 시설 건설을 위한 연방 매칭 기금을 제공했다(많은 학교들은 입학 정원을 이보다 훨씬 더 증가시켰다.). 신설 학교들은 자체 예산 1달러 당 2달러의 연방 예산을 지원받았다. 이 법은 또한 의대생에게 연방 융자를 가능하게 했다. 이 법은 1965년에 개정되어(1968년과 1971년에 더욱 후하게 개정되었다.) 입학정원 증가를 위한 인센티브로 소위 "인두제 지불(capitation payments)"을 해 주었다. 예를 들어 1967-69년에, 5명 이상의 학생 또는 2.5%의 정원 증가를 결정한 학교들은 기본 보조금 25,000달러에 더해 등록 학생 한 명당 500달러를 더 받을 자격이 있었다.[64] 지원금은 공사비뿐만 아니라 운영비로도 쓰일 수 있어 학교로서는 매력적이었다.

연방법은 학교 수와 학생 수 모두에 큰 영향을 미쳤다. 1960년대에는 15개의 의과대학이 새로 문을 열었고, 60년대 말까지 여러 의과대학의 신설 계획이 진행 중이었다. 1960년의 86개 의과대학과 비교하여 1980년이 되면 126개의 의과대학이 운영 중이었다. 이들 신설 학교의 대다수는 정부가 지원하는 기관이었다. 연방보조금을 받는다 해도, 의과대학을 신설하고 운영할 재원을 가진 사립대학은 거의 없었기 때문이다. 이 신설 학교 중 많은 수가 "지역사회 기반 의과대학"으로 알려지게 되었는데 그들은 소규모의 시설을 가지고, 지역병원을 임상클럭십에 사용했기 때문이다.

전통적인 의과대학과 비교할 때, 지역사회 기반 학교는 교육과정 실험에 대해 더 개방적이고, 지역사회의 건강 문제에 더 민감하며, 일차 진료 의사의 배출에 관심을 더 두는 경향이 있었다. 신설 의대와 기존 의대의 정원 증가가 의사의 수를 급격하게 증가시켰다. 1970년에 이르러 11,348명의 학생들이 의과대학 1학년에 등록하였는데 이는 10년 전의 8,298명과 비교된다. 1980년, 모든 신설 의대가 운영에 들어갔을 때, 입학생 수는 17,320명으로 늘어났고, 한편 미국의 인구 대 의사수 비율은 상당히 떨어졌다.[65]

의사를 더 많이 배출하려는 운동은 의대와 사회 사이의 상호작용을 반영했다. 기존 의과대학은 연방정부의 강력한 압력을 받지 않고 재정적 지원의 약속에 이끌리지 않았다면 정원을 확대하지 않았을 것이다. 반면 의과대학은 입학정원을 늘리면서도 교육의 질을 유지할 수 있도록 효과적인 캠페인을 벌였다. 그 좋은 예가 더 많은 의사를 배출하기 위해 교육과정을 단축하는 것을 거부한 것이다. 마찬가지로, 신설 학교들은 적절한 자원이 보장되어야만 승인을 받았고, 학교들은 그들이 건전한 모 대학교나 교양학부의 환경 내에서 발전하고 있음을 입증해야 했다. 의학교육자들은 의사 수를 늘려야 한다는 사회의 요구를 묵인하면서, 학부 의학의 높은 수준을 유지할 수 있었다.

의학교육의 질적 보존의 필요성은 의과대학을 인증하는 기관인 의학교육협동위원회(Liaison Committee on Medical Education, LCME)에 새로운 권력과 중요성을 부여했다. LCME는 1942년 미국의과대학협회(AAMC)와 미국의사협회(AMA)의 의학교육 및 병원에 관한 협회의 협력 노력으로 설립되었다. 1968년 이전에는 LCME가 연방정부와 느슨한 관계를 맺었으나, 1968년 미국 교육부는 정식으로 이를 의과대학 인가를 위한 공식 조직으로 인정하고 위원회에 공식 대표를 임명하기 시작했다. 의과대학의 입학정원이 증가함에 따라, LCME는 학교가 너무 빨리 변화하지 않는 것을 보장했다. 즉, 학교들이 각 클래스의 입학정원 규모와 기관의 총 자원 사이의 적절한 균형을 유지하도록 했다. LCME는 또한 신설 의대의 재정, 시설, 교육 기준을 수립하고, 신설 학교 설립 제안서를 검토하고 선정하는 일을 맡았다.[66]

1940년대부터, 연방정부는 생의학 연구의 주요 후원자였다. 1965년 메디케어 및 메디케이드법이 통과됨에 따라 연방정부는 의료비 조달에서 유사한 역할을 맡았다. 이제, 의사 부족을 막기 위하여, 연방정부는 학부 의대에 직접적인 영향을 미치게 되었다. 의학교육자들에게는 권력과 재정 지원의 중심이 주정부에서 연방정부 쪽으로 이동했음이 명백해졌다. 이에 따라 1968년 일리노이주 에반스빌에 본부를 두고 있던 미국의과대학협회는 전국사무소를 워싱턴 D.C.로 옮겼으며, 그곳에서 의회, 연방 기관 및 고등교육과 관련된 기타 단체에 직접 접근할 수 있었다. 협회는 또한 의료와 의료 정책 문제에 더욱 적극적인 로비를 수행할 수 있도록 직원들을 개편했다.[67]

의사를 더 많이 배출하려는 운동은 의료 서비스를 기본권으로 간주하게 된 광범위한 문화적 변화의 일부였다. 사회보장제도는 이미 확립되어 있었다. 이제, 많은 이들은 의료 보장도 확립해야 한다고 느꼈고, 그 목적을 달성하기 위해 잘 훈련된 의사들을 풍부하게 공급해야 한다고 생각했다. 이 운동의 밑바탕에는 미국의 의료정책의 전통적인 가정, 즉 국가의 건강은 주로 의사의 질과 양에 의해 결정된다는 것이 있었다. 미국의과대학협회는 이를 "국민의 장래의 건강은 유능한 의사들의 지속적인 공급에 따라 상당히 달라질 것이다."라고 표현했다.[68]

1960년대에는, 수십 년 전과 마찬가지로, 의료는 이를 제공하는 이들의 수준이 높아야 좋다는 것을 아무도 의심하지 않았다. 즉, 좋은 의료는 좋은 의사에게 달려 있다는 것이다. 반면에, 어떤 이들은 단순히 아프고 다친 사람들을 유능한 의사들이 돌보는 것보다 건강한 국가를 위해서는 더 많은 것이 있지 않을까 의문을 품기 시작했다. 미시간 의과대학 학장은 의사 수와 인구의 건강 상태 사이에 어떠한 의미 있는 관계도 성립되지 않았다고 주장했다. 그는 2차 세계대전의 교훈에 대해 "민간인이 이용 가능한 의사의 수가 급격히 감소했음에도 불구하고 국민건강통계는 지속적으로 개선되었다."고 지적했다.[69] 일부는 더 많은 의사의 배출이 단점을 갖지 않을까 하는 생각도 하기 시작했다. 경제학자인 엘리 긴즈버그(Eli Ginzberg)는 일반 인구에 대한 의사들의 "적정" 비율 결정의 어려움에 대해 말했다. 그는 (필요에 반하여) 의료 수요가 무한할 수 있고 더 많은 의사의 배출이 국민 건강을 현저하게 개선하기보다는 의료비용을 증가시킬 수 있다고 우려했다.[70] 그러나 다시 한번, 그러한 주의는 무시되고 전통적인 전제는 도전을 받지 않았다. 국가 정책 차원에서 국가의 건강과 의사 수와 질을 동일시하는 전통은 수그러들지 않고 계속되었다.

교육의 평가절하

이 장에서 논의한 사건들이 보여주었듯이, 제2차 세계대전 이후의 기간을 기본의학교육에서 소극적(inactive)인 시기였다고 하기는 힘들다. 그럼에도 의과대학의 규모와 복잡성이 증가하면서 의대생 교육은 부차적이 되었다. 1950년대에 이르러서는 이미 수련의, 펠로우, 대학원생 등의 교육으로 인해 학생들의 교육이 왜소해지는 경우가 많았다.[71] 게다가 의과대학은 연구와 환자 진료 책임을 크게 확대했다. 아카데믹 메디컬 센터는 복잡한 조직 구조와 날로 증가하는 재정 수요를 가진 거대 기업으로 발전하였다. 1953년 초에 의학교육에 관한 한 주요 보고서는 많은 학교들이 의대생 교육을 희생하면서 "커다란 제국"을 건설하고 있으며, "철학자들은 규모가 질을 능가할 때 타락이 시작된다고 지적했다."고 주장했다.[72]

전후 의과대학의 많은 활동 중에서 단연코 가장 우세한 것은 생의학 연구였다. 예를 들어, 코넬 의과대학에서, 학생 교육에 대한 지출은 1933년의 449,170달러에서 1956년의 1,081,130달러로 140% 증가했다. 같은 기간 연구비 지출은 88,510달러에서 3,100%인 2,837,054달러로 증가했다.[73] 1960년에 이르러, 이 학교의 교수 업무 시간의 56%가 연구에 사용된 반면, 14%만이 기본의학교육에 활용되었다.[74] 이러한 수치들은 연구가 교수의 다른 업무와 분리되고 배타적이라는 잘못된 인상을 주기 때문에 오해의 소지가 있다. 그렇더라도 연구의 우세에 비해 학부 교육이 소홀해지는 건 틀림이 없었다. 연구의 부상은 내재적으로 기본의학교육에 해롭지 않았다. 사실, 한 세기 동안 교육자들은 의학 연구를 위한 학문적 분위기를 조성하여 교육에 활력을 불어넣었다. 학생들은 최고의 의학적 사고방식으로 추리하도록 교육받았고, 겉보기에 가장 확실해 보이는 의학 지식도 잠정적일 뿐이라는 특성도 알게 되었다. 연구의 존재로 인해 의학교육자는 근본적인 원칙 대신에 세부사항들을 과도하게 가르치지 않았고, 교육자들은 학생들이 생각하고, 소화하고, 의문을 품을 시간이 필요하다는 것을 상기하게 되었다.

그럼에도 불구하고, 전후의 많은 의과대학에서는 멀티버시티와 마찬가지로 교육이 기관의 가치 우선순위에서 하락을 경험하는 한편, 연구는 그 중요성이 계속 증가하였다. 많은 교육자와 행정가들에게 기본의학교육 문제는 점점 덜 중요해졌음이 보다 분명해졌다. 한때 학장과 학과장의 일차적 책임이었던 교육과정 수립과 감독은 부학장과 각 학과의 대표들에게 맡겨졌다. 많은 예외가 있었지만, 교수는 학생에 관한 관심이 줄었고 종종 교육에 열의를 보이지 않았다. 특히 연구보다는 실제 직업 전선에 뛰어들려고 하는 전형적인 의대생에게는 더욱 그러했다. 뉴욕 의대 관계자들은 "학생들을 집단으로 다루기보다는 개인으로 취급해야 한다."고 주장했다.[75] 로스앤젤레스 캘리포니아 의대 졸업식 때, 200개의 교수석에 단지 24명의 교수들만 앉아 있는 항공사진을 보고 관리자들은 당황했다.[76] 의대생 망각의 원인은 예산의 감소나 아카데믹 메디컬 센터의 다른 중요한 의무의 증가만은 아니었다. 학생 교육이 이 기관의 가치 체계에서 그 중요성이 줄어들었기 때문이었다.

의과대학의 보상체계에 대한 조사는 교육이 과연 연구에 종속되었겠나 하는 어떤 의구심도 잠재울만 했다. 어디에서나 승진과 학계 위상 상승은 주로 연구 실적의 결과였다. "논문을 내든지, 사라지든지(publish or perish)" 현상은 의과대학에서도 멀티버시티의 다른 곳과 마찬가지로 강력했다.[77] 의과대학의 내규는 전형적으로 승진의 중요한 기준으로 교육을 열거한다. 그러나 로스앤젤레스 캘리포니아 대학의 한 학과장이 개탄했듯, 종이에 쓴 교육 업적 기술은 단지 "립 서비스"를 의미했다.[78] 실제로 존 놀스가 지적했듯이, 일부 학교에서는 좋은 교육자라는 평판이 "승진의 장애"가 될 수도 있다.[79] 가능한 한 많은 논문을 발표하기 위한 열띤 경쟁 속에서, 아주 하찮은 연구도 출판되는 일이 잦아졌고, 학술 화폐의 표준 단위인 출판 논문의 평가절하 경향은 전쟁 전부터 수그러들지 않고 계속되었다. 한 저명한 하버드 외과의는 "작은 저널들에 같은 데이터를 써서 여러 편을 게재하거나 다양한 다른 출판물에 동일한 사실과 수치를 '재활용' 하는, 점점 보편화되고 있는 관행"을 비난했다.[80]

연구에 대한 높은 가치 부여는 연구 엘리트 의대만이 아니라 순위가 낮은 특정한 사명을 자임하는 학교들에도 스며들었다. 1958년 펜실베이니아 의대 교수진은 새로운 연구시설을 위해 250만 달러를 모금하려는 목적으로 다수의 무료 환자 병상을 반 자비 병상으로 바꾸는 찬반 투표를 했다. 교수들은 무료 병상을 없애는 것이 교육 프로그램에 해롭다는 것을 알고 있었지만, 연구소의 설립이 더 우선순위라고 생각했다.[81] 이러한 학교에서는 엘리트 교육기관보다 승진이 더 용이했지만, 다른 곳과 마찬가지로, 여기서도 가장 중요한 기준은 논문 편수와 연구비 획득이었다.

연구는 또한 여러 의대 간에 학교의 지위를 결정하는 주요 결정 요인이었다. 가장 권위 있는 의대는 생의학 지식을 발전시키고, 가장 성공적으로 새로운 교수들을 배출한 학교들이었다. 인지도가 있는 교직은 의대 평판을 결정하는 가장 중요한 요소였다.[82] 학교들은 졸업생 다수가 교수나 학장이 되는 것에 큰 자부심을 가졌다. 그들은 좋은 교육병원에서 인턴십을 하거나 그 후에 연구직을 택한 졸업생의 비율을 주의 깊게 기록했다. 서든캘리포니아 의대 의학미생물학과는 어느 뛰어난 학생에 대해, "그는 아카데믹 메디신에 종사해야 한다. 이것은 우리의 최고의 찬사다."라고 평가하였다.[83] 교수의 자리 이동은 종종 그가 떠난 학교의 자랑거리가 되기도 했다. 그래서 미국 의과대학을 논의할 때 자주 간과되는 하네만 의과대학은 예일대의 제의를 받고 외과 교수가 떠났을 때 다음과 같이 스스로를 위로했다. "우리 학교가 잘될수록 좋은 곳에서 좋은 사람을 보내달라는 요청을 받을 것이고, 적절한 관점에서 보면 이는 고민거리가 아니라 자부심의 원인일 것이다."[84]

여기에 많은 의대가 진정한 교육과정 개혁을 시도할 때 겪었던 주요 장애물이 있는데, 즉 교육에 활용되는 시간은 연구에 우선순위를 두는 제도적 가치와 양립할 수 없었던 점이다. 교육에 대해 교수들이 보상을 거의 받지 못하는 상황에서, 학생들에게 많은 관심을 기울이도록 하기는 어려웠다. 다양한 분야에서와 마찬가지로, 의과대학에서도 교수의 학문적 명성은 전국적 또는 국제적이었으며, 보편적 기준에 의존한다는 전제가 있었다. 이와 대조적으로, 교육을 잘한다는 평판은 주로 그 학교에 국한되었다. 따라서, 의과대학에서든 멀티버시티의 교양학부에서든, 학부생은 자주 등한시 되었다.[85]

연구에 대한 몰두는 대학가의 어느 곳에서나 학부생에 대한 무관심으로 이어질 수 있지만, 의과대학에서는 특히 문제가 심각했다. 외부 지원은 연구용으로 쉽게 획득할 수 있었으나, 교육에 사용될 수 있는 자금은 1960년대의 의사 배출 확장을 위한 연방 프로그램을 고려해도 매우 부족했다.[86] 교육비에 쓰기 위해 많은 학교가 "연구와 환자 진료에서 창출되는 '불법(bootlegged)' 기금을 전용하고 있다"고 쉽사리 인정했다.[87] 1910년 의과대학 수입원의 70% 이상을 차지했던 등록금은 상당한 인상에도 불구하고 1948년 28%, 1968년 7%의 수입만을 제공했다.[88] 연구보조금은, 현재 수입의 지배적인 원천이며, 많은 학교에 왜곡된 영향을 끼쳤는데, 스스로 자급할 수 있을 정도로 연구비를 많이 받는 교수들은 종종 어떠한 교육적 책임도 거부하였다. 실질적인 이유로, 많은 교수가 무급교수(voluntary faculty)를 택했다. 그들은 원한다면 가르치는 것을 거부할 수 있었다.[89]

연구보조금을 사용할 수 있게 되면서 많은 의과대학에서 교육의 중요성이 줄어들었지만, 결론을 말하자면 연구에 대한 강조는 아카데믹 메디신이 미국에서 전임교수직으로 등장할 때부터 뚜렷했던 교수들의 가치 및 열망과 일치했다. 처음부터, 많은 교수는 각 학교에서 뛰어난 교육자로 인정받고 싶어 했지만, 연구를 통해 얻을 수 있는 국가적, 국제적 명예를 훨씬 더 중시했다. 이 가치체계는 진정한 교육과정 개혁의 주요 장애물이 되었다. 교육을 잘하는 것은 시간이 많이 소요되고, 노동집약적이며, 학생들과 친밀한 개인적인 접촉을 필요로 했다. 좋은 교육은 일반적이고 통합적인 지향이 필요한데, 전문화가 증가하는 이 시대에 이를 제공하기 위해서는 점점 더 많은 노력이 필요했다. 간단히 말해서, 학습 환경은 학생들의 개별적인 필요를 최우선으로 하여 세심하게 구성되어야만 했다. 이는 미국 의과대학의 발전과는 상반되는 것으로, 교육기관이 교수진의 요구를 우선 충족시키는 그런 방식으로 발전했기 때문이다.

이러한 언급은 훌륭한 교육자, 즉 영감이 풍부한 교수들이 정기적으로 출현하였거나, 교수들

중에 헌신적이고 재능 있는 교육자들이 있었다는 사실을 부인하려는 것이 아니다. 오히려, 이러한 관찰은 아브라함 플렉스너가 그토록 가혹하게 비판한 영리의학교에서처럼 현대 의과대학에서도 좋은 교육은 설계보다는 우연에 의한 경우가 많았음을 시사하는 것이다. 그 상황을 바로잡는 데 있어 제도적인 장애물은 만만치 않았다. 1920년대에 하버드 의과대학을 설득하여 급성장하는 자원의 일부를 연구로부터 교육으로 돌리는 데 실패했던 로렌스 로웰이 살아 있었다면, 그는 틀림없이 낙담했을 것이지만 놀라지는 않았을 것이다.

제3부.

사회계약의 붕괴 : 대학 가치관의 침식, 공공 정신의 저하, 의학교육에서 2차 혁명의 시작

제12장 메디케어, 메디케이드 그리고 의학교육

- ✓ 교수 진료의 증가
- ✓ 단일 진료 시스템의 구축
- ✓ 대학 이념의 반전

제12장 메디케어, 메디케이드 그리고 의학교육

제2차 세계대전 이후의 세대에 있어 미국 의과대학의 유일한 특징이 있다면, 학문에 대한 열정이다. 1945년~1965년이 그 절정이었는데, 많은 놀라운 과학적 발견들이 이루어졌기 때문이 아니라, 생의학 연구에 대한 몰두가 얼마나 의과대학의 사명을 지배했는가, 그리고 대중이 막대한 지출과 인정을 통해 그 사명을 얼마나 강력하게 지지했는가 하는 점에서 그렇다. 지식을 확장하려는 노력 가운데 종종 교육이 망각되었다면, 그것은 멀티버시티의 모든 학과 교수와 의대 교수들이 함께 공유했던 고민이었다.

1965년 메디케어(Medicare)와 메디케이드(Medicaid)가 통과되면서, 의과대학의 임상 활동이 다른 업무에 비해 지나치게 비대해지는 새로운 시대가 시작되었다. 이러한 효과는 메디케어 및 메디케이드 법률이 제정될 당시에는 예상하지 못했고, 즉시 나타나지도 않았다. 그럼에도, 그 후 몇 년 동안 임상 서비스는 급속도로 성장하여 의과대학의 가장 눈에 띄는 활동이자 가장 중요한 수입원이 되었다. 그 과정에서 대학과의 연계가 약화되었고, 학문적 가치에 대한 헌신이 감소하고, 자선에 대한 전통이 약화되었지만, 그들은 의료전달체계에서 어느 때보다 확고하게 자리를 굳혔다. 한때 연구가 주역이었다면, 대부분의 의과대학에서 그 역할은 점차 환자 진료로 바뀌었고, 연구와 교육은 점점 부차적인 것이 되었다.

교수 진료의 증가

제2차 세계대전 이후 민간 의료보험이 보급되면서 의과대학은 환자 진료 활동을 크게 확장하였다. 그럼에도 불구하고, 1965년 이전의 교수 진료는 의과대학의 학문적 기능에 비해 상대적으로 미미했다. 1965~66년, 전국 의과대학의 총 수입은 총 8억 8천 2백만 달러였고, 이 중 의료 서비스는 4천 9백만 달러를 차지했다.[1] 교수들의 진료는 중요한 활동이었지만, 의과대학의 재정은 여기에 거의 의존하지 않았다.

그러나 1960년대 중반, 생의학 연구에 대한 연방기금을 지원받기 어려워지면서 의과대학의 재정은 더욱 어려워지기 시작했다. NIH의 놀랄 만한 확장이 무한정 지속될 수는 없었겠지만, 베트남전의 가속화로 인해 NIH 예산 증가율이 갑자기 감소하게 되었다. 주목할 점은, NIH 예산의 삭감은 절대적인 금액 수준이 아니라 그 성장률에 있었다(건설 및 교육 훈련 기금이 줄어들기는 했지만). 그럼에도, 의학계 지도자들이 연방정부가 생의학 연구에 대한 지원을 "비양심적으로" 삭감한다고 불평하면서 절망적인 분위기가 학계에 만연했다.[2]

다행히도, 1965년 연방정부는 획기적인 메디케어 및 메디케이드 법안을 제정했다. 메디케어는 65세 이상의 개인과 전 연령의 장애인에게 상당한 액수의 연방 의료 혜택을 제공했고, 연방정부와 주 정부 공동 프로그램인 메디케이드는 자산 검증을 거친 가난한 이들에게 의료 혜택을 제공했다. 이 법은 수혜자를 다른 민간 보험 환자와 유사한 행위별 수가제(fee for service)78)로 편입하였다. 아카데믹 메디컬 센터는 이전에 많은 가난한 환자들에게 무료, 또는 할인 가격으로 제공했던 거의 모든 의료서비스에 대해 비용을 받기 시작했다. 모든 의사와 병원들이 비슷한 방식으로 혜택을 받았지만, 자선 진료의 가장 큰 몫을 제공해왔던 의료 시설과 교육병원만큼 큰 혜택을 받은 곳은 없었다. 그 결과는 아카데믹 메디컬 센터의 새로운 주 수입원이 창출되었다.

메디케어와 메디케이드의 뿌리는 의학의 기술력 증가, 의료 수요의 가속화, 연방정부의 국내 문제에 대한 관여의 증가, 사회의 번영 수준 증가, 의료는 권리라는 신념의 진화 등에 있다. 1965년에 이르러 미국인의 약 75%가 민간 의료보험의 보장을 받게 되었고, 이는 고용 계약의 중요한 요소가 되었다. 그러나 상당수의 인구, 특히 의료서비스가 가장 필요한 노인과 빈민층은 민간 의료서비스에 접근할 수 없었다. 1962년 마이클 해링턴(Michael Harrington)의 베스트셀러인 "또 다른 미국(The Other America)"의 출간은 미국 빈곤 문제의 시급성과, "부자"- "빈자"의 간극 증가와 같은 문제에 광범위한 관심을 이끌었다. 메디케어와 메디케이드는 이러한 케네디-존슨 시대의 낙관적인 분위기 속에서, 나타난 결과였다. 이러한 프로그램은 "위대한 사회(Great Society)"79)의 중요한 일부였다. 이는 1960년대에 공공복지, 민권, 도시교통망, 공공 주택, 교육에 대한 연방 지원 및 도시 재개발이라는 주요 이니셔티브를 위한 사회정책의 제도화를 의미했다.[3]

메디케어와 메디케이드의 혜택은 즉각적이고 광범위하게 나타났다. 수백만 명의 미국인들이 민간 의료 시스템에 편입되었고, 그 결과 이전보다 의료서비스의 이용이 급증하였다. 1965년부터 1980년까지 종합병원 단기 입원 건수는 50%나 증가했는데, 이는 특히 65세 이상 연령층에서

78) 의료행위를 세분화하여 각각의 행위마다 수가를 매겨 지급하는 지불 시스템.
79) 1964-1965년에 미국 린든 존슨 행정부가 추진한 빈곤과 인종적 불평등의 퇴치를 위한 개혁 정책의 캐치프레이즈.

두드러진 증가였다. 1965년에는 종합병원에서 퇴원한 단기 입원환자의 16%가 65세 이상이었다. 1985년에는 이 수치가 30%까지 증가했다.[4] 의료기관들은 또한, 새로운 프로그램, 특히 메디케어를 통해 이익을 얻었고, 이는 프로그램에 대한 주 정부의 자금 지원 의향이나 능력에 의존하지 않았다. 메디케어는 지불 스케줄이 신속하고, 개별 환자의 진료비를 병원에 기꺼이 환급해 주었기 때문에 의사와 병원에게는 노다지나 다름없었다. 메디케어는 또 다른 면에서 영향을 미쳤는데, 연방정부가 의료서비스 지불자가 되면서 민간 보험자들도 대개 메디케어의 허용급여와 환급률에 관한 결정을 따랐던 것이다. 메디케어와 메디케이드는 동시에 제정되었지만, 아카데믹 메디컬 센터에 가장 큰 영향을 미친 것은 메디케어였다.[5]

메디케어가 통과되자, 의료기관들은 임상 업무를 신속하게 증가시켰다. 가장 눈에 띄는 활동은 처음에는 메디케어 환자들 사이에서 일어났다. 그러나 어떤 보험자가 지불을 하게 되든 간에, 자비 환자는 자비 환자임이 곧 분명해졌고, 교수들도 곧 더 많은 전통적인 자비 환자들을 진료하기 시작했다. 교육병동과 클리닉, 자비 환자 병동, 그리고 진료실에서 교수의 자비 환자 진료의 양은 극적으로 증가하였다. 임상 교수들이 보는 많은 환자들이 교육에 활용되긴 했지만, 교수 진료의 증가는 의대생이나 수련의 교육과는 무관했다.

교수 진료의 관리 수단은 이른바 '교수 진료 플랜(faculty practice plan)'으로, 이는 의과대학의 전임 및 (무급) 임상교수로 구성된 집단진료(Group Practice)이다. 교수 진료 플랜은 1950년대에 민간 의료보험의 성장에 대응하여 처음 나타났고, 1960년대에는 이러한 플랜을 운영하는 학교의 수가 증가했다. 메디케어가 통과된 후, 이 플랜은 보편화되었다. 일반적인 플랜에서, 전임교수는 승인 카드에 서명하게 되는데, 이 승인 카드는 플랜 관리자가 메디케어 및 메디케이드 환자를 포함한 자비 환자에게 제공되는 서비스에 대해 해당 교수의 이름으로 진료비를 청구하는 것을 허용한다. 또한 플랜 관리자는 교육 서비스 차원에서 수련의에게 제공한 감독에 대한 전임 및 무급 교수의 수수료를 청구할 수 있다. 수령한 돈은 일반 계정에 입금되어, 해당 교수 진료 플랜이 지정한 방식으로 사용하였다.

각각이 특정 기관의 필요에 맞게 구성되었기 때문에 어떤 교수 진료 플랜도 동일하지 않았다. 어떤 경우에는 그 플랜이 학교 전체 수준에서, 다른 경우에는 학과 수준에서 조직되었다. 모두 행정 및 보고 절차, 수수료 결정, 청구 및 징수, 보상 스케줄 및 소득 분배와 같은 매우 다양한 세부 사항을 명시한 복잡한 법적 계약을 통해 관리되었다. 그러나 일반적으로 전임교수에게는 학교나 학과의 진료 플랜의 멤버십이 요구되었고, 대부분의 플랜은 서비스의 성격이나 제공 장소와 무관하게 모든 임상 수입을 포함하였다.[6]

메디케어와 메디케이드의 도입 이후 몇 년 동안 교수 진료의 성장은 엄청났다. 존스 홉킨스의 경험은 전형적이었다. 1970-71년에는 전임교수의 임상 수입이 1,901,000달러, 1974-75년에는 6,130,000 달러, 1983-84년에는 6천만 달러에 이르렀다.[7] 전국적으로, 교수 진료가 창출한 소득은 비슷한 증가율을 보였다. 1980-81년까지, 진료 수입은 의과대학의 가장 큰 수입원이 되었다.[8]

전임교수의 경우, 임상진료의 성장은 노다지를 의미했는데, 임상수입의 주된 사용처가 교수에게 주어지는 보상이었기 때문이다. 공립 의과대학에서는 1970년대의 진료 수입은 교수 평균 급여의 30~40%였고, 사립학교에서는 그 비율이 좀 더 높았다.[9] 전통적으로 민간 개업의의 진료 수입에 비해 적었던 교수의 급여가 급격히 오르기 시작했다. 이점은 임상학과에서 가장 두드러졌지만, 임상의 수입이 기초의학 교수에 대한 지원으로 흘러들어가면서, 의과대학 전체에서 급여가 인상되었다. 1975년에 이르러, 임상학과의 수입은 개업 의사의 수입에 근접하는 수준까지 올랐다.[10] 교수들에게 성공적인 보상을 위해서, 이제 의과대학은 연구 기회의 제공뿐 아니라 경쟁적인 진료비 환급을 제공해야 했다.

심지어 가장 권위 있는 학교들도 교수 급여를 인상하라는 압력에 예외가 되지 않았다. 존스 홉킨스의 지도자들은 높은 보수의 진료비 환급 플랜이 없다면 그 학교가 교수 채용에서 "심각한 핸디캡"에 처하게 될 것임을 인정했다.[11]

임상 수입의 또 다른 중요한 용도는 학술 활동을 보조하는 것이었다. 그 구체적인 내용은 다양했지만, 사실상 모든 곳에서 원칙은 동일했다. 즉 해당 기관의 학문적이고 전문적인 발전을 위해 남은 진료 수입을 사용한다는 것이다. NIH의 연구비 지원이 줄어들었어도, 연구가 어려워지지는 않았는데, 모든 기관에서 진료 수입으로 교수 모집, 교육 프로그램 운영, 건물 건축 및 장비 및 물품 구매가 가능해졌기 때문이다. 본질적으로, 임상 진료는 의과대학의 핵심 사업이 되었고, 핵심적인 학문적 사명을 지원하는 데 사용되었다.

대학병원 또한 번영의 새로운 시대로 접어들었다. 메디케어 및 메디케이드에 병원비를 청구할 수 있었고, 졸업후 교육에 대한 직접 비용(수련의 급여)과 함께 수련의 프로그램을 유지하는 간접 비용, 즉 환자들의 적절한 배치, 교육에 대한 보상, 당직실과 교육 시설 유지비용(소위 "교육 창구(education passthrough)"에 대해서도 지불을 받았다.[12] 1970년대에 이르러, 전형적인 교육병원은 수천만 달러의 수입을 올리는 거대한 복합 시설이 되었다.

놀랄 일도 아니지만, 임상 수입의 사용에 관하여 무수한 문제가 발생했다. 교수 연봉에 얼마를 써야 할지, 직접 연구비로는 얼마나 쓸지에 대한 결정을 내려야 했다. 또한 돈을 번 개인이나 부서 몫으로 남겨야 할 임상진료비 비율과 기관 내 다른 이들도 사용할 수 있는 비율에 관해서도 결정을 내려야 했다. 의과대학에서 학과들이 서로 충돌한 의견의 불일치나 불화는 그 흔한 결과였다. 외과 전문의나 방사선과 전문의와 같은 높은 수입을 올리는 이들은 그들이 창출한 진료비수입에서 많은 몫을 가져가려고 하는 경향이 있었다. 정부 규제로 인해 소득 제한을 받는 시립병원이나 보훈병원에 근무하는 의사는 우연히 다른 병원에 자리를 잡은 동료들이 받는 높은 급여를 부러워하는 경우가 많았다. 많은 기초의학자들은 급여가 인상되었음에도, 그들의 급여와 임상교수들 간의 급여 차이가 점점 벌어지는 데 분개했다. 미시간 의대의 한 학과장이 진료비 수입의 사용은 "우리 메디컬 센터 내에서 가장 중요하고 잠재적으로 파괴적인 현재의 문제"라고 말했을 때, 이는 널리 퍼진 견해를 반영한 것 뿐이었다.[13]

의과대학에서 교수 진료의 증가는 변화의 동인이었다. 교수 진료가 창출하는 많은 돈을 다루기 위해서 학교는 더 나은 관리 방식을 채택할 필요가 있었고, 그 결과 의과대학은 효율적인 대규모 기업으로 조직적인 진화가 가속화되었다. 이런 모습은 콜로라도 의대의 경우가 전형적이다. 1978년, 낡고 주먹구구식의 방법을 사용하던 이 학교는, 낮은 수금율과 240일에 달하는 청구와 지불 사이의 평균 지연기간을 알게 되었다. 이에 따라 이 학교는 컴퓨터를 활용한 진료비 청구 제도를 도입하고 효율성을 높이기 위해 행정 절차를 개정하였다.[14] 전국적으로, 교수 진료 플랜의 행정은 학과장, 학장 또는 메디컬센터의 행정부원장에게 보고하는 전문 비즈니스 관리자가 담당하는 까다로운 직업으로 자리잡았다.[15]

또한 메디케어와 메디케이드의 등장은 아카데믹 메디컬 센터의 자선 사명의 퇴화를 재촉했다. 여전히 메디케이드 수급 자격이 충분치 않은 65세 이하의 수백만 명의 사람들이 민간 의료보험에 가입하거나 자비로 진료비를 지불할 능력이 없었기 때문에 자선 진료의 필요성은 계속되었다. 의대 교수와 교육병원은 미국 의료의 자선 의료의 기준을 꾸준히 정비했다. 그럼에도 불구하고, 엄청난 임상 수입으로 인해, 대부분의 아카데믹 메디컬 센터들이 자선 진료로 입게 된 손실은 수입의 몇 %에 불과할 정도로 훨씬 더 작아졌다. 역사적으로, 아카데믹 메디컬 센터는 막대한 양의 무료 진료 서비스를 제공했다. 이제, 그들은 일반 서비스 공급업체로 바뀌었다.

메디케어의 등장으로, 의료진은 이전보다 훨씬 더 광범위한 책임을 지게 되었다. 메디케어는 지역사회 서비스 확대와 가정 간병, 호스피스 케어, 요양원 관리와 같은 비병원 서비스 제공이라는 측면에서 아카데믹 메디컬 센터에 많은 의미를 부여했다. 많은 교육병원이 자체 요양 시설을 설치했고, 많은 의과대학이 지역사회의학과를 설립했으며, 의과대학은 마을 보건소, 정신 건강 클리닉, 약물 남용 프로그램 등 다양한 실험을 시작했다. 만성질환이 계속 증가함에 따라, 교수들 또한 치료뿐 아니라 예방과 건강증진에 대해 언급하기 시작했다. 이보다 광범위한 아젠다는 그 시대의 강렬한 사회적 운동에도 영향을 받았다. 이러한 활동은 궁극적으로 대부분의 아카데믹 메디컬 센터의 활동에는 사소한 것으로 남아 있었지만, 아카데믹 헬스센터라80) 불리는 빈도가 증가하면서 그 중요성은 상징적으로 인식되었다. 항상 그러한 활동을 하지는 않았지만, 명목상 아카데믹 헬스센터들은 책임의 확대를 인정했다.[16]

교수의 진료량이 늘어나면서 1960년대 후반의 재정적인 우려는 곧 잊혀졌다. 임상 수입의 엄청난 성장으로 의과대학은 연구비에 덜 의존하게 되었다. 반면, 의대 교수는 이제 서비스 공급자가 되었고, 다른 모든 서비스 공급자와 마찬가지로, 구매자와 지불자의 변덕에 취약했다. 한 유명한 외과의사는 "서비스 비용을 지불하는 힘은 그러한 서비스를 규제하는 힘이다."고 썼다.[17] 처음에 의과대학은 그러한 생각으로 고민하지 않았고, 메디케어와 민간 보험사의 급여도 매우 관대했다. 행위별 수가제 환경에서 의과대학은 그들의 기대 이상으로 부유해졌다. 그러나 임상 수입이 그들의 지배적인 수입원이 되면서, 그들의 운명은 의료전달시스템과 엮이게 되었다. 그들의 지속적인 번영은 이제 의료전달시스템이 얼마나 호의적으로 계속해서 미소를 지어줄 것인가에 달려 있었다.

단일 진료 시스템의 구축

미국은 대부분의 서구 국가들과 마찬가지로 전통적으로 두 종류의 의료 시스템을 가지고 있었다. 의료비를 지불할 수 있는 사람들을 위한 환자 지향적이고, 개인화된 자비 의료는 의사-환자 관계의 연속성을 기반으로 했다. 이는 환자들에게 자기 개인 주치의를 보기 위한 최소한의 대기 시간과, 외래와 입원 환경 모두에서 편리하고, 편안하고, 개인화된 서비스를 제공했다. 이와 대조적으로, 자선 의료 서비스를 받는 사람들을 위한 "클리닉" 진료 방식은 비록 같은 질의 진료를 제공하더라도, 비개인적이고, 어느 정도 비효율적이며, 때로 모욕적이었다. 전형적으로 이러한 진료는 환자의 개인 주치의가 아닌 교수진의 감독 하에 인턴, 레지던트 및 교육병원의 펠로우들에 의해 제공되었다. 수련의와 교수들의 정기적인 순환 근무로 지속적인 진료는 종종 불가능했다.

그러나 제2차 세계대전 이후, 증가하는 시민권 운동의 일환으로, 가난한 이들에 대한 미국의

80) 아카데믹 메디컬 센터는 교육과 연구에 덧붙여 의료서비스 공급자 역할을 하지만 아카데믹 헬스센터는 이에 덧붙여 예방 및 지역보건, 건강증진 등 다양한 활동을 하게 된다. 이 시기 이후로는 아카데믹 헬스센터라고 주로 불리게 되었다.

태도는 근본적인 변화를 겪고 있었다. 점점 더 미국 대중은 인종, 종교, 또는 재정 능력과 무관하게 개인의 존엄성을 인정했다. 그러한 태도의 변화는 의료는 자선이나 호의가 아니라 권리라는 새로운 관점에 기여했다. 이러한 문화적 변화로 인해, 클리닉에서 진료를 받고 있다는 이유로 환자들의 신체적 또는 정신적 불편함을 정당화시키기가 점점 어려워졌다. 이에 따라 1950년대 일부 의대와 교육병원은 이 병행 제도의 적절성에 의문을 제기하기 시작했다. 예를 들어, 1960년에 컬럼비아-장로교 메디컬 센터는 밴더빌트 클리닉(Vanderbilt Clinic)을 재건하면서, 이 시설의 서비스를 받는 가난한 환자들에게 더욱 친화적인 시설을 만들기 위해 일정과 입원정책의 변경을 승인했다.[18]

이러한 맥락에서, 메디케어와 메디케이드는 의료비 조달을 위한 메커니즘 이상의 것을 제공했다. 그것들은 또한 사회 혁명의 정점을 구현했다. 이 법안은 1964년 민권법과 1965년 투표권법을 후원한 백악관의 산물이었다. 그 법률의 설계자들은 모든 환자를 위한 단일 진료 시스템이 필요하다고 믿었다. 그들의 견해에 따르면, 병행 제도는 필연적으로 불평등을 초래했고 공적 자금을 받을 자격이 없었다. 메디케어와 메디케이드의 목표는 더 부유한 사람들에게 서비스하는 것과 동일한 건강관리 시스템을 노인과 빈민에게 제공하는 것이었다.[19]

메디케어와 메디케이드의 설립은 모든 환자를 예의와 존엄을 가지고 치료하는 시스템으로 나아가게 했다. 외래 시설 또한 입원 시설과 마찬가지로 개선되고 업데이트 되었다. 외래 클리닉은 예약 시스템을 도입하였고, 환자를 2개, 3개 또는 4개의 침상이 있는 병실에 배정해야 한다는 메디케어 요건에 대응하여 수많은 침상을 두었던 입원 병동이 사라지기 시작했다. "대학 임상서비스(university clinical service)"나 "반-자비 서비스(semiprivate service)"와 같은 완곡한 용어가 "자선병동 서비스(ward service)", "클리닉 서비스(clinic service)", "교육용 서비스(teaching service)"와 같은 용어들을 대치하였다. 이러한 언어적 변화는 "니그로(negro)"의 대체어인 "흑인(black)" 그리고 "메디컬케어"의 대체어인 "헬스케어" 만큼이나 상징적으로 중요했다.

교육의 관점에서 가장 중요한 것은 메디케어 환자들을 자비 환자로 취급하도록 하는 것이었다. 이는 신원이 분명한 시니어 의사가 환자에 대한 책임을 져야 한다는 것을 의미했다. 전형적으로 그 책임 있는 의사가 주치의가 되었고, 그는 이제 단순한 수련의의 감독자 이상의 역할을 하도록 요구받았다. 진료비 청구 목적으로 "개인 주치의(private physician)"의 정확한 정의가 지속적으로 논의되었고, 메디케어는 교수가 환급 자격을 갖추려면 충족해야 하는 조건을 정기적으로 발표하였다. 그럼에도 불구하고, 기본 원칙은 항상 동일했다. 즉, 메디케어 파트 B 아래서 급여를 받는 전임 임상의사의 진료 서비스에 대한 지불은 환자와 개인 주치의 관계가 존재할 때만 가능했다.

의학교육자들은 딜레마에 직면했다. 그들은 메디케어가 교육 환경에서 의과대학에 진료비를 지불하는 것을 즐거워했다. 그러나 메디케어(및 메디케이드) 환자들을 자비 환자 상태로 전환하면, 교육병원의 병동 서비스를 파괴하여 교육 프로그램을 심각하게 손상시킬 수 있다고 우려했다. 교육자들은 학습자가 환자 치료에 대한 실질적인 책임을 질 수 있는 기회를 가질 때에만 독립성을 발전시킬 수 있으며, 과거에 자비 환자들로는 이것이 가능하지 않았음을 알고 있었다. 많은 교육자는 메디케어는 의대 교수를 부유하게 할 수는 있지만, 의학교육은 망칠 것이라고 우려했다.[20]

진료 유형의 변화로 자선 병동 서비스가 겪는 위협은 새로운 것이 아니었다. 앞에서 지적한 바와 같이, 민간 의료보험의 보급과 더불어 1940년대와 1950년대에 자선병동 환자의 수가 감소하였다. 그러나 한동안 메디케어 하에서 자선병동 서비스의 몰락은 훨씬 더 심각하게 보였다. 예를 들어, 메디케어 시행 직후, 존스 홉킨스 병원의 병동 서비스에 입원한 환자의 90%는 어떤 형태로든 민간 보험이나 공공 지불 프로그램의 보장을 받는 자비 환자였다.[21] 메디케어가 시행되기 전에, 매사추세츠 종합병원의 한 의사는 정부의 노인 대상 의료 프로그램이 "자선 병동 교육 서비스를 마비시킬 수 있다"고 예상했다.[22] 이제는 많은 교육자들은 이러한 견해가 옳다는 것이 증명될 것이라고 우려하였다.

결국, 졸업후 의학교육은 본질적으로 손상하지 않으면서 수혜자들이 자비 의료 서비스를 받을 수 있도록 메디케어와 메디케이드 관계자들을 만족시킬 수 있는 합의가 이루어졌다. 이는 수련의가 개인 주치의의 대리인으로서 환자 진료의 주된 책임을 위임받는 것을 통해 이루어졌으며, 이제 그들은 합법적으로 주치의가 되었다. 개인 주치의들은 예전처럼 정기적으로 수련의와 함께 회진을 돌았고, 레지던트는 도움이 필요하면 즉시 개인 주치의에게 연락해야 했다. 전형적으로 개인 주치의는 입원 후 48시간 또는 72시간 이내에 간단한 입원 메모를 작성하거나 레지던트의 입원 기록에 서명하는 방식으로 환자 의무기록 대한 참여를 문서화할 수 있었다. 일부 기관에서는 개인 주치의가 레지던트의 경과 기록지에 함께 서명하기도 했다. 메디케어 및 메디케이드는 그런 문서가 의무기록에 있으면 교수의 진료비를 지불하였다.

의학교육자들은 의대생과 수련의의 교육이 방해받지 않을 수 있어서 이 제도에 만족했다. 특히, 개인 주치의가 없는 메디케어와 메디케이드 환자들을 대상으로 수련의들은 전통적으로 자선 병동 환자들에 대해 누렸던 (교수 감독 하의) 독립성을 유지할 수 있었다. 새로 입원한 환자들을 가장 먼저 본 사람은 수련의들이었고, 어떤 변화나 문제에 대해서 연락을 받는 사람도 그들이었다. 개인 주치의에게 즉각 통지해야 하는 "비상 상황"의 결정은 그들의 재량에 맡겨졌다. 요컨대, 그 결과로 나타난 주요한 변화는 개인 주치의가 이제 병원 의무기록에 그들의 관여를 기록한다는 것이었다. 이제 새로운 명칭으로 불리고 좀 더 편안한 환경에 있게 된 병동 입원환자들은 여전히 주로 수련의에게 치료를 받았다. 결과적으로, 교육 서비스의 학습 환경의 질은 여전히 높았다.

의학교육이 상대적으로 영향을 받지 않은 이유는 진정한 단일 의료시스템이 완전히 이루어지지 않았기 때문이었다. 그러한 방향으로 상당한 조치가 취해졌지만, 의료에서 완전한 평등주의는 성취되지 않았는데, 이는 미국 사회의 다른 영역과 다를 바 없다. 모든 유료 환자[81)]가 동일한 대우를 받는 것은 아니었다. 즉, 개인 주치의가 있고 교육 서비스에 활용되지 않는 환자는 우선적인 수술실 예약을 잡거나 신속한 방사선 검사를 받을 수 있었다. 마찬가지로 교육 서비스에 활용되는 환자들은 심지어 메디케어나 메디케이드가 있어도, 퇴원 후에 장기간의 추적관찰이나 진료의 연속성을 제대로 누리기가 어려웠다.

단일 관리 시스템을 향한 움직임은 다시 한 번 의학교육의 본질적인 윤리적 딜레마를 부각시켰다. 장차 국가에 잘 훈련된 의사들을 배출할 수 있도록 수련의가 환자 치료에 대한 큰 책임을 지는 것은 사회의 이익이었다. 한편 경험이 풍부한 의사의 진료를 받는 것은 개인의 이익이었다. 역사를 통틀어서 그 대답은 용이했다. 즉, 가난한 환자들은 무료 진료를 받는 대신에 교육에 활용된다는 것이다. 그러나 그것은 빈자의 사회계약이지 평등주의를 열망하는 부유한 사회의 계약은 아니었다.

어떻게 하면 유료 환자들을 데리고 효과적으로 의학을 가르칠 수 있을까 하는 문제가 의학교육자들을 당혹스럽게 했고, 다양한 접근법이 강구되었다. 일부는 유료 환자들에게 제대로 된 정보만 제공한다면, 교육에 활용되는 것을 "특권"이자 "기회"로 간주할 것이라고 주장하면서, 교육 서비스 진료의 질이 높다는 사실을 지적했다. 다른 이들은, 유료 환자들이 그들의 개인 주치의가 이전에 받은 수련으로부터 혜택을 입고 있으므로 교육에 활용되는 것을 허용할 윤리적 의무가 있다고 주장하였다. 이는 마치 음식을 가지고 오지 않은 이들은 포틀럭 파티(potluck party)를 즐길 자격이 없다고 주장하는 윤리학자와 마찬가지다. 다른 이들은, 예컨대 수련 기간을 연장하고, 수련의들에게 서서히 책임을 부여하면서 더 견고한 예방책을 마련한다면, 유료 환자들을 교육에 활용할 수 있도록 설득할 수 있다고 주장했다.[23] 그럼에도 불구하고, 이러한 논쟁은

81) private patient를 "유료 환자"로 옮겼는데 이들은 개인 주치의를 두거나 메디케어/메디케이드가 있어 치료비를 지불하는 환자들이다. 이들은 교육과 연구에 활용되고 치료비를 내지 않았던 과거의 가난한 무료환자(non private patient), 또는 자선환자(charity patient)와 구별된다.

이론적으로만 남아 있는데, 메디케어 및 메디케이드가 특정 환자 집단에 대해 수련의가 상당한 수준의 책임을 지는 기회를 박탈하지 않았기 때문이다. 의학교육자와 미국 사회가 이 진료 시스템에서 수련의에게 어떤 책임을 지게 할지에 대한 결정을 회피했다면, 그것은 인간의 존엄성과 사회적 평등에 대한 이 나라의 미사여구가 계속 현실을 능가했기 때문이었다.

대학 이념의 반전

20세기 초 3분의 2 동안을 특징짓는 가장 두드러진 미국 의학교육의 주제는 의과대학을 종합대학의 진정한 소속 기관으로 만들기 위한 교수와 관리자들의 노력이었다. 의과대학의 종합대학 연계 주장은 고등교육과 연구에 대한 책무에서 비롯되었다. 의대생(그리고 나중에는 수련의, 임상 펠로우, 대학원생) 교육은 다른 대학 분과 교육과 같은 교육과정, 학습 기회, 지적 자유에 관한 관심 없이는 효과적으로 진행될 수 없었다. 마찬가지로 생의학 연구의 모든 분야에서 창조성과 생산성을 유지하려면 연구자는 학문적 업무에만 전념해야 했다. 전문적으로 잘 훈련된 임상의사는 임상교육을 제공하였고, 일부 기술적(descriptive) 임상연구에 참여할 수 있었지만, 의학 지식과 실천의 미래는 대학의 학자로서 자신의 연구 주제에 접근할 기회를 가진 풍부한 창의성과 학문적 준비를 마친 이들의 손에 맡겨져 있었다.

의과대학의 또 다른 중요한 임무는 환자 진료의 제공이었다. 의과대학에 능동적인 임상클럭십이 없으면 교육도 임상연구도 불가능했다. 따라서, 진료 시설을 갖추는 것은 미국 의학교육의 역사에서 또 하나의 지배적인 주제였다. 의대 교수들은 임상 진료에 적극적으로 참여함으로써 의료의 표준을 세우고, 난치 증례에 대한 자문을 해결하며 지역사회에 봉사할 수 있었다. 게다가, 교수진이 제공하는 많은 양의 무료 진료는 중요한 자선 기관으로서 의과대학과 교육병원의 역할을 입증했다.

물론 무료 진료를 내버려 둔다면 이는 교수의 창의적인 업무에 쉽게 지장을 줄 수 있다. 진료는 의사들이 통제하기 어려운 시간과 에너지를 요구한다. 일단 환자 진료 책임을 맡으면 환자의 요구가 가장 중요하기 때문에 연구와 교육의 자유로운 추구가 종종 위태로워진다. 어떤 진료행위는 임상적 역량을 날카롭게 유지하기 위해 필요하지만, 지나친 진료는 교육과 연구, 그리고 기관의 전반적인 학문적 명성을 위태롭게 한다. 정확히 얼마나 많은 진료 행위를 학문적 직무와 결합시킬 수 있는지는 분야마다 다양했다. 외과 분야에서는 학문적 역량이 임상 실무와 더 쉽게 연결되었는데 수술실은 교육과 외과적 지식의 진보에 필수적이기 때문이다. 많은 연구가 실험실에 기반을 둔 내과와 소아과에서는 훨씬 적은 양의 임상 진료도 학문적 생산성을 저해하였다.

20세기 내내 미국 의과대학이 직면한 가장 어려운 과제 중 하나는 학문적 사명을 잃지 않으면서 환자 진료 책임을 수행하는 것이었다. 이미 보았듯이 진료가 교육과 연구를 간섭하지 않는 경우는 없었다. 제2차 세계대전 전에, 분주한 교육병원의 자선 병동들은 학문적 지향을 잃지 않으면서 진료를 제공해야 했던 교수의 능력을 가혹하게 시험했다. 제2차 세계대전 후, 아카데믹 메디컬 센터에서 치료를 받으려는 피보험자의 수가 증가함에 따라, 임상 서비스를 제공하라는 교수진에 대한 요구는 더욱 거세졌다.

그럼에도 불구하고 1965년 이전에는 대부분의 의과대학이 대학의 고유 업무에 집중하는 데 성공했다. 이는 많은 학교에서 일부 전임 임상교수들이 무급 교수들로부터 상당한 도움을 받았기 때문에 가능했는데, 그들은 임상교육과 자선 진료를 많이 제공했다. 더 중요한 것은, 의대 교수들이 학교 운영비를 충당하기 위해 임상 수입에 의존하지 않았다는 점이다. 결과적으로, 그들은 서비스를 원하는 모든 자비 환자들을 봐야 한다는 경제적 압박을 받지 않았다. 오히려, 그들은 임상 활동을 교육 및 연구와 관련된 자선 진료나 그들이 관심 있는 자비 환자들로 제한할 수 있었다.

메디케어와 메디케이드의 등장은 의과대학의 학술과 서비스 기능 사이의 균형을 극적으로 변화시켰다. 메디케어를 통해 이전에는 교육에 활용되었던 많은 자선 환자들이 개업 의사와 지역 병원들에게 금전적으로 매력 있는 존재가 되었다. 의과대학이 메디케어 환자와 기타 자비 환자들을 두고 경쟁하지 않는 한, 그들은 "임상 자료"를 잃을 위험에 처했고, 학술 프로그램도 회복하기 힘든 피해를 입게 되었다. 한 의과대학은 "올해의 메디케어 입법은 교육 자료를 두고 의과대학을 개업의와의 직접적인 경쟁으로 내몰았다."고 주장했다.[24] 이런 의미에서, 의과대학은 환자 유치 경쟁에 뛰어드는 것 외에 선택의 여지가 없었기 때문에 교수 진료는 필연적으로 증가하였다.

하지만 의과대학이 새로운 의료전달시스템에 적응하는 데는 시간이 오래 걸리지 않았다. 메디케어 시행 즉시 의과대학은 무료로 제공했던 임상 서비스에 대해 후한 보상을 받기 시작했고, 특히 NIH의 "황금시대"가 끝났기 때문에, 그 돈을 받지 않을 이유가 없다고 보았다. 교수들이 점점 더 많은 임상 수입을 벌어들이면서, 의과대학은 그들이 이를 좋아한다는 것을 알게 되었고, 처음으로 자비 환자들을 적극적으로 찾아 나서기 시작했다. 환자 진료가 빠르게 증가했고, 아카데믹 헬스센터는 이전보다 훨씬 더 바빠졌다.

의대 교수들이 사적 진료82) 제공으로 바빠지면서, 그들은 학문적 사명에 점점 더 집중하기 어려워졌다. 항상 그렇듯이 상당한 지역적 차이들도 나타났다. 일부 의과대학에서는 진료가 더 중시되었으나, 다른 학교에서는 그렇지 않았다. 그러나 거의 모든 곳에서 환자 진료의 증가는 대학의 가치를 훼손했다. 미시간 의대 학장은 "일부 임상과에서는 교수들이 사색하거나 학문적인 집중을 할 수 있는 기회가 전혀 없다."고 말했다.[25] 조지타운 의대에서는 진료에 대한 교수들의 과도한 참여는 "교육의 질과 학문적 노력에 부정적인 영향을 끼친다."라고 했으며,[26] 하워드 대학교 교수들은 교육과 연구를 저해하는 "진료 수입을 증가시키라는 직접적인, 또는 미묘한 압력"을 두려워했다.[27]

미국 아카데믹 메디신의 선구자인 존스 홉킨스 대학교에서도 진료 증가로 인한 변화의 효과를 분명히 볼 수 있었다. 1956년 밀턴 아이젠하워가 이 대학의 총장직을 맡았을 때 의과대학의 예산은 410만 달러였으며, 이 학교의 프로그램은 교육, 연구, 임상 서비스가 잘 균형을 이루고 있었다. 1967년 그가 총장직을 떠났을 때, 예산은 연방 연구비 지원의 증가를 주로 반영하여 2천 2백만 달러로 늘어났으나, 아이젠하워의 견해로는 성장이 잘 관리되었고, 균형이 합리적으로 유지되고 있었다. 1971년 그가 총장직을 재개했을 때, 예산은 4천 2백만 달러까지 증가했는데, 이는 주로 진료비 수입에 기인하였다. 아이젠하워는 이 학교의 프로그램은 균형을 잃었고, 진료는 학문적 추구를 저해하기 시작했다고 판단하였다.[28]

메디케어와 메디케이드가 통과된 후 의대의 성장은 엄청났다. 그러나 대학 이념 반전의 한 가지 징후로서, 대부분의 성장은 학문 활동보다는 임상 활동에서 일어났다. 더 많은 수입을 창출하기 위해서, 추가 전임교수들이 필요했다. 1980년에 이르러 미국 의과대학의 전임교수 수는 1965년의 약 17,000명에서 50,536명으로 증가했는데, 대부분의 증원은 임상 관련 학과에서 일어났다.[29] 멀티버시티 시대의 교수 증원과는 달리, 이러한 증원은 연구프로그램 개발보다는 전문과목 진료 및 다양한 임상 분야의 졸업후 수련 프로그램 관리와 더 관련이 있었다. 거의 모든 학교에서 교수가 학교의 학술적 직무를 간신히 수행하는 것 이상 성장하지 못한다거나, 전반적으로 교육과 연구보다는 환자 진료에 너무 많은 시간을 할애하고 있다는 우려가 제기되었다.

대학의 이념이 바뀌고 있는 또 다른 징후로서, 교수 진료 계획으로부터 얻은 수입의 상당 부분이 교수 급여, 특히 임상학과 구성원의 급여를 인상하는 데 사용되었다. 예를 들어, 1974년 7개 표본 학교를 대상으로 한 연구 결과, 대부분의 진료 수입(두 표본 학교에서 거의 80%)이

82) private medical care. 전임교수가 유료 환자를 돌보며 본인 진료비를 받는 것을 의미한다.

교수 급여 및 부가적 혜택에 사용되었고, 건설, 장비, 프로그램 개발, 교육 및 연구 직접 지원에 대해서는 훨씬 더 적은 몫만이 남겨졌다.[30] 메디케어 이전에 의대 교수들은 급여로 생활하며, 교육 및 연구를 수행할 기회를 얻는 것으로 만족했다. 이제 임상교수들은 그 기관의 주요 수입 창출원이었고, 그들은 점점 더 각자 분야에서 개업의들이 올리는 수입이나 그에 상응하는 액수를 받을 자격이 있다고 여겼다.

의과대학과 의료전달체계와의 유대 강화는 많은 전통적인 관계를 무너뜨렸다. 예를 들어, 교수 숫자의 증가는 많은 무급 교수들을 불편하게 했고, 의과대학과 그들과의 관계를 냉각시키는데 상당한 영향을 미쳤다. 앞에서 언급한 바와 같이, 전통적으로 많은 의과대학에서 무급 비전임교수들은 상당한 양의 임상 교육을 제공했다. 그러나 1970년대에 이르자 규모가 엄청나게 커진 전임 임상 교수들이 많은 중요한 교육 활동에서 이 무급 교수들을 배제시켰다. 게다가 제한된 병상 수에 대비해서 교수의 규모가 커짐에 따라 전임교수들이 환자를 입원시킬 수 있는 우선순위를 받았고, 이에 따라 의과대학의 임상 운영에서 무급 비전임교수의 역할이 줄어들게 되었다. 대부분의 학교에서 무급 교수와 전임교수들 사이에 오랫동안 존재했던 호의는 약화되기 시작했다.

마찬가지로, 의료전달시스템에 의과대학의 참여가 증가함에 따라 의과대학의 기초의학과 임상의학 간에, 의과대학과 종합대학의 다른 대학들 간에 전통적인 관계가 지장을 받았다. 존스 홉킨스 의대의 예는 다음과 같다. 교수 진료가 증가하면서, 임상의사의 급여 상승은 "임상의학과 기초의학의 관계에 매우 파괴적인 영향을 끼쳤다"[31] 기초의학 교수들은 금전적으로 '이등 시민'이 되고 있다고 느꼈다. 그러나 기초의학 교수들 역시 다른 단과대학 교수들에 비해 높은 급여를 받고 있어 대학 관계자들은 인문대학과 의과대학 사이의 임금 격차가 대학 전체의 급여 구조에 지장을 줄 것이라고 우려했다.[32] 교수 진료가 확대되면서, 아카데믹 헬스센터는 자급자족하는 광대한 제국으로 성장했는데, 이 제국의 예산은 다른 단과대학의 예산을 다 합친 것을 능가하는 경우가 많았고, 전례 없는 자율성이 다른 단과대학의 분노를 초래하는 경우가 많았다.

교수 진료가 증가함에 따라, 의과대학은 공공연히 그리고 일부는 뻔뻔스럽게, 한때 절대 하지 않겠다고 약속했던 지역 개업의 및 병원들과 환자 경쟁을 시작했다. 아칸소 의대 경우가 전형적이었다. 1950년대에 적절한 병원 시설이 부족했던 이 의과대학은 주 입법부를 설득하여 새 실습병원 건설 기금을 마련하기 위한 힘겨운 캠페인에 착수했다. 이 노력은 주로 공공 의료 종사자들의 지원을 받아 성공했다.[33] 이 학교는 지역 개업의들의 지원을 받으면서 '전임교수진에 의한 의료 경쟁 관행'과 '의료원 내에서 자비 환자의 진료'를 배제하겠다고 구체적으로 약속했다.[34] 그러나 그러한 약속은 10년 후 메디케어가 등장하면서, 새로운 학장이 이제 대학병원의 전임교수에 의한 자비 환자 진료가 "절대적으로 필요하다"고 선언했을 때, 그러한 약속은 빠르게 잊혀졌다.[35] 그리고 아칸소 의대는 지역 의사들과 경쟁하기 시작했다.

교수 진료가 의대의 제도적 균형에 미치는 영향을 평가하면서 그들이 학문적 사명을 경시했다고 한다면 이는 정확한 것이 아니다. 대부분의 임상 수입은 교수 급여를 지원하는 데 사용되었지만, 많은 액수가 학술 목적으로 활용되었다. 게다가, 승진과 보상에 있어 학문적 가치 체계는 분명히 유지되었다. 시장 경제에서 대개 가장 많은 보수를 받는 이는 진료를 많이 하는 교수였지만, 승진, 명예, 동료의 인정이라는 점에서는 생산적인 의학자들이 가장 큰 몫을 받았다. 게다가, 임상 교수들이 받는 높은 급여로 인해 이전 세대라면 급여가 작다는 이유로 의대 교수직을 단념했을 많은 우수한 인력들을 학문적 진로로 인도하였다고 추측해도 그리 무리는 아닐 것이다.

그럼에도 불구하고, 의과대학이 의료전달체계와 직접 관련을 맺음에 따라, 대학과의 관계는 그만큼 약화되었다. 로버트 에버트83)는 "60년대 말에 이르자 메디컬 센터의 규모, 재정의 자율성, 상당한 임금 격차에 의해 발생하는 원심력이 모(母)대학과 긴밀한 유대관계를 유지하고자 하는 학문 지향적 의사들의 구심력을 넘어서기 시작했다"고 적었다.[36] 많은 의대 임상 교수들은 교육과 연구보다는 일상적인 환자 진료에 점점 더 많은 시간을 할애했다. 학문 지향에서 임상 지향으로 전환한 주요 요인은 환자의 증가가 아니라 학교의 운영비를 충족시키기 위한 임상 수입에 대한 경제적 의존이었다. 플렉스너는 이를 예측했다. 1930년에 그는 교수들이 수익 창출 능력에 의존한다면 아카데믹 메디신은 안전하지 않다고 썼다. "일단 임상학과의 연구 예산이 임상교수의 수입에 의존하는 경우, 그 교수는 가능하면 관심 분야 진료를 하거나, 그렇지 않다면 다른 일을 해서라도 필요한 만큼의 돈을 벌어야 할 것이다."[37] 멀티버시티의 시대에는 연구가 주역이 되었으며, 교수가 때때로 교육에 몰두하였다면 그것은 연구를 추구하기 위한 것이었다. 메디케어와 메디케이드가 등장한 후, 환자 진료가 점점 더 주 업무가 되었고, 이는 교육과 연구를 종속시켰으며, 현대 의과대학을 설립한 대학의 이념을 전복시켰다.

83) Robert H. Ebert(1925~1996). 미국의 의사, 의학교육자. 1966~1977년에 하버드 의대 학장을 지냈다.

제13장 시위와 인권운동 시대의 의학교육

- ✓ 학생운동
- ✓ 수련의의 투쟁
- ✓ 소수인종
- ✓ 여성

제13장 시위와 인권운동 시대의 의학교육

제2차 세계대전 후 의학교육자들은 자율성이라는 환상을 품었다. 아카데믹 헬스센터가 경험한 부, 규모, 권력, 영향력의 놀라운 성장은 자신이 스스로 운명을 개척한다는 기만적인 관점을 만들어냈다. 그러나 1960년대와 1970년대에 미국은 반전운동과 시민권 운동으로 사회의 기틀이 무너지면서 불안에 휩싸였다. 열정, 도덕적 열기, 불협화음이 의과대학을 휩쓸어 자신감을 떨어뜨렸다. 전통적으로 확고하고 자신만만했던 의과대학은 학생 시위, 전공의 노동조합, 그리고 의사가 되고자 하는 여성과 소수민족, 특히 아프리카계 미국인들의 거센 저항으로 도전을 받았다. 미국 사회의 다른 모든 기관과 마찬가지로 의과대학도 통제 불가능한 외부 사회의 조건에 취약하다는 것이 명백해졌다. 저항의 시대에 의과대학은 거의 변화가 없었지만, 자율성이라는 신화는 거짓임이 드러났다.

이러한 이질적인 사건들은 각각 미국 의학교육의 근본적인 특징들을 보여주었다. 학생운동과 그에 대한 교수들의 반응은 의과대학과 학생 단체의 근본적으로 보수적인 성격을 보여주었다. 전공의 노동조합은 다시 한 번 졸업 후 의학교육의 근본적인 모호함-즉 교육과 진료 서비스 사이의 긴장, 그리고 전공의가 학생인지 직원인지에 대한 논쟁-을 날카롭게 부각시켰다. 그리고 여성과 소수민족의 투쟁은 의학뿐 아니라 어떤 분야에서든 진정한 기회의 평등을 달성하려면, 진입만이 아니라 내부 조직 환경이 중요함을 재확인시켜 주었다. 결과적으로, 저항의 시대는 그로 인해 등장한 어떤 특정한 개혁이나 변화보다 미국 의학교육에 대해 밝혀진 것으로 인해 더 큰 의미가 있었다.

학생운동

미국 의학교육사를 통틀어, 학생들은 교육 환경에 영향을 미쳤다. 그럼에도 불구하고, 예의범절을 잠시 접어두어도 좋았던 교내 축제를 제외하고, 의대생들의 목소리는 전통적으로 공손하고 예의가 발랐다. 의과대학은 급진주의자들을 거의 끌어들이지 못했고, 학교에서 성공하려면 높은 수준의 순응과 학업에 대한 몰입이 필요했다. 의과대학은 다른 단과대학과는 달랐다. 높은 수준의 예절을 고수하였고, 학생 저항은 건물 점거가 아니라 동아리의 장난으로 규정되었다.

민권운동과 베트남 전쟁에 대한 강한 반전 정서에 힘입어 1960년대에는 대학 캠퍼스에서 새로운 학생운동의 시대가 열렸다. 1964년 가을 캘리포니아 대학교 버클리 캠퍼스에서 열린 자유 연설 운동[84]과 더불어 급진적인 학생운동이 국민적 관심을 끌었다. 그 후, 학생과 대학 본부의 대립은 일상화되었다. 한 가지 척도로, 1964년부터 1967년까지 학생 시위의 최전선에 위치한 급진적 단체인 "민주 사회를 위한 학생들(Students for a Democratic Society)"의 캠퍼스 지부의 수는 29개에서 247개로 증가했다. 1968년 봄, 베트남 전쟁이 지지부진해지고, 마틴 루터 킹 목사의 암살로 인해 다시 도시에서 폭동이 일어나자, 강렬한 불안감이 미국 사회와 대학 캠퍼스에 확산되었다. 캠퍼스 시위는 더욱 격렬해지고, 빈번해지고, 처음으로 폭력적이 되었다. 1968년 봄, 학생 급진주의자들은 컬럼비아 대학의 몇몇 건물들을 점령했다. 1969년 4월, 무장한 흑인들이 코넬 대학 학생회 건물을 점거했다. 1970년 4월, 예일대 학생들은 혁명적인 블랙팬서 당[85]의 기소된 지도자를 지지하기 위한 수업 거부에 들어갔다. 그리고 1970년 5월, 시위대가 캠퍼스의 ROTC 건물을 불태운 반전 폭동 중에 켄트 주립대학에서 주방위군의 총격으로 4명의 학생이 사망했다. 1968년과 1969년, 많은 명문대학을 포함한 약 150개의 대학 캠퍼스에서 폭력 시위가 일어났다.[1]

시위가 한창일 때에도 실제로 소수의 학생만이 적극적으로 급진적이었다. 그러나 특히 촉매가 되는 정치적 사건을 계기로 진보적인 학생 동조자들이 대거 동원되어 탄원서에 서명하고 집회에 참여하며 시위를 벌이는 때도 있었다. 특히 학생들 사이에 정치 운동을 강화한 것은 환각제와 섹스를 통해 감각적 경험, 즉각적인 만족과 개인적 해방을 만끽하면서 특징적인 연설, 꾸밈, 그리고 음악을 통해 권위와 사회적 관습을 조롱하는 광범위한 청년 반문화 운동의 출현이었다. 반문화는 순수한 정치적 현상이라기보다는 사회적이며, 선명하게 정치적인 운동을 조장하는 것이었다.

대학 캠퍼스의 시위가 격렬해지는 동안 의과대학에서도 비슷한 학생운동이 일어났다. 그 절정은 1968년에서 1970년 사이였는데, 그 이유는 부분적으로는 그 시대의 소란 때문이었고, 일부는 대학 학부생일 때 캠퍼스 시위에 참여한 많은 학생이 의대에 입학했기 때문이었다.

---

84) Free Speech Movement. 1964-65년에 캘리포니아 대학교 버클리 캠퍼스에서 있었던 장기간 지속된 대규모 학생운동.

85) Black Panther Party(BPP). 흑인 운동가 맬컴 X의 영향 아래 조직된 급진적인 흑인 인권단체.

1968년 6월 미국의사협회 대의원회 및 1969년 2월 의과대학협회의 진행을 방해했을 때처럼, 때때로 의대생들이 요란하게 충돌할 때도 있었지만, 일반적으로 그들의 시위는 질서 정연한 경향이 있었다. 그럼에도 불구하고 저항의 시대에 대학이 흔들리면서 의과대학 역시 흔들렸다.[2]

대학 캠퍼스에서와 마찬가지로 의과대학에서의 학생 시위는 단일한 움직임이 아니었기 때문에 쉽게 정의되거나 특징지을 수 없었다. 다이앤 래비치86)가 대학 시위운동에 대해 말한 것은 의과대학의 운동에도 적용될 수 있다. "그것은 일련의 동심원들의 연속이었다. 그 숫자는 정치적 상황과 해당 캠퍼스의 특정 쟁점에 따라 늘어나거나 줄어들거나 했다."[3] 학생 단체는 1960년대의 일반적인 사회적 소란에 고무되었지만, 이 주제를 숙고하여 글을 쓴 전 학생 운동가인 피츠후 뮬런(Fitzhugh Mullan)에 따르면 그 모든 요인 중에 베트남 전쟁이 가장 중요했다.[4]

의대생들의 학생운동은 보통 세 가지의 독립적이지만 상호 지지적인 방식 중 하나로 표현되었다. 첫 번째는 정치적 항의였다. 학생들은 환경, 페미니즘, 동성애 권리, 핵군축, 빈곤 등 많은 쟁점을 대변하여 집회를 열고 시위를 벌였으나 대부분 인종차별과 베트남 전쟁에 항의했다. 컬럼비아 대학에서 학생들은 투옥된 블랙팬서 당원을 위한 보석금을 모금하기 위해 시위를 벌였고, 터프츠 의대에서는 1, 2학년 학생들이 정치 시위에 참여할 수 있도록 5일간 수업을 중단하여 달라고 학교를 설득했다. 보스턴 대학에서는 학생들이 베트남 전쟁에 반대하는 수업을 열었다.[5]

학생운동의 두 번째 방식은 의대를 지역사회, 특히 빈민들의 건강 요구에 더욱 잘 부응하도록 만들고자 하는 노력이었다. 이러한 운동은 몇 가지 공통적인 특징을 공유하였다. 즉, 학생들의 "무언가를 당장" 하고 싶은 열망, 기존 의료기관이 실패했다는 인식, 메디컬 센터를 보다 사회적 요구에 부응하게끔 만들려는 노력, 그리고 연구와 진료에 참여하기 전에 기초의학에 숙달해야 한다는 요구조건에 대한 조급함이 그것이다. 마운트 시나이 의대에서, 1, 2학년 학생들은 병원노조인 지역 1199(Local 1199)의 파업을 지지했다.[6] 컬럼비아 의대에서는, 많은 1, 2학년 학생들이 학교가 약물 중독자의 치료와 재활을 위한 프로그램을 설립하고, 메디컬 센터에 소수 집단의 채용을 증가시킬 것을 요구했다.[7] 미시간 의대에서 학생들은 빈민 건강 문제에 관해 학술대회를 조직했다.[8] 하버드 의대에서는 278명의 학생이 이웃 흑인 공동체에 건강 서비스의 질, 가용성, 활용도를 향상하는 방법을 모색하기 위해 위원회를 설립할 것을 학교에 청원했다.[9]

많은 경우, 지역사회 건강 수요에 대한 우려로 인해 학생들은 가난하고 소외된 사람들의

86) Diane Ravitch(1938~). 미국의 교육사가, 교육정책가.

건강 문제에 직접 참여하게 되었다. 그러한 노력의 선두에는 학생 건강 단체(Student Health Organization, SHO)로 알려진 보건의료 전공 학생들로 구성된 새로운 전국 연맹이 있었는데 이는, 주 및 연방 수준의 학생단체 간에 중요한 연결고리를 제공해 주었다. SHO는 1965년 여름 미시시피의 인권의료위원회(Medical Committee for Human Rights)와 함께 일한 서든캘리포니아 대학 학생들의 정치 활동에서 성장했다. 의과대학의 지원을 통해 서든캘리포니아 대학 학생 지도자들은 11개 주의 40개 기관에서 온 90명의 의학, 치의학, 간호 및 사회복지학과 학생에게 1966년 여름 동안 펠로우십을 제공할 수 있도록 경제 기회국(Office of Economic Opportunity)로부터 시범 보조금을 받았다. 이 하계 프로젝트의 목표는 지역사회에 건강 서비스를 제공하고, 빈민들의 건강 관리와 관련된 문제에 대해 학생들을 교육하며, 지역사회가 사회 변화를 위해 일하도록 자극하는 것이었다. 이 프로젝트에 열광한 학생들은 많은 의과대학에 SHO 지부를 만들었다. 1968년에 절정에 달했을 때 약 70개 학교에서 SHO가 조직되었고, 그해 2월에 열린 전국 총회는 40개 주에서 600명 이상의 보건의료 관련 학생들을 끌어 모았다. 그해 여름의 학생 건강 프로젝트는 8개 도시에서 실시되었고 500명 이상의 보건의료 전공 학생들이 참여했다.[10]

학생운동의 세 번째 방식은 교육개혁을 촉진하기 위한 노력을 포함했다. 학생들은 사실상 그들의 삶에 영향을 미치는 모든 문제, 즉 입학, 교육과정, 교수 채용과 승진, 수업료, 기숙사비, 기숙사의 상태, 오락 시설의 적정성, 식당과 매점의 음식의 질, 그리고 자판기의 가격 등 모든 쟁점에 대해 떠들어댔다. 그들의 시선은 학생 문제뿐만 아니라 교육기관 정책의 모든 측면을 포괄했다. 예를 들어, 보스턴 대학에서는 학생들이 의과대학 문제에 관해 학생위원회를 조직하여 제도적인 인종차별과 성차별의 혐의를 조사하였다.[11]

학생들은 항상 의과대학의 문제에 어느 정도 영향력을 행사해 왔다. 그들의 삐딱함, 조급함, 그리고 교수들과 잦은 충돌이 새로웠을 뿐이다. 한때 학생 민원이 있었다면 이제는 지각이나 웅성거림 때문에 수업을 할 수가 없었다. 다른 대학생들처럼 의대생들(특별히 정치적이지는 않았을지도 모르는 많은 학생을 포함하여)도 반항적인 옷차림을 했다. 즉 머리카락, 콧수염이나 수염을 기르거나, 넥타이를 매지 않은 흐트러진 옷을 입었다. 학생들의 외모는 보수적이고 전통적인 교수진에게 충격을 주었다. "때가 끼고 지저분한 그들의 외모, 즉 긴 머리카락이 닿아 생긴 상처, 몸에서 나는 악취, 더러운 손과 손톱, 그리고 부적절한 복장은 전문가적인 의학의 목적을 착각하게 만든다."[12]고 한 강사는 괴로워하며 말했다. 또한 많은 교수가 학생들이 불만을 토로하는 뻔뻔스러운 어투에 충격을 받았다. 서든캘리포니아 의대 학생신문 『The Weekly Flatus』

는 교수들에게 이렇게 통지하였다. "우리가 형편없는 강의를 듣는다면, 학교의 다른 이들도 그것을 알아야 한다고 생각한다."[13]

또한, 이 저항의 시대에 학생들이 의과대학의 공식적인 의사결정 구조의 일부가 되겠다고 주장한 것도 처음이었다. 그 시대의 학생들은 종종 교수 위원회의 정규 위원으로 참여할 것을 요구하였고, 종종 허락을 받았다. 1969년의 한 연구는 83개 의과대학 중 51개 의과대학의 학생들이 협의가 아닌 의사결정에 참여하는 방식으로 교육기관 운영에 참여했음을 발견했다. 즉, 그들의 교육기관의 운영에 직접 관여했다.[14] 노스캐롤라이나 의대의 한 강사는 "의과대학 학생들은 본질적으로 우리에게 어떻게 의과대학을 운영해야 하는지를 말해주고 있는데, 이는 별로 나쁘지 않을지 모르지만 확실히 새로운 것이다."고 주장했다.[15] 교수와 관리자들은 종종 학생들의 요구에 굴복한다고 조롱을 받았다.[16]

학생들의 저항은 의대 내에 동조자가 없지 않았다. 학생들을 자극한 정치적 원인들, 특히 베트남 전쟁은 많은 수련의와 교수들 또한 분개하게 했다. 게다가, 학생들은 종종 교육 정책 문제에 있어 많은 교수가 그들을 지지함을 알았다. 의학교육 향상은 공동의 목표였고, 교수들은 종종 학생들의 제안이 통찰력 있고 건설적이라고 생각했다. 메릴랜드 대학에서, 교육과정위원회는 1학년 학생들의 생각에 깊은 인상을 받았고, 만장일치로 학생 대표를 위원으로 추가하였다.[17]

반면, 목표를 공유한다고 해서 학생과 교수 사이에 세대차가 생겨나는 것을 막을 수는 없었다. 많은 교수들은 학생들의 노골적인 태도와 권위에 대한 저항으로 인해 동요했다. 이 제도에 적응한 이전 세대의 학생과는 달리, 저항의 시대에 학생들은 제도를 바꾸고자 결심하였고, 조금만 늦어져도 조급해 했다. 따라서 학생과 교수들 사이의 갈등과 불신의 정도가 전례 없는 수준에 이르렀다.

저항의 시대가 절정이었을 때도 의대생은 대학 캠퍼스의 많은 다른 학생들처럼 결코 제멋대로 굴거나 파괴적이지 않았다. 세대차는 차치하고 기성 제도를 공개적으로 부정한 대학의 많은 급진주의자들과는 달리 의대생들은 의료전문직과 자신을 동일시했다. 의과대학의 학생 운동가들은 의과대학을 폐지하는 것이 아니라 바꾸기를 원했다. 그들은 의대가 사회로부터 고립되고 냉담하며, 연구에만 집착하고 지역사회 건강에 무관심하다고 비난했다. 이것은 대학의 급진주의자들과 차별화되었는데, 그들은 대학이 사회의 일부분이며, 군산복합체의 자발적인 공범자 역할을 한다고 공격했다. 한마디로 의과대학에는 학생 운동가는 많았지만, 혁명가는 거의 없었다.

1970년 이후 가장 격렬한 학생 시위는 수그러들었고, 베트남 전쟁이 끝나자 의과대학은 다시 조용한 장소가 되었다. SHO 지부들은 사라졌다. 학생들은 공부에 집중했고, 교수와의 관계는 정상화되었으며, 교수와 관리자들은 폭풍을 이겨냈다는 안도의 한숨을 내쉬었다. 예를 들어, 1960년대에 학생운동의 본산이었던 하버드 의과대학에서, 1974년에 이르자 학생들은 "기성제도(system)"에 대해 명백한 반감을 거의 나타내지 않았다. 당시의 학장에 따르면, 하버드 학생들이 공부 이외의 어떤 관심사를 가지고 있었다면, 그것은 더 이상 정치나 사회 운동이 아닌 그들의 개인적, 가족적인 생활과 삶의 질이었다.[18] 이는 베트남 전쟁 이후 널리 관찰되는 "미제너레이션(Me Generation)"[87]의 출현을 어느 정도 지지하는 것이다.

비록 1970년대 초에 저항의 시대는 끝났지만, 지속적인 영향이 뒤따랐다. 적어도 그들 중 일부는 이전보다 더 목소리를 높이고, 도전하며, 권위에 대한 의문을 품고 있었다. 대부분의 학교에서 학생들은 교수 위원회, 특히 입학, 교육, 교육과정 및 학생 문제와 관련된 위원회에서 그들이 획득한 권리를 유지했다. 많은 학교의 학생들은 빈민에 대한 식료품 제공, 노숙자 지원, 열악한 도심 고등학교에서의 과학 교육, 가난한 어린이에 대한 과외 교육 등 다양한 봉사 프로젝트 참여로 증명되듯 상당히 높은 자원봉사정신을 보여주었다. 미국학생의학협회(the Student American Medical Association, SAMA)는 전국적 수준에서 사회적, 교육적 관심사와 관련된 포럼을 통해 다시 활성화되었다. 1970년대 중반, 보다 보수적인 미국의사협회(AMA)로부터 독립하였음을 과시하고자 SAMA는 이름을 미국의대생협회(American Medical Student Association, AMSA)로 바꾸고, 사라진 SHO의 급진적인 이념의 일부를 계승하였다. 또한, 학생 대표 기구(Organization of Student Representatives, OSR)가 1971년 미국의과대학협회의 상근 기구로 설립되었다.

그럼에도 불구하고, 저항의 시대가 끝난 후, 사회 문제와 의료전달시스템 문제에 대한 학생들의 관심은 전반적으로 상당히 줄어들었다. 한 연구는 1970년대 중반에 이르러 의대생들이 이전 시대 학생들보다 정치적으로 더 보수적임을 발견했고, 저항의 시대의 "급진적 편향"을 시대의 영향으로 돌렸다.[19] 그러한 보수주의는 전체적으로 지속되어 왔다. 저자는 이 책을 쓰면서 마운트 시나이 의대를 방문했을 때, 학생 라커룸의 그래피티가 병원 노조(지역 1199)를 비꼬는 것을 보았다. "전구를 갈아 끼우려면 얼마나 많은 노조원이 필요한가? 답 1199명. 아무도 하지 않고 1199명이 이를 보고 우와! 하고 외친다. 이 일을 하게 한 명을 더 뽑아라!" 이는 16년 전 병원 파업 당시 노조를 지원했던 이 학교 학생들의 외침과는 전혀 다른 것이었다. 교수들도 학문적, 임상적 책무에 다시 몰두하게 되었다. 베트남 전쟁 당시 일부 교수들에게 중요한 문제였던 지역사회 건강관리 수요에 대한 걱정이나 의료전달체계 문제에 대한 우려는 이제 대부분의

87) 1970년대 이후 나타난 정치와 사회현상에 무관심한 미국의 자기중심 세대.

학생과 마찬가지로 교수들에게도 잊혀졌다. 물론, 전쟁에 지친 나라에서 사회 운동에 대한 충동 역시 사방에서 잠잠해졌다. 그러나 아카데믹 헬스센터의 지적, 정치적 힘을 사회의 광범위한 의료 수요를 해결하기 위해 사용해야 한다는 관점에서 볼 때, 의과대학은 매우 조용해졌을 뿐 아니라 사실상 무관심해졌다. 의과대학의 -그리고 의사들의- 근본적인 보수주의는 부인할 수 없을 것이다.

수련의의 투쟁

의대 교육에서 학생들의 목소리가 항상 두드러졌다면 수련의들도 마찬가지였다. 제2차 세계대전 후, 수련의들은 환자 진료, 근무조건, 급여와 관련된 문제를 더 자주 대담하게 언급하였다. 보스턴 시립병원에서 270명의 인턴과 레지던트(병원 인턴의 90% 이상)가 보스턴 시장에게 보낼 그 병원의 환자 진료 상황의 악화를 규탄하는 항의 청원서에 서명했다.[20] 조지 워싱턴 의대에서는 인턴들이 비좁은 당직실, 혈액 수송원과 병동 사무원 숫자의 부족, 그리고 이 대학병원의 또 다른 근무조건에 대해 항의했다.[21] 미국 로스앤젤레스 캘리포니아 의대에서는 인턴들이 병원 관리자들과 급여 문제를 놓고 '길고 매서운 토론'을 벌였다.[22] 어떤 교육병원도 수련의의 불만을 무시할 수 없었다. 급여 인상이나 지원 인력 충원이 더딘 병원들은 다음 수련의 채용에서 경쟁력이 하락할 위험을 무릅써야 했다.

저항의 시대에 처음으로 수련의들의 목소리가 날카로워지고, 말투는 급진적으로 변했으며, 수단은 대결적 성향을 띠었다. 의대생과 마찬가지로 많은 수련의의 소요는 외부 정치사건, 특히 베트남 전쟁으로 촉발되었다. 1960년대 후반, 도처에서 수련의들은 반전 청원서에 서명하고, 행진하고, 토론회에 참가하였다. 게다가, 많은 수련의 항의는 의과대학이나 교직원 병원을 직접 겨냥한 것이었다. 그 시대의 사회적으로 의식이 있는 수련의들에게 환자 관리, 환자의 존엄성에 대한 우려와 지역사회에서 아카데믹 헬스센터의 역할은 새로운 절박한 문제였다.[23]

수련의 투쟁은 의대생들과는 다른 형태를 취했다. 학생운동은 1960년대 후반에 절정에 달했는데, 대조적으로 수련의들의 투쟁은 캠퍼스의 불안이 상당 부분 가라앉은 1970년대에 가장 강경해졌다. 학생운동은 다양한 사회적 이슈에 초점을 맞추었지만, 수련의들은 주로 수련 문제, 특히 임금 수준과 근무 시간에 집중했다. 실제로, 수련의 투쟁의 두드러진 특징은 급여, 근로조건, 고용 보장, 시간 등을 협상하기 위한 수련의협회의 설립이었다. 이는 정확하게 대부분의 노동조합의 목적인 임금(빵과 버터) 문제였다.

수련의들은 급여와 근무조건에 대해 목소리를 낼만한 충분한 이유가 있었다. 그들의 지위는 항상 애매했다. 아카데믹 헬스센터들은 적은 급여와 값싼 노동력으로 수련의들을 사용하는 것을 정당화하기 위해 오랫동안 졸업후 의학교육의 교육적 요소를 사용해 왔다. 1960년대나 1970년대 초의 대형 교육병원에서, 일상적인 병원 업무에 수련의를 사용하는 것은 지원 인력을 더 고용하지 않아도 되기 때문에 매년 수십만 달러를 쉽게 절약할 수 있게 해 주었다. 1960년대에는, 수련의 급여가 인상되었고 보조 인력들도 개선되었지만, 이는 교육병원의 관대함 때문이 아니라, 단지 수련의와 학생들이 좀 더 경쟁력 있는 급여, 혜택, 그리고 근무조건을 가진 프로그램을 찾으려 했기 때문이다. 그렇기는 하지만, 수련의들의 지적대로, 그들은 시간당 임금으로 보면 형편없는 급여를 받고 있었다.[24] 게다가, 많은 수련의가 병원 관리자들을 불신했는데, 그들은 종종 거들먹거리고, 수련의들의 노력에 감사하지 않으며, 복지에 무감각하다고 여겼다.

1960년대 후반의 수련의들에게는 임금과 근무 시간의 문제가 훨씬 더 중요한 것이었다. 더 광의의 문화적 변화를 반영하듯 결혼, 가족, 그리고 "사적인 시간"은 수련의들에게 허용된 권리가 되었다. 보상과 근무 시간은 그에 따라 더욱 중요해졌다. 1968년의 한 조사는 결혼한 수련의가 대출을 받거나 배우자에게 일을 시키지 않고도 어느 정도 안락하게 살 수 있다는 것을 보여주었다.[25] 게다가, 레지던트와 펠로우쉽 수련은 수련의들이 온전한 직업을 갖는 것을 여러 해 지연시켰다.

1960년대에는, 일반적으로 더 많은 급여의 요구는 비공식적으로 이루어졌다. 그러나 이 시기에 초기 단계의 노동조합이 등장했다. 이 운동을 시작한 곳은 1958년 뉴욕에서 결성된 인턴전공의협의회(Committee of Interns and Residents, CIR)였다. CIR은 수련의들을 노조와 같은 집단으로 조직하고 병원 집행부에 대해 훨씬 더 전투적인 접근을 하기 위한 토대를 마련하였다. 1972년까지 CIR은 18개 시립병원에서 약 1,200명의 인턴과 레지던트를 대표했으며, 또한 7개의 자발적(민간) 비영리 병원에서 인턴계약을 협상했다. CIR은 정규직 직원을 두고, 회비를 수집하고, 뉴스레터를 발행했으며, 지방정부 및 주 정부에서 상당한 영향력을 행사했다.[26]

1970년대 초, 여전히 격렬한 폭풍 속에서, 이제는 수련의가 된 많은 전직 캠퍼스 운동가들이 노동조합 운동을 확산시켰다. 전국적으로 인턴과 레지던트들은 지역 수련의협회를 조직했고, 이 협회는 그 기관의 모든 수련의를 대변하는 권리를 주장했다. 1972년까지 수련의협회가 졸업후 교육 프로그램을 가진 모든 병원의 70퍼센트, 그리고 지방정부와 주 정부가 운영하는 병원의 81%에서 조직되었다.[27] 각 수련의협회의 호전성은 상당히 다양했다. 예를 들어, 프리드먼 병원

(하워드 대학병원의 이전 이름)에서는 1973년 1월 급여와 부수적인 혜택에 대한 불만으로 인해 수련의들이 태업에 들어갔다. 그러나 수련의들은 병원 측이 재정난을 설명하자 태업을 끝냈다.[28] 다른 많은 기관의 수련의들은 그렇게 얌전하지는 않았다. 일반적으로 수련의협회는 의과대학과 밀접한 관계가 없는 병원에서 더욱 조직적이고 전투적인 경향을 보였는데, 이는 수련의가 교수의 많은 관심과 좋은 교육을 받지 못한다고 느끼는 상황에서 노조 운동이 더 두드러졌음을 시사했다.[29]

수련의협회는 다양한 목표를 가지고 있었다. 그들은 더 많은 급여와 휴가, 더 나은 환자 치료, 그리고 사회적인 문제에 더 부응하는 아카데믹 헬스센터 등 교육과 사회적 관심사를 모두 포괄하는 광범위한 문제들을 다루었다. 1971년 3월에 전국에서 올라온 200명이 넘는 수련의들이 수련의의 관심사를 다루는 전국적인 포럼과 더불어 전국 규모 노조의 기반을 마련하기 위해 세인트루이스에서 열린 3일간의 회의에 참석했을 때, 수련의의 이해관계가 분산되어 있음이 분명해졌다. 그 회의는 여러 가지 쟁점에 대해 입장을 채택했다. 인종이나 성별에 따른 차별과 동남아의 전쟁에 반대하였으며, 보편적 건강보험, 보건 서비스의 지역사회 통제, 약물 남용을 치료하는 새로운 프로그램, 병원과 수련의 간의 서면 노동 협약 등을 지원하여 더 높은 급여, 더 나은 혜택, 더 많은 휴가, 그리고 의무 근무시간 제한 등을 요구하였다. 각각의 주제들은 상당한 토론의 대상이 되었고, 어떤 문제에도 그룹 내에서 완전한 합의가 이루어지지 않았다.[30]

많은 수련의협회가 의료와 사회 문제에 관심을 표명했지만, 급여와 근무 시간의 문제가 곧 중요해졌고, 사회적 관심사는 논의에서 사소한 위치로 밀려났다. 이러한 변화는 1971년 수련의협회를 대상으로 한 조사에서 협회가 급여에 "지나친 강조"를 하였다고 나타났다. 차례로, 수련의 그룹은 대부분의 노력을 급여와 복리후생에 쏟고 있음이 발견되었는데, 이들은 공적 발표에서는 종종 광범위한 목표를 지지하고, 협상에서는 더 좁은 목표를 지지한다. 이 조사는 "수련의의 단결을 위한 노력은 사회적 헌신이나 의료전달체계의 잘못을 바로잡기 위한 열망이 아니라, 더 높은 급여, 주차권, 무료 급식의 형태로 '우리가 얻는 것'에 대한 이기적인 추진-이라고 감히 말할 수 있나?-에 의해 촉진된다."[31]고 결론지었다. 이러한 양상은 1970년 수련의협회가 과밀하고 부적절한 치료에 항의하기 위해 태업(heal-in)[88]을 조직한 로스앤젤레스 카운티 병원의 사태가 대표적이다. 이 태업은 협회 회원들이 35%의 임금 인상을 받아들이기로 투표하면서 몇 주 후에 끝이 났다. 헌신적인 사회운동가인 수련의협회장은 더 큰 대의명분을 포기하였다고 몹시 불평했다. 그는 "병원 수련의 대부분은 신흥 부유층이라서 병원에 대한 우려보다는 자신을 더

88) 퇴원시키지 않고 지나치게 많은 환자를 입원시켜 병원 기능을 마비시키는 수련의의 태업의 일종을 의미한다.

생각한다."고 말했다.[32]

수련의 노조 운동의 근간에는 졸업후 의학교육의 근본적인 문제가 있었다. 수련의는 학생인가, 혹은 직원인가? 아카데믹 헬스센터는 전자를, 수련의협회는 후자를 거듭 주장했다. 의학교육자들과 병원 관리자들은 수련의에게 '교육 수당'을 지급한다고 말하고 싶어했다. 수련의들은 그것을 '임금'이라고 불렀다. 전형적으로, 수련의들은 누가 딱지를 붙이냐에 따라 "학생" 또는 "직원"으로 분류되었고, 그들은 사실은 수련의가 둘 다라는 사실을 쉽게 망각하곤 했다.

수련의의 투쟁은 1974년 여름, 의료기관의 직원들이 단체교섭 조직을 만들 수 있도록 한 국가노동관계법(National Labor Relations Act) 개정에 따라 새로운 수준의 강도로 전개되었다. 지역의 수련의협회들은 더 많은 급여와 더 적은 근무시간을 더 강력하게 요구하였고, 시립, 카운티, 주립 병원 수련의들을 회원으로 가진 전국수련의연합(Physicians' National Housestaff Association, PNHA)은 전국 규모 수련의 노조 설립을 위한 노력을 가속화했다. 지역 수련의협회는 회원들의 금전적인 이익을 증진시키는데 매우 성공적이었다. 1976년에 이르러 미국의 평균 수련의 급여는 인턴의 경우 12,329달러에서 졸업 후 5년차에 레지던트의 경우 15,557달러까지 다양했다.[33] 하지만 그들은 근무 시간을 줄이는 것이 더 많은 이득이라고 느꼈다. 이 문제에 대해 가장 투쟁적인 노조인 CIR은 1975년 3월에 뉴욕시의 21개 자선병원 및 시립병원을 상대로 파업에 돌입했는데, 이 같은 유형의 파업은 전국에서 처음이었다. 노조원 3천 명 중 최소 1천 명이 파업 중 출근을 하지 않았고, 병원들이 노조의 조건을 받아들이면서 결국 해결되었다.[34]

CIR의 파업 기간 동안, 의학의 엄청난 세대차가 생겨났음이 드러났다. 노조는 일주일에 최대 100시간, 한 번에 최대 50시간을 연장할 수 있는 근무 일정을 놓고 파업에 돌입했다. CIR은 휴식과 가정생활을 위해 주 80시간의 근무 시간 제한을 요구했다. 병원 관계자들은 이 같은 요구를 전문직업성이 부족하고 '떠넘기기 심리(shift mentality)'를 깔고 있는 것이라고 비난했다. 이 파업이 끝나고 한 의무부장은 이렇게 말했다. "우리 때는 3일 중 2박을 했는데, 지금은 3일 중 1박만을 하려 한다."[35] 병원들은 인턴과 레지던트들이 장시간 근무를 하는 경우가 많았지만, 보통 적절한 수면 시간을 취했다고 주장했다. 병원들은 또한 열심히 일하는 것이 의료 관행의 일부였고 레지던트 경험을 통해 향후 의사의 태도가 형성된다고 주장했다. 이에 대해 수련의들은 병원 간부들이 현대의 병원 진료 현실을 모른다고 반박했다. 더 많은 입원환자와 중환자의 존재, 그리고 너무나 많은 정교한 시술로 인해 수련의의 삶은 과거보다 훨씬 더 어렵고 피곤하게 되었다. 한 젊은 의사는 간결하게 말했다. "병원은 복잡한 곳이다. 이제 할 일이 더 많아졌다."[36] 수련의들은 또한 50시간 교대 근무에 대한 혐오감을 의학에 대한 헌신 부족의 표시로 해석하는 미국인은 거의 없을 것이라고 지적했다.

많은 교육자들은 수련의협회가 의료는 말할 것도 없고, 교육 제도의 종말을 가져올 것을 우려했으나, 그들의 두려움에는 근거가 없었다. 인턴과 레지던트 과정 중 광범위한 임상 업무를 해야 하는 전통적인 교육 기회를 희생하지 않으면서, 환자에게 더 안전한 환경은 물론, 당직 일정을 좀 더 인간적으로 만들 수 있는 충분한 여지가 있었다. 수련의협회 중 어느 곳도 그다지 헌신적이지 않은 이들이나 좋아할 쉽고 나태한 일정을 제안하지 않았다. CIR 파업의 결과 생긴 3일에 하루의 당직 일정은 학습에 긍정적일 수 있으며, 이를 통해 더 많은 시간을 읽고, 생각하고, 쉬고, 생기를 찾을 수 있었다.

하지만 더 적은 근무 시간에 대한 수련의들의 요구에는 상당한 위선이 있었다. 많은 수련의들은 남는 시간을 독서, 휴식, 가정생활이 아니라 과외 야간당직(moonlighting), 즉 대체로 다른 병원의 응급실이나 중환자실에서 일하는 데 사용했다. 1950년대 이후, 수련의들은 정기적으로 과외 야간당직을 해왔지만, 1970년대에는 월급이 실질적으로 인상되었고, 수련의 평균 부채가 비교적 적었음에도 불구하고, 과외 야간당직을 하는 규모와 범위가 급격하게 증가했다. 여러 관찰자에게, 수련의들은 종종 의학을 공부하거나 학생들을 가르치거나 환자를 돌보는 것보다 과외 야간당직에 더 관심이 있는 것처럼 보였다.

과외 야간당직의 예는 널리 있었다. 마운트 시나이 의과대학의 의대생들은 학장에게 모든 수련의들이 "과외 야간당직을 하러 오후 4시나 5시쯤에 퇴근하고 싶어한다."고 불평했다.[37] 미시간 의대 교수들은 전날 밤 과외 야간당직을 해서 피곤한 수련의들이 환자 진료에서 실수를 반복하는 예를 발견했다. 그들은 "우리 수련의들이 지역 응급실에서 야간당직을 하기 위해 공부와 연구를 게을리한다면 양질의 3차 진료 프로그램은 불가능하다."고 언급했다.[38] CIR 파업에서 노조는 대부분의 수련의들이 과외 야간당직을 할 수 있는 권리를 획득했는데, 심지어 노동시간 단축과 수면 부족을 이유로 파업을 하였음에도 그러했다.[39] 1977년에 실시된 한 조사에 따르면, 전국적으로 3년차 레지던트의 78%가 과외 야간당직을 하고 있었고,[40] 또 다른 연구는 야간당직자의 평균 과외 근무 시간이 58시간이라고 추정했다.[41] 이비인후과와 정형외과 같은 과의 레지던트들은 대부분의 문제가 전화로 처리될 수 있기 때문에, 종종 집에서 저녁이나 주말 당직 콜을 받는 것이 허용되었다. 그 과의 레지던트들이 공식적인 근무시간에도 과외 야간당직을 할 수 있도록 호출기를 가지고 다른 병원에 가는 일은 드물지 않았다. 이러한 수준의 과외 야간당직을 통해 많은 수련의들은 단순히 대출금을 갚거나 가정을 부양하는 것이 아니라 사치스러운 생활을 즐길 수 있는 수입을 얻었다.

만약 의학의 소명이 위협을 받는다면, 그것은 수련의 노조로부터가 아니라 수련의들의 높은 급여 기대를 불러일으킨 풍요, 소비, 그리고 방종이라는 근본적인 문화에서 온 것이다. 여러 저자가 지적했듯이 1970년대는 톰 울프[89]의 표현을 빌려 자기 성취와 즉각적인 만족, 즉 '미-디케이드(Me-Decade)'를 미화한 시기였다. 이피(Yippie)족 리더인 제리 루빈(Jerry Rubin)은 월가의 중개인이 되었고, 급진적 학생운동가 레니 데이비스(Rennie Davis)는 보험 판매를 시작했다.[42] 수련의들은 다른 이들과 마찬가지로 이러한 문화적 영향에 대해 면역력이 없었다. 실제로, 한 사회학 연구는 1970년대 중반의 수련의도 의대생과 마찬가지로 선배들보다 덜 이상적이고 정치적으로 더 보수적이었음을 보여주었다.[43] 이런 맥락에서 수련의협회가 임금과 근로 시간을 강조하거나 과외 야간당직이 상당히 널리 퍼졌음은 놀라운 일이 아니다. 당대의 한 관찰자는 "급여를 많이 받는 수련의들은 자동차, 아파트, 아내, 유흥비, 스키 여행 등을 누리고 있다"고 그가 본 바를 설명했다. "풍요로운 우리 사회에서, 이러한 주의의 분산과 '충족'의 추구는 헌신, 결단력, 그리고 학습과 기술에 대한 탐구를 대체하는 경향이 있다."[44] 수련의의 조직화는 더 많은 연구가 필요하지만, 그러한 연구는 의심의 여지없이 70년대의 문화적 가치의 뚜렷한 영향을 보여주게 될 것이다.

궁극적으로, 수련의의 투쟁은 줄어들었다. 1976년, 국가노동위원회는 교섭단체로 인정받기 위한 탄원과 관련하여 인턴, 레지던트, 임상펠로우 등은 직원보다는 학생이므로 국가노동관계법하에 노조를 조직할 자격이 없다고 결정했다. 여러 항소 끝에 1980년 미국 대법원이 이 문제에 대한 재심을 거부하면서 그 결정은 확정되었다. 대부분의 수련의협회는 해체되거나 활동이 뜸해졌고, 교수-수련의 관계는 정상화되었으며, 아카데믹 헬스센터는 더이상 파업이나 단체교섭의 위협을 면했다.

아카데믹 헬스센터 관계자들은 일제히 안도의 한숨을 내쉬었다. 그들의 주장이 법적으로 인정을 받았다. 즉 교육은 의료서비스가 아닌, 졸업후 교육의 존재이유이며, 일반적으로 수련의는 학생으로 간주되어야 한다는 것이다. 시니어 교수들과 병원 관리자들은 수련의와 교수들이 친근한 가족처럼 지냈던 이전의 시대를 기억했다. 그들은 무엇이 "우리 대 그들"의 대립적인 태도를 가져왔는지 이해할 수 없었고, 동료 관계가 회복되는 것을 보고 기뻐했다. 수련의들 역시 대체적으로 지난 일에 만족하고 있었다. 그들은 피고용인으로 인정받기 위한 법률 투쟁에서 패배했지만, 그들의 주된 목표인 급여 인상과 부담이 덜한 당직 일정을 얻어냈다. 1980년 저항의 시대의 혼란이 끝나자 수련의들은 병원 및 의대 관계자들과 적대적인 노사관계가 아닌

89) Tom Wolfe(1930-2018). 미국의 작가, 저널리스트.

교육 환경에 있는 것을 기뻐했다.

그럼에도 불구하고, 노동조합운동이 진행되도록 한 근본적인 모호함-졸업후 의학교육은 교육인가 서비스인가-의 문제는 국가노동위원회에서 해결되지 않았다. 1970년대 이후 수련의들은 더 풍성한 급여와 더 짧은 근무 시간을 즐겼다. 그러나 모든 교육 프로그램에서는 교육과 서비스 요구 사이의 긴장이 지속되었다. 수련의는 학생이라는 법률 규정은 폐지되지 않았고, 그것이 그들을 값싼 노동력으로 부리는 학대를 빈번하게 부추겼을지도 모른다. 한편, 근무시간 단축을 위한 많은 후속적인 조치들로 인해 교육의 기회, 즉 환자에 대한 총체적 책임을 지는 기회가 사라질 것이라는 새로운 우려를 낳았다. 사실 졸업후 의학교육은 교육과 서비스 둘 다인데, 서비스가 학습에 필수불가결한 것이기 때문이다. 그러나 적절한 균형을 이루는 도전은 언제나처럼 달성하기 어려운 것으로 남아 있었다.

소수인종

앞서 언급한 대로 제2차 세계대전 후에 의학은 더욱 개방적인 직업으로 자리 잡았다. 그러나 모든 인구집단에서 의학 커리어에 대한 접근성이 증가한 것은 아니었다. 특히 아프리카계 미국인과 기타 소수인종들은 계속해서 심각한 문제에 직면했다. 실제로 1966년이 되어서야 모든 의과대학이 인종차별을 철폐했다. 1950년대와 1960년대에 미국 의대 입학생 중 2~3%만 흑인이었는데 당시 전체 미국인의 흑인 비율은 10%였다. 1971년 이전의 멕시코계 미국인, 본토 푸에르토리코인, 아메리카 원주민(1970년 미국의과대학협회[AAMC]에서 "누락된 소수집단"으로 지정한 다른 그룹)에 대한 통계는 존재하지 않았지만, 그들의 수는 훨씬 적었다. 이 시기에 인종차별은 의과대학에만 국한되지 않았다. 소수인종 의사들은 레지던트나 병원 스태프로 임명되기 어려웠고, 많은 전문직 기관들은 흑인들을 받아들이려 하지 않았다. 연방정부조차도 인종차별을 하고 있었다. 1947년, 127개 보훈병원 중 24개 병원이 흑인 환자들을 위한 별도의 병동을 가지고 있었으며, 1955년이 되어서야 이 기관들에서 인종차별이 완전히 철폐되었다.[45]

1960년대에는 인권운동이 급속히 탄력을 받았다. 1968년 마틴 루터 킹 목사 암살을 계기로 인종차별에 대한 대중의 항의가 거세졌다. 이러한 사건들에 대응하여, 미국의과대학협회는 1969년에 소수인종국(Office of Minority Affairs)을 설립하고, 그 이듬해에는 의학 분야에서의 소수자 문제를 다루는 첫 번째 태스크포스를 소집했다. 이 태스크포스는 소수인종이 전체 인구에서 차지하는 숫자에 비례하여 의학분야에 진입해야 한다는 목표를 명시했다. 그 목표는 1970-71년 입학생의 2.8%에서 1975-76년에는 12%로 소수인종 출신 학생을 늘리는 것이었다.[46]

1960년대 후반에, 다른 고등교육 분야에서도 그랬듯이, 새로운 소수자우대정책90)이 의대를 휩쓸었다. 이것은 의대 교수진의 진정한 태도와 대중의 비난을 받지 않으려는 그들의 욕망을 모두 반영했다. 아프리카계나 히스패닉계 공동체 인근의 학교는 도시 폭동의 시대에 지역사회와 더 나은 관계를 구축하고자 했기 때문에 소수자 등록생의 증가에 특별히 예민했다. 많은 학교는 재학생으로부터 소수자 등록을 늘려야 한다는 강한 압력을 받았다. 필라델피아에서 SHO는 이 도시의 의과대학이 흑인 학생의 등록을 정원의 3분의 1까지 늘릴 것을 요구했다.[47] 몇몇 연구들은 흑인 의사가 주로 소수인종 환자들을 치료했기 때문에 소수자우대정책이 소수자와 빈곤한 시민들의 건강 상태를 개선 가능한 방법이라고 생각했다.[48] 그러나 이런 점에서 저명한 흑인 정신과 의사이자 소수자 입학생 확대 운동 리더인 제임스 커티스(James L. Curtis)는 이것이 흑인 의사의 수를 늘리기 위해서는 바람직하지 않은 이유라고 경고했다. 그의 견해에 따르면, 진정한 목표는 흑인 의사가 모든 인종의 환자들을 치료하는, 인종과 무관한 의료전달체계였다.[49]

입학은 소수자우대정책의 일부만을 반영했다. 전형적으로, 학교들은 소수인종 학생들을 위한 다양한 지원 서비스도 제공했다. 즉 소수인종 문제 담당 부학장, 학생 지원 그룹, 개별지도와 상담 서비스, 그리고 교정과 문화 프로그램 등이다. 많은 학교는 지역사회 프로그램을 운영하기 시작했다. 즉 유망한 소수인종 고등학생과 대학생들이 의료직에 관심을 가지기를 희망하면서(그리고 그들 중 일부가 자기 학교에 입학하기를 희망하면서) 그들을 위한 하계 프로그램을 만든 것이다. 재정적 원조는 성공적인 소수자우대프로그램의 매우 중요한 부분을 보여준다. 많은 민간 재단의 도움, 특히 조시어 메이시 재단(Josiah Macy Jr. Foundation), 커먼웰스 기금(Commonwealth Fund), 알프레드 슬론 재단(Alfred Sloan Foundation), 로버트 우드 존슨 재단(Robert Wood Johnson Foundation) 등의 도움으로 소수인종 학생들이 쓸 수 있는 장학금 액수가 크게 늘었다. 1974년에 이르러, 소수인종 학생들을 위한 장학금의 주요 원천인 국립의학재단(National Medical Foundation)은 228만 달러의 기금을 유치했는데, 이는 1968년에는 19만 5천 달러에 불과했다.[50]

의과대학 간 소수인종 학생의 유치 경쟁 역시 치열했다. 학교는 광고, 대학 캠퍼스 방문(특히 흑인 대학), 그리고 지원자는 물론이고 심지어 지원서 양식을 요청했지만 아직 제출하지 않은

90) affirmative action. 성별, 인종, 종교 등으로 사회에서 과소대표된 집단에게 기회를 확대하여 주기 위한 적극적 조치를 취하는 것.

이들에게 편지와 전화를 하는 등 온갖 종류의 모집 방법을 시도했다. 근본적인 문제는 자격을 갖춘 소수인종 후보자의 풀(pool)이 작다는 것이었다. 부유한 연구 중심 학교들은 그들의 지위와 더 많은 장학금 덕분에 지원자들을 모집하는 데 가장 큰 성공을 거두었다. 취약한 학교들은 종종 이를 불평했다. 그래서 하네만 의과대학은 소위 "흑인 두뇌 유출(Black Brain Drain)"이라고 불리는 것에 대해 쓴소리를 했다. "부유한 아이비리그 의과대학들이 뛰어난 역량의 지원자들을 다수 쓸어갔고, 그래서 충분한 장학금과 학자금 융자 재원이 부족한 하네만 의대와 같은 흑인이 다수인 의대에 지원하는 숫자를 줄였다."[51]

소수자 모집 경쟁에서 대부분의 의대는 입학 기준을 완화했다. 1978년에 전국 흑인 지원자의 과학 점수는 백인 평균 3.31에 비교하여 2.60점이었고, MCAT 점수에서는 백인보다 표준편차 1에서 1.5정도 낮았다.[52] 소수인종 학생들을 입학시키려면 의과대학은 지원자 자격을 훨씬 낮추어야 했다. 기초과학 과목을 제대로 이수하지 못하거나 독해력 부족 등의 학력 부진에도 불구하고 소수인종 학생들이 입학하는 경우도 있었다. 예를 들어, 하워드 의과대학에서는 일부 학생들이 "매우 낮은 읽기 능력"-분당 350~450단어의 가벼운 텍스트를 읽을 수 있는 평균적인 학생에 비해 분당 200단어를 읽었다-에도 불구하고 입학을 허락받았다.[53]

반면 졸업 요건을 완화한 학교는 없었다. 소수자우대정책이 확산되더라도, 의대는 유능한 의사를 졸업시켜야 한다는 사회에 대한 의무에 얽매여 있었다. 이에 따라 학교들은 일부 학생들에게 추가적인 도움과 시간이 필요하다는 사실을 받아들였다. 대부분 학교는 과락의 경우 개별 과목이나 전체 학년을 재이수할 수 있도록 정책을 자유화했다. 일부 학교는 성적이 낮지만 유망한 소수인종 학생들이 2년에 걸쳐 1학년을 마칠 수 있도록 하는 특별 프로그램을 신설했다.[54]

M.D. 학위를 받기 위해서 높은 기준을 유지해야 한다는 필요성은 의대를 난처하게 만들었다. 사회적 불평등을 교정하기 위해 소외 계층의 사람들에게 보충 교육을 어디까지 제공해야 하는가? 대부분의 의대는 몇 년 전보다 더욱 노력했다. 어디서든 교수들은 학생을 위한 보충 교육에 추가 시간을 들였다. 그러나 어느 정도의 보충 교육과 얼마나 많은 기회를 추가로 제공할 수 있는지를 정확히 알고 있다고 자신하는 학교는 거의 없었다. 미시간 대학의 교수들은 4년간의 공부 끝에 겨우 의대를 통과했지만, 정서적으로 장애가 있는 흑인 학생이나, 국가시험 1차를 세 번이나 탈락한 또 다른 소수인종 학생들을 어떻게 해야 할지와 같은 문제를 두고 딜레마를 겪었다.[55] 졸업 기준은 거의 훼손되지 않았지만, 많은 학교는 이전 세대의 의학교육자들이 놀랄 만큼 재도전의 기회를 주는 경향을 보였다.

비록 많은 소수인종 학생에게 추가적인 도움이 필요했지만, 그 결과는 그 노력을 정당화시켰다. 전반적으로, 그들은 기초의학 과목에서 백인 학생들보다 성적이 좋지 않았고, 교육과정의 해당 영역에서 그들의 유급률은 10~15%로 다른 동급생의 몇 배였다. 그러나 그들의 임상클럭십 성적은 비 소수인종 학생들과 차이가 없었다.[56] 게다가, 많은 소수인종 학생들은 낮은 MCAT 점수와 평범한 대학 성적에도 불구하고, 특별한 도움을 받지 않고도 4년 과정을 매우 잘 해냈다. 예를 들어, 메릴랜드 의과대학에서 "객관적"으로 낮은 성적을 받은 소수인종 학생의 70%는 학교에서 눈에 띄는 어려움을 겪지 않았다.[57] 그러한 관찰은 의학교육자들에게 측정 도구의 예측력 부족과 표준화된 시험의 문화적 편견을 상기시켰다.

비록 소수자우대정책이 초기에 많은 성공을 누렸지만, 골치 아픈 결과가 없는 것은 아니었다. 소수인종 학생들을 돕기 위한 노력의 와중에, 혜택을 받지 못한 백인 학생들은 간과되는 듯했다. 다른 많은 고등교육 기관들과 마찬가지로, 의과대학들은 소수자우대정책의 지지자와 반대자들 모두가 공격의 초점으로 삼은 정치적 혼란의 한가운데에 서게 되었다. 예를 들어, 뉴욕 의과대학은 입학 과정에서 차별을 주장하는 흑인 학생들과 "역차별"을 주장한 백인 학생에 의해 동시에 고소당했다.[58] 일부 흑인 지도자를 포함하여 오랫동안 시민권을 지지했던 많은 사람은 민권운동에 영향을 준 새로운 방향의 소수자우대정책으로 인해 혼란을 겪었다. 다이앤 래비치는 소수자우대정책은 "인종에 대한 둔감함에서 민감함으로, 개인의 권리에서 집단적 권리로, 그리고 특정한 차별 행위의 금지에서 집단 간의 통계적 차이에서 차별을 추정하는 정부 정책의 전환을 상징했다."라고 썼다.[59]

아이러니하게도, 의학에서 소수인종 학생들의 기회가 증가했음에도 불구하고 소수인종 의과대학의 지위는 감소하였다. 1969년에 하워드와 메하리 의대에는 전체 아프리카계 미국 의대생의 75%가 등록했는데, 1979년에는 20%만 등록했다.[60] 이 학교들은 모든 의과대학이 소수인종 학생을 입학시키려고 경쟁하고 있기 때문에 좋은 학생들을 모집하는 것이 더 어려워졌음을 알게 되었다. 두 학교 중 보다 선호되는 학교인 하워드 의대는 "가장 영리하고 잘 준비된 흑인 학생들을 유치하는 능력이, 등록금이 저렴한 공립학교와 장학금과 융자가 풍부한 사립 의대의 소수자우대프로그램에 의해 약화되었다."[61] 더 심각한 것은 한때 흑인 인턴과 레지던트 수련의 중요한 장소였던 흑인 교육병원의 곤경이었다. 부적절한 자금 조달과, 기회가 주어진다면 대학 수련병원에서의 수련과 실습을 선호하는 아프리카계 미국인 의사들로 인해 이러한 병원 중 많은 곳은 문을 닫을 수밖에 없었다.

소수인종 입학의 첫 단계는 1974년까지 지속되었다. 1960년대 후반과 1970년대 초에 소수인종 의대생 수가 상당히 증가하였다.[62] 1974년에 이르자, 과소 대표되었던 소수인종 집단은 1968

년의 3퍼센트에서 증가하여, 전체 입학생의 약 10%를 차지했다. 입학생 중 아프리카계 미국인의 비율은 2.7퍼센트에서 7.5퍼센트로 증가했고 멕시코계 미국인의 수는 11배나 증가했으며, 아메리카 원주민과 푸에르토리코 본토인의 수는 20배 이상 증가했다. 이러한 결과는 미국의과대학협회의 목표에는 못 미치지만 인구학적 혁명이나 다름없었다.[63]

그러나 1974년 이후 소수인종 신입생 등록은 정체기를 겪었다. 신입생 수는 거의 그대로였지만, 미국의 소수인종 인구는 계속해서 증가하여 소수인종 인구 대 신입생의 비율은 감소하였다. 이러한 소수인종 신입생 등록의 상대적인 감소는 유자격 지원자를 모집하기 위한 대부분의 의과대학들의 성실한 노력과 1981년에 제3의 흑인 의과대학인 모어하우스 의과대학의 개교에도 불구하고 일어났다.[64]

1970년대 후반과 1980년대 소수인종 신입생 등록의 상대적 감소에는 몇 가지 요인들이 있었다. 장학금은 줄어들었고, 등록금은 가파르게 오르기 시작했다. 모든 인종적 배경의 학생들이 그러한 변화에 영향을 받았지만, 일반적으로 재정 지원이 빈약한 소수인종 학생들은 더 큰 영향을 받았다. 게다가, 소수자우대정책은 바크 대 캘리포니아 대학 사건(Bakke v. the University of California, 1978년)에서 큰 패배를 겪었다. 미국 대법원은 인종에만 기초한 특정 쿼터를 허용할 수 없으며, 이러한 이유로 34세 백인 엔지니어 알렌 바크(Allen Bakke)를 두 번이나 거절했던 캘리포니아대 데이비스 의과대학에게 입학을 허용할 것을 명령했다. 아이러니하게도, 대법원은 입학 절차에서 인종을 전형 요소로 사용하는 것에 반대하지는 않았고, 쿼터에 대해서만 판결을 내렸기 때문에, 대부분의 소수자우대정책의 본질적인 원칙을 정당화했다. 그럼에도 불구하고, 미국의과대학협회 관계자들은 그 판결을 의대의 소수인종 입학에 대한 "싸늘한 영향"이라고 불렀다.[65]

소수자 등록의 상대적 감소는 자격을 갖춘 소수인종 지원자의 수가 빠르게 증가하지 않았기 때문이다. 의학에서 소수인종 문제는 어린 시절 초기의 교육, 문화, 경제적 결핍에서 비롯되는 뿌리 깊은 문제였다. 1980년대에 대중은 미국 학교 시스템의 결함을 점점 더 많이 인식하게 되었는데, 한 영향력 있는 보고서에 따르면 미국은 장래 그들이 살아가야 할 점점 더 기술 중심적인 세계에 학생들을 준비시키지 못했기 때문에 "위험에 처한 국가"가 되었다고 하였다.[66] 소수인종 학생들, 특히 경제적으로 불리한 배경의 학생들은 대개 최악의 공립학교를 다녔다.[67] 이는 의과대학에게 학문적으로 잘 준비된 소수인종 지원자의 수가 부족하다는 것을 의미했다. 하위 교육 시스템에 대한 의과대학의 의존성을 거듭 지적했던 선구적인 교육자 아브라함 플렉스너와 헨리 프리쳇은 놀라지도 않았을 것이다.

잘 준비된 소수인종 입학 후보자의 부족에 대한 우려로 미국의과대학협회는 1990년에 "Project 3,000 by 2000"라는 새로운 계획을 시작하였는데, 그들의 목표는 2000년까지 미국 의과대학에 3천 명의 소수인종 학생들을 입학시키는 것이었다. 이 전략은 잘 준비된 소수인종 지원자의 수를 확대하기 위해 의대와 초등학교, 고등학교, 대학 간의 파트너십을 구축하는 것이었다. 이 계획의 새로운 점은 의과대학이 이 문제를 직접 다루도록 설득하려는 공동의 노력이었다. 단순히 의학 진로를 원하는 소수인종 대학생들을 위한 하계 체험 프로그램만이 아니라 오히려 고등학교와 대학, 심지어 초등학교와 중학교에서 과학 교육의 질을 향상시키기 위해 지역 교육청 및 대학과 직접 연계하고자 하는 것이었다. 샌프란시스코 소재 캘리포니아 대학, 베일러 의과대학, 켄터키 대학, 테네시 대학이 성공적인 지역사회 협력관계를 구축한 것에서 드러나듯 초기에 몇몇 두드러진 성공 사례가 있었다. 1990년대 초, 소수인종 학생의 입학 비율이 다시 증가하기 시작했으며, 미국의과대학협회는 소수인종 입학의 제3단계가 시작되기를 희망했다.[68]

1960년대 후반에 시작된 소수자우대정책 입학 프로그램은 의대가 이해 가능한 요지를 가지고 있었다. 즉 과소대표되는 소수인종 학생들의 입학과 등록을 증가시키는 것이었다. 교육의 관점에서 볼 때, 이러한 요지는 이전 입학한 소수인종 학생의 경험을 고려하지 않았기 때문에 불완전했다. 이런 관점에서 볼 때, 거의 모든 의과대학에서 해야 할 일이 많았다. 이러한 문제는 교육제도의 결함이나 장학금 지원의 부족 때문이라고 쉽게 말할 수 없었다. 소수인종 학생 비율이 높은 의대를 포함하여, 많은 의과대학은 환대하고 지지하는 분위기를 조성하는데 서툴렀다.

소수인종 학생이 직면한 문제들은 심각했다. 일부 학생들은 학업상의 장애를 극복해야만 했다. 모두들 백인 학생들과 교수진들 사이에서 작고 눈에 띄는 그룹의 일원이 되는 심리적 장애를 극복해야만 했다. 그들 중 다수는 소수인종 학생들이 단지 피부색 때문에 입학할 수 있었다고 믿었다. 살아 있는 역할 모델이나 의학사의 영웅들이 비교적 적었던 소수인종 학생들은 흔히 자신들을 명목상의 존재처럼 느꼈고, 다른 학생들로부터의 소외감과 고립감을 자주 이야기했다. 설상가상으로 제도적인 인종차별은 일반적이었다. 백인 학생과 교수는 종종 소수인종 학생들의 낙제를 기대했고, 백인 환자들은 때때로 흑인 학생들의 검진을 거부했으며, 소수인종 학생들은 때때로 인종차별적인 낙서로 뒤덮인 벽을 보면서 복도를 걷곤 했다.[69] 이러한 '숨은 교육과정'의 영향을 받은 학생들은 이런 풍토가 자존감과 학업성적을 떨어뜨리는데 미치는 심각한 영향을 쉽게 이해할 수 있었다.

게다가, 소수자우대정책의 궁극적인 목표는 과소대표된 소수자들을 의과대학이 아닌 의료계로 진입시키는 것이었다. 여기서도 해야 할 일이 많이 남아 있었고, 전반적으로 이 일은 교육시스템이 아니라 의대와 의료전문직의 문제였다. 아프리카계 미국인과 그 밖의 과소대표된 소수인종들은 개업의뿐만 아니라 의료시스템의 교육자, 연구자, 관리자도 되기를 열망했다. 하지만, 소수자우대정책을 시작한 지 한참 뒤에도, 이러한 자리를 잡은 소수인종 의사들의 비율은 낮았다. 예를 들어, 1994년에 미국 의과대학의 교수 중 2.4%만이 흑인이었다.[70] 요컨대, 의학에서의 기회의 평등은 궁극적으로 건강한 입학 기회는 물론, 자격을 갖춘 모든 개인을 환영하고 모든 인적자원을 잘 활용하는 것이 국익에 도움이 된다고 인식하는 의사직과 사회를 의미하였다.

여성

여성도 소수인종과 마찬가지로 의사직을 추구하는 데 큰 어려움에 봉착했다. 1960년대에, 미국의사 중 6-7%가 여성이었는데, 이 수치는 수십 년 동안 안정적이었다. 이것은 다른 직업에서 여성의 비율(예: 법률에서는 2%, 공학에서는 1% 미만)과 긍정적으로 비교되었다. 그러나 이는 예컨대 독일 30%, 네덜란드 20%, 영국 25%, 소련 75%의 여성 의사 비율에 훨씬 못 미쳤다.[71]

과도한 입학 차별은 여성보다는 소수인종에게 더 흔했다. 제퍼슨 의대를 제외한 모든 의과대학은 2차 세계대전 이후 여성을 받았고, 1961년 가을 제퍼슨 의대도 남녀공학이 되었다. 지원한 여성은 남성과 같은 비율로 의대에 합격했고, 의과대학 성적도 그에 필적했다.[72] 미혼 여성을 포함한 여성이 남성보다 근무시간이 적다는 연구 결과가 나왔지만, 기혼 여성 82%를 포함한 90% 이상의 여성 의사가 전업으로 의료업에 종사하고 있는 것으로 나타났다.[73] 또한 연구는 대부분의 남녀 환자들이 여성 의사에 의해 치료를 받는 것을 수용한다는 것을 보여주었다.[74]

그러나 일반적으로 여성은 의학에 진입하도록 격려를 받지 않았다. 사실 유년 시절부터 여성들은 어떤 진지한 영역에서도 직업을 갖는 것이 권장되지 않았다. 전형적인 "여성적" 역할은 동화책, 초등학교와 고등학교의 교육과정, 지도 상담자, 대중 매체, 그리고 소녀들에게는 공손함과 복종, 소년들에게 승리와 성취를 보상하는 문화에 의해 강화되었다. 지적 능력이 충분한 여대생들은 교수와 조언자들로부터 의학이나 과학에 입문하라는 격려를 거의 받지 못했다. 게다가 의과대학에서 여성은 다른 장애물과 만났는데, 특히 레지던트나 펠로우십에 필요한 시간이 길어지면서 가정을 갖는 일과 의학 수련을 병행하기가 어려워졌다고 알려져 있다. 이에 따라, 여성 지원자의 수는 낮게 유지되었다.[75]

1960년대 후반부터 의과대학 여학생의 수가 급증하기 시작했다. 기본적으로 이것은 소수인종에 대한 시민권 운동이 그랬던 것처럼 의학에서 여성에게 기회를 확대해 준 페미니스트 운동의 부활로 나타난 결과였다. 다양한 영역에서 여성운동은 여성들의 야심을 자극하여 목표를 높이고 비전통적인 분야에 대한 진입을 장려했다. 전통적인 성 고정관념이 바뀌기 시작하면서 1972년 연방기금을 받는 교육 프로그램에서 성차별을 금지한 「고등교육법개정 IX편」 제정을 통해 여성의 권리는 법적인 보호를 받게 되었다. 1969-70년, 929명의 여성이 의대에 입학했는데, 이는 신입생의 9.9%에 해당하였다. 10년 후, 1학년 여학생들은 4,575명으로 증가했는데, 이는 신입생의 27.8%였다. 1993-94년에는 6,851명의 여성이 의대에 들어왔는데 이는 신입생의 42.0%였다.[76]

의과대학 여학생의 증가는 소수인종에 대한 소수인종우대정책이 그러했던 것보다 훨씬 트라우마가 적었다. 대부분의 백인 여성 지원자들을 위한 교육 파이프라인은 남성 지원자만큼 훌륭했다. 1970년대 중반에 수치가 고점을 찍은 소수인종의 경우와는 달리, 여성 신입생의 수는 계속해서 증가했다. 여성이 얼마나 빠르게 의학의 주류로 진입했는지를 보여주는 하나의 징후로서, 펜실베이니아 (여자) 의과대학은 더 이상 여성 의대를 별도로 둘 필요가 없음을 알게 되었다. 1969-70년에 그 학교는 남학생을 받아들여 이름을 펜실베이니아 의과대학으로 바꾸었다.

그러나 차별에 민감한 시선으로 보면 의대 입학의 가시적인 장벽의 감소는 다른 문제들을 덮었다. 즉 여성이 의학에서 완전한 성 평등을 달성하기 위해 직면해야 하는 미묘하지만 심각한 비공식적인 장벽의 문제다. 소수인종과 마찬가지로, 여성 의사 교육이라는 도전은 입학뿐만 아니라 그들에게 모든 분야의 실습, 연구, 교육에 있어 동등한 기회를 제공하는 환경의 조성과 관련된다. 소수인종의 경우처럼 장애물은 대단했다. 부분적으로는 성 고정관념과 성 편견의 영속성 때문이었고, 또 부분적으로는 남성이 지배적인 이 직업이 아이를 낳고 기르는 여성의 특수한 요구를 수용하기 위해 의학교육에 구조적 변화를 주기를 꺼려했기 때문이었다.

학생 수준에서 의과대학에서 성차별은 명백했다.[77] 입학전형위원회는 종종 남성이 아닌 여성에게만 결혼과 육아 계획에 대한 세부적인 질문을 하였다. 상담과 조언 서비스가 부실했고, 출산휴가를 제공하는 학교는 거의 없었고, 아이가 있는 여성을 위한 탁아 서비스가 부족했으며, 학생 건강 클리닉의 산부인과 서비스는 종종 수준 미달이었다. 여학생들은 교수들의 무신경하고 잘난 체하는 말을 들어야 했고, 환자들은 종종 그들을 간호사로 오인하곤 했다. 성희롱은 만연했다.[78] 당직실과 숙소 등의 문제는 종종 심각했다. 예를 들어, 외과 임상클럭십을 할 때 남학생들은 외과의사와 같은 라커룸을 사용하는 반면 여학생은 주로 간호사의 라커룸을 사용했다. 이러한 관행은 외과의사와 남학생 사이의 비공식적이지만 중요한 라커룸 논의에서 여성을 제외시켰다. (하지만, 아무도 그 상황에 대해 어떻게 해야 할지 몰랐다.) 임상교육의 문제도 주기적으로 일어났다. 예컨대, 여성들은 남성 생식기 검사 경험을 거의 할 수 없었다.

의과대학에서 여성이 경험하는 많은 문제들은 현실적이고 실질적이었지만, 측정하거나 수량화하기 어려웠다. 의학에 종사하는 여성에 대해 광범위한 글을 쓴 자넷 비켈(Janet Bickel)은 이 불분명하지만 현실적인 모욕을 최근 페미니스트 연구에서 비롯된 "미세불평등(microinequities)"의 개념으로 대중화하여 묘사하고 있다. 여성을 비하하는 성적 유머, 직업적인 특징을 깎아내리면서 여성의 외모를 중시하고, 여성의 생각을 남성에게 귀속시키며, 남자라면 "기운차거나", "강력하다"고 할 만한 행동을 하는 여학생에게 '지나치게 공격적'이라고 딱지를 붙이는 것이 그 예다. 비켈은 미세불평등이 "법적으로 문제 삼기가 불가능하고 심지어 의식적인 관심에서 벗어날 수도 있지만 부적절하고, 불공평하며, 고통스럽고 파괴적인, 그래서 여성 의사의 전문직 발달을 저해하는 이 업무 환경의 측면들을 기술한다."고 썼다.[79]

수련의 교육 수준에서도 성 편견은 계속되었다. 여성들은 남성과 동일한 범위의 전공 선택을 할 수 없었다. 여성의 대다수가 내과, 소아과, 정신과, 그리고 더 최근에는 가정의학과와 산부인과에서 레지던트를 했다. 외과 계열을 전공하는 여성의 비율은 불균형적으로 낮았다. 어떤 경우에는 외과 프로그램 감독자들이 여성을 탈락시켰는데, 그들은 종종 여성이 그 까다로운 분야에서 성공적인 경력을 쌓기 위한 결단력, 체력 또는 헌신이 부족하다고 결론지었다. 좀 더 일반적으로, 여성은 외과 전문과목을 기피하여 프로그램 감독이나 학과장의 명백한 편견을 직접적으로 받아들이려 하지 않았다. 한 연구자는 이렇게 썼다. "자기 보호에 능숙한 현대 여성은 (레지던트 선발 과정에서) 면전에서 문이 닫히는 모습을 보고싶어 하지 않는다. 대부분은 그들에게 더 수용적이고 그들을 받아들여주는 전문분야로 눈을 돌린다. 자기들을 무시할지도 모르는 그러한 분야에는 눈도 돌리지 않고 말이다."[80]

마지막으로, 여성들은 아카데믹 메디신에서 성공을 거두는 것이 어렵다는 것을 알았다. 1990년대 중반에, 많은 수의 여성들이 의과대학 교수로 임명되었지만, 주로 주니어급이었다. 시니어 교수와 주요 행정직으로의 진출은 쉽지 않았다. 1995년에 전체 정교수의 10% 미만, 그리고 학과장의 4%만이 여성이었는데 이는 1980년과 같은 비율이었다. 여성은 비슷한 업적을 쌓은 남성들보다 더 승진이 느렸고, 그들은 종종 비슷한 지위, 연공서열, 평판을 가진 남성들보다 적은 보수를 받았다.[81] 다른 과학 및 학술 분야의 여성들도 유사한 장애물에 부딪혔다.[82]

아카데믹 메디신 내에서 여성의 느린 발전이 남성의 보편적인 적대감의 결과라고 해석되어서는 안 된다. 학업이나 실무에서나 성공적인 경력을 쌓은 거의 모든 여성은 기꺼이 그들을 돕고 가르치려고 하는 남성들의 도움을 받아왔다. 스탠퍼드대 신경외과 교수이자 널리 알려진 성폭력

사건의 피해자 프랜시스 콘리91)는 자신의 삶이 "나의 성공에 위협받지 않고 내게 그러한 능력이 있다고 확신한 많은 좋은 남성과의 따뜻한 관계로 헤아릴 수 없이 풍요로워졌다. 그들은 나를 존중하고 지지하며 내 경력을 발전시켜주었다."고 썼다.[83]

오히려 여성의 전문직 진출에 대한 장벽은 주로 의과대학의 구조적 조직에서 비롯되었다. 의사직과 사회의 성별 편견을 반영하여, 육아휴직을 제공하거나 육아에 도움을 주는 학교는 거의 없었다. 가정에서는, 결혼한 여성 교수들이 대개 그들의 "두 번째 교대(second shift)" 업무가 시작된다고 생각했는데 육아나 집안일에 동등하게 참여하는 남편이 거의 없었기 때문이다.[84] 그러나 의과대학의 승진과 정년 보장은 주 60시간이나 70시간 일하는 사람들에게 맞추어져 있었다. 기혼 남성들은 대부분의 여성 교수와 달리 배우자가 가정에 전념해 주었기 때문에 종종 한 목표만 바라보고 투신할 수 있었다. 게다가 '미세불평등'도 여성 교수의 발전을 방해했다. 그 예로는 시니어 교수들이 주니어 여성 교수들에게 제공하는 멘토링의 부족, 타인이 여성 교수의 업무 성과에 낮은 평가를 하는 경향, 여성 교수에게 직업상의 관심사가 아닌 소모적 행정일이나 교육의 잡일을 맡기는 빈도, 그리고 의식적이든 무의식적이든 협력을 위한 자원이나 기회를 박탈한 것 등이 있었다.

여성 교수의 발전은 요컨대 지지적인 근무 환경의 유무에 달려 있었다. 그들의 학문적 성공은 명백한 차별이 아닌 구조적 문제와 "미세불평등"으로 인해 방해받았다. 이 때문에 여성 교수들의 승진에 대한 장벽은 '유리 천장'이 아닌 '끈끈한 바닥(sticky floor)'에서 비롯되었다고들 했다.[85] 소수인종과 마찬가지로 의과대학의 완전한 평등은 궁극적으로 임용에 대한 장벽을 허물기만 하는 것이 아니라 개개인의 장점에 따라 그를 환대하는 환경을 구축하는 데 달려 있었다.

최근 몇 년 동안 일부 의과대학은 여성에게 장애물인 조직의 딜레마와 "미세불평등"을 바로잡기 위한 노력을 시작했다. 보다 자유로운 출산 휴가 정책, 더 많은 시간을 가정에서 보낼 수 있도록 두 명이 한 레지던트 자리를 커버하는 분할 레지던트 프로그램, 현장 보육 제공, 가족을 돌보기 위한 시간이 필요한 교수를 위한 정년 보장 기한의 연장, 그리고 의료기관이 제도적 성차별을 극복하기 위해 취한 반응 중 하나로서 관리자와 시니어 교수에게 젠더 감수성 교육을 제공하는 것과 여성 학생, 수련의, 교수에게 더 많은 숙소를 제공하는 것 등이다.[86] 미국의과대학

91) Francis K. Conley (1940~). 스탠포드 의대 신경외과 최초의 여성 정교수(미국 최초의 신경외과 여성 정교수이기도 했다)로 1991년 스탠포드 의대 신경외과 신임 과장에 성폭력 가해자가 임명되는 데 항의하여 사임하였다. 아카데믹 메디신 이면의 성폭력과 성차별을 폭로한 책 Walking on the Boys(1998)을 저술하였다. 이 책과 달리 Dr.Conley는 자신이 명시적인 성폭력의 직접적 피해자였다고 한 적은 없으며, 단지 만연한 성차별과 여성혐오를 고발하였다.

협회는 의과대학이 이러한 노력을 계속하도록 장려하기 위해 “의학에서의 여성(Women in Medicine)” 프로그램을 설립했다. 결과는 두고 보아야 할 것이다.

제14장

스트레스에 시달리는 아카데믹 헬스센터 : 외부의 압력

- ✓ 도시의 쇠퇴
- ✓ 환자 유치 경쟁
- ✓ 정부와의 새로운 대립
- ✓ 다가오는 제한의 시대

제14장 스트레스에 시달리는 아카데믹 헬스센터 : 외부의 압력

베트남 전쟁의 종료와 함께, 미국은 빠르게 평온해졌다. 그럼에도 불구하고, 1970년대와 1980년대에 아카데믹 헬스센터는 새로운 외적 압력을 받았다. 사회 및 인구통계학적 경향, 새로운 정부 정책, 변화하는 대중의 태도 등이 불리하게 작용하기 시작하면서 외부 환경의 다른 측면들이 틀어지기 시작했다. 의과대학과 교육병원은 갈수록 스트레스를 받는 기관이 되었고, 그들 사이에서는 의기소침한 분위기가 형성되었다. 제2차 세계대전 이전과 1950년대와 1960년대의 신화적인 황금시대 동안 그들이 보였던 자신감과 자율성은 점점 줄어들었다. 항상 외부 자금에 의존하는 의과대학은 일견 그때처럼 진정으로 자율적이었던 적이 없었다. 그럼에도 불구하고 그들은 이제 점점 더 험난해지는 도로에서 모든 충격에 취약해 보였다.

도시의 쇠퇴

대부분의 아카데믹 헬스센터가 도심에 자리한 것은 환자를 풍부하게 공급해주었기 때문에 오랫동안 합리적으로 여겨졌다. 1970년대가 되자, 많은 아카데믹 헬스센터의 위치로 인해 예상 불가능했던 새로운 문제들이 발생하였다. 이러한 문제들은 제2차 세계대전 이후 많은 오래된 산업도시에서 일어난 경제적, 사회적 쇠퇴에서 비롯되었다. 전쟁 기간에 거의 백만 명의 아프리카계 미국인들이 남부로부터 고용과 더 나은 삶을 위한 기회가 있어 보이는 북동부의 거대한 산업도시로 이주했다. 1950년에서 1970년 사이에 40대 도시의 흑인 인구는 200만 명이 더 증가했다.[1] 푸에르토리코인과 멕시코인뿐만 아니라 아프리카계 미국인들이 도시로 이주하면서, 많은 사업체들과 대부분의 백인 중산층이 교외로 떠났다. 한때 다양한 인종과 계급이 살았던 도심은 점점 더 단일하고 인종적으로 분리된 빈민가가 되었다. 납세자 기반이 침식되고, 실업자와 빈곤이 증가했으며, 필수적인 도시 서비스가 종종 제공되지 않고, 주택의 재고가 줄어들고, 범죄가 증가하였다. 여러 오래된 산업도시의 많은 지역이 적절한 학교, 대중교통, 경찰과 소방,

가로등, 쓰레기 수거, 그리고 휴식 장소가 없이 남겨졌다. 이러한 변화는 많은 아카데믹 헬스센터에 직접적인 영향을 미쳤는데 1970년대에는 그들의 절반 이상이 미국 40대 도시 안에 있었고 (가장 좋은 센터들을 포함해서) 4분의 1 이상이 쇠퇴해가는 도심에 있었기 때문이다.[2]

컬럼비아-장로교 메디컬 센터 주변 환경의 변화는 전형적으로 이를 보여주었다. 1920년대에 새로운 메디컬 센터를 계획할 때, 이 센터가 위치하게 될 맨해튼 상부의 워싱턴 하이츠 지역은 주로 중산층과 백인 거주 구역이었다. 그곳에 살았던 아일랜드인, 유대인, 그리스인들은 하부 맨해튼의 빈민가에서 이주해 왔다. 지하철은 전 구역을 운행하지 않았는데 아직 개발되지 않은 구역이 있었기 때문이다. 워싱턴 하이츠에는 개업의뿐 아니라 지역병원들이 있었는데 남쪽에는 할렘과 시든햄 병원, 그리고 북쪽에는 유대인 기념병원과 성엘리자베스 병원이 있었다. 따라서 장로교 병원의 병상 수는 지역사회의 예상되는 수요가 아니라 교육적인 관심사에 의해 결정되었다.

이후 10년 동안 지하철 시스템이 완성되었고, 워싱턴 하이츠의 인구가 폭증하였다. 제2차 세계대전 이후 백인들이 대부분 떠나고 흑인과 히스패닉의 수가 증가하면서 주요 인종적 변화가 일어나기 시작했다. 이 메디컬 센터는 자기 동네에서 이방인으로 보이기 시작했다. 스페인어를 사용하는 주민들이 몰리면서 의료진은 이 지역의 다수 환자와 쉽게 의사소통을 할 수 없었고, 센터는 의료 스페인어 강좌를 개설하기 시작했다. 시간이 흐르면서 많은 사업체와 의사, 지역병원들이 떠났으며, 지역 주민들의 평균 수입이 하락했고, 범죄가 급증했다. 1978년, 여전히 중산층 거주지가 있기는 하였지만, 워싱턴 하이츠는 공식적으로 빈곤 지역으로 선언되었다.[3]

상태가 악화되는 지역의 아카데믹 헬스센터는 많은 문제에 직면했다. 그중 하나는 환자, 학생, 직원의 신변 안전이었다. 1960년대 이후 도심에 있는 아카데믹 헬스센터의 기록은 강간, 폭행, 무장 강도, 심지어 살인사건으로 희생된 학생, 스태프, 직원, 환자 및 방문객을 보여준다. 1987년, 컬럼비아-장로교 메디컬 센터 지역을 포함하는 뉴욕의 34번째 경찰 관할구역은 뉴욕에서 살인율이 가장 높았고, 최악의 크랙 코카인 문제에 시달렸다.[4] 장로교 메디컬센터의 많은 의사와 수련의들은 환자의 빈번한 위협 때문에 응급실에서 명찰을 착용하기를 두려워했다.[5]

종종 메디컬 센터 인근에 거주했던 학생, 간호사, 수련의들은 높은 범죄 발생률 그 이상의 영향을 받았다. 도시가 망가지면서 이전에 그 지역에 공동체 의식을 만들어냈던 구조물들이 붕괴하였다. 극장, 식당, 카페, 쇼핑 구역, 레크리에이션 시설은 사라졌다. 어린 자녀를 둔 수련의와 다른 이들에게 인근에 좋은 학교가 없다는 것은 매우 고통스러운 문제였다. 공립학교는 대부분 망가졌고, 자녀를 사립학교에 보낼 여유가 있는 수련의는 거의 없었다.

도심의 아카데믹 헬스센터는 이러한 문제에 대처하기 위해 더욱 엄격한 보안 조치, 지역

경찰의 더 빈번한 순찰, 자녀를 사립학교에 보내기 원하는 수련의에 대한 등록금 보조, 수련의가 병원 인근에 거주해야 한다는 조건의 포기 등 중요한 조치들을 취했다. 그들의 운명과 이웃의 운명이 얽혀 있음을 인식한 많은 아카데믹 헬스센터는 소속 공동체의 재개발에 관여하게 되었다. 예를 들어, 워싱턴 대학병원은 비교적 안전한 지역에 자리 잡았지만 쇠퇴하는 지역이 그리 멀지 않았다. 1975년 워싱턴대학 재개발회사가 설립되어 인근 주택의 재건축에 협력하였다. 그럼에도 불구하고 어떤 도심의 의과대학도 주변 환경의 부담을 완전히 극복할 수 없었다. 안전에 대한 우려는 존스 홉킨스와 컬럼비아 의대에 합격한 학생들이 다른 의과대학에 가기로 결정한 주된 이유였다.[6]

도심의 아카데믹 헬스센터도 자신의 안전을 우려했다. 아카데믹 헬스센터는 도심의 풍광을 지배하는 우뚝 솟은 건물이었는데, 이는 아프리카계 미국인과 히스패닉계 거주 지역에서 많은 이들에게 점점 더 백인 제국주의와 인종주의의 상징으로 보였다. 아카데믹 헬스센터의 확장은 종종 근처의 소수인종이 소유한 집과 사업체를 철거하는 것을 의미했다. 많은 지역 시민들에게, 아카데믹 헬스센터는 사회의 인종주의를 투영했다. 관리와 행정직원은 주로 백인이었고, 세탁, 음식 서비스, 하우스키핑, 청소 노동자들은 주로 흑인이나 히스패닉계였다. 1960년대 후반에, 일부 아카데믹 헬스센터들은 도심 폭동 현장 근처에 위험할 정도로 근접해 있었다. 그 기억은 오래 남았다. 도심의 아카데믹 헬스센터는 지역사회의 적개심과 원한에 찬 시선을 받는 경우가 종종 있었으며, 일부 센터들은 생존 자체를 두려워했다.

아마도 1960년대 후반에 존스 홉킨스 메디컬 센터만큼 이웃의 위협을 받는 아카데믹 헬스센터는 없을 것이다. 존스 홉킨스의 인근인 동 볼티모어 지역은 학교와 병원이 건설될 때는 중산층 지역이었으나, 제2차 세계대전 중, 그리고 전후에 이 지역은 오래된 도심의 전형적인 인구학적 변화의 영향을 받았다. 1960년대에 이르자 존스 홉킨스 주변 지역은 미국에서 가장 악명 높은 빈민가 중 하나가 되어 주로 아프리카계 미국인이 거주했다. 이곳은 빈곤과 실업률, 그리고 범죄율이 가장 높은 지역이었다. 의료원과 그 지역사회 사이의 관계는 양측이 서로를 오해하면서 오래전부터 시큰둥했다. 이 지역사회는 홉킨스 메디컬센터의 제국주의적 확장에 분개했지만 학교와 병원 관계자들은 다른 최고 수준의 교육기관과 경쟁력을 유지하기 위해서는 시설을 확장해야 한다고 생각했다. 이 지역사회는 '컴파운드(병원 도로 건너편 수련의 거주지)'를 둘러싼 울타리에 대해 크게 분개했지만, 홉킨스 관계자들은 이 지역의 위험한 여건과 담장을 철거할 경우 안전을 우려한 수련의들의 거센 항의 때문에 담장 철거를 꺼렸다. 1968년 4월, 마틴 루터 킹 목사 암살 이후 볼티모어 동부에서 며칠간의 폭동이 일어났다. 폭도들이 이 컴파운드에 너무 가까이 와서 수련의와 그 가족들은 대피해야 했다. 이 병원은 봄과 여름 내내 준 비상체제로 운영되었다. 더 이상의 소요는 발생하지 않았지만, 이 지역의 범죄와 반달리즘은 평소보다 더 높았고, 병원은 익명의 폭탄 테러 위협을 받았다.[7] 2년 후 존스 홉킨스의 한 연구는 그 지역 주민들 사이에 여전히 남아 있는 그 메디컬 센터에 대한 강한 반감을 보여주었다.[8]

1970년대와 1980년대, 1990년대에 지속적으로 많은 도시의 아카데믹 헬스센터들은 더 좋은 이웃이 되기 위한 조치를 취했다. 아카데믹 헬스센터는 알코올과 약물 남용 프로그램, 필로폰 클리닉, 지역 건강센터와 정신 건강 클리닉, 산전 검사 및 종합 육아 프로그램, 지역사회에 거주하는 사람들에 대한 직업 선호도 조사, 학생과 의료진에 소수인종 모집 등 새로운 프로젝트를 착수했다. 메릴랜드 대학교는 "의과대학은 흑인 사회에 존재하고, 많은 교육, 서비스, 그리고 임상연구가 이 지역사회의 흑인 환자들을 중심으로 이루어진다. 그러므로 지역사회의 문제들에 관심을 갖고, 그 해결책에 도움이 되는 긍정적인 프로그램을 개발하는 것은 의과대학의 책무이다."고 주장했다.[9] 많은 프로그램은 일반적인 의료적 요구를 넘어섰다. 즉 소외된 어린이들을 위한 여름 캠프 개최, 스포츠나 문화 행사 입장권 제공, 노숙자 쉼터에 음식과 돈의 기부, 장래가 촉망되는 고등학생들을 위한 직업 체험 교육 제공, 교육 강화 프로그램 설립 등이었으며, 이들은 독자적으로 또는 지역 학교와 연계하여 시행되었다.[10] 몇몇 아카데믹 헬스센터는 인근 지역 거주민의 목소리를 센터의 발전 계획에 반영하였고, 또 다른 센터들은 확장 계획이 지역에 미치는 영향에 더 민감해졌다. 지역 주민들의 냉소적인 시각에도 불구하고, 아카데믹 헬스센터는 그러한 방향을 유지했다. 이타주의에서 비롯되었든, 이전의 현실적인 어려움에서든, 아카데믹 헬스센터는 많은 은행, 슈퍼마켓, 백화점, 그리고 다른 사업체들과 달리 그들의 이웃을 버리지 않았다. 아카데믹 헬스센터는 남았고 그 이웃을 더 좋게 만들기 위해 열심히 일했다.

대부분의 도심 아카데믹 헬스센터에 있어서, 그러한 지역사회 프로그램은 실행이 쉽지 않았다. 일반적으로 의과대학은 그 분권형 관리 시스템으로 인해, 특별히 훌륭한 관리자였던 적이 없었고, 지역사회 프로그램을 관리하는 것에 익숙하지 않았다. 합의에 의한 공동 의사결정(학문적 스타일이다)은 신속하고 효율적인 행동과 강인하고 냉철한 사업 기술이 필요한 비학문적 문제에 잘 적응하지 못했다. 더구나 '공동체'를 다루는 것은 혼란스러운 일이었다. 누가 그 공동체를 대표했는가? 전형적으로, 많은 지역사회 단체들, 즉 교회, 사회단체, 지역사회단체들이 그 주민의 상당 부분을 대변한다고 주장했고, 특정 프로젝트에 대해 지역사회의 어느 부분과 협력해야 할지를 결정하는 것은 경험이 없던 학문 관리자들에게 종종 당혹스러운 일이었다. 컬럼비아-장로교 메디컬 센터는 지역사회 관계를 개선하기 위한 노력에서 접촉해야 하는 조직이

200~300개임을 알게 되었다.[11]

지역사회와의 관계를 증진하는 데 있어서, 아카데믹 헬스센터는 때때로 딜레마에 직면했다. 지역 주민이 원하는 것은 때때로 학교의 스태프와 직원들을 위험에 빠뜨렸다. 이것은 1970년 존스 홉킨스가 소유한 수영장(리드 홀 수영장)의 사용과 관련하여 제기된 논란에서 잘 드러났다. 존스 홉킨스 병원의 "컴파운드" 주택가에 위치하여 학생, 수련의 및 그 가족들이 사용하는 그 수영장은 "컴파운드"를 보호하는 담장 반대편에 사는 이웃 주민들이 쉽게 볼 수 있었다. 존스 홉킨스 의료원 내에서 일주일 중 특정 시간에 동네 청소년들이 수영장을 사용할 수 있도록 하자는 운동이 일어났다. 수련의들의 사기가 즉시 떨어졌다. 병동에서는, 수련의들이 가난한 사람들의 훌륭한 옹호자였고, 보험이 없는 환자를 입원시키기 위해 종종 병원 관리자들과 싸웠다. 병원 밖에서는, 수련의들은 그들의 수영장을 "이웃"이 사용할 수 있게 된다면 가족의 안전이 위협받는다고 염려했다. 수련의들의 목소리가 우세하여, 그 프로그램은 중단되었다. 그 후, 일부 관심 있는 수련의들은 인근 고등학교를 위해 장학금을 모금했지만, 대다수 지역 주민들에게 그 반응은 또 다른 생색내기이자 "백인"으로부터 퇴짜 맞은 증표였다.[12]

위와 같은 문제가 심각했지만, 도시의 쇠퇴로 인해 직면하게 된 가장 큰 문제는 보험이 없는 가난한 환자들에게 무료 진료를 제공해야 하는 경제적 부담이었다. 교육병원은 항상 불균형적으로 많은 양의 무료 진료를 제공했지만, 이제 그 규모가 증가했다. 메디케어와 메디케이드는 의료 빈곤층을 감소시키기는 했지만 완전히 제거하지는 못했다. 도심의 붕괴와 함께, 대부분의 자비 환자들은 교외로 이주한 반면, 빈곤하고 보험이 없는 많은 환자가 도심에 남아 있었다. 돈을 낼 수 없는 사람들에게 의료 서비스를 제공하는 책임은 주로 아카데믹 헬스센터의 몫이었다. 1980년대 초, 전국적으로 5.6%의 급성기 병상을 소유한 교육병원은, 47.2%의 무료 진료서비스를 제공하고 있었다.[13]

빈곤한 환자에 대한 책임을 아카데믹 헬스센터에 떠넘긴 것은 도시의 경제적 쇠퇴 때문만은 아니었다. 오히려 도심 지역의 변화로 많은 의사와 지역병원들이 교외로 떠났다. 기본적으로, 도시마다 교육병원의 의사와 스태프들을 제외하고는 사실상 아무도 도심의 거주민들을 돌보지 않았다. 예를 들어 1968년~1988년 사이에 맨해튼 북부의 6개 병원이 문을 닫으면서 장로교 병원은 이 지역에서 유일한 의료 제공자로 남게 되었다.[14]

많은 구도심이 재정난을 겪으면서 시립병원 체계가 악화되어 도심에 위치하지 않는 센터를 포함한 많은 아카데믹 헬스센터에 훨씬 더 큰 스트레스를 주었다. 수십 년 동안 방치된 피해자였던 시립병원은 1960년 이후 비용 증가, 입원환자 감소, 적자에 대한 부적절한 과세, 그리고 비대하고 비효율적인 직원과 행정을 초래한 악성 관료 시스템의 결과로 더 어려운 상황에 직면했다. 1965년 메디케어와 메디케이드가 통과된 후 시립병원의 어려움은 더욱 심화되었는데, 이는 모든 가난한 환자들을 병원을 자유롭게 선택할 수 있는 중산층 소비자로 만들 수 있다는 연방정부와 시 공무원들 사이에 널리 퍼진 잘못된 믿음 때문이었다. 시립병원들은 이전보다 예산이 줄어들었는데, 주와 지역사회의 메디케이드 예산이 시립병원에 가야 할 예산을 끌어갔기 때문이다. 많은 시립병원은 수술을 축소했고, 또 다른 병원들은 문을 닫았다.[15] 이런 일이 일어나자, 아카데믹 메디컬 센터는 더 많은 수의 가난한 환자들을 돌봐야 했다. 따라서 한때 중요한 교육병원이었던 필라델피아 종합병원이 1977년에 문을 닫았을 때, 템플 대학 병원(그리고 그보다 더 낮은 수준인 다른 필라델피아 교육병원)은 그 병원이 돌보던 많은 빈민 환자들에 대한 책임을 물려받았다.[16]

도심의 거주민들이 바뀌면서 교육병원은 환자로 넘쳐났다. 1955년에서 1975년 사이에 교육병원의 외래 환자 방문 건수는 거의 700% 증가했다.[17] 많은 도심 교육병원의 응급실은 일상적인 외래진료를 받으려는 오갈 데 없는 환자들로 넘쳐나면서 24시간 운영 클리닉을 닮아갔다. "환자분류 담당관(Triage Officer)[92]"이 응급실에 나타나서, 통상적인 환자군으로부터 응급 환자나 시급한 환자들을 분리하기 시작했다. 외래 및 응급실의 요구 때문에 선택적 입원 일정을 잡기가 어려워졌다. 아칸소 대학병원은 응급실이나 클리닉에 예기치 않게 나타난 가난한 환자가 병상을 차지해서 예약한 우선 진료 환자들도 종종 입원이 불가능함을 알게 되었다.[18] 입원환자들의 퇴원도 어려웠는데 그들이 진료비를 낼 수도 없고, 갈 곳도 없었기 때문이다. 의사, 사회사업가, 관리자가 사회의 복잡한 문제들이 문 앞에 던져졌음을 알게 되면서 "퇴원 문제(disposition problem)"라는 꼬리표가 의무기록에서 점점 더 빈번하게 나타났다. 메디케이드를 지원받는 요양원이 없는데 어떻게 가족이나 친구도 없는 무일푼의 무능력한 환자를 퇴원시킬 수 있을까? (이 문제는 1981년 메디케이드가 입원환자 진료에 대한 급여를 20일로 제한하기로 결정하면서 더욱 악화되었다.)

교육병원에 있어서, 지역사회에 대한 의료 제공의 경제적 결과는 심각했다. 비용은 급격히 증가하고 있었고, 메디케어와 메디케이드에도 불구하고 그 지역의 많은 환자는 보험에 가입하지 않았으며, 메디케이드 프로그램은 지불이 늦고, 발생한 비용보다 적은 급여를 주기로 악명이 높았다. 많은 교육병원이 빈민 진료로 인한 손실이 급증하면서 재정적인 출혈을 겪기 시작했다. 예를 들어, 1970년대 후반 뉴잉글랜드 메디컬 센터는 악성 부채와 무료 진료로 연간 7백만

92) 응급환자분류(Triage)는 응급 상황에서 치료 우선순위를 결정하기 위한 환자 분류체계를 의미한다.

달러에서 1천만 달러 사이의 손실을 입었고, 1989년 장로교 병원은 5천만 달러의 엄청난 손실을 보았는데, 이후에도 규모는 줄어들었지만 여전히 보상을 못 받는 진료로부터 상당한 손실을 입었다.[19] 1980년대 초반 병원의 재정 문제를 다룬 한 연구는 "한편으로는 적자를 내고, 다른 한편으로는 경제적으로 쇠락한 도시에 위치하여 가난한 사람들을 돌보는 것 사이에 강한 상관관계가 있다"는 것을 발견했다. 이 연구는 이 문제가 병원의 운영 비효율성이 아니라 빈민 환자들을 위한 적절한 자금 조달 메커니즘의 부족에 기인함을 발견했다. "재정난의 해결책은 대체로 개별 병원 밖에 있다. 병원이 제공하는 의료에 대한 비용을 누가 부담하느냐 하는 문제는 의료 서비스를 제공하기 위해 자원이 어떻게 구성되어 있는지에 대한 문제보다 재정 건전성에 훨씬 더 중요한 것으로 보인다."[20]

이러한 재정 부담 증가에도 불구하고 1980년대 후반까지 대부분의 교육병원, 특히 자선 병원과 주립 병원은 재정적으로 존속할 수 있었다. 자비 환자들로부터 얻은 수익은 "지역사회 서비스"와 교육비용으로 사용되었는데, 비보험 환자들로 인해 생긴 손실을 메우는 데 사용할 수 있었고 또한 기부금, 기금 수익, 최후의 경우에는 기금 원금을 사용할 수도 있었다. 게다가 많은 교육병원은 더 이상 문간에 나타난 모든 사람을 돌봐주어야 한다고 느끼지 않았다. 중증 환자가 사실상 치료를 거부당한 적은 없었지만, 흔한 증상에 대한 입원은 보장되지 않았다. 많은 교육병원은, 급성 질환이 아니거나 특별한 교육적 관심이 없는 비보험 환자(특히 병원의 통원 가능 구역(catchment area) 밖에 사는 환자들)를 시립병원이나 보훈병원으로 보냈다. 이러한 메커니즘을 통해, 1970년대와 1980년대 일부 병원들은 일 년이나 그 이상의 기간 동안 수백만 달러의 손실을 보았지만, 대부분의 교육병원은 파산하지 않고 방대한 양의 무료 진료를 제공할 수 있었다.

1980년대에 이르자, 아카데믹 헬스센터는 더 이상 자선 기관으로 여겨질 수 없었다. 많은 센터들은 수억 달러의 수입과 예산을 가지고 있었고, 대부분은 많은 양의 무료 진료를 제공함에도 불구하고 지속적인 이익을 낼 수 있었다. 그들은 점점 더 기업의 분위기를 풍겼고, 전통적인 자선 기관이라기보다는 서비스 공급자가 되어 있었다. 그럼에도 불구하고 점점 사리사욕과 탐욕으로 특징지어지는 문화 속에서 아카데믹 헬스센터는 계속해서 의학의 영혼의 수호자였다. 그들은 다른 의사와 병원이 사업체 및 중산층과 함께 교외로 퇴각한 후에도 이웃과 지역사회에 관심을 가졌다. 그들이 제공한 무료 진료의 양은 전체 운영의 작은 부분이라 해도 엄청났다. 그들은 중병을 앓고 있는 사람들과 사회의 버림받고 어려운 이들을 위한 최후의 기댈 언덕이었다. 그들의 문제는 가난과 인종차별이 강력한 적이라는 점이었다. 그리고 이 전투에 참여하는 다른 병원과 의사들은 거의 없었다.

환자 유치 경쟁

1970년대와 1980년대의 아카데믹 헬스센터에서는 엄청난 양의 무료 진료를 계속 공급해 왔지만, 그 무렵 환자 대다수는 자비 환자였다. 공공 및 민간의 제3자 지불자들은 특히 아카데믹 헬스센터의 전통적인 특권인 3차 진료에 대해 의사와 병원에 관대한 급여를 보장해 주었다. 대부분의 아카데믹 헬스센터에서 임상 수익은 가장 큰 소득원이었으며, 주기적으로 교육, 연구, 자선 진료 및 필수적이지만 손해가 나는 의료 서비스를 보조하는 데 사용되었다. 그래서 사실상 어떤 교육병원도(주요 교육병원이었던 시립병원과 보훈병원은 제외하고) 유료 환자로 병상을 가득 채울 필요성을 피해갈 수 없었다.

1970년대와 1980년대에 많은 아카데믹 헬스센터들은 돈을 내는 환자들을 전문의 의뢰와 전문진료에 유치하기가 더 어려워졌음을 알게 되었다. 한때 이런 진료를 받으러 교육병원에 다니던 자비 환자들은 이제 공급이 부족한 재화가 되었다. 콜로라도 의대의 학장은 1972년 "우리 [대학 메디컬 센터]는 더 이상 안일하게 앉아서 환자가 우리 문으로 몰려들 것을 기대할 수 있는 '메카'가 아니기 때문에 경쟁하지 않으면 안 된다."고 썼다.[21] 전문의 의뢰(referral)가 줄어든 아이러니는 누구의 탓도 아니었는데, 전문과목을 개발하고 정교화한 곳은 바로 아카데믹 헬스센터였기 때문이다.

몇 가지 요인들이 전문의 의뢰 환자를 유치하는 과정에서 교육병원이 직면한 새로운 어려움을 설명해 준다. 하나는 교육과 환자 진료 사이에 존재하는 전통적인 갈등이었다. 한 세기 내내 의학교육자들은 좋은 환자 진료를 위한 임상클럭십과 수련의 책임의 가치를 높이 평가해 왔지만, 실제로 의학교육에 있어 경험을 쌓기 위한 학습자의 필요성은 휴식과 프라이버시를 원하는 환자의 필요성과 충돌했다. 교육병원에서는 항상 환자를 둘러싼 이방인들의 행렬이 끝없이 이어졌다. 이들은 살피고 질문하고 검사하고 측정하며 바늘로 찔러대었다. 1960년대와 1970년대에 이러한 전통적인 문제들은 더욱 심각해졌다. 레지던트와 펠로우십 프로그램의 확장으로 특정 환자를 진찰할 필요가 있는 의사들의 수가 증가하여 담당의가 정확히 누구인지가 그 어느 때보다 불확실해졌다. 1970년대와 1980년대의 소비자 시대에 환자들은 "교재"로 활용되는 것을 점점 더 빈번하게 불평했다. 1973년 미국병원협회가 채택한 의료 소비자 권리 증진의 중요한 상징인 환자권리장전은 환자들이 "사려 깊고 존중받는 진료"를 받을 권리가 있다고 주장했다.[22]

게다가, 환자들은 의사와 병원을 선택하는 데 있어 소비자 기준을 점점 더 많이 사용하였다. 자신이 받는 의료의 전문적 질을 평가할 수 있는 전문지식을 가진 사람은 거의 없었지만, 주차의 용이성과 안전성, 식사의 질, 환경의 청결함, 텔레비전, 카펫과 같은 편의 시설의 존재, 화장실 및 샤워시설의 적절함, 프라이버시의 정도, 입원이나 외래에서 만나는 사람들의 태도 등은 누구나 판단할 수 있었다. 이러한 기준에서 교육병원들은 종종 기대에 미치지 못했다. 예를 들어, 존스 홉킨스 병원의 환자들은 입원이나 시술 후에 입원실로 이송되는 시간의 지연, 소음, 병원 직원들의 따뜻함과 배려의 부족은 물론 청결, 안락함, 프라이버시 부족에 대해 불평했다.[23] 1970년대에는 교육병원들이 돌봄 태도와 환자 주변 환경 개선을 위해 열심히 노력했지만, 이 부분에서 극복해야 난관이 만만치 않았다.

무엇보다 중요한 것은, 환자들이 이제 전문적인 치료를 위해 어디로 갈 수 있는지에 대한 선택권을 가지게 되었다는 점이다. 한 세기 동안, 첨단기술과 3차 진료는 교육병원에 집중되어 있었다. 그러나 제2차 세계대전 이후 아카데믹 헬스센터는 레지던트와 임상 펠로우십 프로그램의 확대를 통해 점점 더 많은 전문의와 분과 전문의를 배출해 왔다. 비록 이론적으로 레지던트와 펠로우십은 실제로 학문 지도자를 배출하기 위해 고안되었지만, 앞서 언급한 바와 같이, 압도적으로 많은 수의 전문의가 개업을 하였다. 대부분의 근거지는 도시 또는 교외 병원이었지만 1960년대와 1970년대에는 작은 마을들조차도 점점 더 많은 수의 전문의들로 붐비게 되었다.[24] 그 결과, 많은 지역 병원들은 이제 이전에는 아카데믹 헬스센터에서만 이용할 수 있었던 전문 서비스를 대부분 제공할 수 있게 되었다. 결과적으로 아카데믹 헬스센터는 경쟁자를 훈련시켰다.

1960년대 들어, 아카데믹 헬스센터는 증가하는 임상진료 경쟁에 주목하기 시작했다. 1970년대와 1980년대에, 그 경쟁은 치열해졌다. 전문적이거나 복잡한 의학적 문제를 가진 환자들이 인근 지역병원에 의뢰되면서 수많은 교육병원의 병상 점유율이 감소했다. 콜로라도 의대는 중증 산과, 유전학, 유방 진료를 포함한 3차 진료를 제공하는 여성건강센터를 설립한 지역병원에 부인과 환자들을 빼앗겼다.[25] 미시간 대학병원의 한 경쟁 병원은 전직 미시간 의대 교수 6명이 더욱 적극적으로 참여하여 심장수술을 50% 더 많이 시행하였다.[26] 아칸소 대학병원은 볼티모어의 전문 클리닉이 "더 이상 교육병원의 전용 영역이 아니다"라고 지적한 존스 홉킨스 병원과 마찬가지로 지역사회 의사 및 병원들과 전문과 환자를 놓고 점점 더 경쟁이 심해지는 것을 우려했다.[27] 세인트루이스에서는 1982년과 1983년에 7개의 교외 병원이 개심술 프로그램을 시작하여 이 도시의 3개 교육병원인 반스, 주이시, 세인트루이스 대학병원의 재정 건전성을 위협했다. 이 세 대학병원에서 수련을 받은 의사들이 담당한 이 경쟁 프로그램은 미주리주 의료시설 심의위원회의 일련의 절차상의 실수로 인해 이 교육병원들의 가장 중요한 수입원 중 하나를 심각하게 잠식했으며, 교육, 연구, 그리고 자선 진료 역량에 부정적 영향을 주었다.

이 프로그램의 확산으로 인해 각각의 의료진이 최고 수준의 질을 유지할 만큼 충분한 숫자의 수술을 할 수 없을지도 모른다는 이유로 의료의 질에 대한 우려도 제기되었다.[28]

연방과 주 정부는 3차 진료의 지역병원으로의 확산을 의혹을 가지고 보았다. 이들의 관점에서, 그러한 서비스에 대한 접근성 향상은 바람직했지만, 이러한 이점은 중복되는 장비와 시설에서 발생하는 더 높은 비용에 의해 상쇄되었다. 의료비를 억제하기 위해 1964년부터 1972년 사이에 23개 주와 컬럼비아 특별구는 새로운 시설의 건설이나 고가의 장비를 취득하려면 정부의 승인을 요구하는 수요 증명을 채택했다. 1974년 연방법은 205개의 의료 서비스 구역에서 병원의 신규 장비 구입과 건설을 유사한 방식으로 규제하기 위해 새로운 건강시스템기관(Health System Agency, HSA)을 설립했다.

그러나 이러한 규제 기관들은 의료 기술과 전문 진료의 확산을 줄이는 데 효과적이지 못한 것으로 판명되었다. 많은 지역병원은 정치적 수완을 통해 공식적인 등록 지침을 충족하지 못한 많은 경우에도 규제 기관의 승인을 받을 수 있었다. 더구나 초음파 기계나 뇌 스캐너와 같은 값비싼 장비를 지역사회의 필요와 무관하게 구입할 수 있는 단독 개업의에게는 그러한 규정이 적용되지 않았다. 아마도 가장 눈에 띄는 규제의 실패는 HSA가 컴퓨터단층촬영스캐너(CT)의 보급을 제한할 수 없었다는 점일 것이다. 이는 1973년 미국에서 처음 등장한 방사선 영상진단 기기였다. 1978년에 미국의 인구당 CT 스캐너 비율은 캐나다의 10배, 영국보다는 20배 높았다. 로즈메리 스티븐스93)는 지역사회의 병원과 의사들이 CT 스캐너의 확산을 제한하려는 HSA의 노력을 어떻게 무력화시켰는지 설명하였다. "병원과 마찬가지로 1970년대에 효율적인 기업가였던 의사 그룹은 HSA 규정의 적용을 받지 않는 병원 밖에서 CT 스캐너를 구입하여 계획 체계를 쉽게 전복시켰다. 캐니 병원 관리자들은 한 방사선과 전문의 그룹과 CT 계약을 맺었는데 그들은 때로 병원 시설에 그 기계를 리스하기도 했다."[29] 1980년대 중반에는 단 3개 주(뉴욕, 메릴랜드, 매사추세츠)에서만 교육병원이 정상보다 높은 점유율을 보여주고 있었다. 공교롭게도 이 세 주는 교육병원 밖으로의 신기술의 확산을 가장 엄격하게 규제한 주였다.[30]

1980년대에 대부분의 아카데믹 헬스센터들은 자선 의료를 제공하는 경제적 부담이 커졌음에도 불구하고 재정적으로 살아남았던 것처럼, 지역병원과 개업의들과의 경쟁에서 가까스로 살아남았다. 경쟁해야 할 돈의 규모는 크고 빠르게 증가하고 있었고, 대부분의 제3자 지불자들은 여전히 행위별 수가제에 근거하여 의사와 병원에 후한 돈을 지불했다. 그럼에도 불구하고 경쟁이 치열해지면서 아카데믹 헬스센터는 10년, 20년 전보다 더 취약해졌다. 대중의 눈에는 교육병

93) Rosemary Stevens(1935-). 의료사회학자, 의사학자로 예일의대 교수를 지냈다.

원과 비교육병원의 구분이 모호해지기 시작하고 있었다. 3차 진료도 양쪽 모두에서 받을 수 있었고, 교수진료가 급속히 증가하는 시대에 아카데믹 헬스센터의 교육적 사명은 덜 분명해 보였다. 사실, 미국의 아카데믹 헬스센터는 여전히 매우 귀중한 국가 자원이었다. 하지만 대중과 재계, 그리고 정부가 그 사실은 인식하기란 점점 더 어려워지고 있었다. 관대한 지불 환경 덕분에 교육병원들은 살아남고 심지어 번영할 수 있게 되었지만, 진료비 급여 규정이 바뀌게 된다면 아카데믹 헬스센터가 어떻게 더 경쟁적인 환경에서 운영될 수 있을지는 관심 밖이었다.

정부와의 새로운 대립

의과대학은 모 종합대학교와 마찬가지로 학술 정책을 결정하는 교육기관의 권리를 항상 강력하게 옹호해 왔다.[31] 그러나 1970년대에 이르러 의과대학의 학문적 자유가 공격을 받았다. 연방정부와 주 의회는 의과대학의 내부 환경을 결정하는 데 있어 역사적으로 전례 없는 역할을 수행했다. 의학교육자들에게 있어, 내부 교육 문제에 대한 정부의 간섭은 제2차 세계대전 이후 연방의회와 주 의회가 의대에 보여준 옹호와 우정의 고통스러운 상실을 의미했다.

연방정부가 교육 정책을 규정하는 주요 메커니즘은 그 예산 지원을 통해서였다. 1960년대에 이르러 의과대학에 있어 연방의 영향력은 만개하였다. 1967년 한 의대 학장은 "실제로 의대의 모든 활동은 연방정부의 지원을 받는다."고 말했다.[32] 그러나 1960년대 중반에 의과대학에 대한 연방정부의 지출에는 조건이 붙기 시작했다. 의회-그리고 주 의회-는 곧 구체적인 요구사항이 충족되어야만 의대를 지원했다. 입법자들은 이런 식으로 연방의회나 주 의회가 중요하게 여기는 사회적 목표를 달성하는 데 의학교육이 도움이 될 수 있다고 믿었다.

의과대학의 내정에 대한 정부의 첫 간섭은 1963년 의료인교육지원법(Health Professionals Educational Assistance Act)에 의해 일어났다. 앞에서 논의한 바와 같이, 이 법안과 1965년, 1968년, 1971년에 통과된 추가 법안은 의사의 배출을 증가시키기 위한 것이었다. 연방정부는 학자금 대출과 소액 장학금 지원(1965, 1968, 1971년 법안)뿐만 아니라 새로운 교육시설의 건설비용 상당 부분을 지원하였다. 연방 매칭 기금을 교육시설의 건설과 개축에 사용할 수 있게 되자 주/지역 정부와 민간 자선 단체는 자극을 받아 의과대학에 대한 지원을 증가시켰다. 또한 1965년 입법을 시작으로, 연방 법안은 의과대학에 운영비(학교가 받은 돈의 액수가 정원과 연계되어 "인두(capitation)" 보조금이라고 했다)를 지원했다.[33] 이러한 자금은 교수의 연구 등 특정 용도에만 국한되었던 대부분의 보조금과는 달리 학장이 중요하게 생각하는 어떤 목적으로도 사용될 수 있어서 매력적이었다.

기존 학교에게, 이러한 다양한 법안들은 상당한 실망을 안겨주었다. 일부 주립 의대는 법으로 소속 주의 거주민만을 입학시켜야 했는데, 새로운 학생들을 어디서 데려와야 할지 몰랐다. 예를 들어, 아칸소 의대는 입학 기준을 크게 완화하지 않으면 정원을 늘릴 수 없다고 느꼈다.[34] 다른 학교들은 학생 수가 너무 늘어나면 교육의 질이 나빠질 수 있다고 우려했다. 의과대학은 새로운 교육시설을 만든다 해도 정원이 늘어나면 학급 과밀, "임상 자료"의 부족, 그리고 교수의 지도와 관심의 부족을 초래할 수 있다고 생각했다. 그래서 컬럼비아 의대 교수들은 정원 증가 압력이 "대학의 학문적 기준을 위협할 수 있다"고 우려했다.[35]

반면 무제한으로 쓸 수 있는 자금의 유혹은 너무 컸다. 정원 확대가 어떤 의구심을 일으키든간에 그 어느 학교도 이 기회를 거부하지 않았다. 그래서 1968년 법에 따라 듀크 의대는 56만 달러를 받을 것으로 예상하고 1970년 가을 신입생 정원을 86명에서 104명으로 늘렸다. 1971년 법에 따라 미시간 의대는 1972-73년 166만 4천 달러를 받으려 신입생 정원을 225명에서 237명으로 늘렸다.[36] 재정적으로 궁핍한 작은 학교들도 때때로 이 기회에 뛰어들었다. 예를 들어, 하네만 의대는 가능한 많은 지원금을 받기 위해 정원을 두 배로 늘리는 것을 고려했다.[37]

1970년대에 의회는 특정 교육 실행을 촉진하기 위해 인두 보조금의 사용을 더욱 고집하게 되었다. 각각의 새로운 의료인력 법안이 통과됨에 따라, 학교들은 지원을 받기 위해서 추가 조건을 충족시켜야 했다. 인두 보조금 사용에 대한 의회의 초점은 의대생 수를 늘리려는 데서 의사의 지역별, 전공별 분포를 변화시키려는 방향으로 옮겨갔다. 예를 들어, 1976년의 의료인교육지원법은 전공의 훈련을 위해 의대 졸업생 중 최소 50%가 특정 일차 진료 분야(내과, 소아과, 가정의학)를 선택하는 조건으로 인두 보조금을 지급했다. 또한, 이 법안은 장학금을 받는 학생들이 장학금을 지원받는 연수만큼 의료 취약 지역에서 실습을 하는 데 동의하는 조건으로 참여 학교에 장학금을 지원했다.

1970년대에 주 의회는 또한 의대에 자체적인 규제를 가하기 시작했다. 특히 의학교육자들에게 는 교육과정에 대한 주 정부의 개입이 짜증나는 것이었다. 예를 들어, 캘리포니아주는 주의 의과대학들이 인간의 성생활에 관한 강좌를 개설하도록 하는 법안을 통과시켰다.[38] 의대 관계자들은 이러한 조치가 전문적 기준을 이용하여 교육지침을 만들 그들의 권리를 침해하고, 본성상 학문적인 주제의 교육적 판단에 대해 입법이 끼어드는 것이어서 주 정부가 요구한 교육과정에 불만을 터뜨렸다. 의회가 입학 정책에 간섭하는 것만큼 의학교육자들을 분노하게 하는 입법 조치는 없었다. 1976년의 의료인교육지원법에는 해외에서 공부하는 미국인 중 본국에서 교육을 마치기 원하는 학생들을 정부가 정한 정원에 따라 수용하는 조건으로 의대에 재정 지원을 하는 조항이 포함되어 있었다. 이 법에 따르면, 외국 의과대학에서 2년간의 공부를 마치고 미국 의사 자격시험 제1부에 합격한 학생들은 보건교육복지부 장관으로부터 미국 의대 입학 자격을 인정받게 된다. 다른 학문적 또는 개인적 자질은 고려되지 않았다. 학생들은 인두 보조금을 받는 다양한 학교들에 각각 거의 같은 수로 배정될 것이며, 매년 1,500명 정도의 학생이 참여하게 될 것으로 예상되었다.

이 문제는 해외에서 의학을 공부하는 미국 시민들의 수가 급격히 증가함에 따라 어쩔 수 없이 등장하였다. 1970년 이전에는 그러한 이들의 수가 적었으나, 1975년에 약 6천 명의 미국인이 외국 의대에 등록했으며, 1980년에는 그 수가 1만 2천 명이 되었다.[39] 이러한 증가는 미국 의대 입학 경쟁이 강화된 결과였다. 1960년대 초에는 입학 경쟁률이 1.7이었는데, 1970년대 중반에는 그 비율이 2.8로 증가했다. 이 숫자는 미국 의과대학의 정원도 증가했기 때문에 더욱 주목할 만 하다.[40]

역사적으로, 해외에서 의학을 공부한 미국인들은 주로 서유럽의 의대에 다녔다. 미국 유학생이 증가함에 따라, 이러한 학교들은 학생 밀도가 높아졌고, 미국인들의 접근이 제한되었다. 그 결과 1970년대 초까지, 압도적 다수의 학생들은 멕시코와 카리브해의 소위 “역외(offshore)” 의과대학에 등록했다. 가장 큰 미국 유학생 집단은 멕시코의 과달라하라 자치대학에 있었는데, 이 대학은 미국의 의학교육자들 사이에서 그나마 약간의 지위를 누렸다. 다른 학교들은 무인가 영리기관이었는데, 대부분 1960년대 후반이나 1970년대 초에 미국 의과대학 입학에 실패한 미국 시민들을 위해 만들어졌다.

모든 역외 교육기관의 교육 상태는 매우 형편없었다. 입학 자격조건은 미국 기준에 한참 못 미쳤고, 정원도 무제한이었으며, 실험실, 병원 시설, 교수진도 거의 없었다. 통신학교처럼, 많은 역외 의과대학들은 학생을 모집하기 위해 신문 광고에 의존했다. 몇몇은 솔직히 사기였다. 예를 들어, 그들은 교수의 학위를 거짓으로 표시하거나, 혹은 몇몇 초청강연을 해주는 대가로 미국 교수들과 그 가족을 초청하여 호화로운 휴가 비용을 대 주고는 그들 모르게 학교의 정규 교수 명단에 등록시키곤 했다. 많은 학교들이 학생들을 착취했다. 고액의 환불 불가능한 등록금을 사전에 요구하는 경우가 많았지만, 전 과정을 이수한 학생은 소수에 불과했다. 이들은 미국에서 추가 임상 수련과 의사 면허를 취득하는 데 상당한 어려움을 겪을 수밖에 없었다.[41]

1970년대 초, 이 학생들의 곤경은 많은 대중의 지지를 받았다. 미국은 의사가 부족하다는 인식으로 고통 받고 있었고, 많은 지역병원은 "어떤 종류든 흰 가운을 입은 젊은 의사"가 수련의로 복무하기를 간절히 원하고 있었다.[42] 학생의 가족들은 그들을 대신하여 격렬한 로비 활동을 벌였고, 모든 이들은 의과대학에서 거부당한 유능한 학생들의 가슴 아픈 이야기에 공감하였다. 의과대학들은 교육의 불충분함 때문에 이 많은 학생의 전입을 매우 꺼려했지만, 정치적 압력에 의해, 그들과 인증기관들은 학생들의 교육적 결함을 시정하고 의사직에 대한 진입을 용이하게 하기 위한 메커니즘을 개발했다.

그 하나의 경로인 "5년차 경로(Fifth Pathway)" 프로그램은 1971년에 설립되었다. 이 프로그램에 따르면, 외국 의과대학에서 전체 교육과정을 이수한 학생들은 참여 의대에서 1년의 특별 임상 프로그램에 등록할 수 있으며, 이 프로그램을 이수하면 국가 면허시험을 치르거나 공인된 인턴십이나 레지던트 프로그램에 들어갈 자격을 얻게 된다. 1973년에 12개 의과대학이 이 프로그램에 참여했다. 더욱 인기 있는 경로는 1970년에 미국의과대학협회가 설립하고 관리한 조정전학지원시스템(Coordinated Transfer and Application System, COTRANS)이었다. 이 제도 하에서는, 2년간의 기초의학 교육을 해외에서 이수하고, 국가의사시험 제1부에 합격한 학생은, 미국 의과대학에 상급 학년 입학을 신청할 수 있도록 하였다. 1973-74년, COTRANS 프로그램 하에서 153명의 학생들이 49개의 미국 의대에 입학했다. 과달라하라 학교의 대규모 미국 유학생 집단은 멕시코가 의사 자격을 위한 사회봉사 기간을 요구했기 때문에 이 경로를 선호했다. 미국 의대로 전학을 가면 멕시코 사회봉사요건을 이행하지 않고 미국 의대에서 학위를 받을 수 있었다. COTRANS 프로그램은 1976년 법안에 포함된 외국 의대생들에 대한 처리 모델을 제시하였는데 이는 "과달라하라" 조항으로 널리 알려졌다.[43]

의과대학들은 "과달라하라 조항"이 혐오스럽다고 판단했는데, 이 법이 자신들의 입학 기준을 적용하는 것을 금지했기 때문이다. 의과대학들은 입학 과정에서 개인적인 요소들을 고려하려고 양심적으로 노력했지만, 법은 그러한 심의들을 허용하지 않았다. 한 교육자는 중범죄를 저지른 사람이 미국에서 입학을 신청하면 자동으로 탈락하겠지만 1976년 의료인교육지원법은 그러한 상황에 관한 규정이 없었다는 사실을 지적하였다.[44] 많은 경우 의대들은 성적이 불량한 학생들을 받아들일 수밖에 없었다. 대학졸업평점(GPA)과 의대 입학시험(MCAT) 점수는 의대에 합격한 학부생에 비해 COTRANS 학생이 훨씬 낮았다.[45] 의학교육자들은 이 법이 국가시험 1부를 통과한 COTRANS 학생(30%만 이 시험을 통과했다)에게만 적용된다는 의원들의 지적에 흔들리지 않았다.[46] 그 학생들은 자격시험을 통과할 수 있도록 지도를 받을 수 있었고, 성공적으로 통과했다 해도 이는 그들이 이론적이거나 실제적인 의학을 잘 이해하고 있다는 확신을 주지 못했다.

전반적으로, 대부분의 역외 의대 졸업생들은 미국 병원에서 추가적인 임상 경험을 쌓은 후에도 미국으로 돌아온 후 불량한 성과를 보였다. 한 연구에 따르면 미국인 외국 의대 졸업생 중 17%만이 미국 병원에서 3년간 교육을 받은 후 내과 전문의 시험에 합격한 반면, 미국과 캐나다 의대 졸업생은 80%가 성공적으로 합격했다.[47] 의과대학은–비록 성공하지 못했지만–최대한의 잠재력을 가진 전학생(예컨대 미국 의대에 지원할 때 대기자 명단에 올랐던 학생)을 받아들이고, 성적이 좋지 않을 것 같은 학생에게 귀중한 공간과 자원을 낭비하지 않기 위해 개별적인 입학 결정을 할 수 있는 권리를 유지하려고 애썼다.

1976년 이 법안의 통과는 일부 의과대학들 사이에 반란을 일으켰다. 스티븐 뮐러(Steven Muller) 존스홉킨스대 총장과 리처드 로스(Richard Ross) 의대 학장은 외국 교육을 받은 의대생을 인두 보조금의 대가로 입학시키라는 연방정부의 요구는 "대학의 학문적 충실성을 침해한다"고 공동 성명을 통해 선언했다. 존스 홉킨스는 "학생 선발 문제에 대한 선택권을 정부에 양도할 준비가 되어 있지 않다. 교수진, 교육과정, 학위 요건에 대한 선택권 또한 마찬가지다."고 발표했다.[48] 18개 학교는 외국 학교 출신 학생을 받아들이라는 명령을 따르는 것보다 학교당 약 50만 달러의 연방 보조금을 포기할 것이라고 발표했다.[49] 그러나 재정 지원의 유혹은 너무 강했고 연방 보조금 지급을 포기하기로 선택한 학교는 4개에 불과했다. 하지만, 보이콧 하겠다고 위협하지 않은 다른 많은 학교와 마찬가지로 굴복한 학교들도 계속 화를 냈다.

마찬가지로 의학교육자들을 분노하게 한 것은 의학교육뿐만 아니라 생의학 연구의 내부 방향을 지시하려는 연방정부의 시도였다. 1970년대에 연방의 생의학 연구 정책은 매우 정치화되었다. 미국암협회나 미국심장협회와 같은 자발적 건강단체에 기반을 둔 강력한 로비 단체들은 특정 질병을 "목표로 하는" 프로그램에 대한 지출을 늘리기 위해 의회에 효과적으로 영향력을 행사했다. 의회는 학계 대부분의 구성원 사이에서 극심한 의구심이 있었음에도 불구하고, 그리고 더욱 근본적인 생의학 연구에 대한 지원이 줄어들었음에도 그렇게 했다. 이 접근방식의 원형은 1971년의 국가암관리법(National Cancer Act, "암과의 전쟁")이었다. 연구 지원에 있어 이와 유사한 목표(예: 심장병, 겸상적혈구빈혈, 관절염, 간질)를 정한 여러 입법안도 또한 통과되었다. 물론 질병의 근절은 언제나 NIH의 목표였지만, 기존의 "사명 지향적 기초 연구" 정책은 연구자들에게 예상치 못하고 광범위한 적용 가능성의 근본적인 발견이 빈번하게 일어나는 기초 연구를 추구할 수 있는 자유를 주었다. 이제 대부분 과학자의 의견에 의하면 국가의 생의학 연구 정책은 기초 연구와 응용 연구 사이에서 위험할 정도로 불균형적으로 되어가고 있었고, 연구자들은 연방 보조금을 받기 위한 실용성 시험을 통과하지 못하면 그들의 지적 호기심을 추구할 자유를 잃었다. 도날드 프레드릭슨(Donald S, Fredrickson) NIH 원장은 "목표지향적 연구는 기술적으로 정치적 판단에 종속되거나 주요 생의학 연구 활동의 조정에 있어 감정에 종속되는 불행한 결과를 반영한다"고 했다.[50]

1970년대, 그리고 1980년대와 1990년대까지 계속 의과대학은 조건이 붙은 돈뿐만 아니라 그들이 직면한 규제 부담의 증가로 인해 골머리를 앓았다. 1970년대 중반까지, 지난 10년 동안 정부는 대학에 대한 자금 지원과 함께 규제를 크게 확대하면서, 고등교육 전반에 걸쳐 연방정부의 영향력이 커졌다. 대학은 학생 지원, 직원의 고용과 해고, 소수자우대정책, 성 및 연령 차별 금지, 장애인 권리, 환경 보호, 방사선 안전, 직업안전보건법의 지침에 관한 연방 규정을 준수해야 했다. 적어도 70개의 미 상원 소위원회가 고등교육에 영향을 미치는 439개 법령에 대한 일부 관할권을 가지고 있었다. 연방 규정을 준수하려면 통상 대학교는 운영 예산의 1~4%를 써야 했고, 때로는 서로 다른 연방 기관이 상반된 목표를 가지고 있어서 그 업무는 복잡할 뿐만 아니라 비용이 많이 들었다.[51] 의과대학에는 다른 단과대학과 마찬가지로 연방 규칙과 규정이 눈사태처럼 쏟아졌다. 규정 준수를 위해 새로운 행정 직원들을 추가해야 했고, 시간과 돈, 에너지는 학교의 학문적 사명으로부터 멀어졌다.

게다가, 대부분의 동물 연구와 거의 모든 인간 연구가 수행되는 장소로서, 의과대학은 다른 규정들도 지켜야 했다. 1966년, NIH의 새로운 규칙은 인간을 연구대상으로 하는 모든 연구비 신청서를 검토하기 위한 IRB와 연구위원회의 설립을 의무화했다. 이 신청서로 연구비를 지원받으려면 연방 표준 동의서 서식을 충족하고 문서화해야 했다.[52] 1970년대 후반과 1980년대에 활성화된 동물 권리 운동은 동물 보호와 관련하여 비용이 많이 드는 연방 규정을 제정하고자 성공적인 로비를 펼쳤다. 1988년 동물시설에 대한 관리예산국 지침의 개정으로, 전국의 연구기관에 10억 달러의 비용이 추가될 것으로 추정되었다.[53] 빈민의 장례를 지원하는 평등사회의 새로운 법률로 인해 의과대학이 해부학 실습을 위한 사체를 얻는 일은 더 어렵고 비싸졌다. 그리고 의과대학의 오랜 친구인 NIH로부터 연구비 지원을 신청하는 과정은 그 어느 때보다 복잡하고 번거로워졌다. 생산적인 생의학자의 시간이 20% 이상 연구비 신청, 갱신, 보고의 과정에 소비되는 것은 드문 일이 아니었다.[54]

아카데믹 헬스센터는 대학과 관련된 것뿐 아니라 병원 시스템에 적용되는 규칙과 규정에 의해서도 포위되었다. 1973-74년의 극심한 불황과 그에 따른 경기 침체, 치솟는 인플레이션으로 미국의 의료비가 급증한 결과 1970년대 중반에 "비용 절감"의 시대가 시작되었다. 메디케어와 메디케이드 비용을 억제하기 위해 연방정부 및 주 정부는 병원을 전국에서 가장 규제 부담이 큰 산업으로 만드는 많은 규제를 시행하였다.[55] 메디케어와 메디케이드 기금을 받기 위한 조건으로 병원은 다양한 "활용 검토(utilization review)"와 "품질 보증(quality assurance)" 위원회를 설치해야 했다. 또한 표준 진료 검토 기구(Professional Standard Review Organization, PSRO)과 같은 독립적인 검토 조직도 의무화되었다. 이 기구는 예를 들어, 심장 수술이 필요한지 여부 등 병원비에 영향을 미치는 문제에 대해 입원환자 기록을 보고 의사결정을 담당하는 의사들로 구성되어 있다. "수요 증명" 규정에 따르면 병원은 새로운 장비나 설비를 도입하기 전에 그 필요성을 입증해야 했다. 개업의들은 규제 승인을 받지 않고도 값비싼 장비를 자유롭게 설치할 수 있었지만, 교육병원은 대개 번거로운 규정으로 인해 가장 큰 불편함과 가장 긴 지연을 겪었다. 이러한 조치 중 어느 것도 의료비 증가를 막지 못했지만, 모두 미국 의료시스템의 행정비용 상승에 기여했다.

이 시기에 메디케어와 메디케이드(그리고 정부의 선례를 따른 일부 민간 제3자 지불자들)는 병원에 급여를 점점 더 제한하기 시작했다. 급성기 진료가 없는 수술 전날 입원, 검토자가 불필요하다고 간주한 회복일수, 외래에서 할 수 있는 검사를 받으려고 하는 입원은 점점 허용되지 않았다. 제3자 지불자들도 특정 시술에 대해 더 까다롭게 비용을 지불했고, 병원은 종종 오랜 지연 후에야 급여를 지급받고는 했다. 게다가 병원이 환급을 받으려면 차트의 서류작업이 완료되어야 했다. 모든 기록에 서명해야 했고, 퇴원 서류에도 퇴원 지시와 서명이 있어야 했다. 서류작업이 일정 시간 내에 완료되지 않으면 입원비가 아무리 필요하거나 고가이더라도 병원비는 지불되지 않았다. 종종 이 때문에 환자보다 환자 기록에 더 과도하게 몰두해야 했고, 청구서에 서명을 해야 하는 많은 의사들은 환자 관리와 교육에서 기록 보관에 더 관심을 가졌다.[56]

규제의 엄청난 부담은 연방정부뿐만 아니라 주 정부로부터도 발생했다. 뉴욕주는 어느 주보다 강력하게 병원을 규제하였는데 여기서는 주의 규정이 병원 활동의 거의 모든 측면을 포괄할 정도로 극적으로 증가하였다. 병원에 부과된 책임 목록에는 응급실 대기 시간 제한, 환자 인구의 1% 이상이 외국어를 사용하는 경우 10~20분 이내에 통역을 제공해야 한다는 규정, 환자가 퇴원명령에 대해 불만을 표시하는 경우 24시간의 연장을 허용하는 퇴원 연기 절차 등이 포함되었다. 종종 한 주 정부 기관의 요구사항이 다른 주 정부 기관의 요구사항과 상충되었다. 메디케어를 제외한 모든 제3자 지불자의 환급률은 주 정부가 관리하였다. 주 정부가 승인한 환급률의 증가는 최신 주 규정이 부과한 비용을 충당하기에 대개 불충분했다.[57]

마지막으로, 아카데믹 헬스센터의 학습 환경은 보조금 압력과 정부 요구 및 규정에도 불구하고 여전히 건재했다. 아카데믹 헬스센터의 운영은 더욱 복잡해지고 비용이 많이 들었지만, 교육, 연구, 임상 진료의 질은 겉보기에 아무런 영향을 받지 않았다. 그럼에도 불구하고, 의대 교수들은 정부가 현재 그들에게 부과하고 있는 요구로 인해 심하게 동요하였다. 그들의 관점에서 볼 때, 주된 문제는 학교의 재정 지원과 교육병원에 대한 임상적 보상이 점점 더 다양한 사회적 의무에 의존하고 있다는 점이었지만 정치적 견해와 유행은 자주 바뀌는 것으로 악명이 높았다. 다른 크고 복잡한 조직과 마찬가지로, 아카데믹 헬스센터는 일단 특정 요구사항에 대해 준비하면, 방향을 신속하게 바꿀 수 없었다. 정치인들의 변덕과 올해의 사회적 명분에 따라 자금과 환급이 좌우되었기 때문에 합리적인 계획은 어려울 수밖에 없었다.

그러나 만약 의학교육자들이 혼란스러웠다면, 정치 지도자들 역시 마찬가지였다. 그들의 견해로는, 아카데믹 헬스센터는 점점 더 국가적 관심사에 호응하지 않았다. 의사 인력의 지리적 불균형이 높아지고, 의료비용도 급증하였지만 의학계의 지적 지도자들-의대 교수들-은 문제를 해결하기 위한 지속적인 노력에 관심이 없어 보였다. 많은 정치인에게, 아카데믹 메디신은 돈을 받는 데는 매우 능숙했지만, 그 대가로 어떤 것을 돌려주는 데는, 특히 더 공평하고 효과적인 의료 전달체계를 만드는 데는 도움이 되지 않았다. 경제학자인 빅터 푹스(Victor Fuchs)는 1978년 미국의과대학협회의 연례 총회에서 이렇게 말했다.

호의적이고 우호적인 관찰자라도 건강정책에 대한 아카데믹 메디신의 관심은 다음 두 계명으로 시작하고 끝난다는 인상을 받지 않을 수 없다.

첫째, '우리에게 돈을 달라.'

둘째, '우리를 내버려 두어라.'[58]

대체로 아카데믹 헬스센터는 사회에 봉사해 왔지만, 의료전달체계의 문제가 계속 증가함에 따라, 아카데믹 메디신이 국민 건강에 미치는 관련성은 이전만큼 뚜렷하지 않았다. 정책 전문가들과 공무원들은 점점 더 아카데믹 헬스센터를 비용 창출자, 값비싼 기술 생산자, 고가의 전문가, 지적 호기심이 공공서비스나 국가문제에 관한 관심을 능가하는 과학기관으로 보았다. 정부 관리들은 한때 아카데믹 헬스센터를 국가의 건강을 보장하기 위한 해결책으로 여겼지만, 이제 많은 정치 지도자들은 아카데믹 헬스센터를 문제 자체로 여기기 시작했다.

다가오는 제한의 시대

20세기 초부터, 미국 의료정책의 주된 전제는 국가의 건강이 의사의 질과 양에 달려있다는 것이었다. 이러한 가정은 제2차 세계대전 이후 NIH의 성장, 민간 의료보험의 확산, 메디케어 및 메디케이드 제정, 그리고 더 많은 의사의 배출을 장려한 각종 법안에서 분명히 드러났다. 이러한 관점에 따르면, 더 나은 의료 서비스는 곧 더 건강한 사람과 등치라고 이해되었다. 의과대학은 의학 지식의 산출자이자 의사들의 생산자로서 국가의 건강 수호자라는 특별한 지위를 차지하고 있었다. 의학에 대한 태도는 과학에 대한 대중의 태도와 유사했다. 즉, 두 가지 모두 사회의 이익을 위해 이용될 수 있는 긍정적인 힘으로 인식되었다. 의학이나 과학의 한계나 단점에 대한 대중의 인식은 상대적으로 거의 없었다.

제2차 세계대전 이후, 앞서 논의한 바와 같이, 몇몇 저명한 비평가들은 의학의 비현실적인 기대에 대해 경고했다. 르네 뒤보는 인간이 모든 유기체들과 마찬가지로 환경과 균형을 이루고 있어 한 질병을 해결하면 또 다른 질병이 그 자리를 차지할 거라고 지적했다. 알프레드 리차드94)는 질병에 대한 빠르고 결정적인 진보는 당연하게 여겨질 수 없다고 경고했다. 1970년대에 사회학자 르네 폭스는 사회 문제의 "의료화(medicalization)"에 대해 경고했다. 그녀는 범죄, 약물 남용, 빈곤, 10대 임신, 결혼생활의 어려움, 신체적 폭력, 문맹 등이 의학적 합병증을 가진 사회적 문제일 뿐 의사들이 치료할 거라 기대되는 순수한 의학적 문제가 아니라고 썼다.[59] 그럼에도 불구하고, 그러한 경고는 대체로 무시되었다. 국가의 건강이 의학 지식의 지속적인 보급과 잘 훈련된 의사들의 가용성에 달려 있음을 의심하는 시민은 거의 없었고, 정책 입안가나 정치인 중에는 더욱 적었다.

1970년대에 처음으로 이 지배적인 전제가 광범위한 공격을 받았다. 의료가 인구의 건강에 영향을 미치는 한 가지 요인일 뿐이라는 생각은 새로운 것은 아니었지만, 이러한 생각에 대한 인식은 이전보다 훨씬 더 널리 퍼져나갔고, 정책 입안가와 지식인들에게 큰 충격을 주었다. 러셀 세이지 재단(Russel Sage Foundation) 총재이자 탁월한 대변인인 아론 와일다브스키(Aaron Wildavsky)는 1977년에 더 많은 의료서비스에서 예상되는 성과가 감소한다며 "이 거대방정식에 따르면 의료 서비스는 곧 건강이다. 그러나 이 방정식은 틀렸다. 더 많은 의료서비스가 더 나은 건강을 보장하지는 않는다."고 썼다. 와일다브스키는 건강은 의료 서비스가 아니라 주로 "의사들이 거의, 또는 전혀 통제할 수 없는 개개인의 생활방식(흡연, 운동, 걱정), 사회적 조건(소득, 식습관, 물려받은 체질, 물리적 환경(공기와 수질) 등의 요인에 의해 결정된다."고 지적했다. 그는 의료의 효과에는 분명한 한계가 있다고 주장했다. "의학이 아무짝에도 쓸모가 없다고 말하는 사람은 없다. 다만 모든 것에 좋지는 않을 뿐이다."[60]

1970년대와 1980년대에, 몇 가지 요인들이 의학에 대한 이러한 소박한 기대를 이끌었다.

94) Alfred N. Richards(1876~1966). 미국의 약리학자. 펜실바니아 의대 교수와 미국 과학아카데미 의장을 지냈다.

그 중 하나는 급격히 치솟는 의료비에 대한 우려가 커지고 있었다는 것이다. 1970년대에 이르자 의료는 미국의 경제적 경쟁력에 해롭다고 여겨졌는데 점점 더 많은 자원을 소모하지만 보여주는 것은 별로 없었기 때문이다. 한때 근로자들이 건강하고 생산적으로 일할 수 있도록 의료 서비스의 중요성을 언급했던 자동차 제조업체들은 1970년대 말 자동차 한 대 당 근로자의 의료비용이 강철의 비용을 초과한다고 불평했다.[61]

게다가, 그 시기에 의사의 도덕적 권위는 하락하였다. 뉴스 기사는 의사와 병원의 부정 청구나 요양원의 학대와 같은 문제를 정기적으로 보도했다. 소비자주의와 민권의 시대에 지나치게 강압적으로 환자를 대하는 태도나, 의대생을 "닥터"라고 불러달라는 관습 등 일부 의사들의 지나친 행동에 대한 반발이 거셌다. 의사와 다른 의료 전문가들이 환자의 최선의 이익을 위해 행동할 수 있는 능력이나 의지에 의문이 제기되었다. 따라서 "죽을 권리" 운동, "환자 권리장전" 선언과 인간 대상 실험에서 충분한 정보에 의한 동의 등 새로운 윤리 지침이 생겨났다. 한때 의사들을 영웅으로 여겼던 의학사와 의료사회학 학자들은 점점 그들을 결함이 있는 인간 배우로 보고 그들의 결함과 탐욕에 대해 쓰기 시작했다. 이러한 움직임의 공통점은 전문가 권위에 제기했던 도전이었다.[62]

의학에 대한 기대치가 낮아진 또 다른 중요한 요인은 만성질환 발병률의 증가였다. 1970년대 미국인에게 영향을 미친 가장 심각한 질환은 초기의 의학과 공중보건의 성공에 대한 아이러니였는데, 이제 사람들은 암이나 심장마비, 뇌졸중에 걸릴 만큼 충분히 오래 살게 되었다는 것이다. 연구의 관점에서, 이러한 질환들은 많은 전염병이나 영양 질환보다 이해하고 통제하기가 더 어려운 것으로 판명되었다. 예방의 관점에서 볼 때, 많은 연구가 건강을 유지하기 위한 책임 대부분이 의사보다는 개인에게 있다는 것을 보여주었다. 널리 인용된 한 연구는 성인의 건강과 평균 수명이 하루에 세 끼를 균형 잡힌 식사를 하고 간식을 먹지 않으며, 충분한 수면을 취하고, 일주일에 세 번 운동하고, 담배를 피하며, 술을 적당히 마시거나 전혀 마시지 않고, 적당한 체중을 유지하는 것과 같은 상식적인 건강 습관과 관련이 있다는 것을 보여주었다.[63] 성인의 건강은 정기적인 건강검진보다는 개인의 건강 증진 책임에 더 달려있었다.

의학의 한계가 인정되면서, 미국은 국가의 한계를 인식하게 되었다. 1950년대와 1960년대의 열광과 낙관주의는 기대 감소와 미래에 대한 훨씬 더 조심스러운 전망으로 대체되었다. 오일쇼크, 치솟는 인플레이션, 높은 실업률, 그리고 침체된 경제로 인해 국가가 사람들에게 모든 것을 제공할 경제적 능력이 없음이 분명해졌기 때문에 미국의 산업 능력에 대한 믿음이 심각하게 흔들렸다. 경제학자 레스터 서로우(Lester C. Thurow)는 한 영향력 있는 책에서 미국을 '제로섬

사회'라 묘사했다. 포커에서처럼 한 집단의 손실은 다른 집단의 이익이기 때문에 일반화된 성장과 확장을 기대해서는 안 되기 때문이다.[64] 문맹, 약물 중독, 범죄, 이혼, 10대 임신의 급증에서 나타나는 것처럼 사회 구조는 악화되고 있었다. 영구적인 "하류층"이 발달하고 있는 것처럼 보였고, 교육, 복지, 사법 체계는 이 흐름을 뒤집을 수 없는 것처럼 보였다. 유독성 폐기물, 오존층 파괴, 그리고 특정 유형의 유전자 연구에서 나온 생물학적 재앙의 가능성에 대한 우려가 확산되면서 과학의 이미지가 퇴색되었다. 워터게이트와 베트남 전쟁 이후, 그러한 문제들에 대한 해결책을 제공하려는 정치 체계에 대한 자신감은 그리 크지 않았다.[65]

국가가 자신의 한계를 점점 더 의식하게 되면서, 많은 이들이 의료 투자를 제한하자고 점점 더 목소리를 높였다. 그 결과, 기본의학교육에 대한 연방정부의 지원이 중단되었다. 마지막 신설 의과대학이 개교하기도 전에 의사 인력이 과잉 배출되었음이 공식적으로 선언되었다. 1980년 졸업후의학교육 국가자문위원회 보고서(GMENAC 보고서)는 1990년까지 7만 명, 2000년까지 14만 명의 의사가 미국에서 과잉 배출될 것으로 예측했다.[66] 1976년의 의료인교육지원법은 1980년에 발효되었고, 이듬해 의회는 의과대학에 대한 모든 인두 보조금 지급을 중단했다. 의대 관리자들은 1976년 "과달라하라 조항"에 따른 의무들을 준수했지만, 그들은 매년 일반 운영비로 받았던 50만~백만 달러의 추가 지원을 더 받지 못했다. (물론 이는 정치인들이 불과 몇 년 전에 옹호했던 대의명분에 대한 지지를 끝내고 변심하는 전형적인 예였다.)

의과대학에 대한 보다 실질적인 타격은 생의학 연구에 대한 연방정부 지원의 둔화에서 비롯되었다. 1960년대 후반에 NIH에 대한 정부 지출은 20년 동안 두 자릿수 성장을 기록한 후 평준화되었는데, 베트남 전쟁 비용을 마련하기 위해 국내 프로그램으로부터 자금을 돌렸기 때문이다. 이후 몇 년 동안, 연방 연구보조금은 경쟁하는 정치적 목적, 경제 상태 및 연방 예산 적자 규모에 따라 변동이 컸다. 그럼에도 불구하고, 성장률의 감소가 일반적인 경향이었다. 닉슨 정부 시절에는 박사 연수 프로그램, 전문 펠로우십, 연구시설 건축에 대한 보조금이 폐지되었고, 인플레이션을 보정하면 1970년대 내내 NIH 연구비 전체 증가율은 낮았다. 1982년부터 경제가 극심한 불황에서 회복되면서 1950년대와 1960년대보다 느린 속도로 다시 성장했다. 1990년대 초, 치솟는 연방 예산 적자의 결과로, NIH 지출 증가율은 다시 실질 액수로 보면 급격히 떨어지기 시작했고, 연구비 신청 수에 비해 매우 적은 비율만이 보조금을 지원받았다.[67] 게다가 일련의 "제로섬" 연구비 지원 결정이 일부 생의학 연구자들의 곤경을 가중시켰는데, 예를 들어, 학교와 교육병원에 대한 간접비 비율을 늘려준 연방정부의 결정은 종종 개별 연구자들에 대한 직접적인 지원 규모를 줄임으로써 가능했다.

NIH 예산이 줄어들기 시작했을 때, 많은 의학교육자들은 정부의 태도 변화가 이해할 수 없었고 두려웠다. 1969년 한 의대 학장은 "우리 대부분이 기억하기로는 최초로, 학교가 교수와 직원들을 해고할 필요성에 직면하게 될지도 모른다."라고 선언했다.[68] 실제로 인원 감축은 일어나지 않았지만 1970년대 초 많은 학교는 어쩔 수 없이 활동을 줄이고, 프로그램을 중단하며, 새로운 교수 채용 계획을 중단해야만 했다. 정부 보조금에서 나오는 "소프트 머니"에 대한 과잉 의존의 위험을 경고했던 몇몇 학계 지도자들(밀턴 아이젠하워가 앞서 인용한 대표적인 예이다)은 이에 놀라지 않았다. 이제 그들의 예언은 실현되었다. 대부분의 의과대학이 향유하고 있다고 순진하게 믿었던 연방정부로부터의 자율성은 마침내 착각으로 드러났다.

실제로 연방정부가 NIH 지원을 중단했다고는 말할 수 없다. NIH 지출은 인플레이션에도 불구하고 계속 증가했다. 또한, 성장의 다양한 지표로 측정했을 때 의과대학은 계속 번창했다.[69] 아카데믹 메디신이 직면하는 문제들은 궁핍한 정부보다는 지탱이 어려운 규모로 아카데믹 메디신이 확대되었다는 사실에서 비롯되었다. 전임교수가 늘어나면서 보조금 경쟁이 치열해졌다. 새로운 자금의 공급은 계속 증가하고 있는 연구자 수의 훨씬 더 빠른 증가속도를 따라잡지 못했다. 따라서, 과연 연구비가 "위기"에 처했는지는 부분적으로 보는 사람의 관점에 달려 있다. 생의학 연구에 많은 비용을 쏟은 연방정부에게 연구비를 더 많이 지원하지 않았다는 불만은 그저 심술처럼 보였다. 연구비를 지원받기 점점 더 힘들어진 의과대학과 개별 연구자들에게, 그 위기는 매우 현실적이었다.

1970년대부터, 기업의 모습을 띠었던 의과대학은 NIH(그리고 몇몇 기관에게는 주 정부) 이외의 출처로부터 연구비 지원을 모색하기 시작했다. 여기서, 몇몇 학교들은 상당한 성공을 거두었고, 이는 NIH 보조금을 받는 것의 증가하는 어려움을 부분적으로 상쇄했다. 제약 산업은 점점 더 강해지고 있었고, 그 산업과 의과대학 사이의 관계는 지속적으로 개선되고 있었다. 하워드 휴즈 의학연구소(Howard Hughes Medical Institute)와 루실 P. 마키 자선재단(Lucille P. Markey Charitable Trust)과 같은 사립 재단들은 기초 생의학 연구를 후하게 지원하였다. 가장 중요하게도, 사실상 모든 의대가 교육과 연구를 보조하기 위해 교수 진료수입의 일부를 사용하면서, 많은 학교에서 임상진료 수입이 연구를 지원하기 시작했다.

NIH 연구비는 증가했고, 다른 연구 지원 원천도 생겨났지만 이 제한의 시대에 미국 사회는 제2차 세계대전 이후의 풍요로운 시기에 비해 생의학 연구에 더 적은 자금을 지원했음은 분명했다. 미국이 지출한 총 의료비에 대한 비율로 볼 때, 연구에 투입된 자원의 양은 꾸준히 감소하였다. 1960년에는 미국 총 의료비 지출의 6%가 연구와 건설에 투입되었는데, 1990년에는 그 비율이 3%로 떨어졌다.[70] 1960년대에는 NIH 예산의 큰 폭의 증가가 당연하게 여겨졌다. 그러나 1990년대에는 학계 지도자들이 예산을 삭감하지 않도록 의회를 설득하기 위해 매년 워싱턴을 방문해야 했다. 풍요의 시대에 NIH에 제출한 모든 우수한 연구 제안은 연구비를 받았다.(실제로, 적어도 50%가 보조금을 받았다.)[71] 1993 회계연도와 1994 회계연도에는 신규 연구비 신청 성공률이 각각 11.7%(사상 최저치)와 12.3%로 떨어졌다. 통상 신청서의 90%는 동료 평가를 통해 지원을 받을 자격이 있다고 판단되는데, 이러한 연구비가 거절된 많은 가치 있는 신청서는 "승인되었지만 자금 지원 불가"로 지정되었다. 또한 중견 학자들이 제출한 갱신 신청서 중 2/3가 거절당했다.[72] 중견 학자들과 젊은 연구자들 모두 환멸을 느꼈고 고등학생, 대학생, 그리고 의대생은 의학 연구직이 해볼 만한 직업적 선택이라는 데 회의적이 되었다.

1990년대에 이르러서는 미국의 생의학 연구 리더십을 침범하는 몇 가지 불길한 조짐이 나타나고 있었다. 예를 들어, 1985년에 저명한 뉴잉글랜드 의학저널(New England Journal of Medicine, NEJM)에 제출된 학술 논문의 72%가 미국에서 나왔지만, 1994년에는 그 비율이 50%로 떨어졌다. 이 저널의 편집자는 "유럽이 임상연구에 대한 지원을 늘렸기 때문에(그리고 미국은 불행히도 지원을 줄였기 때문에), 유럽 연구의 질이 최고 수준에 미치지 못한다는 주장은 오래전부터 반증되었다."며 유럽이 미국을 빠르게 따라잡고 있다고 주장했다.[73] 1990년 4대 주요 임상연구 저널에 관한 연구에서도 마찬가지로 서유럽과 일본에 비해 미국 논문이 감소하고 있음을 발견했다. 저자들은 이 현상을 NIH의 연구비 지원 둔화와 관련지었다.[74] 이는 세계적인 리더십을 유지하고자 하는 지식기반 산업에서는 유쾌한 경향은 아니었다. 생의학 연구에 대한 지원이 감소함에 따라, 미국은 미래 비전을 잃어가는 것처럼 보였다.

아이러니하게도, 생의학 연구에 대한 지원 감소는 의학이 그 어느 때보다 더 많은 것을 제공할 수 있을 때 발생하였다. 이전 시대에 의학은 국가 건강지표의 개선(더 정확하게는 공중보건과 영양 개선의 결과였다.)을 통해 커다란 신뢰를 얻었다. 제한의 시대에는 의학이 하는 많은 일들이 인정받지 못하고 있었다. 1977년 데이비드 로저스(David E. Rogers)와 로버트 블렌든(Robert J. Blendon)은 "미래를 위한 중요한 의제는 남아 있지만, 미국 사회가 진보할 수 있는 능력에 대해서는 신중한 낙관론의 여지가 있어 보인다."며 지난 15년 동안의 미국 인구의 사망률과 유병률 감소는 더 나은 의료에서 비롯되었다고 기록하였다.[75] 6년 후 블렌든과 로저스는 미국의 사망률 감소와 의료비 지출 증가 간의 추가 근거를 검토하였다. 극심한 불황과 의료비에 대한 국민적 우려가 커지고 있는 시기에 그들은 "의료비 지출이 증가하면 질병과 사망률이 감소한다"고 지적하고 "의료비 지출의 감소는 국가의 건강에 미치는 예상치 못한 어떠한 영향도 피하기

위해 특별히 주의해서 이루어져야 한다"고 경고했다.[76]

더욱 아이러니한 것은, 제한의 시대에 혈관 질환, 간염, 신경 질환, 관절염, 당뇨병 및 기타 만성질환에 대한 근원적 치료를 위한 기초 생의학 연구의 전망이 그 어느 때보다도 커졌다는 것이었다. 분자 혁명은 많은 만성질환에 대해 직접적인 공략이 가능한 비전을 제시하였다. 이미 1980년대까지 새로운 유전자 기술은 임상적으로 유용한 화합물인 티슈-플라스미노겐 활성제(t-PA, 혈전 용해제)와 알러지 유발가능성이 최소화된 인슐린, 그리고 에리스로포이에틴(특정 빈혈에 사용되는 약물)의 상업적 생산을 가능하게 했다. 그리고 바이오테크놀로지 산업이 출발하였다. 위산 분비에 영향을 미치는 생리학적 영향에 대한 기초 연구의 결과인 시메티딘이라는 약물은 몇 년 만에 소화성 궤양에 대한 수술의 필요성을 사실상 없앴다. 컴퓨터와 이론물리학의 원리를 방사선과에 적용한 결과 안전성과 진단 능력이 대단히 뛰어난 컴퓨터단층촬영(CT스캔)과 자기공명영상(MRI)과 같은 중요한 새로운 진단 테크놀로지가 생겨났다.

제한의 시기에 생의학 연구의 가장 저명한 대변인은 당대의 탁월한 의학 정치가인 메모리얼 슬로언-케터링 암센터의 센터장 루이스 토마스(Lewis Thomas)였다. 토마스는 기초 연구가 현재의 많은 진료 행위(예를 들어 신부전 치료를 위한 혈액투석)를 지배하는 "반쪽짜리 기술"을 대체하면서 "진정한 의료기술"(질병의 예방 또는 근본적인 치료)으로 가는 길이라고 끊임없이 지적했다. 토마스는 "진정한 기술"이 치료법뿐만 아니라 상당한 비용 절감 효과를 제공한다고 주장했다. 그는 백신이나 다양한 항생제와 같은 이전의 "진정한 기술"에 대한 경험을 실례로 제시했다.[77] 토마스와 다른 생의학 연구의 옹호자들은 예방과 건강 증진 운동의 중요성을 부인하지 않았다. 오히려, 그들은 생의학 연구에 대한 국가의 투자를 줄이는 것의 위험을 대중에게 분명히 말하고 있었다.

NIH 예산에 대한 격렬한 논쟁과 로비가 해마다 격렬해지면서 합리적인 연방 과학 정책에 대한 더 큰 의문들은 대개 다루어지지 않았다. NIH의 적정 규모나 성장 속도에 대한 의문에는 거의 관심이 없었다. 분명히 1950년대와 1960년대에 경험했던 두 자리 수의 성장은 무한정 지속될 수는 없었다. 그 속도라면 모든 시민이 의학자가 되고 모든 연방 예산은 의학 연구에 할당되어야 할 지경에 이를 것이다. 반면, 만약 8개의 새로운 연구 신청서 중 하나에만 자금이 지원된다면, 생의학 연구는 유능한 연구자들과 좋은 아이디어가 고갈되기 전까지만 성장의 여지가 있었다. NIH 예산의 규모를 가장 잘 파악할 수 있는 지표는 무엇인가? 건강을 위한 국가의 총지출? 메디케어와 메디케이드 예산? 연방 예산의 적자 규모나 경제 성장률? 특정 비율(20, 혹은 30%)의 유망한 신청서에 대한 연구비 지원을 보장하는 수준? 생의학 연구에 대한 연방 지원과 비 연방 지원 사이의 적절한 균형은 무엇인가? 어떻게 하면 연구비 수혜자들의 안일함과 특권의식으로부터 공공을 보호하면서도, 의과대학이 합리적인 계획에 참여할 수 있도록 안정적이고 장기적인 지원을 제공할 수 있을까? 이것과 다른 문제들은 대개 논의되지 않았다. 미래의 건강상의 요구는 현재의 요구와 다를 가능성이 높다는 사실 역시 이미 강력한 생의학 연구 사업을 갖추고 있어야만 해결할 수 있는 과제를 내포하고 있었다. 1980년대에 후천성 면역결핍 증후군의 출현은 이 점을 가슴 아프게 상기시켜 주었다.

또한, 1970년대, 1980년대, 1990년대 동안 의학의 정당한 한계를 인정하는 것이 미국의 합리적인 건강정책으로 이어지지 않았으며, 합리적인 과학정책의 수립에서도 이는 마찬가지였다. 메디케어와 메디케이드를 통해 연방정부의 관심은 연구에서 서비스 프로그램으로 확실히 옮겨갔다. 매년 미국은 의료비를 매도하고 교육과 연구에 지출되는 비용을 상대적으로 줄이면서도 계속해서 의료에 더 많은 돈을 썼다. (흡연율 감소와 일부 집단에서 콜레스테롤 수치에 대한 관심에도 불구하고) 미국인들이 건강증진을 심각하게 받아들이거나 자신의 건강에 대해 적절한 책임을 지고 있다는 증거는 거의 없었다. 흡연, 과도한 알코올 소비, 약물 남용, 난폭 운전, 콘돔을 사용하지 않는 성행위, 비만, 운동 부족, 스트레스, 그리고 과도한 신경안정제 사용의 문제들은 수그러들지 않고 계속되었다. 도시재생, 교육, 직업훈련, 범죄예방, 깨끗하고 안전한 환경, 총기 규제 등과 같은 사회 프로그램에 투자하려는 노력은 성의가 없고 비효율적이었으며, 만성질환을 관리하는 의료전달체계를 수용하려는 노력 역시 거의 없었다. 보건정책학자 다니엘 폭스는 만성질환 시대에 의료비 조달 및 의료전달체계가 급성 질환 모델에 기반하여 유지되고 있다고 주장했다. 그래서 제3자 지불자는 신장 투석비용은 종종 지불하지만, 애초에 신장이 망가지지 않도록 하는 고혈압의 외래진료에 대해서는 비용을 지불하지 않는다.[78]

또 다른 방식으로 설명하자면, 비록 제한의 시기 동안 많은 이들이 국가의 건강에 영향을 미칠 수 있는 의학 연구와 관리 능력에 대해 더 비관적이 되었고, 또 의료비 상승을 걱정했지만, 의료의 가장 큰 한계는 합리적인 의료정책을 만들고자 하는 국가의 의지, 리더십, 비전의 부재였다. 의학 연구의 기대는 밝았고, 만성질환에 대한 "진정한" 비용 절감 기술의 전망은 현실적이었지만, 생의학 연구에 대한 연방의 지원은 점점 불규칙해졌다. 비용 효율적인 관리는 말할 것도 없고, 건강을 결정하는 요인들은 이미 잘 알려져 있었지만, 미국의 공공 및 민간 지도자들은 그러한 목표를 더 발전시킬 정책을 개발하고, 실행하고, 지원할 마음이 없거나, 할 수 없는 것처럼 보였다. 미국의 아카데믹 헬스센터는 이러한 정치적 비전과 리더십의 한계로 어려움을 겪었지만, 이 나라의 다른 부분들도 마찬가지였다.

제15장 아카데믹 헬스센터 : 내부의 딜레마

✓ 분자의학과 교육자의 소멸

✓ 변화 없는 개혁

✓ 졸업후 의학교육의 딜레마

제15장 아카데믹 헬스센터 : 내부의 딜레마

역사를 통틀어 미국의 의과대학은 다른 고등교육 시스템과 마찬가지로 그것이 속한 사회의 사회적, 경제적, 정치적 발전에 의해 형성되었다. 따라서 1970년대와 1980년대에 아카데믹 헬스센터에서 겪었던 많은 압력이 외부 사태에서 비롯되었다는 것은 놀라운 일이 아니었다. 그러나 아카데믹 헬스센터들은 외부의 압력과 그렇게 명확하게 관련지을 수 없는 추가적인 딜레마에 직면했다. 의학교육에 대한 많은 전통적인 도전이 더욱 강렬해졌다. 즉, 생의학 연구가 점점 분자화되면서 임상의학을 가르치는 문제, 교육과 연구 사이의 적절한 균형을 이루는 것의 지속적인 어려움, 그리고 레지던트와 펠로우십 수련의 지속적인 딜레마가 그것이다. 이러한 곤란한 문제들은 적대적인 외부 환경이 부과한 도전보다는 주로 의학지식의 발전과 아카데믹 헬스센터의 제도적 발전에서 비롯되었다.

분자의학과 교육자의 소멸

1970년대와 1980년대에는 생의학 연구를 변모시킨 분자 혁명이 계속 추진력을 얻었다. 연구자들의 시선은 유전자, 단백질, 바이러스, 항체, 세포막 수용체 등 더 작은 입자에 집중됐다. 1990년대까지 건강과 질병 문제에서 인간 유기체의 분자적 복잡성은 완전히 이해되지 않았다. 그러나 생의학적인 지식의 본질에 있어서 이미 심오한 변화가 일어나고 있었고, 새로운 분자의학에 대한 함의가 뚜렷해지고 있었다.

기초의학 분야 전반에 걸쳐 우아하고 심오하며 아름다운 발견이 이루어졌다.[1] 그러나 의학계의 새로운 이론적 토대를 마련하는 데는 특히 4개 분야가 중요했다. 하나는 분자생물학과 분자병리학이라는 새로운 개념의 등장이었다. 유전자의 정확한 화학적 구조와 구성이 알려졌고, 유전자가 인간과 기타 살아 있는 유기체의 기능을 지시하는 특정한 분자 메커니즘과 마찬가지로 알려졌다. 유전자의 염색체상 위치를 결정하는 기술과 더불어 유전자의 서열을 신속하게 결정하는 유전자 재조합방법 및 기술이 개발되었다. 유전자 결함에서 비롯된 수많은 새로운 질환들이 확인되었는데 이는 1960년에는 15개였지만 1980년에는 1,000개를 넘어섰다. 1990년대에 이르자 분자생물학은 질병 과정과 생물학적 과정을 특정 유전자의 기능과 연관시키고, 순수한 형태로 유전자를 분리하고, 특정한 분자의 세부 사항으로 유전자를 특성화하며, 미리 정해진 사양에 따라 유전자를 재설계하고, 세균이나 배양 중인 포유류 세포에 변형된 유전자를 주입할 수 있는 능력을 갖추었다.(혹은 어떤 경우에는 온전한 유기체에 대해서도 그럴 수 있다.)

두 번째 영역은 세포 생물학, 즉 세포와 그 구성요소에 관한 연구였다. 세포막, 핵, 리소솜, 미토콘드리아와 같은 세포의 조직 단위의 구조는 기능 및 조절 방식과 마찬가지로 분자 수준에서 이해되었다. 세포막 수용체들은 세밀하게 연구되었고, 세포 표면에서 단일 폴리펩티드의 구성의 변화가 특정한 세포 기능을 켜거나 끌 수 있음이 발견되었다. 세포 내에서는 호르몬과 다른 외부 자극의 지시를 수행하는 "제2의 메신저" 시스템이 발견되었다. 이러한 발견은 발암 과정에서 발생한 세포의 분자적 변형과 같은 비정상적인 상태에 관한 연구에 적용되었다.

세 번째 영역은 면역생물학, 즉 고전적인 면역생물학과 유전학, 분자생물학, 그리고 생화학이 합쳐져서 가능하게 된 면역학에 관한 현대적 연구였다. 새로운 연구는 항체의 복잡한 분자 구조를 설명했고, 유기체의 방어 시스템에서 림프구와 다른 포식세포의 역할을 정의했다. 면역 반응은 이들 세포의 표면에서 유전적으로 결정된 구조물에 의해 조절되는 것으로 밝혀졌다. 이러한 관찰은 암, 이식 거부, 감염 감수성, 다발성 경화증, 당뇨병, 류마티스 질환 및 기타 질병에 대한 이해와 통제에 심대한 영향을 주었다. 단일클론 항체기법-악성 혈액 세포를 단일한 면역글로불린의 생산자로 변형시키는 방법-은 면역생물학에 주요한 이론적 영향을 끼쳤으며 아울러 호르몬, 효소 및 약리학적 중요성을 가진 다른 분자들을 생산하고 식별하는 강력한 도구를 제공했다.

네 번째 영역은 신경과학이었다. 1970년대와 1980년대에, 일련의 독립적인 발견들이 뇌의 구조와 기능에 대한 분자적 관점을 제공하기 위해 하나로 합쳐졌다. 다양한 부류의 화학적 신경전달물질이 검출되었고 매우 정확하게 연구되었다. 이 연구는 리튬이나 기타 안정제 등 다양한 정신 신경약물의 작용 메커니즘을 확인할 수 있게 했다. 이는 정서 장애, 특히 유전적 요인을 가진 이들에게, 고통스러운 기분 장애를 조절하는 데 도움이 되는 새로운 약물을 설계할 가능성을 제공했다. 현대 신경과학은 심지어 뇌졸중의 영구적인 신경학적 후유증을 줄일 수 있는 약물을 개발할 가능성까지 제공했다.

분자 혁명의 어느 한 측면이 기초 생의학 연구의 새로운 시대가 시작되었음을 보여주었다면,

그것은 한때 분리되었던 "전임상 과학"이 단일한 분자 언어를 사용하는 단일 분야로 융합된 것이었다. 모든 기초의학의 하위과목에서 교육과 연구는 상호 연관되어 때로는 구별할 수 없게 되었다. 재조합 DNA 방법과 같은 기술은 모든 학과의 연구자들이 사용하였고, 분자유전학과 같은 영역은 각각의 생의학 분야에 속했다. 지적인 차원에서 기초의학 과목의 융합은 수십 년 동안 진행되었다. 이제 그 과정은 거의 마무리 단계에 접어든 것처럼 보였다.

임상학과에서는 연구가 더욱 다양했다. 임상연구의 관찰적 접근은 증례 보고, 질병의 자연사 관찰 또는 임상시험 등을 통해 계속되었다. 좀 더 정교한 임상연구(탐구에 초점을 맞추어 환자를 특정 방식으로 활용하는 임상 현상에 대한 실험적 연구)도 계속되었다. 역학 연구는 여전히 중요했다. 인간 면역 결핍 바이러스(HIV)의 전염 방식에 관한 중요한 발견이 있었고, 그 결과, 후천성 면역결핍증의 확산을 막는 방법에 대한 실질적인 지침이 등장하였다. 처음에 민간 재단에 의해 촉발되어 일부 의사들은 의료 서비스와 관련된 비생물학적 문제를 연구하기 시작했다. 즉 의료서비스의 재정과 전달, 임상시험의 적절한 설계와 통계 분석, 성과 연구, 기술 평가, 의료윤리, 의학사, 사회학, 그리고 의료정보학(컴퓨터 기술과 정보과학을 의학에 응용하는 것) 등이 그것이다. 후자의 접근방식은 특히 특정 의료 분야보다는 일반적인 의료에 임상적 관심을 가진 의학자들 사이에서 유행하였다.

그럼에도 불구하고, 임상학과의 의사와 의학자가 기초의학과의 연구자와 동일한 "환원적" 접근법을 점점 더 채택함에 따라, 임상연구의 최전선은 분자화되었다. 예를 들어, 폐렴구균의 발병기전은 분자 수준에서 조사되기 시작했다. 연구자들은 유기체의 세포벽이 염증을 유발하는 특정한 메커니즘을 연구했고, 그들의 발견은 유기체가 이 병균이 인후의 점막 장벽을 통과하거나, 특정 신체 부위를 침범하거나, 염증세포를 활성화하는 능력을 차단하는 치료제를 개발할 가능성을 보여주었다.[2] 유사하게 고지질혈증도 분자 수준에서 이해하기 시작했다. 한 가지 중요한 발견은 인체의 특정 세포들은 표면에 콜레스테롤이 함유된 혈류 입자를 가두어 흡수하는 수용기(receptor)를 가지고 있다는 것이다. 이 발견으로, 텍사스 대학교 건강과학센터의 내과 의사 마이클 브라운(Michael Brown)과 조셉 골드스타인(Joseph Goldstein)은 1985년에 노벨상을 받았다.[3]

임상연구 문헌을 살펴보면 이 분야의 학문적인 최전선이 환자로부터 실험실로 얼마나 완전히 이동했는지를 알 수 있다. 예를 들어, 1980년대와 1990년대에, 이 분야에서 가장 중요한 저널인 임상연구저널(Journal of Clinical Investigation)에서는 소수의 논문만이 환자에게 초점을 맞췄다. 대다수 논문은 분자 또는 세포 생물학 기술을 사용했다. 1990년에 이 저널의 목차는 분자의학/유전자질환, 호르몬/사이토카인/신호 전달, 세포의 성장과 분화와 같은 주제로 기사를 분류하기 시작했다. 많은 논문이 기초의학 간행물에 등장하는 논문과 구별이 어려워졌다.

임상연구의 변혁에 대한 다른 중요한 징후들이 있었다. 많은 아카데믹 헬스센터에서는 임상연구센터(학문적 관심사인 환자를 연구하는 특수병원)는 대개 활용도가 낮았다.[4] 1970년대, 대규모 임상연구학회-미국의사협회, 미국임상연구학회, 미국임상연구연맹이 공동으로 주최하였다-에 제출된 초록은 임상 세부분과나 기초의학 학회에 제출된 초록에 비해 감소하였다.[5] 1980년대와 1990년대에 임상의학 연구를 위한 새로운 실험실 시설(예: 워싱턴 대학의 임상의학연구동 및 존스 홉킨스의 리처드 로스 연구동)은 교육병원 자체와 물리적으로 분리된 건물로 지어졌는데, 이는 임상연구가 환자에서 실험실 중심으로 이동했다는 건축적 구현이다. 1980년대에 이르러, "의사과학자(physician-scientist)"라는 용어는 임상연구의 최첨단이 현재는 실험실에 있음을 강조하면서 초기 용어인 "임상연구자"를 대체하였다.

아직 알아야 할 것들이 더 많았지만, 분자적 접근은 인간의 몸에 대한 대담하고 새로운 개념을 만들어냈다. 더욱이 1990년대에는 이미 임상적으로 중요한 혜택이 등장했고, 앞으로 수십 년 동안 의료행위에서 큰 변혁이 일어날 것이라는 전망은 현실적이었다. 보건의료시스템에 관한 지식이 있는 학생들은 미국인 건강의 주요 결정 요인이 향후에도 환경, 사회 환경, 예방임을 알고 있었다. 반면에 모든 사람은 결국 질병과 고통, 죽음에 시달리게 될 것이다. 알츠하이머병, 조현병, 대부분의 암, 고혈압, 뇌졸중, 다발성 경화증, 당뇨병, 류마티스관절염, 신부전, 그리고 많은 종류의 간경화증 등 다수의 성인병은 알려진 환경적 원인과 독립적으로 나타나고 조깅, 다이어트, 흡연, 그리고 다른 생활방식의 변화에 의한 예방을 무위로 만들었다. 실제로 성인의 예방 전략 중 믿을만한 것은 거의 없었다. 콜레스테롤 수치가 낮은 마르고 신체적으로 활동적인 비흡연자들도 계속해서 심장마비를 일으켰다. 병에 걸린 사람들에게 의학은 그 어느 때보다도 큰 도움을 줄 수 있는 능력이 있었고, 기초 생의학 연구는 만성질환을 이해하고 통제할 수 있는 가장 밝은 희망을 제공했다.

그럼에도 불구하고, 의대 교수들은 분자 혁명이 새로운 교육적 딜레마를 불러일으킨다는 것을 알게 되었다. 분자 의학의 모든 이론적이고 실제적인 힘에도 불구하고, 현실의 환자를 다루는 의사들은 여전히 증상, 신체적 징후, 장기의 생리학, 그리고 고전적인 약리와 외과의 틀에서 생각해야 했다. 즉 그들은 전통적인 의사로서 질병에 대응해야 했다. 질병의 분자적 이상과 생리적 장애와 임상적 증상의 지적 통합은 거의 시작되지 않았다. 이전 시대에 의학의 두드러진 특징은 의학 연구와 교육 및 환자 진료의 통합이었다. 즉, 교수들은 학생들에게 그들이 연구하고 있는 것을 가르쳤다. 이제 생의학 연구는 임상교육과 진료로부터 훨씬 더 멀어졌다. 이에 따라 의대의 지적 응집력이 위협을 받았다. 이러한 경향은 1940년대부터 진행되었으나, 분자의학 시대에 교육과 진료, 그리고 연구의 분리(즉 "실험대-임상 간극")는 그 어느 때보다 뚜렷해졌다.

이러한 갈등은 대부분 교수의 연구 주제가 더 이상 의대생들에게 가르쳐야 하는 많은 과목과 직접적인 관련이 없는 기초의학 분야에서는 매우 명확했다. 이에 따라 미국의 기초의학 학과들은 교육뿐 아니라 연구를 반영하여 이름을 바꾸기 시작했다. 1978년 서든캘리포니아 의대 생리학과는 상당수 교수가 세포막 생리학 연구에 종사하고 있는 현실을 인정하고, 대학원생을 모집하고 연구비를 지원받기 위해 생리학 및 생물물리학과(Department of Physiology and Biophysics)가 되었다.[6] 마찬가지로 1986년 메릴랜드 의과대학은 해부학과의 명칭을 해부학 및 세포생물학과로 바꾸는 투표를 했다.[7] 이러한 명칭 변경에 함축된 것은 교수들이 의대생에게 육안 및 현미경 해부학, 체액 및 전해질 대사, 고전적인 장기 생리학 등 임상적으로 필요한 과목을 가르치면서 근본적인 분자 및 세포생물학을 연구하는 대조적인 위치에 있었다는 사실이다.

어떤 분야에서는 여전히 고전적인 과목들을 가르칠 수 있는 교수를 찾기가 어렵게 되었다. 육안 해부학이 그 대표적인 예였다. 해부학 교수들 사이에서는 그 분야가 사실상 연구 영역으로서는 죽은 상태였기 때문에, 해부학과는 외과의사, 방사선과 의사, 체질인류학자, 그리고 치과의사에게 교육을 크게 의존하고 있었다. 그러나 이 문제는 생화학, 생리학, 미생물학, 그리고 약리학에도 어느 정도 영향을 미쳤다. 1964년에 어느 의대 학장은 "누가 기초의학을 가르칠 것인가?"[8] 라고 물었다. 많은 학교에서 내과의사, 소아과의사 또는 임상약학자들이 기초의학 과목을 가르치는 데 주요한 역할을 담당하기 시작했다. 일부 학교에서는 기초의학 교수가 연구 교수와 교육 교수로 분리될 가능성을 공식적으로 인정했다.

연구, 환자 진료, 교육 사이의 전통적인 응집력이 침식되기 시작한 임상학과에서도 이와 유사한 일이 일어났다. 전통적으로 임상연구의 특징은 환자에게 초점을 맞추는 것이었으며, 이는 임상연구가 항상 환자 진료와 임상교육과 손을 맞잡고 있었음을 의미했다. 분자 시대에 환자는 직접적 관심의 대상이 아니었다. 분자생물학은 환자와 접촉할 필요 없이 많은 의학 문제에 관한 효과적인 연구를 가능하게 했다. 이러한 변화를 반영하여 점점 더 많은 임상연구가 비의학계 박사학위 소지자에게 넘어갔다. 실제로, 1990년까지 8천 명이 넘는 비의사 박사학위 소지자들이 미국 의과대학의 임상학부에서 교수 자리를 차지했다.[9]

이 접근의 결과는 학문적 발견이라는 측면에서 만족스러웠지만, 처음으로 임상연구, 그리고 환자 진료와 임상 교육 사이에 현저한 기능의 분리가 일어났다. 의사-과학자들은 모든 생명과학 분야의 박사학위자들과 연구비와 학문적 인정을 놓고 치열하게 경쟁해야 한다는 사실을 알게 되었다. 대부분의 추정에 따르면, 임상연구에서 성공하려면 연구자들이 전문직 업무 시간의 적어도 90~95%를 실험실에서 보내야 했다. 한 저명한 연구자는 "의학과 기초과학 연구의 훈련을 모두 받은 의사-과학자는 최소 시간 이상으로 환자를 계속 돌볼 경우 기초의학 연구의 선두를 따라잡기가 점점 더 어려워질 것"이라고 말했다.[10]

따라서, 대부분의 성공적인 임상연구자들은 환자 진료와 임상 교육에 점점 더 적은 시간을 쓰기 시작했다. 조지 워싱턴 의대에서, "시니어 교수들은 펠로우를 제외한 수련의들에게는 거의 관심이 없었다."[11] 오랜 탁월한 임상교육 전통을 가진 제퍼슨 의대에서는 이제 시니어 교수들이 임상 교육에 더 많은 역할을 하도록 장려해야 한다고 생각하였다.[12] 멜빈 코너95)는 1980년대 초 하버드 의대 학생으로 있던 경험에서, 임상클럭십 기간 동안 시니어 교수들은 거의 자리에 없었다고 묘사했다. 루이스 토마스는 "도대체 코너의 학생 시절에 이 사람들은 하버드 어디에 있었을까?" 라고 코너의 책 서평에서 물었다. 수십 년 전 토마스가 하버드 의대 학생이었을 때, 시니어 임상 교수들은 "병동의 안팎에서 항상 가까이에 있었고, 언제나 회진을 하면서 학생들에게 노련하고, 매우 숙련된 의사의 완전한 레퍼토리를 보여주었다." 코너의 학생 시절 하버드에서는 "학생들의 진짜 교육자는 인턴과 레지던트였고, 교수들은 다른 어딘가에 있었다."[13]

1970년대 시작되어 1980년대와 1990년대에 가속화되면서 의과대학들은 의사-과학자들이 병동에서 사라지게 된 상황에 대응했다. 많은 임상 부서는 두 개의 분리된 교수진, 즉 의사-과학자가 추구하는 학술 트랙과, 교육과 환자 진료에 주된 관심이 있는 사람들이 추구하는 임상학자나 임상의사-교육자 트랙을 만들었다. 학술 트랙의 교수들은 전형적으로 업무 시간의 90~95%를 연구에 바쳤다. 임상의사-교육자 트랙에 있는 사람들은 보통 20~50%의 시간을 연구(환자지향적 연구, 임상시험, 임상 보고서와 같은 일을 하는 것)에 소비하고 나머지 시간은 환자 진료와 교육에 소비했다. 임상의사-교육자 트랙의 임용 기준은 "교육과 임상 서비스의 우수성"과 "일부 학문적 활동"이었다.[14] 아브라함 플렉스너는 임상학자를 교수로 임용하는 것을 승인했을 것이다. 1910년에 그는 현대 의과대학에 "폭넓게 공부하고, 지속적으로 수용하며, 비판적 감각이 있고, 반응적 관심이 있는 논문을 쓰기보다는 동화 능력이 있는 교육자"가 있을 여지가 있다고 썼다.[15] 필요한 것은 학과와 의과대학이 교육과 연구의 균형을 맞추는 것이지 각 교수가 이를 똑같이 맞추는 것이 아니다.

95) Melvin Konner(1946-). 미국의 인류학자이자 의사. 작가.

플렉스너의 이러한 관점에도 불구하고, 새로운 임상의사-교육자 트랙의 구성원들은 연구가 항상 최고의 우선 순위였던 학과와 학교에서 2등 시민으로 여겨지는 등의 어려움에 직면했다. "이 새로운 트랙은 해당 교수들을 정규 학술 트랙을 위한 자질이 부족하다고 묘사할 것이다,"라고 한 의과대학은 주장했다.[16] 그럼에도 불구하고 임상의사-교육자 트랙에 임용된 사람들은 범용한 의사가 아니었다. 비록 그들이 강조하는 것은 인내심 있는 돌봄과 교육이었지만, 그들은 창의적이고 사려 깊었으며, 연구와 논문 작성에 참여하면서, 좋은 교육을 위해 필요한 모든 학문적인 업무를 했다. 그들은 이제 이전 세대의 교수들이 하지 않았던 자비 환자 진료에 대한 큰 책임을 지고 있었기 때문에 한때 임상 교수들처럼 병동에 상주하기에는 너무 바빴다. 그러나 그들은 우수한 교육자이자 임상 역할 모델이었고, 해당 부서의 교육 사명을 구현하는데 많은 일을 했다.

그럼에도 불구하고, 임상의사-교육자 트랙의 출현은 분자 시대 동안 의과대학이 직면했던 근본적인 지적 도전, 즉 의과학과 의료 사이의 괴리가 심화되는 것을 잘 보여주었다. 임상의학부에 별도의 교육 담당 교수 자리를 신설하고 기초의학부에도 그러한 교수들이 있어야 한다는 전망은 교육과 연구가 상호 연관되어야 한다는 전통적인 개념에 반하는 것이었다. 의과대학의 기본 원칙은 대다수의 교수가 독창적인 학문 활동에 종사해야 한다는 것이었다. 그러나 당시 교육은 최첨단 연구로부터 점점 더 분리되고 있었다. 마찬가지로, 분자 혁명은 학생들이 알아야 할 과학적 사실과 원리를 규명하는 것을 그 어느 때보다 어렵게 만들었다. 분자 시대의 많은 이들은 진료의 과학적 기초를 어떻게 정의하고 가르칠 것인가에 대한 문제와 씨름했고,[17] 많은 이들은 또한 의과대학을 어떻게 통으로 유지할 것인가의 문제, 즉 연구 교수진을 학교와 분리된 별도의 연구기관으로 분할하지 못하게 할 것인가 하는 문제와 씨름했다. 그러나 아무도 이 골치 아픈 문제들에 대한 해답을 알지 못했다.

변화 없는 개혁

메디케어가 통과된 후, 직업으로서의 의학의 인기는 변화하기 시작했다. 1960년대 후반부터 1970년대 후반까지 의대 입학 경쟁은 치열했는데 1974년에는 총 4만 2,624명이 지원하여 2.9대 1의 경쟁률을 기록했다. 1970년대 후반부터 1980년대 후반까지, 지원자의 수는 급격히 감소했고, 평균 대학졸업평점(GPA)과 의대입학시험(MCAT) 점수로 측정했을 때, 지원자의 전반적인 자질도 떨어졌다. 1988년 의대 지원자 풀은 다시 증가하기 시작하여, 1995년 약 2.8대 1에 이르렀고, 평균 GPA와 MCAT 점수도 상당히 증가했다. 베트남 전쟁 동안 의대생에게 허락된 병역 연기가 당시 의학의 인기를 설명하는 데 도움이 되었고, 지원자의 감소와 뒤이은 증가는 대학생들이 의학에 관해 가진 인식보다는 주로 다른 직업이 갖는 매력의 변화와 관련된다는 견해가 있었지만, 아무도 한 세대 사이에 직업으로서의 의학의 매력이 왜 그렇게 변동이 심했는지 알지 못했다.[18]

메디케어와 메디케이드로부터 관리의료96)까지 학생의 인구학적 구성도 크게 달라졌다. 앞서 언급한 바와 같이, 1970년대 후반에는 과소대표되는 소수인종 비율이 정체된 반면 여성의 비율은 꾸준히 증가했다. 백인 남성의 비율은 감소했고, 아시아인(과소대표되는 소수인종으로 여겨지지 않았다.)의 비율이 성장했다. 1995년 미국 의과대학의 신입생은 남성 57.3%, 여성 42.7%, 아시아인 17.9%, 과소대표된 미국인 14.9%로 구성됐다.[19]

메디케어가 통과된 후 의학은 주로 부유한 사람들이 접근할 수 있는 직업이 되는 방향으로 진화를 계속했다. 이러한 현상은 주로 치솟는 등록금과 장학금 부족에서 기인하였다. 조지타운, 조지워싱턴, 터프츠와 같은 소규모 기부금을 가진 사립 의과대학들은 가장 비싼 등록금을 부과했지만, 높은 인플레이션 수준, 치솟는 비용, 그리고 (80년대에는) 연방 교육 보조금의 종료로 인해 어떤 학교도 등록금을 인하할 수 없었다. 그 결과, 의대 졸업생들의 부채가 만연했다. 이런 점에서 1980년대의 10년은 특히 파괴적이었다. 사립과 공립 의대에서 등록금과 부채가 급증했기 때문이다. 1992년 졸업생의 부채 중간값은 5만 달러(사립의대 6만 8천 달러, 공립의대 4만 5천 달러)였다. 그 해에 졸업한 학생의 20.1%만이 빚을 지지 않았다.[20]

의과대학은 치솟는 부채와 등록금에 대해 걱정했다. 이렇게 되면 졸업생이 일차진료나 연구 대신 보수가 높은 전문과목으로 진출하지 않을까? 이것이 의사들에게 가능한 가장 높은 수입을 추구하도록 영향을 줄 것인가? 그러한 우려에도 불구하고, 그것을 입증할 만한 어떤 증거도 찾을 수 없었다. 예를 들어, 많은 연구는 부채 부담과 전문과목 선택 사이의 상관관계를 발견하지 못했다(많은 교육자들이 그러한 관계가 존재한다고 계속 의심했지만 말이다).[21] 등록금 인상의 일관되게 입증 가능한 효과는 부유한 배경을 가진 학생들의 비율이 더욱 증가했다는 것이다. 1989년에 1학년 학부모의 소득 중간값은 6만 달러였다. 그 해에는 입학생의 22.1%만이 4만 달러 이하의 수입이 있는 가정 출신이었고, 총소득이 2만 달러 미만인 가정에서는 5.1%만이

96) Managed Care. 미국에서 영리의료기관의 비용을 절감하고 진료의 질을 높이려는 일련의 활동들을 의미한다. HMO가 등장하였을 때 시작하였고, 1980년대에는 미국 전역으로 퍼져나갔다.
불필요한 입원기간과 비용을 줄이고, 보험급여를 삭감하는 등의 조치가 포함된다.

입학했다.[22]

의대 교수들은 의학이 부자의 영역이 될 것이라는 전망에 대해 거듭 우려를 표시했다. 특히 국가가 모든 인종, 민족, 사회경제적 집단에게 더 많은 기회를 달라고 외치고 있을 때는 더욱 그랬다. 그럼에도 불구하고, 한 세기 내내 그래왔듯이, 민간과 연방의 자금원은 장학 기금을 기부하는 데 큰 관심을 보이지 않았다. 의과대학의 강력한 옹호자들조차도 다른 사람의 사적 사업을 지원하는 것에 대해 불안감을 느꼈다. 한 의과대학의 교수진은 "의회는 고소득자가 될 개인에 대한 교육비를 지원하는 것을 싫어한다."고 말했다.[23] 의과대학은 장학금 신청자들을 가난한 학생으로 간주했다. 의회와 대중은 그들을 미래의 부유한 의사로 여겼다.

이 새로운 의대생은 누구였을까? 아무도 답을 알지 못했다. 학생들의 성별, 나이, 인종, 경제적 지위, 부모 직업, 대학 전공, 종합 GPA와 MCAT 점수 등 많은 양적 정보를 얻을 수 있었다. 그러나 질적인 의미, 즉 그들의 가치관, 신념, 태도, 포부, 그리고 의학을 직업으로 선택한 이유에 대해서는 거의 알려지지 않았다. 예를 들어, 이 직업에 더 많은 수의 여성이 들어온 것은 의료 서비스를 인간적으로 만드는 효과가 있을 것이라고 종종 언급되었다. 어찌되었든, 이 문제에 관한 경험 연구는 거의 없었다. 물질주의적인 1980년대에 대학 신입생들의 교양교육에 대한 관심은 급격히 감소했고, 반면에 높은 봉급을 받는 데 대한 그들의 관심은 눈에 띄게 증가했다.[24] 이러한 가치 변화가 의예과생들과 의대생들에게 미치는 결과는 알려지지 않았다. 의학을 배우는 경험, 의사-환자 관계, 의학 연구에 대한 전망, 또는 의료전달시스템의 문제에 대한 직업의 반응성 측면에서 더 많은 아시아계와 여성들이 의학을 선택하고, 백인 남성과 저소득층 구성원은 그렇지 않다는 사실의 의미는 무엇인가? 이들과 다른 많은 중요한 문제들을 해결하기 위한 사회학적 자료가 부족했다.[25]

의대생이 누구인가 하는 문제는 1970년대에 투영된 "새로운" 의대생의 두 가지 상반된 이미지와 특히 관련되었다. 하나는 지역사회의학, 공중보건, 가정의학, 정신과, 소아과와 같은 분야에 관심이 있는 사회적으로 헌신적인 학생들이다. 그러한 학생들은 종종 평화, 시민권, 빈곤 감소, 환경 보호, 핵무기 제거와 같은 광범위한 인도주의적 목표에 전념했다. 그러한 학생들은 또한 노숙자를 보호하거나 급식을 주는 것과 같은 다양한 외부 프로젝트에 참여하는 경향이 있었고, 아카데믹 헬스센터의 상아탑을 넘어 지역사회 기반 활동에 종종 참여했다.[26]

두 번째로 더 부정적인 견해는 "새로운" 의대생들이 "의대생 증후군"에 시달리고 있다는 것이었는데, 이는 아마도 의대 입학을 위한 극심한 경쟁압력에서 비롯되었을 것이다. 전형적 증상으로는 편협함, 냉소주의, 높은 수준의 불안, 맹렬한 경쟁력, 그리고 폭넓고 진보적인 교육을 받기

보다는 좋은 성적에 대한 압도적 관심이었다. 이 의대생 증후군을 그렇게 우려하게 만든 것은 시험 부정행위, 다른 학생들의 실험 방해, 도서관 책에서 중요한 페이지를 찢어버리는 등 이른바 종종 발생하는 학업 부정행위였다. 많은 의학교육자들은 그러한 행동이 대학에서 끝나지 않을 것 같아 걱정했다. 한 교수는, "우리 의대생들은 성적 경쟁이 극도로 치열했던 대학 출신들이고, 이 경쟁의 바람직하지 못한 영향이 의과대학으로 옮겨왔다"고 주장했다.[27] 자료는 부족했지만, 의대에서의 성적 경쟁과 부정행위는 1970년대와 1980년대에 빈도가 증가하는 것 같았다. 설문지 데이터를 기반으로 널리 논의된 두 연구가 이를 뒷받침한다.[28] 의대생의 부정행위는 심지어 면허시험의 문항과 해답을 훔치는 데까지 확대되었으며, 그 사본은 1980년대에 최고 5만 달러의 가격에 팔렸다.[29] 많은 이들은 미래의 의료에 그러한 행동이 갖는 부정적 함의, 즉 그 비열하거나 부정행위를 한 의대생들은 매우 무도하거나 불명예스러운 의사가 될 수 있을 거라고 걱정했다.

의대생들 사이에서 이 증후군의 유행 정도는 알 수 없었다. 그럼에도 불구하고 이러한 고정관념의 존재는 의대생들이 수련 과정에 가지고 온 의학에 대한 태도, 가치관, 사상의 중요성을 의학교육자들에게 일깨워주었다. 언제나 그렇듯이 의학의 학문과 진료의 질은 직업으로서의 의학을 선택한 개인의 특성에 크게 좌우되었다.

가장 좋은 후보를 뽑는 책임은 계속 입학전형위원회에 있었다. 이전과 마찬가지로, 입학전형위원회는 GPA와 MCAT 점수를 사용하였고, 추천서, 개인 면접, 과외 활동과 경험 등을 추가하였다. 그러나 이러한 기준은 여전히 불완전했다. 의과대학은 늘 바람직한 인격적 특성을 지닌 학생들을 찾았지만, 이러한 주관적 자질은 인정하기 어렵다고 계속 판명되었다. 대학 GPA는 대학 간에 기준 등급의 다양성과 전반적인 등급 인플레 경향으로 인해 선별 장치로는 점점 더 의미를 잃어갔다. MCAT 점수는 처음부터 의과대학의 기초의학 과정 성적과는 상관관계가 있었지만, 임상의학 과정, 또는 이후 의료 실무에서의 성과에 대한 좋은 예측 변수로는 작용하지 않았다.[30] 폭넓은 지적 경험, 추론 능력, 그리고 작문 능력의 비중을 높인 1977년과 1991년의 시험 형식과 점수 변경에도 불구하고 이는 변함이 없었다. 한 비평가는 "만약 MCAT가 실험실 테스트였다면, 그 민감도, 특이도, 예측 가치가 너무 형편없어서 쓸모없을 것이다,"라고 썼다.[31]

입학 절차의 가장 큰 제약은 학부 성적과 MCAT 점수가 낮은 소수인종 학생들을 평가하는 것이었다. 이들 학생 중 일부는 의대에서 완벽하게 좋은 성적을 거두었기 때문이다. 미시간 의대의 전형적인 경험은 다음과 같다. "소수인종 학생들은 다른 학생들보다 낮은 대학 성적과 MCAT 점수를 받는 경우가 많지만, 경험에 따르면 백인 중산층 학생들이라면 재앙이라 할 만한 학부 성적과 MCAT 점수를 가지고도 그들은 상당한 수준으로 잘 해 나갈 것이다."[32] 반대로 의대에서의 학업 실패는 소수인종 학생들의 학부 성적에서 쉽게 예측할 수 없었다. 예를 들어, 하워드 의대는 3년 동안 학업상의 이유로 자퇴했던 학생들의 지원서를 주의 깊게 검토하여, "MCAT, GPA와 학업성취도 사이에 입학을 문제 삼을 만한 아무런 상관관계가 없다는 것을 발견했다."[33]

입학 전형에서 영향력은 거의 도움이 되지 않았다. 입학전형위원회는 대체로 업무를 탁월하고 양심적으로 수행하는 독립적인 기구였다. 의과대학의 문서는 재단 이사, 주요 기부자, 학교 관계자의 친구와 친척들에게 보내는 거절 통지로 가득하다. 한 의대 학장은 이렇게 말했다. "나는 가장 친한 친구와 친지의 자녀들에게는 간섭하지 않았다."[34] 많은 학교에서, 소수인종, 여성, 같은 주 거주민, 동창 자녀, 잠재적 의과학자 등 몇몇 학생들은 인터뷰 자격을 얻는 이점을 누렸다. 그러나 최종 선발에서는 이따금 소송, 민권에 대한 호소, 또는 학교에 대한 기부금 철회 압박에도 불구하고 최종 선발에서는 대부분 규칙이 지켜졌다. 그렇지 않은 드문 경우에는 신문의 헤드라인을 장식했다.[35]

입학 과정은 한 무리의 학생을 선발하는 것이 아니라 좋은 학생을 영입하는 기회이기도 했기 때문에 학생뿐 아니라 의대의 신경도 날카롭게 만들었다. 학교는 그 기회를 진지하게 받아들였다. 서든캘리포니아 의대의 교수들은 "국내 최고의 학교들이 좋은 지원자들을 놓치지 않으려고 난리를 떤다."는 것을 알고 있었다. 이에 따라 이 학교는 면접관들에게 "우리 학교를 예비 의대생들에게 홍보하기 위해 열심히 일하라"고 지시했다.[36] 많은 학교들은 일단 입학을 허락받은 학생들이 경쟁력을 높이는 무언가를 더 배울 수 있다는 희망으로 다음 해에 다른 학교로 옮긴 이유를 연구했다.[37] 1986년 우수한 신입생 선발에 실패한 후 메릴랜드 의대가 했던 것처럼 선발 성적이 좋지 않은 학교들은 더 나은 지원자를 받기 위해 열심히 연구했다. 이때 메릴랜드 의대는 효과적인 학부 대상 홍보 계획을 세우고 인터뷰 절차를 효과적으로 개선하였다.[38] 언제나 그렇듯이 적어도 두 개 이상의 의대에 합격할 수 있을 만큼 충분히 경쟁력을 갖춘 예비 의대생들은 자신들이 생각하는 것보다 더 큰 힘을 가지고 있었다.

→ · → · →

의과대학 경험은 학생들에게는 한 세기 내내 그래왔던 것과 거의 똑같았다. 유능한 의사가 되기까지의 흥분과 스릴을 과소평가해서는 안 된다. 또한 힘든 공부, 오랜 학업 시간, 고생스러운 일상, 의과대학에 대한 총체적인 몰입, 유급에 대한 두려움과 관련된 깊은 불안도 간과해서는 안 된다. 학생들은 교수의 조언과 지도, 급우들의 동지애, 그리고 학급 놀이, 의례화된 장난, 동아리 활동 등 다양한 공식적, 비공식적 대처방안을 마련하여 살아남았다.

1970년 이후 학생들은 계속해서 목소리를 냈는데, 저항의 시대를 거쳤던 교수나 행정가들은 이를 무시하면 위험하다는 것을 알고 있었다. 모든 곳에서 학생들은 공식 학교 위원회에 참여하여 교육과정이나 생활의 질에 대해 말하고, 해당 의대의 장단점을 폭넓게 지적하는 모습을 볼 수 있었다. 학생들의 의견은 변덕스러웠고, 학생들 서로 간에도 종종 일치하지 않았지만 교수들은 귀를 기울였다. 컬럼비아 의대의 한 교수는 "교육 평가 기준은 단 하나뿐인데, 그것은 학생이다."고 주장했다.[39] 무엇보다도, 의대는 만족한 학생들이 충성스러운 동문이 될 가능성이 높다는 사실을 알고 있었다. 이는 학교의 재정적이고 정치적인 지원의 중요한 원천이다.

1980년대에는 괴롭힘과 학대를 포함한 의대생의 극심한 스트레스에 대한 보고가 나오기 시작했다. 어떤 이들은 학생 학대-어느 보고서에 따르면 "한 사람이 타인에게 가한 불필요하고 피할 수 있는 부정적인 성격의 행동이나 말"로 정의된다-가 크게 증가하고 있다고 우려했다. 한 의과대학의 연구에 따르면, 상급생 중 80.6%가 의과대학에서 학대를 당했다고 보고하였고, 3년차 임상클럭십 동안에 가장 많은 사건이 발생했다고 하였다. 교수, 간호사, 동료 학생들보다 모든 영역에 다 해당하는 가해자로 수련의가 훨씬 더 빈번하게 지적되었다. 학생과 연구자들은 이러한 많은 사건은 장기간 지속되는 심리적 영향을 미친다고 인식했다. 의대생과 아동 학대 피해자들 사이에 놀라운 유사점이 지적되었는데, 이들은 둘 다 "피할 수 있고 불필요하며 해로운 학대의 결과일 수 있는 태도와 행동의 변화"를 보였다.[40]

이런 보고에도 불구하고 학부 의학교육이 사실 전보다 더 스트레스를 많이 주는지, 아니면 비인간적인지는 명확하지 않았다. 의대에서 성공하려면 언제나 강인함이 필요했었는데, 이곳은 군대와 마찬가지로 상급자에 대한 복종을 포함한 위계 시스템이 있었다.(그럼에도 많은 학생들은 독립성과 비판적 능력을 기르도록 권장되었다.) 금세기 내내 대부분의 의과대학에서는 극단적인 학습 시간의 강제, 싸구려 노동력으로서 학생에 대한 착취, 동기 부여의 탈을 쓴 수련의와 교수의 협박, 그리고 교육적이고 정서적인 학생의 요구에 대한 일부 교수들의 관심 부족이 존재했다. 이 문제가 더 심각해졌는지, 아니면 소비자 주권 시대에 그에 대한 인식과 분노가 단지 드러난 것뿐인지는 아무도 알지 못했다. 게다가 의대생 학대에 관한 연구는 학생 설문지 데이터에 의존했다. 고의가 아닌 사소한 언어적 무시도 학대의 한 예로 포함되었다. 이로 인해 일부는 "신입" 의대생이 지나치게 예민한가, 어쩌면 너무 그 시대의 자아도취 문화에 몰두한 것인가, 아니면 연구자들이 감정적으로 부담스러운 "학대"라는 용어를 너무 무신경하게 사용하지는 않는가 하는 의문을 품게 되었다.

그럼에도 불구하고, 의학교육이 스트레스를 주고 때로는 인간성을 해친다는 것은 부정할 수 없었다. 의학이 가진 이러한 측면의 장기적인 영향은 알려지지 않았다. 이 문제는 태도와 행동을 형성하는 "숨은 교육과정"의 힘을 오래전부터 알고 있던 많은 교육자를 곤혹스럽게 했다. 의대생은 그 시련으로부터 영구적인 상처를 입었는가, 아니면 의학교육의 스트레스가 끝난 후에 동정심이 다시 생겨났는가? 그 시련에서 살아남은 학생들은 이제 그 반대급부로 사회가 무엇인가를 빚지고 있다고 느꼈는가? 많은 교육자는 "아무도 학생들을 개인적으로 배려해주지 않는데, 어떻게 학생들이 개인으로서 환자를 배려하는 법을 배울 수 있겠는가?"라고 질문했지만,[41] 이러한 질문에 답할 수 있는 사회학적 자료는 이용할 수 없었다.

이제 학생들은 탈락97)에 대해서는 거의 우려하지 않게 되었다. 제1차 세계대전 이후 탈락률은 꾸준히 감소하여, 1970년대에는 거의 드물게 되었다. 이는 부분적으로 지원자들의 높은 자질을 반영했다. 한편 낙제 선상에 있는 학생들을 졸업시키기 위해서는 상당한 노력이 필요했다. 게다가 학생들은 일단 의사가 되면 일자리를 찾는 것을 걱정하지 않았다. 이러한 점에서 의과대학은 탈락률이 높은 반면, 심지어 유능한 졸업생들도 전공 영역에서 직업을 구하기 쉽지 않았던 다른 대학원생과 현저하게 달랐다.

반면, 의대생들 사이에서는 레지던트 자리 경쟁이라는 새로운 불안이 생겼다. 인기 있는 전공 분야에서 명문 의대 레지던트 프로그램을 위한 경쟁은 항상 치열했었다. 그러나 1970년대와 1980년대에는 레지던트 자리는 늘어나지 않은 반면, 이를 구하는 미국과 외국 의대 졸업생은 늘어났다. 1970년대 중반, 전체 레지던트 자리 숫자 대 미국 의대 졸업생 비율은 2대 1이었다. 10년 후 이 비율은 1.3대 1로 떨어졌다. 임상 분야들 사이에서 레지던트 자리의 감소는 균일하지 않았다. 특히 외과 영역에서 가장 인기 있는 전문분야 일부는 레지던트의 자리를 제한했다. 정형외과, 신경외과, 방사선과, 안과와 같은 분야에서는 지원자 수가 자리 수를 초과했다.

이러한 새로운 경쟁 환경의 결과, 특정 분야에서 레지던트 자리를 둘러싼 경쟁이 치열해졌고, "레지던트전 증후군(preresidency syndrome)"이라 불리는 의대 4학년의 고충을 초래하였다. 해당 병원에서 선택과목 실습을 이수한 학생들만 레지던트 프로그램에 들어올 수 있다는 프로그램 책임자의 발표는 학생들 사이에 공포를 불러일으켰다. 그 결과 해당 분야에 관심이 있는 4학년 학생들은 지원 예정 병원에서 자신을 미리 알리고자 일련의 "오디션 선택과목"을 이수하기 위해 4학년 시간 대부분을 여러 병원에서 보냈다. 그들은 의사가 되기 위한 일반적 교육과정을 이수하기보다 동일한 선택과목 실습을 하며 이 병원, 저 병원을 떠돌았다.[42]

97) "낙제"는 보통 학년 유급을 의미하기 때문에 여기서는 학교에서 제적된다는 의미로 탈락이라는 표현을 사용하였다. 제적에는 여러 원인이 있겠지만 의과대학에서는 성적 불량으로 제적된 것을 대개 의미한다.

최고의 수련의 선발이 그들의 주된 관심사였기 때문에 프로그램 책임자들의 이런 행동은 이해할 수 있다. 임상클럭십 성적은 오랫동안 인턴십과 레지던트의 가장 좋은 예측 지표였으며, 학장이나 교수의 추천서는 거의 모든 지원자를 훌륭하다고 칭찬하는 관행 때문에 신뢰를 많이 잃었다.[43] 한편 프로그램 책임자가 자기 이익만을 추구하면서, 레지던트 증후군은 4학년 교육의 질에 손상을 입힐 정도로 심각해졌다. 의학 연구에 있어서 이 상황이 건전하다고 생각하는 사람은 아무도 없었다. 하지만 그것을 해결하는 방법에 대해서는 의견이 달랐다. 많은 이들은 4학년을 "제자리로 되돌려야 한다"고 믿었다. 그러나 일부는 4학년을 없애고, 대신 레지던트 1년차를 해야 한다고 했다.

→ · → · →

메디케어와 메디케이드가 통과된 후, 의대 교수들은 의학교육의 많은 교육학적인 문제들과 계속 씨름하고 있는데, 이것은 분자 혁명 때문에 이제 더 어려운 과제가 되었다. 또한, 교수들은 정규 교육과정의 개혁을 계속하였다. 가장 눈에 띄는 경향은 기초의학 교육 시간의 단축과 조기 임상 노출이었다.[44] 덧붙여, 많은 주요한 커리큘럼 실험이 수행되었다. 이 시대의 주목할 만한 출발은 펜실베니아 주립 의대에서 인문학에 중점을 둔 프로그램의 개발과 뉴멕시코 의대의 일차진료 교육과정 신설, 하버드 의대의 "새로운 경로(New Pathway)" 프로그램 설립 등이다. 이 프로그램은 각각 자체적인 시설과 핵심 교수진을 갖춘, 40명으로 구성된 집단으로 학생들을 나누었으며, 강의를 튜토리얼98) 교육으로 대체하고 학생과 교수 사이의 개별적인 상호작용을 강화하였다.[45]

어느 학교도 이상적인 교육과정을 달성했다고 느끼지 못했고, 한 학교에서 성공적인 실험이 상이한 미션, 전통, 그리고 자원으로 인해 다른 학교로 반드시 쉽게 이전 가능한 것도 아니었다. 의대 학장이자 이 프로그램 개발 책임자인 다니엘 토스슨(Daniel C. Tosteson)은 하버드의 새로운 경로 교육과정의 목표는 이를 보편적인 것으로 만들고자 하는 것이 아니라, 다른 의대들이 "일반 의학교육 내에서 자신만의 새로운 경로를 추구하도록 촉진"하는 것이라고 썼다.[46] 교육과정 개혁 과정에서 의과대학은 의사들이 개인으로서 늘 의학에 대해 배워야 하는 것처럼, 기관으로서 의학교육에 대해 계속 배웠다. 진리와 혁신은 어떤 특정 순간의 산물이 아니라 이상적인 커리큘럼에 대한 지속적인 탐색에 있었다.

의대는 교육 내용의 조직과 제시뿐만 아니라 새로운 교수법과 평가기법의 사용에 있어서도 실험을 수행했다. 예를 들어, 많은 의대가 임상 교육 및 평가에 표준화 환자(Standard Patient,

98) 학생을 소집단으로 나누어 자율학습과 토론, 문제해결을 중시하는 교육방법.

환자의 역할을 하도록 훈련된 사람)를 채용하기 시작했다.[47] 많은 의대가 기초의학 과정의 교육방법으로 "문제바탕학습(Problem Based Learning, PBL)"99)을 채택했다. 1960년대 후반 맥마스터 의대의 의학교육자들이 개발한 이 기술은 기본적인 과학 개념을 교육하는 수단으로 환자 증례를 사용하는 것이다. 증례의 제시를 통해 학생들은 임상 문제를 해결하기 위한 과학적 사실과 원칙을 배우게 될 것이다.[48] 의학교육도 컴퓨터 시대에 접어들어, 다양한 새로운 교육 도구와 장치가 사용되었는데, 컴퓨터 기반 문헌 검색, 컴퓨터 기반 대화형 학습, 컴퓨터 기반 그래픽, 컴퓨터 기반 시험이 그것이다. 해부학과 같은 특정 영역에서는 컴퓨터 기술이 제때에 도래하였는데, 즉 컴퓨터 모델을 통해 신체 일부를 3차원 이미지로 제공할 수 있게 되었다. 해부실습용 시신과 숙달된 육안해부학 교수의 부족은 이를 촉진하였다. 특히 1980년대와 1990년대에는 의학도서관이 정보센터로 진화하여 의료정보학이 중요한 분야로 부상하였다.[49]

돌봄과 공감은 가르칠 수 있을까? 공식적 교육이 도움이 된다고 가정하는 것이 그럴듯해 보였다. 사회과학으로부터 온 많은 중요한 개념, 즉 질병과 질환의 의미 있는 구분, 임상적 실재의 사회적 구성 개념, 그리고 고통의 개념과 유기적 질병과의 관련성 등은 환자를 이해하는 데 핵심이었다.[50] 의사소통 기술은 코칭과 피드백에 의해 개선될 수 있었으며, 특히 의사가 자신과 상이한 사회경제적 배경을 가진 환자들을 만났을 때 그러했다.[51] 행동과학의 도구는 처방에 대한 환자의 순응도를 개선하는데 사용될 수 있었다. 예컨대 하루에 여러 번 약물을 복용하기보다는 하루 한번 복용하도록 학생들을 가르치는 것이다. 가장 중요한 것은, 공감이 타인의 관점에서 사물을 이해하는 능력을 포함했다는 것이다. 그것은 학부 및 의대 교육과정에서 사회과학과 인문학의 활용에 대한 설득력 있는 논거를 제공했는데, 그것의 근본적인 지적 능력은 자신을 다른 관점에서 보는 것과 관련 있었다. 즉 앞선 시대에 대해서는 역사학, 다른 집단 정체성에 대해서는 사회학, 다른 문화에 대해서는 인류학, 타인의 상상력에 대해서는 문학이 그러했다. 이 때문에 제2차 세계대전 이후 의과대학은 1950년대와 1960년대에는 행동과학과 의학사, 1970년대와 1980년대에는 의료인문학(문학, 예술, 음악 등이 포함된다), 그리고 1990년대에는 생명윤리학을 교육과정에 편입시켰다.

하지만 의료인문학 교육이 배려심이 풍부한 의사를 배출했다는 경험적 증거는 부족했다. 1970년 이후, 인문학을 더 많이 가르쳤지만, 의사들이 비인간적이고, 자기 잇속만 차리고, 탐욕스럽고, 정직하지 못하다는 공공의 고발이 증가했다. (마찬가지로 1980년대와 1990년대 경영대

99) 지식을 먼저 배우고, 그 바탕 위에 임상 증례를 해결하는 것이 아니라 우선 임상 증례(problem)을 준 다음, 그것을 해결해 나가는 과정에서 관련 지식을 습득하도록 하는 교육방법.

학원에 윤리강좌가 도입되었지만, 경영진이 더 윤리적이 되었다는 증거는 없었다.) 실제로, 학부에서 생물학을 전공한 학생들이 인문학을 전공한 학생들보다 더 자상하고, 민감하며, 인도주의적이라는 경험적인 데이터가 있었다.[52] 한 저자는 공식 교육이 인간의 태도와 행동을 형성하는 "지적 마법의 탄환"으로 작용할 수 있다고 자만했다면서 의학교육자와 일반 교육자들을 비난했다.[53] 또 다른 저자는 의대생의 생태학(의대생의 정체성과, 그들에게 미치는 문화적이고 환경적인 영향력)에 대해 논했다. "인도주의적인 의사의 수를 증가시키는 최고의 전략은 의대 모집과 선발 정책을 바꾸는 것일 수 있다."[54] 의료인문학을 교육해야 한다는 공식적인 근거는 여전히 설득력이 있었다. 단 의학교육자들은 그러한 접근방식이 마음이 따뜻한 지망생을 선발할, 그리고 학생들에게 풍부한 공감능력을 지닌 역할 모델을 제공해야 할 필요성을 무시하는 잘못을 저지르지 말아야 한다.

마음이 따뜻한 의사를 배출하려는 노력이 지나칠 수 있을까? 물론 글자 그대로, 대답은 '아니오'였다. 왜냐하면 그것은 좋은 의사의 가장 중요한 자질 중 하나였기 때문이다. 그러나 일부 교육자들은 보다 광범위한 조기 임상노출과 함께 의학 술기를 강조하다보면 의과학에 대한 충분한 숙지가 희생될 가능성을 우려하기 시작했다. 그러한 사람 중 하나가 코넬 의대의 감염내과 권위자인 월시 맥더모트(Walsh McDermot)였는데, 그는 의학이 공감 능력만큼이나 과학을 필요로 한다고 거듭 지적했다. 그는 "내가 중병에 걸렸다면 환자를 "전인적으로" 이해하는 의사를 불러도 좋다. 하지만 나는 그가 "내가 아픈 부위를 정확히" 알고 있음을 분명히 하고 싶다."고 말했다.[55] 맥더모트는 다른 사람들과 마찬가지로 의료의 과학적 기초가 유례없이 성장한 시기에 기초의학 교육 시간의 꾸준한 감소를 비판했다. 그의 견해에 따르면, "일상적인 의료 문제를 처리하는, 의사 노릇을 할 수 있는 사람"을 훈련시키기는 쉬웠다. 그는 이에 대한 증거로 의사보조인력(physician assistance, PA)의 성공을 들었다. 그러나 전문적 교육을 받은 의사들의 두드러진 자질은 "40여년, 혹은 그 이상의 의사로서의 삶에서 발생하는 새로운 의학의 발전을 흡수할 수 있는 능력"이며, 이는 충분한 양의 "과학에 기초한 임상 수련"에 의해서만 가능했다.[56] 맥더모트는 기초의학의 폄하는 반지성주의와 실무 중시 주의로 오염되어 있다고 보았다.

인도주의자로서의 높은 위상으로 인해 맥더모트의 우려는 매우 의미 있는 것이 되었다. 그는 내과(그는 이 분야의 중요한 교과서 중 한 권을 공동 집필했다)와 임상연구의 권위자(국립과학아카데미 회원이자, 폐결핵 치료의 효과적인 약물요법 개발로 라스커 상(Lasker Award)을 받았다.)였다. 그러나 그는 의료에 대한 사회적으로 책임 있는 접근으로도 유명했다. 이는 공중보건에 대한 수많은 공헌, 그의 말마따나 의학의 "선한 사마리아인 정신(Samaritanism)"에 대한 설명과

변호, 의료비 조달과 의료공급의 불평등을 바로잡기 위한 열정적인 노력, 의학한림원(Institute of Medicine) 조직 과정의 참여, 그리고 로버트 우드 존슨 재단 고위 간부들에 대한 어드바이저 역할 등에서 잘 드러났다.[57] 그는 결코 학문지상주의자나 과학 반동주의자가 아니었다.

아마도 교육과정 개발에서 가장 중요한 문제는 새로운 교육방법이나 교육과정 변화의 성공 여부를 평가하는 것이었다. 변화의 이론적 근거나 변화가 차이를 만들어냈다는 인상이 아무리 강했어도 아무도 다른 접근법에 비해 특정 접근방식이 갖는 이점을 과학적으로 측정할 수 없었다. 변수가 너무 많았다. 뉴멕시코 의대의 혁신적인 일차진료 교육과정 개발에 앞장섰던 저명한 의학교육자 아서 카우프만(Arthur Kaufman)은 문제바탕학습을 평가하는 어려움에 대해 말하면서 다음과 같이 언급했다.

문제바탕학습을 통해 배운 졸업생들이 '더 나은' 의사가 되었음을 보여줄 수 있을까? 나는 그 과정을 거친 대부분의 학생들이 전통적인 방법을 택한 학생들보다 더 광범위하고 더 적절한 교육을 받았다고 생각하지만, 이 주장을 증명하는 것은 사실상 불가능하다고 생각한다. 우리는 가설을 검증할 수 있는 기구를 가지고 있지 않으며, 어떤 특정 변수로 결과를 설명하기에는 이 학생들은 너무 복잡하고 예측 불가능하다.

어떤 결과가 인격적 특성에 기인하는지, 어떤 결과가 이전의 경험에 기인하는지, 어떤 것이 공식 교육과정 외의 영향을 미쳤는지, 어떤 것이 문제바탕학습 그 자체에 기인하는지 알기 어렵다.[58]

한편으로, 미국 교육사 전반에서, 그것이 조기 아동기의 몰입 프로그램이든, 학급 크기를 줄여 교사 대 학생 비율을 낮춘 것이든, 아니면 청소년을 위한 남녀별학 중학교100)의 설립이든, 어떤 주요 개혁의 성공 여부를 만족스러울 정도로 판정하기란 사실상 불가능했다.[59] 평가의 딜레마에서 의학교육자들은 혼자가 아니었다.

누가 의학 교육과정을 통제했는가? 이론적으로 그것은 의과대학이었고, 각각 평가를 위한 그들만의 교육과정과 범주를 만들었다. 실제로는 많은 이들은 학생이 면허를 따기 위해서 그 시험의 세 파트 모두를 통과해야 했기 때문에, 통제하는 곳은 NBME라고 느꼈다. 어떤 비평가들은 이 시험이 학교를 면허시험에 따라 교육하도록 강요했고 혁신과 실험을 억압했다고 주장했다. 실제로 1990년대 초반에는 적어도 73개 학교가 1부 시험(최소한 53개 학교는 2부 시험)을 졸업 조건으로 삼았다. NBME의 대표들은 기본의학 교육과정에 대한 강압적인 의도나 영향을 부인했고, 그들은 교육과정과 졸업 기준을 결정하는 책임은 오로지 학교의 몫이라고 거듭 강조했다.

---

100) separate junior high school. 남녀 학생을 따로 뽑아 가르치는 중학교.

1990년대 후반까지 이 논쟁은 계속되었다.[60]

항상 그렇듯이 의과대학들 사이에서도 구체적인 교육 사명과 목표, 교육과정, 그리고 교육 및 평가 방법 측면에서 상당한 다양성이 존재했다. "의과대학을 하나 보았다면 의과대학을 한 개만 아는 것이다."라고 의학교육자들은 즐겨 말하며, 연구중심 학교, 전형적인 주립 의대, 소규모 독립 사립 의대, 그리고 새로운 지역사회 기반의 의과대학 간의 현저한 차이를 언급하였다. 각각의 학교는 그들만의 개성과 전통을 가지고 있었다. 한편, 이 학교들은 한 세기에 걸쳐 광범위한 교육 목표에 대해 합의를 보았다. 여러 학교의 교수들은 원칙을 숙지하고, 생물 현상에 대한 진정한 이해를 획득하고, 비판적 사고와 독립적 학습 태도를 배양하는 것의 중요성을 거듭 강조했다. 1970년 이후 이러한 교육철학은 그 어느 때보다 유효해 보였다. 생명과학에서 심오한 분자 혁명이 진행되었을 뿐만 아니라, 사람들을 괴롭히는 질병의 양상도 변화하고 있었다. 많은 고전적 질병들은 역학적인 중요성이 줄어들었고, 새로운 질병들이 출현했는데 가장 두드러진 것은 후천성면역결핍증후군(AIDS)의 등장이다.[61] 미래의 문제들은 예측할 수 없었고, 의사들은 특정 혹은 모든 우발 사태를 다루기 위한 지적인 준비가 되어 있어야 했다. 다양한 사명과 교육 스타일을 가진 의과대학들도 비판적으로 사고하고, 새로운 지식을 흡수하고, 독립적으로 공부할 수 있는 의사들을 생산하려는 헌신을 공유했다.

아이러니하게도 의학교육을 활기찬 지적 경험으로 만들자는 그 모든 주장에도 불구하고, 그 목표는 거의 달성되지 않았다. 거의 모든 곳에서 교육과정은 경직성, 과밀성, 너무 많은 강의, 과도한 암기 요구 등으로 어려움을 겪었다. 1982년부터 1993년까지 관련 재단, 교육기관 및 전문 특별위원회가 제출한 9개의 공식 보고서는 이러한 결함에 대해 의대 교육을 비판했다(1910년의 플렉스너 보고서부터 1972년까지는 10개의 보고서가 있었다.).[62] 한 세기 동안의 교육과정 개혁은 여기저기에서 교육시간, 또는 교육방식을 변화시켰지만, 의과대학은 아직 그 핵심 경험을 능동적이고 자기주도적인 학습으로 하는 진정한 학생 중심 교육 프로그램을 도입하지 못했다. 한 학장은 "교육의 변화에 대해 말하는 것과 실제 성취하는 것 사이에는 엄청난 간극이 있다."[63]고 말했다. 사회학자 새뮤얼 블룸(Samuel Bloom)은 의학교육의 더 큰 교육목표를 구현하지 못한 채 끝없이 교육과정을 땜질하는 이 역사를 "변화 없는 개혁"이라고 언급했다.[64]

의학교육의 이상에서 가장 큰 일탈은 기초의학교육에서 일어났다. 이들 과목의 수업은 강도가 센 스케줄과 많은 강의가 특징인데, 1970년대와 1980년대에 실험 실습의 양이 크게 줄어들었다(그리고 일부 과목은 어떤 학교에서 없어졌다).[65] 이러한 접근방식에서는 핵심을 파악하고 암기하는 것이 강조되었다. 이러한 "핵심"에 어떻게 도달했는지, 그 의의, 상호관계, 문제해결 과정에서의 사용은 좀처럼 강조되지 않았다. 이 교육의 결과는 지성과 이해를 장려하는 대학원 정신보다는 통신학교의 공부 방식에 가까웠다. 학생들은 스스로 자주 수업을 빼먹고 알아서 공부함으로써 강의-암기 방식의 결함을 암묵적으로 인정했다. 많은 학교에서, 이 과정은 전체 학급을 위해 교수의 강의를 필기하는 강력한 노트 필기 협동조직에 의해 공식화되었고, 따라서 지정된 노트 필기 담당자가 아닌 다른 사람은 결석하기가 쉬웠다.[66]

임상 과목에서도 의학교육의 미사여구는 또한 현실을 초월했다. 여기서 문제는 강의의 과잉이 아니었다. 임상클럭십은 학생들이 실습을 통해 배울 수 있는 충분한 기회를 제공했기 때문이다. 오히려 문제는 교수와 역할 모델의 부족이었고, 이로 인해 학생들은 구조화되지 않은, 때로는 제대로 관리조차 되지 않은 환경에서 스스로 알아서 살아가야 했다. 이제 학생들을 위한 주된 교수자는 그들 스스로 학습의 필요성과 환자 진료의 중압감에 시달리고 있는 수련의들이었다. 수련의의 역할은 예술이나 과학 분야의 대학원 조교의 역할과 비슷해졌고, 그들은 정기적으로 학부 대상 강의를 맡기도 했다. 그러나 수련의는 대학원생과 달리 교육에 대한 지도를 거의 받지 못했다. 평가의 내용, 조직, 목적, 방법 및 도구에 대해 임상 교수와의 대화는 거의 이루어지지 않았다. 게다가 학생과 수련의 모두 환자를 돌보는 실제 진료 업무에서 경험이 풍부하고 성숙한 의사로부터 배울 필요가 있었다. 그러한 배움은 이전에는 임상의학을 가르치는 주된 도구였고, 의학을 배우는 모든 이들에게 높은 전문적 기준을 심어주었다.

한 세기 동안 변화 없는 개혁의 역사는 주로 의과대학이 학생 중심적인 방식에서 교수 중심적인 방식으로 진화해 온 데서 비롯되었다. 기초의학 과목에서, 강의 비중이 늘어나고 실습 및 개별교육이 쇠퇴한 것은 교수의 시간을 훨씬 더 효율적으로 절약하는 것을 의미했다. 임상과에서 수련의를 보조교사로 사용하는 것도 이와 유사한 목적으로 작용했다. 이러한 장치들은 교수들이 그들의 다른 관심사, 즉 대학원 교육과 환자 진료, 그리고 연구를 추구할 수 있게 해주었다. 1982년 한 연구에 따르면 전임교수의 60%가 일주일에 5시간 미만을 학부 교육에 쓴다고 추정하였다.[67] 학생들은 학습자로서 교육자들과 많은 시간의 개인적인 접촉이 필요했다. 그러나 주로 교수의 필요성에 의해 움직이는 의대 환경에서, 학생들은 종종 그러한 기회들을 충분히 받지 못했다.

1970년대와 1980년대에, 교수들이 가르치는 데 가장 큰 방해가 된 것은 한 세기 내내 그래왔듯이 연구였다. 의과대학의 교수 주도적 가치 체계에서, 멀티버시티와 마찬가지로 교육은 연구에 종속되었다. 임용, 승진, 급여 인상, 더 큰 사무실과 실험실 공간, 그리고 그 밖의 여러 가지 보상과 영예는 주로 성공적인 논문 출판과 연구비 획득에 의해 결정되었다. 그럼에도 불구하고 교육의 중요성에 대해서 수많은 립 서비스가 있었다. 과중한 교육과 진료 부담을 진 교수들은 아무리 훌륭하게 교육을 한다 해도, 승진이 훨씬 더 어렵다는 것을 알았다. 한 의대 교수는 "우리의 체계는 보상에 맞춰져 있고, 급여와 승진이 오로지 연구에 달려있다면 사람들은 그렇게 할 것이다."고 말했다.[68]

연구에 집중하라는 인센티브는 엄청났고, 특히 경력을 발전시키려고 노력하는 주니어 교수들에게는 더더욱 그러했다. 수련을 마치고 교수로 임용된 전 메릴랜드 의대 학생회장은 이를 인정했다. 학생 시절, 그와 동급생들은 교수들이 학생 교육과 복지에 관심이 없어 보인다고 "심한" 불만을 표현하였다. 이제 교수가 된 그는 "특히 연구와 출판의 압력 때문에 교육을 포기할 수밖에 없는 엄청난 압박과 시간적 제약"을 이해할 수 있었다.[69]

물론 교육에 열심인 일부 교수들은 승진했지만, 그들의 보상은 보통 더 더디었다. 예를 들어, 새로운 "임상 교육" 트랙의 교수들은 기존의 학술 트랙에 있는 교수들보다 승진이 더 오래 걸렸고, 그 과정에서 더 많은 장애물과 마주쳤다.[70] 이런 교수들은 신체검사교육 책임교수를 맡거나 부학장 보직을 맡았다는 등 필요하지만 과히 달갑지 않은 서비스를 담당했다는 이유로 이따금씩 승진하였다. 예를 들어, 미시간 의대에서는, 교육과 보직을 통한 승진이 일반적이었지만, 그러한 직책은 "더 나은 학문적 업적을 가진 사람들에게는 매력적이지 않다."고 여겨졌다.[71] 일반적으로, 교육, 통합, 응용의 학문적 실적이 아닌 연구가 교수에게 적합한 승진 기준으로 여겨졌다. 이는 의대뿐만 아니라 연구중심 대학 전반에 걸쳐 사실이었다.[72]

이 책의 독자가 알고 있는 것처럼 교육과 연구 사이의 긴장은 의과대학에서 오랫동안 지속되어 왔다. 그러나 1970년대와 1980년대에는 그 긴장이 더욱 심해졌다. 부분적으로 이것은 경제적 요인에서 비롯되었다. 즉 연구비가 연구자와 스태프뿐 아니라 소속 학교에 오버헤드(간접비)를 제공하는 식의 연구와 관련된 재정적 인센티브 때문이었다. 또 부분적으로 이는 지적 요인, 즉 분자 시대에 "실험대-임상 간극(bench-bedside gab)"101)이 커졌기 때문이다. 실제로, 많은 교수들 사이에서 교육에 대한 열정은 박사과정 지원자들과 박사과정 이후의 임상 및 연구 펠로우와 같이, 강의의 미묘한 점을 더 잘 이해할 수 있는 상급 학생들로 옮겨갔기 때문에 그렇게 많이 손실되지는 않았다. 이 현상의 예로 한 존경받는 심장전문의는 내게 보낸 글에서 "나의 하루 중 가장 좋은 때는 펠로우들과 보내는 시간이다."고 말했다.

많은 의대 지도자들은 좋은 교육을 정의하고 측정하는 것의 어려움이 연구의 종속성을 초래했다고 주장했다. 그들의 견해에 따르면, 연구 실적은 더 객관적이고 평가에 적합했다. 확실히

---

101) 실험실에서의 연구 결과가 바로 임상적용으로 이어지기는 어려운 갭을 의미한다.

다른 교육 활동들과 마찬가지로 교수 평가는 현실적으로 어려웠다. 학생 평가와 동료 평가는 유용하기는 하지만 주관적이고 부정확했다. 교수의 교육 성과를 측정하는 객관적인 "수단"은 아직 개발되지 않았다.

그러나 연구의 객관적인 측정 수단의 존재 여부도 명확하지 않았다. 예를 들어, 일부 의과대학들은 연구의 질을 결정하려는 노력을 포기했다. 대신 그들은 논문 숫자에 엄격하게 근거하여 승진 결정을 내렸다. 예를 들어, 1980년대 초 제퍼슨 의대에서 부교수 진급을 위해서는 동료 검토 저널에 실린 논문이 기초의학 교수는 8개, 임상의학 교수는 6개가 필요했다.[73] 출판 가능한 결과를 최소로 쪼개고, 많은 저자들을 포함시키는 경향이 보여주듯 출간 논문에 대한 학계의 평가가 한 세기 동안 지속된 것은 놀라운 일도 아니다. 1990년대의 새로운 증거는 오래전부터 알려진 사실을 확인시켜 주었다. 즉 출판된 논문의 다수가 학술적인 기여가 극히 미미하다는 것을 확인시켜 주었다. 1981년부터 1985년까지 출판된 과학 논문의 80%가 저자 자신을 포함해서 한 번 이상 인용된 적이 없다.[74](자가 인용이 전체 인용의 5~20%를 차지하는 것으로 추정된다.). 여전히 누구인지 알 수 없는 아카데믹 메디신의 특히 저명한 인물 한 명에 대해서는 이렇게 알려져 있다. "닥터 'X'는 뭔가 생각만 하면 출판한다." 이러한 대량 출판은, 비록 보상제도라는 관점에서 이해할 수 있지만, 아브라함 플렉스너와 같은 이 연구시스템 창시자의 가치와는 상반되었다. 이미 언급한 것처럼 그는 "많이 연구하라, 그러나 출판은 적게 하라"고 하였던 것이다. 논문 수의 극대화에 대한 강조가 연구의 "품질"이 항상 누군가의 제안처럼 객관적이고 쉽게 측정된다는 것을 의미하지는 않았다.

제2차 세계대전이 끝난 후 의대생의 교육은 졸업후 교육이나 연구, 환자 진료와 비교해 보았을 때 아카데믹 헬스센터의 부산물이 되어갔다. 이 사실 자체는 교수가 학생과 교육을 진지하게 받아들인다면 의학교육에 해가 되지 않았다. 하지만, 모든 의과대학에서, 교수들은 그들의 행위, 그리고 무위(無爲)를 통해 학생 교육의 우선순위가 낮음을 보여주었다. 명문 의대든 그렇지 않은 의대든 학생 문제에 대한 무관심은 널리 퍼져 있었다. 즉, 입학전형위원으로 일하거나 면접을 담당할 교수 모집의 어려움, 방치당했다는 학생들의 반복적인 불만, 지도 교수가 없다는 보고, 강의 의무를 소홀히 하는 교수의 행동(예를 들어, 자기소개도 없이 강의에 들어가는 것), 학과장의 교육과정위원회 참여 거부, 학생 실습실을 교수 연구실로 전환하는 것, 몇몇 교수들이 학생에게 추천서 써 주기를 꺼리는 것. 그리고 입학식과 졸업식 등에 교수들이 나타나지 않는 것 등이다.

교수가 담당 학생을 잘 모른다는 보고가 반복해서 등장했다. 어느 의대에서는 담당 교수가 같은 실습조에 있는 다른 학생과 그를 혼동한 나머지 어떤 학생에 대한 학점 변경을 승인하기도 했다.[75] 슬프게도 학생에게 관심을 갖는 교수는 거의 없어 보였다. 특히 힘 있고 영향력이 큰 교수일수록 더욱 그랬다. 의대생과 친밀한 관계인 미국의과대학협회조차도 교수 중심적 전망 때문에 학습자 중심 전망을 포기했다. 수십 년 동안 그 단체는 "의학교육의 진보와 미국의 건강"이라고 그 사명을 정의해 왔다. 1988년에는 "아카데믹 메디신의 발전과 미국의 건강"이라고 사명을 바꾸었다.[76] 다음해 이 기구의 간행물인 「의학교육저널(Journal of Medical Education)」이 「아카데믹 메디신」으로 개칭되었다.

물론, 다양성에서 힘을 얻은 의대의 이질적인 체계에서 모든 학교가 같은 강도나 성공으로 연구를 추구하지는 않았다. 그럼에도 심지어 학계의 평판이 낮은 학교에서도, 연구의 가치가 우세했다. 예를 들어, 전통적으로 교육적, 임상적 탁월함으로 유명한 제퍼슨 의대에서, 주니어 교수들은 "승진의 열쇠는 논문 출판이고 연구비를 끌어올 수 있는 능력"이라고 인식했다.[77] 종종 의학교육 혁신을 외적 사명으로 내세웠던 많은 지역사회 기반 신설 의대들도 내부 가치 체계는 빠르게 전통적인 것이 되었다. 한 보고서는 1960년대와 1970년대에 설립된 38개 의대 중 카리스마 풍부한 창설 학장들의 퇴임과 전통적으로 훈련된 교수들의 채용으로 인해 약 5개만이 [교육] 혁신이라는 본래의 비전을 보존할 수 있었다고 추정했다.[78] 대표적인 예가 스토니 브룩 뉴욕 의대였다. 이 학교는 처음에는 조기임상노출을 제공하고, 학생들의 개인적인 요구를 고려하는 혁신적인 교육과정을 가지고 있었다. 이 학교의 초대 학장 에드먼드 펠레그리노(Edmund D. Pellegrino)가 떠난 뒤 실험적 교육과정은 전통적인 교육과정으로 대치되었고, 이 학교는 외부 연구비 획득, 전임 연구원 고용, 교수 실험시설 확충, 다수의 연구자 훈련 보조금 확보 등 전통적인 학문적 추진을 위한 성공을 자랑하기 시작했다.[79]

요컨대, 진정한 학생 중심 교육과정 확립에 있어서 가장 큰 장애물은 아카데믹 메디신 전반에 걸쳐 교육이 연구에 깊이 종속된 것이었다. 그래서 이런저런 학교에서 수많은 교육과정의 개혁이 일어났음에도 불구하고 의대생은 변화에 강하게 저항했다. 교수가 학생을 잘 알지 못하고 학생 관련 위원회에 참여하기를 거부하며 졸업식에 참석하려고 하지 않으면서, 학교가 새로운 교육과정의 팡파르를 울리는 일은 신뢰가 가지 않았다. 진정한 교육 개혁-블룸(Bloom)의 용어를 빌린다면 변화를 일으키는 개혁-은 교육을 중시하고 교육이 존중받고 보상받을 수 있도록 의과대학의 근본적인 재구성과 재조직을 통해서만 가능할 수 있다.[80]

의대 개혁에 대한 모든 공식적이고 비공식적인 요구에도 불구하고, 그 비판이 제도의 산물(배출된 의사)이 아니라 주로 교육 제도에 초점을 맞췄다는 점에 유의할 필요가 있다. 어느 나라에서도 의학교육에 대한 비판이 미국처럼 많지는 않았지만 그 제도의 산물은 매우 좋다고 간주되었다. 많은 이들은 미국의 의학교육이 더 활기차고, 흥미롭고, 인간적일 수 있으며, 또 그래야 한다고 생각했다. 그럼에도, 현재의 교수 중심 시스템에 대한 가장 날카로운 비판자들조차 미국의 의학과 의사의 질에 감명을 받지 않을 수 없었다.

부분적으로 이러한 성공은 헌신과 열정으로 가르친 많은 교수가 노력한 결과다. 이 시대의 많은 교수는 역사를 통틀어 의대 교수들이 알고 있었던 것, 즉 탐구심이 강한 학생들과 학문적인 주제나 환자 문제를 토론하는 것에 대한 엄청난 개인적, 지적인 보상, 좋은 의사로의 성장 과정을 관찰하고 그에 기여하는 기쁨, 그리고 학습이 본질적 구성요소인 업무 환경에서 일하는 것의 만족을 알고 있었다. 비록 시스템이 교육을 보상하는 경우는 드물지만, 좋은 교육은 여전히 존재했다. 비록 의도에서가 아니라 우연히 그러기는 했지만. 멀티버시티의 다른 분야에서처럼 역시 연구가 교육보다 훨씬 더 쉽게 보상을 받는 곳에서도 헤아릴 수 없이 많은 양심적이고 재능 있는 교수들은 해마다 좋은 가르침을 계속 제공했다. 게다가 오늘날처럼 의대 교수의 수가 매우 늘어난 상황에서, 핵심 교육을 제공하는 데는 다수의 교수가 필요하지 않았다. 이런 점에서 하버드의 "새로운 경로" 실험의 가장 지속적인 기여는 학생들과 핵심 교수들로 이루어진 학습집단의 설립으로 입증되었는데, 이것은 근본적으로 학교 내에 작은 의과대학을 설립한 것을 보여준다.

미국 의사들의 수준 또한 밝고, 의욕적이며, 학습 환경을 잘 활용할 수 있는 학생들의 수준을 일부 반영했다. 좋은 선생님과 좋은 교육도 중요했지만, 궁극적으로 배움의 책임은 학습자에게 있었다. 아브라함 플렉스너도 "의학은 배울 수 있지만 가르칠 수는 없다"고 말한 바 있다.[81] 교수는 학생을 지도하고 영감을 줄 수 있지만, 궁극적으로 학습자의 이니셔티브를 대체할 수 있는 것은 없었다. 심지어 교육에 대한 보상이 가장 짠 의과대학에서도 학생들은 도움이 되는 강의, 다양한 선택의 기회, 활기찬 지적 분위기, 과학적 탐구 방법 및 과학 정신, 풍부한 환자, 심층적인 연구 시간, 그리고 관심을 가진 몇몇 교수들을 찾아낼 수 있었다. 간단히 말해 이는 자기 주도 학습을 위한 풍부한 환경이다. 그럼에도 건조하고 비대해진 교육과정이라는 장애물도 있었다. 19세기 이후 진보적인 의학교육의 원칙은 모든 학습이 궁극적으로 자기 주도 학습이라고 주장해 왔다. 많은 교육과정의 결함의 측면에서 미국 의대생들은 그 관점의 타당성을 입증했다. 이른바 "자율학습(self-learning)"은 의학교육의 정체 상태를 정당화하지 못했고, 더 나은 교육을 위한 어떤 노력도 필요 없는 것으로 만들지는 않았다. 하지만 그것은 어떻게 학생들이 많은 비평가들의 예상보다 더 잘 성장했는지를 설명해 주었다.

졸업후 의학교육의 딜레마

1970년 이후, 의료와 사회의 유행이 변화하면서, 의대생들 사이에서는 다양한 전공 분야에 대한 선호가 상승하거나 하락하였다. 한때 인기 있던 산부인과는 심각한 의료과오 소송, 빈곤 여성의 증가, 그리고 복잡한 많은 윤리 문제로 인해 어려움을 겪으면서 인기를 잃었다.[82] 반대로, 한때 학생들 사이에서 순위가 밀렸던 방사선과는 과학적 정교함을 훨씬 드높여준 새로운 기술의 등장으로 가장 경쟁이 치열한 분야 중 하나가 되었다. 전통적으로 가장 인기 있는 전문과였던 내과는 거의 극과 극을 오갔다. 1987년 인턴 '매치 데이'102) 때, 가장 권위 있는 수련 프로그램들도 자리를 다 채우지 못했다.(그 날은 내과계에서 '검은 화요일'로 알려지게 되었다.) 내과의 인기 하락에 대해서 내과의사가 더 이상 만족스럽지 못하다는 광범위한 느낌, 의대 시절 내과에 대한 좋지 않은 추억, 그리고 내과가 매우 고령이거나 중한 환자만을 돌보게 된다는 일반적이고 잘못된 인식 등이 이유로 제시되었다. 그러나 1990년대 중반, 거의 10년 동안 인기가 없던 내과가 특히 상위권 학생들 사이에서 다시 인기를 누리기 시작했다.[83]

특별한 전공이 인기가 올라가거나 떨어질 때도, 한 분야는 꾸준히 미달이었는데 이는 일차진료 분야이다. 1960년대에 일차 진료의 수준을 전문의 지위로 끌어올리기 위해 새로운 분야인 가정의학과가 만들어졌다. 많은 선전에도 불구하고 1989년에 13.7%의 학생들만이 이 분야를 선택했다. 일반 내과와 소아과라는 두 전문과가 일차진료 분야로 재정립되었다. 그러나 1990년대에도 비교적 적은 수의 의사들이 이 분야에 진출하고 있었다.(대부분의 내과와 상당수의 소아과 레지던트들은 류마티스 내과나 소아 심장학과 같은 세부 전공에서 펠로우십을 했다.) 1989년, 졸업생의 23.6%만이 이 3대 일차 진료과목 중 하나를 선택했다.[84] 대신, 학생들은 계속해서 급증하고 있는 전문분야로 들어가고 있었다. 1974년에서 1992년 사이에, 응급의학이나 중환자의학과 같은 28개의 새로운 분과와 세부 전문 분야가 졸업후교육인증위원회에 의해 인정되었다.[85]

미국 의대 졸업생들의 일차진료에 대한 관심의 감소는 상당한 우려를 불러일으켰다. 일차진료 의사나 일반의가 일상적인 진료에서 주요 의료 문제들을 만족스럽게 관리할 수 있으며, 전문의보다 비용이 덜 든다는 사실-수수료가 낮고 전문의보다 적은 자원을 사용하여 동일한 문제를 진단하고 치료한다-은 널리 알려져 있다.[86] 많은 이들이 캐나다, 영국, 호주, 뉴질랜드와 같은 다른 주요 영어 사용국들을 경탄스럽게 보았다. 이 나라들에서는 가정의학과 의사가 대부분의 의료 서비스를 제공했지만, 환자들은 만족하는 듯 보였으며, 의료비는 더 낮았다. 물론, 미국

102) Match Day. 미국 레지던트 지원자들에게 전국 레지던트 프로그램의 지원 결과를 발표하는 날.

의사의 전문화 경향에 대해 불평하는 것은 환자나 일반 대중이 아니었다. 오히려 많은 의료정책 분석가들, 그리고 고용주와 정부 등 그 비용을 지불한 사람들이었다. 의료 인플레이션이 폭주하면서 일차진료의사는 제3자 지불자와 정책 입안자들에게 국가 의료비를 낮추는 대안으로 중요해졌다.

일반의와 전문의를 어떻게 배합하는 것이 대중의 요구에 가장 잘 부합할 것인가? 격론이 벌어졌지만 답을 아는 사람은 아무도 없었다. 1970년대 말, 의학교육자와 정책 분석가들 사이에는 50:50으로 해야 한다는 공감대가 나타났다. 그러나 그 권고를 문서화할 수 있는 어떤 데이터도 찾을 수 없었다. 미국의과대학협회는 "40, 60, 70, 51%는 왜 아닌가?"고 항의했다. 미국의과대학협회가 지적했듯이, 기본적인 문제는 의학교육이 50%를 일반의로 배출해야 한다는 통념은 엄격하게 계산된 데이터가 아니라 "임의적이고 변덕스러운 슬로건"에 바탕을 두고 있다는 것이었다. 이 권고의 유일한 장점은 "터무니없게끔 상식에서 벗어나지는 않았다."는 것이었다.[87]

적절한 전문의 비율에 대한 논의에는 몇 가지 문제가 있었다. 전문의 비율에 대한 권고는 역학과 질병 치료의 변화를 거의 고려하지 않았다. 1970년대 초반에는 많은 이들이 감염내과 전문의의 필요성이 훨씬 더 적다고 보았다. 몇 년 후, 라임병, 퇴역군인병, 다제내성결핵, 그리고 후천성면역결핍증이 등장했다. 전문의 비율에 대한 이런저런 권고들은 인구의 노령화와 노인의학, 신경학, 정형외과, 그리고 재활의학에 대한 결과적인 필요성을 대개 간과했다. 전문의 비율에 대한 대부분의 권고(의사의 지리적 분포를 포함한다)는 의료 행위를 변화시키고 의사의 진료 범위를 확장하는 원격 통신 혁명의 가능성을 무시했다.[88] 마지막으로, "인력"에 대한 권고는 전문의들이 합병증이 있는 흔한 질병에 걸린 환자를 더 잘 돌볼 수 있다는 사실을 거의 고려하지 않았다(대부분의 사람들은 드문 질병이 전문의들이 주로 보는 것들이라고 잘못 생각했다.) 예를 들어, 한 연구는 심장 전문의들이 일반 내과 의사들보다 심장마비의 관리에 관한 중요한 발전에 대해 더 잘 알고 있고, 일반 내과 의사들이 가정의학과 의사들보다 이를 더 잘 알고 있음을 발견했다.[89]

비록 일반의와 전문의의 최적 비율을 결정하기 어려웠지만, 의심의 여지 없이 졸업후 의학교육은 미국의 수요보다 더 많은 전문의를 배출하고 있었다. 아마도 그 가장 좋은 증거는 전문의들이 그들의 전문분야에서 계속 진료를 하지 못한다는 것이었다. 내과의 분과 전문의들이 그 전형적인 예를 제공했다. 연구에 따르면, 거의 4분의 3의 내과 분과 전문의(내분비내과나 심혈관 내과 의사)가 진료 시간의 절반 이상을 일차진료에 할애했으며, 다른 15%는 진료 시간의 20~50%를 일차진료에 할애했다.[90] 전국적으로 미국인 다섯 명중 한 명에게 전문의가 일반 의료 서비스를 계속 제공했다.[91] 데이비드 로저스(David E. Rogers)와 린다 에이켄(Linda H. Aiken)은 이를 미국 일차 진료의 "숨은 시스템"이라고 불렀다.[92]

일반의와 전문의들 사이의 불균형은 부분적으로 미국의 의학교육에서 전통적인 개인주의 경향에서 비롯되었다. 의학교육은 국가 전체로서 사회에 대한 개인의 책임보다는 개인의 권리에 더 중점을 두는 경향이 있었다. 이에 따라 학생들은 사회의 수요가 아닌 이해관계와 야망에 따라 전공을 선택했다. 마찬가지로, 레지던트 및 펠로우십 프로그램은 현재 이 분야에 종사하고 있는 특정 전문의의 수에 대한 관심이 거의 없는 가운데 자신의 서비스와 학문적 의제를 충족하기 위해 규모를 확대했다.(외과와 세부 외과 분야만이 자발적으로 자리를 제한했다.). 프로그램이 미국 의대 졸업생들로 자리를 채울 수 없다면, 그들은 적극적으로 외국 의대 졸업생(FMG)을 모집했다.[93] 이러한 개별적 선택의 총체적 결과는 대부분의 분석가들이 공공의 이익과 일치하지 않는다고 느끼는 전문의 비율이었다.

미국에서는 대부분의 다른 나라들과 달리 전문의 수련 정원이 외부 당국에 의해 통제되지 않았다. 그러한 규제가 없는 상황에서, 많은 사람들은 시장 지배력이 전문의를 적절하게 분배해 주기를 바랐다. 그러나 적어도 1990년대 이전에는 그러한 일이 일어나지 않았는데, 주로 졸업후 의학교육을 규제하는 효과적인 피드백 루프가 없었기 때문이다. 즉, 특정 분야 전문의의 증감에 대한 사회의 요구는 레지던트 자리의 수나 어떤 분야를 추구하는 학생의 선택에 영향을 미치지 않았다. 의사는 이미 그 분야에 종사하는 전문의 수에 상관없이 특정 전공을 할 기회를 언제나 찾을 수 있었다. 그 결과는 일반의가 더 많이 필요하다고 생각하는 국가적 필요성과 전문의가 되기를 바라는 대부분 학생의 욕구 사이의 영구적인 불균형이었다.

만약 하려고만 들면 일반의와 전문의 사이의 균형을 바로잡기 위해 의과대학이 할 수 있는 일은 많았다. 의대생이 전공과를 선택하는 일이 쉽지 않다는 사실은 잘 알려져 있다. 의과대학에서 학생의 80% 정도는 선호하는 전공을 변경했다.[94] 한 설문에 따르면, 학생들은 전공에 대한 선택을 하는데 있어서 가장 큰 어려움은 그 분야에 대한 정보의 부족이라고 보고했다.[95] 전공을 선택하는 가장 일반적인 이유는 그 분야의 지적 관심사였다.[96] 이런 점에서, 일차진료는 의과대학이 거의 관심을 갖지 않았기 때문에 확실히 불리한 상황에 있었다. 대부분의 임상교육은 3차 진료기관에서 이루어졌는데, 이 센터의 환자들은 매우 중환이었고, 주로 전문의들이 교육을 실시했다. 일차진료의 주축인 외래환자 진료에 할당된 교육시간은 적었고 종종 제대로 가르치지 못했다. 교수들은 종종 일차진료를 폄하했고 많은 학교에서는 일반의의 고무적인 역할 모델이 거의 존재하지 않았다. 학교가 그 분야의 교육의 양과 질을 향상시키기 위한 노력을 기울여야만 일차진료의 선택에 도움이 될 수 있었다.

반면에, 다니엘 펑켄슈타인(Daniel H. Funkenstein)의 초기 연구에 뒤이어 직업 선택에 관한 많은 연구는 주요 결정 요인이 의대 밖에 있음을 보여주었다. 의대생들은 그들만의 생각과 가치관, 외부 경험에 의해 형성된 포부를 가지고 있었다. 그들은 많은 개인적인 변수와 당시의 일반적인 사회 풍토에 기초하여 일차진료에 대한 선호가 있건 없건 의대에 입학했다. 의과대학에서의 경험은 학생들이 다른 전공보다 특정 과목을 선택하는 데 영향을 미쳤지만, 처음부터 특정 과목을 전공할 것인지 아니면 일차진료 분야에 들어갈 것인지의 더 중요한 결정에는 거의 영향을 미치지 않았다. 교육과정 혁신이 일차진료 진입 결정에 미치는 영향(예를 들어, 가정의학과 의사를 프리셉터로 활용하거나, 외래진료 실습을 늘리는 것)에 대한 한 연구는 "교육 과정은 이미 일차진료에 대한 관심을 가지고 입학한 학생들의 관심을 유지하는 데 도움이 되지만, 특정 교육과정을 제공하여 일차진료에 대한 새로운 관심을 갖게 하는 데는 대부분 실패하였다."고 하였다.[97] 지역사회에 기반을 둔 많은 의과대학들이 일차진료 전문가를 배출하는 데 있어서 대부분의 전통적인 의과대학들보다 우수한 성적을 보였지만, 이러한 현상에 대한 연구는 일차진료에 뜻이 있는 학생들이 일차진료를 중시한다고 알려진 학교를 스스로 선택했다는 가설을 반증할 수 없었다.[98] 의대생의 진로선택에 관한 문헌에 대한 주요 리뷰는 "일차진료의사를 졸업시키는 것이 목적이라면 입학 결정은 교육 프로그램보다 더 중요하다"고 결론지었다.[99]

전문의가 되려는 학생들의 경향은 또한 사회적 보상, 즉 더 큰 위신과 수입에 의해 강화되었다.[100] 1980년대 건강정책 논의에서 일차진료의사를 "게이트키퍼(gate-keepers)"라고 부르는 것이 인기를 끌었는데, 이는 의사가 아닌 환자 분류 담당관(triage officer)의 이미지를 떠올리게 하였다. 간호사와 의사 보조원도 같은 일을 할 수 있기 때문에 의학에 입문한 성과 지향적 학생들에게 이는 매력적인 이미지는 아니었다.[101] 연방 및 모든 민간보험사의 보상정책은 같은 환자를 진료할 때조차도 일반의가 아닌 전문의의 서비스에 훨씬 더 많은 돈을 지불했다.[102] 게다가 몇몇 전문과들은 더 적은 근무시간과 더 규칙적인 휴가를 제공했다. 이것은 개인적인 삶을 위해 더 많은 시간을 원하는 많은 학생들에게 적지 않은 관심사였다.

간단히 말해서, 의과대학이 도움을 줄 수는 있지만 그 자체만으로는 일차진료에 대한 학생들의 관심을 증가시킬 수 없었다. 전문의 수에 대한 외부의 통제가 없고, 사실상 모든 전문의들이 자신의 분야에서 진료할 기회를 찾을 수 있다는 점을 감안할 때, 더 많은 일반의의 배출은 의학교육과 사회의 협력에 달려있었다. 만약 더 많은 수의 학생들이 일차진료를 선택하려면, 지배적인 문화적 태도가 일차진료에 더 우호적이어야 했다. 언제나 그랬듯이 배출된 의사의 종류와 질은 의학교육뿐 아니라 하나의 국가로서 미국 사회의 유형을 반영했다.

→ · → · →

1970년 이후, 졸업후 의학교육은 하나의 산업이 되었다. 1986년 수련의 비용은 1986년에 20억 달러에 이르면서 국가 전체 의료 지출의 0.5~1%를 차지했다. 레지던트 및 펠로우십 프로그램의 주요 재정 공급원은 환자 진료에 대한 병원 수입이었다. 이는 졸업후 교육과 환자 진료가 근본적으로 결합되어 있다는 메디케어, 메디케이드, 민간보험사의 인식을 반영하였다. 다른 출처로는 주, 지역 및 보훈병원 관리비 지출과 임상 펠로우의 교수진료 수입, 연방 교육 보조금 및 기부금 수입이 포함되었다. 1970년대 중반까지, 수련의 급여는 전형적인 교육병원 예산의 3~4퍼센트를 차지했는데, 그 비율은 향후 20년 동안 일정했다.[103] 이것은 수련의들이 그들이 거주하는 지역의 중간 수입 수준에 가까운 월급을 받을 수 있게 해주었다.(급여는 인턴의 경우 약간 더 낮았고, 몇 년의 임상경험을 쌓은 레지던트의 경우는 약간 더 높았다.) 예를 들어 1989년에 인턴 평균 연봉은 남부에서 22,433달러, 북동부에서 26,287달러였다.[104]

누가 졸업후 의학교육을 관장했는가? 확실히 대학은 아니었다. 1960년대부터 다양한 재단과 특별 위원회가 정기적으로 의과대학에 졸업후 의학교육의 더 큰 책임을 지도록 요구하였다. 그때는 이미 늦었다. 1920년대와 1930년대의 의과대학들은 그러한 책임을 지지 않기로 결정했다. 이제 대학들은 비록 그렇게 하기를 원하더라도 이 분야에 대한 커다란 영향력을 회복할 수 없게 되었음을 알았다. 1970년 이후의 졸업후 의학교육은 대학보다는 병원을 기반으로 했고, 주요 대학 교육병원에도 소수의 레지던트 프로그램만이 자리 잡고 있었다. 대학은 자체 교육병원에 어느 정도 영향력을 행사할 수 있지만, 대학 연계가 제한되거나 아예 없는 많은 병원에서는 교육 프로그램에 영향을 미치지 못했다.

졸업후 의학교육에 대한 영향력의 부족을 악화시킨 것은 레지던트와 펠로우십 수련의 복잡한 관리 시스템이었다. 주요 교육병원에서도 대학의 영향력이 제한적이었다. 레지던트 수련 프로그램의 규모와 성격에 대한 전통적인 동력은 임상 서비스 책임자로부터 왔다. 병원의 다른 수련 프로그램이 불이익을 당하더라도, 불균형적으로 많은 자원이 병원 영역 싸움에서 승리한 "강력한" 학과장에게 돌아갔다. 병원 관리자들은 졸업후 의학교육에 지불되는 환자 진료 수입을 통제했다. 따라서 그들 역시 레지던트 프로그램이 수용할 수 있는 수련생 수와 수련 프로그램의 질에 대해 상당한 통제력을 발휘했다. 대학의 영향력을 더욱 희석시킨 것은 졸업후 의학교육에 대한 복잡한 통제체계였다. 수많은 전공의 검토 위원회(Residency Review Committees; RRC), 각 전공별로 1개씩)가 수련 프로그램의 기간과 내용을 통제하고 개별 프로그램을 승인할 수 있는 권한을 부여받았다. 개별 의사를 특정 진료 영역의 전문의로 인증할 수 있는 자율적인 전문의 및 세부전문의 자격 인정위원회는 전문의 수련 프로그램에 대해 간접적이지만 사소하지 않은 수준의 통제력을 행사했다. 정부와 보험회사들은 레지던트와 펠로우의 특정 서비스에 보상해줄 자격이 있는지를 명시하는 경향이 늘어남에 따라 중요한 역할을 했다. 따라서 졸업후 의학교육에 대한 책무는 매우 세분화되었고, 이 모든 것에 대한 대학의 영향력은 작았다.

1970년 이후, 수련의의 경험은 제2차 세계대전 이후 발전해 온 유행의 지속, 또는 강조를 반영하였다. 첫째, 학문적 강조가 쇠퇴하였다. 연구는 레지던트 과정, 심지어 비수술 분야의 대학 프로그램에서도 사실상 사라졌다. 그 대신 임상학습이 전적인 관심사가 되었다. 몇몇 외과 레지던트와 펠로우십 수련에는 연구의 요소가 여전히 존재했지만, 분자의학 시대에 성숙하고 독립적인 임상 연구자를 배출하기에는 불충분했다. 한 저명한 연구자는 임상 펠로우십의 연구 요소에 대해 "과학적 딜레탕티즘(scientific dilettantism)"103)이라고 말했다.[105] 현대의 임상 연구를 수행하기 위해 필요한 기초 과학 훈련을 많이 필요로 하는 의사-과학자들은 다른 곳에서 그러한 경험을 얻어야만 했다.

둘째, 한때 수련의들이 가졌던, 임상적 목적을 위해 모인 "가족"에 속한다는 느낌은 더는 존재하지 않았다. 부분적으로 이는 레지던트와 임상펠로우의 수가 특히 큰 교육병원에서는 너무 많이 증가했기 때문이었다. 예를 들어, 1979년에 컬럼비아-장로교 메디컬 센터에는 300명의 레지던트와 400명의 임상 펠로우가 있었다.[106] 공동체의 쇠퇴는 또한 병동에서 교수들이 사라진 데서 비롯되었다. 교수는 아침 회진을 할 때 나타났고, 대개 도움이 필요하면 바로 만날 수 있었다. 그러나 회진 후에는 개별 환자를 모두 교수 오피스에서 보거나 실험실에서 중요한 실험을 수행하였다. 대부분의 교수는 개인적으로 수련의를 알거나 병상의 역할 모델로 일할 시간이 거의 없었다. 따라서, 교수의 영웅담에 대해 말하거나, 누구 아래서 수련을 받았다고 설명하는 수련의는 더 이상 거의 없었다. 심지어 그들이 레지던트의 일원이 된 경험에서 비롯되었을 정신적 고양에 대해 말하는 이는 더욱 없었다.

셋째, 졸업후 의학교육은(기본의학교육도 마찬가지지만) 외래환자에 기초한 더 많은 질환을 효과적으로 관리할 수 있었음에도 불구하고 입원환자 중심으로 돌아갔다. 가정의학과와 일부 소아과 프로그램을 제외하고, 외래환자 교육은 거의 강조되지 않았는데, 부분적으로 이는 졸업후 의학교육의 자금 조달이 입원환자 진료와 연결되었기 때문이며, 또한 부분적으로는 외래환자 교육에 대한 의료진의 전통적인 무시 때문이다. 주요 교육병원의 입원환자 수가 감소하는

---

103) 치열한 전문적 지식이나 노력, 자격 없이 해당 분야를 즐기는 것을 딜레탕티즘이라 한다.

시점에서 의학교육의 추가적인 다양성은 대부분 일차 및 이차 진료를 더 많이 경험할 수 있도록 주의 깊게 선택한 지역사회 병원(특히 소아과와 산부인과)과, 입원환자와 추가적으로 접촉할 수 있는 시립병원 및 보훈병원이 제공하였다.

마지막으로, 병동에서는 환자 상태가 더 위중하고, 기술이 더 정교해지고, 야간 호출이 더 빈번해짐에 따라, 수련의들의 삶의 속도도 점점 더 바쁘게 돌아갔다. 이것은 중환자실의 놀랄만한 확대에 의해 증명되었다. 1970년대까지 내과, 외과, 관상동맥, 호흡기, 신생아 집중치료실은 모든 교육병원 업무의 중요한 부분을 차지했다. 임상적으로 불안정한 환자들이 어느 순간이라도 상태가 나빠질 수 있기 때문에 중환자실에서 시간은 남아도는 것이 아니었다. 동맥관, 스완-넥 카테터, 홀터 모니터, 인공호흡기, 투석기, 전기심장조절기, 심박조절기, 새로운 종류의 항생제, 순식간에 혈압을 올리고 내리는 정맥 주입 약물 등 갖가지 정교한 기술들에 대한 숙달이 요구되었다. 병원의 다른 곳에서도 상황은 정신없이 바빴다. 장기이식은 일상화되고 있었고, 항암화학요법이 급속히 진전되고 있었으며, 어떤 종류의 "말기" 질환에 대한 진단은 종종 죽음을 기다리는 체념보다는 또 다른 치료의 가능성을 지니고 있었다. 이것은 수련의들에게 더 바쁜 낮과 밤, 공부와 수면 시간이 줄어들고, 스트레스, 긴장, 그리고 피로가 더 커지는 것을 의미했다.

피를 뽑고 정맥관을 삽입하는 등 수많은 가외 업무들이 수련의들에게 더해졌다. 많은 교육병원에서 수련의들은 업무 시간의 약 4분의 1을 이러한 일을 하면서 보낸 것으로 추정되었다.[107] 1970년대에 대부분의 교육병원은 그러한 임무에 대한 더 많은 지원을 하기 시작했다. 더 많은 플레보토미스트[104)]와 테크니션이 고용되었고, 간호사들은 특정 시술을 할 수 있는 권한을 부여받았다. 그러나 이러한 조치들은 술기에 소모되는 시간을 줄였음에도 불구하고 수련의들의 "잡일(scut work)", 즉 전화 통화, 스케줄링, 구두 지시, 그리고 의무기록 작성에 들이는 시간을 줄여주지는 못했다.[108]

과로와 피로는 의료에 입문한 이들에게 부정적인 영향을 미쳤다. 한 교육병원에서는 환자의 입원 여부를 놓고 응급실과 당직 의사 사이에 심한 말다툼이 벌어졌고, 응급실 콜은 종종 무시되었다. 그 곳의 수련의들은 누가 다음 콜을 받을 것인지, 아니면 근무 교대 후 몇 분 안에 우연히 도착한 신환을 볼 것인지를 놓고 서로 싸우기도 했다.[109] 놀랄 일도 아니지만, 스트레스와 관련된 우울증, 정서 장애, 술과 약물 남용은 수련의들 사이에서 널리 보고되는 현상이었다.[110]

수련의의 업무 수요가 증가함에 따라, 졸업후 의학교육의 끊임없는 긴장은 더욱 악화되었다. 졸업후 의학교육은 교육활동인가, 아니면 진료활동인가? 수련의는 학생인가, 병원 직원인가?

---

104) phlebotomist. 채혈을 하거나 수혈을 담당하는 기술직.

그 답은 “둘 다”인데, 자신감과 독립성은 환자의 전체 진료에 대한 책임을 점진적으로 전제함으로써 확립할 수 있기 때문이다. 그러나 실제로 학습에 필요한 진료서비스의 양은 병원들이 일반적으로 수련의로부터 짜낸 서비스의 양보다 훨씬 적었다. 병원이 엄청난 범위와 상당한 부수적 책무를 수련의에게 계속 의존하고 있었기 때문에, 수련의의 경제적 착취의 전통은 지속되었다.[111]

레지던트 수련의 딜레마는 1984년 뉴욕 병원에서 18세의 리비 시온(Libby Zion)이 사망한 이후 대중의 주목을 받았다. 시온 씨는 발열과 귀 통증의 가벼운 증세로 병원에 입원했다. 8시간 후 그녀는 사망했다. 그녀의 가족은 그녀의 죽음이 그녀를 보살핀 수련의의 과로와 감독 부족의 결과라고 주장했고, 맨해튼구의 검사는 대배심을 소집하여 그 혐의를 조사했다. 20세기 이후, 의학교육자들 사이의 가장 중요한 원칙은 의학교육이 더 나은 환자 진료로 이어진다는 것이었다. 이제 그 신조는 시험대에 올랐다.

여러 의학 및 법률 단체들의 다년간의 검토에도 불구하고, 리비 시온의 사망 원인은 밝혀지지 않았다. 그 수련의들은 적절하게 행동했으며 그들은 피로한 상태도 아니었고, 이때 리비 시온의 개인 주치의와 전화로 연락을 취하고 있었다. 대배심은 이 의사들을 기소하지 않았고 뉴욕주 면허관리위원회는 그들의 면허를 취소하지 않았다.[112]

그럼에도 불구하고, 대배심은 미국의 레지던트 수련 제도를 비난했고, 이 사건은 졸업후 의학교육 개혁의 한 계기가 되었다. 대배심 보고서로 인해 앨버트아인슈타인 의과대학 내과 교수 버트란드 벨(Bertrand N. Bell)이 이끄는 특별위원회가 창설되었다. 19개월간의 숙고 후, 이 위원회는 뉴욕 주 보건 법규로 1989년 7월에 발효된 수련의의 근무시간과 감독에 대한 일련의 권고안을 발표했다. 뉴욕은 그러한 법안을 통과시킨 유일한 주였지만, 여러 전공 분야에서 레지던트 교육을 관장하는 전공의검토위원회 대부분은 자발적으로 유사한 규정을 제정했다. 구체적인 내용은 전공 분야마다 달랐지만, 일반적으로 새로운 규정은 레지던트 근무시간을 주 80시간으로 제한, 주당 하루 휴식의 의무화, 응급실 근무시간 제한, 병원 내 당직 근무시간 제한, 지도전문의의 직접적인 감독 등을 요구했다. 외과 및 세부외과 전공의검토위원회만이 그러한 규정을 제정하지 않았다.

넓은 관점에서 보면 이러한 사건들은 놀라운 일이 아니었다. 사회는 항상 의사들에게 의학교육의 개념을 결정할 수 있는 상당한 여유를 주었지만 완전한 자유를 주지는 않았다. 의학교육은 항상 합리적인 입증책임을 충족시켜야 했고, 이제 의학교육은 그 시험을 통과하지 못했다. 소비지상주의의 시대에, 대중은 자신을 돌보는 의사가 감독을 받고 휴식을 취했다는 더 많은 증거를 요구했다. 비록 그것은 학습자의 교육적 필요성에서 자신을 희생하면서까지 의사들이 배우고 싶어하지는 않는 환자의 필요성으로 졸업후 의학교육의 미묘한 균형을 변화시킨다해도 말이다. 대배심과 벨 위원회는 소비자의 목소리를 대변했다.

처음에 많은 의학교육자는 근무 시간을 통제하는 규제기구의 설립과 수련의에 대한 감독에 반대했다. 규제 시행에 필요한 추가 비용에서부터, 결과적으로 발생할 진료 연속성의 상실로 인해 환자 진료와 수련의 교육이 타격을 입을 것이라는 우려까지 그 이유는 다양했다. 특히 주요 우려사항은 이 규정이 환자진료에서 수련의가 책임을 점진적으로 부여받아야 한다는 원칙을 훼손한다는 것이었다. 수련의들 또한 새로운 규칙의 영향에 대해 우려했다. 뉴욕의 수석 레지던트들을 대상으로 한 한 조사에서 35%만이 벨 위원회의 권고가 수련의의 환자 진료 능력을 향상시킬 것이라고 느꼈고, 27%만이 수련의의 교육적 경험이 개선될 것이라고 생각했다.[113] 아이러니하게도 1970년대에, 수련의 노조 설립을 억압할 때, 의학교육자들은 수련의들이 학생이라고 주장했었다. 한편 전공의 검토위원회가 같은 주장을 하면서 수련프로그램에 더 많은 감독을 하라고 하자 대부분의 의학교육자들은 이에 반대했다.

졸업후 의학교육을 개혁할 필요가 있다는 것은 의심의 여지가 거의 없었다. 레지던트 제도는 상태가 안정된 환자들이 병원에 오래 머물던 시대에 만들어졌었다. 1980년대에 입원한 환자들은 훨씬 중증이었고, 환자의 회전율은 훨씬 더 높았으며, 당직 수련의들이 야간에 할 일은 훨씬 더 많았다. 이러한 상황들은 업무량, 자율성, 감독 등의 문제에 대한 재검토를 요구했다. 이후 로버트 피터스도프(Robert G. Petersdorf) 미국의과대학협회 회장은 “우연히 시온 사건이 발생하기 전에는 우리 사회에서 오랫동안 끌어온 레지던트 수련의 변화가 시작되지 않았다”며 유감을 표명했다. 그는 “그것이 쟁점이 되기 전에 의사들이 이를 인식하고 수련에서 적절한 변화를 일으킬 만큼 더욱 통찰력이 있었으면 하고 바랐다.”고 말했다.[114]

반면, 새로운 전공의 검토 위원회의 규제는 레지던트 수련의 문제에 관료적 해결책을 제시하였다. 따라서, 그들은 문제를 완전히 해결하지 못했고, 어쩌면 더 악화시켰을 수도 있다. 이 규정의 첫 번째 문제점은 근무 시간의 임의적인 제한이 수련의의 스트레스 문제를 해결해주지 못했다는 것이다. 수련의들은 이제 더 많은 휴가를 얻었지만, 당직은 여전히 고단하고 길었으며, 병원에는 직무를 분담할 수련의의 수가 적었기 때문에 업무량은 더욱 많아졌다. 게다가 대부분의 병원은 기관의 서비스 수요를 보충하기 위해 충분한 보조 인력을 채용하지 않았다. 버트란드 벨(Bertrand Bell) 자신은 인턴과 레지던트들이 여전히 “너무 빈번하게 저렴한 노동력”으로 착취당하고 있기 때문에 뉴욕의 새로운 근무시간 규정은 “대부분 무시되고 있다”고 지적했다.[115]

새로운 규정은 전공의를 돌볼 수 있는 교수, 조언자와 멘토, 불안과 우울증에 대한 상담 서비스, 공정한 육아 휴가 정책, 즉각적인 도움의 제공, 그리고 부서나 프로그램에 대한 강한 동료 의식 등 업무에 필요한 적절한 조력에 대해서는 아무 보장도 하지 못했다. 노동시간의 제한은 한마디로 근로 조건이라는 더 큰 문제에 대해서는 아무 말도 하지 않았다.

둘째, 이 규정이 수련의 교육과 환자 진료의 개선이라는 목표를 촉진한다는 것이 명확하지 않았다. 이러한 문제에 대한 자료는 부족했지만, 많은 양심적 교육자들은 병원에서 보내는 시간이 줄어들면서 질병과 치료의 자연사를 관찰할 기회가 줄어들고, 전문직업성과 환자에 대한 헌신을 훼손할 수 있는 수련의들 간에 떠넘기기 경향(shift mentality)이 증가하는 등의 교육적 문제에 대해 우려했다.[116] 많은 이들은 또한 수련의의 교대 증가로 환자 진료에서 실수 가능성이 높아질 것을 우려했다. 내과에서 레지던트 근무 시간의 제한은 검사 지시의 지연 및 병원 합병증의 증가와 관련이 있다는 연구 결과가 있었으며, 산부인과에서 레지던트 근무시간 제한은 진료의 질을 향상시키지도 못했고, 진료의 연속성에 부정적인 영향을 끼쳤다는 연구도 있었다.[117] 이러한 연구들은 결정적이라고 보기는 어렵지만, 레지던트 근무시간 제한의 효과를 쉽게 판정하기는 어려움을 시사했다.

셋째, 레지던트 근무시간에 대한 새로운 규정은 과외 야간당직 문제를 다루지 않았는데, 1980년대와 1990년대에는 많은 수련의들이 이 과외활동을 계속하였다. 이론적으로는 레지던트 당직 일정이 매 2~3일마다에서 매 4~5일 밤마다로 단축되면, 수련의들은 새로 얻은 여가시간을 휴식, 독서, 사적 업무를 처리하도록 되어 있었다. 실제로, 그들 중 다수는 단지 과외 야간당직을 늘렸을 뿐이고, 레지던트의 지나친 과외 야간당직이 그들의 직무에 방해가 된다는 수련 보고서 기록이 주기적으로 등장하였다.[118]

마지막으로, 새로운 규정은 처음으로 의사가 독립적으로 의술을 시술하는 심판의 날을 피할 수 없었다. 미국의 졸업후 의학교육의 기본 원칙은 항상 많은 상급자로부터 도움을 받을 수 있고, 필요하다면 즉시 들어올 준비가 되어 있는 교육병원의 통제된 환경에서 이루어져야 한다는 것이었다. 의학교육자들에게 이러한 접근방식은 실제로 혼자 일할 때 처음으로 의사의 독립을 허용하는 접근방식보다 우월했다. 점진적인 책임의 원칙은 궁극적으로 모든 임상 환경에서 모든 환자의 안전이 그들의 책임이며 수련의로서 감독을 받고 있을 때 의사들이 처음으로 독립적으로 진료할 수 있는 능력을 입증하지 않는 한 지역사회에서 양질의 진료를 보장할 수 없다는 것이다. 이러한 관점에서 볼 때, 전공의 검토위원회의 최종 규정은 비록 면밀한 감독을 하는 쪽으로 움직이기는 했지만, 대배심과 벨 위원회에 비해 한결 완화되었다.

궁극적으로, 졸업후 의학교육에서 교육의 질과 환자 진료를 보장하는 책임은 공식 규정이 아닌 다른 곳에 있다. 그 책임의 일부는 의대 교수들에게 있다. 의대 교수들은 졸업후 의학교육을 수련의의 사기를 증진시키고, 교육 및 환자 진료를 향상시킬 수 있는 방식으로 인간화할 수 있는 힘을 가지고 있었다. 교수들은 교육 책임에 어떻게 접근해야 할지에 대해 선택의 여지가 있었다. 그들은 적극적으로 수련의 교육에 종사할 수도 있고, 단지 형식적으로 임무를 처리할 수도 있었다. 개인 주치의는 오후에 병원에 들를 수도 있고, 공식 수업시간으로 토론을 제한할 수도 있었다. 교수는 수련의와 진실한 관계를 맺을 수도 있고, 아니면 냉담해질 수도 있었다. 만약 원한다면 교수는 조언 프로그램, 상담, 수련회, 점심식사, 문화 또는 스포츠 행사, 외식, 그리고 다른 방식들을 통해 레지던트들을 스트레스와 우울증으로부터 보호해줄 수도 있었다. 이런 일은 교육에 우선순위를 낮게 둔 교수들에게는 커다란 요구를 의미했다. 그럼에도 불구하고, 그러한 조치를 취할 수 있는 능력은 그들의 손에 달려 있었다.

그러나 아무리 헌신적인 교수라 해도 졸업후 의학교육을 자신의 힘만으로 향상시킬 수는 없었다. 당직 근무 시간을 줄이거나 수련의의 정서적 요구에 더 많은 교수들이 주의를 기울이는 것만이 아니라 수련의의 업무량 감소가 필요했다. 이것은 더 많은 간호사, 테크니션, 사무원, 운반원 및 기타 지원 인력의 제공을 요구했다. 제3자 지불자가 이를 충분히 허용하지 않는다면, 어떤 병원도 기꺼이 그러한 지원을 제공할 수 없었다. 그러나 1990년대의 관리의료 시대에 제3자 지불자는 더 인색해져서 모든 의료기관이 재정 절감을 강요당했다. 아카데믹 헬스센터는 대중으로부터 수련의들을 너무 부려먹는다는 비난을 받으면서도, 한편으로는 그들의 업무량을 크게 줄일 수 있는 충분한 보상을 받지 못하는 역설적인 위치에 있었다. 다시 한 번, 의학교육의 질과 환자 진료는 아카데믹 헬스센터의 행동만이 아니라 미국 사회의 태도와 가치를 반영했다.

졸업후 의학교육의 많은 딜레마는 내적 요인과 외적 요인의 상호작용을 보여주었다. 그러나 한 가지 중요한 영역에서 의대 교수들은 그 결과에 훨씬 더 큰 영향을 끼쳤다. 즉, 그들이 레지던트와 펠로우들 사이에 심어준 검사 지시 관행이다. 1970년 이후, 대학은 일반적으로 한 세기 동안 해 왔던 것과 같은 접근법을 따랐다. 즉, 수련의들이 필요한 것뿐 아니라, 가능한 모든 것을 하도록 장려하는 것이다. 그 결과는 환자에게도 돈을 지불하는 측에게도 도움이 안 되는 방만한 의료행위의 지속이었다.

검사 지시는 많은 사회적, 경제적, 개인적 요인에 의해 영향을 받은 복잡한 행동이다. 의료과오 소송에 대한 두려움, 환자 또는 가족의 요구, 검사의 편리성, 재정적 인센티브(검사가 더 많으면 수입이 더 많은 행위별 수가제의 시대에 과도한 검사에 대해서 병원 관리자는 거의 불평하지 않았다.)가 과도한 검사를 초래한 많은 요인 중 하나였다.[119] 또한 개별적인 경우에 무엇이 "필요하지 않은" 검사인지를 정의하는 것은 매우 어려울 수 있다. 아마도 심각한 문제가 없다는 음성 결과를 알게 되면서 마음의 평안을 얻는 이득도 종종 있었다. 병원에서는 엄밀한 논리적인 순서를 지키기보다 여러 검사를 함께 지시하면 체류 기간을 단축시켜 비용을 절약할 수 있는 경우가 많았다.

그럼에도, 많은 연구는 의사에 의한 과도한 검사 지시로 인해 이 나라가 고통을 겪고 있음을 분명히 보여주었다. 평균 병원비의 약 25%는 검사실과 방사선 진단에 사용되었지만[120] 실제로 검사 정보의 5%만이 진단과 치료에 사용되었고,[121] 검사에서 위양성이 나오면 종종 비싸고, 때로 해로운 치료를 하게 만들었다. 검사 정보에 대한 과도한 의존은 임상진단술의 퇴화, 환자를 대상으로 취급하는 경향, 그리고 환자보다 검사 수치를 더 살펴보려는 유혹을 키웠을 수 있다.

과도한 검사는 새로운 현상이 아니었다. 1970년 이후에 새롭게 등장한 것은 진단 기술의 놀라운 확산과 그 대다수의 높은 비용이었다. 과도한 검사가 미국에서 의료비 상승의 유일한 원인은 아니었다. 그러나 사소한 요소는 아니었고, 개별 의사가 직접 영향을 미칠 수 있는 요인이었다. "의사의 검사 순서에 약간의 변화가 있어도 비용에 큰 영향을 미칠 수 있다."[122] 고 한 연구는 결론을 내렸다.

과도한 검사의 중요한 원인은 한 세기 동안 지속된 의학교육의 결함이었다. 즉, 학습자가 불확실성을 다루도록 준비시키지 못한 의학교육의 실패였다. 사실, 검사는 어떤 식으로든 환자 진료에 영향이 있을 때 해야 한다. 실제로, 대부분의 교수는 수련의에게 가능한 모든 검사를 하고, 완벽함을 위해 노력하고, 확실성을 향해 나아가라고 촉구했다. 수련의의 추론 과정에 관여하거나 왜 무슨 일이 일어났는지 묻는 교수는 거의 없었다. 임상적 의사결정을 선도한 제롬 카시러(Jerome P. Kassirer)의 말에 의하면 그러한 "확실성에 대한 지나친 열성"[123]은 수련의들로 하여금 임상 추론능력을 요구하거나 환자의 문제를 이해하기 위해 시간을 들여 관찰하는 것을 어렵게 했다.

오도된 확실성의 추구는 방만한 진단이라는 결과를 낳았다. 예를 들어, 일부 의사들은 시간이 그들의 편이 아니라는 듯 환자에게 접근했다. 명백한 바이러스 증후군이 저절로 나을지 지켜보면서 며칠 기다리기보다는, 그들은 즉시 류마티스질환, 특이한 감염, 숨은 악성 종양 등을 검사하려 했다. 또 다른 일반적인 행동은 이미 진단을 내렸는데도 중복 검사를 지시하는 것이었다.(카시러는 중복 검사를 허리띠 위에 멜빵을 착용하는 것에 비유했다.)[124] 세 번째 널리 퍼진 관행은 치료적 의미나 환자 관리의 의미가 없는 진단을 내리려고 애쓰는 것이었다. 예컨대 결과와 상관없이 새로운 치료를 할 수 없을 때 전이암 환자의 종양 확산 상태를 기록하려는 검사이다. 불필요한 검사는 비용이 많이 들 뿐만 아니라 상당한 위험도 수반했다. 즉, 일부 시술은 그 자체로 위험했고 추가 정보를 수집하는 동안 명백한 진단에 대한 치료를 지연시킬 위험이 있었다.

한 세기 내내 의대 교수들은 학습자들에게 불확실성을 관리하는 방법을 가르치는 데 서툴렀다. 그러나 열심히 노력하면, 그 목표는 달성될 수 있었다. 비용 효율성이 강조되고, 의사들이 시간을 들여 수련의들의 추론 과정을 자세히 검토하는 임상 부서에서는 많은 것을 달성할 수 있었다. 그 과정에서 교수에게 효과적인 임상 문제 해결을 가르치는 데 도움을 줄 수 있는 새로운 도구가 있었다. 학문으로서 임상역학은 상당한 진보를 이루었고, 의사결정 분석과 진단 추론의 성격, 그리고 임상의학에 널리 응용되는 민감도, 특이도, 예측치의 개념에 대해 많은 것들이 알려졌다.[125] 또한 수련의에게 검사 비용에 대한 정보나 검사 순서 관행을 개선하는 방법에 대한 피드백을 제공하는 등 다른 전략을 채택할 수 있다. 물론 이런 식으로 교수를 수련의 교육에 참여시키는 것은 교육을 싫어하거나 다른 활동에 이미 시간을 빼앗긴 교수들에게는 커다란 요구를 의미하는 것이었다. 불확실성을 다루는 효과적인 훈련은 임상교육이 잊혀진 기예가 아닌 곳, 그리고 교수가 시간을 들여 개별화된 교육을 제공하는 곳에서만 가능할 수 있었다. 그럼에도, 아카데믹 헬스센터는 더 잘할 수 있는 잠재력을 가지고 있었지만, 그 과정에서 저비용으로 양질의 진료를 제공하라는 큰 타격을 입었다.

제16장 내부의 병폐

- ✓ 방황하는 배
- ✓ 공적 기관으로서 아카데믹 헬스센터의 쇠퇴

제16장 내부의 병폐

1970년대와 1980년대에 뚜렷한 병폐가 많은 의과대학에 만연했다. 환자 진료 기능이 늘어나고, 그 규모가 점점 커지면서 그들은 제도적인 응집력을 유지하고 학문 연구에 초점을 확실하게 유지하기 위해 고군분투해야 했다. 게다가 오랫동안 공익의 상징이었던 의과대학은 공익에 관심을 잃고 자기 잇속만 차리기 시작했다. 많은 이들에게, 공공에 헌신하는 의대와 이윤의 극대화를 위해 노력했던 과학 기업 간에 이전에 분명한 차이가 있었던 것처럼, 대학의 교육병원과 거대 지역병원 간의 분명했던 차이가 모호해지기 시작했다.

방황하는 배

메디케어와 메디케이드가 등장한 이후 의과대학은 놀라운 속도로 계속 성장했다. 대부분의 의대는 광대하고 무질서하게 캠퍼스를 개발했다. 전임교수의 수는 1965년 17,118명에서 1990년 74,621명으로 전국적으로 증가했으며, 이 기간에 미국 의대의 총수입은 8억 8천 2백만 달러에서 거의 210억 달러로 증가했다.[1] 단일 학과가 그 자체로 거대하고 복잡한 기업이 되었다. 예를 들어, 1972년과 1992년 사이에, 워싱턴 대학 의학부는 전임교수가 50명에서 150명 이상으로 성장했고, 연간 예산은 500만 달러에서 1억2천5백만 달러로 증가하였다.[2] 1965년 연구 중심 의과대학은 연간 운영 예산은 아마도 2천만 달러 정도였을 것이다. 1990년 무렵에는 예산이 거의 20배 증가했다.

이러한 성장의 주된 원동력은 임상진료였다. 1965년, 임상 서비스는 전체 의대 수입의 6% 미만을 제공했다. 메디케어와 메디케이드의 제정 이후, 임상 진료 수입은 의과대학의 가장 중요한 수입원이 되었다. 1980년 무렵이 되자 임상진료 수입은 의과대학 수입의 주요 원천으로서 연방 연구 보조금을 넘어섰다. 그리고 1990년대에 진료서비스는 모든 의대 수입원의 거의 절반을 차지했다. 1965년부터 1990년까지 미국 의대에서 진료 수입은 NIH 연구 보조금이 11배 증가한 것과 비교하여 거의 200배 증가했다.

놀랄 일도 아니지만, 이 기간에 의과대학의 성장은 임상학과에서 불균형적으로 일어났다. 1965년부터 1990년까지 미국 의과대학의 전임 기초의학 교수 수는 5,671명에서 15,432명으로 늘어난 반면, 전임 임상교수 수는 11,447명에서 59,189명으로 늘어났다.[3] 임상학과 내에서는 신임 교수 다수가 기존의 의사-과학자 트랙(physician-scientist track)보다는 새로운 임상의-학자 트랙(clinician-scholar track)에 임명되었다. 비록 많은 임상의-학자들이 연구 주제를 가지고 있었지만, 그들의 환자 부담은 컸고, 많은 이들이 주로 진료를 위해 고용되었다. 일부 학과에서는 제3의 교수 트랙인 "임상교수 트랙(clinical track)"을 설립하여, 학문 활동이 아닌 환자 진료를 정식으로 하기 위해 많은 전임교원을 채용하였다.[4] 제2차 세계대전 전에는 미국 의과대학에서 교육 활동이 지배적이었고, 멀티버시티의 시대에는 그것이 연구였다. 이제 진료의 시대가 시작되었다.

의과대학이 성장하면서 제2차 세계대전 이후 진화해 온 경향이 부각되었다. 친밀하고 유대가 강한 공동체라는 초창기 의대의 느낌은 오직 기억로만 남아있었다. 그 기관 전체 또는 심지어 그들 자신의 부서를 속속들이 알고 있는 교수는 거의 없었다. 1970년대 후반에, 워싱턴 대학 의학부-당시 4개의 주요 교육병원과 13개의 세부전공, 여러 개의 자율적 연구 센터를 포함했다-의 연례 야유회는 15개나 혹은 그 이상의 작은 행사로 바뀌었는데 전체 행사의 개최가 너무 번잡해졌기 때문이다.[5] 모든 학교는 교수 공동체의 감각을 유지하고자 애를 썼고, 이를 위해 어떤 곳은 부부동반 클럽, 다른 곳은 교내 뉴스레터나 교수 티파티 등을 개최하였다. 이러한 노력이 큰 성공을 누리기에는 그 규모가 너무 컸다. 대부분의 교수들은 직속 동료와 직속 상사에만 충성하면서 자기 일에 집중했다. 각 부서는 응집력 있는 전체의 일부로서가 아니라 독립적인 단위로 기능했다.

또한, 초창기의 학문 생활의 고상함도 오직 기억으로만 남았다. 현대 생물학 연구를 해야 한다는 요구는 엄청났다. 게다가 레지던트나 펠로우의 도움을 받기는 해도 사적 진료(personal medical care)를 제공하라는 요구도 컸다. 많은 교수가 학과 회의에 참석하거나, 동료들과 대화하거나, 가르치기에는 이런 활동에 너무 많은 시간을 보냈다. 교수들은 연구 보조금이나 진료비를 통해 자신의 급여와 지원을 창출해야 한다는 기대에 따라 또 다른 환자를 보고 또 다른 논문을 발표하라는 압력을 계속해서 받았다. 연구보조금을 받는 것이 점점 어려워지고 있었기 때문에, 그 압박감은 특히 학술 트랙의 교수들에게 컸다. 한 의과대학에서는 승진과 종신교수직에 관한 교수들의 불안 수준이 높아 "공포의 하위문화(subculture of fear)"라고 묘사되었다.[6]

의과대학의 어느 누구도 완전히 안전할 수 없었다. 정기적으로 검토 대상이었던 막강한 학장과 학과장들도 물러날 수 있었다. 학술적 삶은 계속해서 많은 보상을 제공했지만, 여가, 품격 있는 동료애, 그리고 신분보장은 거기에 없었다.

의과대학이 성장하면서 내부 경쟁도 커졌다. 학과, 분과, 개인은 공간과 자원을 놓고 치열한 경쟁을 벌였다. 임상의학부의 규모와 영향력이 커지면서 기초의학과 임상의학의 전통적인 긴장감은 더욱 격렬해졌다. 임상의학부 내에서, 학술 트랙과 임상 트랙에 있는 사람들 사이에 새로운 긴장이 생겨났다. 의사-과학자들은 일반적으로 더 높은 임상의들의 급여에 분개했다. 임상의-교육자들은 그들이 연구자들만큼 쉽게 승진하지 못한 것에 불만이었다. 임상의학부는 또한 여러 부속병원 중 열악한 곳에 임용된 교수들의 불안과 계속 싸워야 했는데, 그들은 종종 급여가 낮고, 스스로 "이류(second string)"로 전락했다고 느꼈다.[7] 각 학과는 임상 영역, 교육시간, 승진 기준과 같은 것(생산적인 연구자 수가 상대적으로 적었던 마취과 같은 학과에 대해 승진 기준을 완화해야 하는지 여부 등)을 놓고 서로 계속 싸웠다. 특히 날카로운 쟁점은 임상수입의 처분 문제였다. 급여로는 얼마를 써야 하고, 학술 활동에는 얼마를 써야 하는가? 소득을 창출한 개인, 분과 또는 부서가 얼마를 가져가야 하며, 얼마를 더 널리 분배해야 하는가? 분배는 어떤 공식에 따라야 하는가? 일부 학교에서는 학과 간 또는 학과 내에서 동료애가 매우 부족하여 우수한 교수가 퇴직하기도 했다.

후기 메디케어 시대의 개인주의적 의과대학에서는 학문 분야의 분화가 계속 일어났다. 이 과정은 외과에서 가장 극한까지 일어났는데 마취과, 정형외과, 이비인후과 같은 대부분의 전공이 외과에서 분리되어 독자적인 학과가 되었다. 물론, 이것은 주로 학문적 이유보다는 정치적인 이유로 일어났다. 외과 분과 전공이 학과가 되면 학과장이 학장과 더 직접적으로 접촉하고, 기관 내에서 더 큰 권한을 얻고, 임상연구를 더 많이 통제하며, 더 큰 자기만족을 얻고, 그리고 전국적으로 그 분야에 더 많은 주목을 끌 수 있었다.[8] 다른 주요 임상 분야인 내과는 분과화에 성공적으로 저항했다. 그러나 1990년대에는 그 단결력도 약화되고 있었다. 대부분의 학교에서는 피부과가 독자적인 학과로서 내과를 떠나갔고, 심혈관내과 전공 또한 학과의 지위를 요구하기 시작했는데, 이는 한 학과로서 훨씬 더 풍부한 임상수입을 유지할 수 있기 때문이다.[9]

의과대학이 커지면서 학교의 이해관계가 학과와 교수의 이해관계와 상충되는 일이 잦아졌다. 예를 들어, 학장은 임상과의 진료 수입에 관습적으로 5~10%의 세금을 부과했는데 이는 대개는 지불되었지만 종종 마지못해 그러하였으며, 적절한 세금 액수를 놓고 끝없는 싸움이 벌어졌다. 교수와 중앙 관리자를 자주 양극화시킨 또 다른 쟁점은 연구보조금에 대한 간접비였다. 연구비 지원 기관은 기관에 대한 간접비 지급비용을 줄이면 연구자에게 가는 직접 지원을 더 늘릴 수 있었는데, 이는 교수들은 선호하는 반면 학장들은 반대하는 접근이었다.

의대의 분과화가 심화되면서 학장의 역할은 계속 약해졌다. 학장은 의대를 이끌었지만 실제로 운영하지는 않았다. 연구자들은 외부 보조금에 의해, 임상의, 그리고 임상의-교육자는 진료 수입을 통해 권한을 얻었다. 두 교수 그룹은 전체 기관이나 학장에 대한 충성도가 점점 떨어지는 경향이 있었는데, 학장은 그 책임이 권한을 크게 초과했다. 한 연구에 따르면 의과대학의 "무정부 지표"는 외부 연구비 지원과 환자 진료 수입의 양에 비례하여 증가하였다. 즉, 교직원이 자급자족할수록 공통의 이익을 생각할 가능성이 줄어든다는 것이다.[10] 많은 학장이 계속 힘을 쓸 수 있었지만, 그 성공은 주로 직접적 의사결정 권한보다는 설득력, 인격의 힘, 합의를 보는 능력에서 비롯되었다.

대부분의 행정적 통제는 계속 학과장에게 이양되었는데, 그들은 교수가 받아온 연구비와 임상 수입을 상당히 통제하고 있었다. 그럼에도 불구하고, 권력은 평온함을 동반하지 않았다. 메가메디신(megamedicine)의 시대에 기업 규모의 학과를 운영하면서 겪는 행정적, 재정적 도전은 이루 말할 수 없이 골치 아픈 것으로 판명되었다. 학장실의 압박과 좌절의 상당 부분이 학과장에게 넘어갔고, 그들 중 진료나 학술 업무를 위한 시간이 충분한 이는 거의 없었다. 한때 학과장이 교육, 연구, 환자 진료에 소비했던 시간은 이제 진료 플랜 관리, 병상 점유율과 진료비에 대한 걱정, 그리고 변호사 및 회계사와의 끝없는 회의가 잡아먹었다. 1930년 프란시스 피바디는 내과 학과장을 그 부서의 임상적, 지적, 학술적 지도자로 이상적으로 묘사했다. 그것은 대부분의 아카데믹한 의사들이 열망하는 직책이었다.[11] 1975년 유진 브라운왈드(Eugene Braunwald)는 내과 학과장이 사실 고달프고 지치고 과로한다는 사실을 알게 되었다. 자신이 직업적으로 성공했다고 생각하는 사람은 거의 없었고, 대부분은 너무 낙담하고 좌절해서 조기 은퇴를 고민하고 있었다.[12]

1970년대와 1980년대에 의과대학 운영은 매우 복잡해졌다. 그들의 막대한 예산, 대규모 교수진, 교육, 연구, 환자 진료 활동의 넓은 범위와 관련된 재정적 및 행정적 문제는 엄청났다. 자원은 크긴 했지만, 기관이 통제할 수 없고, 대학의 전통적인 수입원보다 안정적이지 못하고 예측하기 어려운 아카데믹 헬스센터 밖 사람들의 활동과 행동에 달려있는 여러 출처로부터 나왔다. 또한 복잡성이 커진 교육병원과 좋은 관계를 유지하는 것은 그에 상응하여 더 어려워졌다. 의과대학은 더 이상 교육과 연구에 집중하는 학문적 영역이 아니라, 대량의 환자 서비스를 제공하고, 약물이나 알코올 중독 재활로부터 지역 학교의 교육 개선 프로그램에 이르는 다양한 지역사회 지원 프로그램에 참여하는 복잡한 메디컬 센터의 일부였다. 아카데믹 헬스센터는 그 도시에서 가장 큰 고용주 중 하나이자, 면세 토지 소유자인 사업체, 그리고 많은 복잡한 미니 소기업의 본거지가 되었다. 정부 규제 기관에 대한 대관 업무도 팽창하였다. 의과대학은 다른 거대 기관과 마찬가지로 지역사회 기획위원회와 시민단체와의 장시간의 협상은 물론, 환경 보호, 직업 안전, 고용 및 해고 관행, 임금, 초과근무 및 유사 급여, 근로자 보상, 소수자우대정책 등에 관한 당혹스러운 규정을 준수해야 했다. 데이비드 로저스(David E. Rogers)와 로버트 블렌든(Robert J. Blendon)은 이 새로운 경영상의 노력은 "의학자들에게는 감당하기 어려운 것"이라고 썼다.[13]

메디케어 이후 몇 년 동안, 모든 학교는 증가하는 경영상의 도전에 대처하기 위해 새로운 전술을 채택했다. 많은 수의 학장과 학과장은 보건 정책 및 교육 행정 강좌를 수강했는데, 가장 흔하게 하버드 공중보건대학원이나 미국의과대학협회에서 수업을 받았다. 학교 행정의 규모는 급격히 증가했다. 예를 들어 1988년 미시간 대학교에서 169명의 교수가 보직 업무를 맡은 대가로 추가 수당을 받았다.[14] 대부분의 교육병원의 행정직원 규모는 부분적으로 메디케어의 보장 요건을 다루기 위해 더욱 현저하게 증가하였다.(일부 교육병원에서는 전체 층을 병실에서 사무실로 전환하여 품질 보증 담당 직원들을 수용하였다. 이는 미국 의료시스템의 증가하는 관료적 요구로 인해 병원 업무가 환자 진료에서 서류 작업으로 전환된 방식을 보여준 가시적 징후였다.). 학장실과 대부분의 학과, 그리고 많은 임상 분과에 정규 경영 관리자들이 채용되었다. 외부 경영 컨설턴트는 정기적으로 전산화, 과금, 징수, 교수진료플랜의 최적 설계, 투자, 급여 및 복리후생의 관리, 회계, 보고, 비용 절감 및 보다 효율적인 행정 절차의 개발에 대한 지침을 마련하였다. 학교들은 더 나은 건설 계약을 협상하는 데 능숙해졌고, 많은 학교와 교육병원들은 제3자 지불자들과 급여율을 올리거나, 보류된 급여를 좋은 가격으로 받기 위해 소송을 제기하여(대개 성공적으로) 공격적으로 싸웠다. 학교들은 또한 그들의 기금 조성(현재 "기금 개발"이라고 불리는) 활동을 전문화했는데, 이것은 진료의 시대에도 중요한 수입원으로 남아 있었다. 의료기관 개선에 수익을 쏟아 부은 의과대학과 교육병원의 경우, 때로 특정 회계연도의 영업잉여금, 혹은 적자 감소라는 형태로 선물이 들어왔다.

그럼에도 불구하고 미국의 의과대학에서 경영 혁명이 완전히 이루어진 것은 아니었다. 다른 대학과 마찬가지로 의과대학도 합의에 의한 지배의 전통을 고수했다. 강력한 학과장이나 시니어 교수들로 구성된 소규모 위원회가 특정 문제를 다루기 위해 정기적으로 열렸지만, 전반적인 시행에 있어 광범위한 계획을 세우는 일은 거의 없었다. 주요 결정은 일반적으로 더 크고 일관성 있는 계획의 일부가 아닌 무질서한 방식으로 이루어졌다. 학과와 강력한 임상 분과는 학교 전체의 필요나 복지가 아니라 자신의 이익만을 생각하는 강력한 특수 이익 집단의 컨소시엄 역할을 하는 경향이 있었다. 주요 쟁점에 대해 힘 있는 개인주의자들 사이에 합의를 이루는 것은 종종 느리고 성가신 과정임이 드러났다. 또 의과대학이 커지면서 구성요소들이 서로 소통하지 않는 경우가 많았다. 이것은 종종 장비 구입과 직원 채용의 중복, 그리고 유사한 목표를 가진 프로그램 간의 내부 경쟁으로 이어졌다. 혹시 책임자가 있다고 해도, 누구인지 알기가 어려운 경우가 많았다.

이런 경영 방식은 좁은 학문적 문제에서는 잘 통할 수 있다. 특별위원회는 암센터장이나 기초의학부장을 효과적으로 선정하거나 새로 지은 빌딩에 여러 학과의 공간을 어떻게 배분할지를 결정할 수 있다. 그러나 대학의 거버넌스 메커니즘은 복잡하고 빠르게 변화하고 있는 세계에서 기관의 목표를 정의하고 명확히 하는 문제를 다루기에 그리 적합하지 않았다. 또한 그들은 대규모 재정, 지원 제공자의 움직임, 복잡한 조직 구조, 복잡한 정부 규제, 그리고 빠르게 증가하는 의과대학의 사회적 기대와 사회적 요구와 같은 문제들을 다루는데 잘 맞지 않았다.

1980년대 후반까지, 대학교식 경영 방식은 의과대학에 있어서 거의 문제가 되지 않았다. 임상수입이 워낙 많았기 때문에 임무, 목표, 우선순위에 대한 어려운 논의를 피할 수 있었다. 의과대학은 살찌고 부유해졌고, 마르고 굶주리지 않았다. 그들은 큰 것이 과연 더 나은지, 아니면 최대 크기가 최적의 크기인지를 거의 묻지 않았다. 진료를 통해 얻은 충분한 수입 덕분에 과연 이득이 무엇인지, 돈과 자원을 다른 식으로 더 잘 사용할 수 있는지 물어볼 필요도 없이 모든 학문적 경력을 추구하고, 모든 장비를 구입하며, 모든 임상서비스를 제공할 수 있게 되었다. 만약 어떤 프로그램이나 테크놀로지가 좋다고 여겨진다면, 대부분의 학교는 비용이 들더라도 그것을 가져야 한다고 생각했다. 당분간, 환경은 비교적 우호적이었고, 임상 수입이 넘쳐났기 때문에 의과대학은 그러한 관행을 밀고 나갔다. 그러나 문제가 많은 환경에서 이런 경영방식이 얼마나 적합한지는 지켜볼 필요가 있었다.

의과대학의 규모가 커지고 다루기 힘들어지면서 아카데믹 메디신도 전반적으로 그렇게 되었다. 미국의사협회, 미국임상연구학회, 미국임상연구연맹이 공동으로 개최한 봄철의 "임상학회"는 애틀랜틱시티가 감당할 수 있는 시설로는 감당이 안 되었다. 1976년에 이 학회는 마지막으로 그곳에서 만났다. 그 다음 해부터 이 학회는 커다란 컨벤션 시설을 가진 소수의 도시를 순회하였는데, 그러면서 아틀랜틱시티 시대의 편안하고 인간적인 모습을 잃었다. 이제 이 "임상학회"보다 더 많은 초록을 제출받은 몇몇 세부전공학회 회의가 훨씬 더 커졌다.[15] 지역사회 기반 의과대학이 개교하면서 의과대학 간의 이질성은 그 어느 때보다 커졌다. 마찬가지로, 기존 의대의 협력병원 사용이 증가하면서 지역사회 기반 의대가 소규모 지역병원들에 교육을 의존한 결과 의학교육에 참여한 병원의 수와 유형도 증가했다. 물론, 어떤 기관도 독보적으로 탁월하지는 않았기에 다양성은 미국 의학교육의 큰 강점으로 작용했다. 반면 아카데믹 메디신의 규모와 이질성이 커지면서 어느 집단이나 조직도 그것을 대변할 수 없었다. 실제로 아카데믹 메디신의 공식적인 "목소리"인 미국의과대학협회는 현재 의과대학, 학회, 교육병원의 다양하고 종종 갈등하는 연합체를 대표하고 있다.

그 크기와 복잡성이 커지면서 아카데믹 메디신은 가족이라는 은유가 더 이상 어울리지 않았다. 학생과 교수들이 선조를 기억하지 않게 된 것은 그 변화의 한 가지 신호였다. 예를 들어, 1947년부터 1967년까지 듀크 대학의 내과 학과장 유진 스테드(Eugene Stead)만큼 전국적으로 의학에 영향을 미친 인물은 없었다. 동시대인들에게 스테드는 거의 오슬러와 맞먹는 인물이었다. 심혈관 연구에 대한 그의 놀라운 발견은 울혈성 심부전의 병태생리를 재구성하였으며, 그는 전설적인 능력을 가진 임상의사-교육자였고, 의사 보조인력 훈련 프로그램을 만들었다. 또 그는 컴퓨터화 된 의무기록과 성과 연구를 개척했고, 33명의 학과장을 배출했으며, 그의 이름은 전국 어디서나 의대생들 사이에서 유명했다. 한 세대 후, 한 작가는 스테드의 이름이 "오늘날의 의대생과 레지던트에게는 아무 의미도 없다"는 사실을 알게 되었다.[16] 그러나 새로운 세대의 학생, 수련의, 펠로우에게 이전 세대에 존재했던 많은 이들을 대신할 새로운 영웅들이 거의 생겨나지 않았다. 의학에서 영웅들이 사라진 것은 부분적으로 워터게이트 사건과 베트남 전쟁의 트라우마를 겪었던 미국 사회의 냉소주의를 반영했다. 그러나 그것은 또한 아카데믹 메디신이 "영웅"이 출현하기에는 너무 크고 파편화되어 성장했다는 사실을 반영했다.

교수의 증가는 의과대학에 많은 도움이 되었다. 특히, 그것은 생의학 연구에 대한 연방의 지원이 느슨해진 시점에서 교육과 연구가 번창할 수 있도록 해주었다. 1970년대와 1980년대 NIH 보조금 증가세가 둔화되고 1980년대 의과대학에 대한 의회의 인두 보조금이 끝나면서 임상수입은 의과대학의 학술적 사명을 교차 지원하는 자금의 주요 원천이 되었다. 대표적인 예가 제퍼슨 의대였는데, 연구비가 줄자 임상수입이 구제해 주었다. 1984-85년, 이 학교의 연구비 보조는 5% 감소하였지만, 70만 달러의 교수 진료수입이 그 부족분을 메웠다.[17] 의과대학들이 기초의학부에 연구비를 지급하기 위해 교수 진료수입을 사용하기 시작하면서, 그 학과들도 번창했다. 1970년대와 1980년대에는 연방연구비 지원(생의학만이 아닌 모든 분야에서)의 성장이 둔화됨에 따라 미국의 연구대학에서 상당한 감축이 일어났다. 의과대학은 다른 대학과 달리 임상수입이 있었기 때문에 그러한 운명을 면했다.

그럼에도 불구하고, 의과대학에서 교수진료가 문제가 없는 것은 아니었다. 교수진료의 중요성이 커짐에 따라, 의과대학은 그것에 의존하게 되었다. 멀티버시티의 시대의 학술적 책무가 주로 연방 연구비 지원에 의존해 왔듯이, 임상 시대의 학술적 임무는 교수진료의 교차 지원금에 크게 의존하였으며, 이 돈은 급여, 신규 교수를 위한 정착금, 기성 연구자들의 종자돈, 연구비 지급 기간 사이를 메우는 여유자금, 그리고 시설의 건설과 개보수, 장비와 물자의 구입, 교육과 수련 프로그램의 지원 등에 사용되었다. 임상수입이 줄어들면 연구와 교육이 큰 타격을 입을 수 있었다. 이 교훈은 1978년 스탠포드 의대에서 예시되었다. 당시 이 학교는 임상수입의 상당한 부족으로 재정위기를 겪었다. 그 결과, 스탠포드가 NIH에게서 받은 보조금 액수가 전국 5위를 차지했음에도 불구하고, 이 학교의 연구 프로그램은 위험에 처하게 되었다.[18] 의료행위는 글자그대로 의학교육을 통제하게 되었다. 이제 의과대학의 학문적 사명은 진료에 경제적으로 의존하게 되었으며, 임무는 진료에 경제적으로 의존하게 되었으며, 교육과 연구는 재원이 허락되는 한에만 번성할 수 있었다.

게다가 진료에 대한 의대의 경제적 의존도가 높아지면서 대학의 정체성이 흐려졌다. 임상교수들은 점점 더 많은 시간을 교육과 연구를 희생하면서 환자 진료에 소비하고 있었다. 그러한 패턴은 심지어 가장 학문적으로 빈곤한 학교에서도 일어났다. 존스 홉킨스 의대 학장은 "진료플랜을 수립하는 과정에서, 우리는 교수 시간에 대한 요구가 연구를 훼손시킨다는 것을 발견했다"고 인정했다.[19] 컬럼비아-장로교 메디컬 센터에서, 한 교수 보고서는 이렇게 썼다. "우리 학교의 임상 부서는, 연구를 진흥하기보다는 종종 이를 억압하는 진료 유형에 의해 결정된다."고 결론지었다.[20] 1980년대에 중요한 연구학교로 발전한 메릴랜드 의대의 시니어 교수들은 "환자 진료수익 창출 압력"이 "연구와 교육 능력"에 부정적인 영향을 미치고 있다고 우려했다.[21] 1985년 전국 의과대학을 대상으로 한 미국의과대학협회의 연구는 "의과대학의 진료 수입 의존도가 높아짐에 따라 학술적 사명이 왜곡되고 있다는 우려가 제기되고 있다.[22]고 보고하였다. 미국의과대학협회 회장은, 진료는 이제 많은 의과대학을 지배하고 있으며, 교육과 연구가 "진료의 뒷전"이 되어버린 환경을 만들었다."고 하였다.[23]

물론 학문적 추구와 환자 진료 사이의 긴장감은 미국의 의과대학에서 오랫동안 지속되었다. 메디케어와 메디케이드가 통과되기 전에 학교들은 교육 및 연구를 활성화하기 위해 필요한 환자 진료의 양을 제한함으로써 이러한 긴장을 해소하려고 노력했었다. 결코 쉽지 않았지만, 의과대학들은 대개 환자 진료에 재정적으로 의존하지 않았기 때문에 그렇게 할 수 있었다.

전임교수들이 환자를 무급 비전임교수에게 보내거나 의뢰를 받은 후에 지역 개업의들에게 돌려보냈을 때는 학교는 경제적인 영향을 거의 겪지 않았다. 이제 정반대의 상황이 전개되었다. 환자진료에 대한 재정적 의존도가 높아졌기 때문에 의과대학은 가능한 한 많은 환자를 볼 의무가 있다고 느꼈다. 20세기 대부분 동안, 의과대학의 전임교수로 임명되려면 교육과 연구에 대한 진지한 관심을 보여야 했다. 1965년 이후, 많은 전임교수들을 고용한 유일한 이유는 환자 진료의 제공이었다.

제2차 세계대전이 끝난 후, 많은 돈이 의과대학으로 흘러들기 시작했을 때, 의학계는 재정적 인센티브에 대응하는 데 매우 능숙하다는 것을 보여주었다. 멀티버시티의 시대에 연구는 엄청나게 성장했고, 진료의 시대에는 교수진료가 성장하였다. 그러나 그 과정에서 무언가가 사라졌다. 의과대학은 더 이상 자신의 의제를 스스로 정하지 않았다. 의학교육자들은 그들의 임무와 목표와 그러한 목표들이 변화하는 사회에서 어떻게 진화할 필요가 있는지에 대해 점점 더 질문하지 않았다. 유능한 학문 관리자들이 의대를 운영하기 위해 존재했지만, 학문 지도자와 교육의 비전이 부족했다. 자신의 존재 목적을 일관성 있게 표현하거나, 더 큰 공공의 선에 어떻게 기여할 수 있는지에 대한 명확한 정의 없이 의과대학은 방향을 잃고 표류했다. 점점 더 학교는 돈이 있는 곳을 따라가는 데 만족하고, 그 와중에 요청받은 것은 무엇이든 했다. 교수 진료의 시대에, 그것은 진료서비스의 양이 늘어남에 따라 의과대학의 존재이유가 침해받고 대학병원과 클리닉이 점점 더 일반 병원과 닮아가는 것을 의미했다. 주된 위안이라면, 행위별 수가제의 시대에, 좋은 학문적 연구를 지속할 수 있을 만큼 충분한 임상적 보상이 있었다는 것이다.

교수 진료의 성장을 허용했다고 의과대학을 지나치게 가혹하게 대하는 것은 잘못이다. 메디케어와 메디케이드가 통과된 후, 의과대학은 진료수입을 가져갈 수 있었다. 특히 연구비 지원을 받기 어려워지고 아카데믹 헬스센터에서 제공 가능한 임상 전문지식을 요구하는 여론이 높아지는데 의과대학이 임상적 역할을 확대하지 않았다면 어리석은 일이었을 것이다. 그럼에도 불구하고, 학교 업무와 환자 진료 사이에 어디서 어떻게 선을 그어야 할지를 아는 의대는 거의 없었다. 월시 맥더모트(Walsh McDermott)는 1980년에 친구에게 이렇게 편지를 썼다. "모르핀처럼 교수진료플랜에는 아무런 문제가 없다. 그것은 매우 까다로운 일일 뿐인데, 이를 남용하려는 유혹이 걷잡을 수 없게 될 수도 있다."[24] 바로 그런 일이 일어났다. 교수진료플랜은 원래 1960년대와 1970년대의 경제적, 사회적 상황에 대해 신중하게 구성된 대응으로 개발되었다. 곧 그들은 만병통치약으로 여겨지게 되었고, 학교들은 모든 기회와 가능한 모든 임상수입을 끈질기게 추구하기 시작했다. 그 와중에, 의과대학의 존재 근거는 잊혀졌다. 의과대학은 부유해졌지만, 그

뿌리와의 연결을 잃었다.

미국의 의학교육시스템이 만들어졌을 때부터, 의과대학은 두 개의 집을 가지고 있었다. 하나는 대학에, 다른 하나는 의료전달체계에 있었다. 이 둘 중, 대학과의 유대감은 전통적으로 훨씬 더 강했다. 현대 미국 의과대학의 지적 사회적인 기원은 현대 미국 대학의 설립에 주로 근거하고 있었고 20세기 대부분 그런 형태로 남아있었다. 의과대학은 임상서비스를 교육과 연구를 촉진하는 데 필요한 정도로 제한하려고 노력했다. 교수진료플랜이 커지면서 의과대학의 이상도 약해졌다. 점점 더 많은 학문적 임무가 환자 진료를 제공하라는 요구로 인해 훼손되었다. 의과대학들은 점차 대학의 중심부에서 주변부로 표류했고, 그에 따라 의료전달시스템과의 연관성은 증가했다. 행위별 수가제의 시대에는 양질의 교육과 연구가 어쨌든 살아남았고, 번창했다. 그러나 대학의 핵심 부분으로서 의과대학의 명확한 정체성은 상실되었고, 의학교육의 운명은 의료전달체계의 호의에 의존하게 되었다.

공적 기관으로서 아카데믹 헬스센터의 쇠퇴

역사학자들은 해당 시대의 불완전함과 결함을 간과하면서 앞선 시대를 찬양하는 것, 즉 과거의 미화를 하지 말라고 오랫동안 경고해 왔다. 물론 그러한 경고는 미국의 의학교육사에도 적용된다. 앞 장에서 지적했듯이 미국의 의과대학과 교육병원은 결코 완벽한 곳이 아니었다. 1950년대까지만 해도 의대 전임교수 수는 적었고, 급여도 적었으며, 연구 지원은 제한적이었다. 수십 년 동안 학교와 병원 모두 인종, 종교, 민족, 성차별을 해 왔다. 자선 환자들을 종종 냉담하게 대우하였고, 환자의 권리는 종종 교육과 연구의 필요성에 종속되었다. 한 세기 동안 의과대학은 학생과 수련의의 교육적 필요보다는 교수의 학문적, 직업적 이익을 더 강조하면서 교수가 주도하는 방식으로 발전했다.

그럼에도 불구하고, 아카데믹 헬스센터의 업적은 그들의 결점보다 훨씬 더 컸다. 즉, 국가의 의사 배출에 있어서 질에 대한 강조, 1960년대와 1970년대의 더 많은 의사를 배출하라는 국가적 요구에 대한 긍정적인 반응, 각 세대마다 부모들보다 더 건강하고 장수할 기회를 제공한 의학 연구의 특별한 성공, 전체 의사직을 위해 확립한 높은 진료의 기준, 많은 무료 진료의 제공, 그리고 지역사회 건강에 관한 관심의 증가 등이다. 게다가, 20세기의 첫 3분의 2 기간에 의대 교수들은 분명히 공적 기구로 기능했다. 이미 언급한 훌륭한 업적과 상대적으로 낮은 보수,

상업주의에 대한 경멸, 상업 특허에 대한 널리 퍼진 부정적 태도, 높은 수준의 지적 정직성의 고수 등은 의과대학이 사회의 헌신적인 일꾼이라는 공공의 생각을 강화했다. 이는 한 세기 동안 대중의 존경과 재정 지원을 정당화했던, 필수적인 사회적 기구라는 의과대학의 이미지였다.

1970년대 시작되어 1980년대와 1990년대에 증가한, 의대 교수의 행동은 더 이상 공익 증진에 대한 헌신을 명확히 보여주지 않았다. 그들의 시선은 점점 자신의 권리와 자격에 초점을 맞추었고 국가 보건의 수호자로 활동할 수 있는 방법에 대해서는 더 적게 이야기했다. 게다가 의과대학은 전례 없는 수준의 탐욕과 상업주의, 지적 부정직함의 희생양이 되는 것 같았다. 메디케어 이후 시대에는 의과대학이 대학의 지적 근원을 상실하면서, 공적 기구로서 그들의 도덕적 뿌리와도 접촉이 끊어졌다.

자신의 웰빙에 대한 의대 교수의 집착의 증가는 급여의 중요성이 증가하는 데서 분명히 드러났다. 자금이 빠듯하다면, 교수의 전형적인 최우선 순위는 급여의 보전이었다. 1970년대에 미시간 대학의 생물화학과에 대한 연구보조금이 삭감되었을 때, 그 학과는 “교수 급여 지급을 위한 대학원생의 수당 삭감”을 선택했다.[25] 교수 진료가 증가했기 때문에 그러한 극단적인 조치는 거의 필요하지 않았다. 교수의 급여는 1970년대, 1980년대, 1990년대에 특히 임상과에서 급격하게 증가했는데, 이제는 개업의와의 전통적인 소득 격차가 옛말이 되었다.[26] 전통적으로, 아카데믹 메디신의 정신은 부(gold)가 아닌 영광(glory)의 추구였다. 이제 많은 교수는 학문적 삶과 재산의 혜택을 둘 다 갖기를 기대했다.

어느 정도가 적절한 급여인가? 그런 평가는 매우 주관적이었기 때문에 아무도 권위 있게 말할 수 없었다. 확실히 의대 교수 급여가 진료의 시대에 오를 것이라고 기대하지 않았다면 비현실적이었을 것이다. 교수의 급여는 시장의 힘을 반영했고, 대량의 임상서비스 생산자들의 높은 급여는 시장의 현상이었다. 임상 트랙에 있는 많은 교수는 교수가 아닌 다른 의사들과 비슷한 일을 하고 있었다. 높은 급여를 주지 않으면, 대량 임상서비스 공급자들은 개업이나 그들이 요구한 바를 기꺼이 지불하려는 경쟁적인 의대에 쉽게 넘어갈 수 있었다. 그럼에도 일부 교수들, 특히 외과와 같은 분야에 종사하는 교수들의 수입 증가는 충격적이었다. 1980년대 후반에 이르러, 고액의 보수를 받는 임상교수들은 일반적으로 연간 수십만 달러를 받았다.[27] 일부 학교에서 가장 높은 보수를 받는 이들의 급여는 연봉 100만 달러에 육박하거나 그 이상이었다. 한 극단적인 예로, 1994년 6월 30일에 끝난 회계연도에 코넬 의과대학 심장외과 교수는 170만 달러의 연봉을 받았다.[28] 전직 의대 학장이자 재단 이사장이었던 칼튼 채프먼(Carleton Chapman)이 일부 현대 의대 교수들의 ‘매머드급 개인 소득’을 언급하게 된 것은 기업 수준의

보상임을 인정한 것이었다.[29]

교수의 급여 상승은 단순히 더 많은 수입의 존재만이 아니라 의과대학의 새로운 분위기를 반영했다. 임상진료수입은 교육과 연구에 보조금을 지급하는 데 널리 사용되었지만, 교수진료가 확대된 "가장 큰 단일한 이유"는 고액 연봉에 대한 욕구였다.[30] 더 많은 환자를 보고자 하는 욕구는 특히 수술 중심 전공, 특히 보상방식이 전체 학과나 분과의 수익보다 한 교수의 수입에 묶여 있을 때 더욱 컸다. 예를 들어 외과와 외과 분과에서 많은 교수가 가능한 한 많은 수술을 하기 시작했다. 한 외과의사는 "조금만 수술하면 많은 돈을 벌 수 있다. 학계의 저명한 외과의사들 조차도 더 많은 돈을 벌기 위해 더 많이 수술하라는 유혹을 받는다."고 지적했다.[31] 그러한 행동은 알프레드 블래록의 유명한 존스 홉킨스 외과(1941-1964년) 시절과 현저하게 다른 변화를 표시하는데, 그때 교수들에게는 실험실에서 더 많은 시간을 보내도록 하루에 한 건 이상은 수술을 하지 말라고 권고하였다.

보상에 대한 교수의 태도 변화가 의학교육에 더 상업적인 정신을 시사한다면 특허에 대한 태도 및 산업과 관련된 새로운 벤처기업의 개발도 마찬가지였다. 전통적으로 의과대학은 이타주의, 상업주의의 경멸, 박애주의 정신으로 알려져 있었다. 1950년대와 1960년대에, 20세기 동안 의학적인 것 대부분의 표상이었던 하버드 의과대학은 산업체 지원 연구로부터 파생된 특허를 포함하여 특허를 공공에 개방함으로써 제약 산업을 분노하게 만들었다. 1970년대부터 이 문제에 대한 의대의 태도가 바뀌기 시작했다. 1974년에 하버드는 몬산토 회사와 관계를 맺게 되었는데, 몬산토는 회사 연구비 지원으로 이루어진 모든 발견과 발명에 대한 국제 특허를 획득하는 권리와 교환하여 12년에 걸쳐 이 학교에 2천 300만 달러의 연구비를 지원하기로 합의했다. 이듬해 하버드는 의료 특허를 공공에 공개한다는 오랜 정책을 버리고 보수를 대가로 기업 법인에 특허를 부여할 수 있도록 하는 새로운 정책을 채택했다. 다른 의과대학들도 이에 주목했고, 1980년대에는 많은 수의 다양한 산학협력이 등장하기 시작했다. 즉, 연구 계약, 라이선스 협약, 협력 연구소, 대학 과학자들이 소유하거나 고용된 생명공학 회사, 그리고 대학이 상당 지분을 갖는 생명공학 스타트업 들이 그것이다. 의대와 대학 생의학의 새로운 이미지가 대중 앞에 나타나기 시작했다. 기업가로서의 과학자와, 상업적 기관으로서의 대학이다.[32]

의과대학이 기업 부문과 새로운 연계를 모색해야 할 설득력 있는 이유가 있었다. 생의학 연구에 대한 연방정부의 지원이 줄어들 것이라는 전망으로 인해, 기업의 후원이라는 생각은 더욱 매력적이 되었다. 1970년대와 1980년대에 산업체의 놀라운 연구성과가 알려지면서 특히 제약회사들의 연구는 업계와의 관계 증진에 대한 많은 전통적인 우려를 누그러뜨렸다. 또, 연방정부는 “기술 이전(technology transfer, 연방정부가 지원한 기초 연구에서 산업적으로 유용한 제품의 개발)”을 촉진하는 방법으로 산업체와의 긴밀한 유대를 확립할 것을 권장하였다. 1980년 특허 및 상표법 개정은 대학과 기타 비영리 기관들이 연방이 지원한 연구에서 유래한 발명의 소유권을 보유하도록 허용하였다. 1986년 또 다른 법률은 직접 주식 소유나 대학이 출자한 벤처캐피털 회사를 통해 교수의 연구에 근거한 스타트업 기업을 소유할 수 있는 권리를 대학에 주었다. 1990년에 100개 이상의 의과대학이나 대학이 교수의 발견을 활용하기 위해 신규 회사들에게 자금을 대기 시작했다.

이러한 프로그램에 대한 평가는 아직 진행 중이지만, 산학협력은 기술 이전을 촉진하고 의과대학에 로열티, 라이선스 요금, 직접 수입을 제공하는 등 주요 목표의 측면에서 지금까지 잘 작동하고 있다. 1994년에 산업계는 15억 달러의 생명과학 연구비를 대학에 지원한 것으로 추정되었는데, 이는 그해 전체 대학 생명과학 연구개발비의 11.7%에 해당했다. 아무도 산업계가 연방정부를 대체하여 기초연구를 위한 주요 지원의 원천이 되리라고는 예상하지 못했지만, 의과대학과 산업계의 협력은 지속적일 수 있을 것 같았다.[33]

그럼에도 불구하고, 생의학 연구의 상업화는 의과대학에 많은 딜레마를 만들어냈다. 교수진료플랜과 마찬가지로, 많은 액수의 돈이 의대가 아닌 개인 소득으로 교수 손에 들어갔다는 것이 주된 문제였는데 애초 이 계획의 많은 옹호자들은 그렇게 되어야 한다고 주장했다. 가장 큰 재정적 수혜자는 기업적 기초의학자로, 그들은 자기 발견으로 본인이 소유권을 가진 생명공학 회사를 설립하였다. 대중매체가 널리 보도하였듯, 그 회사들이 상장되자 엄청난 부가 창출되었고, 그 결과 그들은 순식간에 백만장자가 되었다. 다른 재정적 수혜자로는 회사의 지분을 보유했든 아니든 간에 산업적 관심으로 인해 풍부한 자문 수수료를 챙긴 많은 연구자들이 있었다. 상대적으로 덜 알려졌지만 사소하지 않았던 것은 특허를 받은 발견이 성공적인 상용 제품으로 이어진 의대 연구자들의 수입이었다. 의과대학이 받은 로열티는 해당 시점의 학교 규정에 따라 분배되는데, 전형적으로 연구자는 로열티의 50%까지 받았고, 이는 수입으로 간주되었다.(나머지는 학장, 그 연구자의 실험실, 그리고 연구자가 속한 학과에 분배될 것이다.) 결과적으로, 많은 의과대학은 대학의 연구로부터 일부 교수들이 연간 수만 또는 수십만 달러의 개인적인 로열티를 받는 이면에 의과대학 도서관은 자금 부족으로 책과 저널, 서비스를 줄이고 있다는 아이러니한 곤경에 처하게 되었다.

게다가, 개인적 이익의 유혹은 생의학 연구자들에게 많은 잠재적인 이해충돌을 초래하였다. 많은 우려가 제기되었는데 커다란 금전적 보상의 가능성이 연구과제의 선택에 영향을 미칠 수 있다는 점, 대학원생이나 박사후 연구원들이 지도교수의 경제적 이익을 위한 프로젝트에 투입될 것이라는 점, 일련의 영리적 관계의 구축은 개방적인 학문적 교류에 조종을 울리게 될 것이라는 점, 그리고 이윤 동기는 대학에 대한 연구자의 책임 이행을 방해할 수 있다는 점 등이다. 꼭 필요한 의과대학 위원회에 참여하거나 교육에 많은 시간을 할애해 달라고 일부 교수들을 설득하기가 너무 어려워졌기 때문에, 학장은 대학의 공공의식에 미칠 해로운 영향을 우려할 수밖에 없었다. 주중에 전임교수들이 학교 일보다 상업적 자문에 더 많은 시간을 쏟고 있다는 사실은 비밀도 아니었고, 심지어 외부 컨설팅의 양을 제한하려고 했던 학교에서도 그랬다. 가장 당황스러운 것은, 임상시험 연구자들이 자신들이 시험하고 있는 약품이나 의료기기를 만드는 회사의 주식이나 옵션을 소유하는 것과 같은, 재정적인 이해관계를 가지고 있음이 판명된 널리 알려진 수많은 스캔들이었다.[34]

이런 문제를 포함하여 이해충돌과 관련된 문제들의 범위와 중요성을 파악하기 불가능했다. 감정은 고조되었으나, 질문에 대답할 수 있는 경험적 자료가 부족했다. 그럼에도 불구하고 이해충돌 문제는 대중의 우려를 불식시키기 위해서도 진지하게 받아들일 필요가 있었다. 한 의대 교수가 관찰한 바와 같이, 교수의 연구에 이윤 동기가 들어가는 것은 "개별 연구자의 객관성과 국민의 신뢰를 떨어뜨리는" 경향이 있다.[35] 이해충돌 보고는 비록 부정행위의 인식이 실제보다 과장되었다 하더라도 국민들에게는 매우 불안한 것이었다.

1990년대에 이르러, 생의학 연구의 상업화는 의과대학이 직면한 가장 가시적인 문제 중 하나가 되었다. 아마도 과거의 생의학자들은 분자생물학 혁명만큼 상업화의 가치가 있는 것이 없었기 때문에 업계와의 유착에 대해 경멸적으로 말하기가 훨씬 쉬웠을 것이다. 실제로, 종합대학교의 화학과, 물리학과, 컴퓨터학과, 경제학과 등은 업계와의 오랜 관계를 발전시키는 데 있어 의과대학에 앞서 있었다. 학문적 가치는 끊임없이 진화하는데, 그것들이 상업화의 시대에 더욱 상업화되었음은 놀라운 일이 아니다. 오늘날 생의학 연구와 기업 연계의 정당성에 의문을 제기하는 사람들은 제1차 세계대전 동안 연구 후원자로 민간 재단을 받아들이는 것을 반대한 이들, 그리고 제2차 세계대전 후 연방정부의 지원을 반대한 이들을 기억하는 편이 좋을 것이다. 이 모든 반대는 새로운 구조가 성공적임이 판명되자 곧 사라졌다.

그럼에도 불구하고 많은 사려 깊은 이들은 생의학 연구의 상업화의 결과를 지속적으로 우려했다. 그중 한 명은 데릭 복(Derek Bok)인데, 그는 1970년대와 1980년대에 하버드대 총장을 지냈다. 그 시기는 대학 생명과학이 상업화된 시기와 맞물린다. 비록 복 총장 자신은 그 변화를 지지했지만-그는 교수들이 설립한 생명공학 회사의 지분을 대학이 보유한다는 선에서 그러했다

-그는 이익을 증대하려는 의대나 대학의 욕구가 학문적 사명과 상충할 것이라는 걱정을 멈추지 않았다. 그는 1991년 마지막 연례 보고서에서 이 문제를 논의했다. "이윤 동기가 궁극적으로 대학의 복지와 평판이 의존하는 가치를 점차 잠식하는 것을 막기 위해서는 매우 강력한 리더십이 필요할 것이다." 복 교수의 관점에서, 근본적인 문제는 개인이나 기관 차원의 이윤 동기가 진리의 탐색과 지식의 자유로운 보급과 공존하도록 허용한다면, 의대와 대학이 공적 신뢰의 지위를 유지할 수 있을까 하는 점이있다. 학교가 이윤의 추구를 증가시킨다면. "그들은 진리를 추구하고 학생들을 섬기는 자선 기관으로는 점점 더 여겨지지 않는다. 단지 주주도, 배당도 없다는 이유만으로 기업과 구분되는 또 다른 거대한 상업 조직으로 보이게 될 것이다."[36]

1970년 이후 의과대학들 사이에 상업주의가 더 널리 퍼지자, 학문적 충실성이 떨어지는 징후도 나타났다. 이에 대한 증거는 의과대학 전반에 나타났다. 빈번한 학생 부정행위, 교수와 학생의 인턴십 매칭 프로그램 규칙 위반, 펠로우십 지원자의 학점 위조 등이었다.[37] 대중의 시선을 사로잡은 것은, 표절, 결과 조작, 그리고 데이터 날조와 관련된 널리 보도된 연구 부정행위였다. 이 사건 중 몇몇은 명문대학의 탁월한 업적을 남긴 대형 실험실에서 일어났다. 이러한 사건들은 언론의 관심과 우려를 불러일으켰는데, 일부는 관련 사건 중 일부의 중요성과 높은 가시성 때문이었고, 일부는 학계의 우유부단한 반응 때문이었다. 의사와 생의학의 대중적 이미지가 타격을 입었고, 연구비 지원기관과 의회에서 기성 과학계에 대한 불신의 기조가 나타났다. 국민은 의학 연구의 구조가 무너지고 있는지, 불법행위의 대대적인 은폐가 있었는지, 생의학 연구가 부정적인 방향으로 변화하고 있는지 등을 걱정했다. 뉴 리퍼블릭(The New Republic)의 한 호에는 "과학 사기꾼(The Science Mob)"이라는 표제 아래 한 무리의 비굴하고 사악해 보이는 의학 연구자들이 실렸다.[38]

생의학 연구에서 사기의 정도는 판단하기 어려웠다. 확실히 과학사 전반에 걸쳐 여러 분야에서 다양한 형태의 속임수가 일어났는데, 연구 부정행위가 소수 사기꾼의 일탈 행위라는 가정(그리고 이것이 진실이다)이 유행했다.[39] 그럼에도 불구하고, 역사의 관점에서 보면, 그토록 많은 연구 부정행위의 출현은 지식의 탐구가 학문적 성공과 생존의 추구에 부차적인 것이 된 세기적 경향의 한 정점을 상징했다. 제1차 세계대전 이후 "출판하든지 사라지든지(publish or perish)"라는 압박이 커지고 있었고, 의과대학은 출판의 질보다는 양을 일관되게 강조했다. 이에 따라, 복수 저자와 출판 가능한 최소 연구가 증가했다. 1980년대가 되자, 의학저널 편집자들은 "논문 쪼개기(salami slicing)" (연구 결과를 부적절하게 두 개 이상의 논문으로 나눈 것), 중복 게재(다른 저널에 같은 결과를 최소로 수정하여 발표하는 것), 그리고 시니어 교수들이 그 연구에 거의 기여하지 않았거나 심지어 읽어보지도 않았는데도 자기 이름을 저자들 사이에 끼워 넣기 등 널리 퍼진 관습을 불평하게 되었다.[40] 이 저자 등재 관행은 교수들이 학생과 후배들을 가까이서 지도하지 않는, 전통적인 멘토십의 악화를 반영하였다. 즉 직접적으로 부정행위를 예방할뿐더러 나아가 좋은 연구 관행을 지도하고 영감과 지지를 불어넣으며, 과학연구에 대한 적절한 윤리를 주입하는 일 말이다. 존스 홉킨스의 한 고위 관리자는 그것이 "과학의 비도덕성 발달"을 표시하는 것이라고 말했다.[41]

많은 이들은, 저자 등재 권한의 남용이 소수의 과학적 사기 사건보다 생의학 연구의 진실성을 떨어뜨린다고 더욱 걱정스럽게 여겼다. 지나친 부정행위는 탈선에 불과했다. 이와는 대조적으로, 저자 등재 남용은 흔한 일이었으며, 보다 직접적으로 아카데믹 메디신의 지배적인 문화를 반영했다. 내과학 연보(Annal of Internal Medicine) 편집자는 "과학적 사기의 아이러니는 국민의 우려는 말할 것도 없고 과학계에서조차 저자 등재의 극적인 남용은 더욱 흔하지만 거의 주목을 받지 못한다는 사실이다."라고 썼다. "이러한 무관심은 놀랄 일도 아니다. 즉, 살인은 강도보다 더 주목을 받는다."[42] 노골적인 사기는 드물었지만, 출판에 대한 강력한 압력, 저자 등재 권한 기준의 광범위한 붕괴, 그리고 학술적 화폐-출판된 논문-의 지속적인 가치 하락은 그렇지 않았다. 이러한 경향은 아카데믹 메디신의 문화가 진리 탐구보다 개인의 성공이 더 중요한 지점까지 진화했음을 시사했다. 과학자들은 종종 질병과 고통에 함께 대항하기보다는 서로 경쟁하는 것처럼 보였다.

마지막으로, 1965년 이후, 사회의 의료 수요와 의대 교수의 지적 관심 사이에 점점 더 큰 차이가 벌어졌다. 이전 시기에, 이 둘은 잘 조화를 이루었다. 급성 질환은 사회의 모든 계층에 피해를 주었고, 기대수명은 훨씬 짧았으며, 의료비는 큰 문제로 여겨지지 않았다. 급성 질환을 연구하면서 의학 연구자들은 국가의 주요 건강 문제와 맞서 싸웠다. 그러나 만성질환 시대에 의료의 기술적 능력보다는 진료비나 접근성에 대한 우려가 커지고 있다. 1979년, 65%의 대중이 진료비를 의료가 직면한 가장 중요한 문제로 여겼는데 비해 의료의 질을 우선시하는 사람은 겨우 10%에 불과했다.[43] 이제 사람들은 중병에 걸리면 질병보다는 진료비나 병원에 갈 수 없는 것을 더 두려워하게 되었다.

의료전달시스템에 대한 국민의 관심이 높아졌지만 의대 교수의 관심은 생물학으로 편중되어 있었다. 의학자들은 질병과 치료라는 생물학적 문제를 계속 추구했다. 비교적 소수의 교수만이 공정하고 저렴하게 의료 서비스를 제공하는 사회적, 경제적 문제에 관심을 가졌다. 그들의 과학적 배경, 새로운 의료서비스 연구 분야의 상대적인 '부드러움', 그리고 만성질환에 영향을 미칠 수 있는 분자 혁명의 힘, 매혹, 진정한 잠재력을 감안한다면, 생의학 연구자들이 그들의 전통적 관심사를 포기하기를 꺼리는 것을 쉽게 이해할 수 있다. 그러나 이전에 사회가 번영에 중요하다고 정의한 것과 의대 교수들이 연구하고자 하는 것 사이는 벌어지기 시작했다. 제1차 세계대전 이후 처음으로 의과대학이 사회의 가장 긴급한 의료 문제에 무관심한 고립된 무리, 또는 상아탑으로 인식되기 시작했다.

대부분의 의대 교수의 시야가 좁다 해서 아카데믹 헬스센터가 서비스 제공에서 수행한 많은 훌륭한 일들이 가려지지는 않는다. 그 자체로 교육과 연구는 상당한 공적 의무의 수행을 의미했다. 잘 훈련된 의사, 새로운 의학 지식, 그리고 지속적으로 진료의 수준을 향상시키는 것은 모든 환자에게 이익이었다. 아카데믹 헬스센터는 계속 증가하는 진료비를 감안해도 막대한 양의 무료 진료를 계속 제공하였다. 많은 아카데믹 헬스센터들 또한 지역 공동체의 전반적인 건강에 대해 더 큰 책임을 지기 시작했다. 예를 들어, 외래 환자 서비스를 재편성하거나 지역 헬스센터를 설립하였다.[44] 1970년대 후반에 이르러, 의과대학의 임상 책무가 단지 교육과 연구라는 전통적 관점은 케케묵고 목가적인 것이 되었고, 지배적인 사회적 압력- 즉 권리로서 의료의 정의, 아카데믹 헬스센터에서 자비 환자의 증가, 임상진료수입에 대한 의과대학의 의존, 그리고 기본의료를 아카데믹 헬스센터에 의존하려는 많은 도심 지역사회 등-은 의학교육자의 손 밖에 있었다. 이러한 강력한 힘들에 적응해 나가면서 아카데믹 헬스센터는 몇몇 현대 비평가들이 주장하듯, 그렇게 고립적이거나 둔감하지 않음을 보여주었다.

그럼에도 불구하고, 직접 임상 서비스를 제공하거나 특정 인구집단에 대해 포괄적인 의료적 책임을 전제하는 것은 비용이 많이 들고 비효율적인 의료시스템의 사회적, 정치적, 경제적 및 조직적 문제를 다루는 것과 달랐다. 일부는 이것이 의과대학의 책임인지 의문을 품었다. 다음과 같은 근본적인 의문이 제기되었다. 사회 변화의 도구로서 의대(또는 대학 전체)의 적절한 역할은 무엇일까?

역사적으로 대학교는 사회 변화의 주체라기보다는 외부세력의 반응로였다. 서양 대학의 주요한 변화는 예컨대 프랑스 혁명, 러시아의 공산당, 대영제국의 다양한 왕립 위원회, 미국의 토지허가 운동, 재단, 연방정부 등과 같이 일반적으로 외부로부터 시작되었다. 이와는 대조적으로 사회 변화에 있어서 대학의 역할은 간접적이고 보수적이었다. 대학 구성원 개개인의 사상과 글은 종종 변화를 위한 자극제가 되어 왔지만, 기관으로서 대학은 혁명 세력의 역할을 거의 하지 못했다. 한 국가의 의료전달체계는 전문적 의학지식이나 의사의 희망만을 반영하고 있는 것이 아니라 사회의 가치, 희망, 포부를 전반적으로 반영한다. 이러한 관찰은 각기 다른 서양 국가들 내에서 각기 다른 전달체계가 존재하는 것을 설명하며, 이들은 각자의 독특한 문화와 전통에 "과학적 의학"을 적응시킨다. 전달체계에 혁명을 일으키기 위해 아카데믹 메디신이나 의사들만을 바라보는 것은 순진한 일일 것이다.

그럼에도 불구하고, 의과대학은 의료 제공에 대한 논쟁을 주도할 의무가 있다고 주장할 수 있다. 의과대학이 진료 제공에 경제적으로 점점 더 의존하게 되면서, 그들은 다른 어떤 사회적 쟁점에 대해서도 다른 단과대학이 갖지 못했던 방식으로 의료전달체계의 운명에 직접적인 이해관계를 갖게 되었다. 게다가, 의대가 계속해서 국가의 건강을 지키는 수호자 역할을 한다면, 모든 이들이 의료의 결실을 계속 누릴 수 있도록 비용과 접근성 문제를 해결하는 것이 그들의 의무였다. 사회 자체가 이러한 문제들을 해결하는 데 있어서 의과대학이 리더십을 발휘해 주기를 원했다. 이는 부분적으로는 의과대학에 대한 높은 존경심 때문이기도 했고, 또한 부분적으로는 의과대학이 대학의 모든 지적 역량-경제학, 정치학, 사회학, 법학, 윤리학, 행정, 그리고 기타 분야 전문가들-을 의료전달체계의 증가하는 위기 해결에 동원할 수 있다는 기대감 때문이었다. 1977년 미시간 주의 금융과 자동차업계 임원들은 "대학이 의료비 문제를 해결하는 데 앞장서야 한다."고 믿었다.[45]

일부 학계 지도자들도 동의했다. 미국의과대학협회는 일찍이 1968년에 "의과대학은 이제 보건의료서비스의 제공과 조직에 대한 교육과 연구의 책임을 져야 한다"고 선언했다.[46] 1970년 국립과학원의 반독립 부서로 출발한 의학한림원(Institute of Medicine)의 설립은 의료전달체계의 사회적, 경제적, 윤리적, 정치적 문제와 맞서기 위한 아카데믹 메디신의 일부 지도자들의 다짐이라는 또 다른 표시였다. 아무도 의과대학이 생물학과 개별 환자의 관점에서 질병 연구를 중단해야 한다고 하지 않았다. 그러나 많은 이들은 의료전달체계에 관한 연구가 의과대학의 전통적 연구에 추가되기를 희망했다.

그런 일은 일어나지 않았다. 많은 학교가 보건 서비스 연구의 작은 프로그램을 시작했지만 1970년대, 1980년대, 1990년대 내내 이 분야는 일반적으로 공중보건이나 지역사회의학과에 자리 잡은 여분의 활동으로 간주되었다. 의료시스템의 비용, 효율성, 형평성을 연구한 교수들은 종종 이탈자나 이등 시민으로 여겨졌다. 즉 그들은 너무 괴팍하거나 스마트하지 못해서 실제 생물학과 의학의 문제를 다룰 수 없다고 여겨졌다. 이 분야 연구자의 승진과 학계의 인정은 느리게 그리고 마지못해 다가왔다. 의료 제공 문제를 인체생물학의 문제처럼 비판적이거나 열정적으로 검토할 수 있는 연구 환경을 가진 학교는 거의 없었다. 대부분의 학교는 과학적 성과를 사회적 효과보다 더 중요하게 여겼다. 환자와 국가가 의료비 조달과 의료 제공의 부족에 대처할 수 있도록 돕는 리더십은 좀처럼 발휘되지 않았다.

물론 의료전달체계를 재편하는 데 있어 의대의 정확한 역할이 무엇이어야 하는지에 대해서는 상당한 논쟁의 여지가 남아 있었다. 연구와 조사를 통해 그들이 제대로 기여한 바는 모델로 기능한 예시 프로그램의 조직이었을까? 혹은 직접적 정치적 리더십과 행동이었을까? 그러나 거의 예외 없이 의과대학은 이러한 접근법 중 어느 것도 품지 않았다. 오히려 그들은 의료전달에 어떤 위기도 없는 것처럼 행동했다. 1965년 이후 의료전달체계에 상당한 변화가 있었지만, 제2차 세계대전 의료전달체계의 다른 주요한 발전과 마찬가지로 이러한 변화는 주로 정부, 노동계, 기업, 소비자, 그리고 의료 전문가가 아닌 사회과학자의 목소리를 반영했다. 1980년대 말과 1990년대 말, 비용과 접근성 문제에 대한 대중의 우려와 좌절감이 지속적으로 증가한 후에도, 사회적 관심을 가진 의사들은 여전히 아카데믹 메디신이 자신의 업무를 좁게 정의하였다고 비판하고, 의료서비스 연구에 높은 우선순위를 둘 것을 의과대학에 간청하고 있었다.[47]

점증하는 상업주의, 저자등재권한의 남용, 그리고 미국 의료시스템의 연구나 개선에 관한 관심의 상대적인 부족 등에서 의대 교수들은 자신의 안전과 이익에 대한 집착과 그들이 봉사할 것으로 기대하는 더 큰 사회의 필요와 희망에 대한 무관심을 보여주고 있었다. 이러한 행동에서 그들은 당대의 보편적인 문화적 가치를 많이 반영했다. 많은 저자는 1970~80년대를 '미 제너레이션(Me-generation)'의 시대, 맹렬한 물질주의의 시대, 그리고 공동체에 대한 개인의 책임이 무시되고, 개인의 권리만이 강조된 시대로 특징지을 수 있다고 지적해 왔다.[48] 이 당대의 정신은 1977년 베스트셀러인 '일등의 추구(Looking Out for Number One)'라는 제목의 책과, "탐욕은 좋다(greed is good)"고 했던 1980년대 월가의 태도에서 집약되었다. 만약 "아카데믹 메디신"—혹은 의사의 진료-이 타인에 대한 의무를 방기하면서, 개인적 이익을 강조하는 태도로 비쳤다면, 미국 사회의 나머지 대부분도 마찬가지였다.

그러나 아카데믹 메디신으로서는, 이 사건들의 전개 과정에는 새로운 무언가가 있었다. 20세기가 시작된 이래, 미국의 의대 교수들은 기본의학교육과 졸업후 의학교육의 양질의 시스템을 만들기 위한 노력, 진보의 시대 동안 공중보건과 다른 개혁 운동에서의 그들의 지도력, 제2차 세계대전 동안 그들의 많은 희생, 그리고 개인의 금전적 이익에 관한 관심 없이 의학 연구의 결실을 공공에 바치겠다는 전통적인 다짐에서 증명된 것처럼, 공적 기구의 역할을 했다. 이제, 뭔가가 상실된 것처럼 보였다. 즉 의대 교수의 선공후사(先公後私)의 태도였다. 물질주의적인 1980년대에, 많은 기업가 의사들은 기초와 임상 연구가 성공하기 위해서는 경제적 인센티브가 필요하다고 주장했는데, 그러한 인센티브가 없다면, 어느 연구자도 신제품을 개발하거나 그 효과를 시험하려 하지 않을 것이다. 이에 대해 당시 뉴잉글랜드 의학저널의 편집장이었던 아놀드 레이먼(Arnold Reiman)은 "아주 최근까지 지적 성취, 전문적 인정, 의학 발전에 기여하는 만족도 등이 충분한 인센티브였다"고 답했다.[49] 1960년대라면 학계(그리고 개업의 역시)의 의사가 환자와 국민을 대변하는 행동이 아닌 무엇인가를 할 거라고는 아무도 감히 상상하지 못했을 것이다. 1980년대에 이르러서는 학계의 의사들이 탐욕과 이기적 행동에 있어 기업 경영진, 주식 중개인, 그리고 금융계의 악당들과 어깨를 나란히 했다. 아카데믹 메디신은 미국 사회에서 개인의 이익을 다른 사람들의 복지보다 우선하는 데 있어서 거의 유일한 분야는 아니었다. 그러나 다른 많은 분야와 달리 전통적으로 다른 기준에 따라 행동하는 것을 선택했다.

수십 년 동안 아카데믹 메디신의 특권적 지위에 대한 정당화-의학 교육과 진료 기준을 결정하는 자율성, 교육 및 연구에 대한 지원, 하고 싶은 일을 하는 교수들에게 주어진 괜찮은 수입-는 아카데믹 헬스센터는 그들 자신이 아닌 환자의 복지 증진을 위해 존재한다는 믿음에서 비롯되었다. 아이러니하게도, 1970년대와 1980년대의 아카데믹 메디신은 자신의 이익과 복지에 대해 점점 더 많은 관심을 보였지만, 미국인의 건강을 핵심으로 여긴 것은 절대 사라지지 않았다. 아카데믹 헬스센터는 의대생 교육의 중심지, 졸업후 의학교육의 안내자, 생의학 연구의 주요 거점, 임상 진료의 결정권자로 남아 있었다. 지역사회에서 잘 수련 받은 의사들을 폭넓게 활용할 수 있게 된 것은 의대 교수들의 뛰어난 성과 덕분이었다. 의학 연구의 발전으로 가능해진 진료능력의 향상도 그러했다. 의대 교수가 일하는 교육병원들은 환자 진료에 있어 가장 복잡한 문제를 판단하는 현장의 역할을 계속했다. 일반적인 환자는 그 정도의 정교함이 필요하지 않다고 해도, 누구나 그것이 이용 가능하다는 것을 아는 안도감이라는 혜택을 받았다. 무료 진료 제공, 지역사회와의 긴밀한 관계 발전과 같은 아카데믹 헬스센터의 더 큰 기여 역시 앞서 언급한 혼란에도 불구하고 계속되었다.

한마디로 아카데믹 헬스센터의 핵심 임무는 여전히 수행되고 있었다. 아카데믹 헬스센터는 탁월한 서비스와 성취의 기록과 함께 국가 자원으로 남아있었다. 그러나 획득의 시대에, 아카데믹 메디신은 비전을 잃었다. 점점 더 많은 교수가 교수로서 무엇을 얻을 수 있는지 물었고, 왜 그들이 거기에 있는지 또는 그 대가로 무슨 기여를 할 수 있는지를 묻는 교수들은 점점 더 줄어들었다. 자기 자신이나 타인들에게 공익의 중심성을 설명하려고 애쓰는 의대 교수들이 거의 없다면, 대중이 그들을 그저 또 다른 특별한 이익집단으로 인식하기 시작했음은 놀랄 일이 아니다. 의학교육자의 비전이 스스로 추락하고 있다면, 아카데믹 헬스센터가 국가의 복지에 얼마나 필수적인지를 대중이 간과하고 있다고 비난할 수는 없다.

제17장 비용 억제 및 관리의료 시대의 의학교육

- ✓ 시장의 종복들
- ✓ 시간의 손실과 학습 환경의 침식
- ✓ 주도하는 말, 대응하는 행동

제17장 비용 억제 및 관리의료 시대의 의학교육

20세기 의학교육 환경의 가장 중요한 특징은 공공이 허락한 풍부한 자원이었다. 특히 제2차 세계대전 이후, NIH의 부상과 메디케어 및 메디케이드의 제정과 함께, 아카데믹 헬스센터가 수입, 규모, 그리고 권력에 있어서 엄청난 성장을 경험하면서, 그 지도자들은 때때로 그들이 자율적이지 못한 존재임을 망각하였다. 이런 사치스럽고 관대한 환경에서, 의과대학은 끊임없는 성장, 방탕한 진료 방식, 비용-효과에 대한 부적절한 교육, 그리고 의료비 조달과 의료 제공의 주요 문제를 다루는 데 있어 리더십을 발휘하고 싶어 하지 않을 수 있었다.

1980년대 중반에, 이 상황은 빠르게 바뀌기 시작했다. 의료에 대한 무한정의 수요에 대해 유한한 자원이라는 현실을 고려한다면, 국가가 의료에 쓸 수 있는 비용에 한계가 있음을 강조하는 새로운 패러다임이 받아들여졌다. 의료비용에 대한 우려는 수년 동안 증가해 왔지만 1980년대에 마침내 비용에 대한 인식이 의료에 관한 논쟁을 지배하기 시작했다. 이에 따라 달라는 대로 주던 의료비 환급 시대가 막을 내렸다. 그 대신, 의료의 경쟁적 시장이 등장했는데, 이 시장은 선불상환제도(prospective payment),[105] 저수가, 그리고 병원과 의사 서비스의 제한에 초점을 맞추고 있다. 아무도 미국이 향후 수십 년 동안 의료에 더 적은 돈을 쓰리라고는 예상하지 않았지만, 더 이상 달라는 대로 자원을 그렇게 편하게 이용할 수 없을 것은 분명했다. 20세기가 의학의 풍요의 시대였다면 21세기는 자원 제약의 시대가 될 것으로 보였다.

이러한 새로운 힘은 아카데믹 헬스센터를 휘청거리게 했다. 교육병원과 의과대학 모두 위협을 받았고 심지어 그들이 비용 절감과 더욱 효율적인 운영을 위한 첫발을 내딛었는데도 그러했다. 교육병원은 보험자들이 더 이상 교육, 연구, 자선 진료로 인해 발생하는 높은 비용을 기꺼이 지불하려 하지 않는다면 환자 유치가 점점 더 어려워진다는 사실을 알게 되었다. 이전 세대 의과대학은 주된 수입원을 임상수입에 의존하였다. 이제 임상진료 수익도 줄어들기 때문에 교육과 연구를 교차 지원하는 역량도 떨어지기 시작했다. 자율성의 환상은 산산조각이 났다.

항상 기업가 정신이 투철했던 의대와 교육병원의 지도자들은 이 경쟁적인 새로운 환경에

105) 미리 일정액을 내고 필요할 때 의료서비스를 받는 방식.

영리하게 반응했다. 1980년대에는, 제공하는 진료의 양을 늘리고 새로운 수입원을 찾기 위한 효과적인 조치를 취했다. 1990년대에는 이러한 노력을 새로운 인수합병의 물결, 제휴, 그리고 이른바 "통합의료전달시스템(integrated delivery system, IDS)"106)의 창설로 보완하였다. 10년이 지난 후에는 관리의료에 대한 의학교육자들 사이의 불안이 줄어든 것처럼 보였다.

그러나 아카데믹 헬스센터가 생존을 위해 싸우는 과정에서, 교육과 연구는 너무 자주 간과되었다. 기관은 살아남았지만, 그 과정에서 그 기관이 보존해야 하는 핵심 원칙들이 희생되고 있었다. 20세기가 끝나갈 무렵, 많은 의학교육자들이 변화된 시장에서 그들의 "주도적인" 행동을 자랑스럽게 축하했음에도 불구하고, 아카데믹 헬스센터들은 그들의 학문적 특성을 빠르게 잃어가고 있었다.

시장의 종복들

1960년대 이후, 연방 및 민간 제3자 지불자들의 관대함은 아카데믹 헬스센터를 위한 지원 환경으로 이어졌다. 그러나 아카데믹 헬스센터의 임상수입에 대한 의존은 불안정한 상황을 나타냈다. 많은 여론조사에서 의료제도의 가장 시급한 문제로 인식된 의료비에 대한 국민의 불안감이 커지고 있었다.[1] 의료비 상승은 미국 기업의 국제 경쟁력을 방해했고, 1980년대에는 치솟는 연방 예산의 적자 문제를 악화시켰다. 비극적이게도, 메디케어와 메디케이드가 제정된 후 20년 동안 국내 총생산에서 의료비가 차지하는 비율은 급격하게 증가했지만, 수백만 명의 노동자들이 의료보험을 잃을 것을 우려하여 전직을 두려워했고, 다른 수백만 명의 미국인들은 보험에 가입하지 않았거나 불충분한 보험에 가입한 채로 남아 있었다.[2]

의료비 지출 증가에 대한 전통적인 설명은 의료의 질에 근거한 것이었다. 싸고 좋은 의료란 모순으로 여겨졌다. 1980년대에 이 관점은 도전을 받았다. 다트머스 대학의 보건 서비스 연구자 존 웬버그(John Wenberg)는 결과에 뚜렷한 차이가 없으면서, 지역마다 광범위하게 다른 진료 스타일의 존재를 입증하였다. 예컨대, 그는 버몬트 주의 한 지역 의사들이 그곳의 어린이들이 더 자주 아프다는 증거가 없는데도, 인근 지역 의사들보다 세 배나 더 자주 편도선 수술을 했음을 보여주었다.[3] 다른 의료 서비스 연구자들은 많은 통상적인 시술이 크게 남용되었음을 입증했다. 예를 들어, 지역 병원의 관상동맥 조영술과 관상동맥 우회수술에 관한 한 연구는

106) 모회사(parent company) 아래에 있는 여러 다양한 의료시설들로 구성된 의료공급 네트워크.

명확하고 적절한 의료적 적응증이 있는 증례는 수술의 약 절반 정도에 불과했음을 밝혔다.[4] 또 이기심과 탐욕의 시대에 일부 병원과 의사들이 '쪼개기(unbundling)' '코드 올리기(upcoding)',[107] 그리고 심지어 하지도 않은 서비스에 대해 급여를 청구하는 등 청구를 남용하면서 행위별 수가제를 악용하고 있음이 명백해졌다.[5] 이러한 일들은 의사의 권위를 갉아먹고, 이전에는 상상도 할 수 없었던 방식으로 뻔뻔한 관리자, 정책 전문가, 그리고 공무원들이 의사의 전문적 자율성과 통제에 도전하도록 만들었다.

1980년대에 의료비가 치솟으면서 전문직의 권위가 약화되었고 제3자 지불자의 불만은 점점 더 커졌다. 이윽고 의료시스템의 근본적인 변화가 시작되었다. 제3자 지불자들은 낮은 가격을 요구하면서 반란을 일으켰다. 새로운 (그리고 여전히 발전하고 있는) 시스템에서는, 의사의 전문적 권위, 의학적 의사결정에 대한 전례 없는 외부 감독 및 검토, 의사와 병원 간의 치열한 가격 경쟁, 의료 분야에서 이익을 추구하는 거대 기업에게는 더할 나위 없는 기회에 대한 회의가 두드러졌다. 통제는 "공급자"(의사·병원)에서 "지불자"(보험회사, 관리의료 기구)로 옮겨갔는데, 그들의 힘은 환자의 흐름에 대한 통제와 의사와 병원의 공급과잉으로부터 쥐어짜는 기술에서 비롯되었다.[6]

비용 억제 시대는 1983년 연방정부가 메디케어 환자들에 대한 병원비의 "선불상환제도(prospective payment)"를 제정하는 법안을 통과시키면서 본격적으로 시작되었다. 이 새로운 제도 하에서 메디케어는 환자의 진단에 따라, 증례 당 정해진 급여를 지불했다. 진단은 467개의 진단그룹(Diagnosis related Group, DRG) 중 하나로 내려야 했다. 환자 치료비가 DRG 급여보다 적다면, 병원은 그 차액을 이익으로 가져갈 수 있다. 만약 치료비가 DRG 급여보다 더 많이 든다면, 병원은 손해를 입을 것이다. 그 후 대부분의 민간 보험사들은 유사한 지급 체계를 채택하였다.

이 포괄지불제도는 즉각 병원 경제의 규칙을 바꾸었다. 이제 효율성이 중요해졌다. 병원들은 실제 경비와 무관하게 증례 당 정해진 금액을 받았다. 재정적 성공은 비용 절감, 자원 활용, 경영 개선 등에 이전보다 훨씬 더 큰 영향을 미쳤다. 무엇보다도, 재정적인 성공은 더 많은 수의 환자를 보는 것에 달려 있었다. 병원은 DRG 시스템 하에서 높은 병상 점유율을 유지하기보다는, 빨리 입원하고 퇴원하는 많은 환자를 유치하여 돈을 벌었다. 병원의 새로운 목표는 환자의 신속한 "처리(throughput)"가 되었다.

107) 쪼개기는 실제로 하나의 시술을 했는데 이를 두 개 이상으로 나누어 각각 급여를 청구하는 것을, 코드 올리기는 실제로 한 것보다 값비싼 시술로 변경하여 급여를 청구하는 것을 말한다.

교육병원에 있어서 DRG 시스템의 등장은 이미 경쟁적인 시장을 더욱 강화시켰다. 지난 10년 동안, 지역사회 병원은 아카데믹 헬스센터에서 배출한 잘 훈련된 전문의들을 점점 더 많이 고용하여, 구식 교육병원에 대해 더 격렬하고 강력한 경쟁을 추구해 왔다. 포괄지불제도와 함께 전문 진료를 필요로 하는 환자들을 대상으로 하는 경쟁이 더욱 치열해졌다. 지역사회와 교육병원 모두 병상을 유지하기 위해 그 어느 때보다 많은 환자들이 필요했고, 처음으로 환자의 공급이 무한하지 않다고 보였다. 환자 유치를 위해 교육병원은 공격적인 마케팅과 서비스 광고를 시작했고 더 편안하고 편리하고 친밀한 환경을 만들기 위해 열심히 노력했다.[7] 그들은 또한 3차 진료에 대한 환자 의뢰 증가를 위해 작은 병원들과 새로운 제휴를 맺었는데, 어떤 경우에는 수백 마일 떨어진 병원을 포함하는 정교한 의뢰 네트워크를 개발하는 경우도 있었다.

교육병원에 있어 더 어려운 문제는, 원하지도 않았는데 찾아오는 유형의 환자, 즉 가난한 비보험 환자였다. 메디케어가 통과된 이후 규모와 시장 점유율이 엄청나게 성장한 영리병원 체인들(예: Humana and Hospital Corporation of America)은 그들의 사명을 진료가 필요한 이들의 보살핌이 아니라 이익으로 보았다.[8] 경제적 필요성 때문에 대부분의 비영리 지역사회 병원은 무료 진료의 양을 크게 줄였는데, 몇몇 비평가는 그들의 면세 혜택을 취소해야 한다고 주장하는 데까지 이르렀다. 이로 인해 교육병원은 시립병원 및 보훈병원들과 함께 자선 진료의 주요 제공자로 남게 되었다. 더욱 고통스러운 것은 1980년대에 소위 "경제적 전원(economic transfer)", 즉 보험이 없는 환자들을 개인병원에서 교육병원이나 시립병원으로 "덤핑"하는 몇 년 전에는 결코 용납될 수 없었던 새로운 관행이 발생했다는 점이다. 한 교육병원 대변인은 이렇게 말했다. "우리는 엄마 같습니다. 다른 이들은 모두 당신을 내팽개치겠지만, 당신은 언제나 엄마에게 올 수 있습니다."[9]

선불상환제도가 시작되었을 때, 많은 이들은 교육병원의 미래에 대해 우려했다. DRG 시스템은 특정 진단 범주 내에서 질병의 심각성을 고려하지 않았다. 울혈성 심부전을 앓고 있는 두 명의 환자 중, 더 복잡하고 비용이 많이 드는 상태의 환자는 지역병원보다 교육병원에서 치료를 받을 가능성이 더 높았고, 이는 교육병원을 재정적으로 어렵게 만들었다. 그럼에도 불구하고, 1980년대에 대부분의 교육병원은 성장하고 번영할 수 있었다. 이는 그들이 성공적으로 비용을 절감하고, 대규모 의뢰 네트워크를 개발하며, 환자 "처리"를 개선했기 때문이다. 게다가, 메디케어의 DRG 시스템이 "예외(outlier, 예외적으로 고비용이 드는 증례)", 환자와 교육, 연구, 그리고 자선치료(소위 졸업후 의학교육을 위한 "간접비")를 위한 추가 지불 혜택을 교육병원에게 주었기 때문이다. 심지어 DRG 시스템을 채택한 대부분의 민간 보험사들도 추가 비용을 인정하여 계속 더 많은 돈을 교육병원에 지불했다.

비록 아카데믹 헬스센터들이 포괄지불제도라는 새로운 제도를 견뎌냈지만, 1980년대와 1990년대의 급속한 관리 의료의 확산은 더 강력하고 적대적인 발전임이 드러났다. 관리의료(managed care)라는 용어는 제3자 지불자가 의료 서비스의 이용을 제한함으로써 비용을 통제하려고 시도하는 다양한 보상플랜을 의미하는데, 이는 전통적인 보상방식(행위별 수가제)인 건강보험의 "불간섭주의(hands-off)" 방식과 대조적이다. 관리의료기구들은 의사와 병원에 대한 강력한 통제력을 발휘하기 위해 다양한 전략을 구사했지만, 입원 건수와 전문의의 활용을 줄여 대부분의 비용절감을 달성했다. 관리의료의 가장 극단적인 형태(또는 "빡빡한 형태")는 건강관리기구(Healthcare Maintenance Organizations, HMO)였는데, HMO는 그 자체로 다양한 조직들을 대표했다. 카이저 퍼머넌트(Kaiser-Permanente)와 같은 초기의 HMO는 비영리였지만 1980년대에 HMO 산업은 영리 기업들에 의해 지배당하게 되었다. 의료비용이 계속 치솟으면서, HMO와 다른 관리의료 기구들의 등록은 급속도로 증가했고, 특히 1993년 클린턴 대통령의 건강관리계획 발표 이후 특히 폭발적으로 성장하였다. 1980년에 9백만 명 미만이었을 때와 비교할 때 1995년에 5천만 명 이상의 미국인이 HMO에서 의료 서비스를 받았고, 수천만 명 이상이 특약공급자 조직(Preferred Provider Organization, PPO)108)과 행위별 서비스 요금 할인과 같은 "느슨한" 형태의 관리의료를 받았다. 1996년 직장을 통해 보험에 가입한 노동자의 26%만이 전통적인 행위별 수가제도에 등록되었는데, 이는 1988년까지만 해도 71%였던 것이다.[10]

1990년대에는 관리의료기구가 필요한 치료를 거부하는지, 회사가 환자보다 이익을 우선하고 있는지, 치료의 질이 떨어졌는지를 놓고 엄청난 논란이 일었다. 그럼에도 불구하고, 한 가지 사실은 논쟁의 여지가 없었다. 즉 의학교육과 아카데믹 헬스센터에 관리의료가 부정적인 영향을 미친다는 것이다. 예를 들어, 1990년대에 HMO는 전문화된 의료 서비스에서 일반 의료 서비스로 중심을 이동했다. 거대 고용주나 의사의 계약자로서 그들은 시장의 상당 부분을 관리했고, 행위별 수가제도에 비해 훨씬 적은 수의 전문의와 분과전문의를 고용하거나 보유했다. 새로 배출된 전문의들은 개업 기회를 찾는데 어려움을 겪었고, 개업 중인 전문의들은 심지어 확실한 자격을 갖추고도 HMO에 의해 종종 인정사정없이 무시당했다.[11] 의대생들은 이러한 사건들에 주목했다. 일차진료 전공을 선택하는 의대생의 비율은 1992년 14.6%의 최저점에서 1995년 27.7%로 마침내 증가하였다.[12] 일차진료 분야의 진로를 선택하는 데는 의대 교수의 일련의 장려와 특별 프로

108) 보험자와 진료비 할인 계약을 맺은 일련의 의사, 또는 병원의 조직으로 HMO보다 통제가 느슨하다. 즉 HMO보다 원하는 의사나 병원을 임의로 만날 수 있는 반면, 보험료가 더 비싸다.

그램보다도 의학교육 외부의 힘이 더 강력했다.

HMO의 증가는 또한 몇몇 이들로 하여금 미국의 의대와 레지던트 프로그램이 배출하는 의사의 수를 재검토하도록 했다. 1990년대 중반, 미국에는 인구 10만 명 당 240명의 의사가 있었지만, HMO에는 일반적으로 10만 명 당 100~140명 이하의 의사가 있었다.[13] 대공황 이후 처음으로 의사들은 대부분의 다른 분야 사람들이 오래전부터 알고 있던 것, 즉 직업 안정성의 부재를 경험하기 시작했다. 많은 HMO들이 그들 중 일부를 간호사와 의사 보조원으로 대체하기 시작함에 따라, 일차진료 의사들조차 실업이나 불완전 고용의 가능성에 직면했다. 이에 따라 퓨의료전문직위원회(Pew Medical Profession Committee)는 미국 의대생의 20~25% 감축과 의과대학의 20% 감축을 요구하였다.[14] 다른 교육자와 단체들은 미국에서 레지던트 수련을 받고 있는 외국 의대 졸업생들의 대량 감원을 요구했는데 이들 대부분이 미국에 남아 의료에 종사했던 것이다.[15]

가장 주목할 만한 것은 관리의료가 아카데믹 헬스센터의 재정적 생존 가능성을 위협하고 있다는 점이었다. 놀랍게도, 아카데믹 헬스센터들은 환자의 양을 증가시켜서 더 낮은 급여에 대응할 수 있기 때문에 DRG하에서도 잘 해냈다. 그러나 관리의료는 가격 제한뿐만 아니라 양도 활용하였다. HMO와 다른 관리의료 기관들은 아카데믹 헬스센터의 강점에 직접적으로 맞설 수 있는 경우라면 언제나 더 많은 외래, 더 적은 입원, 그리고 일차진료의사로의 대체를 강조하였다. 입원이 필요할 때, 가격에 민감한 HMO들은 교육병원이 임상적으로 명성이 가장 뛰어났는데도 고비용 때문에 이를 피하려 했다. 예를 들어, 1990년대 후반 HMO들은 이 센터가 애리조나의 투손(Tucson) 시에서 수술비는 중간 정도이고 심장수술 사망률이 가장 낮았는데도 애리조나 의대 메디컬 센터에 개심술이 필요한 환자를 보내기를 거부하였다.[16] 1993년 이후 관리의료가 가속화되면서 교육병원 입원율이 떨어지고, 병상 점유율이 급감했으며, 많은 교육병원이 병상을 닫기 시작했다.[17]

관리의료기구에서 환자를 유치하기 위해 아카데믹 헬스센터는 가격을 놓고 지역병원과 경쟁을 벌여야 했다. 이것은 쉬운 일이 아니었다. 교육, 연구, 자선 진료 및 중한 환자들로 인해, 교육병원의 비용은 지역병원보다 약 30% 더 높았다.[18] 이전에는 제3자 지불자들이 이렇듯 사회적으로 중요한 활동을 교차 지원하기 위해 교육병원으로부터 더 비싼 청구서를 기꺼이 받아들였다. 이제 보험사들은 가입자들이 실제로 부담하는 병원 진료비만 지불할 것을 주장하면서 점점 더 그렇게 하기를 꺼려했다. 결과적으로 교육과 연구가 의존했던 아카데믹 헬스센터의 마진은 줄어들었다. 1996년 많은 시장(예컨대 보스턴)에서 교육병원의 명성의 가치는 지역병원보다 겨우 5~10%의 프리미엄을 받을 수 있었고, 특히 경쟁이 치열한 시장(예컨대 샌디에이고와 샌프란시스코)에서는 아카데믹 헬스센터의 프리미엄은 최대 3~5%에 불과했다.[19] 일부 학술 병원들은 비용보다 낮은 서비스 가격을 강요당했다고 주장했다.[20] 아카데믹 헬스센터는 이제 시장이 그들의 요구에 무심하다는 것을 알게 되었다. 이 시장에서 민간 영역은 20세기 내내 육성해 온 사회적으로 가치 있는 기능의 지원을 급속히 철회하고 있었다.

아카데믹 헬스센터의 다른 수입원은 민간 보험사로부터의 부족분을 보충할 수 없었다. 실제로 1990년대에는 이러한 수입원 대부분이 정체되거나 감소하고 있었다. 연방 연구보조금은 평준화되고 있었고, 의학연구의 간접비에 대한 연방의 보상은 줄어들고 있었다. 주 및 지방정부는 의학교육에 대한 지원을 줄이고 있었고, 의회는 메디케어 및 메디케이드 예산에 대한 상한선을 제안하고 있었으며, 연방정부는 졸업후 의학교육에 대해 메디케어가 직간접적으로 지급하는 액수의 대폭 삭감을 고려하고 있었다. 교육병원의 비용 증가의 대체물이자 특히 아카데믹 헬스센터의 중요한 수입원인 후자는 50%까지 삭감될 위기에 처해 있었다. 위태위태한 돈의 규모가 너무 커서 등록금, 자선사업, 기부금 수입, 또는 회사의 연구보조금과 계약으로 상쇄할 수 없었다.[21]

이 가격 경쟁 시대에는 시장이 미국 병원시스템의 과잉 역량을 덜어내려고 강제하기 시작하면서, 모든 유형의 병원들의 폐쇄나 통합이 보편화되었다. 그러나 추가 비용 때문에 교육병원은 특히 위험했다. 1990년 주요 교육병원의 평균 운영 수익은 1.4%였는데 다른 병원의 경우 4% 이상이었다.[22] 1994년, 10여 개의 아카데믹 헬스센터가 이미 적자를 보고 있었고, 그 이상의 많은 센터들이 재정위기에 처해 있었다.[23] 교육병원은 비용을 줄이기 위해 열심히 일했지만, 지불 수준이 너무 낮기 때문에, 효율성 제고만으로는 파산의 망령을 면할 수 없었다. 가장 중증 환자들을 위한 값비싼 최첨단 시설도 없고, 주요 교육 및 연구 프로그램도 없고, 자선 진료로 큰 부담이 없는 일반 지역병원들은 재정적으로 살아남을 가능성이 가장 컸다.

관리의료의 확산은 의과대학과 교육병원의 경제적 생존 가능성을 위협했다. 거의 한 세대 동안, 교수 진료는 의과대학의 가장 중요한 수입원이었고, 전국적으로 약 28%의 임상수입이 직접적으로 학술 프로그램의 지원으로 연결되었다. 1989년부터 1995년까지 HMO 운동이 확산되면서 의사 진료비로 인한 의대의 총수입이 증가했다. 이것은 새로운 임상교수진의 고용, 그리고 이전보다 환자 진료에 더 많이 집중하고 더 꼼꼼하게 청구한 것을 반영했다. 그러나 보험자의 지급액이 감소하고 새로운 비용이 추가되면서 교수 진료 수익은 현저하게 감소하였다. 그 결과, 의과대학이 학술 프로그램을 지원하기 위해 이용할 수 있는 재량 수입이 급감했다. 많은 학교들, 심지어 저명한 교육기관들도 교수를 해고하고, 급여를 동결했으며, 중요한 학술 프로그램을 닫아야 했다. 이러한 변화는 관리의료의 보급률이 가장 높은 지역의 학교에서 가장 두드러졌다.[24]

1990년대 중반, 관리의료가 만연함에 따라, 교육병원과 의과대학의 인수, 합병, 매각의 물결이 일파만파로 치달았는데 의학교육기관의 이러한 구조조정은 플렉스너 이후 시대에 처음이었다. 예를 들어, 보스턴의 브리검 여성병원과 매사추세츠 종합병원, 장로교 병원과 뉴욕 병원, 마운트 시나이와 뉴욕의대 메디컬센터, 반스 병원과 세인트루이스 유대 병원, 필라델피아의 하네만 의과대학과 펜실베이니아 의과대학, 스탠포드 의대 병원들과 샌프란시스코 캘리포니아 의대 병원이 합병했고, 미네소타 의대와 인디애나 의대는 병원을 지역 병원과 합병했고, 털레인, 세인트루이스 의대, 조지워싱턴의대 등은 부속병원을 컬럼비아/HCA와 같은 투자자 소유의 영리 병원 체인에 매각했다.[25] 펜실베이니아 의대 학장은 하네만 의대와의 합병에 대해 이렇게 말했다. "우리가 이타주의에 입각하여 이 새 교육기관을 만들었다고 말할 수 있으면 좋겠지만, 사실 이는 공포와 생존의 감각에서 나온 것이다."[26] 그의 두려움에는 상당한 근거가 있는데, 두 개의 의대를 사들여 합병한 비영리 병원 체인 앨리게니 재단(Allegheny Health, Education and Research Foundation)이 1998년 파산했기 때문이었다(그 해에는 스캔들로 얼룩진 과거를 가진 영리병원 체인 테넷 헬스케어(Tenet Healthcare)가 앨리게니 재단을 장악했고, 드렉셀 대학이 의대에 대한 책임을 맡았다.).

아카데믹 헬스센터의 공적 활동에 보조금을 주지 않으려는 HMO의 바램은 쉽게 이해가 간다. 영리기업들이 이 영역을 지배했고(1990년대 중반에는 10대 HMO 중 8개가 투자자 소유였다.), 그들의 유일한 법적 책임은 주식 가치를 올리는 것이었다. 투자자나 자신의 환자 패널에 즉각적인 이득이 없고 사회 전체에 이익이 되는 교육과 연구에 지출되는 돈은 그들의 최선의 이익이 아니었다. 소규모의 비영리 HMO들은 적대적 시장에서 경쟁하기 위해 보험료를 낮게 유지해야 했다. 하버드 커뮤니티 헬스 플랜(Harvard Community Health Plan)과 같은 몇몇 HMO들은 교육 활동을 지원하기 위해 연간 보험료의 일부를 적립했지만 1990년대 중반까지 그러한 예는 드물었다. 1995년에는 경쟁사들의 압력을 받아 하버드 커뮤니티 헬스 플랜조차 의학교육 지출 금액을 수익의 1%에서 0.45%로 줄였고, 그 기여도는 더 줄어들 것으로 예상되었다.[27]

HMO들은 운이 좋았다. 그들은 아카데믹 헬스센터에서 개발된 지식과 기술을 활용하고, 교육센터에서 수련을 받은 의사와 다른 의료 전문가를 고용할 수 있으며, 의학교육 및 연구의 재정적 지원을 다른 사람에게 떠맡길 수 있었다.[28] 게다가, 그들은 상당한 근거를 가지고 더 이상 아카데믹 헬스센터가 교육과 연구 지원을 위해 환자 진료에서 얻은 수익을 사용하는 것이 적절한지 물을 수 있었다. 특별히 그러한 목적으로 지정된 자금원으로부터 교육 및 연구비를 전적으로 지불하지 않는 이유는 무엇인가?

그러나 아카데믹 헬스센터의 문제는 1990년대 어느 누구도 교육과 연구 자금을 대는 데 큰 열정을 가지고 있지 않다는 점이었다. 대학, 자선단체, 연방, 주, 지방정부 모두 상당한 예산절감 압력을 받고 있었다. 한 저명한 의대 학장은 "지금 일어나고 있는 일은 악몽입니다, 우리가 [교육 및] 연구를 위해 지불했던 모든 자금 흐름이 분리되고 있습니다."라고 주장했다.[29] 미국 의료 시스템 전체에 위험한 상황이 전개되기 시작했다. 미국 의학은 미래지향성을 잃고 있었다. 미국 의료 시스템의 주요 연구 개발 기구인 아카데믹 헬스센터는 그 특별한 필요와 사명을 전적으로 무시하는, 병원 산업을 위해 고안된 비용 절감 메커니즘에 따라 시들어가고 있었다. 다른 많은 미국 산업과 마찬가지로 의료 산업은 장기적인 도전에 대처하는 능력을 약화시킨 당장의 비용 절감과 이윤 극대화 전략을 채택하면서 단기적인 사고를 하고 있었다. 그 결과, 장래에 잘 수련을 받은 의사와 더 나은 의료를 가질 수 있으리라는 전망은 사라지기 시작했다.

시간의 손실과 학습 환경의 침식

20세기 동안, 미국에서 임상 교육의 강점은 주로 교육병원의 병동이나 클리닉에서 학생과 수련의들이 이용할 수 있는 특별한 학습의 기회로부터 생겨났다. 다양한 환자들이 존재했고, 학생들은 그들의 치료에 적극적으로 참여했으며, 수련의들은 적절한 교수의 감독 하에 환자 관리 책임을 자임하고 있었다. 시간은 학습자와 교육자에게 똑같이 주어졌다. 학생과 수련의들은 질병과 치료의 자연사를 직접 관찰할 수 있었고, 너무 많은 과제로 지장을 받지 않고 임상의학의 미묘한 사항을 배울 수 있었으며, 특별히 관심 있는 문제들을 깊이 탐구할 수 있었다. 교수들은 가르칠 자격이 충분할 뿐만 아니라 그 일에 전념할 수 있는 충분한 시간을 가졌다.

1960년대 이후, 교육병원은 그들의 초기 교육적 가치 중 일부를 점차 잃고 있었다. 부분적으로 이것은 그들이 제공한 진료가 점점 더 복잡해지는 특성에서 비롯되었다. 소아과, 산부인과와 같은 전문분야에서는, 많은 아카데믹 헬스센터들이 학생과 수련의들이 흔한 문제를 가진 환자에게 충분하게 노출될 수 있도록 지역병원과 교육 제휴를 맺어야 했다. 또한, 신기술이 한몫했다. 예를 들어, 1980년대에 덜 침습적인 수술 기법의 개발과 새로운 마취제의 사용은 많은 수술을 외래에서 안전하게 수행할 수 있게 해주었다. 가장 중요한 것은 입원환자 의학교육은 급성질환이 대부분이던 시대의 교육적 요구에 대한 대응이었다. 입원교육은 만성질환에는 덜 적합했는데 이들은 주로 의사 진료실에서 관리를 받았다. 예를 들어, 고혈압, 폐기종, 또는 울혈성 심부전의 비정상적으로 심각한 악화만이 입원을 필요로 했다. 대부분의 경우 그러한 상태는 관리를 잘하면 실제로 입원 필요성을 줄일 수 있는 외래 환경에서 만족스럽게 관리될 수 있다. 이에 따라 주로 입원환자 교육을 이용해 개업의의 진로를 준비하는 관행은 더 이상 정당화되지 않았다.[30]

1980년대 들어 입원 병동의 학습 환경은 급속히 악화되기 시작했다. 메디케어의 DRG에 입각한 포괄지불제도의 채택은 병원 진료의 새로운 목표를 속도(speed)로 만들었다. 거의 즉시 모든 환자의 평균 체류 기간이 25% 감소하였고 노인 환자의 경우 50%이상 감소하였다.[31] 1990년대 관리의료기구로부터의 추가 압력으로 체류 기간이 훨씬 더 줄어들었고, 그 결과 1990년대 중반까지 평균 병원 체류 일수가 5~6일로 줄어들었는데, 이는 포괄지급제도가 시작되기 전의 10~12일과 비교된다.[32] 또한 많은 관리의료기구에서 대개 의료적 이유보다는 경제적인 이유로 공포된 새로운 규정은 병원의 많은 작업, 시술, 그리고 치료를 저렴한 외래 환경으로 옮겼다. 점점 더 많은 수의 교육병원의 입원환자는 두 종류의 환자들로 채워지게 되었다. 한 그룹은 중환자실 또는 매우 복잡한 시술이 필요했고, 다른 한 그룹은 처치 당일에 입원하여 24시간 이내에 가능한 한 빨리 퇴원했다.

이렇게 극적인 체류기간 단축과 병동 밖으로 너무나 많은 시술을 옮기는 것의 의학적 효과는 논란의 대상이 되었다. 그럼에도 불구하고, 한 가지 결과, 즉 병동의 학습 환경이 침식을 받았음은 분명했다. 입원환자가 진단과 치료 계획을 미리 알고 있을 때, 학습자들은 문제해결 기술을 습득하기가 훨씬 더 어려워졌다. 수술대 위에서 환자를 만나는 외과 레지던트는 여전히 담낭을 제거하는 방법을 배울 수 있었지만, 실제로 누구에게 이 수술이 필요한지를 결정하는 임상 경험과 판단 능력을 개발할 수 있는 기회는 심각하게 축소되었다. 게다가 환자들의 '처리'가 늘어나면서 더 많은 환자를 입원시켜야 했던 인턴과 레지던트의 업무도 덩달아 늘어났다. 이러한 업무량 증가는 종종 간호사 및 다른 지원 인력의 감소로 이어졌는데, 관리의료기구의 환급률이 낮아 많은 병원들이 직원 충원을 크게 줄여야 했기 때문이었다.

교육의 관점에서 가장 위험한 것은, 수련의가 상당 부분 업무용 기계이자 배치 계획자로 전락했다는 점이다. 즉, 환자를 입원시키고 퇴원 계획을 세우는 것이다. 환자를 진찰하고, 학생을 가르치고, 집담회에 참석하고, 개인 주치의와 논의하고, 문헌을 읽고 생각할 시간이 매우 줄어들었다. 그들은 또한 환자들이 종종 중요한 검사 결과가 나오기 전에 그리고 때로는 최종 진단이 내려지기 전에 재빨리 퇴원할 것이기 때문에 질병의 경과를 따라갈 기회를 많이 박탈당했다. 아이러니하게도, 이러한 변화는 의료계와 비의료계 모두 기본의학교육 및 졸업후 의학교육에서 "교육"의 본질을 회복하기 위해 목소리를 높이고 있는 시점에 일어나고 있었다.

입원 시간의 단축이 학생과 수련의의 교육에 미친 영향은 아직 체계적으로 분석되지 않았지만, 여러 예화는 그 효과가 긍정적이지 않음을 시사했다. 예를 들어, 존스 홉킨스에서는 많은 경우에 수련의들이 "그냥 일손"이 되었고 학생들은 "그냥 관람객"이 되었다.[33] 컬럼비아-장로교 메디컬 센터에서 많은 교수들은 교육 회진이 행정적 잡일들을 너무 많이 다루고 교육적으로 충분하지 않다고 느꼈다.[34] 아이오와 의과대학에서 교수들은 레지던트들이 "의뢰한 의사의 진단 결과를 너무 쉽게 받아들이고 다른 관련된 신단을 배세하기 위해 가장 가능성이 높은 진단만을 따라가는" 경향의 증가를 관찰했다. 아이오와 의대 교수들은 또한 신속과 효율이라는 개인 주치의와 레지던트들에 가해지는 엄청난 압력에 대응하여 회진의 지적 수준 저하를 보고했다.[35]

입원 병동의 교육적 가치가 감소함에 따라, 일부 교수들은 외래 교육에 더 많은 관심을 두자고 제안하기 시작했다.[36] 외래 회진은 더 넓은 범위의 질병(현재 외래에서 완전히 관리되는 일부 질환을 포함)과 더 많은 미진단 상태의 신환을 볼 수 있는 기회를 제공했다. 외래 환경은 특히 만성 질환, 질병 예방, 건강 증진, 인구 의학, 정신 사회 의학, 그리고 진료와 관련된 많은 사회적, 경제적 문제를 교육하기에 적합해 보였다. 더 많은 외래 교육에 대한 요구는 새로운 것이 아니지만, 새로운 의료보험 지불제도에 의해 야기된 변화에 비추어 볼 때, 그러한 요청은 훨씬 더 긴급한 상황을 상정하기 시작했다.

교육 이론의 입장에서 그런 주장은 일리가 있었다. 풍부한 학습 환경의 본질은 현장 불간섭이었다. 교육의 관점에서 중요한 것은 광범위한 환자, 숙련되고 만나기 쉬운 교수진, 학문적이고 지적인 분위기, 수련의들이 주요 의사결정에 책임을 질 기회, 그리고 무엇보다도 의학을 효과적으로 배우고 실천할 수 있는 시간이다. 존 듀이와 아브라함 플렉스너는 적절한 학습자 중심 환경이 유지된다면 외래 교육의 증가에 분명 찬성했을 것이다.

임상 교육을 외래 현장으로 옮기기란 쉽지 않았다. 외래 환자 진료를 폄하하는 전통적 의대 태도가 바뀌어야 했다. 병원 및 교수 오피스의 물리적 시설과 데이터 시스템을 양질의 외래 환자 관리를 위한 모델 시설로 사용할 수 있도록 상당한 업그레이드가 필요했다. 캠퍼스 밖 현장(예컨대 개업의사의 오피스)에서는 의학교육에 활용되는 자비 환자의 거부감을 극복하기 위한 조치를 취해야 했다(학생과 수련의에게 병력 청취와 신체검사를 허용하는 자비 환자들이 있기는 했지만 그 이상은 아니었다.[37]). 외래 환자 교육을 위한 적절한 자금 조달이 중요한 문제였다. 졸업후 의학교육에 대한 의료보험 보상에는 병원 클리닉에서 일하는 레지던트에 대한 급여 지원이 포함되었지만, 지역 헬스센터나 병원 외부의 개업의사 오피스에서 일하는 레지던트에 대한 급여 지원은 포함되지 않았다. 교육병원도 레지던트가 외래환자를 보는 동안 입원환자에 대한 추가 의료 혜택을 제공해야 하는 재정적 부담을 안게 되었다.[38] 1990년대에, 소수의 임상과-가정의학과와 소아과, 그리고 정도는 덜하지만 일반 내과-만이 외래를 수련의 중요 부분으로 만들었다.

그러나 관리의료는 외래 환경에서 가르치는 모든 이들에게 추가적인 제약을 가했다. 그곳에서도 속도와 양을 중시하는 관리의료의 독재가 교육의 질을 저하시켰다. 관리의료기구의 지급 플랜은 다양했지만, 의사가 가능한 한 신속하게 외래 환자를 보아야 하는 강력한 재정적 인센티브를 포함하고 있었다. 행위별 수가제 하에서도 진료 속도는 그렇게 느리지는 않았지만 1990년대에는 지불자들이 "임상 생산성" (즉, 많은 환자를 가능한 한 빨리 보는 것)을 중시하는 것이 전례 없는 수준에 이르렀다. 관리의료 계약의 수가 증가함에 따라, 아카데믹 헬스센터는 이러한 압력에 매우 취약했다. 그들은 이제 환자의 "처리"를 얼마나 극대화하느냐에 따라 지불 금액이 달라지는 환경에서 외래 환자 교육을 제공해야 했다.

1990년대 후반에 이르러, 대부분의 아카데믹 헬스센터는 학생과 수련의들을 외래 환자 진료에 더 많이 노출시키기 시작했다. 그러나 임상적으로 "생산적"이 되어야 하는 관리의료의 의무에 직면하여 교육의 질을 보장하는 문제를 해결한 사람은 거의 없었다. 엄격하고 체계적인 연구는 이루어지지 않았지만, 수많은 보고서는 환자를 신속하게 봐야 한다는 압박 때문에 교육의 질이 저하되었음을 시사했다. 특히 학생과 수련의는 관찰자의 역할로 자주 밀려났고, 교수의 도움을 받기는 종종 어려웠으며(특히 그들이 가르치면서 진료를 할 때), 교육은 피상적인 경향이 있었다.[39] 게다가 바쁜 환경은 매우 중요한 "숨은 교육과정"에 부정적인 함축을 지니고 있었다. 8-10분 정도의 오피스 방문에서 교육과 진료를 병행한다면 세부사항에 대한 주의, 질문, 경청, 생각, 배려의 습관을 가르치기는 어렵거나 거의 불가능했다. 교수와 역할 모델에서 이런 점들을 볼 수 없었다면 이러한 신성한 자질이 중요하다고 생각할 학습자는 거의 없었다.

일부 의학교육자들에게 HMO는 외래 교육을 증진할 수 있는 장소를 대변하였으며, 집단개업 또는 스태프 모델 HMO는 중앙집중화된 집단 진료의 이점을 제공했다. 여러 해 동안 소수의 비영리 HMO가 특히 내과에서 공인된 레지던트 프로그램을 후원했으며, HMO의 약 15%가 아카데믹 헬스센터와 계약을 맺고 외래진료 실습 장소를 제공하였다(비록 그 실습은 의대나 레지던트의 경험에서 중요한 부분을 담당하지는 않았지만).[40] 현재 외래 설정에서 많은 의료행위가 행해지고 있고, HMO가 매년 점점 더 많은 회원을 등록함에 따라, HMO가 외래진료의 교육과 연구를 위한 활기찬 장소가 될 가능성을 부인할 수 없었다. 이 개념의 가장 강력한 주창자는 하버드 의대의 헌신적인 의학교육자이자 보스턴의 대형 비영리 HMO인 하버드 필그린 헬스케어(Harvard Pilgrim Health Care)의 교육프로그램 책임자 고든 무어(Gordon T. Moore)였다. 무어는 "교육병원이 금세기에 변모한 것처럼 다음 세기에 아카데믹 메디신을 변화시킬 수 있는 잠재력을 가지고 있는 "교육 HMO"의 개념을 발전시켰다."[41]

그러나 문제는 HMO에 의학교육을 제대로 지원할 수 있는 충분한 자금이 없다는 점이었다. 아카데믹 헬스센터는 재정적으로 궁핍했고, 대부분의 HMO는 의학교육 비용을 지불하고 싶어하지 않았다. 게다가, 경쟁적인 압박을 받거나 더 큰 이윤을 추구할 때 HMO들은 의학교육 수요를 감당할 만큼 충분히 외래 관리 속도를 늦출 수 없었거나 혹은 그렇게 하지 않았다. 미국에서 의학적으로 가장 존경받는 HMO의 하나이며, 하버드 필그림 헬스케어의 전신인 하버드 커뮤니티 헬스플랜에서도, 스태프 의사들은 더 많은 환자를 봐야 한다는 강한 압력을 받고 있었고, 이들은 1991년에 반란을 일으켜 최고 경영자의 퇴진을 이끌어냈다.[42] 무어 자신도 교육 HMO의 개념을 구현하는 데 있어서 가장 큰 장애물은 "교육의 와중에 손실된 진료 생산성을 제고하거나 그 비용을 지불하는 방법"이라고 인정했다.[43]

1980년대 후반과 1990년대에 입원환자 교육과 외래 교육 모두에서 양질의 학습 환경을 유지하는 근본적인 어려움은 좋은 의학교육은, 어떤 분야의 좋은 교육과 마찬가지로, 비싸다는 것이었다.

비용의 상당 부분은 소요 시간이었다. 제3자 지불자의 신속한 퇴원 및 신속한 외래환자 처리에 대한 압박이 미미했던 행위별 수가제 시대에는 시간이 숨은 교육비용이었다. 비용 억제 시대에, 제3자 지불자들은 더 이상 그 교육시간을 지불하려고 하지 않았다. 그 결과 의학교육과 진료의 역사적인 결합이 위협받게 되었다.

의료비 조달방법의 변화가 미국의 의학교육 시스템을 위협한 것은 20세기에 처음이 아니었다. 제2차 세계대전 이후 민간 의료보험의 보급과 1965년 메디케어, 메디케이드의 통과로 병동 서비스 규모가 축소되어 의학교육에 큰 문제가 생겼다. 그러나 시간의 손실은 훨씬 더 심각한 위협이었다. 어떤 다른 이유보다, 학습자가 배우고 교육자가 가르칠 수 있도록 하기 위해서는 진료에 충분한 시간이 존재하느냐에 임상교육의 질이 달려 있었다. 이제 관리의료는 그 시간을 빼앗아 가고 있었다.

물론 비용 절감은 필요했고 진작 이루어졌다. 그러나 관리의료의 시대에 의학교육의 필요성을 고려하지 않는 방식으로 비용절감책이 구현되었다. 속도와 산업 효율성에 대한 요구-가능한 최소 시간에 최대 환자를 보기-로 인해 관리의료는 입원 및 외래 환경에서 학습 환경을 악화시켰다. 21세기가 다가옴에 따라, 이러한 압력은 미국 의학교육의 질에 상당한 침식을 초래할 것이라고 위협했다. 이것은 재정적으로 건전한 아카데믹 헬스센터에서도 사실이었고, 그들의 바람은 이제 더 많은 수의 환자를 더 빨리 보는 것이었다.

주도하는 말, 대응하는 행동

비용 억제 시대의 도래는 아카데믹 헬스센터에 새로운 형태의 도전이었다. 의대와 교육병원 간의 역사적 분쟁-막강한 이해집단들이 풍부한 자원에서 그들의 몫을 놓고 서로 경쟁하는 것-은 환자와 임상수입을 아카데믹 헬스센터로부터 떠나게끔 만드는 비우호적인 시장에서 살아남아야 한다는 중요한 도전에 자리를 내주었다. 그 결과 공포와 사기 하락, 통제력의 상실감이 널리 퍼져나갔다. 그러나 아카데믹 헬스센터도 적대적인 새로운 환경에 빠르게 대응했다. 학계 지도자들은 외부로부터 구조되기를 기다릴 수 없다는 것을 깨닫고 자신의 미래를 자신의 손으로 개척하려 했다.

한 가지 해답은 새로운 수입원을 찾는 것이었다. 이러한 노력은 이미 기술했듯, 1980년대에 산업과의 연계를 증진하려는 아카데믹 헬스센터의 시도와 함께 시작되었다. 일부 의대나 병원도 또한 세후수익을 메디컬 센터에 사용하려는 목적으로 비의료사업을 운영하는 영리 자회사를 설립했다. 대표적인 것이 1984년에 설립된 존스 홉킨스 돔 회사(Dome Corporation)로 의료기관과 대학의 이익을 위해 부동산을 개발하고 관리했다. 그러나 1990년대 후반까지 그러한 접근방식은 크게 진전되지 않았고, 이러한 출처로부터의 수입은 임상진료 마진의 감소를 상쇄하기 어려웠다.

두 번째 대응은 보다 큰 운영 효율성을 추구하는 것이었다. 예를 들어, 많은 의과대학은 교수진료플랜을 재설계하여 각 학과의 별도 플랜이 아닌 학교 전체의 단일 플랜을 만들었다. 단일한 조직 구조는 상당한 비용 절감을 제공했고 HMO 및 기타 제3자 지불자들과 계약을 협상하는 데도 도움이 되었다. 의과대학들은 또한 개별 연구자와 학과들이 고가 장비의 구입과 사용에 협력하도록 장려하여 연구비를 지불하고 제공하는 방식을 재검토했다.

교육병원 역시 그들의 관리 관행을 면밀히 조사하였다. 반세기 동안의 사후지불제도가 종식되었고 책임 있고 숙달된 경영이 등장하였다. 낭비와 비효율성을 퇴치하기 위해, 병원은 적극적으로 운영을 통합하고, 더 엄격한 비용 통제를 가했으며, 공급업체들과 더 유리한 협약을 협상했다. 그들은 "지속적 질 향상"과 "구조조정"과 같은 기업 경영 기법을 활용하여 환자 진료의 복잡한 과정을 간소화했다. 그들은 또한 복잡한 병원 세계에서 자금을 더 정확하게 추적할 수 있는 능력을 개발했다. 이를 통해 그들은 교육, 연구 및 환자 진료 업무에서 발생하는 교차 지원금을 식별하기 시작할 수 있었다.

아카데믹 헬스센터에서 비용 억제 문제를 다루면서, 어떤 소중한 프로그램이나 전제도 검토되지 않고 넘어가지는 않았다. 임상 마진 감소와 졸업후 의학교육에 대한 메디케어의 지급액 삭감 위협 때문에, 일부 기관들은 레지던트 규모를 줄이기 시작했다. 예를 들어, 듀크 의대는 레지던트 프로그램의 규모를 최대 30%까지 줄였다고 발표했다.[44] 일부 도시에서는 의학교육자들이 레지던트 프로그램을 여러 후원 기관으로 분산시키는 졸업후 의학교육을 위한 병원 "컨소시엄"을 개발했다.[45] 의대 교수들은 종신 교수직의 수를 제한하여 종신재직권의 획득을 더 어렵게 만들었다.(이는 자원 감축의 위협뿐 아니라 65세 의무 정년을 종식시킨 새 연방 규정에 대한 대응이기도 하였다.[46]) 마침내, 교수들은 임상적 불확실성에 대한 적절한 훈련과 의료 자원의 적절한 활용에 중점을 두면서, 교육과 진료의 방법을 재검토하기 시작했다. 몇몇 사람들은 애초 했어야 할 일을 의과대학에게 시키기 위해서 관리의료의 충격이 필요했다면 이는 불행하기 짝이 없는 일이라고 느꼈다.

그럼에도 불구하고, 훨씬 낮은 수가의 급여를 지불할 뿐 아니라 아카데믹 헬스센터에서 환자들을 빼돌리는 HMO와 보험회사들로 인해 신중한 관리와 경직된 비용 절감 프로그램은 완전한 해결책을 제시하지는 못했다. 지금까지, 교육병원은 장기이식이나 중증 화상과 같은 비통상적인 전문 치료(때로는 4차 진료라고도 한다.)에만 독점권을 가지고 있었다. 그러한 치료가 필요한 소수의 환자는 병원의 지불능력이나 교육 프로그램을 유지하기에 충분하지 않았다. 교육병원은 모든 병원과 마찬가지로 고정 비용이 많이 들었다. 병상의 절반이나 3분의 2가 비어 있다면 아무리 운영 효율을 높이더라도 재정 유출을 상쇄할 수 없었다. 이에 따라 많은 아카데믹 헬스센터들은 시장 점유율을 높이기 위해 적극적으로 경쟁함으로써 또 다른 방식으로 대응했다. 컬럼비아-장로교 메디컬센터의 지도자들이 주장한 바에 따르면, "우리는 살아남고 번영하기 위해 최고 입찰자에게 우리를 팔아넘겨야 한다."[47]

환자 의뢰 기반을 늘리기 위한 아카데믹 헬스센터의 노력은 앞서 언급한 네트워킹 구축과 함께 1980년대 초에 시작되었다. 메디케어의 DRG 시스템에 대응하여, 한 아카데믹 헬스센터는 환자 의뢰를 증가시키기 위해 일차 및 이차 병원들과 제휴를 맺었다. HMO의 움직임이 강해지면서 환자 유치 경쟁은 더욱 치열해졌다. HMO의 의뢰는 조직 정책에 의해 결정되었고 반드시 참여 환자나 의사의 희망에 의해 결정되는 것은 아니었다. 이에 따라, 일부 학계 지도자들이 결코 불가능할 것이라고 생각했던 관리의료 이니셔티브에 대한 아카데믹 헬스센터의 참여가 시작되었다. 1985년 한 교육병원 관리자가 선언한 HMO와의 관계에 관한 유일한 질문은 "기존의 HMO와 함께 발전할 것인지 아니면 독자적으로 제휴할 것인가"였다.[48]

1990년대에, 느슨하게 조직된 많은 환자 진료 네트워크 중 많은 수가 촘촘하게 조직된 통합의료전달시스템(Integrated Delivery System, IDS)으로 발전했다. IDS는 일차 진료부터 복잡한 수술, 가정 의료까지 완전한 의료 서비스를 사전에 정의된 인구에 대해 미리 정해진 가격으로 제공하는 상호 연동형 의료시스템이다. 이러한 조직의 중요한 특징은 "수직 통합"이었다. 즉, 그들은 아카데믹 헬스센터뿐만 아니라 일차 및 이차병원과 개인클리닉, 요양원, 재활센터, 호스피스, 정신의학 시설, 가정 건강관리 프로그램을 포함하고 있었다. 아카데믹 헬스센터는 전형적으로 구매나 공동 사업을 통해 네트워크를 구축했다. 이것은 교육 센터에게 보험사나 다른 의료시스템에 대한 전문 서비스 공급업체로서 독립적으로 존재할 경우보다 더 큰 안정성을 제공했다. 입원율이 감소하는 시대에 교육병원에 대한 충분한 의뢰를 보장하기 위해, 아카데믹 IDS는 100만 명 이상의 엄청난 수의 환자 생명을 책임져야 했다.

IDS의 창설은 클린턴 대통령의 1기 임기 중 의료개혁이 제안되었을 무렵부터 시작되었다. 단일 관리 구조를 가지고 있었기 때문에 IDS는 환자 계약에 있어 거대 의료 구매자들과 단일 단위로 협상할 수 있었다. 연방 입법 노력이 결렬되면서 정부의 구매 동맹은 등장하지 않았지만, 보건의료시스템에 속하는 아카데믹 헬스센터는 더 커지고 강력해진 HMO를 다루기에 좋은 위치에 있음을 알게 되었다. 여러 아카데믹 헬스센터들 내에 주요한 차이가 존재했던 것처럼, 특히 의과대학이 더 큰 시스템의 지배적 파트너 혹은 종속적 파트너인지와 관련하여, 아카데믹 IDS 사이에도 큰 차이가 있었다.[49]

의과대학이 의료시스템의 공식적인 부분이 되었는지 여부에 관계없이, 관리의료 시대의 모든 학교는 그 어느 때보다 더 많은 개인 환자 진료를 제공하기 시작했다. 본질적으로 대부분 의과대학의 임상교수들은 대규모의 다전공 집단진료의 일원이 되었다. 대부분의 교수는 그들의 서비스를 이전과 같이 단순한 의뢰 진료가 아닌 다량의 일차진료 제공을 포함하도록 서비스를 확대했다. 어떤 학교들은 넓은 지역에 위치한 부속 센터에서 진료를 하도록 일차진료 의사를 정규직으로 고용했다. 다른 학교들은 기존의 일차진료 클리닉을 매입하고 의사들에게 교수 직함을 제공했다. 관리자는 산업 생산성 모델을 교수진료에 적용했다. 교수들은 많은 수의 환자들을 보고 환자들을 유지하고 의뢰한 의사들을 만족시켰을 때 "생산적"으로 여겨졌다. 위축되고 있는 시장에서, 메디컬 센터 관계자들은 공격적인 임상 경쟁을 그 기관의 지불능력을 보존하는 열쇠로 보았다.

아카데믹 헬스센터가 관리의료의 과제에 대처하기 위해 재구축함에 따라, 미묘하고 그리 간단치 않은 많은 변화가 일어났다. 병원은 일반적으로 의과대학보다 더 민첩하고 기업적인 것으로 판명되었다. 한때는 교육병원이 의대 교수의 리더십과 지시를 따랐지만, 이제는 자본에 접근하면서 지배적인 파트너가 되었다. 의대 학장이 참여하지도, 심지어 알지도 못하는 가운데 교육병원이 촉발한 병원 합병, 인수 또는 제휴의 이야기가 떠돌았다. 병원 행정 분야는 경영학 프로그램과 훨씬 더 밀접하게 연관되어 있었고, 병원 관리자들은 점점 더 M.B.A. 학위를 갖게 되었다. 새로운 병원 관리자들은 사업상 직책(학과장이나 원장이 아닌 사장이나 최고 경영자)을 맡았고, 기업 수준의 보상을 요구하여 받았으며, 다수의 경영 컨설턴트에게 자문료를 주었는데, 일부 추정에 의하면 병원 수익의 2~3%를 차지했다.[50] 기업적 접근방식이 교육병원과 의과대학에서 아카데믹 헬스센터의 제도적 문화를 지배하기 시작했다. 그들이 자주 비난하던 영리병원 체인과 HMO에서 일부 아카데믹 헬스센터를 구별하는 것은 점점 더 어려워졌다.

시장의 힘이 강해지고 적대적이 되면서 아카데믹 헬스센터가 더욱 사업처럼 되고 기업의 전략을 채택한 것은 이해할 수 있었다. 하지만 그렇게 하자 엄청난 역전현상이 발생하였다. 즉 그들은 사명과 존재 이유를 잃기 시작했다. 아카데믹 헬스센터는 좋은 일을 하려고 재정적으로 건전해야 했다. 이제 점점 더 좋은 일보다는 잘 해나가는 것이 그 목적이 되어가고 있는데, 이는 기관 관계자들이 시장 점유율과 재정수익률에 부여한 최우선 순위와 그 구조조정이 교육과 연구에 어떤 영향을 미치는지를 거의 배려하지 않은 데서 반영되었다. 행정가들은 재정 문제와 획득 전략에 초점을 맞추었다. 그들은 아카데믹 헬스센터를 인간의 지식을 증가시키고 인간의 상태를 개선할 수 있는 선한 능력이라고는 거의 말하지 않았다. 불과 몇 년 전만 해도, 마운트 시나이 병원과 같은 중요한 교육병원은 재정적으로 우수한 병원보다 훨씬 더 나은 학문적 업무를 하는 데 자부심을 가지고 있었다.[51] 이제 선도적인 교육병원조차도 종종 학문적 업무와 양질의 환자 관리보다는 시장 지배와 수익성에 몰두하는 것처럼 보였다.

20세기 내내 의대 교수들은 그들의 학문적 의무와 임상적 의무 사이의 끊임없는 긴장의 고조를 경험했다. 제2차 세계대전 이후 사실상 모든 학교의 일반적인 방향은 교수의 수를 늘리는 것이었다. 그러나 1980년대 이전에는 대개 학문적 책무와 임상적 책무 사이에 성공적인 균형을 잡을 수 있었다. 교수 진료가 창출하는 수입이 분명한 학문적 관심을 가진 많은 교수의 활동을 충분히 뒷받침해줄 수 있었기 때문에 학문적 환경이 유지될 수 있다. 진료 제공이라는 사업이 점점 더 성장하고 있음에도 의과대학의 교육과 연구라는 사명은 번창했다.

그러나 비용 억제 시대에는 아카데믹 헬스센터에서 결정적 변화가 일어났다. 임상 교수들은 심지어 학문적인 관심을 가진 이들조차도 의과대학과 병원을 계속 유지하기 위해 환자 진료에 참여해야 한다는 훨씬 더 강한 압력을 받았다. 그로 인해 의과대학의 학문적 책무와 임상적 책무의 균형이 깨졌다. 존스 홉킨스나 워싱턴 의대와 같은 일류 연구기관에서도 관리자들은 병원의 여러 가지 임무 중 환자 진료를 우선적으로 열거하기 시작했다.[52] 그것은 교육병원에게는 항상 기대된 것이었지만 의과대학에게는 새로웠다. 20세기 대부분 동안, 의과대학은 모(母) 종합대학에 뿌리를 내리고 있었고, 그들은 가능한 한 진정한 대학병원에 가깝도록 교육병원을 만들고자 투쟁했다. 이제, 의과대학은 새로운 의료전달시스템의 교육병원에 합류할 수 있도록 모 대학교와의 연계를 포기하기 시작했다.

이러한 변화의 정도는 센터마다 달랐지만, 전반적 경향은 결정적으로 임상 사명에 대한 학문의 종속을 지향했다. 7개의 표본 아카데믹 헬스센터를 대상으로 한 연구는 시장 주도형 의료개혁 때문에 각자가 교육과 연구를 훨씬 덜 중시하게 되었음을 발견했다.[53] 9개의 대표적인 의과대학에 대한 또 다른 연구는 대부분의 (전부는 아니지만) 미국 의과대학이 경쟁적 시장 환경에서 생존에 충분한 환자 진료를 유지할 수 있겠지만, 대부분 교육과 연구 수준이 심각하게 감소할 것이라고 결론지었다.[54] 미국의과대학협회가 수행한 전국 규모 연구도 유사한 결론에 도달했다.[55] 저명한 학자들은 "아카데믹 메디컬 센터(AMC)"라는 용어가 "모순어법"이 되었다고 우려했다. "A와 MC사이-아카데미(A)에서 의과대학(MC)사이-의 유대감이 한계에 달했다."[56]

마찬가지로 주목할 만한 것은 1990년대 후반의 몇몇 아카데믹 헬스센터가 가장 중증의 환자를 회피하면서, 가장 건강한 사람들을 "쏙 빼가는" 많은 경쟁적인 병원 시스템과 HMO들의 행동과 닮아가기 시작했다. 예를 들어, 어바인 소재 캘리포니아 대학교 메디컬 센터가 많은 중증 환자 진료로 인해 재정적인 어려움을 겪었을 때, 원장은 직원들에게 "우리는 더 이상 복잡하고 치료비가 많이 드는 환자들이 우리 병원으로 오는 것을 견디기 어렵다."고 말했다. 교수들은 대체로 마지못해 이를 지지했다.[57] 첨단 진료와 의학 법정의 최후의 의존처로서 교육병원의 전통적 역할은 이렇게 망각되어가고 있었다.

관리의료에 대한 아카데믹 헬스센터의 대응의 상당 부분은 그러한 기관들을 지배하게 된 기업의 비전에 의해 형성되었다. 전형적으로 의학적 배경이 없는 경영 컨설턴트들의 조언을 받아, 의과대힉과 병원 관리자들은 마치 그 기관이 자동차나 아침 식사용 시리얼을 만드는 것처럼 아카데믹 헬스센터에 접근했다. 그들은 "구조조정", "재조정", "다운사이징", "적정 규모화", "종합품질관리" 등 다른 "산업계"에서 폭넓게 이용되는 동일한 경영전략을 의료기관에도 적용했다. 컨설턴트들에게 뒤지지 않기 위해서, 의대 교수와 아카데믹 헬스센터 관리자들은 이 용어를 다른 이들처럼 유창하게 사용하기 시작했다. 1990년대 후반까지 그러한 전문용어는 의료관리 문헌뿐만 아니라 일부 의학 저널에도 널리 퍼졌다. 대부분의 사업체는 모든 제품생산 라인이 자급자족한다. 그래서 아카데믹 헬스센터의 모든 제품생산 라인도 자급자족해야 한다는 결론이 내려졌다. 1990년대에 경쟁력을 유지하기 위해서, 아카데믹 헬스센터는 연구, 교육, 그리고 진료 보조 비용을 없애고 각각의 활동 단위가 스스로 자급해야 한다는 주장이 있었다.

상대적으로 소수의 의과대학 관리자, 병원 임원, 또는 경영 컨설턴트들만이 아카데믹 헬스센터가 단순한 사업체 중 하나가 아니기 때문에 사업 전략을 신중하게 채택할 필요가 있다는 사실을 기억하고자 애썼다. 자동차 회사는 고객이 필요하든 그렇지 않든 자동차를 팔려고 할 것이고, 분명히 자동차를 공짜로 주지도 않을 것이다. 그러나 적절하게 행동하는 교육병원은 복잡한 심장 수술을 필요로 하지 않는 사람에게 '판매'하지 않을 것이며, 돈을 낼 수 없는 환자에게 필요한 수술을 보류하지도 않을 것이다. 더욱이 아카데믹 헬스센터의 많은 중요한 기능들은 본질적으로 수익 증대보다는 비용이 발생하는 것으로, 내부 운영효율 전략이 극복할 수 없는 것이었다.[58] 만약 아카데믹 헬스센터가 사업체였다면, 마치 제조회사가 손해를 보는 부문을 매각함으로써 "다운사이즈"할 수 있는 것처럼, 수익이 나지 않는 부분을 떼어버릴 수 있다. 그러나 아카데믹 헬스센터는 사명을 희생하고 영혼을 팔지 않고서는 교육, 연구, 자선 진료와 같은 수익성이 없는 활동을 떼어버릴 수 있는 여유가 없다.[59]

아이러니한 점은 오랫동안 아카데믹 헬스센터의 구조조정이 필요했다는 것이었다. 밀턴 아이젠하워(Milton Eisenhower) 등이 1950년대부터 지적했듯이, 무제한의 성장이 무기한 지속될 수는 없었고, 의과대학과 교육병원은 더 이상 사회가 그들의 모든 요구를 만족시키지 않을 날을 대비할 필요가 있었다. 그러기 위해서는 의과대학이 학문적 우선순위를 정립하고, 오래되거나 불필요한 프로그램을 없애고, 효과적으로 운영해야 했다. 게다가, 의학의 교육과 연구 방식에 중요한 변화를 줄 필요가 있었다. 오래 지연된 변화의 예로는 교육의 중요성에 대한 재확인, 외래를 더 많이 강조하면서 임상적 불확실성을 다룰 수 있도록 학습자를 훈련시키는 것, 예방의학과 공중보건의 통일, 임상역학이나 기술평가와 같은 새로운 분야의 함양, 그리고 의료전달체계의 문제에 대한 관심 등이 있었다.

하지만 고려해야 할 또 다른 중요한 역사의 교훈이 있었는데, 그것은 바로 아카데믹 헬스센터의 자급자족을 기대할 수 없다는 것이다. 1세대 의학교육자들이 이 시스템을 만들기 시작했을 때부터 무엇보다 중요한 것은 외부의 도움이었다. 의대 교수가 잘 훈련된 의사를 배출하고 인간의 고통을 덜어주기 위한 진료능력을 증가시킬 기회를 얻으려면 재정적 지원과 공공의 호의가 필수적이었다. 그 지지가 어디서 나와야 하는지, 얼마나 커야 하는지, 또는 이 학술 기구의 규모가 기능이 떨어질 만큼 지나치게 성장했는지에 대해 사회적으로 논의할 수 있다. 그러나 교육과 연구가 외부의 도움을 필요로 한다는 원칙은 변함이 없었다.

이 시스템을 만든 사람들이 예시하듯, 능동적인 행동은 의과대학의 인도주의적 사명에 대한 외부의 지원을 창출하는 것을 포함했다. 그것은 단지 어떤 희생을 치르더라도 제도적 생존을 보장하기 위해 정책변화에 반응하는 것이 아니라 공공의료정책을 구체화하는 것을 포함했다. 20세기가 끝나가고 있을 때, 능동적으로 행동하려는 의학교육자들의 조직적인 노력과 정치적 의지는 그리 대단해 보이지 않았다. 비록 그것이 아카데믹 헬스센터의 기반이 되는 핵심 원칙을 훼손할 우려가 있다고 할지라도, 주된 강조는 임상적 사명을 확대하는 것이었다. 의학교육이 원칙이 아닌 돈의 흐름을 따른다고 주장하는 비평가들은 그러한 믿음의 증거를 가지고 있었다. 물론 학계와 의료계의 리더십을 바라보는 대중의 시각이 부정적이었던 비용 절감의 시대에 메디컬 센터의 공적 사명에 대한 외부의 지원 확보는 결코 쉽지 않았다, 그러나 외부의 도움이 없다면 교육, 연구, 자선 사업은 시들어갈 것이고, 아카데믹 헬스센터의 도덕적, 정치적 정당성은 사라지게 될 것이다.

제18장 제2차 혁명기

- 영리 시스템의 부활
- 의학교육과의 관련성 감소
- 사회계약의 회복

제18장 제2차 혁명기

20세기가 막바지에 이르렀을 때, 미국 의학교육의 제2차 혁명기가 시작되었다. 이 시기의 주요 특징으로는 임상 학습 환경의 침식, 교수의 학자적 태도의 감소, 교육과 연구보다 교수의 재정적인 복지를 우선시하는 의과대학의 영리 추구 시스템의 재출현 등이 있었다. 의과대학은 의료전달체계 쪽을 향해 대학을 떠나기 시작했으며, 병원은 공동의 방향과 정책을 수립하는 데 있어서 다시 한 번 의과대학을 지배하기 시작했다.

혁명에 대한 고전적 연구의 측면에서 살펴보면, 1990년대의 사건들을 "혁명 전 단계"로 보는 것이 가장 정확할 것이다. 이와 같은 시기는 불안, 격동, 기존 기구의 해체 등으로 특징지어지지만, 아직 새로운 플랫폼이나 모델에 의해 나타나지는 않는다. 급진적인 변화가 임박했음은 이미 혁명의 전조에 의해 분명하지만, 그 변화가 무엇이 될지는 아직 불분명했다.[1](50년간의 개혁 노력에 이어 새로운 능동적 학습, 전임교수진, 대학 기반 의과대학의 모델을 정립한 "플렉스너 혁명"은 이와 대조적이며 진보한 혁명의 단계를 보여준다.) 1990년대의 교육자와 의사에게 있어서, "혁명 전 단계"의 장점은 아직 아무것도 고정되지 않았다는 것이었다. 그들은 이전에 기존 질서를 형성했던 것처럼 새로운 질서를 형성하는 데 도움을 줄 수 있는 적절한 방법을 가지고 있었다.

의사직 내부에서 주로 발생했던 1차 혁명과는 달리, 2차 혁명 시대로 이어지는 직접적인 사건들은 의학교육의 외부에 놓여 있었다. 전반적인 의료를 위해 고안된 비용 억제 전략은 특히 교육과 연구의 공적 기능을 고려하지 않았다. 시장의 힘은 가격 인하를 요구했고, 이로 인해 임상 수입으로 교육, 연구, 자선 치료 등 교차 지원금을 지급할 수 있는 교육센터의 능력이 점점 약화되었다. 아카데믹 헬스센터들은 1960년대 중반부터 그들의 생명줄이었던 임상 교차 지원금을 없애는 경쟁 체제에서 공적 사명을 보호할 준비가 되어 있지 않음을 알게 되었다.

그러나 제2차 혁명기 역시 아카데믹 메디신 그 자체의 상황에서 비롯되었다. 이전 세대 동안 의과대학은 임상 수입에 지나치게 의존하게 되었고, 영속적인 성장을 타고난 권리로 보게 되었다. 그들은 허용된 자원이 풍부한 환경을 이용하여 제한과 책임이 거의 없는 자유분방한 방식으로 운영해 왔었다. 이제 자원 제약의 새로운 시대가 시작되자, 그들은 더 이상 원하는 것을 하고 원하는 데 돈을 쓰는 것을 허락하지 않는 환경에서 움직일 준비가 제대로 되어 있지 않았다.

1990년대 의학교육과 진료에 가해진 많은 변화는 오랜 문제들에 대한 정당한 대응이었고, 많은 의사와 교육자들이 이를 환영했다. 그럼에도 불구하고, 미국의 의학교육과 진료의 현재의 변화는 결국 지난 한 세기 동안의 역사가 보여주는 근본적인 원칙을 기억할 때만 공공의 이익에 도움이 될 것이다. 즉 좋은 의사를 배출하는 것은 사회와 의료계가 공유하는 책임이라는 것이다. 21세기의 희망은 쌍방이 서로의 책임을 재확인하는 것이다. 이런 낙관적이지만 유토피아까지는 아닌 시나리오에서 대중은 앞으로 탁월한 의사에게 진료를 받기 위해서는 의학교육과 연구에 계속해서 적절한 투자를 해야 한다는 것을 기억할 것이고, 그것은 아카데믹 헬스센터의 교육 및 연구 산물에 대한 시장을 제공하는 진료 환경을 주장할 것이다. 결국, 현명하고 깨달은 의사집단이라면 그 특권과 지지를 얻을 뿐만 아니라, 다시 확보해야 한다는 것을 기억하게 될 것이다.

영리 시스템의 부활

1990년대 후반 무렵 비용 억제 시대가 의과대학과 의학교육에 미치는 궁극적인 영향이 얼마나 될지는 분명치 않았다. 관리의료 운동은 여전히 그에 대한 각 학교의 반응과 마찬가지로 빠르게 진화하고 있었다. 그러나 최악의 공포는 실현되지 않을 것 같았다. 불과 몇 년 전만 해도 몇몇 이들은 많은 교육병원과 의과대학의 부실과 폐업을 예견했지만, 1990년대 말 대부분의 학문 기관이 살아남을 것으로 보였다. 변화하는 시장에 적응하기 위한 의과대학과 교육병원의 능력은 언제나 그랬듯이 놀라운 것이었다.

그러나 21세기가 다가오면서 미국의 의과대학은 급속히 다른 형태의 기관이 되어가고 있었다. 가장 눈에 띄는 변화는 임상 기업의 지속적인 확장이었다. 1986년부터 1995년까지, 기초의학 교수 수가 정체해 있고 의대 학생 정원이 근본적으로 변하지 않았음에도 불구하고 전임 임상교수의 수는 공립 의대에서 52%, 그리고 사립의대에서 64%가 증가했다.[2] 더욱이 앞장에서 지적한 바와 같이, 많은 아카데믹 헬스센터들이 빠르게 아카데믹 헬스시스템으로 발전하고 있었다. 1990년대 후반에 이르러 전임교수의 진료 규모는 불과 10년이나 15년 전만 해도 감히 예측할 수 없던 수준으로 폭증하였다.

교직의 지속적인 확대는 많은 도움이 되었다. 의과대학의 임상 수입은 계속 증가했고, 이는 전임 임상교수의 진료를 증가시키기 위한 공동의 노력과 일치했다.[3] 환자를 유치하기 위해 의과대학은 고객의 요구에 훨씬 더 적극적으로 대응하게 되었다. 편리한 주차와 합리적인 대기 시간과 같은 환자 서비스가 메디컬 센터의 우선순위가 되었다. 환자를 의뢰한 의사들은 회신이 오고, 퇴원 요약서가 적시에 그들에게 보내진다는 것을 알게 되었다. 일부 학교에서는 보험회사들이 각 학과나 부서의 서로 상이한 진료 플랜 대신에 전체 기관을 대표하는 단일한 진료 플랜을 다룰 수 있게 되었다.

반면, 교수 진료의 적극적인 확대는 관리의료 하에서 대부분 의과대학의 재정상태가 악화되고 있음을 반영하는 것이었다. 앞 장에서 언급한 바와 같이, 교수 진료로 인한 수입은 계속 증가했지만, 그 플랜으로 인해 발생한 새로운 비용, 그리고 관리의료기구로부터 받은 현저히 낮은 급여로 인해 이윤은 감소했다. 그 학술 임무를 지원하기 위해 쓸 수 있는 돈은 점점 줄어들었다. 의과대학은 환자 한 명당 수익성이 계속 줄어드는 것을 보상하기 위해 점점 더 많은 환자를 보아야 했는데 이는 마치 점점 빨라지는 러닝머신을 타는 것과 같았다.

그 결과, 의대의 분위기는 확실히 덜 학문적이 되었다. 운영 수입을 보전하기 위한 바로 그 적응이 의과대학을 교육과 연구라는 핵심 목적에서 멀어지게 했다. 많은 학교에서, 대부분의 임상 교수들은 문제를 연구하거나 가르치기 위해서가 아니라 주로 환자를 보기 위해 존재했다. 20세기 후반 의과대학과 교육병원과, 대학 기반 의과대학이 아직 미국에서 표준이 되지 않았던 한 세기 전의 선조들 사이에 이상한 유사점들이 나타나기 시작했다.

의과대학의 학문적 분위기가 침식되고 있다는 하나의 징후는 연구 수준의 감소였다.[4] 이것은 연구의 교차 지원금에 사용할 수 있는 임상수입 감소의 직접적인 결과였다. 모든 유형의 연구가 영향을 받았지만, 보다 기초적인 분야의 연구자들은 여전히 NIH와 특정 민간 재단에 의존할 수 있었기 때문에, 가장 심각하게 영향을 받은 연구 분야는 임상연구(기초 지식을 임상 적용으로 변환시키는 연구)였다. 임상연구의 감소는 관리의료가 전국 최고 수준인 지역에 위치한 의과대학에서 가장 두드러졌다.[5] 이 분야에서는 1991년과 1996년 사이에 연구를 지원하기 위한 임상수입이 55% 감소했다.[6]

1990년대 후반에 이르러, 의학 연구계에서 자리를 잡기는 어느 때보다도 훨씬 더 어려워졌다. 의학자들을 멸종한 "공룡"이라고 언급하는 일이 잦아졌고, 심지어 기성 연구자들도 학문적 삶의 좌절, 불확실성, 불안감에 대해 말했다.[7] 더 나은 연구비 지원 때문에 하버드를 떠나 캔자스 대학으로 간 한 임상 연구자는 이렇게 말했다. "나는 굶지는 않을 것이다. 언제나 진료를 하면 살 수는 있다. 하지만 나를 초조하게 만드는 것은 연구자가 되는 것이다. 그리고 그 희망은 시들해지고 있다."[8] 이러한 전개는 연구의 좌절에 대해서는 많이 듣고 의학 연구의 기쁨과 보상에 대해 거의 듣지 못한 학생과 수련의에게서 지속되었다. 1985년부터 1993년까지 36세 이하의 과학자가 NIH에 신청한 보조금 건수는 3,040건에서 1,389건으로 감소했고, 1994년 의대생을 대상으로 한 조사는 연구에 관심을 가진 학생들의 수가 지속적으로 감소하는 것을 보여주었다.[9] 차세대 임상의학자가 어디서 나올지 걱정스러워졌다.

의과대학의 지적 분위기가 저하되고 있는 두 번째 지표는 학술 트랙 교수들을 임상 교수로 전환하는 것이었다. 수년간 대부분의 의과대학 임상과는 연구중심교수와 진료중심교수의 2단계 시스템을 활용했다. 이제, 많은 학교는 진료가 유일한 책임인 학위 증빙이 없는 임상의들을 교수로 임명하기 시작했다. 한 학교의 전통적인 교수들은 이들은 "진정한 교수라기보다는 일손이었다."[10]고 했다. 몇몇 학교(예컨대 펜실베이니아 의대)는 개업 클리닉을 매입하여 그 의사들을 교수로 임명했다. 다른 학교들(예컨대 로스앤젤레스 소재 캘리포니아 대학교)은 새로운 전임 의사를 교수로 임명하면서 그들에게 병원 내, 또는 외곽에 진료용 오피스를 제공하였다.[11] 어떤 경우든, 최종 결과는 동일했다. 즉, 전임교수진에 임상의사-비교육자의 대규모 집단이 출현한 것이다. 한때 의학자들이 지배하던 임상과는 분명한 교육이나 연구 자격이 없는 의사들이 점점 더 많이 임용되어 희석되고 있었다. 이것은 의대 교수들이 다른 대학 교수들과 공통적인 학문적 속성을 지닐 것이라는 한 세기 동안 내려온 전통을 위반했다.

새로운 교수뿐만 아니라 전통적인 교수들도 학문적인 활동에서 임상적인 활동으로 전환하고 있었다. 의과대학은 시장 세력과 소수의 고액 경영 자문가들에게 고무되어 1990년대의 올바른 운영 방식은 급여 대부분을 스스로 창출하는 전임 임상 교수진을 요구하는 것이라고 결론지었다. 학교는 교수의 "임상 생산성(교수가 창출한 임상 수입의 양으로 정의된다.)"을 측정하기 시작했다. 그리고 더 많은 환자를 보도록 하기 위한 경제적 인센티브를 창출하는 새로운 급여 제도를 시행하였다.[12] 각 학교는 자체 플랜을 가지고 있었지만 1996년 미국의과대학협회는 모든 학교의 의료 생산성 측정에 적용할 수 있는 의사 생산성 표준을 개발하는 프로젝트를 시작했다.[13] 미국의과대학협회 관계자는 "규칙은 바뀌고 있고...우리는 당신이 돈을 벌어야 한다는 것을 분명히 할 것입니다."라고 말했다.[14]

절대적 급여 수준, 기본급 액수, 임상 인센티브 수준 등 새로운 급여 플랜의 세부사항은 학교마다 달랐다. 일부 학교는 논문 출판, 교부금, 학위 등에 일정 수의 포인트나 금액을 배정해 연구 "생산성"을 정량화하려고 시도하기도 했다. 교육 "생산성"을 그 공식의 일부로 포함시킨 학교는 거의 없었다. 특히, 임상 생산성은 임상진료의 질이나 양이 아닌, 창출한 수입을 의미했다. 성형외과 의사가 좋은 보험이 있는 환자들에게 흔한 성형수술을 해서 많은 수입을 올리는 것은 "생산적"이라고 간주될 것이다. 젊고 가난한 외상 환자에게 생명을 구하는 수술을 하는 도시 교육병원의 일반외과 의사나 신경외과 의사는, 비록 그가 외상의 이해와 치료에 대한 새로운 접근법을 개발하고, 그 분야 리더로서 전국적인 명성을 얻었다 해도 그렇게 간주되지 않을 것이다.

아카데믹 메디신 및 그 비즈니스 컨설턴트에게, 이러한 접근법은 건전한 사업 원칙을 반영했다. 모든 연구비를 외부에서 지원받는 연구를 제외하고 교육과 연구는 의과대학의 예산을 잡아먹었으며, 환자 진료는 수익을 창출했다. 교수가 환자 진료를 위해 학문적 활동을 제쳐두도록 하는 것이 그들에게는 타당했다. 그렇게 하면 학교는 최소한 재정 건전성을 유지할 수 있다. 그러나 의사 진료비 창출이 교수의 생산성을 판단하는 데 사용할 수 있는 적절한 기준인지를 묻는 컨설턴트나 학교 관계자들은 거의 없었다. 비전이 없는 회사나 "지속할 목적으로" 설립되지는 않은 다른 단체들처럼, 의과대학은 조직의 근본적인 사명과 어울리지 않는 인센티브를 제정하고 있었다.[15]

새로운 시스템의 순효과는 임상 교수의 노력을 대학 업무에서 환자 진료로 돌리는 것이었다. 전국 의과대학에서, 전통적인 임상 교수들은 의무적으로 더 많은 시간을 진료에 쓰도록 강요당하면서, 교육과 연구에 더 적은 시간을 써야 한다고 불평했다. 그들은 학문적 활동이 "임상적 생산성"의 손실을 용납하지 않는 새로운 교수 역할 규칙에 의해 그저 침체된 것만은 아님을 알게 되었다. "우리는 어떻게 교육자가 되면서 동시에 자신의 급여를 벌 수 있는지 모르겠다."[16]고 텍사스 의대의 한 소아과 교수는 한탄했다. 20세기 대부분의 기간 동안 의과대학은 개업으로부터 급여를 벌어야 한다는 부담에서 벗어나 가장 우수하고 똑똑한 의사들이 교육과 연구에 전념할 수 있는 안식처를 제공했기 때문에 대학교의 필수적인 부분이었다. 이제 그것은 사라지고 있었고, 대학의 일원이라는 의과대학의 주장도 그에 따라 약해졌다. 일부 학교는 초기 영리 의학교와 닮아가기 시작했는데, 그 학교는 교수의 환자 진료로 수입을 벌어들였고, 교육과 연구(만약 있다면)는 날림으로 행해지는 곳이었다.

어떤 의과대학도 "영리화" 과정에 저항할 만큼 충분히 강력하지 않았다. 피츠버그 의대 학장은 교수들에게 의료기관이 관리의료 환경에서 생존할 수 있는 유일한 방법은 스스로 의료시스템을 구축하는 것이라고 말했다. 다른 병원과 의료시설을 합병하거나 인수함으로써 피츠버그 대학 의료원 명칭을 피츠버그 지역 전체로 확산시키는 것이 목표였다. 임상 교수는 반드시 전업 의사처럼 "생산적"이게 되었음을 많은 환자들이 알게 될 것이다. 외부 보조금이 최소한 80%, 가급적 급여와 비용의 100%를 차지하는 교수들만이 연구를 할 수 있을 것이며, 이 연구자들조차

최후의 자금 순환에 의해 살아 숨 쉬게 될 것이다. 모든 임상학과에서 한 줌의 학자적 교수들만이 전통적인 의대 교수의 모습으로 교육하고 행동하게 될 것이다.[17]

워싱턴 의대에서도 대학 업무가 개업의 진료와 유사하게 바뀌었다. 방사선과는 방사선 영상 판독에 대한 전문 수수료가 인하되었기 때문에, 자금 흐름을 일정하게 유지하기 위해 교수들에게 판독량을 증가시킬 것을 요구했다. 이를 허용하면서, 방사선과는 다른 학과를 위한 교육의 양을 크게 줄였다. 1980년대에는 방사선과 의사들이 내과 레지던트들에게 한 달에 8시간씩 교육을 제공했지만, 1990년대에는 한 달에 1시간으로 줄었다. 안과는 두 명의 저명한 시니어 교수들과 그 학과 교수 중 한 명이 안과 전문의 시험 출제를 하는 데 사용하는 10%의 시간에 대해 돈을 지불하지 않을 것이다. 마찬가지로, 방사선과는 이 학교가 해당 분야에서 전국적으로 인지도를 쌓을 필요가 있었음에도 국제적으로 저명한 시니어 교수가 국가암위원회에 참여할 수 있도록 하기 위해 필요한 25%의 급여를 제공하지 않았다. 일부 임상학과는 교육 책임을 수용하도록 교수들을 설득하는데 어려움을 겪었는데 왜냐하면 교수들은 그 일이 덜 "생산적"이며, 따라서 급여가 줄어들 것을 우려했기 때문이다.[18]

의과대학의 지적 분위기가 저하되고 있다는 세 번째 징후는 의대생과 수련의에게 제공되는 학습 환경의 질이 현저하게 저하되었다는 것이다. 만약 20세기에 한 가지 원칙이 대학의 학문 분야로서 의학의 입지를 확고히 하는데 도움이 되었다면, 그것은 탐구와 발견의 환경 안에서 의학교육을 하는 것의 중요성이었다. 연구에서 환자 진료로, 그리고 학술 트랙 교수를 배타적인 임상 트랙 교수로 전환하는 것은 이 원칙을 손상시켰다. 또한 대부분의 의과대학 관리자들은 환자 진료의 일차적 의무사항이 속도가 된 환경에서 의학교육을 수행하는 것의 폐해를 무시했다. 예를 들어, 1980년대와 1990년대에는 환자의 흐름을 늦추지 않으면서 외래 환경에서 교육을 하는 방법에 대해 많은 논의가 있었다. 학생과 수련의들이 더 나은 교육적 경험을 할 수 있도록 교육을 위해 환자의 수를 줄이자는 논의는 거의 없었다. 존스 홉킨스 관계자들은 새로운 외래 센터를 계획하면서, "그러한 교육이 효율적인 환자 진료를 방해하지 않도록 학과장들이 책임을 지는 주의 깊은 조화 속에서만 학생과 수련의들이 이 시설에서 일할 수 있다."[19]고 선언했는데 이는 윌리엄 오슬러가 무덤에서 벌떡 일어날만한 일이었을 것이다. 일부 학교에서는 교육에 수반되는 비효율성으로 인해 개업 진료보다 진료의 경쟁력이 떨어진다고 교수 외래에서 학생과 수련의를 교육하는 것을 전면 금지하기도 했다.[20] 학습자 중심 교육환경을 일생의 일로 삼았던 20대 초반의 의학교육자들은 아연실색하고 배신감을 느꼈을 것이다.

만약 아카데믹 헬스센터의 학습 환경이 침식되고 있다면, 아카데믹 헬스시스템 어디에도 아직 풍부한 학습 환경이 만들어지지 않았다. 의과대학 관리자들은 의학교육, 특히 외래 교육 기회를 확대하기 위해 전체 통합의료전달시스템(IDS)을 사용하는 것을 종종 언급했다. 그러나 이것은 지역사회 환경에서 제공되는 교육이 전통적으로 교육병원에서 제공되는 것과 동일한 양질의 요건을 갖추도록 하기 위해 상당한 노력을 기울인 경우에만 효과적으로 이루어질 수 있었다. 적절한 교육목적은 단순히 학생과 수련의들을 개업의 오피스에 배치하고 이를 "외래 교육"이라고 부르는 것이 아니었다. 오히려 뚜렷한 교육적 가치를 지닌 무언가를 창조하는 것이었다.

1990년대 후반 현재, 그런 일은 자주 일어나지 않았다. 의과대학이 지역사회 교육을 확대하기 시작하였지만 학교 관리자들은 일반적으로 교육적 문제나 교육의 질에 대해 거의 관심을 보이지 않았다. 한때 신성하게 여겼던 것, 즉 교육 목표를 정의하고 필수 학습 경험을 창출하고, 교육자의 질을 담보하고, 다양한 환자를 제공하고, 다양한 학습목표 충족을 위해 외래 방문을 요청하고, 교육과 피드백을 위한 시간을 확보하고, 학생과 수련의가 개원의 진료실에서 회의와 토론에 참석하는 것-이 모두는 일반적으로 무시되었다. 한 전형적인 예가 3학년 학생들이 개업의 진료실에서 교대 실습을 하는 새 일차진료 교육 프로그램을 자랑하던 어느 남부 의과대학에서 일어났다. 그러나 "감독" 의사들은 이 프로그램은 교육과 학습 문제에는 전혀 관심이 없었고, 하루에 60명이나 되는 환자를 보고 있었다.[21] 20세기 내내 의과대학 지도자들은 바른 학습 조건을 만드는 데 매우 주의를 기울였지만, 지금은 그 모든 것이 다 통합의료전달시스템 건설의 흐름 속에 잊혀졌다. 한 비평가의 견해에 따르면, 이러한 경향이 억제되지 않으면, 학교는 곧 "새로운 임상교육 환경 속에서 도제 교육을 거의 제공하지 못하게 될 것이다."[22]

사실, 도제 교육은 새로운 많은 외래 환경에서 임상교육이 지향하는 것이었다. 한 명문 의과대학 교수진이 그랬던 것처럼 개업의 오피스에서 하는 교육은 종종 정당화되었는데, 그것은 "지역사회에서 의술이 실제로 어떻게 행해지는지를 학생들에게 보여줄 수 있기 때문이었다."[23] 이것은 좋은 임상 교육은 예시가 될만한 환자를 보여주고, 의학을 어떻게 실천해야 하는지에 대한 모델을 제공해야 한다는 전통적인 의학교육의 명제와 모순된다. 의사 오피스에서 교육을 하는 또 다른 흔한 명분은 "의사 오피스의 일상적인 관리(직원, 청구, 전화 의뢰)"[24]를 가르치는 것이었다. 이는 의학교육의 또 다른 공리인 의과대학과 레지던트 과정이 전문직 교육의 중요한 지적 문제들에 전념할 수 있도록 오피스 관리의 실질적인 일들은 개업 첫해에 배우는 것이 적절하다는 주장과 모순되었다.[25] 20세기 내내 이 비전임교수들은 그들의 학문적 업적, 경험, 교수 능력, 그리고 교육에 상당한 시간과 에너지를 쏟으려는 의지에 기반하여 신중하게 선택되었다. 이제, 어떤 지역사회 의사라도 적어도 그가 해당 네트워크의 일부이고 교육병원에 환자를 의뢰하고 있다면, 그 대학의 의대 교육자가 될 수 있다는 암묵적 전제가 생겼다. 간단히 말해 임상교육이 지역사회로 이동하고 있는데, 교육의 질에 대한 옹호자가 의외로 적었다(중요한 예외는 있다).[26] 아이러니하게도, 지역사회에서 교육을 증가시켜야 한다는 많은 합당한 교육적 이유들은 일반적으로 언급되는 것이 아니었다.

교육성과에 대한 좋은 양적 측정 지표의 부족으로 인해, 학습 환경의 침식이 학생과 수련의들에게 어떤 영향을 끼치고 있는지 알 수 없다. 그러나 비용 억제 시대에 의학교육은 학습자의 필요성에 대한 견고한 관심에서 멀어지고 있었으며, 그것이 미국의 미래의 의사 교육에 어떤 도움이 될 수 있을지는 상상하기 어렵다. 학생과 수련의들 스스로도 변화하는 의료 환경이 앞서 설명한 바와 같이 교육에 해를 끼쳐왔다고 불평했다.[27] 마찬가지로 알려지지 않았지만, 일부는 현대 교육 메디컬 센터의 상업화가 학생의 태도와 행동에 미치는 영향에 대해 심각하게 우려하고 있다. 한 의대 교육자가 설명했듯이, "나는 핵심이 현금 흐름인 환경에서 의학교육을 받은 학생은 우리가 그렇게 하든 말든 간에 핵심은 환자의 필요의 충족이라고 주장하는 환경에서 교육을 받은 이들과는 다른 종류의 사람이 될 것이라고 생각한다."[28]

의과대학에서 지적 풍토의 변화에 대한 네 번째 징후는 의학이 자체적인 내부 기준을 가진 대학 기반 전문직이라는 개념을 옹호하지 않는 의학교육자들의 증가였다. 진정한 전문직 학교(professional school)는 이 학교가 책임지고 있는 전문직 영역과 대학교 사이에 미묘한 균형을 유지하고 있다. 전문직 학교는 예술이나 과학 교수들과 달리 해당 분야의 전문직 종사자들의 실질적인 요구에 민감할 수밖에 없다. 동시에 전문직 학교는 스스로가 의사에게 제공할 수 있는 가장 큰 공헌은 정보를 비판적으로 평가하고, 변화하는 지식을 따라잡고, 지속적인 변화에 적응하며, 더 큰 역할과 책임을 되새기는 것이라는 점을 기억하면서 자체 기준을 세우고 이를 적용해야 한다. 이런 면에서 의과대학은 20세기 내내 종합대학교의 다른 전문직 학교들과 구별되어 왔다.[29]

1990년대에 의과대학이 관리의료 환경에서 일할 준비가 된 의사를 배출하지 않았다는 이유로 공격을 받으면서 이러한 상황은 바뀌기 시작했다. 좌절감에 빠진 일부 관리의료기구는 의사들이 관리의료 관행에 적응할 수 있도록 하기 위해 자체 "대학원"을 설립했다(예컨대 멀리킨 관리의료대학교(the Mullikin University of Managed Care)와 헨리포드 헬스시스템 관리의료대학(the Managed Care College of the Henry Ford Health System)).[30] 심지어 대규모 관리의료기구들이 처음부터 관리의료 의사 훈련을 위해 자신의 의대를 설립하려고 할 것이라는 추측도 있었다.[31] 그러한 비판을 피하기 위해, 의과대학은 수련 프로그램을 관리의료와 더 밀접하게 만들기 시작했다. 케이스 웨스턴 리저브 의대 교수들은 신흥 관리의료 환경에 학생 교육을 적응시켜야 할 필요가 있다고 말했고 듀크 의과대학은 "관리의료와 관련성을 보장하기 위해" 기본의학교육과 졸업후 의학교육을 재검토했으며, 존스 홉킨스의 한 학과장은 레지던트가 받는 "관리의료 수련과 전문성을 증가시키고 공식화할 필요가 있다"고 말했다.[32] 관리의료 교육의 의미는 사람에 따라 달랐지만 대부분의 의학교육자에게는 비용 절감형 의사결정, 진단검사의 적절한 사용, 예방의학, 그리고 환자와의 효과적인 의사소통을 의미했다. 대부분의 관리의료가 시행된 지역사회 외래에서 의학교육 비중을 늘리려는 노력도 의과대학이 관리의료 교육을 시작하려는 시도의 일환이었다.

의학교육의 이러한 변화가 매우 필요하다는 것은 의심의 여지가 없었다. 이 책의 독자들이 이미 보았듯이 20세기 동안 의학교육의 가장 큰 결함은 임상적 불확실성에 대해 학습자를 적절하게 훈련시키지 못한 것이었고, 이로 인해 검사, 시술, 치료에 있어 체계적인 남용이 생겨났다. 이것이 바로 관리의료기구들이 현재 의과대학에 퍼붓는 비판이었다. 그러나 1990년대 대부분의 의학교육자들은 모든 진료 환경에서 문제 해결 능력과 비용 효율적인 의사결정의 중요성을 인정하는데 실패했다. 즉 단독개업, 집단개업, 행위별 수가제, 관리의료, 그리고 미래에 관리의료를 대신할 그 어떤 시스템에서도 통용되는 능력 말이다. 의학교육자들이 비용 효율적 행동을 "좋은 의료(good medicine)"이 아니라 관리의료라고 부르는 관행은 마치 그러한 기술은 결코 의학의 바람직한 일부가 아니라는 것처럼 보이게끔 하는 부정확하고 자기비하적인 것이었다. 그것은 미국 의과대학이 진정한 대학교 기반 전문직 학교처럼 행동하기보다는 기업 고용주의 특정한 필요를 충족시키기 위해 고안된 상대적으로 좁은 직무 지향적 접근에 적응하면서, 대학에서 자신의 지위를 포기하는 비전을 시사했다.

의과대학은 관리의료기구의 교육적 종복이 된다는 의미에서 어디까지 갈 것인가? 1990년대에 이것은 중요한 질문이 되었다. 많은 관리의료기구들은 의사들을 쉽게 관리할 수 있도록 순종이나 의무와 같은 그러한 조직의 특별한 요구를 주로 충족시키는 기술과 태도를 의과대학이 가르칠 것을 요구하고 있었다. 일부 관리의료기구들은 심지어 의사들에게 그들이 돌보는 환자뿐만 아니라 보험금 지불자들의 옹호자가 되도록 가르쳐야 한다고 주장하기도 했다.[33] 이는 비평가들에게 겉으로 환자를 돌보는 척 하면서 실제로는 고용주의 재정적 이익을 위해 진료를 제한하는 "이중첩자"가 된 의사의 망령을 떠올리게 했다.[34]

20세기 말에 의과대학이 이러한 압력에 굴복하고 있다는 징후가 있었다. 일부 관찰자들은 의과대학이 더 이상 학생과 수련의들 사이에 적절한 전문직업성(즉, 보험회사, 의료시스템 또는 투자자와 상반되는 환자의 필요에 대한 선량한 관리자의 의무)을 심어주지 못하고 있다고 우려했다.[35] 적어도 몇몇 학교들은 관리의료가 요구하는 것은 무엇이든 기꺼이 하겠다는 의사를 표명하는 것 같았다. 예를 들어, 로스앤젤레스 소재 캘리포니아 대학에서, 일부 교수들은 관리의료에 대해 의구심을 가진 학생들을 교육시키는 것이 그들의 책임이라고 주장했다. “의학교육자들은 이러한 내용[관리의료]을 교육과정에 도입하는 창의적인 방법을 찾아야 할 뿐 아니라 학생들이 가진 부정적인 태도를 다룰 전략의 필요성도 예상해야 한다.”[36]

아카데믹 헬스센터의 변화된 분위기의 마지막 징후는 교육병원과 지역병원 사이의 모호한 구별이었다. 여러 해에 걸쳐 임상적 차이는 줄어들고 있었는데, 이는 주로 아카데믹 헬스센터가 전문 의료 분야의 경쟁 상대가 된 잘 훈련된 전문의를 매우 효과적으로 배출했기 때문이다. 이제, 교육병원의 학문적 업무도 줄어들고 있어, 지역병원과 더욱 구별이 어려워졌다. 1987년에 이미 보스턴의 7개 주요 교육병원은 다른 병원과 차별화하기 위한 홍보 캠페인을 벌일 필요성을 느꼈다.[37] 10년이 지난 후에도 그 차별화는 쉽지 않았다.

새로운 아카데믹 헬스시스템이 교육과 연구에 얼마나 많은 재정적 도움이 되었는지는 분명하지 않았다. 제3자 지불자들이 그러한 활동과 명확하게 관련된 추가 비용을 지불하기를 거부하는 한, 가장 효율적인 아카데믹 헬스시스템조차도 이전 수준의 양질의 교육을 유지하는 데 강한 압박을 받았다. (교육과 연구의 교차 지원금은 두 가지 유형이 있었음을 기억해야 한다. 즉 학술 업무 지원을 위해 학교가 사용한 교수 진료비와, 복잡한 이전 절차를 통해 들어온 병원 수익이었다.) 신시내티 의대의 새로운 제도는 의학교육을 지원에 총 수입의 1.5%를 배정하여 주목을 받았다. 그러나 이 제도가 수익성 있게 운영되지 않는다면, “가장 팔기 어려운 것”이라고 불리는 의학교육에 대한 이러한 소박한 지원은 보류될 것이고, 이 시스템의 관리자들은 매우 경쟁적이고 가격에 민감한 시장에서 교육비용을 감당할 수 있을지 불확실했다.[38]

또한 새로운 아카데믹 헬스시스템-특히 병원측이 그 주도권을 쥔 시스템-이 의학교육에 대해 도덕적 지원을 얼마나 많이 제공할 것인지도 분명하지 않았다. 세인트루이스의 BJC 헬스시스템은 몇몇 이들에게는 21세기의 아카데믹 헬스시스템의 모델로 간주된다. BJC는 1993년 반즈와 주이시 병원(Barnes and Jewish Hospitals)(1996년 합병하여 반즈-주이시 병원이 되었다)이 크리스찬 헬스서비스(세인트루이스의 두 커다란 지역병원의 운영자)와 합치면서 병원, 요양원, 외래와 응급센터, 의사 오피스빌딩, 가정헬스서비스, 그리고 관리의료 주도의 지역 네트워크를 형성하였다. 그 후, 세인트루이스 아동병원은 미주리 주와 남부 일리노이 주에 있는 많은 지역병원들과 함께 이 시스템에 가입했다. 다른 통합의료전달체계와 마찬가지로, BJC는 시스템 내에서 과도한 병원 수용 역량을 없애고, 운영 효율성과 규모의 경제를 도입하여, 해당 지역에 의료서비스 제공을 합리화함으로써 많은 성과를 거두었다. 게다가, 워싱턴 대학의 경영진들과 중첩되는 영리한 이사진, 그리고 반즈-주이시 병원과 워싱턴 의대 간에 선의의 협력을 했던 경험이 있는 BJC는 금세기 초 최초의 교육병원이 되었던 반즈 병원과 거의 같은 방식으로 진정한 아카데믹 헬스시스템이 될 기회를 가지고 있다.

지금까지 그런 일은 일어나지 않았다. BJC의 사명 선언문은 지역에 양질의 의료를 저렴하게 제공한다는 내용은 길게 늘어놓았지만, 교육과 연구에 대한 언급은 거의 없다. 비록 BJC가 스스로를 “아카데믹한” 건강관리시스템이라고 부르지만, 많은 관찰자에게 워싱턴 의대는 단지 잉여일 뿐이며, 이 시스템은 마케팅 기구일 뿐이라고 보고 있다. BJC가 취한 많은 조치들은 의과대학에는 해를 끼쳤지만 병원 수익창출이라는 관점에서 유용했을 것이다. 예를 들어, 반즈-주이시 병원은, 환자의 “처리량”을 증가시킴으로써(그런 일은 좋은 의학교육에는 매우 해로웠지만), 돈을 버는 데 있어서 여느 병원만큼이나 탁월해졌다. 반즈-주이시 병원의 새로운 외래 시설은 많은 교수들이 격하게 항의할 때까지 교육 공간(교육은 환자 흐름을 느리게 한다)을 두지 않았다. BJC는 워싱턴 의대의 여러 전문 서비스들을 반즈-주이시 병원을 떠나 몇 마일 떨어진 지역사회 병원으로 보낼 것을 권장했다. 이는 의료 제공에는 중요하지 않을지도 모르지만, 학과가 분산하면 교육과 연구에 필요한 아이디어의 교류가 약화되기 때문에 교육과 연구에는 매우 중요한 문제다.[39] 반즈-주이시 병원의 안면거상술 계획 과정에서 BJC 관계자들은 학교의 임상연구자들이 사용했던 넓고 생산적인 공간을 철거했고 심지어 교수들은 이사를 해야 한다는 사실을 사전에 듣지도 못했다. 의과대학과 BJC 간부들 간의 대화는 규칙적으로 이루어지지 않았고, 의과대학에 영향을 미치는 BJC의 많은 주요 의사결정이 일방적으로 이루어졌다. BJC와 다른 “아카데믹” 헬스시스템이 진정한 학문적 사명을 발전시켜 더 큰 이익을 제공할 수 있는 잠재력을 실현할 것인지, 아니면 그들이 지역적 중요성만을 지닌 지역사회 의료시스템으로 남을 것인지는 두고 볼 일이다.[40]

이러한 아카데믹 헬스센터 분위기의 변화는 지난 장에서 설명한 관리의료 환경에 대한 의학교육자들의 발끈하는 반응의 결과였다. 관리의료 세계에서는 학문은 더욱 지탱하기가 어려워졌다. 대부분의 의과대학과 교육병원이 채택한 해결책은 스스로를 덜 학문적이 되도록 “구조조정”하는 것이었다. 일부 학교, 교육병원, 아카데믹 헬스센터는 여전히 재정적인 어려움에 처해 있지만, 대부분은 재정 대차대조표를 성공적으로 개선했고 임상적으로 더 “경쟁력” 있게 되었다. 하지만, 그 비용은 그들의 존재 이유, 즉 교육과 연구를 깎아내리는 것이었다. 학교 관계자들은 정기적으로 이 학술적 임무를 보존하는 것의 중요성에 대해 말했지만, 가장 먼저 보호 대상이 된 것은 임상 사업이었다. 역사적으로, 미국 의과대학의 의학교육에 대한 가장 큰 제도적 장벽은 연구에 대한 지나친 강조였다. 이제, 가장 큰 위협은 과도한 환자 진료가 되었고 이는 교육과 연구 모두에게 피해를 입혔다.

그 결과 21세기가 다가오자 미국 의학교육의 제2차 혁명기가 시작되었다. 20세기 동안 미국의 의학을 특징지었던 대학 시스템이 체계적으로 해체되고 있었고, 미국의 의과대학은 플렉스너 혁명 이전에 그랬던 기업 형태로 되돌아가기 시작하고 있었다. 의학교육의 제1차 혁명의 도전은 진료 업무 환경으로부터 대학으로 의학을 끌어들이는 것이었다. 이제 의학교육자들은 의과대학이 의료전달체계에 들어가기 위해 대학을 떠나야 하는지 의문을 제기하게 되었다.[41] 제1차 혁명의 임무는 연구를 의과대학의 중점 업무로 확립하는 것이었다. 1990년대 들어 의학교육자들은 종종 연구에 대한 변명을 하게 되었고, 심지어 일부는 "연구 집약적인 고전적인 의과대학 모델이 앞으로도 계속 유지될까?"라고 묻기도 했다.[42] 제1차 혁명의 목표는 교수들을 생계를 위한 진료 업무에서 해방시켜 의대를 진정한 대학의 활동으로 만드는 것이었다. 이제 한 세기 전의 영리의 학교와 마찬가지로, 임상교수들은 생계를 위해 점점 더 사적 진료에 의존하고 있음을 알게 되었다. 제1차 혁명의 핵심 사명은 의학교육이 직업훈련이 아닌 졸업후교육이 될 수 있도록 고무적인 학습 환경을 조성하는 것이었다. 세기가 끝날 무렵, 의학교육의 질에 심각한 부정적인 영향을 미치면서 학습 환경이 침식되고 있었다. 제1차 혁명 동안 대학 총장들은 의학교육에 깊은 관심을 가졌고, 많은 총장이 대학 기반 의과대학이라는 강력한 시스템을 만들기 위해 이 운동을 이끌었다. 1990년대에는 의과대학의 교육과 연구 목표를 옹호하는 대학 총장이 거의 없었고, 의과대학이 대학을 떠날 위기에 처해 있다는 사실을 알고 있는 총장은 훨씬 더 적었다. 1900년대 초, 그리고 20세기 대부분에 걸쳐, 의학 지도자들은 아카데믹 헬스센터가 그들 자신의 안녕을 넘어서는 근본적인 책임, 즉 더 나은 의료시스템의 변화에 있어 중요한 역할을 해야 한다는 견해를 자주 표명했다. 20세기가 끝날 무렵, 그러한 정서는 좀처럼 보이지 않았다.

물론 이러한 추세가 앞으로 수십 년 동안 어디까지 계속될지 아는 것은 불가능하다. 역사가들이 이해하듯 미래는 헤아릴 수 없는 우발적 상황 가운데 하나이며, 내일에 대한 예측은 흔히 현재의 캐리커처이다. 그럼에도 불구하고, 몇몇 이들이 상상하는 최악의 시나리오는 오싹했다. 한 가지 극단적인 시나리오에서는, 특히 지역사회 외래에서 임상 교육의 질은 너무 낮아서 인증기관의 기준을 충족시키지 못할 것이다.[43] 또 다른 극단적인 시나리오에서는, 미국에는 연구, 전공 수련, 그리고 복잡한 진료에 종사하는 소수의 진정한 아카데믹 헬스센터만이 남게 될 것이다. 현재의 대부분의 교육병원은 연구나 수준 높은 진료 기능이 없는 지역병원이 될 것이다.[44] 일부 아카데믹 메디신의 전통주의자들은 의학교육이 한 줌의 센터만이 문명을 존속시키고 있는 학문적 중세에 접어들고 있다고 하는 것도 과언은 아니다.

현재의 미국 의학교육 시스템과 백 년 전의 영리 시스템 사이의 유사점을 지나치게 강조하는 것도 큰 실수일 것이다. 출발점이 너무 다르다. 미국의학교육의 백 년에 걸친 대학 전통, 재능 있고 헌신적인 수많은 생의학자의 존재, 생의학 연구에 쓰이는 매년 수십억 달러의 민간 및 공공 자금, 새로운 의학 지식의 혜택에 대한 대중의 인식, 그리고 오늘날 의대생과 수련의의 유능함은 현재와 플렉스너 이전의 의대 교육 사이에 상당한 차이점을 보여준다.

그럼에도 불구하고 관리의료 시대에 발전해 온 영리 시스템과의 유사성을 무시하는 것은 마찬가지의 실수일 것이다. 아카데믹 헬스센터에서는 대학 기준을 대체하기 위한 금전적 기준이 시작되었다. 아카데믹 헬스센터의 재정적인 복지와 의대 교수에 대한 지속적인 후한 보상이 승자가 되었다. 교육과 연구는 패배했다. 미국인들은 내일 아침에 일어나 교육병원과 의과대학이 사라졌음을 발견하지는 않을 것이다. 그러나 이미 교육병원을 지역병원으로, 대학 의과대학을 영리 의학교로 바꾸고 있는 은밀한 과정이 시작되었다.

의학교육과의 관련성 감소

20세기 대부분 동안, 의과대학과 교육병원은 미국에서 의료행위의 가장 중요한 결정요소였다. 이는 그들이 교육한 의사들과 그들이 생산한 새로운 지식에서 비롯되었을 뿐만 아니라, 진료 기준을 설정하고 시행하는 그들의 역할에서 비롯되었다. 이 기간에 진료의 조건은 의사들이 배운 바에 따라 자유롭게 진료를 할 수 있도록 해주었다.

제2차 혁명기에 의학교육은 진료와 더욱 밀접해지기 시작했다. 점점 더 많은 보험회사들, HMO들, 그리고 다른 관리의료기구들은 의사직이 항상 이상적인 것으로 유지해 왔고 학교가 일관되게 가르친 의료 서비스에 거의 관심을 보이지 않았다. 대신, HMO는 오랫동안 확립된 수월성(excellence) 원칙에 따라 의사의 진료를 어렵게 만드는 조직 환경을 조성하고 있었다. 미국 역사에서 처음으로 의학교육과 의료 제공 환경 사이에 괴리가 나타났다.

이 점을 잘 알기 위해서는 환자와 충분한 시간을 갖는 것이 의사의 업무에 갖는 근본적인 중요성을 인식하는 것이 필요하다. 좋은 교육과 좋은 연구처럼, 좋은 의료 서비스는 즉각 제공될 수 없다. 문제 해결-진단을 하고, 개별 환자에 최선의 치료법을 결정하는 것-을 위해서는 의사가 생각하고 성찰할 시간이 필요하다. 이와 유사하게, 세부 사항에 대한 주의와 철저함은 의사가 주의 깊게 듣고 환자를 세심하게 검사하기 위한 충분한 시간을 필요로 한다. 의학의 착한 사마리아인 기능을 충족시키고 이와 마찬가지로 원만한 의사-환자 관계를 확립하는 것도 의사가 서두르지 않을 때만 가능하다. 의사가 너무 서두르면 환자를 알거나, 개인의 희망과 선호도를 결정하거나, 교육과 상담을 제공하거나, 질병을 예방하고 건강을 증진시킬 수 있는 방법을 가르치거나, 심리사회적 관심사를 다루거나, 위안과 공감을 할 수 없다.[45] 그리고 아무리 숙련된 의사라도 환자를 성급하게 보고 치료하면 모든 유형의 실수는 훨씬 많이 일어난다.

아마도 관리의료의 시대를 거치면서 가장 놀라운 의료행위의 변화는 효율이라는 명분으로 의사와 환자의 관계에서 시간을 짜냈던 것이다. 관리의료기구는 "처리량"을 극대화해야 한다는 주장으로 의사들을 조립라인과 같은 방식으로 끊임없이 가속되는 속도로 환자를 보라고 압박하고 있었다. 1980년대 후반, 대부분의 의사는 하루에 30명의 환자가 한계라고 느꼈다. 1990년대 중반에는, 많은 HMO에서 하루에 25~30명의 환자가 흔했고, 일차진료의사는 하루에 70명의 환자를 본다는 이야기가 퍼져나갔다.[46] 1997년, 의사들은 환자와 대화하는데 평균 8분을 소비했는데, 이는 10년 전보다 절반도 되지 않았다.[47] 1990년대 후반에 더 짧은 시간에 더 많은 환자를 보라는 압박은 줄어들 기미를 보이지 않았고, 많은 의사들은 그 부담으로 비틀거리고 있었다. 한 전문가는 이렇게 썼다. "오늘날 마이모니데스109)라면 분명 환자의 모든 차원을 더 잘 이해하기 위해 시간을 더 달라고 기도할 것이다."[48]

관리의료의 세계관에서는, 환자와의 짧은 만남이 바람직한 경제를 반영한다. 의사의 "생산성"이 증가함에 따라, 동일한 양의 서비스가 더 적은 수의 의사로도 가능하기 때문이다. 그러나 환자 치료에 대한 바람직하지 않은 결과는 이미 논의한 교육에 대한 부작용과 더불어 곧 명백해졌다. 면담 시간이 짧으면 치료 결과가 더 나쁘다는 많은 연구가 발표되었다.[49] 로버트 우드 존슨 재단(the Robert Wood Johnson Foundation)이 후원하는 의사를 대상으로 한 대규모 설문조사는 HMO에서 근무하는 일차진료 의사들은 양질의 진료를 제공하기 위해서는 조직에서 할당된 시간보다 30~40% 더 많은 시간을 환자들과 함께 보내야 한다고 느끼는 것으로 나타났다.[50] 짧은 면담 시간은 의사들 사이에서 직업 불만족, 탈진, 정신건강 악화 등을 유발하는 중요한 요인임이 알려졌다.[51]

또한 면담 시간이 너무 짧으면 환자들이 종종 치료에 만족하지 않는다는 증거가 쌓이기 시작

109) 모세 마이모니데스(1135-1204). 중세 유대교 랍비이자 철학자, 의사.

했다. 다양한 연구들은 현명한 임상의사, 휴머니스트, 사회과학자들이 오랫동안 알고 있던 사실, 즉 환자의 만족도는 좋은 의사소통, 자상하고 주의 깊은 의사, 그리고 환자의 상태와 치료에 대한 철저한 설명에 크게 의존하고 있다는 사실을 되풀이했다. 의사의 시간이 부족하면, 이러한 목표는 거의 달성되지 않았으며, 환자들은 종종 그들의 치료에 불만을 갖기 시작했다.[52] 의사들은 진료실 문고리에 손을 얹고 환자들을 맞이하기 시작했고, 상담이 시작되기도 전에 환자들이 떠나도록 손짓하는 의사의 전형이 등장했다. 상담 칼럼니스트 앤 랜더스(Ann Landers)는 독자들로부터 의사들에 대한 가장 빈번한 불만은 "의사가 시간을 충분히 내어주지 않는다는 느낌"이라고 지적했다.[53] 프랭크 다비도프(Frank Davidoff) 내과학 연보 편집장은 1990년대 대체의학의 인기가 높아질 수 있다고 시사했는데 의사들과 달리, 그 시술자들은 "시간의 가치를 발견하여 환자에게 필요한 시간을 내어준다"는 사실로 이를 설명하였다.[54]

관리의료가 확산되면서 HMO가 제공하는 진료의 질에 대한 국가적 논란이 일었다. 1990년대 후반에, 논쟁은 거의 전적으로 제공되는 진료의 양에 초점을 맞췄다. 과잉진료가 과거에 주요한 문제였다는 것을 인식하는 책임감 있는 사람들 사이에서도 과소진료에 대한 두려움이 깊어지고 있었다. 1990년대의 대중 언론은 많은 HMO들이 강요한 치료 장벽에서 비롯된 불가피한 복잡함과 비극의 무서운 이야기로 가득 차 있었다.[55] 과소진료의 문제는 의료가 가장 필요한 환자들, 즉 노인이나 만성적이고 드문, 혹은 심각한 질병을 가진 이들과 같은 취약한 집단에 가장 널리 퍼져 있는 것 같았다.[56] 그러한 보고서는 때때로 HMO의 비판자들이 자주 무시한 HMO의 성과를 무색하게 했다.

시간의 문제는 더 은밀하지만 더 근본적인 위협을 수반했다. 대부분의 HMO의 조직 구조는 환자 "처리"에 중점을 두어 품질, 개인에 대한 배려, 존중심, 그리고 원만한 의사-환자 관계를 달성하기를 더 어렵게 만들었다. 로저 벌거(Roger Bulger) 아카데믹헬스센터협회 회장은 "환자와 의사소통하는 최상의 기술을 모두 익힌 학생들도 진료 환경이 예컨대 10분마다 다른 환자를 보아야 하는 등 열악하다면, 곧 그러한 기술을 무시하는 법을 배우게 될 것"이라고 썼다."[57] HMO에서는 방문이 거의 필요 없고 시간도 쓰지 않는 건강한 환자들로 구성된 큰 집단을 가진 의사들에게 금전적인 보상이 있었다. 더 자주 방문하고 더 긴 진료 시간이 필요한 어려운 환자를 치료하는 의사들에게는 재정적 불이익이 발생하였다. 미국에서 가장 훌륭하고 존경받는 HMO 중 하나인 퓨젯 사운드 그룹헬스조합(Group Health Cooperative of Puget Sound)의 한 가정의는 그녀가 속한 조직의 상황을 이렇게 설명했다. "천식 같은 만성질환에 대해 동정심이 많거나 전문지식을 가진 의사는 그 대가를 치른다. 즉 더 아픈 환자들을 끌어들인다는 것이다"[58] 불과

몇 년 전만 해도, 그리고 역사를 통틀어 관리의료가 등장하기 전까지 시간과 전문지식이 필요한 중한 환자들을 끌어들이는 것은 처벌이 아닌 좋은 의사의 기술에 대한 칭찬으로 여겨져 왔다.

관리의료 운동이 치료의 질에 미치는 영향에 대해 훨씬 더 많은 것을 알 필요가 있다는 것은 아무리 강조해도 지나치지 않다. 일화는 풍부했지만, 관리의료와 행위별 수가제도의 상대적 강점과 약점을 문서화할 수 있는 경험적 증거는 거의 없었다. 이 주제에 대한 연구는 결과가 엇갈렸으며, 일부 HMO가 더 열악한 품질의 환자 관리를 제공했다는 일부의 믿음은 데이터에 의해 뒷받침되지 않았다.[59] 한 환자 조사에 따르면 관리의료 플랜에서 등록자의 대다수가 관리의료 서비스에 대개 만족하고 있는 것으로 나타났다.[60] 관리의료가 환자 치료에 영향을 미치고 있다는 증거는 부족했지만 의료의 질을 측정하기가 어렵기 때문에 완전히 안심할 수는 없었다. 가장 큰 문제는 과잉진료보다 과소진료를 측정하기가 훨씬 더 어렵다는 것이다. 덧붙여서, 진료의 질의 근본적인 요소들, 예를 들어 의사-환자 관계, 개인적인 진료의 과학적 가치, 손을 얹어주는 것의 치료 능력, 더 건강한 생활 방식을 채택하거나 치료 요법을 준수하도록 환자를 고무하는 인간관계의 능력, 그리고 필요한 검사나 시술은 극대화하되, 그렇지 않은 것은 극소화하는 좋은 임상문제 해결능력 등은 정량화하기 어려웠다.[61]

의학교육에 관한 이 책에서 주목할 만한 것은 관리 의료에서 의료의 질이 떨어지거나 개선된 정도가 아니라, 심지어 관리의료기구들이 의학 전문직업성의 가장 근본적인 원칙 중 일부를 부정하고 있었음에도 불구하고 진료의 질에 대한 논쟁에서 미국 의대 교수들의 리더십이 실종되었다는 점이다. 전통적으로 진료의 기준을 세우고 유지하여 국가의 건강을 지키는 것은 아카데믹 메디신의 책임이었다. 20세기 내내, 아카데믹 메디신은 이 책임을 잘 수행해 왔다. 기본의학교육과 졸업후 의학교육의 강력한 시스템의 창설, 의사면허와 전문의, 세부전문의 인증 기준의 제정, 병원 인증 기준의 개발 등이 진료의 질을 가능한 최고로 보장하기 위해 의과대학의 지도자들이 채택한 적극적인 조치들 중 하나였다. 그러나 20세기가 끝나갈 무렵, 대중은 관리 의료의 질에 대해 점점 더 우려하고 있었지만, 이 문제에 대해 의대 지도자들의 언급은 거의 없었다. 뉴잉글랜드 의학저널(NEJM)의 편집장인 제롬 카시러(Jerome P. Kassirer)가 관찰했듯, 분위기는 이 문제에 대한 "어색한 침묵"으로 가득 차 있었다.[62]

의과대학 관계자는 무엇에 관해 목소리를 높이고 있었는가? 주로, 자기 이익과 관련된 문제들이었다. 1990년대 미국의과대학협회와 그 산하 기관들은 민주당 건강보험 제안(졸업후 의학교육에 대한 보다 관대한 자금지원을 제공한다)을 지지하였고, 보다 많은 연방 연구지원을 받기 위해 로비를 했으며, 의뢰 네트워크를 확충하고 통합의료전달시스템을 구축하기 위해 힘썼으며,

대학 기반 생의학 연구를 상업화하기 위하여 새로운 것을 모색하였다. 대부분의 아카데믹 헬스센터는 HMO의 보다 의문스러운 의료 관행에 이의를 제기하기 보다는 관리 의료를 기정사실로 인정하고 주로 자신의 기관이 새로운 시장 안에서 살아남기 위해 노력하였다. 심지어 교수들에게 높은 의사 "생산성" 조건을 부과하여 그들이 관리 의료를 위해 더 잘 경쟁할 수 있도록 하였다. 아카데믹 메디신은 그 독특한 이타적, 사회적 사명을 계속 이야기했다. 그러나 그 행동은 주로 자기 이익이 우선함을 시사했다.

마찬가지로 의사들도 대체로 의료의 질에 대해서는 거의 언급하지 않았다. 그 대신, 영역 싸움은 그 어느 때보다 치열하게 반복되었다. 일반의들이 더 많은 전문의 진료를 하였고, 전문의들이 더 많은 일차진료를 하였으며, 모든 유형의 전문의들이 다양한 신체 부위를 놓고 경쟁하였고, 모든 의사들이 임상간호사나 의사보조원의 의료 영역 침범을 우려하였다. 백내장 수술과 전립선 절제술에 대한 메디케어 수가가 하락하면서 많은 안과 의사들이 각막절제술(근시 교정수술)을, 비교기과 의사들은 음경확대술을 더 많이 하기 시작했다. 이는 보험자들이 전혀 돈을 지불하지 않을 때라도 엄청난 금액을 지불할 수 있는 부유한 환자들이 주로 찾는 수익성 있는 영역이었다.[63] 그러나 아카데믹 메디신과 대부분의 의사들은 공동선과 공공의 이익을 위해 내부적 차이와 사익을 무시할 수 없는 것처럼 보였다. 미국의과대학협회 회장 조던 코헨(Jordan Cohen)은 "몸을 웅크려 방어태세를 굳히며 방어적이 되고, 자기 이익을 추구하는 강한 경향은 아카데믹 메디신이나 개업가가 별 차이 없다"고 설명했다."[64]

궁극적으로, 아카데믹 메디신이 진료의 질에 대해 언급을 꺼리는 것은 그 나름의 위험을 무릅쓰고 한 일이었다. 진료에 있어 "환자 처리"를 극대화하기 위한 노력이 수그러들지 않고 계속되려면, 의사가 진료할 때 최고의 의학 수준을 따를 수 없을 것이고, 아카데믹 헬스센터는 그들이 배출한 교육 산물에 대한 시장이 줄어드는 것을 보게 될 것이다. 마찬가지로, HMO가 필요한 서비스에 대한 비용 지불을 거부한다면, 아카데믹 헬스센터가 생산한 새로운 지식, 약물 및 기술의 시장도 침식될 것이다. 의학을 어떻게 실천할 것인가를 결정하는 데서, 의학계 전체가 주권을 잃게 될 것이고, 이 전문직의 정수는 의학계 지도자나 의료 전문가들이 아닌 보험회사가 만들게 될 것이다. 한 경영 저술가는 이미 "모든 병원과 의대를 소유하고 있는 HMO 세 개만이 살아남을 것이며, 의사는 그들을 고용하는 HMO에 의해 면허를 받을 것이다."며 미래를 예견했다.[65] 덜 극단적이고 그럴듯한 시나리오에서도 교훈은 명확했다. 임상 진료의 질을 유지하는 데 있어서 아카데믹 메디신의 리더십이 없다면, 국가의 건강은 잠재적으로 더 나빠질 뿐만 아니라, 아카데믹 헬스센터는 미국의 의료와 더욱 멀어지게 될 것이다.

사회계약의 회복

1990년대 후반에 이르러 미국 의학교육의 두 번째 혁명이 시작되었다. HMO의 압력에 의해, 아카데믹 헬스센터는 교육, 연구, 자선 치료를 교차 지원하는데 임상 수입을 사용할 수 없게 되었고, 환자를 신속하게 치료해야 하는 관리의료의 의무는 시간이 가장 중요한 특징인 학습 환경을 파괴하고 있었다. 보다 미묘하지만 마찬가지로 치명적이게도, 아카데믹 헬스센터들은 새로운 관리 의료 환경으로 인해 의사가 많은 전통적인 전문직 교육과 가치에 따라 진료하는 것이 점점 더 어려워졌기 때문에 그들의 교육적 산물에 대한 시장을 잃고 있었다.

제2차 세계대전 이후, NIH의 성장, 민간 의료보험의 확산, 메디케어 및 메디케이드 제정 등 아카데믹 헬스센터의 외부 환경에는 몇 가지 중대한 움직임이 있었다. 이러한 사건들은 궁극적으로 아카데믹 헬스센터에 새로운 주요 수입원을 제공하고 그들의 산물 시장을 확장시켰다. 관리 의료 하에서는, 그 반대 현상이 일어나고 있었다. 임상 마진은 줄어들고 있었고, 메디컬센터의 교육 산물에 대한 수요가 줄어들었다. 거의 한 세기 만에 처음으로 아카데믹 헬스센터의 외부 환경은 적대적이 되었다.

과거에, 아카데믹 헬스센터들은 외부 환경에서 변화하는 자극에 대응하여 놀랄 만한 민첩성을 보여주었고, 1990년대에 그들은 다시 그렇게 하려고 용감하게 노력했다. 그러나 진정한 성공을 거둔 곳은 거의 없었다. 대부분은 재정적으로 살아남았지만, 기관의 핵심 사명을 잃을 위기에 처했다. 일부 의과대학에서는 임상 진료의 양을 늘리고, 가능한 한 많은 자비 환자들을 보는 것 이상의 더 심오한 목적을 분별하기가 어려워졌다. 의학교육자들이 한 세기 내내 스스로 세웠던 원대한 목표가 생존 경쟁에서 잊혀지고 있었다.

1990년대 아카데믹 헬스센터 문제를 단순히 관리의료 부상의 결과로 보는 것은 실수일 것이다. 제2차 혁명기의 더 깊은 뿌리는 의학에 대한 사회적 기대의 변화에 적응하지 못한 의대 교수들에게 있었다. 제2차 세계대전 이후 건강 패러다임은 풍부한 자원이었다. 그 결과 아카데믹 헬스센터가 기하급수적으로 성장하고, 비효율적으로 운영되며, 비용 효율적으로 진료하는 의사를 배출하는 데 무심할 수 있었다. 당시의 풍성한 금전적 인센티브와 의학에 열광하던 국민들을 생각하면 이러한 행동은 쉽게 이해할 수 있었지만, 사회적 조건이 변화하고 자원 제약의 시대가 시작되자 그들은 매우 취약해졌고 당황스러워 했다.

이에 따라 아카데믹 헬스센터들은 지난 세기 어느 때보다도 자신감은 떨어지고 통제력을 잃은 상태에서 21세기로 떠내려가고 있었다. 그러나 의학교육의 질을 옹호하는 이들에게는 절망하지 않을 이유가 있었다. 과거에는–현재와 마찬가지로- 높은 기준을 유지하기 위해 아카데믹 헬스센터와 사회가 서로 더 나은 서비스를 제공한다는 원칙을 가지고 있었다. 전형적으로 특정 시간, 장소, 사회적 맥락에 적합했던 전술은 다른 것의 모델이 될 수 없으므로 21세기를 위한 구체적인 해결책을 만들 필요가 있다. 그러나 지도 원칙은 과거에 대한 이해로부터 도출될 수 있다.

대중에게 가장 중요한 메시지는 아카데믹 헬스센터는 적극적인 육성과 지속적인 보호, 그리고 비전과 권력, 그리고 수단을 가진 사람들의 변함없는 지원이 필요한 취약한 기관이라는 것이다. 아카데믹 헬스센터의 가장 중요한 사회적 기능–미래 세대의 의료 전문가 교육, 새로운 의학 지식의 창출, 고도로 전문화된 서비스 제공(중증 화상 환자 관리, 복합 외상, 에이즈 등) 및 가난하고 보험이 없는 이들의 진료 등–은 수입을 창출하는 것이 아니라 사회적 이익을 창출하는 활동이었다. 보험사와 제3자 지불자들은 전통적으로 이러한 공익 서비스를 지원하였으나 대부분의 관리의료기구는 그렇게 하기를 꺼렸다. 미국 의학이 미래지향성과 인간성-교육과 연구에 대한 투자, 중증 환자들과 지불 능력이 없는 환자를 돌보는 능력–을 유지하고자 한다면, 아카데믹 헬스센터의 공적사명에 대한 구체적인 재원이 필요할 것이다.

임상 진료의 수익이 낮은 시대에 그 돈은 어디에서 찾을 수 있을까? 이 문제는 활발한 토론을 필요로 하지만, 많은 잠재적인 재원이 이미 제안되었다. 그 제안에는 아카데믹 헬스센터 지원을 위한 연방신탁기금의 신설, 일반 세수 사용의 증가, 모든 건강보험료에 과세하여 교육을 지원하는 "총액 지불(all payer)" 제도의 마련 등이 포함되어 있다. 이러한 제안의 공통점은 의학교육과 연구는 모두에게 이익이 되기 때문에 그 재원이 공동의 책임이 되어야 한다는 관점이다. "총액 지불" 접근법의 지지자들은 이러한 제도가 각 조직에게 동일한 비율로 세금을 부과하여 경기장을 평평하게 만들기 때문에 관리의료 회사에게 공정할 것이라고 주장해왔다. 찬성론자들은 또한 "총액 지불" 제도가 좋은 시민으로서 HMO의 이미지를 개선하는 데 도움이 될 것이라고 주장해왔다.

아카데믹 헬스센터의 자금 지원을 위한 다른 제안들에는 산업계와의 긴밀한 유대를 지속적으로 발전시키는 것과 대학 기반 의학 연구를 더욱 상업화하는 것 등이 포함되어 있다. 이러한 접근법은 비록 장기적으로 아카데믹 메디신의 가치를 저해하지 않도록 극도로 주의해야 하지만, 고려할 가치가 있다. 1998년과 1999년 의회에서 인기 있는 아이디어인 NIH의 예산 증가는 의학 연구, 특히 명문 의과대학에서의 연구에 도움이 될 것이다. 이미 의학교육 용도로 지정된 기금을 관리하는 규정의 변화도 도움이 될 것이다. 예를 들어, 병원뿐만 아니라 병원이 아닌 곳에서의 레지던트 교육에 졸업후 의학교육비를 사용할 수 있도록 메디케어 규정이 변경된다면, 그것은 외래 교육 개선 노력에 도움이 될 것이다.

1990년대에 학교는 시간에 대한 대가를 받는 데 가장 큰 어려움을 겪었다. 그러나 시간은 여전히 아카데믹 헬스센터가 항상 제공해야 하는 풍부한 교육 환경의 가장 근본적인 요소로 남아 있었다. 시간이 없으면 교수들은 제대로 가르칠 수 없고, 학생과 레지던트들도 효과적으로 배울 수 없으며, 연구자들은 문제를 연구할 수 없었다. 의학교육의 가장 시급한 재정적인 필요성은 새로운 건물이나 실험실이 아니라 풍부한 지적 분위기를 유지하면서 환자를 돌보는 데 충분한 시간을 할애할 수 있도록 하는 자금이었다. 다행히 의학교육의 경우 정확한 시간 비용을 측정할 수 있는 방법이 이용되고 있었다. 예컨대, 교수의 외래 진료에 레지던트와 학생이 들어올 경우 치료 환자의 수(또는 "생산성")가 25% 줄어든다면, 이 진료소가 어떤 교육도 하지 않는 의료기관과 동등한 조건에서 경쟁하는 데 필요한 교육 보조금을 계산할 수 있을 것이다.

아카데믹 헬스센터들은 자원 제약이라는 새로운 환경이 미국의 의료비 지출에 대해 절대적이지 않고, 상대적인 제한을 가한다는 것을 기꺼이 받아들일 수 있다. 이미 연간 1조 달러에 가까운 의료비를 지출한 미국 사회는 강력한 의학교육과 연구체계를 유지할 수 있는 수단을 분명히 가지고 있었다. 더욱이 높은 관리비, 중복 서비스, 불필요한 검사와 시술, 그리고 투자자 소유의 병원 시스템과 HMO가 이 시스템에서 빼낸 이익 등 불필요한 비용의 추정치는 국가 의료비의 3분의 1 이상에 달했다. 이 영역을 절감하면 사회적으로 중요한 다른 의료 목표는 말할 것도 없고, 의과대학과 교육병원에 충분한 자금을 제공할 수 있다는 주장이 제기되었다.[66]

미국이 의학교육과 연구에 얼마나 투자해야 하는가는 주로 가치와 사회적 우선순위의 문제지, 경제적 논리가 아니다. 아카데믹 헬스센터의 "자연적인" 규모나 구성은 없다. 즉, 이는 항상 사회와 협상의 문제였고, 소득 흐름에 정교하게 의존해왔다. 그러나 20세기 말, 아카데믹 헬스센터가 상당한 위험에 처해 있음은 분명했다. 이는 국가의 건강에 심각한 위협이 되었다. 현재 미국이 알고 있듯이 독립 개업의110)(private practice)가 없어도 좋은 의료 서비스를 제공할 수 있다고 그럴듯하게 상상할 수도 있다. 하지만 잘 훈련된 의사와, 새로운 의학지식의 지속적인 발견 없이 양질의 의료가 지속된다는 것은 상상할 수 없는 일이었다. 국민이 의학적 진보의 인큐베이터가 보존되기를 바란다면, 의학교육과 연구를 위한 안전한 재원이 필요했다. 사회는 아카데믹 헬스센터를 있는 그대로의 국가 자원으로 인정하고, 그들을 충분하고 현명하게 지원해야 한다.

110) private practices. HMO등 관리의료에 속하지 않는 독립 개업의를 말한다.

의학 교육자들에게도 중요한 메시지가 있었다. 아카데믹 헬스센터가 대중의 요구를 충족시키고 있다는 설득력 있는 증거 없이는 외부 지원을 기대할 수 없다는 것이다. 의과대학과 교육병원은 항상 지역사회의 안녕을 위해 존재해왔고, 그 반대가 아니었다. 그러나 1970년대 이후 어떻게 된 일인지 많은 의학 교육자들이 그 사실을 잊고 있었다. 제2차 혁명기 동안 아카데믹 헬스센터의 고충은 (새로운 지식을) 발견하지 못해서가 아니라 봉사하고 지도하지 못한 데서 비롯되었다. 의학교육자들이 아카데믹 헬스센터의 생명력을 보존하는 데 성공하려면, 그들은 한 세기 전 "기부를 받기 위한 첫걸음은 그럴만한 가치가 있는 곳이 되는 것이다."고 말한 찰스 엘리엇의 훈계를 기억할 필요가 있다.[67]

아카데믹 헬스센터는 여전히 공공의 관대한 지지를 받을 자격이 있음을 증명하기 위해서 해결해야 할 많은 문제가 있었다. 우선 그들은 자원 제약의 새로운 환경에 더 완전하게 적응할 필요가 있었다. 이것은 진료에 있어 더 날렵해지고, 더 효율적이고, 더 민첩해지고, 더 비용 효율적이 되는 것을 의미했다. 이는 또한 장기 계획의 더욱 효과적인 장기 계획 과정을 요구했다. 아카데믹 헬스센터는 더 이상 모든 사람들에게 모든 것을 제공할 수 없었다. 오히려, 그들은 어떤 학문 영역을 추구하고 어떤 것을 다른 기관에 맡겨야 할지에 관한 힘든 결정을 내려야 할 것이다. 또한 그들의 학생 정원, 졸업후 교육 프로그램, 그리고 교수와 지원 인력의 최적 규모를 재평가해야 할 것이다. 전체적으로, 그들은 미국의 의대와 레지던트 프로그램들이 국가의 수요에 비해 너무 많은 의사를 배출하고 있지는 않은지, 그리고 만약 그렇다면, 이를 어떻게 해결할 것인지 라는 골치 아픈 문제를 해결해야 할 것이다.

아카데믹 헬스센터가 얼마나 "다운 사이즈"를 해야 하는지는 불분명하지만 최소한 그들은 현상 유지나 느린 성장 환경에 적응해야 할 것이다. 이는 그들의 조직 행동에 큰 변화를 요구할 것이다. 이기적이고 기업가적인 부서들은 공동의 문제를 해결하고 공동의 이익을 위해 협력하는 법을 훨씬 더 잘 배워야 할 것이다. 많은 교수들은 조직 전체가 번영할 수 있도록 희생을 감수해야 한다. 의과대학이 번창하려면, 원칙에 입각한 조직이 될 수 있도록 그들의 조직 문화를 바꿀 필요가 있다. 즉, 의과대학은 핵심 가치와 목표에 부합하는 인센티브를 도입할 필요가 있는데 예를 들어, 만약 그들이 진정으로 학문적 업적을 가치 있게 생각한다면, 그들은 "임상 생산성"이 아니라 학술성과에 대해 임상 교수에게 보상을 줄 필요가 있을 것이다.[68] 의과대학과 교육병원은 불가분의 이해관계로 묶여있음을 재확인할 필요가 있을 것이다. 이를 위해 의과대학은 교육병원이 제공하는 서비스 수준을 높여야 하며, 병원은 임상적 목적뿐만 아니라 학업을 위해 재정 예산을 더 잘 활용해야 할 것이다.

의과대학이 대학의 책무에 어느 정도 헌신하는지를 시험하는 한 가지 방법은 교수와 행정가가 교육 프로그램을 보호하기 위해 어느 정도나 개인적인 희생을 할 것인가이다. 예를 들어, 교수와 행정가들이 개업의만큼 급여를 받기를 고집하지 않는다면 교육과 연구를 위해 상당한 자금을 확보할 수 있을 것이다. 마찬가지로, 교수들이 역사적 규범에 따라 급여를 받는다면, 더 많은 시간을 학문적 활동을 위해 쓸 수 있을 것이다. 이러한 삭감은 1980년대와 1990년대의 넉넉한 급여 수준에 익숙해진 이들에게는 분명 불쾌할 수 있지만, 이는 학교가 돈벌이 이상의 목적을 가지고 있음을 대중에게 분명히 보여줄 것이다.[69]

둘째로, 그들이 대중의 지지를 받을 자격이 있음을 증명하기 위해서, 아카데믹 헬스센터는 국가가 필요로 하는 유형의 의사를 더 잘 배출할 필요가 있었다. 비용에 대한 인식, 예방의학, 건강증진, 외래진료, 일차진료, 진단검사의 적절한 사용 및 환자 관리의 심리사회적 차원 등의 교육을 개선해야 할 필요가 있다. 교수들은 의학교육에 인구학적 관점을 도입하기 위한 노력을 가속화해야 했다. 즉, 한정된 자원을 가지고 특정 인구집단(HMO 또는 통합의료전달 시스템이 관리하는 집단)의 건강을 극대화하기 위한 전략을 가르치는 것이다. 또한 교수들은 국가의 건강관리 요구에 보다 밀접하게 부합하는 비율의 전문의들을 배출하기 위해 그들의 통제 하에 있는 그러한 요소들을 연구할 필요가 있었다.

과학과 의료전달체계의 복잡성이 빠르게 증가하고 있기 때문에, 의대 교수들이 의학교육에서 높은 기준을 강력하게 제고하는 것이 그 어느 때보다도 중요했다. 이것은 의사들이 의학의 지식 기반과 인지 능력에서 엄격한 교육을 계속 받아야 한다고 주장하는 것을 의미했다. 그것은 의사들이 여전히 수행을 통해 배우고, 연차별 책임을 지고, 의학적 불확실성에 익숙해지고, 문제 해결과 평생 학습의 기술을 개발할 수 있도록 학습 환경의 충실성(integrity)을 유지할 것을 요구했다. 미국의과대학협회 특별위원회의 말을 빌자면 이는 "의과대학의 핵심 사명으로서 발견의 환경은 핵심적인 중요성을 가진다."[70] 는 것을 기억함을 의미했다. 따라서, 비록 불친절한 의료 시장으로 인해 때때로 그 일이 더 어려워지더라도, 아카데믹 헬스센터들은 그 일들을 계속 잘 해나가야 했다.

셋째, 의대 교수는 진료의 질을 모니터링하고 유지하는 데 핵심적인 주도권을 되찾아 공공의 이익에 기여하고 있음을 증명할 수 있었다. 앞서 언급한 바와 같이, 1990년대에 진료의 질에 대한 심각한 의문이 제기되었다. 일부 비평가들에게 미국 의학은 "하향 경쟁"을 하는 것처럼 보였다.[71] 그들의 관점에서, 낭비를 줄이고, 효율성을 향상시키거나, 이익을 극대화하기 위한 인센티브가 너무 많은 요소를 잘라내 종종 환자 진료를 위험에 처하게 만들었다. 양질의 진료에 대한 해답은 무한정한 지출이 아니었다. 그러나 의료계의 지적 엘리트들은 의료 지출을 현명하게 통제하는 방법에 관한 지침을 제공할 필요가 있었다. 학계와 업계의 의사 지도자들이 환자에게 무엇이 가장 좋은지에 대해 통일된 목소리를 낼 수 있다면 공익을 위한 강력한 힘이 생겨날 것이다.

넷째, 아카데믹 헬스센터는 그들의 연구 관심사가 대중의 건강 문제와 완전히 일치한다는 것을 명확히 할 필요가 있었다. 만성질환과 고령화 시대에 이것은 의료 조직, 비용 조달, 의료 전달에 관한 연구를 전통적인 과학연구와 통합하는 것을 의미했다. 대학의 모든 풍부한 지적 자원이 이러한 노력에 동원될 수 있었다. 물론 통합 의료전달시스템처럼 크고 복잡한 주제가 아카데믹 메디신의 전적인 책임은 아니었다. 그러나 미국에서 건강증진과 조직화된 의료의 문제는 매우 절박해서 의과대학은 전통적으로 해왔던 것보다 훨씬 더 많은 관심을 이 문제에 쏟아야 했다. 당연히, 미국 의료시스템의 급속한 진화는 의학교육자들의 참여와 무관하게 지속될 것이지만, 그들의 참여가 없이 그들과 대중은 그 결과에 만족하기 어려웠다.

마지막으로, 아카데믹 헬스센터들은 그들이 받은 자원에 대해 사회에 책임을 지는 공익 기구라는 기본적인 가치를 기억할 필요가 있었다. 공공 기금의 지원은 특권이 아니라 그들이 공익 서비스를 수행할 수 있도록 하는 공적 부조를 의미했다. 대중은 규모의 확대, 시장 점유율 확보, 개업의 수준의 보수를 받고자 하는 의대 교수들의 욕망 등 최근 아카데믹 헬스센터의 우선순위에 관해서는 관심이 없었다. 오히려, 대중은 그들의 학문적 연구의 질과 공중보건에 대한 헌신에 관심을 가졌다. "사람들은 비영리 의료센터의 점잖은 관리자와 이사들이 경쟁에서 이기는 새로운 전략을 모색하기보다는 환자에게 이익이 되는 선한 일에 몰두하는 모습을 상상한다."고 한 은퇴한 의대 관리자는 안타까워했다.[72] 장래에 대중으로부터 관대한 지지를 받으려면, 아카데믹 헬스센터는 대중의 관심사와 자신들의 이해관계를 재정립하기 위해 훨씬 더 많은 일을 할 필요가 있을 것이다. 그들은 선한 일을 하기 위해서는 잘해야 한다는 것을 기억할 필요가 있었다. 하지만 잘하는 것은 더 높은 목적을 위한 수단일 뿐이었다.

→ · → · →

역사적 관점에서 볼 때, 위에서 설명한 유형의 조정을 따르는 아카데믹 헬스센터를 상상하는 것은 어렵지 않았다. 아브라함 플렉스너가 지적했듯이 의학교육이 한 세대에서 다음 세대로 번창하기 위해서는 과학적, 사회적, 경제적 상황의 변화에 대응하여 스스로를 재구성해야 했다. 이는 20세기 대부분 기간 동안 매우 잘 수행되었다.

21세기 의학교육을 이끌기 위해 어떤 유형의 사람이 필요했는가? 최근 연구의 용어를 빌자면 아카데믹 헬스센터는 평시 관리자가 아닌 전시 지도자들이 필요했다.[73] 즉, 아카데믹 메디신은 비우호적이고 예측 불가능하며 급변하는 의료환경에 대처하기 위해 과감한 비전을 가지고 단호한 조치를 할 수 있는 지도자들이 필요했다. 모든 전시 지도자들과 마찬가지로 의료 지도자들에게는 "상식을 넘어서 생각할 수 있는 능력", 신속하게 행동할 수 있는 유연성, 결단력 있게 행동할 수 있는 용기, 그리고 공익을 위해 어렵고 고통스러운 결정을 내릴 수 있는 강인함이 필요했다. 가장 중요한 것은 의학 지도자들은 무엇을 절대 바꾸면 안 되는지를 아는 지혜가 필요했다. 그것은 아카데믹 헬스센터의 시대를 초월한 핵심 사명과 가치였다.

1990년대에, 몇몇 아카데믹 메디신 종사자들은 찰스 엘리엇과 윌리엄 웰치 같은 이들에 상응하는 카리스마 넘치는 지도자들이 등장하기를 갈망했다. 그런 생각은 이해가 가지만, 낭만화된 과거와 지도자의 본성에 대한 잘못된 가정을 반영했다. 한 에세이가 주장하듯 "리더십은 소수의 카리스마 있는 남녀의 사적 역량이 아니다. 그것은 보통 사람들이 그들 자신이나 다른 사람들로부터 최고의 것을 이끌어낼 때 사용하는 과정이다."[74] 한 시대의 지도자들은 종종 후대에 의해 미화되지만, 대부분의 역사적 지도자들은 동시대 사람들에게 특별히 영웅적인 존재로 보이지 않는 평범하고 결함이 있는 사람들이었다.

진정한 지도자들은 일반적으로 카리스마가 아닌 신념으로 유명하다.[75] 그들은 속한 조직이나 기관이 어떤 변화를 만들 수 있는지를 묻고, 중요한 가치와 목적을 옹호하고 본보기로 삼으며, 단지 돈벌이 이상의 사명이나 명분을 확고히 한다. 옳은 일보다는 인기 있는 일이나 보상이 따르는 일을 하고 싶은 유혹이 크다. 그러므로 지도자들은 "가치관에 대한 분명한 신념과 옳고 그름, 지혜와 어리석음을 구분하는 데 있어서 확고한 목적의식을 가져야 한다."[76] 의학교육에 있어서 이것은 핵심 사명과 가치가 보존되지 않는다면 제도적 생존과 재정적인 성공은 무의미하다는 것을 지도자들이 기억해야 한다는 사실을 의미한다.

21세기 미국의 의학교육을 성공적으로 이끌게 될 사람들에게는 환경에 의지할 수 있는 많은 강점이 있다. 매년 거의 1조 달러에 가까운 돈을 의료비로 기꺼이 쓰고자 하는 나라는 의학에 대한 신념과 가장 유능한 의사와 최신의 의학 지식을 갖기를 바라는 의지를 분명히 보여주고 있었다. 1996년 여러 주에서 실시된 여론조사에서 응답자의 대다수는 의학 연구에 대한 국가적 지원이 더 많아져야 한다고 말했으며, 60~65%는 의학 연구를 강력하게 지지하는 대통령 후보에게 투표할 가능성이 높다고 응답했다. (실제로, 1998년 의회는 NIH를 위한 재정 지원을 상당히 늘렸고, 심지어 NIH 예산을 5년 안에 두 배로 늘리겠다고 말했다.) 아카데믹 헬스센터의 임상적 강점도 일반 대중들 사이에서 간과되지 않았다. 한 여론조사에서 약 70%의 응답자가 연구 및 교육 프로그램을 갖춘 병원이 더 나은 환자 치료를 제공한다고 답한 반면, 더 나은 치료를 기대할 수 없다고 생각하는 응답자는 11%, 차이가 없다고 생각하는 응답자는 13%에 불과했다.[77] 아카데믹 헬스센터에 대한 강력한 대중의 지지는 분명히 그대로 있었다.

또한, 아카데믹 헬스센터의 지원은 의료비 지출을 더 잘 통제하고자하는 국가적 목표와 일치했다. 사려 깊고 비용 효율적인 진료에는 가르치고 배우는 기술이 포함되었는데, 이것은 의학교육의 책임이었다. 의학 연구는 의료비 절감에 기여할 수 있다. 예를 들어, 1990년대 중반 독감 백신이 65세 이상 연령층의 입원을 줄여 연간 16억 달러를 절약하였으며, 알츠하이머병의 발병을 평균 5년 지연시킨다면 그 결과 연간 5백억 달러가 절감될 것이다.[78] 기술 평가 및 성과 연구와 같은 주로 아카데믹 헬스센터에 기반을 둔 새로운 연구 분야 또한 의료비용을 합리적으로 통제하는 데 큰 잠재력을 가지고 있었다.

또 다른 강점은 의료계 내에 예외적인 이타주의와 공적 헌신이 여전히 존재한다는 것이었다. 이는 그들의 학문적 경력에 도움도 안 되고, 경제적으로도 손해라는 것을 알면서도 교육에 헌신한 수천 명의 의대 교수의 행동에서 볼 수 있다. 이는 환자를 대신하여 일상적으로 HMO와 보험회사의 결정에 이의를 제기하는 수만 명의 개별 의사의 행동에서도 볼 수 있다. 심지어 고용주의 부정을 공개적으로 폭로했다는 이유로 HMO가 해고하여 순교자가 된 개인 의사들도 몇 명 있었다. 분명히, 많은 의사들이 전문직으로서의 삶에 방향과 목적을 원했고, 여전히 그들의 학생, 환자, 그리고 더 큰 이익에 기여하고자 하고 있었다.

실제로, 최근 몇 년 동안 더 퇴색된 이미지에도 불구하고, 의학계는 대중의 상당한 신뢰와 호의를 유지했다. 예를 들어, 여러 여론조사에서 개인 주치의가 여전히 가장 신뢰할 수 있는 의료정보의 출처로 간주되고 있는 것으로 나타났다.[79](대조적으로 HMO는 가장 신뢰할 수 없는 출처로 평가되었다.) 이러한 신뢰의 비축은 가치 있는 명분들-특히 의료계가 자신들의 사익이 아닌 공익으로 인식하는 명분들을 위해서 활용할 수 있었다.

또 다른 힘의 원천은 의학교육의 질에 대한 경제적 침해로부터 대중을 보호하는 데 도움이 되는 기존의 인프라, 즉 다양한 인증기관, 면허관리기관, 전문의 인증기관들이었다. 이러한 기구들은 대중에게 의학 교육과정의 모든 단계에 높은 기준이 존재한다는 것을 보장하기 위해 만들어졌다. 20세기가 끝날 무렵, 아카데믹 헬스센터의 재정 환경이 나빠지고, 교육의 질을 옹호하는 목소리가 줄어들면서 이러한 기관들은 중요한 역할을 하게 되었다. 만약 어떤 의과대학이 재정상의 편의를 위해 지시를 위반했다면, 의학교육협력위원회는 그 학교를 인가할 의무가 없었다. 마찬가지로, 레지던트 프로그램이 기준을 위반하거나 HMO가 자체 이익을 위해 기준 이하의 훈련 프로그램을 수립한 경우, 책임 있는 레지던트 검토 위원회는 이 프로그램을 승인할 필요가 없었고, 해당 전문의 자격인정위원회는 그 프로그램의 졸업생에게 시험을 치를 자격을 주지 않았다. 이들 기관들이 강력한 경제적, 사회적 저항 세력에 대항하여 높은 기준을 지킬 용기를 가질 수 있을지는 두고 보아야 하겠지만, 그들은 원한다면 그렇게 할 수 있는 권한을 가지고 있었다.

다행히도, 의학교육자들 사이에서 교육의 질을 고수하려는 새로운 조짐이 나타나고 있었다. 1990년대에 여러 학교가 현대 의학교육의 강령에 맞추어 교육과정을 대폭 변화시켰고, 20세기 말에는 더 많은 학교들이 이를 계획하고 있었다. 특히 주목할 만한 것은 일부 학교들이 외래 현장에서 교육의 질을 향상시키고 교육 프로그램에 참여한 지역 의사들의 교육 기술을 개발하려는 노력이었다.[80] 1996년 미국의과대학협회는 이타주의와 책임감을 포함하는 높은 수준의 전문직업성이 의과대학 교육의 핵심으로 유지되도록 의과대학 교육목표 프로젝트(Medical School Objectives Project)를 시작했다.[81] 이러한 노력 자체는 학교가 적대적인 환경에 대항하여 의학교육 프로그램의 강점을 유지할 수 있다는 것을 거의 보장하지는 못했지만, 의학교육자들 사이에서 자신의 미래에 대한 책임을 수용하는 데 대한 새로운 관심을 시사했다.

1990년대 후반에 이르러, HMO들은 정치적 영향력을 잃고 있었고, 미국 의료시스템의 모든 병폐에 대한 만병통치약으로서 관리 의료에 대한 열의도 시들어가기 시작했다. 전국적으로 HMO의 더욱 터무니없는 관행에 대한 소비자들의 반발이 일기 시작했다. 연방정부와 주 정부는 유방절제술이나 정상분만 후 입원 기간으로부터 재정적인 이유로 의사에게 치료 거부를 강요한 HMO의 행위에 이르기까지 모든 것을 규제하는 법안을 통과시켰다. 심지어 의료보험이 필요한 치료비를 지불하지 않아 상해를 입었을 때 환자가 HMO를 의료과실로 고소할 수 있도록 하는 움직임까지 있었다. 1997년 여러 산업을 대상으로 소비자의 서비스 호감도를 조사한 전국적인 여론조사에서 건강보험회사와 관리의료기구는 최하위권에서 2위를 차지해 담배 업계의 비호감도를 앞질렀다.[82]

관리의료에 대한 소비자의 반발에 단점이 없는 것은 아니었다. 일반화된 분노는 모든 HMO를 무차별적으로 취급하여 책임있는 의료 플랜과 무책임한 의료 플랜 간의 많은 차이와, 관리의료 운동이 없었다면 불가능했을지도 모르는 의료전달체계의 개선을 무시하였다.[83] 게다가, 복잡한 의학적 결정을 입법화하여 정부 기구들이 의료 실무에 개입하자 환자 진료에 심각한 위험이 발생하였다.[84] 그럼에도 불구하고, 소비자 반란은 양질의 돌봄을 유지하는 의료시스템을 갖기 원하는 대중의 염원을 나타냈고, 그러한 제도를 만드는 데 있어 더 큰 전문적 리더십을

향한 문을 열었다.[85]

양질의 의료 서비스를 위한 또 다른 목소리는 의료 서비스의 주요 구매자들-고용주와 정부-로부터 나왔다. 구매자들은 그들이 지불한 가격에 대해 무관심하지는 않았지만, 그들이 책임지고 있는 사람들의 건강과 경제적 생산성에 관해서도 관심을 가졌다. 이에 따라 1990년대에 일부 대형 의료 구매자들은 관리의료기구가 소비자에게 더 잘 반응하고 질과 성과에 대한 평가 지표를 개발하도록 압력을 가하기 시작했다. 제록스의 복지 담당자는 이렇게 말했다. "우리는 저품질의 건강플랜이 업계에서 퇴출되는 것을 전혀 개의치 않는다." 여기에 의료의 질을 고수하기를 원하는 의학 지도자들을 위한 또 다른 자연적인 우군이 있었다.[86]

장기적으로는 의료비를 통제하는 데 도움이 될 많은 변화들은 잠재적으로 의료 시장에서 의사의 위상을 강화시킬 것이다. 1980년대와 1990년대 의료보험업계의 엄청난 권력의 증가는 1960년대 이후 배출된 의사 수의 과잉에 기인했다. 이러한 과잉 역량의 감소-배출되는 의사 수 감축, 미국에서 개업하는 외국 의대 졸업생 수의 제한, 일차진료에 종사하는 의사의 비율 증가, 의료 공급 과잉 지역에서 시설의 중복 제거-는 궁극적으로 의료비 절감뿐만 아니라, 수요 공급 법칙을 통해 "공급자"의 잃어버린 힘을 되찾는 데 도움이 될 것이다. 이와 유사하게, 일부 통합의료전달시스템이 기존 보험업계를 무시하고 공급자뿐만 아니라 보험자가 되기 위한 최근의 노력은, 만약 성공한다면, "공급자"의 입지를 강화시킬 것이다.[87] 의사와 병원도 다른 이들처럼 부패한 행위에 취약하기 때문에 "공급자"에게 더 큰 힘을 돌려준다고 해서, 의사와 병원에 더 나은 의료 시스템이 자동적으로 만들어지지는 않을 것이다. 그러나 전문가들이 다시 한 번 통제력을 가진다면, 더 나은 시스템을 만들 수 있는 기회와 그렇게 해야 할 책임은 다시 그들의 손에 완전히 맡겨지게 될 것이다.

특히 어려운 시기에, 미래에 대한 예측은 지나치게 암울해지기 쉽다. 데이비드 로저스(David Rogers)가 지적했듯이, 미래 예측은 종종 "인간의 창조성이나 기본적 품위를 고려하지 않는다." 그의 관점에 따르면, "역사는 사회가 부정적인 인간적 영향을 초래할 것처럼 보이는 경향에 직면했을 때, 종종 그러한 결과를 피하기 위해 사회적으로 더 책임감 있는 방향으로의 변화를 선택한다는 것을 시사한다. 그렇게 사람들은 미래학자들이 예측이 불가능하다고 생각하는 경향을 조정하는 경우가 많다."[88] 로저스는 사회적으로 바람직한 결과를 결코 보장할 수 없음을 누구보다도 인정했을 것이다. 그러나 그는 또한 시간이 지남에 따라 사회는 인간의 상태를 개선하고자 하는 집단에 보상을 하는 경향이 있으며, 환자와 대중의 이익을 우선시하는 데 성공한다면 21세기 미국 사회가 의사직에 보상을 할 가능성이 높다고 주장했을 것이다.

이런 맥락에서 미국 의학교육의 딜레마는 처음 생각만큼 위압적이지 않았다. 강력한 의학교육 시스템을 유지하는 도전은 분명히 한 세기 전에 그 제도를 만들었을 때보다 덜 위협적이었다. 20세기 말, 대중은 이미 의대를 관대하게 지원하는 데 익숙해져 있었다. 의학의 역량과 의학 연구의 잠재력은 널리 인정받았고, 대중은 의료에 연간 거의 1조 달러를 지출함으로써 의학에 대한 믿음을 표현하고 있었고, 의사에 대한 국가의 상당한 호의가 남아있으며, 대중은 관리 의료가 많은 개선이 필요함을 깨닫고 있고, 대다수 의사는 양심과 깊은 봉사의식을 유지했다. 이들은 선구적인 의학교육자들이 활용할 수 없었던 현대의 주요 장점들을 보여준다. 현대의 문제들이 만만치 않았지만, 그것들은 한 세기 전에 의학교육자들이 직면했던 문제들만큼 심각하지 않았다.

실제로, 수면 아래를 볼 수 있는 사람들에게는 의학교육을 위한 특별한 기회가 존재했다. 20세기 후반의 격동은 아카데믹 메디신이 자원의 제약이라는 새로운 시대를 위해 스스로를 재창조할 수 있는 전례 없는 기회를 제공했다. 아카데믹 헬스센터가 직면하고 있는 투쟁의 일부만이 직접적으로 그것을 위협하는 관리의료의 측면에 반하는 것이었다. 오히려 투쟁 대부분은 내부적인 것이었다. 더 적은 자원으로 더 많은 일을 할 의지와 능력 개발, 국가가 필요로 하는 유형의 의사를 배출을 위한 헌신, 의료의 질을 고수할 능력, 더 나은 의료시스템을 형성하도록 하는 오랜 책임의 완수, 아무리 금전적 인센티브가 유혹적이라 해도 원칙과 가치를 옹호할 수 있는 용기를 갖는 것 등 이었다. 전시 지도자들은 "격동의 과정에서 위협보다 더 많은 기회를 보기 때문에" 커다란 변화를 받아들인다.[89] 의학교육의 경우, 이 관찰은 진실로 입증되었다. 위험과 위기는 컸지만, 새로운 우수성을 상상하고 성취할 진정한 기회가 있었다.

미국 의학교육 및 진료에서 현재의 격동의 결과는 보건의료의 범위를 훨씬 넘어서는 의미를 지니고 있었다. 20세기가 저무는 무렵, 여러 작가는 다음 세기에 미국의 위상을 토론하고 있었다. 미국은 강대하고 활력있는 나라로 남을 것인가, 아니면 사회적, 경제적 쇠퇴를 겪을 것인가? 미국의 의료시스템은 이 더 큰 관심사의 프리즘을 반영한다. 의학의 격동을 초래한 근본적인 문제들-무한한 자원과 국가의 역량이라는 신화의 너무 이른 수용, 장기적 사유보다는 단기적인 사고에 대한 집착, 즉각적인 충족의 강조, 탐욕과 물질 과잉을 옹호하는 문화에서 목적과 가치를 유지하는 것의 어려움, 그리고 소유주와 주주에게만 책임을 지는 민간 시장 시스템을 통해 공공재와 인간의 필수 재화를 제공하는 딜레마-은 국가 번영의 다른 측면도 위태롭게 하는 동일한 문제들이다. 미국의 의학이 평범해진다면 일본이나 독일과의 경쟁 때문이 아니라 내부의 실패 때문일 것이다. 반대로 미국 의학이 우수성을 유지한다면 국가로서 미국은 강해질 가능성이 크다. 위험에 처한 것은 21세기의 미국 의료의 질뿐만 아니라 한 국가로서의 미국의 힘 역시 마찬가지였다.

서양의학 2,500년의 관점에서 볼 때 1990년대 미국 의학의 동요는 언젠가는 작은 장이 될 것이며 어쩌면 단지 각주로 남을지도 모른다. 하지만 새로운 과학적 돌파구, 기술적 발전, 또는 높아진 사회적 양심에 대응하여 미국 의료계가 언젠가 대중의 상상력과 호의를 다시 얻을 것이라는 데는 의심의 여지가 없다. 그러나 언제, 어디서, 어떻게 이런 일이 일어날지는 아직 미지수다. 의학의 역사는 세계 리더십의 중심이 변화한다는 것을 보여주었다. 지금부터 25년 혹은 50년 후에도 미국 의학이 학문과 진료에서 여전히 지금의 우월한 위치를 유지할지 현재로선 알 수 없다.

만약 미국이 의학에서 주도권을 유지하려면, 지난 세기 동안의 미국 의학사에 대한 이해를 통해 반드시 지켜야 할 원칙이 드러난다. 핵심은 의료와 사회 사이의 낡은 사회계약을 회복하는 데 있다. 의료계는 봉사하기 위해 존재한다는 것을 기억해야 한다. 사회는 필요한 재정적이고 도덕적인 지원을 제공하지 않는 한 양질의 의료서비스를 확보할 수 없음을 기억해야 한다. 다행히도 미국에는 세계 최고의 의학교육, 연구, 그리고 진료 시스템을 유지할 기회가 여전히 존재한다. 건설적 행동을 취하기 위한 시간은 줄어들고 있지만, 여전히 선각자들이 꿈꾸고 지도자들이 행동할 충분한 기회는 남아있다.

Notes주(註)

Chapter 1

1. Walter L. Bierring, "Tendencies of Medical Education," *The Diplomate* [of the National Board of Medical Examiners], April 1931, p. 27.
2. A biography of Flexner remains to be written—a somewhat surprising fact, in view of his importance not only to the history of medicine but to the history of education and history of philanthropy as well. Until then, his two autobiographies may be consulted: *I Remember: The Autobiography of Abraham Flexner* (New York: Simon and Schuster, 1940); and *Abraham Flexner: An Autobiography* (New York: Simon and Schuster, 1960). Also helpful is Steven C. Wheatley's account of Flexner's activities at the General Education Board, *The Politics of Philanthropy: Abraham Flexner and Medical Education* (Madison: The University of Wisconsin Press, 1988).
3. Abraham Flexner, *Medical Education in the United States and Canada* (New York: Carnegie Foundation for the Advancement of Teaching, 1910).
4. David L. Edsall to A. Lawrence Lowell, 31 July 1919, Folder 311 (1917–1919), A. Lawrence Lowell Papers, Harvard University Archives, Pusey Library, Cambridge, MA.
5. Abraham Flexner, *Universities: American English German* (New York: Oxford University Press, 1930), pp. 94, 95.
6. On the creation of modern medical education in the United States, see Kenneth M. Ludmerer, *Learning to Heal: The Development of American Medical Education* (New York: Basic Books, 1985). See also William G. Rothstein, *American Medical Schools and the Practice of Medicine: A History* (New York: Oxford University Press, 1987), and Martin Kaufman, *American Medical Education: The Formative Years, 1765–1910* (Westport, CT: Greenwood Press, 1976).
7. Meeting of 6, 7, and 10 June 1942, Agenda and Minutes of the Business Meetings of the Council on Medical Education and Hospitals, American Medical Association, American Medical Association Archives, Chicago, IL; Harold Rypins, "Americans and Foreigners in Medical Licensing Examinations," *The Diplomate* [of the National Board of Medical Examiners], October 1929, p. 4.
8. Herman M. Somers and Anne R. Somers, *Doctors, Patients, and Health Insurance: The Organization and Financing of Medical Care* (Washington, D.C.: Brookings Institution, 1961), p. 136.
9. Francis M. Rackemann, *The Inquisitive Physician: The Life and Times of George Richards Minot* (Cambridge: Harvard University Press, 1956), p. 55.
10. On Flexner's view that medical schools were public trusts, see Ludmerer, Learning to Heal, pp. 179–182.
11. William H. Welch, "Present Position of Medical Education, Its Development and Great Needs for the Future," in William H. Welch, *Papers and Addresses,* vol. 3 (Baltimore: The Johns Hopkins University Press, 1920), p. 112.
12. An influential example of this literature is Peter M. Senge, *The Fifth Discipline: The Art and Practice of the Learning Organization* (New York: Doubleday Currency, 1990).

13. Helpful sources on the development of nineteenth-century medical science include Robert P. Hudson, *Disease and Its Control: The Shaping of Modern Thought* (Westport, CT: Greenwood Press, 1983); Richard H. Shryock, *The Development of Modern Medicine: An Interpretation of the Social and Scientific Factors Involved,* 2nd ed. (New York: Alfred A. Knopf, 1947); and John Harley Warner, "Science in Medicine," in Sally Gregory Kohlstedt and Margaret W. Rossiter, eds., *Historical Writing on American Science: Perspective and Prospects* (Baltimore: The Johns Hopkins University Press, 1985), pp. 37–58.
14. William H. Welch, "On Some of the Humane Aspects of Medical Science," in Welch, *Papers and Addresses*, vol. 3, p. 5.
15. John Shaw Billings, "Valedictory Address" (unpublished lecture), n.d., Box 44, John Shaw Billings Papers, New York Public Library, New York, NY.
16. Ludmerer, Learning to Heal, pp. 67–68.
17. Abraham Flexner, *Medical Education: A Comparative Study* (New York: The Macmillan Company, 1925), p. 148.
18. Ibid., p. 178.
19. Richard Shryock, *American Medical Research, Past and Present* (New York: Commonwealth Fund, 1947), p. 49.
20. On the economic requirements of medical education and the campaign to raise funds, see Ludmerer, Learning to Heal, pp. 139–151, 191–206; Wheatley, *The Politics of Philanthropy*; and E. Richard Brown, *Rockefeller Medicine Men: Medicine and Capitalism in America* (Berkeley: University of California Press, 1979).
21. H. Drinkwater, *Fifty Years of Medical Progress: 1873–1922* (New York: The Macmillan Company, 1924), p. v.
22. Alfred E. Cohn, "The Meaning of Medical Research," *Scientific Monthly*, June 1938, p. 514.
23. Brown, *Rockefeller Medicine Men*, p. 251, n. 40.
24. On philanthropy, see Robert H. Bremner, American Philanthropy (Chicago: University of Chicago Press, 1960); Merle Curti and Roderick Nash, *Philanthropy in the Shaping of American Higher Education* (New Brunswick, NJ: Rutgers University Press, 1965); and, for a radical critique, Robert F. Arnove, ed., *Philanthropy and Cultural Imperialism: The Foundations at Home and Abroad* (Boston: G. K. Hall, 1980).
25. Brown, *Rockefeller Medicine Men*; Howard S. Berliner, *A System of Scientific Medicine: Philanthropic Foundations in the Flexner Era* (New York: Tavistock, 1985).
26. Jacob G. Schurman to Nicholas Murray Butler, 27 January 1917, Folder 8, Box 2, Papers, Office of the Dean, Cornell University Medical College, 1903–1934 (Niles), Archives, The New York Hospital–Cornell Medical Center, New York, NY.
27. The term "cultural authority" was used in Paul Starr, *The Social Transformation of American Medicine: The Rise of a Sovereign Profession and the Making of a Vast Industry* (New York: Basic Books, 1982).

    Helping further explain the growing cultural authority of doctors was not only the rise in prestige of medicine but also the decline in influence of traditional authority—religion. As faith in God diminished, alternative sources of faith had to be found. Medicine and science helped fill that emotional void. On the decline of religious faith, see James Turner, *Without God, Without Creed: The Origins of Unbelief in America* (Baltimore: Johns Hopkins University Press, 1985).

28. Donald Fleming, *William H. Welch and the Rise of Modern Medicine* (Boston: Little, Brown, 1954); Simon Flexner and James Thomas Flexner, *William Henry Welch and the Heroic Age of American Medicine* (New York: Viking, 1941).
29. Particularly early during the reform movement, many faculty were primarily concerned with education rather than research. However, by the 1890s leadership of the movement had been captured by medical scientists, who could never forget their desire to improve opportunities for medical research as they fervidly campaigned to improve the teaching of students. See Thomas S. Huddle, "Looking Backward: The 1871 Reforms at Harvard Medical School Reconsidered," *Bulletin of the History of Medicine* 65:340–365, 1991.
30. On the development of higher education in the United States, see Laurence R. Veysey, *The Emergence of the American University* (Chicago: University of Chicago Press, 1965); and Burton J. Bledstein, *The Culture of Professionalism: The Middle Class and the Development of Higher Education in America* (New York: Nor ton, 1976).
31. Henry K. Beecher and Mark D. Altschule, *Medicine at Harvard: The First 300 Years* (Hanover, NH: University Press of New England, 1977), p. 87.
32. Ibid., pp. 85–172.
33. Meeting of 20 October 1899, Medical Faculty Minutes, Cornell University Medical Center, Archives, The New York Hospital-Cornell Medical Center, New York, NY.
34. Meeting of 19 May 1919, Minutes of the Meetings of the Committee on Administration, College of Physicians and Surgeons of Columbia University, Special Collections, Augustus C. Long Health Sciences Library, Columbia University, New York, NY; meeting of 15 November 1915, Minutes of the Meetings of the Faculty, College of Physicians and Surgeons of Columbia University, Augustus C. Long Health Sciences Library, Columbia University, New York, NY.
35. Flexner, *Universities*, pp. 16–17.
36. Welch, "Present Position of Medical Education," p. 113.
37. Flexner, *Universities*, p. 197.
38. Abraham Flexner, *Medical Education in Europe* (New York: Carnegie Foundation for the Advancement of Teaching, 1912), p. vii.
39. A misperception about the introduction of entrance requirements has been widespread in the history of medicine. Many writers, taking note of the profession's desire to improve its social and economic status at that time, have concluded that entrance requirements were established to keep the "riffraff" out of medicine, thereby elevating the profession's prestige. In fact, medical schools introduced entrance requirements for genuine educational reasons: to allow greater efficiency of the medical curriculum and to reduce the very high dropout and failure rates that plagued even the best schools of the period. Medical educators hardly worried about the income levels of physicians in practice. Nevertheless, there can be no question that entrance requirements made it more difficult for economically or socially disadvantaged youths to attempt to pursue a career in medicine, and many doctors who wished to see the profession become more exclusive certainly cheered as the requirements were put into effect. See Ludmerer, *Learning to Heal*, pp. 113–122.
40. Many writers have pointed out that equality of opportunity in the educational system has always been more myth than reality. Children of economically or socially disadvantaged families scarcely received the same opportunities as offspring of the wealthy. For a review

of this subject, see Laurence Veysey, "The History of Education," Reviews in American History, December 1982, pp. 281-291.

41. Meeting of 11 June 1924, Agenda and Minutes of the Business Meetings of the Council on Medical Education and Hospitals.
42. Flexner, Medical Education: A Comparative Study, p. 210.
43. For more detail on the antipathy of the nineteenth-century hospital to medical education, see Ludmerer, Learning to Heal, pp. 152-165.
44. On the creation of the modern American hospital, see Charles E. Rosen berg, The Care of Strangers: The Rise of America's Hospital System (New York: Basic Books, 1987); Morris J. Vogel, The Invention of the Modern Hospital: Boston, 1870-1930 (Chicago: University of Chicago Press, 1980); and David Rosner, A Once Charitable Enterprise: Hospitals and Health Care in Brooklyn and New York 1885-1915 (New York: Cambridge University Press, 1982).
45. Francis W. Peabody, "The Care of the Patient," Journal of the American Medical Association 88:880, 1927.
46. Francis W. Peabody, "The Function of a Municipal Hospital," Boston Medical and Surgical Journal 189:127, 1923.
47. Rackemann, The Inquisitive Physician, pp. 162-164.
48. Details on these new affiliations between medical schools and hospitals may be found in Kenneth M. Ludmerer, "The Rise of the Teaching Hospital in America," Journal of the History of Medicine and Allied Sciences 38:389-414, 1983.
49. Hugh Cabot to A. S. Begg, 5 December 1927, Folder "B 1927," Box 37, University of Michigan Medical School Records, Michigan Historical Collections, Bentley Historical Library, University of Michigan, Ann Arbor, MI.
50. Victor C. Vaughan to E. J. Mehren, 30 April 1915, Folder "April 1915," Box 32, University of Michigan Medical School Records.
    Licensing laws, like entrance requirements (see note 39), have often been misunderstood in the secondary literature, as writers have frequently confused cause and effect. Both served to help elevate the status of physicians, but the primary force for their establishment arose from educational considerations, not from any concern of medical educators about the average practitioner's status or income.
51. Meeting of 19 May 1919, Minutes of the Meetings of the Committee on Administration, College of Physicians and Surgeons of Columbia University.
52. John Ettling, The Germ of Laziness: Rockefeller Philanthropy and Public Health in the New South (Cambridge: Harvard University Press, 1981).
53. John Duffy, The Healers: A History of American Medicine (New York: McGraw-Hill, 1976), p. 240.
54. Frederick T. Gates, Chapters in My Life (New York: Free Press, 1977), p. 182.
55. See, for example, meetings of 19 September 1918 and 14 November 1918, Faculty Minutes, Georgetown University School of Medicine, Georgetown University Archives, Georgetown University, Washington, D.C. Similar examples were found at Harvard, Cornell, Johns Hopkins, Washington University, and Michigan, among others.
56. Saul Benison, A. Clifford Barger, and Elin L. Wolfe, Walter B. Cannon: The Life and Times of a Young Scientist (Cambridge: The Belknap Press of Harvard University Press, 1987), pp. 293-297.

57. See David E. Rogers, "The Early Years: The Medical World in Which Walsh McDermott Trained," Daedalus, Spring 1986, p. 3.
58. Flexner, Medical Education in Europe, p. xvii.
59. James G. Burrow, Organized Medicine in the Progressive Era: The Move Toward Monopoly (Baltimore: Johns Hopkins University Press, 1977); Ronald L. Numbers, Almost Persuaded: American Physicians and Compulsory Health Insurance, 1912–1920 (Baltimore: Johns Hopkins University Press, 1978).
60. Memorandum of the Joint Committee on the Teaching of Preventive Medicine to Students of the School of Medicine, 23 February 1934, with meeting 2 March 1934, Minutes, Advisory Board of the Medical Faculty, The Johns Hopkins University School of Medicine, The Alan Mason Chesney Medical Archives of The Johns Hopkins Medical Institutions, Baltimore, MD.
61. Meeting of 31 October 1931, Minutes, Advisory Board of the Medical Faculty, The Johns Hopkins University School of Medicine.
62. Flexner, Medical Education in the United States and Canada, p. 143.

Chapter 2

1. Remarks of Dr. Bevan, with meeting of 11 June 1924, Agenda and Minutes of the Business Meetings of the Council on Medical Education and Hospitals, American Medical Association Archives, Chicago, IL.
2. Malcolme H. Soule to A. C. Furstenberg, 30 April 1940, Folder "1940 D–E," Box 43, University of Michigan Medical School Records, Michigan Historical Collections, Bentley Historical Library, University of Michigan, Ann Arbor, MI.
3. Meeting of 14 February 1957, Transactions of the Executive Faculty, Cornell University Medical College, Archives, The New York Hospital–Cornell Medical Center, New York, NY.
4. Alan M. Chesney to Joseph S. Ames, 25 September 1933, Folder "Chesney Ames Jun 12, 1933–Sep 27, 1933," Box 47, Correspondence Files, Office of the Dean of the Medical Faculty, The Johns Hopkins School of Medicine, Record Group 3, Series B, Archives of The Johns Hopkins University School of Medicine, The Alan Mason Chesney Medical Archives of The Johns Hopkins Medical Institutions, Baltimore, MD.
5. George W. Corner, The Seven Ages of a Medical Scientist: An Autobiography (Philadelphia: University of Pennsylvania Press, 1981), pp. 201–277.
6. Meeting of 25 February 1942, Harvard University Medical Faculty, Minutes of Meetings, Harvard Medical Archives, Rare Books Department, Countway Library, Harvard Medical School, Boston, MA.
7. David E. Rogers, "The Early Years: The Medical World in Which Walsh McDermott Trained," Daedalus, Spring 1986, pp. 2–3; quotation, p. 2. Among those Rogers included on his list of medical heroes were Robert Loeb, David Barr, William McCann, Warfield Longcope, Arthur Bloomfield, Henry Christian, Emmet Holt, Harvey Cushing, George Whipple, and Evarts Graham.
8. H. J. Stander to Frederick C. Holden, 22 January 1934, Folder 1, Box 4, Henricus J. Stander Papers, Archives, The New York Hospital–Cornell Medical Center, New York, NY.
9. "Report of Subcommittee on Medical Personnel," 3 May 1948, Folder "Vice President of

University Correspondence 1946–1953," Box 4XY, Correspondence Files, Office of the Dean of the Medical Faculty, The Johns Hopkins School of Medicine.
10. Annual Report of the Dean, College of Physicians & Surgeons of Columbia University (1932), p. 12.
11. Medical Research: A Midcentury Survey, vol. 1 (Boston: Little, Brown and Company, 1955), pp. xi–xii.
12. America's long romance with technology as a panacea for social problems is discussed in Howard P. Segal, Technological Utopianism in American Culture (Chicago: University of Chicago Press, 1985).
13. Joseph Ben-David, "Scientific Productivity and Academic Organization in Nineteenth-Century Medicine," in Bernard Barber and Walter Hirsch, eds., The Sociology of Science (New York: The Free Press of Glencoe, 1962), p. 309.
14. Roger L. Geiger, To Advance Knowledge: The Growth of American Research Universities, 1900–1940 (New York: Oxford University Press, 1986).
15. Francis M. Rackemann, The Inquisitive Physician: The Life and Times of George Richards Minot (Cambridge: Harvard University Press, 1956), pp. 232, 270.
16. Richard H. Shryock, American Medical Research: Past and Present (New York: The Commonwealth Fund, 1947), p. 114.
17. W. Bruce Fye, "Medical Authorship: Traditions, Trends, and Tribulations," Annals of Internal Medicine 113:317–325, 1990.
18. Report of the Surgical Department, 1939–40, p. 3, Office of the Dean, Cornell University Medical Center, Annual Reports of Departments and Offices, Archives, The New York Hospital–Cornell Medical Center, New York, NY; meeting of 17 January 1941, Transactions of the Executive Faculty, Cornell University Medical College.
19. See, for example, the materials in Folder "Graduate Courses," Dean's Office Files, University of Southern California School of Medicine, Norris Medical Library, University of Southern California, Los Angeles, CA.
20. Report of the Dean of the Medical School, 1939–40, Folder 473, Dean's Subject File, Harvard Medical School, Harvard Medical Archives, Rare Books Department, Countway Library, Harvard Medical School, Boston, MA.
21. A. McGehee Harvey, Science at the Bedside: Clinical Research in American Medicine, 1905–1945 (Baltimore: Johns Hopkins University Press, 1981).
22. A. von Haller, The Vitamin Hunters (Philadelphia: Chilton Co., 1962).
23. Jonathan Liebenau, Medical Science and Medical Industry: The Formation of the American Pharmaceutical Industry (Baltimore: Johns Hopkins University Press, 1987); John P. Swann, Academic Scientists and the Pharmaceutical Industry: Cooperative Research in Twentieth-Century America (Baltimore: Johns Hopkins University Press, 1988); and John Parascandola, "Industrial Research Comes of Age: The American Pharmaceutical Industry, 1920–1940," Pharmacy in History 27:12–21, 1985.
24. The Peter Bent Brigham Hospital, Annual Report (1943), p. 26.
25. Shryock, American Medical Research, p. 122; Ernst P. Boas, The Unseen Plague: Chronic Disease (New York: J. J. Augustin, 1940), p. 3. Recent scholarship has emphasized the importance of social factors like improved sanitation, nutrition, living conditions, and public health, and not just medical care, to the marked increase in human life expectancy that

occurred from the mid-nineteenth to the mid-twentieth century. See Thomas McKeown, The Role of Medicine: Dream, Mirage, or Nemesis? (Princeton, NJ: Princeton University Press, 1979); and idem, The Modern Rise of Population (New York: Academic Press, 1976).

26. Boas, The Unseen Plague. In common parlance, acute diseases are often equated with infections, and chronic diseases, with noninfectious illnesses like cancer. A moment's reflection will demonstrate that this is not totally accurate. Many important infections, such as syphilis, tuberculosis, and acquired immunodeficiency syndrome (AIDS), usually follow a chronic course, whereas some cancers, such as certain leukemias, can lead to death within days. Moreover, it is hardly unusual—tuberculosis again being a case in point—for a disease to take an acute course in one patient, a chronic course in another.
27. For a description of some of the wartime scientific work, see Daniel J. Kevles, The Physicists: The History of a Scientific Community in America (New York: Alfred A. Knopf, 1977), pp. 102–138.
28. John C. Burnham, ed., Science in America: Historical Selections (New York: Holt, Rinehart and Winston, 1971), pp. 252–253; Shryock, American Medical Research, pp. 154–155.
29. Robert C. Olby, The Path to the Double Helix (Seattle: University of Washing ton Press, 1974); and Horace Freeland Judson, The Eighth Day of Creation: The Makers of the Revolution in Biology (New York: Simon & Schuster, 1979).
30. Robert E. Kohler, From Medical Chemistry to Biochemistry: The Making of a Biomedical Discipline (Cambridge: Cambridge University Press, 1982). For more on the "ecology of knowledge"—that is, how nonintellectual factors can influence the development of academic disciplines—see Alexandra Oleson and John Voss, eds., The Organization of Knowledge in Modern America, 1860–1920 (Baltimore: Johns Hopkins University Press, 1979).
31. Thomas G. Benedek, "A Century of American Rheumatology," in Russell C. Maulitz and Diana E. Long, eds., Grand Rounds: One Hundred Years of Internal Medicine (Philadelphia: University of Pennsylvania Press, 1988), p. 168.
32. The Peter Bent Brigham Hospital, Annual Report (1942), p. 75.
33. Sol Sherry, Reflections and Reminiscences of an Academic Physician (Philadelphia: Lea & Febiger, 1992), p. 94.
34. Steven J. Peitzman, "Nephrology in America from Thomas Addis to the Artificial Kidney," in Maulitz and Long, eds., Grand Rounds, pp. 211–241; Herbert Chasis, "History of the Renal Section, New York University School of Medicine 1926–1986, New York University Medical Center," Bulletin of the New York Academy of Medicine 65:879–897, 1989.
35. Alfred E. Cohn, "Medicine and Science," Journal of Philosophy 25:412, 1928.
36. "Suggested Principles to Govern Departmental Correlation," with meeting of 5 March 1930, Executive Faculty Minutes, Washington University School of Medicine, Washington University School of Medicine Archives, St. Louis, MO.
37. Interview 37 (Henry Dolger, 1988), Oral History Collection, The Mount Sinai Medical Center, Archives, Mount Sinai Medical Center, New York, NY.
38. The Peter Bent Brigham Hospital, Annual Report (1938), p. 106.
39. Harvey, Science at the Bedside.
40. Ibid., pp. 199–200.
41. For instance, see Report of the Department of Pathology, 1934–35; and Report of the Department of Physiology, 1943–44; both in Office of the Dean, Cornell University Medical

Center, Annual Reports of Departments and Offices.

42. Milton Terris, "The Complex Tasks of the Second Epidemiologic Revolution," Journal of Public Health Policy 14:8–24, 1983; Mervyn Susser, "Epidemiology in the United States after World War II: the Evolution of Technique," Epidemiologic Reviews 7:147–177, 1958; and Harry M. Marks, The Progress of Experiment: Science and Therapeutic Reform in the United States, 1900–1990 (Cambridge: Cambridge University Press, 1997).
43. Richard H. Shryock, "The American Physician in 1846 and in 1946: A Study in Professional Contrasts," Journal of the American Medical Association 134:417–424, 1947.
44. Corner, The Seven Ages of a Medical Scientist, p. 242.
45. A few medical schools did take patents on discoveries of major commercial importance. In the most notable examples—the University of Wisconsin's patents on Vitamin D and certain anticoagulants, and the University of Toronto's patent on insulin—the royalties were used solely for the support of research at the schools. At the time, even this seemingly small step was taken with trepidation and viewed with suspicion by much of the rest of the medical community.
46. Lewis H. Weed to Alan Gregg, 30 November 1931, Folder "Rockefeller Foundation (General) Dec 1930–Dec 1931," Box 31, Weed Papers, The Alan Mason Chesney Medical Archives of The Johns Hopkins Medical Institutions, Baltimore, MD.
47. "The Johns Hopkins University Patent Policy," with meeting of 10 July 1951, Minutes, The Johns Hopkins Hospital Medical Board, The Alan Mason Chesney Medical Archives of The Johns Hopkins Medical Institutions, Baltimore, MD.
48. Meeting of 4 May 1934, Harvard University Medical Faculty, Minutes of Meetings.
49. George P. Berry, Memorandum "Re Chats with Castle and Max Finland re purported 'coolness' of Eli Lilly (company and foundation) toward HMS," 27 April 1964, Folder "BCH—Harvard Medical Unit—Thorndike 1957–June 1965," Dean's Subject File, Harvard Medical School.
50. Donald Fleming, William H. Welch and the Rise of Modern Medicine (Boston: Little Brown, 1954), pp. 179, 178.
51. The "triple threat" represented the ideal of a clinical professor, but few faculty were equally talented in all three areas or divided their time in exact thirds.
52. Paul B. Beeson, "The Changing Role Model, and the Shift in Power," Daedalus, Spring 1986, pp. 83–84.
53. David E. Rogers, Obituary of David Preswick Barr, Folder 2, Box 1, David P. Barr Papers, Archives, The New York Hospital–Cornell Medical Center, New York, NY.
54. Edith Gittings Reid, The Great Physician: A Short Life of Sir William Osler (London: Oxford University Press, 1931), p. 230.
55. William P. Longmire Jr., Alfred Blalock: His Life and Times (privately printed, 1991), p. 198.
56. Lewis H. Weed to James D. Bruce, 19 July 1928, Folder "Bruce, J. D. 1929–1943," Box 5, Weed Papers. Similar amounts of professional fees were generated by full-time clinical faculty at other medical schools. See Abraham Flexner, Medical Education: A Comparative Study (New York: The Macmillan Company, 1925), p. 323.
57. Discussion of the evolution of a "system" of higher education is found in Hugh Hawkins, Banding Together: The Rise of National Associations in American Higher Education, 1887–1950 (Baltimore: Johns Hopkins University Press, 1992), pp. 78–103. The appearance of a

system of medical education may be interpreted as part of the transformation of progressive era American society from a group of isolated local communities into a national network discussed by Robert H. Wiebe in The Search for Order: 1877–1920 (New York: Hill and Wang, 1967).

58. "Arnold Rice Rich 1893–1968," with meeting of 4 June 1968, Minutes, The Johns Hopkins Hospital Board of Trustees, The Alan Mason Chesney Medical Archives of The Johns Hopkins Medical Institutions, Baltimore, MD.
59. Meeting of 7 January 1942, Harvard University Medical Faculty, Minutes of Meetings.
60. Robert G. Petersdorf, "Academic Medicine: No Longer Threadbare or Genteel," New England Journal of Medicine 304:841–843, 1981.
61. Worth Hale to A. Lawrence Lowell, 8 October 1930, Folder 52, Series 1930–1933, A. Lawrence Lowell Papers, Harvard University Archives, Cam bridge, MA; meetings of 20–21 November 1937 and 13–17 May 1939, Agenda and Minutes of the Business Meetings of the Council on Medical Education and Hospitals.
62. Herman G. Weiskotten, Alphonse M. Schwitalla, William D. Cutter, and Hamilton H. Anderson, Medical Education in the United States 1934–1939 (Chicago: American Medical Association, 1940), p. 58.
63. Francis M. Forster to the Very Reverend Edward B. Bunn, 15 July 1954, Folder "Medical School May–December 1954," Box "Medical School 1950–1954," Medical School Records, Georgetown University Archives, Georgetown University, Washington, D.C.
64. Arthur E. Belt to Lewis H. Weed, 27 March 1920, Folder "Belt, A. E. 1920–1939," Box 4, Weed Papers.
65. For instance, see Petersdorf, "Academic Medicine"; Edwin D. Kilbourne, "The Emergence of the Physician-Basic Scientist in America," Daedalus, Spring 1986, pp. 43–54; Rogers, "The Early Years"; and Edward F. Adolph, "Perspectives of the First Faculty," in To Each His Farthest Star: University of Rochester Medical Center 1925–1975 (Rochester, NY: University of Rochester Medical Center, 1975), pp. 55–69.
66. Quoted in Sharon R. Kaufman, The Healer's Tale: Transforming Medicine and Culture (Madison: University of Wisconsin Press, 1993), p. 115.
67. Annual Report, The Peter Bent Brigham Hospital (1938), pp. 115–116.
68. Minutes of meetings in Folder "Medical Executive Committee 1948–1953," Dean's Office Files, University of Southern California School of Medicine; Minutes of the Advisory Committee of the Medical Faculty, New York University School of Medicine, Archives, New York University Medical Center, New York, NY; Interview 40 (Asher Winkelstein, 5 October 1965), Oral History Collection, Archives, The Mount Sinai Medical Center.
69. A. McGehee Harvey, The Interurban Clinical Club (1905–1976): A Record of Achievement in Clinical Science (Philadelphia: W. B. Saunders for The Interurban Clinical Club, 1978).
70. Grace Deuel Cowgill, "Medical Faculty Wives of USC 1930–1960," November 1964, Folder "Medical Faculty Wives," Dean's Office Files, University of Southern California School of Medicine; Report of the Department of Anatomy, 1941–42, Office of the Dean, Cornell University Medical Center, Annual Reports of Departments and Offices.
71. Gordon N. Gill, "The End of the Physician-Scientist?," American Scholar 53:354, 1984.
72. C. Sidney Burrell, Memorandum on Appointment, Promotion, and Tenure in the Medical School, 31 January 1940, Folder 284, Dean's Subject File, Harvard Medical School.

73. Rackemann, The Inquisitive Physician; quotations p. 131 ("food"), p. 134 ("studying blood"), p. 172 ("keeping hands on patients").
74. Corner, The Seven Ages of a Medical Scientist, pp. 237–238.
75. Robert G. Petersdorf, "The Pathogenesis of Fraud in Medical Science," Annals of Internal Medicine 104:253, 1986.
76. Saul Benison, A. Clifford Barger, and Elin L. Wolfe, Walter B. Cannon: The Life and Times of a Young Scientist (Cambridge: The Belknap Press of Harvard University Press, 1987), p. 271.
77. Morris Bishop, A History of Cornell (Ithaca, NY: Cornell University Press, 1962), p. 386.
78. Vivien T. Thomas, Pioneering Research in Surgical Shock and Cardiovascular Surgery: Vivien Thomas and His Work with Alfred Blalock (Philadelphia: University of Pennsylvania Press, 1985).
79. Margaret W. Rossiter, Women Scientists in America: Struggles and Strategies to 1940 (Baltimore: Johns Hopkins University Press, 1982); Penina Migdal Glazer and Miriam Slater, Unequal Colleagues: The Entrance of Women into the Professions, 1890–1940 (New Brunswick, NJ: Rutgers University Press, 1987); Pnina G. Abiram and Dorinda Outram, eds., Uneasy Careers and Intimate Lives: Women in Science, 1789–1979 (New Brunswick, NJ: Rutgers University Press, 1987); Regina Markell Morantz-Sanchez, Sympathy and Science: Women Physicians in American Medicine (New York: Oxford University Press, 1985); Barbara Miller Solomon, In the Company of Educated Women: A History of Women and Higher Education in America (New Haven: Yale University Press, 1985).
80. Patricia Spain Ward, "An Experiment in Medical Education; or How the College of Physicians and Surgeons of Chicago Became the University of Illinois College of Medicine," in Edward P. Cohen, ed., Medicine in Transition: The Centennial of the University of Illinois College of Medicine (Urbana, IL: Distributed by the University of Illinois Press for the University of Illinois College of Medicine, 1981), p. 50.
81. David L. Edsall to A. Lawrence Lowell, 20 December 1918, Folder 311, Series 1917–1919, Lowell Papers.
82. Barbara Sicherman, Alice Hamilton: A Life in Letters (Cambridge: Harvard University Press, 1984), pp. 237, 311.
83. Meeting of 19 October 1955, Minutes of Faculty Meetings, Woman's Medical College of Pennsylvania, Archives and Special Collections on Women in Medicine, MCP Hahnemann University, Philadelphia, PA.
84. Leonard L. Mackall to Joseph S. Ames, n.d., Folder "Presidents February 1931–November 1931," Box 29, Weed Papers; Lewis H. Weed to Homer C. Naffziger, 14 January 1937, Folder "Naffziger, H. C. 1937–1949," Box 25, Weed Papers.
85. Lewis H. Weed to Howard C. Naffziger, 14 January 1937, Folder "Naffziger, H. C. 1937–1949," Box 25, Weed Papers.
86. See, for instance, Abraham Flexner to Simon Flexner, 29 September 1918, Folder "Flexner, Abraham 1918," Simon Flexner Papers, American Philosophical Society Library, Philadelphia, PA; Lewis H. Weed to H. J. Seymour, 29 February 1929, Folder "John Price Jones Corporation February 1928–April 1928," Box 19, Weed Papers.
87. Dan A. Oren, Joining the Club: A History of Jews and Yale (New Haven: Yale University Press, 1985), p. 136.

88. Ibid., pp. 136–155.
89. William S. Ladd to Edmund E. Day, 4 December 1937, Folder 8, Box 1, Papers, Office of the Dean, Cornell University Medical College, 1903–1934 (Niles), Archives, The New York Hospital–Cornell Medical Center, New York, NY.
90. Kenneth Dickrell to Lewis H. Weed, 11 April 1939, Folder "Surgery, Committee on Professorship," Weed Papers.
91. Worth Hale to A. Lawrence Lowell, 8 October 1930, Folder 52, Series 1930–1933, Lowell Papers. See also, David L. Edsall to A. Lawrence Lowell, 22 September 1920, Folder 50, Series 1919–1922, Lowell Papers; and J. L. Bremer et al. to David L. Edsall, 7 January 1929, Folder 763, Dean's Subject File, Harvard Medical School.
92. Flexner, Medical Education, p. 282.
93. Alan Gregg, The Furtherance of Medical Research (New Haven: Yale University Press, 1941), p. 108.
94. Ibid., p. 82.
95. Charles L. Brown to Henry Ruth, 17 June 1946, with meeting 24 June 1946, Minutes of Meetings of the Board of Trustees of Hahnemann Medical College and Hospital, Archives and Special Collections, Hahnemann Collection, MCP Hahnemann University, Philadelphia, PA; University of Arkansas School of Medicine, Report of the Research Committee, 19 February 1943, Folder 6, Dean's Office Files (Byron L. Robinson, 1941–46), University of Arkansas School of Medicine, ID Number 20db009, Special Collections Division, University of Arkansas for Health Sciences Library, Little Rock, AR.
96. Meeting of 7 April 1931, Faculty Meeting Minutes, Howard University College of Medicine, Office of the Dean, Howard University College of Medicine, Washington, D.C.
97. S. Bayne-Jones, Problems of Selective Admission and Evaluation, 20 May 1940, Folder 280, Dean's Subject File, Harvard Medical School.
98. The Peter Bent Brigham Hospital, Annual Report (1952), p. 9.
99. Biennial Report of the Woman's Medical College of Pennsylvania, 1941–42, with meeting of 24 June 1942, Corporation Minutes, Woman's Medical College of Pennsylvania, Archives and Special Collections on Women in Medicine, MCP Hahnemann University, Philadelphia, PA; General Statement of the Financial Needs of Meharry Medical College, 11 March 1940, with meeting of 9–13 June 1940, Agenda and Minutes of the Business Meetings of the Council on Medical Education and Hospitals.
100. Meeting of 19 November 1947, Minutes of the Meetings of the College Committee of the Board of Trustees, Hahnemann Medical College and Hospital, Archives and Special Collections, Hahnemann Collection, MCP Hahnemann University, Philadelphia, PA.
101. W. B. Summers to George Kober, 16 January 1929, Folder "Medical School—January–May 1929," Box "Medical School 1917–1929," Medical School Records, Georgetown University School of Medicine, Georgetown University Archives, Georgetown University, Washington, D.C.
102. Meeting of 27 May 1926, Faculty Meeting Minutes, Howard University College of Medicine.
103. General Statement of the Financial Needs of Meharry Medical College, 11 March 1940, with meeting of 9–13 June 1940, Agenda and Minutes of the Business Meetings of the Council on Medical Education and Hospitals.
104. Hugh Cabot to William J. Gies, 15 September 1924, Folder "1924 C–D," University of Michigan

Medical School Records.
105. Meeting of 10–11 June 1944, Agenda and Minutes of the Business Meetings of the Council on Medical Education and Hospitals; Weiskotten et al., Medical Education in the United States, pp. 210–211.
106. The Peter Bent Brigham Hospital, Annual Report (1916), pp. 105–106.
107. Geiger, To Advance Knowledge, p. 12.
108. See, for instance, Report of the Dean of the Medical Faculty of The Johns Hopkins University (1934–35), p. 5, Reports of the Dean of the Medical Faculty of The Johns Hopkins University, The Alan Mason Chesney Medical Archives of The Johns Hopkins Medical Institutions, Baltimore, MD; and meeting of 28 March 1969, Corporation Minutes, Woman's Medical College of Pennsylvania.
109. Shryock, American Medical Research, pp. 130–131; Geiger, To Advance Knowledge, p. 253.
110. Weiskotten et al., Medical Education in the United States, p. 113.
111. Final Report of the Commission on Medical Education (New York: Office of the Director of the Study, 1932), p. 287.
112. Ralph E. Morrow, Washington University in St. Louis: A History (St. Louis: Missouri Historical Society Press, 1996), p. 373.
113. David L. Edsall to F. W. Hunnewell, 10 September 1924, Folder 50, Series 1919–1922, Lowell Papers.
114. Report of the School of Medicine, with meeting of 10 May 1926; and meeting of 30 June 1927; both Faculty Meeting Minutes, Howard University College of Medicine.
115. Meeting of 16–17 February 1934, Agenda and Minutes of the Business Meetings of the Council on Medical Education and Hospitals.
116. Weiskotten et al., Medical Education in the United States, pp. 30–31, 40–44, 285.
117. David L. Edsall to A. Lawrence Lowell, 16 March 1923, Folder 10A, Series 1922–1925, Lowell Papers; David L. Edsall to A. Lawrence Lowell, 14 May 1929, Box 5, Series 1928–1930, Lowell Papers.
118. Peter Bent Brigham Hospital, Annual Report (1926), pp. 73–74.
119. On Johns Hopkins between the world wars, see A. McGehee Harvey, Gert H. Brieger, Susan L. Abrams, and Victor A. McKusick, A Model of its Kind. Volume I: A Centennial History of Medicine at Johns Hopkins (Baltimore: Johns Hopkins University Press, 1989); and Thomas B. Turner, Heritage of Excellence (Baltimore: Johns Hopkins University Press, 1974).
120. Peter Bent Brigham Hospital, Annual Report (1924), p. 73.
121. On Harvard Medical School in the twentieth century, see Henry K. Beecher and Mark D. Altschule, Medicine at Harvard: The First Three Hundred Years (Hanover, NH: University Press of New England, 1977); and Reginald Fitz, "The School During the Twentieth Century," Harvard Medical Alumni Bulletin, October 1935, pp. 2–9.
122. See, for example, A. Lawrence Lowell to David L. Edsall, 29 January 1925, Folder 10, Series 1922–1925, Lowell Papers.
123. A. Lawrence Lowell to David L. Edsall, 15 May 1929, Folder 5, Series 1928–1930, Lowell Papers.
124. Meeting of 4 April 1930, Harvard University Medical Faculty, Minutes of Meetings; Harvard University, President's Report (1930–31), p. 20.
125. Report of the Dean of the Medical School, 1930–31, Folder 474, Dean's Subject File,

Harvard Medical School; Harvard University, President's Report (1930–31), p. 20.
126. A. Lawrence Lowell to E. H. Bradford, 2 July 1917, Folder 224, Series 1914–1917, Lowell Papers.
127. A. Lawrence Lowell to David L. Edsall, 12 September 1919, Folder 311, Series 1917–1919, Lowell Papers.
128. Charles Eliot to David L. Edsall, 11 November 1919, Folder 53, Dean's Subject File, Harvard Medical School.
129. David L. Edsall to A. Lawrence Lowell, 22 March 1920, Folder 50, Series 1919–1922, Lowell Papers.
130. A. Lawrence Lowell to David L. Edsall, 31 May 1933, Folder 306, Dean's Subject File, Harvard Medical School.

Chapter 3

1. Meeting of 9 June 1935, Executive Council Meetings and Agendas, Association of American Medical Colleges, Association of American Medical Colleges Archives, Washington, D.C.
2. Final Report of the Commission on Medical Education (New York: Office of the Director of the Study, 1932), pp. 263–264.
3. David O. Levine, The American College and the Culture of Aspiration, 1915–1940 (Ithaca: Cornell University Press, 1986).
4. N. P. Colwell, "Medical Education," in U. S. Department of the Interior, Bureau of Education, Report of the Commissioner of Education (Washington, D.C.: Government Printing Office, 1915), p. 195; "The Selection of Medical Students," with meeting of 27 October 1934, Agenda and Minutes of the Business Meetings of the Council on Medical Education and Hospitals, American Medical Association Archives, Chicago, IL; Herman G. Weiskotten, Alphonse M. Schwitalla, William D. Cutter, and Hamilton H. Anderson, Medical Education in the United States 1934–1939 (Chicago: American Medical Association, 1940), pp. 66–67; Final Report of the Commission on Medical Education, pp. 278–279.
5. "The Selection of Medical Students," with meeting of 27 October 1934, Agenda and Minutes of the Business Meetings of the Council on Medical Education and Hospitals.
6. Ibid.
7. Meetings of 20–21 November 1937 and 12–13 February 1938, Agenda and Minutes of the Business Meetings of the Council on Medical Education and Hospitals.
8. Final Report of the Commission on Medical Education, pp. 12–13, 384; Irwin A. Brody, "The Decision to Study Medicine," New England Journal of Medicine 252:130–134, 1955.
9. "The Selection of Medical Students," with meeting of 27 October 1934, Agenda and Minutes of the Business Meetings of the Council on Medical Education and Hospitals.
10. Detailed descriptions of entrance requirements of the period are provided in Final Report of the Commission on Medical Education, pp. 262–282; and Herman G. Weiskotten et al., Medical Education in the United States, pp. 63–71. For more on premedical education see Gert H. Brieger, "'Fit to Study Medicine': Notes for a History of Pre-Medical Education in America," Bulletin of the History of Medicine 57:1–21, 1983.
11. A. C. Furstenberg to A. M. Chickening, 17 November 1942, Folder "1942 D," Box 45,

University of Michigan Medical School Records, Michigan Historical Collections, Bentley Historical Library, University of Michigan, Ann Arbor, MI.

12. Meeting of 1 December 1938, Executive Faculty Minutes, Folder "1935–1939," Box 128, University of Michigan Medical School Records.
13. James B. Conant, "College Education for the Future Doctor," speech delivered 13 February 1939, Folder 277, Dean's Subject File, Harvard Medical School, Harvard Medical Archives, Rare Books Department, Countway Library, Harvard Medical School, Boston, MA.
14. Samuel W. Lambert to Nicholas Murray Butler, 14 May 1939 ("infinitely more satisfactory"); and Nicholas Murray Butler to Samuel W. Lambert, 15 May 1939 ("adequately taught"); both Minutes and Correspondence of the Committee on Administration, College of Physicians and Surgeons, Dean's Office Files, College of Physicians and Surgeons of Columbia University, Office of the Dean, College of Physicians and Surgeons of Columbia University, New York, NY.
15. Meeting of 6 March 1931, Minutes of Faculty Meetings, Woman's Medical College of Pennsylvania, Archives and Special Collections on Women in Medicine, MCP Hahnemann University, Philadelphia, PA; Weiskotten et al., Medical Education in the United States, p. 70; James B. Erdmann, Dale E. Matson, Jack G. Hutton Jr., and Wimburn L. Wallace, "The Medical College Admission Test: Past, Present, Future," Journal of Medical Education 46:937–946, 1971.

    The Medical Aptitude Test was a predecessor of the present-day Medical College Admission Test, which became required for admission to an American medical school in the early 1950s. The growing use of the Medical Aptitude Test was part of the movement to employ standardized tests and psychological testing more widely in American education. See Claude M. Fuess, The College Board: Its First Fifty Years (New York: Columbia University Press, 1950); Michael M. Sokal, ed., Psychological Testing and American Society, 1890–1930 (New Brunswick, NJ: Rutgers University Press, 1987); and Paula S. Fass, "The IQ: A Cultural and Historical Framework," American Journal of Education 88:431–458, 1980.
16. Worth Hale to Edward M. Holfelner, 22 January 1936, Folder 56; Worth Hale to Francis Parkman, 12 March 1934, Folder 57; and Worth Hale to Charles H. Sampson, 19 March 1935, Folder 50; all Dean's Subject File, Harvard Medical School.
17. See, for instance, Report of the Committee on Admissions, with meeting of 1 February 1937, Faculty Minutes, New York University School of Medicine, Archives, New York University Medical Center, New York, NY.
18. See, for instance, A. Lawrence Lowell to C. Clifford Ruh, 11 April 1928, Folder 751, Series 1925–1928, A. Lawrence Lowell Papers, Harvard University Archives, Cambridge, MA.
19. See, for instance, Report of the Committee on Admissions, with meeting of 1 February 1937, Faculty Minutes, New York University School of Medicine.
20. G. Lombard Kelly to Reginald Fitz, 26 March 1951, Folder 1208, Dean's Subject File, Harvard Medical School; meeting of 5 October 1939, Harvard University Medical Faculty, Administrative Board Records, Harvard Medical Archives, Rare Books Department, Countway Library, Harvard Medical School, Boston, MA.
21. Victor Vaughan to H. G. Brawley, 12 August 1915, Folder "July–August, 1915," Box 32; G. W. Edmunds to George Johnson, 11 July 1921, Folder "Correspondence 1921 J–M," Box 34; A. C. Furstenberg to Charles C. Diggs Jr., 16 September 1953, Folder "N 1953," Box

55; all University of Michigan Medical School Records.

22. Meeting of 2 December 1929, Discussions of the Committee on Administration, College of Physicians and Surgeons of Columbia University, Special Collections, Augustus C. Long Health Sciences Library, Columbia University, New York, NY.
23. Harold Lischner to Burrell O. Raulston, n.d., Folder "Association of American Medical Colleges Correspondence 1948–1955," Dean's Office Files, University of Southern California School of Medicine, Norris Medical Library, University of Southern California, Los Angeles, CA.
24. Some excellent studies have been written on barriers to women in medicine. See Regina Markell Morantz-Sanchez, Sympathy and Science: Women Physicians in American Medicine (New York: Oxford University Press, 1985); Mary Roth Walsh, "Doctors Wanted: No Women Need Apply": Sexual Barriers in the Medical Profession, 1935–1975 (New Haven: Yale University Press, 1977); Barbara J. Harris, Beyond Her Sphere: Women and the Professions in American History (Westport, CT: Greenwood Press, 1978); and Thomas N. Bonner, To the Ends of the Earth: Women's Search for Education in America (Cambridge: Harvard University Press, 1992).
25. A. C. Furstenberg to Charles G. Mixter, 16 April 1943, Folder "1943 G–I," Box 46, University of Michigan Medical School Records; meeting of 13 November 1944, Minutes of the Meetings of the Faculty, College of Physicians and Surgeons of Columbia University, Special Collections, Augustus C. Long Health Sciences Library, Columbia University, New York, NY.
26. Frances Hannet, "Report on the Survey of Female Physicians Graduating from Medical School between 1925 and 1940," Journal of the American Medical Women's Association 13:80–85, 1958; Roscoe A. Dykman and John M. Stalnaker, "Survey of Women Physicians Graduating from Medical School 1925–1940," Part 2, Journal of Medical Education 32:3–38, March 1957.
27. Worth Hale to P. M. Palmer, 27 February 1930, Folder 51, Dean's Subject File, Harvard Medical School.
28. Excellent studies of discrimination against Jews in college admissions include Harold S. Wechsler, The Qualified Student: A History of Selective College Admission in America (New York: John Wiley & Sons, 1977); Marcia Graham Synnott, The Half-Opened Door: Discrimination at Harvard, Yale, and Princeton, 1900–1970 (Westport, CT: Greenwood Press, 1979); Dan A. Oren, Joining the Club: A History of Jews and Yale (New Haven: Yale University Press, 1985); and Stephen Steinberg, The Academic Melting Pot: Catholics and Jews in American Higher Education (New York: McGraw-Hill, 1974). Helpful articles on Jewish quotas in medical school admissions include Leon Sokoloff, "The Rise and Decline of the Jewish Quota in Medical School Admissions," Bulletin of the New York Academy of Medicine 68:497–518, 1992; Edward C. Halperin, "Frank Porter Graham, Isaac Hall Manning, and the Jewish Quota at the University of North Carolina Medical School," North Carolina Historical Review 67:385–414, 1990; Frank Kingdon, "Discrimination in Medical Colleges," The American Mercury lxi:391–399, 1945; Alfred L. Shapiro, "Racial Discrimination in Medicine," Jewish Social Studies 10:103–134, 1948; and Jacob A. Goldberg, "Jews in the Medical Profession—A National Survey," Jewish Social Studies 1:327–336, 1939.
29. Statistics from Kingdon, "Discrimination in Medical Colleges," pp. 392–393.
30. Ibid., pp. 394–395.
31. Meeting of 11 May 1938, Minutes, Executive Committee of the Board of Corporators, The

Woman's Medical College of Pennsylvania, Archives and Special Collections on Women in Medicine, MCP Hahnemann University, Philadelphia, PA.

32. Meeting of 5 October 1936, Minutes of the Advisory Committee of the Medical Faculty, New York University School of Medicine, Archives, New York University Medical Center, New York, NY; meeting of 5 February 1928, Agenda and Business Meetings of the Council on Medical Education and Hospitals.
33. See, for example, Lewis H. Weed to Lawrence H. Baker, 7 January 1927, Folder "Dr. Lawrence H. Baker Correspondence 1926–1928," Box 3XY, Correspondence Files, Office of the Dean of the Medical Faculty, The Johns Hopkins School of Medicine, Record Group 3, Series B, Archive of the Johns Hopkins University School of Medicine; and George Whipple to Lewis H. Weed, 23 January 1932, Folder "Whipple, George April 1929–November 1939," Box 38, Weed Papers; both the Alan Mason Chesney Medical Archives of The Johns Hopkins Medical Institutions, Baltimore, MD.
34. Kingdon, "Discrimination," pp. 392–395.
35. Final Report of the Commission on Medical Education, p. 284.
36. Ibid., p. 286; Vernon W. Lippard, A Half-Century of American Medical Education: 1920–1970 (New York: Josiah Macy, Jr. Foundation, 1974), p. 32.
37. See, for instance, Interview with Anson Hoyt, 7 October 1970, Folder "Anson P. S. Hoyt M.D.," Dean's Office Files, University of Southern California School of Medicine.
38. William A. Johnson to Paul A. Ferrier, 5 February 1937, Folder "USC History," Dean's Office Files, University of Southern California School of Medicine.
39. Michael B. Katz, The Irony of Early School Reform; Educational Innovation in Mid-Nineteenth Century Massachusetts (Cambridge: Harvard University Press, 1968); Samuel Bowles and Herbert Gintis, Schooling in Capitalist America: Educational Reform and the Contradictions of Economic Life (New York: Basic Books, 1976); Ira Katznelson and Margaret Weir, Schooling for All: Class, Race, and the Decline of the Democratic Ideal (New York: Basic Books, 1985); Levine, The American College.
40. Detailed descriptions of the medical school curriculum of this period are provided in Final Report of the Commission on Medical Education, pp. 171–261; and Weiskotten et al., Medical Education in the United States, pp. 80–207.
41. Weiskotten et al., Medical Education in the United States, pp. 140, 157.
42. Final Report of the Commission on Medical Education; Weiskotten et al., Medical Education in the United States; Abraham Flexner, Medical Education: A Comparative Study (New York: The Macmillan Company, 1925). David Levine discusses these issues as they appeared in debates over the college curriculum in The American College, pp. 89–112.
43. Lippard, Half-Century, p. 32.
44. Dean's Report, 1936–37, Office of the Dean, Cornell University Medical Center, Annual Reports of Departments and Offices, Archives, The New York Hospital–Cornell Medical Center, New York, NY.
45. Report of the Committee on Educational Policies, with meeting of 31 January 1936, Minutes, Advisory Board of the Medical Faculty, The Johns Hopkins University School of Medicine, The Alan Mason Chesney Medical Archives of The Johns Hopkins Medical Institutions, Baltimore, MD.
46. Lippard, Half-Century, pp. 16–17.

47. David Edsall to Abraham Flexner, 27 March 1924, Folder 152, Dean's Subject File, Harvard Medical School.
48. David L. Edsall to Alan M. Chesney, 17 March 1930, Folder 153, Dean's Subject File, Harvard Medical School.
49. Renée C. Fox, "Training for Uncertainty," in Robert K. Merton, George G. Reader, and Patricia L. Kendall, eds., The Student-Physician: Introductory Studies in the Sociology of Medical Education (Cambridge: Harvard University Press, 1957), pp. 207–241.
50. Francis M. Rackemann, The Inquisitive Physician: The Life and Times of George Richards Minot (Cambridge: Harvard University Press, 1956), p. 118.
51. Ibid., p. 117.
52. Flexner, Medical Education, p. 148.
53. Ibid., p. 270.
54. Report of Willard C. Rappleye, "The Objectives of Undergraduate Medical Education," with meeting of 27 October 1934, Agenda and Business Meetings of the Council on Medical Education and Hospitals.
55. Final Report of the Commission on Medical Education, p. 23.
56. Frederic W. Hafferty and Ronald Franks, "The Hidden Curriculum, Ethics Teaching, and the Structure of Medical Education," Academic Medicine 69:861–871, 1994. For a review of the literature on socialization during medical school, see Renée C. Fox, The Sociology of Medicine: A Participant Observer's View (Englewood Cliffs, NJ: Prentice Hall, 1989), pp. 72–107.
57. Final Report of the Commission on Medical Education, pp. 178, 254.
58. Hugh Cabot to William J. Gies, 21 July 1924, Folder "1924 C–D," Box 35, University of Michigan Medical School Records.
59. Robert K. Merton, "Some Preliminaries to a Sociology of Medical Education," in Merton, Reader, and Kendall, eds., The Student-Physician, p. 46.
60. Robert W. Lamson to B. O. Raulston, 11 February 1937, Folder "Raulston— Miscellaneous Correspondence," Dean's Office Files, University of Southern California School of Medicine.
61. Merton, Reader, and Kendall, eds., The Student-Physician; Howard S. Becker, Blanche Geer, Everett C. Hughes, and Anselm L. Strauss, Boys in White: Student Culture in Medical School (Chicago: University of Chicago Press, 1961).
62. In this discussion of student life, it is understood that no two medical students ever had exactly the same experience and that medical school classes had personalities of their own that varied from school to school and from year to year at the same school.
63. Hugh Cabot to H. P. Agersborg, 3 November 1926, Folder "1926 A," Box 36, University of Michigan Medical School Records.
64. Becker et al., Boys in White, pp. 65–187. This classic "participant observer" study was conducted in the 1950s, but it is difficult to imagine that the same dynamics were not operating before World War II as well.
65. Eugene F. DuBois, "Address to Students Entering a Medical College," delivered 30 September 1935, Opening Day Addresses, Cornell University Medical Center, Archives, The New York Hospital–Cornell Medical Center, New York, NY.
66. On college student life, see Levine, The American College, pp. 113–135; and Paula S. Fass, The Damned and the Beautiful: American Youth in the 1920s (New York: Oxford University Press, 1977).

67. See, for instance, meeting of the Committee on Student Donorship, 8 February 1937, Folder 285, Dean's Subject File, Harvard Medical School.
68. Supplement 8, with meeting of 14 February 1943, Agenda and Business Meetings of the Council on Medical Education and Hospitals.
69. David L. Edsall to Walter W. Palmer, 15 October 1928, Folder 1062, Dean's Subject File, Harvard Medical School.
70. Meeting of 16 January 1922, Discussions of the Committee on Administration, College of Physicians and Surgeons of Columbia University.
71. See, for instance, meeting of 5 April 1948, Medical Faculty Executive Committee Minutes, University of Pennsylvania School of Medicine (UPC 12.2), The University Archives and Record Center, University of Pennsylvania, Philadelphia, PA.
72. Meeting of 25 October 1916, Harvard University Medical Faculty, Administrative Board Records; meeting of 3 November 1932, Surgical Advisory Committee, Binder F C.9, Edward D. Churchill Papers, Harvard Medical Archives, Rare Books Department, Countway Library, Harvard Medical School, Boston, MA.
73. Meeting of 3 November 1932, Surgical Advisory Committee, Binder F C.9, Churchill Papers.
74. Meeting of 20 April 1944, Transactions of the Executive Faculty, Cornell University Medical College, Archives, The New York Hospital–Cornell Medical Center, New York, NY.
75. See, for instance, meeting of 17 April 1936, Minutes of Faculty Meetings, Woman's Medical College of Pennsylvania; Report of Subcommittee on Student Welfare, with meeting of 5 February 1940, Faculty Minutes, New York University School of Medicine.
76. Report of Committee on Student Relations, with meeting of 3 February 1937, Executive Faculty Minutes, Washington University School of Medicine, Washington University School of Medicine Archives, St. Louis, MO.
77. See, for instance, meeting of 15 November 1915, Minutes of the Meetings of the Faculty, College of Physicians and Surgeons of Columbia University; Hugh Cabot to Edward A. Balloch, 1 February 1923, Folder "B—Miscellaneous 1923," Box 35, University of Michigan Medical School Records; and meeting of 24 February 1930, Minutes of the Medical Board, The Presbyterian Hospital in the City of New York, President's Offices, Presbyterian Hospital, New York, NY.
78. See, for instance, meeting of 24 October 1923, Faculty Minutes, University of Maryland School of Medicine, Historical and Special Collections, Health Sciences Library, University of Maryland at Baltimore, Baltimore, MD.
79. Meeting of 7 December 1925, Executive Faculty Minutes, University of Colorado School of Medicine, Denison Memorial Library, University of Colorado Health Sciences Center, Denver, CO.
80. Meeting of 5 January 1926, Faculty Minutes, Tufts University School of Medicine, Tufts University Archives, Medford, MA; materials in Folder "Women's Medical Alumni Association JH," Subject Files, The Alan Mason Chesney Medical Archives of The Johns Hopkins Medical Institutions, Baltimore, MD.
81. Alan M. Kraut, The Huddled Masses: The Immigrant in American Society, 1880–1921 (Arlington Heights, IL: Harlan Davidson, 1982); Herbert G. Gutman, Power and Culture: Essays on the American Working Class (New York: Pantheon, 1987).
82. Meeting of 21 January 1938, Transactions of the Executive Faculty, Cornell University Medical

College; meetings of 16 January 1922 and 4 February 1929, Discussions of the Committee on Administration, College of Physicians and Surgeons of Columbia University; meeting of 4 October 1946, Harvard University Medical Faculty, Minutes of Meetings, Harvard University Medical Archives, Rare Books Department, Countway Library, Harvard Medical School, Boston, MA.

83. For instance, see the student reports (covering the years 1909–1948) in Folders 1603–1607, Dean's Subject File, Harvard Medical School.
84. Report of the Department of Anatomy, 1934–35, Office of the Dean, Cornell University Medical Center, Annual Reports of Departments and Offices, Archives, The New York Hospital–Cornell Medical Center, New York, NY.
85. Meeting of 25 February 1924, Discussions of the Committee on Administration, College of Physicians and Surgeons of Columbia University.
86. Robert A. Harrell, "A History of the Pithotomy Club," and Robert C. Sergott and Peter D. Olch, "The Society of Pithotomists, 1897–1980," both in Folder "Pithotomy Club," Records of the Pithotomy Club, The Alan Mason Chesney Archives of The Johns Hopkins Medical Institutions, Baltimore, MD.
87. See, for instance, Hugh Cabot to Wilbur R. Twiss, 29 June 1928, Folder "1928 T–Z," Box 38; and A. C. Furstenberg to Lloyd C. Emmons, 2 September 1936, Folder "1936 M," Box 40; both University of Michigan Medical School Records.
88. See, for instance, Association of American Medical Colleges, Report of the Joint Committee on the Teaching of the Social and Environmental Factors in Medicine, in Folder "A.A.M.C. Meetings, October 1946," Dean's Office Files, University of Southern California School of Medicine.
89. Richard C. Cabot, Training and Rewards of the Physician (Philadelphia: J. B. Lippincott Company, 1918), p. 45.
90. Report of Willard C. Rappleye, "The Objectives of Undergraduate Medical Education," with meeting of 27 October 1934, Agenda and Minutes of the Business Meetings of the Council on Medical Education and Hospitals.
91. Lewis Mayers and Leonard V. Harrison, The Distribution of Physicians in the United States (New York: General Education Board, 1924).
92. See, for instance, B. Edward McClellan, Schools and the Shaping of Character: Moral Education in America, 1607–Present (Bloomington, IN: ERIC Clearinghouse, 1992).
93. Lawrence A. Cremin, American Education: The Metropolitan Experience 1876–1980 (New York: Harper and Row, 1988).

Chapter 4

1. Annual Report of the Mount Sinai Hospital (1924), p. 30.
2. Secondary literature on the history of graduate medical education is scarce. Helpful articles include Rosemary A. Stevens, "Graduate Medical Education: A Continuing History," Journal of Medical Education 53:1–18, 1978; J. A. Curran, "Internships and Residencies: Historical Backgrounds and Current Trends," Journal of Medical Education 34:873–884, 1959; and Council on Medical Education and Hospitals, "Background and Development of Residency Review and

Conference Committees," Journal of the American Medical Association 165:60–64, 1957. Much about the process of specialization, particularly from the point of view of medical politics, is found in Rosemary Stevens, American Medicine and the Public Interest (New Haven: Yale University Press, 1971). The first national report on graduate medical education—and now a valuable historical reference—was Graduate Medical Education: Report of the Commission on Graduate Medical Education (Chicago: University of Chicago Press, 1940).

3. Meetings of 17 March 1913, 15 March 1915, 15 November 1915, and 21 January 1918, Minutes of the Meetings of the Faculty, College of Physicians and Surgeons of Columbia University, Special Collections, Augustus C. Long Health Sciences Library, Columbia University, New York, NY.
4. Curran, "Internships and Residencies," p. 876. The last appearance of the term "house pupil" in the Annual Reports of the Massachusetts General Hospital was 1920.
5. Victor Johnson, A History of the Council on Medical Education and Hospitals of the American Medical Association, 1901–1959 (Chicago: American Medical Association, 1959).
6. Meeting of 1–6 December 1945, Agenda and Minutes of the Business Meetings of the Council on Medical Education and Hospitals, American Medical Association Archives, Chicago, IL.
7. Graduate Medical Education, pp. 10, 76–77, 255.
8. Curran, "Internships and Residencies," p. 878.
9. Ibid., p. 878; Graduate Medical Education, p. 253.
10. Appendix B, with meeting of 18–20 June 1948, Agenda and Minutes of the Business Meetings of the Council on Medical Education and Hospitals.
11. Detailed descriptions of the pre-World War II internship are found in Graduate Medical Education, pp. 30–95; and Final Report of the Commission on Medical Education (New York: Office of the Director of the Study, 1932), pp. 141–150.
12. Meeting of 14 June 1932, Minutes, Board of Trustees, The Mount Sinai Hospital, Archives, The Mount Sinai Medical Center, New York, NY.
13. "Medical Education in the United States, 1934–1939," Journal of the American Medical Association 114:144, 1940.
14. Meeting of 17 May 1921, Minutes, Medical Board, The Mount Sinai Hospital, Archives, The Mount Sinai Medical Center, New York, NY; meeting of 2 December 1918, Minutes of the Medical Board, The Presbyterian Hospital in the City of New York, President's Offices, Presbyterian Hospital, New York, NY.
15. N. P. Colwell to William D. Cutter, 16 January 1930, Folder "Reports AMA and Assn. of Med. Colleges 1929–1933," Dean's Office Files, University of Southern California School of Medicine, Norris Medical Library, University of Southern California, Los Angeles, CA.
16. "A Consideration of Graduate Medical Education...," with Executive Faculty Meeting of 9 December 1941, Folder "1939–1945," Box 128, University of Michigan Medical School Records, Michigan Historical Collections, Bentley Historical Library, University of Michigan, Ann Arbor, MI.
17. Memorandum on Single Service Internships, 25 August 1934, with meeting of 26–27 October 1934, Agenda and Minutes of the Business Meetings of the Council on Medical Education and Hospitals.
18. Final Report of the Commission on Medical Education, p. 143.

19. Kenneth M. Ludmerer, Learning to Heal: The Development of American Medical Education (New York: Basic Books, 1985), pp. 16–19.
20. Final Report of the Commission on Medical Education, pp. 128, 136.
21. See, for instance, the flow chart, "The Ideal Preparation of the Young Otologist," with Report of the Department of Otology, 1930–31, Folder 1, Box 2, Office of the Dean, Cornell University Medical Center, Annual Reports of Departments and Offices, Archives, The New York Hospital–Cornell Medical Center, New York, NY.
22. Meeting of 5 January 1937, Transactions of the Medical Board of the New York Hospital, Archives, The New York Hospital–Cornell Medical Center, New York, NY.
23. Meeting of 23 June 1930, Agenda and Minutes of the Business Meetings of the Council on Medical Education and Hospitals.
24. Meeting of 15 February 1931, Agenda and Minutes of the Business Meetings of the Council on Medical Education and Hospitals.
25. For a description of a typical program, see "The Program of Graduate Medical Education in Columbia University," with meeting of 1 February 1937, Minutes of the Meetings of the Committee on Administration, College of Physicians and Surgeons of Columbia University, Special Collections, Augustus C. Long Health Sciences Library, Columbia University.
26. College of Physicians and Surgeons of Columbia University, Annual Report of the Dean (1939), p. 12.
27. Graduate Medical Education, p. 14.
28. Ibid., pp. 97–103.
29. Alan M. Chesney, The Johns Hopkins Hospital and The Johns Hopkins University School of Medicine: A Chronicle, vol. 1 (Baltimore: The Johns Hopkins Press, 1943), pp. 161–163; A. McGehee Harvey, Gert H. Brieger, Susan L. Abrams, and Victor A. McKusick, A Model of Its Kind: A Centennial History of Medicine at Johns Hopkins, vol. 1 (Baltimore: Johns Hopkins University Press, 1989), pp. 183–187; William Osler to Medical Board, 30 January 1890, with meeting of 30 January 1890, Minutes, The Johns Hopkins Hospital Medical Board, The Alan Mason Chesney Medical Archives of The Johns Hopkins Medical Institutions, Baltimore, MD; William S. Halsted, "The Training of the Surgeon," Bulletin of The Johns Hopkins Hospital 15:267–275, 1904.
30. Chesney, The Johns Hopkins Hospital, p. 162.
31. Halsted, "The Training of the Surgeon," p. 273.
32. Graduate Medical Education, pp. 14, 99.
33. For instance, in 1935 every member of the surgical resident staff at the New York Hospital was engaged in investigative research; in 1929, each of the internal medicine house officers at the Massachusetts General Hospital; in 1939, four of the ophthalmology residents at the Presbyterian Hospital. (Meeting of 1 February 1935, Transactions of the Medical Board of the New York Hospital; The Massachusetts General Hospital, Annual Report [1929], pp. 17–18; The Presbyterian Hospital in the City of New York, Annual Report [1939], p. 56.)
34. A. McGehee Harvey, Science at the Bedside: Clinical Research in American Medicine (Baltimore: Johns Hopkins University Press, 1981); Ludmerer, Learning to Heal, pp. 123–138, 207–218.
35. For instance, until 1940 Mount Sinai Hospital (New York) required a minimum of one year of research in a preclinical laboratory, in addition to the completion of an internship, for appoint-

ment to the resident staff. (Meeting of 12 March 1940, Minutes, Board of Trustees, The Mount Sinai Hospital.)

36. Meeting of 7 January 1942, Harvard University Medical Faculty, Minutes of Meetings, Harvard Medical Archives, Rare Books Department, Countway Library, Harvard Medical School, Boston, MA.
37. The Peter Bent Brigham Hospital, Annual Report (1923), pp. 113–115.
38. Graduate Medical Education, p. 101.
39. Ibid., p. 101.
40. Report of the Staff Committee on Professional Services on Residency and Graduate Training, with meeting of 15 October 1952, Minutes, Advisory Board of the Medical Faculty, The Johns Hopkins University School of Medicine, The Alan Mason Chesney Medical Archives of The Johns Hopkins Medical Institutions, Baltimore, MD.
41. Meeting of 19 April 1937, Minutes of the Medical Board, The Presbyterian Hospital in the City of New York.
42. "A Review of the Program at the Medical Center," with meeting of 7 July 1937, Minutes of the Medical Board, The Presbyterian Hospital in the City of New York.
43. Council on Medical Education and Hospitals, "Background and Development of Residency Review and Conference Committees," p. 62.
44. Ibid.; Stevens, American Medicine and the Public Interest, pp. 116–124, 244–266; William D. Holden, "The American Specialty Boards," in Thomas Samph and Bryce Templeton, eds., Evaluation in Medical Education: Past, Present, Future (Cambridge, MA: Ballinger Publishing Company, 1979), pp. 165–200.
45. An ample body of scholarship has identified features of "progressive" reform continuing through the administration of Franklin D. Roosevelt. See Barry D. Karl, The Uneasy State: The United States from 1915 to 1945 (Chicago: University of Chicago Press, 1983); William A. Link, American Epoch: A History of the United States Since 1900 (New York: McGraw-Hill, 1993); and Clarke A. Chambers, Seed time of Reform: American Social Service and Social Action, 1918–1933 (Minneapolis: University of Minnesota Press, 1964).
46. The Massachusetts General Hospital, Annual Report (1947), p. 49.
47. Minutes of Hospital Committee Meeting, 29 November 1937, with meeting of 1 December 1937, Executive Faculty Minutes, Washington University School of Medicine, Washington University School of Medicine Archives, St. Louis, MO.
48. J. Stewart Rodman, History of the American Board of Surgery 1937–1952 (Philadelphia: J. B. Lippincott Company, 1956), pp. 1–10.
49. Report of Intern Committee of American Hospital Association, June 1924, Folder 1064, Dean's Subject File, Harvard Medical School, Harvard Medical Archives, Rare Books Department, Countway Library, Harvard Medical School, Boston, MA.
50. J. H. Means to C. Sidney Burwell, 4 December 1939, Folder 157, Dean's Subject File, Harvard Medical School.
51. Meeting of 4 January 1940, Harvard University Medical Faculty, Administrative Board Records, Harvard Medical Archives, Rare Books Department, Countway Library, Harvard Medical School, Boston, MA.
52. Mark M. Ravitch, "The Surgical Residency: Then, Now, and Future," The Pharos, Winter 1987, p. 13.

53. Meeting of 5 January 1937, Transactions of the Medical Board of the New York Hospital.
54. Charles L. Bosk, "Occupational Rituals in Patient Management," New England Journal of Medicine 303:71–76, 1980. See also Charles L. Bosk, Forgive and Remember: Managing Medical Failure (Chicago: University of Chicago Press, 1979).
55. Report of the Surgical Department, 1 September 1932 to 1 March 1933, Folder 5, Box 2, Papers, Office of the Dean, Cornell University Medical College, 1903–1934 (Niles), Archives, The New York Hospital–Cornell Medical Center, New York, NY.
56. Meeting of 4 December 1944, Transactions of the Medical Board of the New York Hospital.
57. Final Report of the Commission on Medical Education, pp. 141–143; Graduate Medical Education, pp. 32, 38; Essentials in a Hospital Approved for Residencies in Specialties, with meeting of 12 February 1933, Agenda and Minutes of the Business Meetings of the Council on Medical Education and Hospitals.
58. See, for instance, Minutes of the Hospital Committee Meeting, 11 April 1938, with meeting of 13 April 1938, Executive Faculty Minutes, Washington University School of Medicine.
59. William P. Longmire Jr., Alfred Blalock: His Life and Times (privately printed, 1991), pp. 82–83.
60. Curran, "Internships and Residencies," p. 882.
61. Meeting of 4 December 1938, Agenda and Minutes of the Business Meetings of the Council on Medical Education and Hospitals.
    The tension between education and service was not unique to medical education. Witness the traditional exploitation of nursing students as a source of cheap labor. See Susan M. Reverby, Ordered to Care: The Dilemma of American Nursing, 1850–1945 (Cambridge, England: Cambridge University Press, 1987); and Barbara Melosh, "The Physician's Hand": Work Culture and Conflict in American Nursing (Philadelphia: Temple University Press, 1982).
62. Eugene F. DuBois, "Address to Students Entering a Medical College," delivered 30 September 1935, Opening Day Addresses, Cornell University Medical Center, Archives, The New York Hospital–Cornell Medical Center, New York, NY.
63. Meeting of 12 February 1933, Agenda and Minutes of the Business Meetings of the Council on Medical Education and Hospitals.
64. Meeting of 20 October 1942, Minutes, Medical Board, The Mount Sinai Hospital.
65. Meeting of 8 December 1925, Board of Managers Minutes, The Presbyterian Hospital in the City of New York, President's Offices, Presbyterian Hospital, New York, NY; Hospital Committee Minutes of 13 February 1919, with meeting of 5 March 1919, Executive Faculty Minutes, Washington University School of Medicine.
66. Meeting of 10 October 1934, Box 3, Minutes of the Board of Managers of the Hospital of the University of Pennsylvania (UPC 12.1), The University Archives and Record Center, University of Pennsylvania, Philadelphia, PA.
67. David L. Edsall to Walter W. Palmer, 15 October 1928, Folder 1062; and David L. Edsall to Channing Frothingham, 14 December 1925, Folder 1063; both Dean's Subject File, Harvard Medical School.
68. William Osler to Medical Board, 30 January 1890, with meeting of 30 January 1890, Minutes, The Johns Hopkins Hospital Medical Board.
69. H. J. Stander to Otto H. Schwarz, 13 September 1940, Folder 6, Box 6, Henricus J. Stander Papers, Archives, The New York Hospital–Cornell Medical Center, New York, NY.

70. Ravitch, "The Surgical Residency," p. 14.
71. The best study of black hospitals is Vanessa Northington Gamble, Making a Place for Ourselves: The Black Hospital Movement, 1920–1945 (New York: Oxford University Press, 1995).
72. Meeting of 2 May 1941, Minutes, Executive Committee of the Board of Corporators, The Woman's Medical College of Pennsylvania, Archives and Special Collections on Women in Medicine, MCP Hahnemann University, Philadelphia, PA.
73. Meeting of 25 November 1935, Minutes of the Medical Board, The Presbyterian Hospital in the City of New York.
74. Charles E. Ziegler to H. J. Stander, 6 January 1938, Folder 9, Box 7, Stander Papers.
75. Mount Sinai was such an outstanding hospital that non-Jews often applied for positions. Its appointment system was one of the fairest in the country, and in some years as many as one-third of its house officers were Christian. The hospital administered examinations to prospective interns that were identified by numbers rather than names, thereby guaranteeing impartiality in making appointments. (Interview with Percy Klingenstein, 16 March 1967, Oral History Collection, Archives, The Mount Sinai Medical Center, New York, NY; Report of Committee on Examinations, with meeting of 10 January 1933, Minutes, Board of Trustees, The Mount Sinai Hospital.)
76. Supplement 22, with meeting of 8 November 1942, Agenda and Minutes of the Business Meetings of the Council on Medical Education and Hospitals.
77. Winthop Pennock to Worth Hale, 27 November 1929, Folder 1062, Dean's Subject File, Harvard Medical School.
78. Graduate Medical Education, pp. 90, 163.
79. Meeting of 20 February 1940, Minutes, Medical Board, The Mount Sinai Hospital.
80. The Peter Bent Brigham Hospital, Annual Report (1927), p. 72.
81. The hospital's traditional emphasis on maintaining strict control over its internal environment is discussed in Charles E. Rosenberg, The Care of Strangers: The Rise of America's Hospital System (New York: Basic Books, 1987). After World War I, many official rules for house officers, such as not smoking in corridors or socializing with nurses, were frequently ignored.
82. Meeting of 2 August 1926, Executive Faculty Minutes, University of Colorado School of Medicine, Denison Memorial Library, University of Colorado Health Sciences Center, Denver, CO.
83. The Peter Bent Brigham Hospital, Annual Report (1927), p. 71.
84. Helen Eastman Martin, The History of the Los Angeles County Hospital (1878–1968) and the Los Angeles County–University of Southern California Medical Center (1968–1979) (Los Angeles: University of Southern California Press, 1979), p. 77.
85. Meeting of 4 February 1955, Harvard University Medical Faculty, Minutes of Meetings.
86. Meeting of 9 December 1955, Harvard University Medical Faculty, Minutes of Meetings.
87. George E. Mowry and Blaine A. Brownell, The Urban Nation 1920–1980, rev. ed. (New York: Hill and Wang, 1981), p. 16.
88. Longmire, Alfred Blalock, p. 215. The support system of internship and residency is also discussed in Robert J. Glaser, "House Officership—Then and Now," The Pharos, Winter 1987, p. 45.

89. Final Report of the Commission on Medical Education, p. 118.
90. The tension between individualism and community has been widely noted, but an especially insightful treatment is found in Karl, The Uneasy State.
91. Paul Starr, The Social Transformation of American Medicine: The Rise of a Sovereign Profe-ssion and the Making of a Vast Industry (New York: Basic Books, 1982), p. 358.
92. This point is a major theme of Final Report of the Commission on Medical Education.
93. Graduate Medical Education, p. 39.
    Ostensibly, specialty training represented a meritocracy, but economic realities belied that view. Residents received only a token stipend, which undoubtedly discouraged many medical graduates of modest means from trying to enter a specialty. Statistical evidence on this matter was not available, but many medical educators had the distinct impression that the lengthy uncompensated period of specialty training was a significant deterrent. (Report of the Dean of the Medical School, 1939–40, Folder 473, Dean's Subject File, Harvard Medical School.)
94. Graduate Medical Education, pp. 39, 139.
95. The Peter Bent Brigham Hospital, Annual Report (1938), p. 114.
96. Annual Report, Cardiac Clinic, Cornell Clinics, 1926–27, Folder 1, Box 1, Papers, Office of the Dean, Cornell University Medical College, 1903–1934 (Niles).
97. Paul Reznikoff to Victor Schilling, 1 April 1937, Folder "European Trip Correspondence, 1929–1930," Paul Reznikoff Papers, Archives, The New York Hospital–Cornell Medical Center, New York, NY.
98. Meeting of 1–6 December 1945, Agenda and Minutes of the Business Meetings of the Council on Medical Education and Hospitals.
99. Winford Smith to Members of the Medical Board, 21 October 1931, Folder "Johns Hopkins Hospital—Dr. W. Smith Correspondence 1929–1931," Box 4XY, Correspondence Files, Office of the Dean of the Medical Faculty, The Johns Hopkins School of Medicine, Record Group 3, Series B, Archive of The Johns Hopkins University School of Medicine, The Alan Mason Chesney Medical Archives of The Johns Hopkins Medical Institutions, Baltimore, MD.
100. Report of the Department of Radiology, 1944–45, Office of the Dean, Cornell University Medical Center, Annual Reports of Departments and Offices.

Chapter 5

1. Meeting of 27 November 1928, Board of Managers Minutes, The Presbyterian Hospital in the City of New York, President's Offices, Presbyterian Hospital, New York, NY; Statement of 4 February 1935, with meeting of 9 February 1935, Transactions of the Executive Faculty, Cornell University Medical College, Archives, The New York Hospital–Cornell Medical Center, New York, NY; meeting of 15 December 1925, Minutes, Medical Board, The Mount Sinai Hospital, Archives, The Mount Sinai Medical Center, New York, NY. The Mount Sinai Hospital was one of the few major teaching hospitals that did not serve as a primary clinical facility of a medical school at this time.
2. Meeting of 9 September 1946, Minutes of the Meetings of the Committee on Administration, College of Physicians and Surgeons of Columbia University, Special Collections, Augustus C. Long Health Sciences Library, Columbia University, New York, NY.

3. The Massachusetts General Hospital, Annual Report (1936), p. 28.
4. Meeting of 14 November 1939, Minutes of the Board of Governors, The Society of The New York Hospital, Archives, The New York Hospital–Cornell Medical Center, New York, NY. The treasurer and secretary were members of the board of governors, not paid members of the administrative staff.
5. Report of the Department of Medicine, 1939–40, Office of the Dean, Cornell University Medical Center, Annual Reports of Departments and Offices, Archives, The New York Hospital–Cornell Medical Center, New York, NY.
6. Meeting of 28 June 1939, Minutes of the Joint Administrative Board, New York Hospital–Cornell Medical College Center, Archives, New York Hospital–Cornell Medical Center, New York, NY.
7. Edmund E. Day to Henry G. Barbey, 3 February 1938, Folder 8, Box 1, Papers, Office of the Dean, Cornell University Medical College, 1893–1956 (Hinsey), Archives, The New York Hospital–Cornell Medical Center, New York, NY.
8. Outline of agreement by the Medical College to the proposed plan of the Hospital for housing medical students in the Annex, 27 May 1942, Folder 4, Box 5, Henricus J. Stander Papers, Archives, The New York Hospital–Cornell Medical Center, New York, NY.
9. Meeting of 20 June 1936, Minutes of the Executive Committee of the Board of Governors, The Society of The New York Hospital, Archives, The New York Hospital–Cornell Medical Center, New York, NY.
10. Meeting of 7 May 1930, Minutes, The Johns Hopkins Hospital Board of Trustees, The Alan Mason Chesney Medical Archives of The Johns Hopkins Medical Institutions, Baltimore, MD.
11. Meeting of 3 October 1945, Minutes of the Planning Committee of the Medical Board, The Presbyterian Hospital in the City of New York, President's Office, Presbyterian Hospital, New York, NY.
12. Memorandum of Earl B. McKinley, 24 April 1938, Folder "E. B. McKinley, #1," Box 5, Vincent du Vigneaud Papers, Archives, The New York Hospital–Cornell Medical Center, New York, NY.
13. Throughout the twentieth century all nonprofit hospitals, not just teaching institutions, have been torn between their desire to do good work and the need to keep the books balanced. See Rosemary Stevens, In Sickness and in Wealth: American Hospitals in the Twentieth Century (New York: Basic Books, 1989); and David Rosner, "Doing Well or Doing Good: The Ambivalent Focus of Hospital Administration," in Diana E. Long and Janet Golden, eds., The American General Hospital: Communities and Social Context (Ithaca, NY: Cornell University Press, 1989), pp. 157–169.
14. George Rosen, The Structure of American Medical Practice 1875–1941, ed. Charles E. Rosenberg (Philadelphia: University of Pennsylvania Press, 1983), pp. 39, 44, 48–49.
15. Report of Intern Committee of American Hospital Association, June 1924, Folder 1064, Dean's Subject File, Harvard Medical School, Harvard Medical Archives, Rare Books Department, Countway Library, Harvard Medical School, Boston, MA.
16. The Peter Bent Brigham Hospital, Annual Report (1958), p. 23.
17. The Peter Bent Brigham Hospital, Annual Report (1925), p. 144.
18. Annual Report of the Mount Sinai Hospital (1955), p. 23.
Though many patients took their lengthy hospitalization with good humor, some chafed at

the bit. One was Abraham Flexner, irate at the time he lost from work during a several-month hospitalization in 1918-19 for a tendon repair. He had a good surgical result but protested that a lengthy treatment "may be one thing in the case of a monkey or guinea pig and ought to be another thing in the case of a busy person." (Abraham Flexner to Simon Flexner, 27 January 1919, Folder "Flex, Ab 1919," Simon Flexner Papers, American Philosophical Society Library, Philadelphia, PA.)

19. Of course, outpatient medicine involved many important skills that could not be learned from treating emergencies—for instance, the prevention and treatment of foot problems in diabetics.
20. Memorandum "Internes," Folder 326-27, Box "Hospital Records 1894-1931," Hospital Records, Georgetown University Archives, Georgetown University, Washington, D.C.
21. Meeting of 21 April 1925, Minutes, Medical Board, The Mount Sinai Hospital.
22. The Peter Bent Brigham Hospital, Annual Report (1923), p. 74.
23. Stanley Joel Reiser, Medicine and the Reign of Technology (Cambridge, Eng land: Cambridge University Press, 1978).
24. Annual Report, Cardiac Clinic, Cornell Clinics, 1926-27, Folder 1, Box 1, Papers, Office of the Dean, Cornell University Medical College, 1903-1934 (Niles), Archives, The New York Hospital-Cornell Medical Center, New York, NY.
    Many "objective" tests were far more subjective than their proponents realized or admitted. X-rays, for example, may have provided a veneer of objectivity but in fact depended on subjective human faculties for their clinical interpretation.
25. See, for instance, The Peter Bent Brigham Hospital, Annual Report (1923), p. 67.
26. See materials in Folder "Medical Apprenticeship 1929," Box 38, University of Michigan Medical School Records, Michigan Historical Collections, Bentley Historical Library, University of Michigan, Ann Arbor, MI.
27. General Faculty Meeting and Dinner, 15 November 1939, Dean's Office Files (Stuart P. Cromer, 1939-41), ID Number 20d008, Special Collections Division, University of Arkansas for Medical Sciences Library, Little Rock, AR; Report of the Inspection of the Woman's Medical College of Pennsylvania, 28 February 1919, with meeting of 19 March 1919, Minutes of Faculty Meetings, Woman's Medical College of Pennsylvania, Archives and Special Collections on Women in Medicine, MCP Hahnemann University, Philadelphia, PA.
28. Minutes of Dispensary Committee Meeting, 20 March 1922, with meeting 5 April 1922, Executive Faculty Minutes, Washington University School of Medicine, Washington University School of Medicine Archives, St. Louis, MO.
29. The Peter Bent Brigham Hospital, Annual Report (1928), p. 145.
30. Abraham Flexner, Medical Education: A Comparative Study (New York: The Macmillan Company, 1925), pp. 231-232; The Peter Bent Brigham Hospital, Annual Report (1925), p. 75; (1926), p. 144; (1928), p. 145.
31. Annual Report, Cardiac Clinic, 1926-27, Cornell Clinics, Folder 1, Box 1, Papers, Office of the Dean, Cornell University Medical College, 1903-1934 (Niles).
32. Annual Report, Neurology Department, Cornell Clinics, 1926-27, Folder 1, Box 1, Papers, Office of the Dean, Cornell University Medical College, 1903-1934 (Niles).
33. The Peter Bent Brigham Hospital, Annual Report (1928), p. 145.
34. Methods of Teaching the Clinical Branches in the Medical Curriculum, with meeting of 29

December 1934, Agenda and Minutes of the Business Meetings of the Council on Medical Education and Hospitals, American Medical Association Archives, Chicago, IL.

35. See, for instance, Minutes of the Hospital Committee Meeting, 5 April 1937, with meeting of 7 April 1937, Executive Faculty Minutes, Washington University School of Medicine; and meeting of 18 February 1937, Transactions of the Medical Board of the New York Hospital, Archives, The New York Hospital-Cor nell Medical Center, New York, NY.
36. Paul S. Russell, "Surgery in a Time of Change," in John H. Knowles, ed., The Teaching Hospital: Evolution and Contemporary Issues (Cambridge: Harvard University Press, 1966), p. 58.

Chapter 6

1. Vernon W. Lippard, A Half-Century of American Medical Education: 1920–1970 (New York: Josiah Macy, Jr. Foundation, 1974), pp. 61–66.
2. Albert R. Lamb, The Presbyterian Hospital and the Columbia-Presbyterian Medical Center 1868–1943: A History of a Great Medical Adventure (New York: Columbia University Press, 1955), pp. 217–256.
3. John E. Deitrick and Robert C. Berson, Medical Schools in the United States at Mid-Century (New York: McGraw-Hill, 1953), p. 54.
4. Much has been written about the university's utilitarian mission, but I am especially indebted to Laurence R. Veysey, The Emergence of the American University (Chicago: University of Chicago Press, 1965); Jacques Barzun, The American University: How It Runs, Where It Is Going, 2nd ed. (Chicago: University of Chicago Press, 1993); and Jaroslav Pelikan, The Idea of the University: A Reexamination (New Haven: Yale University Press, 1992).
5. James D. Bruce, "Postgraduate Education in Michigan," Journal of the Michigan State Medical Society 36:373, 1937.
6. Abraham Flexner, Medical Education in the United States and Canada (New York: Carnegie Foundation for the Advancement of Teaching, 1910), p. 174.
7. Robert K. Richards, Continuing Medical Education: Perspectives, Problems, Prognosis (New Haven: Yale University Press, 1978), pp. 24–36.
8. Report of the Committee on Graduate Medical Education, with meeting of 1 December 1941, Faculty Minutes, New York University School of Medicine, Archives, New York University Medical Center, New York, NY.
9. Annual Report of the Mount Sinai Hospital (1939), p. 56.
10. Richards, Continuing Medical Education, pp. 8–9. Perhaps the most notable was the Bingham Program, an organized program in which the Tufts-New England Medical Center provided consultation and continuing medical education across state lines to physicians of Maine, which did not have a medical school. See Herbert Black, Doctor and Teacher, Hospital Chief: Dr. Samuel Proger and the New England Medical Center (Chester, CT: The Globe Pequot Press, 1982), pp. 61–73, 88–94, 141–151).
11. Veysey, The Emergence of the American University, p. 108.
12. The Presbyterian Hospital in the City of New York, Annual Report (1941), p. 66.
13. A. C. Furstenberg, Dean's Report, 10 October 1940, Folder "R 1940," Box 43, University of

Michigan Medical School Records, Michigan Historical Collections, Bentley Historical Library, University of Michigan, Ann Arbor, MI.

14. The Peter Bent Brigham Hospital, Annual Report (1925), p. 144.
15. Meeting of 9–10 June 1934, Agenda and Minutes of the Business Meetings of the Council on Medical Education and Hospitals, American Medical Association Archives, Chicago, IL.
16. Minutes of the Medical Staff Meeting, 20 February 1933, Folder "Medical Staff Meetings University Hospital," Box 3, Medical Faculty Executive Committee Minutes, University of Pennsylvania School of Medicine (UPC 12.2), The University Archives and Record Center, University of Pennsylvania, Philadelphia, PA.
17. J. B. Applegate to Dear Doctor, n.d., Folder "Correspondence," Box 1, Charles E. de M. Sajous Papers, Conwella-Templana Collection, Temple University Library, Philadelphia, PA.
18. Meeting of 2 May 1938, Executive Faculty Minutes, University of Colorado School of Medicine, Denison Memorial Library, University of Colorado Health Sciences Center, Denver, CO.
19. The Peter Bent Brigham Hospital, Annual Report (1925), p. 144; (1926), pp. 120–121; (1928), p. 148.
20. Daniel M. Fox, Health Policies, Health Politics: The British and American Experience, 1911-1965 (Princeton, NJ: Princeton University Press, 1986). Fox used the term "hierarchical regionalism" to describe this relationship of hospitals within a geographical region.
21. The Peter Bent Brigham Hospital, Annual Report (1945), p. 20.
22. Hospital Committee Meeting, 12 October 1921, with meeting of 9 November 1921, Executive Faculty Minutes, Washington University School of Medicine, Washington University School of Medicine Archives, St. Louis, MO.
23. Alan Chesney, "The Hospitals of Baltimore and the Indigent Sick," 1932, Folder "Reprints on Medical Education," Box 5, Longcope Papers; meeting of Budget Committee, 28 February 1948, with meeting of 2 March 1948, Minutes, The Johns Hopkins Hospital Board of Trustees; both in The Alan Mason Chesney Medical Archives of The Johns Hopkins Medical Institutions, Baltimore, MD.
24. Deitrick and Berson, Medical Schools in the United States at Mid-Century, pp. 61–62.
25. Meeting of 28 October 1940, Board of Managers Minutes, The Presbyterian Hospital in the City of New York, President's Offices, Presbyterian Hospital, New York, NY.
26. Meeting of 22 February 1933, Corporation Minutes, Woman's Medical College of Pennsylvania, Archives and Special Collections on Women in Medicine, MCP Hahnemann University, Philadelphia, PA.
27. For a typical example of a rating system, see Social Service Report, with meeting of 4 December 1929, Executive Faculty Minutes, Washington University School of Medicine.
28. "Medical Center," Fortune, June 1944, p. 216.
29. For instance, one patient requested his bill from Barnes Hospital following a successful operation. The hospital was about to provide it when the referring physician, a general practitioner in rural Missouri, informed the surgeon that the family was nearly destitute and would probably have to mortgage the farm in order to pay. The patient had intentionally withheld that information. With hardly a thought, the hospital and surgeon both dropped their charges. (Hospital Committee Minutes, 20 January 1928, with meeting of 1 February 1928, Executive Faculty Minutes, Washington University School of Medicine.)
30. Medical Board, Recommendations of the Committee on Diets, November 1930, Folder 11,

Box 54, Society of The New York Hospital, Secretary/Treasurer Papers (1811–1933), Archives, The New York Hospital–Cornell Medical Center, New York, NY.

31. Harry F. Dowling, City Hospitals: The Undercare of the Underprivileged (Cambridge: Harvard University Press, 1982). It should not be assumed that ward patients invariably felt oppressed. For instance, a study of patients at Philadelphia General Hospital found that they were very happy with the care they received. The patients felt that the hospital was one of the few places where they were truly welcome. Their worst complaint was the interminable waits and delays. ("Poor Like PGH Service Despite Dingy Facilities," newspaper clipping, Folder "Philadelphia General Hospital," Box 3, Philadelphia General Hospital Papers [UPC 56.4], The University Archives and Record Center, University of Pennsylvania, Philadelphia, PA.)
32. Anne Beadenkopf to Alan Chesney, 20 March 1946, Folder "Negro Physicians and the JHH," Subject Files, The Alan Mason Chesney Medical Archives of The Johns Hopkins Medical Institutions, Baltimore, MD; meeting of 26 November 1930, Minutes, Executive Committee of the Board of Corporators, The Woman's Medical College of Pennsylvania, Archives and Special Collections on Women in Medicine, MCP Hahnemann University, Philadelphia, PA.
33. Clark Kerr, The Great Transformation in Higher Education: 1960–1980 (Albany: State University of New York Press, 1991), pp. 5, 69–78.
34. Abraham Flexner, Universities: American English German (New York: Oxford University Press, 1930), pp. 44, 152.
35. Ibid., pp. 15–17, 92–93.
36. Joseph C. Hinsey to Winslow Carlton, 1 August 1944, with meeting of 21 September 1944, Transactions of the Executive Faculty, Cornell University Medical College, Archives, The New York Hospital–Cornell Medical Center, New York, NY.
37. Rosemary Stevens, In Sickness and in Wealth: American Hospitals in the Twentieth Century (New York: Basic Books, 1989), p. 177.
38. Richard H. Shryock, "The American Physician in 1846 and 1946: A Study in Professional Contrasts," in Richard H. Shryock, Medicine in America: Historical Essays (Baltimore: The Johns Hopkins Press, 1966), pp. 149–176.
39. Paul Starr, The Social Transformation of American Medicine: The Rise of a Sovereign Profe-ssion and the Making of a Vast Industry (New York: Basic Books, 1982), p. 359.
40. Final Report of the Commission on Medical Education (New York: Office of the Director of the Study, 1932), p. 54.
41. Ibid., pp. 16, 36.
42. Committee on the Costs of Medical Care, Medical Care for the American People (Chicago: University of Chicago Press, 1932), p. 35.
43. College of Physicians and Surgeons of Columbia University, Annual Report of the Dean (1947), p. 12.
44. Final Report of the Commission on Medical Education, p. 328. 45. Ibid., p. 63. Another important report advancing similar views was Committee on the Costs of Medical Care, Medical Care for the American People.

Chapter 7

1. Report of Committee on Preparedness, 26–28 October 1942, Folder "1942–1971 MEND: Selected Bibliography," Box 1, MEND Records, Association of American Medical Colleges Archives, Washington, D.C.
2. A. N. Richards, "The Impact of the War on Medicine," Science 103:575–576, 1946.
3. Ibid., p. 575. The peacetime number of military physicians had been 1,200. For a broad overview of medical activities during World War II, see Morris Fishbein, ed., Doctors at War (New York: E. P. Dutton, 1945).
4. Meeting of 6 October 1939, Harvard University Medical Faculty, Minutes of Meetings, Harvard Medical Archives, Rare Books Department, Countway Library, Harvard Medical School, Boston, MA.
5. Meeting of 4 October 1940, Harvard University Medical Faculty, Minutes of Meetings.
6. Meeting of 7 March 1941, Harvard University Medical Faculty, Minutes of Meetings.
7. Meeting of 19 December 1941, Transactions of the Executive Faculty, Cornell University Medical College, Archives, The New York Hospital–Cornell Medical Center, New York, NY.
8. Report of the Dean of the Medical Faculty of The Johns Hopkins University (1941–42), pp. 3–4; Ibid. (1942–43), pp. 1, 3; Winford H. Smith to Alan M. Chesney, 13 March 1942, Folder "Johns Hopkins Hospital—Dr. W. Smith Correspondence 1942–1945," Box 4XY, Correspondence Files, Office of the Dean of the Medical Faculty, The Johns Hopkins School of Medicine, Record Group 3, Series B, Archive of The Johns Hopkins University School of Medicine; meeting of 5 October 1942, Minutes, The Johns Hopkins Hospital Medical Board; all at The Alan Mason Chesney Medical Archives of The Johns Hopkins Medical Institutions, Baltimore, MD.
9. Richards, "The Impact of the War on Medicine," pp. 575–576. 10. A. C. Furstenberg, Dean's Report, 1943–1944, Folder "1942 R," Box 45, University of Michigan Medical School Records, Michigan Historical Collections, Bentley Historical Library, University of Michigan, Ann Arbor, MI.
11. Medical faculties did not submit to every request made of them by the Procurement and Assignment Service, the federal government's mobilization agency. For instance, many schools refused to comply with the agency's request that medical students be assigned to community hospitals not previously used for student teaching. The government preferred the rotating type of internship, but most teaching hospitals continued their "straight" internships in particular fields.
12. Meeting of 13 February 1944, Agenda and Minutes of the Business Meetings of the Council on Medical Education and Hospitals, American Medical Association Archives, Chicago, IL.
13. Richards, "The Impact of the War on Medicine," p. 575.
14. Joseph T. Wearn, "The Declining Standards of Medical Teaching," Journal of the Association of American Medical Colleges 19:77, 1944.
15. Report of the Dean of the Medical School, 1944–45, Folder 472, Deans' Subject File, Harvard Medical School, Harvard Medical Archives, Rare Books Department, Countway Library, Harvard Medical School, Boston, MA.
16. Victor Johnson, "Effects of the Accelerated Program of Medical Schools on the Curriculum, Faculty, and Students," Journal of the Association of American Medical Colleges 19:70, 1944.
17. See, for instance, the discussion of the administrative problems created by the accelerated curriculum in Report of the Curriculum Committee, 22 October 1943, with meeting of 22

October 1943, Transaction of the Executive Faculty, Cornell University Medical College.

18. Interview with Anson Hoyt, 7 October 1970, Folder "Anson P. S. Hoyt— M.D.," Dean's Office Files, University of Southern California School of Medicine, Norris Medical Library, University of Southern California, Los Angeles, CA.
19. Dean's Report, 1943–44, Office of the Dean, Cornell University Medical Center, Annual Reports of Departments and Offices, Archives, The New York Hospital-Cornell Medical Center, New York, NY.
20. Report of the Department of Radiology, 1943–44, Office of the Dean, Cornell University Medical Center, Annual Reports of Departments and Offices.
21. Richards, "The Impact of the War on Medicine," p. 575.
22. See, for instance, Dean's Report, 1945–46, and Report of Student Health Service, 1943–44, both in Office of the Dean, Cornell University Medical Center, Annual Reports of Departments and Offices.
23. Wearn, "The Declining Standards of Medical Teaching," p. 79; Supplement 2, with meeting of 13–16 February 1943, Agenda and Minutes of the Business Meetings of the Council on Medical Education and Hospitals.
24. Johnson, "Effects of the Accelerated Program of Medical Schools on the Curriculum, Faculty, and Students," p. 71.
25. Meeting of 13 February 1944, Agenda and Minutes of the Business Meetings of the Council on Medical Education and Hospitals.
26. Meeting of 7 November 1943, Agenda and Minutes of the Business Meetings of the Council on Medical Education and Hospitals.
27. Report of the Department of Obstetrics and Gynecology, 1945–46, Office of the Dean, Cornell University Medical Center, Annual Reports of Departments and Offices.
28. Richards, "The Impact of the War on Medicine," p. 575; Vannevar Bush, Science, The Endless Frontier (1945; reprint ed., Washington, D.C.: National Science Foundation, 1960), pp. 7–8.
29. Materials on Harvard Medical School's decision to admit women are in Folders 1805–1807, Deans' Subject File, Harvard Medical School; The Massachusetts General Hospital, Annual Report (1942), p. 55.

    Opportunities for women to enter medicine were not always increased by the war. For instance, in 1941 the University of Arkansas School of Medicine decided not to admit any women on the basis that "a woman can wait a year but a boy who is declined might be drafted and have to give up his medical work." (Report to President Harding, School of Medicine, 1941–42, Folder 5, Dean's Office Files [Byron L. Robinson, 1941–46], ID Number 20db009, Special Collections Division, University of Arkansas for Medical Sciences Library, Little Rock, AR.)
30. For an example of a faculty coping with the administrative issues raised by deceleration, see meetings of 17 April 1944, 12 November 1945, 10 December 1945, and 11 March 1946, Minutes of the Meetings of the Faculty, College of Physicians and Surgeons of Columbia University, Special Collections, Augustus C. Long Health Sciences Library, Columbia University, New York, NY.
31. William H. Chafe, The Unfinished Journey: America since World War II, 2nd ed. (New York: Oxford University Press, 1991), p. 8; Richard Polenberg, War and Society: The United

States 1941–1945 (Philadelphia: J. B. Lippincott Company, 1972), pp. 241–242.
32. George Q. Flynn, "American Medicine and Selective Service in World War II," Journal of the History of Medicine and Allied Sciences 42:326, 1987.
33. Chafe, The Unfinished Journey, p. 8.
34. Willard C. Rappleye, "Effects to Date of the Wartime Program of Medical Education," Journal of the Association of American Medical Colleges 19:48, 1944.
35. Report of the Joint Committee on Medical Education in Time of National Emergency, 31 March 1951, Folder 3, Box 247, Chancellor's Office Administrative Files 1936–1959 (Record Series 359), University Archives, Department of Special Collections, The University Library, University of California, Los Angeles, Los Angeles, CA. See also "Medical Education in Time of National Emergency," Journal of the American Medical Association 144:1111–1115, 1951; and Joseph C. Hinsey, "Medical Education in this National Emergency," Journal of Medical Education 26:81–90, 1951.
36. Alfred W. Crosby Jr., Epidemic and Peace, 1918 (Westport, CT: Greenwood Press, 1918).
37. George B. Darling, "How the National Research Council Streamlined Medical Research for War," in Fishbein, Doctors at War, pp. 379–380.
38. Wartime medical research was summarized in a series edited by John B. Coates Jr., under the title Activities of Medical Consultants (Washington, D.C.: Government Printing Office, 1961). Overviews of the work are provided in Darling, "How the National Research Council Streamlined Medical Research for War," pp. 361–398; Richards, "The Impact of the War on Medicine," pp. 576–578; and Richard H. Shryock, American Medical Research: Past and Present (New York: The Commonwealth Fund, 1947), pp. 283–294.
39. Richards, "The Impact of the War on Medicine," p. 577.
40. Shryock, American Medical Research, pp. 293–294.
41. Richards, "The Impact of the War on Medicine," p. 576–577.
42. Ibid., p. 578.
43. Bush, Science, The Endless Frontier; Stephen P. Strickland, Politics, Science, and Dread Disease: A Short History of United States Medical Research Policy (Cambridge: Harvard University Press, 1972); Bruce L. R. Smith, American Science Policy Since World War II (Washington, D.C.: The Brookings Institution, 1990).
44. World War II as a watershed in American history is a theme of such works as Chafe, The Unfinished Journey; and Polenberg, War and Society.
45. Bush, Science, The Endless Frontier, pp. 13–14.
46. Ibid., pp. 13–16; quotations, pp. 13, 14.
47. Faith T. Fitzgerald, "The Tyranny of Health," New England Journal of Medicine 331:196, 1994.
48. Shryock, American Medical Research, p. 319.

Chapter 8

1. Russell A. Nelson, "Town and Gown in Medicine," address delivered 27 October 1961, Folder "Medical School January–December 1962," Box "Medical School 1961–1964," Medical School Records, Georgetown University School of Medicine, Georgetown University Archives, Georgetown University, Washing ton, D.C.
2. On post–World War II science policy, see Bruce L. R. Smith, American Science Policy Since

World War II (Washington, D.C.: The Brookings Institution, 1990); John T. Wilson, Academic Science, Higher Education, and the Federal Government, 1950–1983 (Chicago: University of Chicago Press, 1983); Michael D. Reagan, Science and the Federal Patron (New York: Oxford University Press, 1969); and Nathan Reingold, "Vannevar Bush's New Deal for Research; or, the Triumph of the Old Order," in Nathan Reingold, Science, American Style (New Brunswick, NJ: Rutgers University Press, 1991), pp. 284–333.

3. Roger L. Geiger, Research and Relevant Knowledge: American Research Universities Since World War II (New York: Oxford University Press, 1993); Richard M. Freeland, Academia's Golden Age: Universities in Massachusetts, 1945–1970 (New York: Oxford University Press, 1992).
4. Clark Kerr, The Uses of the University, 3rd ed. (Cambridge: Harvard University Press, 1982), pp. 52–53.
5. Ibid., pp. 1–45. The term "multiversity" had been used by others but came into popularity after the appearance of the first edition of this book in 1963. In the 1960s Kerr became a symbol of opprobrium to critics who mistook his description of the multiversity for an endorsement of it, particularly its ties with government and the defense industry. Such uses of the university—so popular and appreci ated during World War II, the Korean War, the Cold War, and the post-Sputnik space race—took on a more ominous note to many during the Vietnam War. In a 1982 postscript to the book, Kerr commented on the strength and resiliency of the multiversity, noting how its detractors had become quiet even though the multiversity had undergone no fundamental change. (Ibid., pp. iii–vi, 127–184.)
6. Dean's Report, 1950–51, Office of the Dean, Cornell University Medical Center, Annual Reports of Departments and Offices, Archives, The New York Hospital–Cornell Medical Center, New York, NY; "University of Southern California School of Medicine—February 23, 1951," in Folder "Tuition-Income-Budget Report—1932–1951," Dean's Office Files, University of Southern California School of Medicine, Norris Medical Library, University of Southern California, Los Angeles, CA.
7. John E. Deitrick and Robert C. Berson, Medical Schools in the United States at Mid-Century (New York: McGraw-Hill, 1953), pp. 38–39, 34–35, 16.
8. Helpful accounts of postwar American culture include William H. Chafe, The Unfinished Journey: America Since World War II, 2nd ed. (New York: Oxford University Press, 1991); John Diggins, The Proud Decades: America in War and Peace, 1941–1960 (New York: Norton Press, 1988); William L. O'Neill, American High: The Years of Confidence, 1945–1960 (New York: Free Press, 1987); and Eric F. Goldman, The Crucial Decade—and After: America, 1945–1960 (New York: Vintage, 1960).
9. Stephen P. Strickland, Politics, Science, and Dread Disease: A Short History of United States Medical Research Policy (Cambridge: Harvard University Press, 1972); Victoria A. Harden, Inventing the NIH: Federal Biomedical Research Policy, 1887–1937 (Baltimore: Johns Hopkins University Press, 1986); Donald C. Swain, "The Rise of a Research Empire: NIH, 1930 to 1950," Science 138:1233–1237, 1972; and Daniel M. Fox, "The Politics of the NIH Extramural Program, 1937–50," Journal of the History of Medicine and Allied Sciences 42:447–466, 1987.
10. Robert H. Ebert, "Medical Education at the Peak Era of Experimental Medicine," Daedalus, Spring 1986, p. 59.
11. The Presbyterian Hospital in the City of New York, Annual Report (1960), p. 53.

12. Philip F. Wagley to Thomas B. Turner, 15 December 1961, with meeting of 18 December 1961, Minutes, Advisory Board of the Medical Faculty, The Johns Hopkins University School of Medicine, The Alan Mason Chesney Medical Archives of The Johns Hopkins Medical Institutions, Baltimore, MD. The journal was discontinued after the 1982 volume.
13. James A. Shannon, "The Advancement of Medical Research: A Twenty Year View of the Role of the National Institutes of Health," Journal of Medical Education 42:97, 1967.
14. John R. Hogness and Gwynn C. Arkin, "Administration of Education Programs in Academic Health Centers," New England Journal of Medicine 296:656, 1977.
15. Vernon W. Lippard, A Half-Century of American Medical Education: 1920–1970 (New York: Josiah Macy, Jr. Foundation, 1974), p. 78.
16. A. McGehee Harvey and Susan L. Abrams, "For the Welfare of Mankind": The Commonwealth Fund and American Medicine (Baltimore: Johns Hopkins University Press, 1986).
17. Lippard, A Half-Century of American Medical Education, p. 75.
18. "A Note on Princeton and Medical School Affiliation," with meeting of 14 October 1963, College Committee Minutes, Board of Trustees, Thomas Jefferson University, Thomas Jefferson University Archives and Special Collections, Thomas Jefferson University, Philadelphia, PA.
19. Ellen W. Schrecker, No Ivory Tower: McCarthyism and the Universities (New York: Oxford University Press, 1986).
20. Medical school faculty were sometimes asked to sign loyalty oaths, but at no campus did this create an uproar, and mention of McCarthyism was nonexistent in the records I examined. A few individuals did protest. For instance, Gordon Meiklejohn, an eminent infectious disease specialist who chaired the Department of Medicine at the University of Colorado from 1951 to 1976, was the only faculty member at the University of California, San Francisco, who would not sign a loyalty oath. His disappointment at having to stand alone was one reason he accepted the chairmanship at Colorado. Meiklejohn had always stood up for what he thought was right. As a young man he won a position on the Olympic hockey team, but he did not participate in the 1936 Olympics because of his belief that participation would enhance the regime of Adolf Hitler. He was the only member of the team not to compete in Germany. (Robert H. Shikes and Henry N. Claman, The University of Colorado School of Medicine: A Centennial History 1883–1983 [Denver: University of Colorado School of Medicine, 1983], p. 158; biographical materials on Gordon Meiklejohn provided by William R. Hiatt, 13 October 1994.)
21. See, for instance, Annual Expenditures of the School of Medicine, April 1955, Folder "Information of Historical Nature About USC Medicine," Dean's Office Files, University of Southern California School of Medicine; and meeting of 24 April 1952, Faculty Minutes, New York University School of Medicine, Archives, New York University Medical Center, New York, NY.
22. Dean's Report, 1947–48, Office of the Dean, Cornell University Medical Center, Annual Reports of Departments and Offices.
23. Meeting of 14 September 1954, Minutes of the Board of Governors, The Society of The New York Hospital, Archives, The New York Hospital–Cornell Medical Center, New York, NY; Marion E. Altenderfer and Margaret D. West, "Trends in Medical School Staffing," Public Health Reports 79:77–84, 1964.
24. Strickland, Politics, Science, and Dread Disease, p. 249.

25. Meeting of 5 February 1960, Harvard University Medical Faculty, Minutes of Meetings, Harvard Medical Archives, Rare Books Department, Countway Library, Harvard Medical School, Boston, MA.
26. Harvard Medical School, Dean's Report (1972–73), p. 2.
27. Meeting of 15 February 1963, College Committee Minutes, Board of Trustees, Thomas Jefferson University.
28. Meeting of 11 February 1959, Jesuit Educational Association Conference on Medical Schools, Folder "Medical School January–March 1959," Box "Medical School 1959–1960," Medical School Records, Georgetown University School of Medicine. For more on Catholic universities, see William P. Leahy, Adapting to America: Catholics, Jesuits, and Higher Education in the Twentieth Century (Washing ton, D.C.: Georgetown University Press, 1991).
29. Meeting of 7 November 1960, Corporate Board of Trustees Minutes, Thomas Jefferson University, Thomas Jefferson University Archives and Special Collections, Thomas Jefferson University, Philadelphia, PA.
30. Meeting of 28 April 1967, Corporation Minutes, Woman's Medical College of Pennsylvania, Archives and Special Collections on Women in Medicine, MCP Hahnemann University, Philadelphia, PA.
31. Janet A. Tighe, "Defying All Predictions: A History of the Temple University School of Medicine, 1901–1980," Chapter V, p. 38, Dean's Office, Temple University School of Medicine, Philadelphia, PA.
32. University of Arkansas School of Medicine Annual Report, 1969–1970, Folder "Miscellaneous: Annual Reports," Dean's Office Files (Winston K. Shorey, 1961–1974), ID Number 20db016, Special Collections Division, University of Arkansas for Health Sciences Library, Little Rock, AR; H. C. Chenault to H. E. Mobley, 18 November 1946, Folder "Office Files—1946," Dean's Office Files (Henry Clay Chenault, 1946–49), ID Number 20db010, Special Collections Division, University of Arkansas for Medical Sciences Library, Little Rock, AR.
33. Harvard Medical School, Dean's Report (1959–60), p. 3.
34. William N. Hubbard Jr. to M. L. Niehuss and R. W. Heyns, 10 January 1964, Folder "Heyns, Roger W., 1962–65," Box 83, University of Michigan Medical School Records, Michigan Historical Collections, Bentley Historical Library, University of Michigan, Ann Arbor, MI.
35. Kenneth M. Ludmerer, "The Origins of Mount Sinai School of Medicine," Journal of the History of Medicine and Allied Sciences 45:469–89, 1990.
36. George P. Berry to David A. Thomas, 15 September 1958, Folder "Peter Bent Brigham Hospital 1957–1958," Deans' Subject File, Harvard Medical School, Harvard Medical Archives, Rare Books Department, Countway Library, Harvard Medical School, Boston, MA.
37. Dr. F. to J. Folch-pi, 15 May 1962, Folder 56, Box 6, John H. Knowles Papers, Rockefeller Archive Center, North Tarrytown, NY. I have elected not to disclose the identity of the letter writer.
38. Meeting of 6 April 1949, Executive Faculty Minutes, Washington University School of Medicine, Washington University School of Medicine Archives, St. Louis, MO.
39. At Johns Hopkins, for instance, who had the authority to appoint a new medical school dean? The university president said he did, the medical school said it did, and the medical school won. (Meeting of 30 October 1967, Minutes, Advisory Board of the Medical Faculty, The Johns Hopkins University School of Medicine.)

40. Lippard, A Half-Century of American Medical Education, pp. 48–49; William G. Rothstein, American Medical Schools and the Practice of Medicine: A History (New York: Oxford University Press, 1987), pp. 264–267.
41. Milton S. Eisenhower to Thomas B. Turner, 12 November 1960, with meeting of 28 November 1960, Minutes, Advisory Board of the Medical Faculty, The Johns Hopkins University School of Medicine.
42. Dale R. Lindsay to John H. Knowles, 1 April 1964, Folder 126, Box 10, Knowles Papers.
43. The most complete history of poliomyelitis is John R. Paul, A History of Poliomyelitis (New Haven: Yale University Press, 1971).
44. W. Barry Wood Jr., From Miasmas to Molecules (New York: Columbia University Press, 1961), p. 79.
45. Statement of the Council on Academic Societies of the Association of American Medical Colleges on Federal Support of Health Research before the Subcommittee on Labor-Health Education and Welfare of the Committee on Appropriations, U.S. House of Representatives, 26 May 1969, Folder 230, Box 19, Knowles Papers.
46. A. N. Richards, "Advantages and Dangers of Government Support for Medical Research," Annals of Internal Medicine, vol. 71, suppl. 8, pp. 74–75, November 1969.
47. René C. Dubos, Mirage of Health: Utopias, Progress, and Biological Change (New York: Harper & Brothers, 1959), p. 2.
48. A. J. Carroll to Glen R. Leymaster, 12 July 1967, with meeting of 29 September 1967, Corporation Minutes, Woman's Medical College of Pennsylvania.
49. An overview of these changes, as well as those in clinical research, is found in Lippard, A Half-Century of American Medical Education, pp. 12–13, 46–48, and 78–80; and Robert R. Wagner, "The Basic Medical Sciences, the Revolution in Biology and the Future of Medical Education," Yale Journal of Biology and Medicine 35:1–11, 1962.
50. Earlier generations of medical educators had used the term "basic" or "fundamental" sciences, but in reference to the university-based disciplines of biology, chemistry, and physics and not to the scientific subjects of the first two years of medical school.
51. Meeting of 5 March 1963, Minutes of the Board of Governors, The Society of The New York Hospital.
52. Meeting of 6–8 October 1966, Executive Committee Minutes, National Board of Medical Examiners, President's Office, National Board of Medical Examiners, Philadelphia, PA.
53. Gordon N. Gill, "The End of the Physician-Scientist?," American Scholar 53:353–68, 1984; Lloyd H. Smith Jr., "Presidential Address," Transactions of the Association of American Physicians 89:1–9, 1976.
54. Meeting of 14 February 1957, Transactions of the Executive Faculty, Cornell University Medical College, Archives, The New York Hospital–Cornell Medical Center, New York, NY.
55. See, for instance, the discussions concerning the appointment of a new Jackson Professor of Medicine at Massachusetts General Hospital in Folders 44 and 45, Box 4, Knowles Papers.
56. Meeting of 2 March 1955, Executive Faculty Minutes, Washington University School of Medicine.
57. Deitrick and Berson, Medical Schools in the United States at Mid-Century, p. 197; Meeting of 18 August 1954, Faculty Minutes, University of Maryland School of Medicine, Historical

and Special Collections, Health Sciences Library, University of Maryland at Baltimore; The agenda items with meeting of 28–29 October 1965, Executive Council Meetings and Agendas, Association of American Medical Colleges, Association of American Medical Colleges Archives, Washington, D.C.

58. Meeting of 14 March 1966, Minutes and Correspondence of the Committee on Administration, College of Physicians and Surgeons Dean's Office Files, Office of the Dean, College of Physicians and Surgeons of Columbia University, New York, NY.
59. Robert J. Glaser, "The Medical Deanship: Its Half-Life and Hard Times," Journal of Medical Education 44:1123, 1969.
60. Tentative Report of the Ad Hoc Committee Concerning W. Gerald Austen, Folder 34, Box 4, Knowles Papers.
61. Edward H. Kass to Nathan B. Talbot, 20 February 1964, Folder 142, Box 12, Knowles Papers. I have elected not to disclose the identity of "Dr. P."
62. Dean's Report, 1954–55, Office of the Dean, Cornell University Medical Center, Annual Reports of Departments and Offices.
63. See, for instance, Francis M. Forster to Edward B. Bunn, 15 July 1954, Folder "Medical School May–December 1954," Box "Medical School 1950–1954," Medical School Records, Georgetown University School of Medicine; Report to the Board of Corporators by the President, with meeting of 29 June 1962, Corporation Minutes, Woman's Medical College of Pennsylvania.
64. Notes on Interview with Deans Berry and Meadow, 3 April 1961, Folder "HU—Carnegie Report (Price)," Deans' Subject File, Harvard Medical School.
65. Meeting of 18 November 1964, Minutes of the Executive Committee of the Faculty, New York University College of Medicine, Archives, New York University Medical Center, New York, NY.
66. Francis D. Moore, "Harvey Cushing at 100," Harvard Medical Alumni Bulletin 43:26, 1969.
67. Faculty Council Meeting of 8 May 1947, Folder "Faculty Council May 8th 1947," Box 4, Medical Faculty Executive Committee Minutes, University of Pennsylvania School of Medicine (UPC 12.2), The University Archives and Record Center, University of Pennsylvania, Philadelphia, PA.
68. Robert F. Loeb to Willard C. Rappleye, 9 December 1957, Minutes and Correspondence of the Committee on Administration, College of Physicians and Surgeons.
69. Statement of Dr. Edward F. Bland, MGH Staff Replies to Letter of April 18, 1961, Folder 115, Box 10, Knowles Papers.
70. Deitrick and Berson, Medical Schools in the United States at Mid-Century, p. 136.
71. Glaser, "The Medical Deanship," p. 1115.
72. Ibid., p. 1124.
73. Election of the Dean, with meeting of 1 March 1950, Executive Faculty Minutes, Washington University School of Medicine.
74. Meeting of 14 May 1950, Executive Committee, Folder "Executive Committee 1948–55," Box 6, University of Michigan Medical School Records.
75. George P. Berry to Nathan B. Talbot, 25 May 1962, Folder 48, Box 5, Knowles Papers; Paul B. Beeson, "The Changing Role Model, and the Shift in Power," Daedalus, Spring 1986, p. 92.
76. Meeting of 4 November 1959, Minutes of the Faculty Executive Committee, Folder "Faculty

Executive Committee 1958–1961," Dean's Office Files, University of Southern California School of Medicine.

77. Meeting of 31 January 1968, Minutes of Meetings of the Board of Trustees of Hahnemann Medical College and Hospital, Archives and Special Collections, Hahnemann Collection, MCP Hahnemann University, Philadelphia, PA.
78. George P. Berry to Charles W. Lloyd, 10 October 1952, Folder "HU—Committee on Patents," Deans' Subject File, Harvard Medical School. Similar statements through 1965 appear in this folder.

Chapter 9

1. Abraham Flexner, Universities: American English German (New York: Oxford University Press, 1930).
2. Clark Kerr, The Uses of the University, 3rd ed. (Cambridge: Harvard University Press, 1982), quotations pp. 41, 85; Clark Kerr, The Great Transformation in Higher Education: 1960–1980 (Albany: State University of New York Press, 1991), pp. 69–78.
3. See, for example, Robert H. Ebert, "The Dilemma of Medical Teaching," in John H. Knowles, ed., The Teaching Hospital: Evolution and Contemporary Issues (Cambridge: Harvard University Press, 1966), pp. 66–70; and John H. Knowles, "Medical School, Teaching Hospital, and Social Responsibility," in Knowles, ed., The Teaching Hospital, p. 96. Ebert and Knowles cited such works as John Kenneth Galbraith, The Affluent Society (Boston: Houghton-Mifflin, 1958); and David Riesman, Abundance for What? (Garden City, NJ: Doubleday, 1964).
4. On the history of the Blue Cross plans, see Louis S. Reed, Blue Cross and Medical Service Plans (Washington, D.C.: Federal Security Agency, U.S. Public Health Service, 1947); Odin W. Anderson, Blue Cross Since 1929: Accountability and the Public Trust (Cambridge, MA: Ballinger, 1975); and Sylvia A. Law, Blue Cross: What Went Wrong?, 2nd ed. (New Haven: Yale University Press, 1976). On the campaign to achieve compulsory national health insurance, see Monte M. Poen, Harry S. Truman Versus the Medical Lobby: The Genesis of Medicare (Columbia: University of Missouri Press, 1979). On early health maintenance organizations, see Rickey Hendricks, A Model for National Health Care: The History of Kaiser Permanente (New Brunswick: Rutgers University Press, 1993). Helpful general discussions of health policy during this period include Odin W. Anderson, The Uneasy Equilibrium: Private and Public Financing of Health Services in the United States, 1875–1965 (New Haven, CT: College & University Press, 1968), pp. 104–193; Odin W. Anderson, Health Services in the United States: A Growth Enterprise Since 1875 (Ann Arbor, MI: Health Administration Press, 1985), pp. 105–176; and Paul Starr, The Social Transformation of American Medicine: The Rise of a Sovereign Profession and the Making of a Vast Industry (New York: Basic Books, 1982), pp. 290–378.
5. Starr, Social Transformation, p. 350.
6. Rosemary Stevens, In Sickness and in Wealth: American Hospitals in the Twentieth Century (New York: Basic Books, 1989), p. 220.
7. Robert J. Glaser, "The Teaching Hospital and the Medical School," in Knowles, ed., The Teaching Hospital, pp. 8–9.
8. John E. Deitrick and Robert C. Berson, Medical Schools in the United States at Mid-Century

(New York: McGraw-Hill, 1953), pp. 57–62; Daniel M. Fox, Health Policies, Health Politics: The British and American Experience, 1911–1965 (Princeton, NJ: Princeton University Press, 1986). Fox termed this policy "hierarchical regionalism," in recognition of the hierarchies of academic medical centers, large community hospitals, and small community hospitals in a given geographical region.

9. "Nobody Else Does It," newspaper clipping, Folder 236, Box 20, John H. Knowles Papers, Rockefeller Archive Center, North Tarrytown, NY; Stevens, In Sickness and in Wealth, p. 249; Deitrick and Berson, Medical Schools in the United States at Mid-Century, p. 147.
10. "Nothing But the Best," newspaper clipping containing Knowles's quotation; Robert B. Keller to John H. Knowles, 5 February 1967; John M. Gould to John H. Knowles, 18 March 1967; all Folder 125, Box 10, Knowles Papers.
11. See, for instance, J. M. Hayman Jr. to Richard J. Condon, 14 December 1953, Binder (P) C.4.2., Edward D. Churchill Papers, Harvard Medical Archives, Rare Books Department, Countway Library, Harvard Medical School, Boston, MA.
12. Policy Memorandum 2, 30 January 1946, University of Colorado Medical Center Reports, Veterans Administration Hospital Background and Development, Denison Medical Library, University of Colorado Health Sciences Center, Denver, CO. See also Deitrick and Berson, Medical Schools in the United States at Mid-Century, pp. 58, 150–151; Benjamin J. Lewis, VA Medical Program in Relation to Medical Schools (Washington, D.C.: U.S. Government Printing Office, 1970); David M. Worthen, "The Affiliation Partnership Between U.S. Medical Schools and the Veterans Administration," The Alabama Journal of Medical Sciences 24:83–89, 1987; and John A. Gronvall, "The VA's Affiliation with Academic Medicine: An Emergency Post-War Strategy Becomes a Permanent Partnership," Academic Medicine 64:61–66, 1989. By 1965, 90 Veterans Administration hospitals were affiliated with 77 medical schools.
13. Graph of New York Hospital inpatient services, with agenda items, meeting of 2 April 1968, Agendas and Minutes, Board of Governors, The Society of The New York Hospital, Archives, The New York Hospital–Cornell Medical Center, New York, NY.
14. Meeting of 21 February 1967, Minutes of the Medical Board, The Presbyterian Hospital in the City of New York, President's Offices, Presbyterian Hospital, New York, NY.
15. University of Arkansas School of Medicine, Annual Report (1951–52), p. 8; (1950–51), p. 7.
16. For a detailed description of the emergency room of a typical teaching hospital, see Joseph I. Reed and George G. Reader, "Quantitative Survey of New York Hospital Emergency Room, 1965," New York State Journal of Medicine 67:1335–1342, 1967.
17. Report of the Committee on the Emergency Unit, 27 April 1962, with meeting of 7 June 1962, Transactions of the Medical Board of the New York Hospital, Archives, The New York Hospital–Cornell Medical Center, New York, NY; meeting of 24 September 1968, Minutes, The Johns Hopkins Hospital Medical Board, The Alan Mason Chesney Medical Archives of The Johns Hopkins Medical Institutions, Baltimore, MD.
18. See, for instance, meetings of 5 March 1964 and 4 March 1965, Transactions of the Medical Board of the New York Hospital.
19. Meeting of 21 November 1968, Minutes of the Executive Committee of the Board of Governors, The Society of The New York Hospital, Archives, The New York Hospital–Cornell Medical Center, New York, NY.
20. Meeting of 23 January 1950, Minutes of the Joint Administrative Board, Columbia-Presbyterian

Medical Center, President's Offices, The Presbyterian Hospital in the City of New York, New York, NY: The Presbyterian Hospital in the City of New York, Annual Report (1960), p. 10.

21. The Establishment of a Private Clinic in the Medical Center, with meeting of 5 November 1947, Executive Faculty Minutes, Washington University School of Medicine, Washington University School of Medicine Archives, St. Louis, MO; Table 2, with meeting of 15 December 1952, Minutes, Advisory Board of the Medical Faculty, The Johns Hopkins University School of Medicine, The Alan Mason Chesney Medical Archives of The Johns Hopkins Medical Institutions, Baltimore, MD. Typically, most of the clinical revenues were used to support research activities of the department or medical school, not to pay for faculty salaries.
22. See, for instance, meetings of 1 October 1947, 1 May 1957, and 2 October 1957, Executive Faculty Minutes, Washington University School of Medicine; and meetings of 29 April 1958 and 25 November 1958, Minutes, The Johns Hopkins Medical Board.
23. George P. Berry, Memorandum Concerning Two-Hour Luncheon at the Harvard Club with Sydney Rabb, 29 March 1956, Folder "Beth Israel Hospital—1949-1956," Deans' Subject File, Harvard Medical School, Harvard Medical Archives, Rare Books Department, Countway Library, Harvard Medical School, Boston, MA.
24. Summary and Analysis of a Study of Attitudes of Patients and Hospital Personnel Towards Mt. Sinai Hospital, January 1960, Folder 3, Box 3, Director's Office Papers (Steinberg Series), The Mount Sinai Hospital, Archives, The Mount Sinai Medical Center, New York, NY.
25. Statement of Dr. Maynard, MGH Staff Replies to Letter of 18 April 1961, Folder 115, Box 10, Knowles Papers.
26. Knowles, "Medical School, Teaching Hospital, and Social Responsibility," pp. 107, 111.
27. Ibid., p. 137.
28. Meeting of 13 March 1979, Minutes, Medical Service Staff Meetings, Columbia-Presbyterian Medical Center, Office of the Chairman, Department of Medicine, College of Physicians and Surgeons of Columbia University, New York, NY.
29. This organization lay dormant for 12 years before it was reincorporated as the Association for Academic Health Centers.

    The administration of all hospitals, not just teaching hospitals, was in the process of becoming professionalized. See Duncan Neuhauser, Coming of Age: A 50-Year History of the American College of Hospital Administrators and the Profession It Serves, 1933-1983 (Chicago: Pluribus Press, 1983).
30. Knowles, "Medical School, Teaching Hospital, and Social Responsibility," pp. 108-109.
31. Meeting of 11 October 1961, Transactions of the Medical Board of the New York Hospital.
32. Allan L. Friedlich to Edward D. Churchill, 30 August 1961, Folder 115, Box 10, Knowles Papers.
33. Quoted in Knowles, "Medical School, Teaching Hospital, and Social Responsibility," p. 86.
34. Harvard Medical School, Dean's Report (1964-65), pp. 11-12.
35. Walter Bauer, untitled address, Folder 82, Box 8, Knowles Papers.
36. Thomas H. Brem and Clayton G. Loosli to James Watt, 18 July 1960, Dean's Office Files, University of Southern California School of Medicine, Norris Medical Library, University of Southern California, Los Angeles, CA; meeting of 9 October 1959, Minutes, Board of Trustees, The Mount Sinai Hospital, Archives, The Mount Sinai Medical Center, New York, NY.

37. The Massachusetts General Hospital, Annual Report (1955), p. 40.
38. Francis D. Moore to John Knowles, 31 December 1968; and John H. Knowles to Francis D. Moore, 3 January 1969; both Folder 36, Box 4, Knowles Papers.
39. John H. Knowles to Department Heads, 13 February 1963, Folder 170, Box 15, Knowles Papers.
40. John H. Knowles to Dear Doctor, 18 April 1962, Folder 77, Box 7, Knowles Papers.
41. Report of the Scientific Advisory Council of the Massachusetts General Hospital, 5–6 January 1962, Folder "MGH Scientific Advisory Committee," Deans' Subject File, Harvard Medical School; Paul Zamecnik, "A Personalized View of the History of the MGH Research Committee," Folder 144, Box 12, Knowles Papers; Benjamin Castleman, David C. Crockett, and S. B. Sutton, eds., The Massachusetts General Hospital 1955–1980 (Boston: Little, Brown and Company, 1983), pp. 32–44.
42. Discussion with Mr. Conant—April 13, 1952, Folder "Conant, James B.— Talks with GPB," Deans' Subject File, Harvard Medical School.
43. Discussion with Mr. Conant—April 13, 1952, Folder "Conant, James B.— Talks with GPB," Deans' Subject File, Harvard Medical School; The Massachusetts General Hospital, Annual Report (1950), p. 48.
44. George P. Berry to Richard J. Condon, 3 March 1953, Binder (F) C.4.2., Churchill Papers.
45. Massachusetts General Hospital, Annual Report (1948), p. 59.
46. Meeting of 29 April 1958, Minutes, The Johns Hopkins Medical Board.
47. George P. Berry to James B. Conant, 29 December 1955, Folder "HU—James B. Conant—1950–1960," Deans' Subject File, Harvard Medical School.
48. Deitrick and Berson, Medical Schools in the United States at Mid-Century, p. 139; see also pp. 62–63.
49. Institutional Group Practice by Clinical Faculties of Medical Schools: A Statement of Principles, with agenda items for meeting of 7–8 February 1958, Executive Council Meetings and Agendas, Association of American Medical Colleges, Association of American Medical Colleges Archives, Washington, D.C.
50. Meeting of 18 February 1959, Executive Staff of the University Hospital, Folder "1945–1959," Box 27, University of Michigan Hospitals Records, Michigan Historical Collections, Bentley Historical Library, University of Michigan, Ann Arbor, MI.
51. A Plan for Operation of the Proposed Clinics of the University of Pennsylvania, 25 January 1947 (UPC 12.3c), The University Archives and Record Center, University of Pennsylvania, Philadelphia, PA.
52. Meeting of 27 March 1956, Minutes, The Johns Hopkins Hospital Medical Board. See also A Statement of the Advisory Board of the Medical Faculty, with meeting of 25 February 1952, Minutes, Advisory Board of the Medical Faculty.
53. Report on the Program to Place the Various Activities of the Medical Center Within Reasonable Balance, 3 October 1945, with meeting of 24 October 1945, Minutes of the Planning Committee of the Medical Board, The Presbyterian Hospital in the City of New York, President's Offices, Presbyterian Hospital, New York, NY.
54. Meeting of 2 October 1957, Executive Faculty Minutes, Washington University School of Medicine.
55. Philip A. Tumulty, Second Annual Report, Staff Committee for the Private Patient Clinic,

with meeting of 25 May 1959, Minutes, Advisory Board of the Medical Faculty, The Johns Hopkins University School of Medicine.

56. Meeting of 19 October 1964, Board of Managers Minutes, The Presbyterian Hospital in the City of New York, President's Offices, Presbyterian Hospital, New York, NY.
57. See, for instance, meeting of 8 August 1968, Transactions of the Medical Board of the New York Hospital; Thomas B. Turner, "The Problem of Professional Fees," 29 May 1967, with meeting of 29 May 1967, Minutes, Advisory Board of the Medical Faculty, The Johns Hopkins University School of Medicine; and The Peter Bent Brigham Hospital, Annual Report (1970), p. 202. In this vein, John H. Knowles considered many leading medical professors to be poor managers. For instance, he said that Carl Moore, the chairman of the Department of Medicine of Washington University, "knows almost nothing about hospital administration and therefore makes decisions which most professors make which foster the teaching and research role and lets the facilities and management of the hospital go to hell." (John H. Knowles to James Knowles, 10 June 1964, Folder 639, Box 55, Knowles Papers.)
58. Report of Committee on Departmental Affiliations and Regional Hospitals, with meeting of 2 January 1963, Minutes of Meetings of the Departmental Chairmen, New York University School of Medicine, Archives, New York University Medical Center, New York, NY.
59. Summary of Survey of University of Pittsburgh School of Medicine, 9–12 December 1957, with agenda items for meeting of 7–8 February 1958, Executive Council Meetings and Agendas, Association of American Medical Colleges.
60. Dean's Report, 1955–56, Office of the Dean, Cornell University Medical Center, Annual Reports of Departments and Offices, Archives, The New York Hospital–Cornell Medical Center, New York, NY.
61. Annual Report, The Massachusetts General Hospital (1958), p. 45.
62. Meetings of 2 March 1948 and 16 April 1948, Minutes, The Johns Hopkins Hospital Board of Trustees, The Alan Mason Chesney Medical Archives of The Johns Hopkins Medical Institutions, Baltimore, MD.
63. The Peter Bent Brigham Hospital, Annual Report (1953), pp. 57–64.
64. The Peter Bent Brigham Hospital, Annual Report (1952), p. 9.
65. Report of the Department of Surgery, 1957–58, Office of the Dean, Cornell University Medical Center, Annual Reports of Departments and Offices.
66. Meeting of 23 November 1949, Box 3, Minutes of the Board of Managers of the Hospital of the University of Pennsylvania (UPC 12.1), The University Archives and Record Center, The University of Pennsylvania, Philadelphia, PA.
67. Meeting of 9 February 1966, Minutes of the Meetings of the College Committee of the Board of Trustees, Hahnemann Medical College and Hospital, Archives and Special Collections, Hahnemann Collection, MCP Hahnemann University, Philadelphia, PA.
68. Meeting of 14 September 1962, Minutes, Executive Staff Meetings, Georgetown University Hospital, Office of the Medical Director, Georgetown University Hospital, Washington, D.C.
69. Meeting of 29 February 1952, Corporation Minutes, Woman's Medical College of Pennsylvania, Archives and Special Collections on Women in Medicine, MCP Hahnemann University, Philadelphia, PA.
70. Report of Private Patients Committee, 28 November 1962, with meeting of 3 January 1963,

Transactions of the Medical Board of the New York Hospital; meeting of 3 May 1962, Transactions of the Medical Board of the New York Hospital.

71. Report of the Staff Committee on Professional Services on Residency and Graduate Training, with meeting of 15 October 1952, Minutes, Advisory Board of the Medical Faculty, The Johns Hopkins University School of Medicine.
72. Dean A. Clark, memorandum on "Teaching Hospitals and Medical Care Insurance," 8 July 1952, Folder 1, Box 10, President, NYH-CMC, Papers, 1945–75 (Bayne, Hinsey, Luckey), Archives, The New York Hospital–Cornell Medical Center, New York, NY.
73. See, for instance, "Teaching Affiliations with Other Hospitals," with meeting of 2 May 1960, Corporate Board of Trustees Minutes, Thomas Jefferson University, Thomas Jefferson University Archives and Special Collections, Thomas Jefferson University, Philadelphia, PA; and meeting of 22 October 1958, Hospital Staff Minutes, Hospital of the Woman's Medical College of Pennsylvania, Archives and Special Collections on Women in Medicine, MCP Hahnemann University, Philadelphia, PA.
74. Meeting of 6 February 1961, Corporate Board of Trustees Minutes, Thomas Jefferson University.
75. See, for instance, meeting of 8 February 1963, Major Faculty Minutes, Temple University School of Medicine and Hospital, Dean's Office, Temple University School of Medicine, Philadelphia, PA; and Provision of Medical Service for Paying Patients by Residents, with agenda items for meeting of 15–16 May 1961, Executive Council Meetings and Agendas, Association of American Medical Colleges.
76. Meeting of 14 June 1954, Board of Managers Minutes, The Presbyterian Hospital in the City of New York.
77. Daniel S. Ellis to John Knowles, 27 December 1967, Folder 301, Box 26, Knowles Papers.
78. James Bordley III and A. McGehee Harvey, Two Centuries of American Medicine: 1776–1976 (Philadelphia: W. B. Saunders Company, 1976), pp. 756–761. So often, one change required others. Thus, the early ambulation of patients created the need for more bathrooms, nurses, and aides as well as for closer nursing observation.
79. Meeting of 19 December 1963, Executive Committee, Folder "Executive Committee September 1963–July 1965," Box 7, University of Michigan Medical School Records, Michigan Historical Collections, Bentley Historical Library, University of Michigan, Ann Arbor, MI.
80. Lowell T. Coggeshall, Planning for Medical Progress Through Education (Evanston, IL: Association of American Medical Colleges, 1965), p. 23. The graph reflects the average length of stay at all hospitals. The average length of stay at teaching hospitals tended to be longer than at nonteaching institutions.
81. Meeting of 27 September 1965, Transactions of the Medical Board of the New York Hospital.
82. Report of the Department of Medicine, 1953–54, Office of the Dean, Cornell University Medical Center, Annual Reports of Departments and Offices.

Chapter 10

1. C. P. Snow, "The Two Cultures and the Scientific Revolution" (New York: Cambridge University Press, 1959).
2. On the history of medical specialization, see Rosemary Stevens, American Medicine and the

Public Interest (New Haven: Yale University Press, 1971). The evolution of internal medicine into various constituent subspecialties is described in Russell C. Maulitz and Diana E. Long, Grand Rounds: One Hundred Years of Internal Medicine (Philadelphia: University of Pennsylvania Press, 1988).

3. Diane Ravitch, The Troubled Crusade: American Education, 1945–1980 (New York: Basic Books, 1983), p. 183.
4. Vernon W. Lippard, A Half-Century of American Medical Education: 1920–1970 (New York: Josiah Macy, Jr. Foundation, 1974), pp. 94–95; John E. Deitrick and Robert C. Berson, Medical Schools in the United States at Mid-Century (New York: McGraw-Hill, 1953), pp. 276–277.
5. Postwar Medical Education, 10 March 1945, Folder "Bulletins, Association of American Medical Colleges, 1945–48," Dean's Office Files, University of Southern California School of Medicine, Norris Medical Library, University of Southern California, Los Angeles, CA.
6. Meeting of 1–6 December 1945, Agenda and Minutes of the Business Meetings of the Council on Medical Education and Hospitals, American Medical Association Archives, Chicago, IL.
7. R.H. Bishop Jr. to Winford H. Smith, 2 November 1945, Folder "Committee Survey of Post Graduate Training Facilities," Subject Files, The Alan Mason Chesney Medical Archives of The Johns Hopkins Medical Institutions, Baltimore, MD; Report of the Dean of the Medical Faculty of The Johns Hopkins University (1944–45), p. 3.
8. Charles F. Wilkinson Jr. to A. C. Furstenberg, 7 January 1947, Folder "1947 W-Z," Box 50, University of Michigan Medical School Records, Michigan Historical Collections, Bentley Historical Library, University of Michigan, Ann Arbor, MI.
9. Report of Henry Renfert Jr., 1958–59, Office of the Dean, Cornell University Medical Center, Annual Reports of Departments and Offices, Archives, The New York Hospital–Cornell Medical Center, New York, NY.
10. George Rosen, The Specialization of Medicine, with Particular Reference to Ophthalmology (New York: Froben Press, 1944). In addition to the technological factors, the evolution of some specialties had much to do with the desire of physicians to eliminate competition from paramedical professions. The early history of ophthalmology, for instance, involved bitter territorial disputes between ophthalmologists and optometrists. See Stevens, American Medicine and the Public Interest, pp. 98–114.
11. For more on the factors promoting specialization, see Patricia L. Kendall, "Medical Specialization: Trends and Contributing Factors," in Robert H. Coombs and Clark E. Vincent, eds., Psychosocial Aspects of Medical Training (Springfield, IL: Charles C Thomas, 1971), pp. 449–497.
12. Lippard, A Half-Century of American Medical Education, p. 96.
13. See, for instance, meeting of 11 September 1951, Faculty Minutes, University of Maryland School of Medicine, Historical and Special Collections, Health Sciences Library, University of Maryland at Baltimore; and meeting of 1 May 1950, Folder "Executive Committee 5/1/50," Box 3, Medical Faculty Executive Committee Minutes, University of Pennsylvania School of Medicine (UPC 12.2), The University Archives and Record Center, University of Pennsylvania, Philadelphia, PA.
14. Annual Report of the Residency Committee, with meeting of 16 February 1960, Minutes of the Medical Board, The Presbyterian Hospital in the City of New York, President's Offices, Presbyterian Hospital, New York, NY.

15. Meeting of 3 April 1956, Minutes of the Board of Governors, The Society of The New York Hospital, Archives, The New York Hospital–Cornell Medical Center, New York, NY.
16. Citizens Commission on Graduate Medical Education, The Graduate Education of Physicians (Chicago: American Medical Association, 1966), p. 15.
17. For instance, see the discussion of this problem in Allan M. Butler to C. Sidney Burwell, 3 January 1948, Folder 1603, Deans' Subject File, Harvard Medical School, Harvard Medical Archives, Rare Books Department, Countway Library, Harvard Medical School, Boston, MA.
18. J. A. Curran, "Internships and Residencies: Historical Backgrounds and Current Trends," Journal of Medical Education 34:883, 1959.
19. Meeting of 11 March 1965, Executive Committee, Folder "Executive Committee Sept. 1963–July 1965," Box 7, University of Michigan Medical School Records.
20. Curran, "Internships and Residencies," p. 879.
21. Russell A. Nelson, "The Hospital and Education," Folder 807, Box 65, John H. Knowles Papers, Rockefeller Archive Center, North Tarrytown, NY.

    Of course, foreign medical graduates could be found on the house staffs of even the best teaching hospitals. For instance, approximately 10 percent of the house officers at the Johns Hopkins Hospital from 1958 to 1963 were graduates of recognized medical schools outside of the United States and Canada. (Meeting of 1 October 1963, Minutes, The Johns Hopkins Hospital Medical Board, The Alan Mason Chesney Medical Archives of The Johns Hopkins Medical Institutions, Baltimore, MD.)

    By the late 1950s the number of foreign medical graduates had become so great that the American Medical Association and the Association of American Medical Colleges found that they could no longer survey and accredit foreign medical schools, as they did American medical schools. Instead, responsibility for certifying foreign medical schools and graduates devolved to a newly created Educational Council for Foreign Medical Graduates (ECFMG). Effective 1 July 1960, all graduates of foreign medical schools (except Canadian medical schools) serving as house officers in the United States had to be certified by the ECFMG.
22. Lippard, A Half-Century of American Medical Education, p. 96.
23. Meeting of 3 September 1959, Transactions of the Medical Board of the New York Hospital, Archives, The New York Hospital–Cornell Medical Center, New York, NY.
24. Graph showing percentages of Cornell graduates by types of internship, with meeting of 18 September 1973, Transactions of the Executive Faculty, Cornell University College of Medicine, Archives, The New York Hospital–Cornell Medical Center, New York, NY. For more on how students selected specialties, see Robert E. Coker Jr., Norman Miller, and Alice Levine, "Study of Choice of Specialties in Medicine," Folder 811, Box 66, Knowles Papers.
25. Citizens Commission on Graduate Medical Education, The Graduate Education of Physicians; Lowell T. Coggeshall, Planning for Medical Progress Through Education (Evanston, IL: Association of American Medical Colleges, 1966).
26. Max Michael Jr., "Phasing Out the Freestanding Internship," Journal of the American Medical Association 218:1690–1691, 1971.
27. Meeting of 3 October 1968, Executive Committee, Folder "Executive Committee Sept. 1968–Feb. 1969," Box 8, University of Michigan Medical School Records.
28. The Massachusetts General Hospital, Annual Report (1947), p. 50.
29. Meeting of 17 March 1967, College Committee Minutes, Board of Trustees, Thomas Jefferson

University, Thomas Jefferson University Archives and Special Collections, Thomas Jefferson University, Philadelphia, PA. See also Mary D. Overpeck, "Physicians in Family Practice 1931–67," Public Health Reports 85:485–494, 1970. The imbalances that occurred in the physician workforce included maldistributions among specialties, not merely an oversupply of specialists. For instance, in the late 1960s it was felt that there were an excessive number of general surgeons and surgical subspecialists, whereas radiologists were considered in short supply. (Lippard, A Half-Century of Medical Eduction, p. 96.)

30. "Reassessment of Surgical Subspecialty Training in the United States," Archives of Surgery 104:760, 1972.
31. Ravitch, The Troubled Crusade, p. 183.
32. Ibid., pp. 324–325.
33. General surgery was the one field that retained a pyramidal residency structure after the war. Thus, although many individuals entered surgical subspecialty residencies by choice, others did so because they had not been promoted in a general surgical residency. Because of their length (five years or more) and exclusivity, residencies in general surgery continued to provide designated time for research, in contrast to other clinical fields, where formal opportunities for research were moved to the fellowship period.
34. Lippard, A Half-Century of American Medical Education, p. 45.
35. "Year 64–65," Folder 77, Box 7, Knowles Papers.
36. Meeting of 23 January 1974, Minutes, Faculty Executive Committee, University of Southern California School of Medicine, Dean's Office, University of Southern California School of Medicine, Los Angeles, CA.
37. Meeting of 9 May 1978, Minutes, Medical Service Staff Meeting, Columbia-Presbyterian Medical Center, Office of the Chairman, Department of Medicine, College of Physicians and Surgeons of Columbia University, New York, NY.
38. Final Report of the Commission on Medical Education (New York: Office of the Director of the Study, 1932), p. 124.
39. Statement of Dr. Whiting, MGH Staff Replies to Letter of 18 April 1961, Folder 115, Box 10, Knowles Papers.
40. Important sociological studies of internship during this period include Emily Mumford, Interns: From Students to Physicians (Cambridge: Harvard University Press, 1970); and Stephen J. Miller, Prescription for Leadership: Training for the Medical Elite (Chicago: Aldine Publishing Company, 1970). The major studies of residency are Charles L. Bosk's analysis of surgical residency, Forgive and Remember: Managing Medical Failure (Chicago: University of Chicago Press, 1979); and Donald Light's study of psychiatry training, Becoming Psychiatrists: The Professional Transformation of Self (New York: W. W. Norton & Co., 1980). For a review of the sociological literature on graduate medical education, see Renée C. Fox, The Sociology of Medicine: A Participant Observer's View (Englewood Cliffs, NJ: Prentice Hall, 1989), pp. 108–141.
41. As house officers began to live outside the hospital, many subdramas occurred. The availability of affordable housing close to the hospital became a factor in the competition among teaching hospitals to attract the best house officers. Here, programs in expensive cities like New York were at a disadvantage. In cities with housing shortages, house officers and other hospital personnel often lived in apartment buildings owned by the hospital or university. The priorities established for allocating apartments and hospital parking spaces said much

about the social hierarchy of the academic medical center.

42. Among the important works focusing on the development of a mass-consumption society are George E. Mowry and Blaine A. Brownell, The Urban Nation: 1920–1980, rev. ed. (New York: Hill and Wang, 1981); Richard Wightman Fox and T. J. Jackson Lears, eds., The Culture of Consumption: Critical Essays in American History 1880–1980 (New York: Pantheon Books, 1983); and John Kenneth Galbraith, The Affluent Society (Boston: Houghton-Mifflin, 1958).
43. The Massachusetts General Hospital, Annual Report (1958), pp. 60–61; Robert S. Palmer to Daniel Ellis, 26 January 1970, Folder 295, Box 25, Knowles Papers; Walter T. St. Goar to M.G.H. Staff Members, 9 February 1970, Folder 295, Box 25, Knowles Papers; Edward B. Benedict to John V. Lawrence, 30 June 1969, Folder 296, Box 25, Knowles Papers.
44. The Massachusetts General Hospital, Annual Report (1964), p. 58.
45. L. E. Martin to Dear Doctor, 7 June 1963, Folder 62, Box 6, Knowles Papers; Dean A. Clark to members of Intern and Resident Staff, 21 June 1951, Folder "Johns Hopkins Hospital—Dr. E. L. Crosby Correspondence 1951–1952," Box 4XY, Correspondence Files, Office of the Dean of the Medical Faculty, The Johns Hopkins School of Medicine, Record Group 3, Series B, Archive of The Johns Hopkins University School of Medicine, The Alan Mason Chesney Archives of The Johns Hopkins Medical Institutions, Baltimore, MD.
46. Joel H. Goldberg, "House Officers Are Getting a Living Wage at Last," Hospital Physician, March 1970, pp. 59–67.
47. Sherman M. Mellinkoff to F. H. Sherwood and C. E. Young, 10 December 1966; and David H. Solomon and Sherman M. Mellinkoff to Franklin P. Murphy, 26 January 1965; both Folder "Medicine: Interns & Residents (House Staff) 1961–70," Box 11, Series 401, Administrative Subject Files of Franklin Murphy, 1935–71 (Record Series 401), University Archives, Department of Special Collections, The University Library, University of California, Los Angeles, Los Angeles, CA.
48. See, for example, meetings of 4 November 1963 and 8 January 1968, Corporate Board of Trustees Minutes, Thomas Jefferson University, Thomas Jefferson University Archives and Special Collections, Thomas Jefferson University, Philadelphia, PA.
49. Meeting of 23 May 1968, Graduate Staff Training Program Committee, Medical Board of The New York Hospital, Minutes (May 1968–November 1968), Archives, The New York Hospital–Cornell Medical Center, New York, NY.
50. Goldberg, "House Officers Are Getting a Living Wage at Last," p. 67. The existence of moonlighting reflected the revolt of this generation of house officers against paternalism and authority. Very few house officers before World War II, even with pressing financial needs, would have dared to defy their department's official sanctions against moonlighting.
51. See, for instance, W. Hardy Hendren to Nathan B. Talbot, 8 January 1965, Folder 141, Box 11, Knowles Papers.

    Some older faculty were of the view that the poor attendance of house officers at conferences reflected changes in lifestyle and culture—the desire to get home earlier in the evening—rather than an increase in the amount of work perse.
52. The New York Hospital, Chief Residents' Luncheon, 3 February 1961, Folder 3, Box 5, Associate Director of Professional Services, Society of The New York Hospital (Kady, Carver, Baldridge), Archives, The New York Hospital–Cornell Medical Center, New York, NY.

53. Meeting of 2 November 1961, Transactions of the Medical Board of the New York Hospital.
54. Richard C. Friedman, J. Thomas Bigger, and Donald S. Kornfeld, "The Intern and Sleep Loss," New England Journal of Medicine 285:201–203, 1971.
55. Institute of Medicine Social Security Studies Final Report, with agenda items for meeting of 25–26 March 1976, Executive Council Meetings and Agendas, Association of American Medical Colleges, Association of American Medical Colleges Archives, Washington, D.C.
56. Report of the Department of Medicine, 1953–54, Office of the Dean, Cornell University Medical Center, Annual Reports of Departments and Offices.
57. Report of the Committee to Study Present Methods for Periodic Review of Clinical Experience, with meeting of 26 May 1959, Minutes, The Johns Hopkins Medical Board.
58. The Massachusetts General Hospital, Annual Report (1964), p. 59.

Chapter 11

1. Clark Kerr, The Uses of the University, 3rd ed. (Cambridge: Harvard University Press, 1982).
2. Harvard Medical School, Dean's Report (1967–68), pp. 5–6.
3. Quoted in John W. Henderson, "Allocation of the Medical Student's Time in Educational Programs," Folder 16, Box 3, Joseph C. Hinsey Papers, Archives, The New York Hospital-Cornell Medical Center, New York, NY.
4. Reports of the Department of Pharmacology, 1949–50 and 1950–51, Cornell University Medical Center, Annual Reports of Departments and Offices, Archives, The New York Hospital-Cornell Medical Center, New York, NY.
5. University of Southern California Multidisciplinary Laboratories, Folder "Multidisciplinary Laboratories," Dean's Office Files, University of Southern California School of Medicine, Norris Medical Library, University of Southern California, Los Angeles, CA.
6. For more on the NBME, see John P. Hubbard and Edith J. Levit, The National Board of Medical Examiners: The First Seventy Years (Philadelphia: National Board of Medical Examiners, 1985); and Bryce Templeton, "The National Board of Medical Examiners and Independent Assessment Agencies," in Thomas Samph and Bryce Templeton, eds., Evaluation in Medical Education: Past, Present, Future (Cambridge, MA: Ballinger Publishing Company, 1979), pp. 121–163.
7. Meeting of 25 May 1956, Harvard University Medical Faculty, Minutes of Meetings, Harvard Medical Archives, Rare Books Department, Countway Library, Harvard Medical School, Boston, MA.
8. Robert H. Ebert, "Medical Education at the Peak of the Era of Experimental Medicine," Daedalus, Spring 1986, p. 65.
9. Harriet L. Hardy to John H. Knowles, 19 February 1965, Folder 226, Box 19, John H. Knowles Papers, Rockefeller Archive Center, North Tarrytown, NY.
10. Memorandum to the Executive Faculty, with agenda items for meeting of 21 May 1958, Executive Faculty Minutes, University of Colorado School of Medicine, Office of the Chancellor, University of Colorado Health Sciences Center, Denver, CO.
11. Here, of course, Fox meant by the term "uncertainty" the fact that patients often pose perplexing diagnostic or therapeutic dilemmas. It should be pointed out that her studies also explored other types of uncertainty that occur in medicine, such as the uncertainty practitioners face in making decisions when existing knowledge provides little guidance and the

many uncertainties investigators face in exploring the unknown. See Renée Fox, "Training for Uncertainty," in Robert K. Merton, George Reader, and Patricia L. Kendall, eds., The Student-Physician: Introductory Studies in the Sociology of Medical Education (Cambridge: Harvard University Press, 1957), pp. 207–241; and Renée C. Fox, Experiment Perilous: Physicians and Patients Facing the Unknown (Glencoe, IL: The Free Press, 1959).

12. Meeting of 19 December 1953, Executive Committee Minutes, National Board of Medical Examiners, President's Office, National Board of Medical Examiners, Philadelphia, PA; "Increasing Use of Objective Tests," The National Board Examiner, vol. 2, no. 4, January 1955, pp. 1–3 (including quotations).
13. Arlene R. Barro, "Survey and Evaluation of Approaches to Physician Performance Measurement," Journal of Medical Education 48:1048–1093, 1973.
14. Helpful sources on curricular reform during this period include Peter V. Lee, Medical Schools and the Changing Times: Nine Case Reports on Experimentation in Medical Education, 1950–1960 (Evanston, IL: Association of American Medical Colleges, 1962); Margaret Bussigel, Barbara Barzansky, and Gary Grenholm, Innova tive Processes in Medical Education (New York: Praeger Publishing Company, 1988); Vernon W. Lippard, A Half-Century of American Medical Education: 1920–1970 (New York: Josiah Macy, Jr. Foundation, 1974), pp. 8–27; and Patricia L. Kendall and George G. Reader, "Innovations in Medical Education of the 1950s Contrasted with Those of the 1970s and 1980s," Journal of Health and Social Behavior 29:279–293, 1988.
15. Lee, Medical Schools and the Changing Times, pp. 5–28; Lippard, A Half-Century of American Medical Education, pp. 22–24; "A Revised Program of Medical Education at Johns Hopkins," Journal of Medical Education 33:225–233, 1958; John A. D. Cooper and Moody Prior, "A New Program in Medical Education at North western University," Journal of Medical Education 36:80–90, 1961.
16. Lippard, A Half-Century of American Medical Education, pp. 21–22; Lyman M. Stowe, "The Stanford Plan: An Educational Continuum for Medicine," Journal of Medical Education 34:1059–1069, 1959.
17. Lee, Medical Schools and the Changing Times, pp. 29–61; Kendall and Reader, "Innovations in Medical Education," pp. 280–285; Lippard, A Half-Century of American Medical Education, pp. 20–21. Temple's program in comprehensive care emphasized psychosomatic medicine; North Carolina's, preventive medicine; Cornell's, the opportunity for a research team of sociologists to study medical education; and Colorado's, the opportunity for investigators to use psychological techniques to evaluate the results of the educational experiment.
18. The most complete account of the Western Reserve experience is Greer Williams, Western Reserve's Experiment in Medical Education and Its Outcome (New York: Oxford University Press, 1980).
19. Lee, Medical Schools and the Changing Times, pp. 76–77.
20. A. McGehee Harvey and Susan L. Abrams, "For the Welfare of Mankind": The Commonwealth Fund and American Medicine (Baltimore: Johns Hopkins University Press, 1986), pp. 203–337.
21. Lippard, A Half-Century of American Medical Education, p. 112.
22. Meeting of 6 March 1959, Harvard University Medical Faculty, Minutes of Meetings.
23. Lee, Medical Schools and the Changing Times, p. 77.
24. An account of the development of this field is George E. Miller, Educating Medical Teachers

(Cambridge: Harvard University Press, 1980). Here, too, the influence of the Commonwealth Fund was conspicuous. Miller wrote (p. viii), "The Commonwealth Fund supported so many pieces of the work described here that it might better be thought of as a partner than as merely a benefactor."

25. Barbara Barzansky, "The Growth and Divergence of the Basic Sciences," in Barbara Barzansky and Norman Gevitz, eds., Beyond Flexner: Medical Education in the Twentieth Century (New York: Greenwood Press, 1992), p. 30.
26. Harold Jehgers to Hugh Hussey, 3 February 1962, Folder "Medical School January–December 1962," Box "Medical School 1961-1964," Medical School Records, Georgetown University School of Medicine, Georgetown University Archives, Georgetown University, Washington, D.C.
27. Meeting of 9 March 1967, Executive Council Minutes, Tufts University School of Medicine, Tufts University Archives, Medford, MA.
28. The Department of Human Sciences in the Proposed Mount Sinai Medical School, February 1964, Folder "Blumenkranz: Correspondence; Reports," Mount Sinai School of Medicine, Early Papers, Archives, The Mount Sinai Medical Center, New York, NY.
29. Commentary—Class of 1964, 7 July 1964, Folder "Evaluation by Students," Box 2, University of Michigan Medical School Records, Michigan Historical Collections, Bentley Historical Library, University of Michigan, Ann Arbor, MI.
30. See, for instance, John H. Knowles to Joseph W. Gardella, 3 May 1961, Folder 344, Box 30, Knowles Papers; and meeting of 12 January 1956, Executive Committee, Folder "Executive Committee 1956–59," Box 7, University of Michigan Medical School Records.
31. From 1949 to 1958, the national dropout rate from medical school was 8.28 percent for men and 15.51 percent for women. Each school had its own experience. At Harvard, for instance, the dropout rate during the 1950s was only 3.5 percent, most of which occurred for personal rather than academic reasons. By the junior year, dropout rates at most schools were extremely low—in part because schools had the flexibility to adjust class size in the hospital years, and in part because medical faculties commonly undertook every possible effort to help junior and senior students who were failing. (Davis G. Johnson and Edwin B. Hutchins, "Doctor or Dropout? A Study of Medical School Attrition," Journal of Medical Education 41:1116, 1966 [national statistics]; meeting of 2 October 1959, Harvard University Medical Faculty, Minutes of Meetings [Harvard experience].)
32. Report of the Curriculum Committee, with meeting of 30 October 1958, Transactions of the Executive Faculty, Cornell University Medical College, Archives, The New York Hospital-Cornell Medical Center, New York, NY; meeting of 17 January 1956, Executive Faculty, Folder "1956-1959," Box 129, University of Michigan Medical School Records.
33. Report of the Department of Anatomy, 1957–58, Office of the Dean, Cornell University Medical Center, Annual Reports of Departments and Offices; W. J. Nungester to W. N. Hubbard Jr., 13 December 1961, Folder "Student Evaluation Policy 1960–61," Box 82, University of Michigan Medical School Records.
34. University of Arkansas School of Medicine, Annual Report (1951-52), p. 13.
35. Some faculty also had misgivings about pass-fail grading. For instance, basic science faculty at Harvard felt that the pass-fail system in their courses removed an important incentive for students to acquire more than a minimal knowledge of the subjects (Harvard Medical

School, Dean's Report [1971–72], p. 13).

36. Report on Harvard University Medical School Field Visit of 9 December 1966, Folder "INS 2-1 Harvard Medical School 1967," President/Dean's Papers (James Series), Mount Sinai School of Medicine, Archives, The Mount Sinai Medical Center, New York, NY.
37. David Seegal to John A. D. Cooper, 30 December 1963, and John H. Knowles to David Seegal, 29 July 1963, both Folder 303, Box 26, Knowles Papers; Harold I. Lief, Robert C. Lancaster, and Vann Spruiell, "Is Self-Kick the Answer?," Journal of Medical Education 38:971, 1963. This controversy was precipitated by David Seegal's editorial, "The Value of a Self-Kick in the Seat of the Pants for the Anxious Medical Student," Journal of Medical Education 38:605–606, 1963.
38. Issues of Borborygmi are kept at Norris Medical Library, University of Southern California Medical School, Los Angeles, CA.
39. As a typical example, medical students at Boston University were asked whether the essay examinations in gross anatomy were more of a measure of their learning than the objective examinations. Fifty percent of the students replied "yes"; 50 percent, "no." (Report of the Class of 1963 Curriculum Evaluation Committee, with meeting of 2 April 1962, Executive Committee of the Faculty Minutes, Boston University School of Medicine, Dean's Office, Boston University School of Medicine, Boston, MA.)
40. Evidence suggests that medical education was as hard on the spouses and families of students and house officers as on the students and house officers themselves. The demanding call schedules, the perennial exhaustion when finally at home, and time taken away from family because of the need to study wreaked havoc on the marriages of many students and young physicians. See Robert H. Coombs, "The Medical Marriage," in Robert H. Coombs and Clark E. Vincent, eds., Psychosocial Aspects of Medical Training (Springfield, IL: Charles C Thomas, 1971), pp. 133–167.
41. F. J. Mullin and John M. Stalnaker, "The Matching Plan for Internship Appointment," Journal of Medical Education 26:341–345, 1951; John M. Stalnaker, "The Matching Program for Intern Placement," Journal of Medical Education 28:13–19, 1953.
42. Selecting students continued to be challenging because of the lack of correlation between any of the criteria used in the admissions process, including scores on the Medical College Admissions Test and ultimate performance as a physician. See James W. Bartlett, "Medical School and Career Performances of Medical Students with Low Medical College Admission Test Scores," Journal of Medical Education 42:231–237, 1967; and Harrison G. Gough, Wallace B. Hall, and Robert E. Harris, "Admissions Procedures as Forecasters of Performance in Medical Education," Journal of Medical Education 38:983–998, 1963.
43. Lippard, A Half-Century of American Medical Education, pp. 33–34.
44. AAMC Statement on Financial Assistance to Medical Students, with meeting of 23–24 May 1960, Executive Council Meetings and Agendas, Association of American Medical Colleges, Association of American Medical Colleges Archives, Washington, D.C.
45. The Surgeon General's Consultant Group on Medical Education, Physicians for a Growing America (Washington, D.C.: U.S. Government Printing Office, Public Health Service Publication No. 709, 1959), pp. 20–21.
46. Ibid., p. 21.
47. Dean's Report (1954–55), Office of the Dean, Cornell University Medical Center, Annual Reports

of Departments and Offices.
48. See, for instance, Dean's Report (1953–54), Office of the Dean, Cornell University Medical Center, Annual Reports of Departments and Offices.
49. See, for instance, Report on Financial Aid and Admissions to Medical School, with meeting of 31 January 1966, Minutes, Advisory Board of the Medical Faculty, The Johns Hopkins University School of Medicine, The Alan Mason Chesney Medical Archives of The Johns Hopkins Medical Institutions, Baltimore, MD.
50. Harvard Medical School, Dean's Report (1958–59), pp. 2–3; meeting of 10 November 1961, Harvard University Medical Faculty, Minutes of Meetings.
51. Thomas B. Turner to the Advisory Board, 15 March 1963, with meeting of 25 March 1963, Minutes, Advisory Board of the Medical Faculty, The Johns Hopkins University School of Medicine.
52. In 1962, of applicants accepted at both Harvard and Johns Hopkins, 14 of 16 chose to go to Harvard; in 1963, 23 of 24; in 1964, 14 of 17. (Report of Committee on Admissions, with meeting of 31 January 1966, Minutes, Advisory Board of the Medical Faculty, The Johns Hopkins University School of Medicine.)
53. Winston K. Shorey, Remarks at General Faculty and Hospital Staff Meeting, 14 October 1965, Folder "Miscellaneous: Annual Report," Dean's Office Files (Winston K. Shorey, 1961–1974), ID Number 20db016, Special Collections Division, University of Arkansas for Health Sciences Library, Little Rock, AR. According to Shorey, the second least competitive school was the University of Tennessee, with 2.9 applications per position, and the third, Louisiana State University, with 3.1 applicants per position.
54. Executive Council Meeting, 8 November 1965, Folder "Executive Council Minutes 1961–1967," Dean's Office Files (Winston K. Shorey, 1961–1974).
55. Meeting of 21 October 1963, Minutes of the Meetings of the Faculty, College of Physicians and Surgeons of Columbia University, Special Collections, Augustus C. Long Health Sciences Library, Columbia University, New York, NY.
56. Daniel H. Funkenstein, Medical Students, Medical Schools and Society During Five Eras: Factors Affecting the Career Choices of Physicians 1958–1976 (Cambridge, MA: Ballinger Publishing Company, 1978).
57. Agnes G. Rezler, "Attitude Changes During Medical School: A Review of the Literature," Journal of Medical Education 49:1023–1030, 1974; quotations, p. 1029.
58. The secondary literature on this subject is vast. A helpful introduction to published works on this topic, as well as other important topics in the history of education, is Laurence R. Veysey, "The History of Education," Reviews in American History 10:281–291, 1982.
59. For instance, an important study of medical students in the 1950s found that interest in general practice declined in favor of specialization as students passed from the first to the fourth year of medical school—clear evidence that something happened during medical school to affect attitudes and career choices. (Patricia L. Kendall and Hanan C. Selvin, "Tendencies toward Specialization in Medical Training," in Merton, Reader, and Kendall, eds., The Student-Physician, pp. 153–174.)
60. Lowell T. Coggeshall, Planning for Medical Progress Through Education (Evanston, IL: Association of American Medical Colleges, 1965), p. 7.
61. See, for instance, Report of Ad Hoc Committee of Deans, 23 May 1958, Folder "1942–1971

MEND: Selected Bibliography," Box 1, MEND Records, Association of American Medical Colleges Archives, Washington, D.C.; and New and Developing Medical Schools: A Statement of Position, 5 February 1970, with agenda items for meeting of 7 May 1970, Executive Council Meetings and Agendas, Association of American Medical Colleges.

62. Dean F. Smiley, "Some Public Relations Problems in Medical Education, 1950–51," Folder "Association of American Medical Colleges Reports— 1948–1952," Dean's Office Files, University of Southern California School of Medicine.
63. The Surgeon General's Consultant Group on Medical Education, Physicians for a Growing America.
64. J. R. Schofield, New and Expanded Medical Schools, Mid-Century to the 1980s (San Francisco: Josey-Bass, 1984), pp. 16–21; Lippard, A Half-Century of American Medical Education, pp. 114–121.
65. On the new medical schools, see Schofield, New and Expanded Medical Schools; Vernon W. Lippard and Elizabeth F. Purcell, eds., Case Histories of Ten New Medical Schools (New York: The Josiah Macy, Jr. Foundation, 1972); and John Z. Bowers and Elizabeth F. Purcell, eds., New Medical Schools at Home and Abroad (New York: Josiah Macy, Jr. Foundation, 1978).

    In the 1960s and 1970s, existing medical schools that had operated as two-year basic science schools were converted to four-year schools. Most of these schools were located in rural areas, but population growth and improved transportation had resulted in a large enough growth of their hospitals to support clinical teaching. A number of the new medical schools were opened as two-year institutions, but almost all were subsequently converted to four-year schools. By 1981, the University of Minnesota-Duluth was the country's only remaining two-year medical school.

    The question of whether to build new schools or enlarge existing ones was often a highly charged political issue. Established institutions felt that they deserved all the help they could get, while universities and communities without schools, hoping to be granted a medical school, competed intensely for the same resources.
66. AAMC Statement on Accreditation, with agenda items for meeting of 5 February 1972; Functions and Structure of a Medical School, with agenda items for meeting of 19 May 1972; Glen R. Leymaster to John R. Proffitt, 13 January 1972, with agenda items for meeting of 5 February 1972; Summary of Information on Medical Schools in Development, with agenda items for meeting of 28–29 April 1965; and statement of Edward L. Turner and Ward Darley, with agenda items for meeting of 6 February 1959; all Executive Council Meetings and Agendas, Association of American Medical Colleges.
67. Materials on the AAMC's reorganization in 1968 are found in Box 3, Ward Darley Papers; and Boxes 1–3, 1968 Reorganization Records; both Association of American Medical Schools Archives, Washington, D.C.

    The blueprint for the AAMC's reorganization and move to Washington had been provided by the Coggeshall report of 1965 (Coggeshall, Planning for Medical Progress through Education). Though its recommendations for organizational change were followed, the report's call for sweeping reforms of graduate medical education were not. See Joel D. Howell, "Lowell T. Coggeshall and American Medical Education: 1901–1987," Academic Medicine 67:711–718, 1992.

68. Meeting of 9–10 February 1956, Executive Council Meetings and Agendas, Association of American Medical Colleges.
69. Meeting of 31 March 1960, Executive Committee, Folder "Executive Committee 1959–61," Box 7, University of Michigan Medical School Records.
70. Eli Ginzberg, Men, Money, and Medicine (New York: Columbia University Press, 1969). See also Kenneth B. Castleton, "Are We Building Too Many Medical Schools?," Journal of the American Medical Association 216:1989–1992, 1971.
71. See, for instance, George P. Berry to James B. Conant, 18 December 1952, Folder "HU—James B. Conant—1950–1960," Deans' Subject File, Harvard Medical School, Harvard Medical Archives, Rare Books Department, Countway Library, Harvard Medical School, Boston, MA.
72. John E. Deitrick and Robert C. Berson, Medical Schools in the United States at Mid-Century (New York: McGraw-Hill, 1953), pp. 319–321; quotations, p. 320.
73. Meeting of 14 February 1957, Transactions of the Medical Faculty, Cornell University Medical College, Archives, The New York Hospital-Cornell Medical Center, New York, NY.
74. Meeting of 18 November 1960, Transactions of the Medical Faculty, Cornell University Medical College.
75. Meeting of 20 January 1964, Minutes of the Executive Committee of the Faculty, New York University College of Medicine, Archives, New York University Medical Center, New York, NY.
76. Minutes of Executive Faculty Meeting of 18 June 1956, Folder 2, Box 104, Series 300, Administrative Files of Stafford Warren, 1925–68 (Record Series 300), University Archives, Department of Special Collections, The University Library, University of California, Los Angeles, Los Angeles, CA.
77. Robert J. Glaser, "The Medical Deanship: Its Half-Life and Hard Times," Journal of Medical Education 44:1121, 1969.
78. Augustus S. Rose to Sherman M. Mellinkoff, 27 January 1971, Folder 3, Box 6, Series 255, Administrative Files of Jeanne Williams, 1945–1987 (Record Series 255), University Archives, Department of Special Collections, The University Library, University of California, Los Angeles, Los Angeles, CA.
79. John H. Knowles, "Elephant by the Tail," 6 March 1960, Folder 836, Box 69, Knowles Papers.
80. The Peter Bent Brigham Hospital, Annual Report (1958), p. 98.
81. Meeting of 22 October 1958, Hospital Staff Minutes, Hospital of the Woman's Medical College of Pennsylvania, Archives and Special Collections on Women in Medicine, MCP Hahnemann University, Philadelphia, PA.
82. Jonathan R. Cole and James A. Lipton, "The Reputations of American Medical Schools," Social Forces 55:662–684, 1977.
83. University of Southern California School of Medicine Department of Medical Microbiology, Comments on Students, First Semester 1960–61, Folder "Committee on Promotions and Academic Standing," Dean's Office Files, University of Southern California School of Medicine. Of course, even at the most research-intensive schools, only a minority of students ultimately pursued academic careers. For instance, in 1960, 18 percent of Harvard's active graduates were in full-time teaching or research. (Meeting of 4 November 1960, Harvard University

Medical Faculty, Minutes of Meetings.)

84. Charles S. Cameron, Message to the Board of Trustees, 29 April 1969, with meeting of 30 April 1969, Minutes of Meetings of the Board of Trustees of Hahnemann Medical College and Hospital, Archives and Special Collections, Hahnemann Collection, MCP Hahnemann University, Philadelphia, PA.
85. On the neglect of undergraduate teaching for research throughout the multiversity, see Kerr, The Uses of the University; Page Smith, Killing the Spirit: Higher Education in America (New York: Viking, 1990); Ernest L. Boyer, Scholarship Reconsidered: Priorities of the Professoriate (Princeton, NJ: The Carnegie Foundation for the Advancement of Teaching, 1990); and Bruce Wilshire, The Moral Collapse of the University: Professionalism, Purity, and Alienation (Albany, NY: State University of New York Press, 1990).
86. Memorandum of Meeting of AAMC Executive Committee with HEW Secretary Richardson, 7 January 1971, with agenda items for meeting of 12 February 1971, Executive Council Meetings and Agendas, Association of American Medical Colleges.
87. Franz K. Bauer, Rough Draft of Talk for Trustees Conference, 1971, Folder "Trustees Retreat," Dean's Office Files, University of Southern California School of Medicine.
88. Joseph C. Hinsey, untitled address, 1949, Folder 1, Box 1, Papers, Office of the Dean, Cornell University Medical College, 1893–1956 (Hinsey), Archives, The New York Hospital-Cornell Medical Center, New York, NY; Rashi Fein, "Tensions in Medical Education: The Search for Balance," lecture delivered 29 November 1973, Folder 1051, Box 91, Knowles Papers.
89. Meeting of 26 November 1969, Executive Committee, Folder "Executive Committee September–December 1969," Box 8, University of Michigan Medical School Records.

Chapter 12

1. Table D3, "Revenues for the Programs of U.S. Medical Schools," AAMC Data Book, Association of American Medical Colleges Archives, Washington, D.C.
2. Robert J. Glaser, "The Medical Deanship: Its Half-Life and Hard Times," Journal of Medical Education 44:1125, 1969.
3. Many specific political factors, of course, also were pivotal in the passage of this legislation—for instance, the effective lobbying of the American Association of Retired Persons, the landslide Democratic victory in the 1964 elections, Lyndon B. Johnson's prodigious energy and adroit handling of Congress, and the skillful political work of Wilbur Cohen, Wilbur Mills, and other officials and legislators. On the passage and implementation of Medicare and Medicaid, see Judith M. Feder, Medicare: The Politics of Federal Hospital Insurance (Lexington, MA: Lexington Books, 1977); Herman Miles Somers and Anne Ramsay Somers, Medicare and the Hospitals: Issues and Prospects (Washington, D.C.: Brookings Institution, 1966); Theodor R. Marmor, The Politics of Medicare (Chicago: Aldine Publishing Company, 1970); Robert Stevens and Rosemary Stevens, Welfare in America: A Case Study of Medicaid (New York: Free Press, 1974); and Sheri I. David, With Dignity: The Search for Medicare and Medicaid (Westport, CT: Greenwood Press, 1985).
4. Rosemary Stevens, In Sickness and in Wealth: American Hospitals in the Twentieth Century (New York: Basic Books, 1989), pp. 333, 334.
5. In understanding why Medicare but not Medicaid received such liberal financing, it is important

to recognize that the two programs reflected different traditions. "Medicare was buoyed by popular approval and acknowledged dignity of Social Security; Medicaid was burdened by the stigma of public assistance." (Paul Starr, The Social Transformation of American Medicine: The Rise of a Sovereign Profession and the Making of a Vast Industry [New York: Basic Books, 1982], p. 370.) Except where mention of Medicaid is specifically made, the remainder of this section will be concerned with Medicare.

6. William C. Hilles and Sharon K. Fagan, Medical Practice Plans at U.S. Medical Schools: A Review of Current Characteristics and Trends, 2 vols. (Washington, D.C.: Association of American Medical Colleges, 1977).
7. Meeting of 10 October 1975, Minutes, Advisory Board of the Medical Faculty, The Johns Hopkins University School of Medicine, The Alan Mason Chesney Medical Archives of The Johns Hopkins Medical Institutions, Baltimore, MD (1970–71 and 1974–75 data); meeting of 12 October 1984, Trustee Policy Committee, with agenda items for meeting of 6 November 1984, Minutes, The Johns Hopkins Hospital Board of Trustees, The Alan Mason Chesney Medical Archives of The Johns Hopkins Medical Institutions, Baltimore, MD (1983–84 data).
8. Table D3, "Revenues for the Programs of U.S. Medical Schools," AAMC Data Book. The figures in this table represent conservative estimates because they reflect only the income reported on medical school accounting records. At many schools the practice plans did not channel all their earnings through the dean's office. (Hilles and Fagan, Medical Practice Plans at U.S. Medical Schools, vol. 1, p. 41.)
9. Institute of Medicine Social Security Studies Final Report, with agenda items for meeting of 25–26 March 1976, Executive Council Meetings and Agendas, Association of American Medical Colleges, Association of American Medical Colleges Archives, Washington, D.C.
10. "Report on Medical School Faculty Salaries, 1975–76," Association of American Medical Colleges Archives, Washington, D.C. These figures underestimate the compensation received by clinical faculty, since most had geographic rather than strict full-time appointments. Geographic faculty received lower base salaries than strict full-timers but higher total compensation because of various incentive plans that allowed them to retain a higher fraction of their professional earnings.
11. Meeting of 21 June 1971, Minutes, Advisory Board of the Medical Faculty, The Johns Hopkins University School of Medicine.
12. The liberal educational reimbursements provided by Medicare reflected Congress's belief that teaching significantly improves patient care. See Memorandum on Reimbursement for Part-time Teaching Physicians, 10 December 1968, Folder 295, Box 25, John H. Knowles Papers, Rockefeller Archive Center, North Tarrytown, NY.
13. J. Robert Willson to John A. Gronvall, 17 April 1972, with Executive Committee meeting of 27 April 1972, Folder "Executive Committee April–May 1972," Box 9, University of Michigan Medical School Records, Michigan Historical Collections, Bentley Historical Library, University of Michigan, Ann Arbor, MI.
14. Meeting of 13 April 1978, Executive Faculty Minutes, University of Colorado School of Medicine, Office of the Chancellor, University of Colorado Health Sciences Center, Denver, CO.
15. Hilles and Fagan, Medical Practice Plans at U.S. Medical Schools, vol. 1, pp. 17–21, 41–48.
16. Use of the term "academic health center" was also encouraged by the frequency with

which such centers now included other professional schools and schools of allied health as well as a medical school.

17. The Peter Bent Brigham Hospital, Annual Report (1970), p. 205.
18. Report of Subcommittee on Renovation of Vanderbilt Clinic, with meeting of 25 May 1960, Minutes of the Planning Committee of the Medical Board, The Presbyterian Hospital in the City of New York, President's Offices, Presbyterian Hospital, New York, NY.
19. Of note, Medicare and Medicaid also brought about the end of segregation in American hospitals. To be eligible for reimbursement from Medicare and Medicaid, hospitals and nursing homes had to integrate patient care in the institution as a whole as well as in the assignment of individual rooms. (Steven Shea and Mindy Thompson Fullilove, "Entry of Black and Other Minority Students into U.S. Medical Schools," New England Journal of Medicine 313:934–935, 1985.)
20. For expressions of this view, see Paul S. Russell, "Surgery in a Time of Change," in John H. Knowles, ed., The Teaching Hospital: Evolution and Contemporary Issues (Cambridge: Harvard University Press, 1966), pp. 38–65; and Robert H. Ebert, "The Dilemma of Medical Teaching in an Affluent Society," in Knowles, ed., The Teaching Hospital, pp. 66–83.
21. Meeting of 29 November 1966, Minutes, The Johns Hopkins Hospital Medical Board, The Alan Mason Chesney Medical Archives of The Johns Hopkins Medical Institutions, Baltimore, MD.
22. Allan L. Friedlich to Edward D. Churchill, 30 August 1961, Folder 115, Box 10, Knowles Papers.
23. For discussion of strategies to make better use of private patients in medical teaching, see Russell, "Surgery in a Time of Change," pp. 55–65; and Ebert, "The Dilemma of Medical Teaching in an Affluent Society," pp. 76–83.
24. Progress Notes on Plans for the Mount Sinai School of Medicine, with agenda items for meeting of 11 July 1966, Agendas and Minutes, Board of Trustees, Mount Sinai School of Medicine, Archives, Mount Sinai Medical Center, New York, NY.
25. Executive Committee Meeting, 26 November 1969, Folder "Executive Committee September –December 1969," Box 8, University of Michigan Medical School Records.
26. Summary of LCME Team Observations and Recommendations, with agenda items for meeting of 5 April 1982, Administrative Council Meetings, Georgetown University Medical Center, Office of the Dean, Georgetown University School of Medicine, Washington, D.C.
27. Consultative and Referral Practice Report, with meeting of 25 January 1973, Faculty Meeting Minutes, Howard University College of Medicine, Office of the Dean, Howard University College of Medicine, Washington, D.C.
28. Meeting of 24 January 1972, Minutes, Advisory Board of the Medical Faculty, The Johns Hopkins University School of Medicine.
29. H. Paul Jolly, Leon Taksel, Robert J. Boerner, Janet Bickel, and Charles W. Macenski Jr., "US Medical School Finances," Journal of the American Medical Association 248:3261, 1982.
30. Institute of Medicine, Medicare-Medicaid Reimbursement Policies (Washing ton, D.C.: U.S. Government Printing Office, 1976), pp. 128, 130.
31. Meetings of 6 January 1975 ("destructive") and 24 June 1974 ("'second class'"), Minutes, Advisory Board of the Medical Faculty, The Johns Hopkins University School of Medicine.
32. Meeting of 21 October 1974, Minutes, Advisory Board of the Medical Faculty, The Johns

Hopkins University School of Medicine.

33. Hayden C. Nicholson to Paul Schaefer, 19 March 1953, Folder "House Staff Matters," Dean's Office Files (Hayden C. Nicholson, 1950–55), ID Number 20db014, Special Collections Division, University of Arkansas for Medical Sciences Library, Little Rock, AR.
34. Statement of Policy [circa December 1954], Folder "House Staff Matters," Dean's Office Files (Hayden C. Nicholson, 1950–55).
35. Minutes of the Executive Council, 10 May 1965, Folder "Executive Council Minutes 1961–1967," Dean's Office Files (Winston K. Shorey, 1961–1974), ID Number 20db016, Special Collections Division, University of Arkansas for Health Sciences Library, Little Rock, AR.
36. Robert H. Ebert, "Medical Education at the Peak of the Era of Experimental Medicine," Daedalus, Spring 1986, p. 64.
37. Abraham Flexner, Universities: American English German (New York: Oxford University Press, 1930), p. 92.

Chapter 13

1. A vast literature has appeared on student protest, the New Left, and the antiwar movement. Excellent overviews of the period are provided in William L. O'Neill, Coming Apart: An Informal History of America in the 1960s (Chicago: Quadrangle Books, 1971); Morris Dickstein, Gates of Eden: American Culture in the Sixties (New York: Basic Books, 1977); David M. Chalmers, And the Crooked Places Made Straight: The Struggle for Social Change in the 1960s (Baltimore: Johns Hopkins University Press, 1991); and David Farber, The Age of Great Dreams: America in the 1960s (New York: Hill and Wang, 1994).
2. The most valuable source on student (and also house staff) activism is Fitzhugh Mullan's autobiographical account, White Coat, Clenched Fist (New York: Macmillan, 1976). Other helpful sources include Charles S. Davidson, "Student Revolt and Our Medical Schools," in Hans Popper, ed., Trends in New Medical Schools (New York: Grune & Stratton, 1967), pp. 124–128; "Unrest on the Medical Campus," Medical World News, 13 October 1967, pp. 63–67; Michael R. McGarvey, Fitzhugh Mullan, and Steven S. Sharfstein, "A Study in Medical Action—The Student Health Organizations," New England Journal of Medicine 279:74–79, 1968; Fitzhugh Mullan, "The New Dynamic," American Journal of Diseases of Children 116:505–508, 1968; Fitzhugh Mullan, "A House Officer Looks at Medical Student Activism," American Journal of Psychiatry 126:1010–1012, 1970; and the October 1969 issue of The Pharos, which contains nine articles on student activism.
3. Diane Ravitch, The Troubled Crusade: American Education, 1945–1980 (New York: Basic Books, 1983), pp. 222–223.
4. Fitzhugh Mullan to author, 14 March 1997.
5. Meeting of 26 October 1970, Transactions of the Faculty Council, Faculty of Medicine, College of Physicians and Surgeons of Columbia University, Office of the Dean, College of Physicians and Surgeons of Columbia University, New York, NY; meetings of 27 May 1970 and 23 June 1970, Executive Council Minutes, Tufts University School of Medicine, Tufts University Archives, Medford, MA; meeting of 6 May 1970, General Faculty Minutes, Boston University School of Medicine, Dean's Office, Boston University School of Medicine, Boston, MA.
   Here it should be noted that a physician draft existed during the Vietnam War, though many

doctors entered the military under the "Berry Plan"—a program created in the early 1950s that allowed medical graduates to complete their residencies in exchange for subsequent military service as specialists in their field. During the Vietnam War, many recent medical graduates escaped military service by taking postgraduate research fellowships at the National Institutes of Health. This program was sometimes facetiously called the "Yellow Beret" since the research interests of many fellows waned appreciably after they were no longer vulnerable to the physician draft. The fact that young researchers received deferments—in distinction to World War II, when only "essential teachers" were deferred—represented another manifestation of the newfound power of the scientific ideal on public attitudes and federal policy.

6. Materials on student support of the strike are in Folder "STU 8 Student Demonstrations 1973," President/Dean's Papers (Chalmers Series), Mount Sinai School of Medicine, Archives, The Mount Sinai Medical Center, New York, NY.
7. A Statement of Concern from the First and Second Year Classes, with meeting of 17 November 1969, Minutes and Correspondence of the Executive Committee of the Faculty Council, College of Physicians and Surgeons, Office of the Dean, College of Physicians and Surgeons of Columbia University, New York, NY.
8. Report, "Medicine and Social Responsibility: Towards a New Model of the Physician," 24–25 October 1969, Folder "Medical Resistance Union 1969," Box 104, University of Michigan Medical School Records, Michigan Historical Collections, Bentley Historical Library, University of Michigan, Ann Arbor, MI.
9. Harvard Medical School Dean's Report, 1967–68, p. 14, Harvard Medical Archives, Rare Books Department, Countway Library, Harvard Medical School, Boston, MA.
10. McGarvey, Mullan, and Sharfstein, "A Study in Medical Action"; Mullan, "The New Dynamic"; S. Douglas Frasier, "The Medical Student as Activist," The Pharos 32:115–118, 1969.
11. Meeting of 13 June 1972, Executive Committee of the Faculty Minutes, Boston University School of Medicine, Dean's Office, Boston University School of Medicine, Boston, MA.
12. Loyal Davis, "Why the Declining Census in University Hospitals?," Surgery, Gynecology & Obstetrics 136:785, 1973.
13. The Weekly Flatus, September 1971, p. 1. Issues of The Weekly Flatus are kept at Norris Medical Library, University of Southern California School of Medicine, Los Angeles, CA.
14. Donald F. M. Bunce, "Medical Student Participation in Academic Affairs," Folder "Com Student Faculty Council 1969," President/Dean's Papers (James Series), Mount Sinai School of Medicine, Archives, The Mount Sinai Medical Center, New York, NY.
15. George Johnson Jr. to Joseph Hinsey, 1 April 1976, Folder 5, Box 11, Joseph C. Hinsey Papers, Archives, The New York Hospital–Cornell Medical Center, New York, NY.
16. Cornell student publication Synapse, Spring 1969, p. 24, Archives, The New York Hospital–Cornell Medical Center, New York, NY.
17. Leonard Scherlis to William S. Stone, 18 December 1968, with Faculty Board meeting of 15 January 1969, Executive Board Minutes, University of Maryland School of Medicine, Dean's Office, University of Maryland School of Medicine, Baltimore, MD.
18. Harvard Medical School Dean's Report, 1973–74, pp. 23–25.
19. John Colombotos and Corinne Kirchner, Physicians and Social Change (New York: Oxford University Press, 1986), pp. 115–133.

20. Interns and Residents of the Boston City Hospital to The Honorable John F. Collins, 25 May 1965, Folder "Boston City Hospital—1965 Jan–June," Deans' Subject File, Harvard Medical School, Harvard Medical Archives, Rare Books Department, Countway Library, Harvard Medical School, Boston, MA.
21. Meetings of 10 January 1969 and 18 June 1969, Minutes, Medical Director's House Staff Meetings, The George Washington University Hospital, Office of the Medical Director, The George Washington University Hospital, Washington, D.C.
22. B. Lamar Johnson Jr. to Sherman M. Mellinkoff, 24 July 1964, Folder "Medicine: Interns & Residents (House Staff) 1961–70," Box 11, Series 401, Administrative Subject Files of Franklin Murphy 1935–71 (Record Series 401), University Archives, Department of Special Collections, The University Library, University of California, Los Angeles, Los Angeles, CA.
23. See, for instance, Statement of Position of the House Staff Association of Columbia- Presbyterian Medical Center, with meeting of 19 May 1970, Minutes of the Medical Board, The Presbyterian Hospital in the City of New York, President's Offices, Presbyterian Hospital, New York, NY.
24. Joel H. Goldberg, "Why $12,300–$18,500 Isn't Enough for New York Residents," Hospital Physician, June 1971, pp. 33–41.
25. Joel H. Goldberg, "A New Look at House Officers' Incomes," Hospital Physician, March 1968, pp. 34–39.
26. Joann S. Lublin, "Interns, Residents Turn to 'Unions' to Improve Wages, Patient Care," Wall Street Journal, 6 March 1972, p. A14; Robert G. Harmon, "Intern and Resident Organizations in the United States: 1934–1977," Milbank Quarterly 56:500–530, 1978. As Harmon discusses (pp. 501–505), antecedent organizations to the CIR existed in the 1930s and 1940s, most notably the Association of Interns and Medical Students, a national organization that lobbied for higher pay and shorter hours. This organization fell to McCarthyite pressures in the early 1950s.
27. Lublin, "Interns, Residents Turn to 'Unions'," p. A1. Of course, house staff associations rarely represented the views of all interns and residents of the hospital.
28. Meetings of 5 February 1973 and 5 March 1973, Minutes of the Meetings of the Executive Committee of the Medical Staff, Howard University Hospital, Office of the Medical Director, Howard University Hospital, Washington, D.C.
29. Meeting of 23 May 1975, Medical Center Council Minutes, Georgetown University Medical Center, Office of the Dean, Georgetown University School of Medicine, Washington, D.C.; Mark M. Ravitch, "Sequelae of the House Officers' Strike in New York," Resident & Staff Physician, August 1975, pp. 87–88.
30. "Resolved: House Staffs Will Unite," Medical World News, 2 April 1971, pp. 15–17; National House Staff Conference Task Force on House Staff Economics, with agenda items for meeting of 16 April 1971, Executive Council Meetings and Agendas, Association of American Medical Colleges, Association of American Medical Colleges Archives, Washington, D.C.
31. Joel H. Goldberg, "Will House Staff Associations Become More than Unions?," Hospital Physician, June 1971, pp. 59–60, pp. 60 ("overriding stress"), 59 ("drive toward house staff unity").
32. Lublin, "Interns, Residents Turn to 'Unions'," p. A14.
33. Association of American Medical Colleges, Memorandum #77–28, 1 June 1977, Association

of American Medical Colleges Archives, Association of American Medical Colleges, Washington, D.C.

34. A rich collection of newspaper clippings on this strike is found in House Staff Strike—Clippings File, Archives, The Mount Sinai Medical Center, New York, NY.
35. Quoted in David Bird, "The Sleepless-Nights Syndrome," New York Times, 18 March 1975.
36. Quoted in Ibid.
37. Meeting of April-May 1974, Small Committee, Folder "Small Committee," President/Dean's Papers (Chalmers Series).
38. Robert A. Green to John A. Gronvall, 1 August 1975, Folder "House Officers Association 1973-76," Box 95, University of Michigan Medical School Records.
39. Michael Pietro, "Moonlighting: The View from the Top," Resident & Staff Physician, May 1976, p. 95.
40. Roseann Caffaro, "Annual Wage & Education Survey," Hospital Physician, January 1978, p. 25.
41. National House Staff Conference Task Force on House Staff Economics, with agenda items for meeting of 16 April 1971, Executive Council Meetings and Agendas, Association of American Medical Colleges.
42. See, for instance, Christopher Lasch, The Culture of Narcissism: American Life in an Age of Diminishing Expectations (New York: W. W. Norton & Company, 1979); and Daniel Yankelovich, New Rules: Searching for Self-Fulfillment in a World Turned Upside Down (New York: Random House, 1983). The development of a mass-consumption culture has been viewed as a major organizing theme in twentieth-century American history. See, for example, George E. Mowry and Blaine A. Brownell, The Urban Nation 1920-1980, rev. ed. (New York: Hill and Wang, 1981); and Richard Wightman Fox and T. J. Jackson Lears, eds., The Culture of Consumption: Critical Essays in American History, 1880-1980 (New York: Pantheon Books, 1983).
43. Colombotos and Kirchner, Physicians and Social Change, pp. 115-133.
44. Ravitch, "Sequelae of the House Officers' Strike in New York," p. 939.
45. Herbert W. Nickens, Timothy P. Ready, and Robert G. Petersdorf, "Project 3000 by 2000—Racial and Ethnic Diversity in U.S. Medical Schools," New England Journal of Medicine 331:472-473, 1994; Steven Shea and Mindy Thompson Fullilove, "The Entry of Black and Other Minority Students into U.S. Medical Schools: Historical Perspective and Recent Trends," New England Journal of Medicine 313:933-935, 1985.
46. Shea and Fullilove, "The Entry of Black and Other Minority Students," p. 935.
47. Meeting of 20 September 1968, College Committee Minutes, Board of Trustees, Thomas Jefferson University, Thomas Jefferson University Archives and Special Collections, Thomas Jefferson University, Philadelphia, PA.
48. See, for instance, Sterling M. Lloyd Jr., Davis G. Johnson, and Marion Mann, "Survey of Graduates of a Traditionally Black College of Medicine," Journal of Medical Education 53: 640-650, 1978.
49. James L. Curtis, Blacks, Medical Schools, and Society (Ann Arbor: The University of Michigan Press, 1971), pp. 162-163.
50. Shea and Fullilove, "The Entry of Black and Other Minority Students," p. 939.
51. Meeting of 28 January 1969, Minutes of the Executive Committee of the Faculty, Hahnemann Medical College, Archives and Special Collections, Hahnemann Collection, MCP Hahnemann

University, Philadelphia, PA.

52. AAMC data, with meeting of 13 October 1988, Faculty Meeting Minutes, Howard University College of Medicine, Office of the Dean, Howard University College of Medicine, Washington, D.C.
53. Report of the Teaching Proficiency Committee, with meeting of 1 October 1971, Faculty Meeting Minutes, Howard University College of Medicine.
54. See, for instance, Report of the Ad Hoc Committee on Disadvantaged Student Program, with meeting of 12 December 1977, Minutes, Executive Faculty Meetings, Medical College of Pennsylvania, Dean's Office, MCP Hahnemann University, Philadelphia, PA.
55. Meeting of 14 October 1972, Executive Committee, Folder "Executive Committee July–October 1972," Box 10; and meeting of 29 April 1976, Folder "Executive Committee May–June 1976," Box 14; both University of Michigan Medical School Records.
56. Minority Students in Medical Education: Facts and Figures (Washington, D.C.: Association of American Medical Colleges, 1983), Tables 13 and 14.
57. Executive Committee Meeting, 17 April 1974, Executive Board Minutes, University of Maryland School of Medicine.
58. New York University School of Medicine, Annual Report (1974–75), p. 12, Archives, The New York University Medical Center, New York, NY.
59. Ravitch, Troubled Crusade, p. 280.
60. AAMC Statement on Medical Education of Minority Group Students, with agenda items for meeting of 14 June 1987, Executive Council Meetings and Agendas, Association of American Medical Colleges.
61. Summary of LCME Report, with Russell L. Miller to James E. Cheek, 18 March 1985, with meeting of 15 August 1985, Minutes of Meetings of the Executive Committee and Department Chairmen, Howard University College of Medicine, Office of the Dean, Howard University College of Medicine, Washing ton, D.C.
62. Nickens, Ready, and Petersdorf, "Project 3000 by 2000," p. 473.
63. Ibid., p. 473; Shea and Fullilove, "Entry of Black and Other Minority Students," p. 936.
64. Nickens, Ready, and Petersdorf, "Project 3000 by 2000," p. 473.
65. Ibid., p. 473 (quotation); John A. D. Cooper, "The Bakke Decision," Journal of Medical Education 53:776–777, 1978. The Bakke case has been extensively studied. See, for instance, Joel Dreyfus and Charles Lawrence, The Bakke Case: The Politics of Inequality (New York: Harcourt, Brace, Jovanovich, 1979); and Timothy J. O'Neill, Bakke and the Politics of Inequality (Middletown, CT: Wesleyan University Press, 1985).
66. A Nation at Risk: The Imperative for Educational Reform (Washington, D.C.: The National Commission on Excellence in Education, 1983).
67. Jonathan Kozol, Savage Inequalities: Children in America's Schools (New York: Crown, 1991).
68. Nickens, Ready, and Petersdorf, "Project 3000 by 2000," pp. 472–476; Robert G. Petersdorf, Kathleen S. Turner, Herbert W. Nickens, and Timothy Ready, "Minorities in Medicine: Past, Present, and Future," Academic Medicine 65:663–670, 1990; and Robert G. Petersdorf, "Not a Choice, an Obligation," Academic Medicine 67:73–79, 1992.
69. See, for instance, Randi Henderson, "Up from Bigotry," Hopkins Medical News, Winter 1995, pp. 26–33; and Cheryl S. Rucker, "Wrestling with Ignorance," Journal of the American Medical Association 267:2392, 1992.

70. AAMC, U.S. Medical School Faculty, 1994: Faculty Roster System (Washing ton, D.C.: Association of American Medical Colleges, 1994), p. 2.
71. Carol Lopate, Women in Medicine (Baltimore: Johns Hopkins Press, 1968), p. 30.
72. Ibid., pp. 79, 94–95.
73. Florence deL. Lowther and Helen R. Downes, "Women in Medicine," Journal of the American Medical Association 129:512–514, 1945; Roscoe A. Dykman and John M. Stalnaker, "Survey of Women Physicians Graduating from Medical School 1925–1940," Journal of Medical Education, vol. 32, March 1957, Part 2, pp. 3–38.
74. Lopate, Women in Medicine, p. 182–185.
75. Ibid., pp. 25–67, 105–144. An extensive literature exists on sexism in education. See, for instance, Susan Bereaud, Judith Stacy, and Joan Daniels, eds., And Jill Came Tumbling After: Sexism in American Education (New York: Dell, 1974); and Nancy Frazier and Myra Sadker, Sexism in School and Society (New York: Harper & Row, 1983).
76. Janet Bickel, Aarolyn Galbraith, and Renee Quinnie, Women in U.S. Academic Medicine Statistics (Washington, D.C.: Association of American Medical Colleges, 1994), Table 1.
77. Committee Report on Opportunities for Women in Medicine, with agenda items for meeting of 29 March 1979, Executive Council Meetings and Agendas, Association of American Medical Colleges; Report of the Committee on the Status of Women at Boston University School of Medicine, with meeting of 13 December 1972, General Faculty Minutes, Boston University School of Medicine.
78. Men (in lesser numbers) as well as women were subject to sexual harassment in medical school. However, as one recent study has shown, the harassers of men were typically nurses, while those of women were mainly attending physicians and house officers. This made sexual harassment a more serious professional problem for women than for men. (Miriam Komaromy, Andrew B. Birdman, Richard J. Haber, and Merle A. Sande, "Sexual Harassment in Medical Training," New England Journal of Medicine 328:322–326, 1993.)
79. Janet Bickel, "Scenarios for Success—Enhancing Women Physicians' Professional Advancement," Western Journal of Medicine 162:165–169, 1995 (quotations, p. 166); Janet Bickel, "Special Needs and Affinities of Women Medical Students," in Ellen Singer More and Maureen A. Milligan, eds., The Empathetic Practitioner: Empathy, Gender, and Medicine (New Brunswick, NJ: Rutgers University Press, 1994), pp. 237–249.
80. Lopate, Women in Medicine, pp. 119–144 (quotation, p. 129); Report of the Committee on Opportunities for Women in Medicine, with agenda items for meeting of 29 March 1979, Executive Council Meetings and Agendas, Association of American Medical Colleges; Janet Bickel, "Women in Medical Education: A Status Report," New England Journal of Medicine 319:1581–1582, 1988.
81. Bickel, "Scenarios for Success," p. 165. See also Bickel, "Women in Medical Education," pp. 1579–1584; and Phyllis L. Carr, Robert H. Friedman, Mark A. Moskowitz, and Lewis E. Kazis, "Comparing the Status of Women and Men in Academic Medicine," Annals of Internal Medicine 119:908–913, 1993.
82. Harriet Zuckerman, Jonathan Cole, and John Bruer, The Outer Circle: Women in the Scientific Community (New York: W. W. Norton and Company, 1991); Steven G. Brush, "Women in Science and Engineering," American Scientist 79:404–419, 1991.
83. Frances K. Conley, "Toward a More Perfect World—Eliminating Sexual Bias in Academic

Medicine," New England Journal of Medicine 328:352, 1993.

84. Arlie Hochschild with Anne Machung, The Second Shift (New York: Avon Books, 1990).
85. Bonnie J. Tesch, Helen M. Wood, Amy L. Helwig, and Ann Butler Nattinger, "Promotion of Women Physicians in Academic Medicine: Glass Ceiling or Sticky Floor?," Journal of the American Medical Association 273:1022–1025, 1995.
86. Bickel, "Women Medical Students," pp. 245–247; AAMC, Building a Stronger Women's Program: Enhancing the Educational and Professional Environment (Washington, D.C.: Association of American Medical Colleges, 1993).

Chapter 14

1. George E. Mowry and Blaine A. Brownell, The Urban Nation 1920–1980, rev. ed. (New York: Hill and Wang, 1981), p. 166; David E. Rogers and Robert J. Blendon, "The Academic Medical Center: A Stressed American Institution," New England Journal of Medicine 298:942, 1978.
2. Rogers and Blendon, "The Academic Medical Center," p. 941.
3. Report of the Historical Base Committee for the Goals and Mission Statement of the Presbyterian Hospital in the City of New York, 17 February 1981, Folder "January 1981–June 1981," Records of the Long Range Planning Committee on Missions and Goals, College of Physicians and Surgeons of Columbia University, Office of the Dean, College of Physicians and Surgeons of Columbia University, New York, NY; meeting of 25 November 1970, Minutes of the Planning Committee of the Medical Board, The Presbyterian Hospital in the City of New York, President's Offices, Presbyterian Hospital, New York, NY; meeting of 23 February 1926, Minutes of Meetings of the Joint Administrative Board, Columbia-Presbyterian Medical Center, Special Collections, Augustus C. Long Health Sciences Center, Columbia University, New York, NY.
4. Meeting of 20 April 1987, Transactions of the Faculty Council, Faculty of Medicine, College of Physicians and Surgeons, Office of the Dean, College of Physicians and Surgeons of Columbia University, New York, NY.
5. Meeting of 20 April 1983, Minutes of the Medical Board, The Presbyterian Hospital in the City of New York, President's Offices, Presbyterian Hospital, New York, NY.
6. Meeting of 16 December 1972, Minutes, Advisory Board of the Medical Faculty, The Johns Hopkins University School of Medicine, The Alan Mason Chesney Medical Archives of The Johns Hopkins Medical Institutions, Baltimore, MD; P&S Admissions Questionnaire Preliminary Analysis, September 1978, with meeting of 12 October 1978, Minutes and Correspondence of the Executive Committee of the Faculty Council, College of Physicians and Surgeons, Office of the Dean, College of Physicians and Surgeons of Columbia University, New York, NY.
7. Meetings of 7 May 1968, 4 June 1968, 3 September 1968, and 4 March 1969, Minutes, The Johns Hopkins Hospital Board of Trustees, The Alan Mason Chesney Medical Archives of The Johns Hopkins Medical Institutions, Baltimore, MD.
8. Report of Medical Planning and Redevelopment Committee, Johns Hopkins Medical Institutions, 19 March 1970, with meeting of 2 June 1970, Minutes, The Johns Hopkins Hospital Board of Trustees.
9. Report of the Ad Hoc Committee to the Faculty Board, 21 June 1972, with Faculty Board Meeting of 28 June 1972, Executive Board Minutes, University of Maryland School of Medicine,

Dean's Office, University of Maryland School of Medicine, Baltimore, MD.

10. As an example of one medical school's efforts to establish programs for the community, see the materials in Community Relations Records, College of Physicians and Surgeons of Columbia University, Office of the Dean, College of Physicians and Surgeons of Columbia University, New York, NY.
11. Attachment C-II, with meeting of 19 December 1972, Minutes of the Medical Board, The Presbyterian Hospital in the City of New York.
12. Meetings of 31 March 1970 and 28 April 1970, Minutes, The Johns Hopkins Hospital Medical Board, The Alan Mason Chesney Medical Archives of The Johns Hopkins Medical Institutions, Baltimore, MD.
13. David E. Rogers and Robert J. Blendon, "The Academic Medical Center Today," Annals of Internal Medicine 100:751, 1984.
14. "Presbyterian Hospital Is a Voluntary Hospital with the Role of a Municipal Hospital," Presentation Prepared for the Mayor of the City of New York, 27 January 1988, with meeting of 3 February 1988, Minutes and Correspondence of the Health Sciences Administrative Committee, College of Physicians and Surgeons of Columbia University, Office of the Dean, College of Physicians and Surgeons of Columbia University, New York, NY.
15. On the problems of municipal hospitals, see Harry F. Dowling, City Hospitals: The Undercare of the Underprivileged (Cambridge: Harvard University Press, 1982), pp. 173–189; and Rosemary Stevens, In Sickness and in Wealth: American Hospitals in the Twentieth Century (New York: Basic Books, 1989), pp. 310–316.
16. Meeting of 24 October 1989, Executive Faculty Minutes, Temple University School of Medicine, Dean's Office, Temple University School of Medicine, Philadelphia, PA.
17. Rogers and Blendon, "The Academic Medical Center," p. 942.
18. Meeting of 10 May 1989, Council of Departmental Chairmen Minutes, University of Arkansas College of Medicine, Dean's Office, University of Arkansas for Medical Sciences College of Medicine, Little Rock, AR.
19. Memorandum on Bad Debt and Free Care, 14 August 1981, with meeting of 11 September 1981, Medical Board Minutes, New England Medical Center Hospitals, Office of the President, New England Medical Center Hospitals, Boston, MA; Howard W. French, "As a Hospital Grows, Debt Threatens It," New York Times, 18 December 1989, p. B1.
20. Jack Hadley, Ross Mullner, and Judith Feder, "The Financially Distressed Hospital," New England Journal of Medicine 307:1287, 1982.
21. Meeting of 15 June 1972, Executive Faculty Minutes, University of Colorado School of Medicine, Office of the Chancellor, University of Colorado Health Sciences Center, Denver, CO.
22. David J. Rothman, Strangers at the Bedside: A History of How Law and Bioethics Transformed Medical Decision Making (New York: Basic Books, 1991), p. 146.
23. Meeting of 25 May 1971, Minutes, The Johns Hopkins Hospital Medical Board.
24. William B. Schwartz, Joseph P. Newhouse, Bruce W. Bennett, and Albert P. Williams, "The Changing Geographic Distribution of Board-Certified Physicians," New England Journal of Medicine 303:1032–1038, 1980.
25. Meeting of 16 May 1985, University of Colorado Health Sciences Center, University Hospital, Medical Board Minutes, Office of the President, University Hospital, Denver, CO.
26. Meeting of 9 November 1973, The University of Michigan Medical Center Board-in-Control,

Folder "November 9, 1973," Box 20, University of Michigan Medical School Records, Michigan Historical Collections, Bentley Historical Library, University of Michigan, Ann Arbor, MI.

27. "Mission, Role and Scope of the College of Medicine," with agenda items for meeting of 14 September 1987, Council of Departmental Chairmen Minutes, University of Arkansas College of Medicine; meeting of 4 May 1982, The Johns Hopkins Board of Trustees Executive Session, with agenda items for meeting of 8 June 1982, Minutes, The Johns Hopkins Hospital Board of Trustees.
28. David A. Gee and Lisa A. Rosenfeld, "The Effect on Academic Health Centers of Tertiary Care in Community Hospitals," Journal of Medical Education 59:547–552, 1984.
29. Stevens, In Sickness and in Wealth, pp. 307–308; quotation, p. 308.
30. Meeting of 3 April 1986, Medical Board Minutes, New England Medical Center Hospitals.
31. Historically, the courts had upheld the independence of universities from government intervention in their internal educational affairs. A Supreme Court decision during the McCarthy era, for instance, declared that there were "four essential freedoms" of a university: "to determine for itself on academic grounds who may teach, what may be taught, how it shall be taught, and who may be admitted to study." (Quoted in Diane Ravitch, The Troubled Crusade: American Education, 1945–1980 [New York: Basic Books, 1983], p. 303.)
32. Dean's Report to the President of Cornell University, 31 July 1967, Box 6, Office of the Dean, Cornell University Medical College, Annual Reports of the Departments and Offices, Archives, The New York Hospital–Cornell Medical Center, New York, NY.
33. Descriptions of the various congressional bills providing direct aid to medical schools for medical education is found in William G. Rothstein, American Medical Schools and the Practice of Medicine: A History (New York: Oxford University Press, 1987), pp. 283–287.
34. Winston K. Shorey, "Remarks at General Faculty and Hospital Staff Meeting," 14 October 1965, Folder "Miscellaneous: Annual Report," Dean's Office Files (Winston K. Shorey, 1961–1974) ID Number 20db016, Special Collections Division, University of Arkansas for Health Sciences Library, Little Rock, AR.
35. Meeting of 25 October 1971, Transactions of the Faculty Council, Faculty of Medicine, College of Physicians and Surgeons.
36. Thomas D. Kinney to William G. Anlyan, 25 September 1969, Folder 283, Box 23, John H. Knowles Papers, Rockefeller Archive Center, North Tarrytown, NY; meeting of 1 February 1972, Executive Faculty, Folder "July–December 1972," Box 132, University of Michigan Medical School Records.
37. Final Report, Dean's Feasibility Committee on Enrollment Doubling, Hahnemann Medical College and Hospital, with meeting of 8 December 1970, Minutes of Meetings of the College Committee of the Board of Trustees, Hahnemann Medical College and Hospital, Archives and Special Collections, Hahnemann Collection, MCP Hahnemann University, Philadelphia, PA.
38. Meetings of 16 November 1977 and 3 October 1979, Minutes, Executive Committee, University of Southern California School of Medicine, Dean's Office, University of Southern California School of Medicine, Los Angeles, CA.
39. "U.S. Citizens Studying Medicine Abroad," with agenda items for meeting of 18–19 September 1975, Executive Council Meetings and Agendas, Association of American Medical Colleges, Association of American Medical Colleges Archives, Washington, D.C.; Memorandum on Foreign Medical Schools, with agenda items for meeting of 10 September 1981, Minutes,

Advisory Board of the Medical Faculty, The Johns Hopkins University School of Medicine.

40. John A. D. Cooper, "Undergraduate Medical Education," in John Z. Bowers and Elizabeth F. Purcell, eds., Advances in American Medicine: Essays at the Bicentennial (New York: Josiah Macy, Jr. Foundation, 1976), 1:280. The rising number of applicants reflected the growing prestige of medicine as a career, the larger number of women seeking admission, and the eligibility of medical students for a draft deferment during the height of the Vietnam War.
41. AAMC Statement on Involvement of U.S. Faculty with Foreign Medical Schools, meeting of 23 March 1978, Executive Council Meetings and Agendas, Association of American Medical Colleges; "Policies on U.S. Citizens Studying Medicine Abroad Need Review and Reappraisal," with agenda items for meeting of 29 January 1981, Executive Council Meetings and Agendas, Association of American Medical Colleges; "Warning About Present and Future Proliferation of Spurious Foreign (and Domestic) Medical Schools," Folder "COTRANS," Box 6, Office of the Dean, Thomas H. Meikle Papers (Personal), Archives, The New York Hospital-Cornell Medical Center, New York, NY; John Walsh, "U.S. Foreign Medical Students: After the 'Guadalajara Clause'," Science 197:346–348, 1977; Bart Barnes, "Med Schools Balk at Law to Admit Transfer Students," Washington Post, 17 August 1977.
42. "American Foreign Medical Graduates," with agenda items for meeting of 17 December 1971, Executive Council Meetings and Agendas, Association of American Medical Colleges.
43. Cooper, "Undergraduate Medical Education," p. 281; Walsh, "U.S. Foreign Medical Students," pp. 346–348.
44. Patricia Bell Williams, "Admission of U.S. Students Trained in Foreign Medical Schools," letter to the editor, New England Journal of Medicine 296:765, 1977.
45. Walsh, "U.S. Foreign Medical Students," p. 347. Sixty-two percent of COTRANS examinees in 1975 had applied for admission to medical school in the United States two years before. Their mean undergraduate GPA was 2.79 and MCAT science score 531, compared with a mean GPA of 3.38 and MCAT science score of 592 among successful applicants.
46. W. F. Dubé, "COTRANS and the U.S. Citizen Studying Medicine Abroad," Journal of Medical Education 49:395, 1974.
47. John A. Meskauskas, John A. Benson, and Elizabeth Hopkins, "Performance of Graduates of Foreign Medical Schools on the Examinations of the American Board of Internal Medicine," New England Journal of Medicine 297:808–810, 1977; and Arnold S. Relman, "USFMG's and Their Board Scores," New England Journal of Medicine 297:836–837, 1977.
48. Quoted in Gene I. Maeroff, "Colleges in Conflict over Federal Role," New York Times, 6 September 1977.
49. Ibid.
50. Donald S. Fredrickson, "Health and the Search for New Knowledge," in John H. Knowles, ed., Doing Better and Feeling Worse: Health in the United States (New York: W. W. Norton & Company, 1977), p. 163. See also Robert H. Ebert, "Biomedical Research Policy—A Re-evaluation," New England Journal of Medicine 289:348–351, 1973; and Richard A. Rettig, Cancer Crusade: The Story of the National Cancer Act of 1971 (Princeton, NJ: Princeton University Press, 1977).
51. Ravitch, The Troubled Crusade, pp. 312–320; Maeroff, "Colleges in Conflict over Federal Role."
52. Rothman, Strangers at the Bedside, pp. 70–100.
53. Constance Holden, "Billion Dollar Price Tag for New Animal Rules," Science 242:662–663, 1988.

54. Alexander G. Bearn, "The Washington Paper Chase," American Journal of Medicine 65:894–895, 1978; H. S. Gutowsky, "Federal Funding of Basic Research: The Red Tape Mill," Science 212:636–641, 1981.
55. The American Hospital Association estimated in 1979 that the Department of Health, Education, and Welfare promulgated 650 to 700 new or revised regulations affecting hospitals each year. ("Sick Hospitals," Wall Street Journal, 3 April 1979.)
56. Leighton E. Cluff, "Responsibility, Accountability, Self-discipline: Changing Emphases in Medical Education," The Pharos, Winter 1981, p. 5. In the late 1990s, "physician of record" requirements at teaching hospitals grew much more stringent. Before, attending physicians could countersign the notes of house officers. Now, attending physicians had to write their own daily notes if Medicare billing was to be allowed.
57. Thomas Q. Morris, "A Hospital Administrator's Perspective on Regulation," Bulletin of the New York Academy of Medicine 66:59–63, 1990.
58. Quoted in Richard A. Knox, "Stanford Medical School Suffers Fiscal Ideological Crises," Science 203:152, 1979.
59. Renée C. Fox, "The Medicalization and Demedicalization of American Society," in Knowles, ed., Doing Better and Feeling Worse, pp. 9–22.
60. Aaron Wildavsky, "Doing Better and Feeling Worse: The Political Pathology of Health Policy," in Knowles, ed., Doing Better and Feeling Worse, pp. 105–123; quotations, p. 105.
61. This theme pervades the essays in Knowles, ed., Doing Better and Feeling Worse.
62. Rothman, Strangers at the Bedside; Paul Starr, The Social Transformation of American Medicine: The Rise of a Sovereign Profession and the Making of a Vast Industry (New York: Basic Books, 1982), pp. 379–419.
63. John H. Knowles, "The Responsibility of the Individual," in Knowles, ed., Doing Better and Feeling Worse, pp. 61–63.
64. Lester C. Thurow, The Zero-Sum Society: Distribution and the Possibilities for Economic Change (New York: Basic Books, 1980).
65. Peter N. Carroll, It Seemed Like Nothing Happened: America in the 1970s (New Brunswick, NJ: Rutgers University Press, 1990); William H. Chafe, The Unfinished Journey: America Since World War II, 2nd ed. (New York: Oxford University Press, 1991), pp. 430–469.
66. Summary Report of the Graduate Medical Education National Advisory Committee (Washington, D.C.: U.S. Department of Health and Human Services, 1980).
67. Eli Ginzberg and Anna B. Dutka, The Financing of Biomedical Research (Baltimore: Johns Hopkins University Press, 1989); Harold Varmus, "Shattuck Lecture—Biomedical Research Enters the Steady State," New England Journal of Medicine 333:811–815, 1995. A similar pattern occurred in the federal funding of other sciences. See Bruce L. R. Smith, American Science Policy Since World War II (Wash ington, D.C.: The Brookings Institution, 1990).
68. Robert J. Glaser, "The Medical Deanship: Its Half-Life and Hard Times," Journal of Medical Education 44:1123, 1969.
69. John K. Iglehart, "Rapid Changes for Academic Medical Centers (First of Two Parts)," New England Journal of Medicine 331:1394, 1994.
70. John K. Iglehart, "The American Health Care System: Introduction," New England Journal of Medicine 326:965, 1992.
71. Fredrickson, "Health and the Search for Knowledge," p. 167.

72. H. George Mandel, "Funding of NIH Grant Applications: Update," letter to the editor, Science 269:13–14, 1995. These statistics, representing overall averages, did not reflect the marked heterogeneity in research strength among medical schools. For instance, at the 13 prestigious schools that constituted the country's "research consortium," the success rate at this time among investigators applying for their first NIH grant was 40 to 50 percent, with another 20 percent being successful on resubmission. At many schools, the success rate fell below the national averages. (Remarks of Dean William A. Peck to the faculty and administration of the Washington University School of Medicine, 29 September 1995.)
73. Jerome P. Kassirer, "My Years at the Journal—So Far," New England Journal of Medicine 333:654–655, 1995; quotation, p. 655.
74. Thomas P. Stossel and Sage C. Stossel, "Declining American Representation in Leading Clinical-Research Journals," New England Journal of Medicine 322:739–742, 1990.
75. David E. Rogers and Robert J. Blendon, "The Changing American Health Scene: Sometimes Things Get Better," Journal of the American Medical Association 237:1710–1714, 1977; quotation, p. 1710.
76. Robert J. Blendon and David E. Rogers, "Cutting Medical Care Costs: Primum Non Nocere," Journal of the American Medical Association 250:1880–1885, 1983; quotation, p. 1880.
77. See the classic essay by Lewis Thomas, "The Technology of Medicine," in Lewis Thomas, The Lives of a Cell: Notes of a Biology Watcher (New York: The Viking Press, 1974), pp. 35–42.
78. Daniel M. Fox, Power and Illness: The Failure and Future of American Health Policy (Berkeley: University of California Press, 1993).

Chapter 15

1. A helpful description of some of the main scientific currents is David Weatherall, Science and the Quiet Art: The Role of Medical Research in Health Care (New York: W. W. Norton, 1995), esp. pp. 227–304. An analytic historical account of the molecular revolution in medicine remains to be written.
2. Elaine I. Tuomanen, Robert Austrian, and H. Robert Masure, "Pathogenesis of Pneumococcal Pneumonia," New England Journal of Medicine 332:1280–1284, 1995.
3. A. G. Motulsky, "The 1985 Nobel Prize in Physiology or Medicine," Science 231:126–129, 1986.
4. See, for instance, meeting of 4 October 1984, Transactions of the Medical Board of the New York Hospital, Archives, The New York Hospital–Cornell Medical Center, New York, NY.
5. Lloyd H. Smith, "Presidential Address," Transactions of the Association of American Physicians 89:1–9, 1976; C. Seth Landefeld, "The Spring Meetings—Are They Dying?," New England Journal of Medicine 328:1645–1647, 1993. See also Gordon N. Gill, "The End of the Physician-Scientist," American Scholar 53:353–368, 1984.
6. Meeting of 27 September 1978, Minutes, Faculty Executive Committee, University of Southern California School of Medicine, Dean's Office, University of Southern California School of Medicine, Los Angeles, CA.
7. Executive Committee Meeting, 3 December 1986, Executive Board Minutes, University of Maryland School of Medicine, Dean's Office, University of Mary land School of Medicine, Baltimore, MD.

8. John C. Rose, "Who Will Teach the Basic Medical Sciences?," Science 185:1022–1027, 1974.
9. Table C2, AAMC Data Book, Update November 1991, Association of American Medical Colleges Archives, Washington, D.C.
   The growing presence of Ph.D.s in clinical departments created challenges as well as opportunities. How and where would Ph.D.s acquire enough pathophysiological and clinical background to inform their work in clinical investigation? Would Ph.D.s work for or with M.D.s? These and other issues are discussed in Samuel S. Herman and Allen M. Singer, "Basic Scientists in Clinical Departments of Medical Schools," Clinical Research 34:149–158, 1986; Alfred P. Fishman and Paul Jolly, "Ph.D.s in Clinical Departments," Physiologist 24:17–21, 1981; C. N. Gills, "The Role of the Basic Scientist in an Academic Clinical Setting," Federation Proceedings 38:2355–2358, 1979; and Irwin M. Arias, "Training Basic Scientists to Bridge the Gap Between Basic Science and Its Application to Human Disease," New England Journal of Medicine 321:972–974, 1989.
10. John W. Littlefield, "On the Difficulty of Combining Basic Research and Patient Care," American Journal of Human Genetics 36:731–735, 1984.
11. Meeting of 9 April 1987, Graduate Medical Education Committee Minutes, The George Washington University Hospital, Office of the Medical Director, The George Washington University Hospital, Washington, D.C.
12. Meeting of 7 March 1989, Executive Council Minutes, Jefferson Medical College, Dean's Office, Jefferson Medical College of Thomas Jefferson University, Philadelphia, PA.
13. Melvin Konner, Becoming a Doctor: A Journey of Initiation in Medical School (New York: Viking, 1987); and Lewis Thomas, "What Doctors Don't Know," review of Melvin Konner's Becoming a Doctor, New York Review of Books, 24 September 1987, pp. 6–11.
14. Meeting of 12 April 1989, Executive Faculty Minutes, Temple University School of Medicine, Dean's Office, Temple University School of Medicine, Philadelphia, PA.
15. Abraham Flexner, Medical Education in the United States and Canada (New York: Carnegie Foundation for the Advancement of Teaching, 1910), p. 57.
16. Meeting of 5 April 1978, Minutes, Faculty Executive Committee, University of Southern California School of Medicine.
17. See, for instance, Charles P. Friedman and Elizabeth F. Purcell, eds., The New Biology and Medical Education: Merging the Biological, Information, and Cognitive Sciences (New York: Josiah Macy, Jr. Foundation, 1983); and Robert Q. Marston and Roseann M. Jones, eds., Medical Education in Transition. Commission on Medical Education: The Sciences of Medical Practice (Princeton, NJ: The Robert Wood John son Foundation, 1992).
18. Allen Singer, "The Effect of the Vietnam War on Numbers of Medical School Applicants," Academic Medicine 64:567–573, 1989; Donald G. Kassebaum and Philip L. Szenas, "The Decline and Rise of the Medical School Applicant Pool," Academic Medicine 70:334–340, 1995.
19. Data, courtesy of the Association of American Medical Colleges.
20. Donald G. Kassebaum and Philip L. Szenas, "Relationship between Indebtedness and the Specialty Choices of Graduating Medical Students," Academic Medicine 67:699–707, 1992.
21. See, for instance, ibid.; Gloria J. Bazzoli, "Medical Education Indebtedness: Does It Affect Physician Specialty Choice?," Health Affairs 4:98–104, 1985; Gloria J. Bazzoli, "Does Educational Indebtedness Affect Specialty Choice?," Journal of Health Economics 4:1–19, 1985; and

Thomas H. Dial and Paul R. Elliott, "Relationship of Scholarships and Indebtedness to Medical Students' Career Plans," Journal of Medical Education 62:316–324, 1987.

22. 1989 Matriculating Student Questionnaire, Folder 37, Box 2, Students/Miscellaneous Records, Association of American Medical Colleges Archives, Washington, D.C.
23. Meeting of 14 December 1983, Executive Faculty Minutes, Temple University School of Medicine.
24. Kenneth C. Green, "A Profile of Undergraduates in the Sciences," American Scientist 77:475–480, 1989.
25. Renée C. Fox, The Sociology of Medicine: A Participant Observer's View (Englewood Cliffs, NJ: Prentice-Hall, 1989), pp. 89–103.
26. Renée C. Fox, "Is There a 'New' Medical Student?: A Comparative View of Medical Socialization in the 1950s and 1970s," in Renée C. Fox, Essays in Medical Sociology: Journeys into the Field (New York: John Wiley, 1979), pp. 78–101.
27. Meeting of 29 July 1969, Minutes of the Executive Committee of the Faculty, Hahnemann Medical College, Archives and Special Collections, Hahnemann Collection, MCP Hahnemann University, Philadelphia, PA.
28. Frederick Sierles, Ingrid Hendrickx, and Sybil Circle, "Cheating in Medical School," Journal of Medical Education 55:124–125, 1980. See also Barry Stimmel and David Yens, "Cheating by Medical Students on Examinations," American Journal of Medicine 73:160–164, 1982.
29. Richard D. Lyons, "Cheating on Exams for Doctors Causes Alarm," New York Times, 3 April 1984. See also L. Thompson Bowles, "The Illegal Use of NBME Examination Materials," Academic Medicine 69:35, 1994.
30. William C. McGaghie, "Perspectives on Medical School Admission," Academic Medicine 65:136–139, 1990; Karen J. Mitchell, "Traditional Predictors of Performance in Medical School," Academic Medicine 65:149–158, 1990; and James W. Bartlett, "Medical School and Career Performances of Medical Students with Low Medical College Admission Test Scores," Journal of Medical Education 42:231–237, 1967.
31. Bruce B. Dan, "MCAT: Desperately Seeking Med School," Journal of the American Medical Association 259:407, 1988. For a sense of the controversies surrounding the MCAT, see Folders 5 and 6, Box 38, Walsh McDermott Papers, Archives, The New York Hospital–Cornell Medical Center, New York, NY; Interim Report on the MCAT Essay Pilot Project, with agenda items for meeting of 9–10 September 1987, Executive Council Meetings and Agendas, Association of American Medical Colleges, Association of American Medical Colleges Archives, Washington, D.C.; Lawrence Biemiller, "Johns Hopkins Medical School Abandons Test," Chronicle of Higher Education, 22 May 1985; and the three articles on the MCAT in the 9 February 1984 issue of the New England Journal of Medicine. A few schools, most notably Johns Hopkins, abandoned the MCAT as an entrance requirement.
32. Meeting of 9 January 1973, Executive Faculty, Folder "January–February 1973," Box 132, University of Michigan Medical School Records, Michigan Historical Collections, Bentley Historical Library, University of Michigan, Ann Arbor, MI.
33. Meeting of 11 September 1986, Faculty Meeting Minutes, Howard University College of Medicine, Office of the Dean, Howard University College of Medicine, Washington, D.C. For more on this point, see William E. Sedlacek and Dario O. Prieto, "Predicting Minority Students' Success in Medical School," Academic Medicine 60:161–166, 1990.

34. Hans Popper to Mrs. Paul Ritchfield, 26 August 1968, Folder "Admissions Committee," Box 1, Hans Popper Files, Early Series, Archives, The Mount Sinai Medical Center, New York, NY.
35. The most notorious admissions scandal occurred in the early 1970s when, according to newspaper reports, a few schools would admit students in exchange for large financial contributions from the families of the candidates. The school most often mentioned in this connection was Chicago Medical College. In 1973, families and friends of 77 of the 91 entering students allegedly pledged an aver age of $50,000 per student to the institution. (The school's regular tuition that year was about $4,000.) From 1970 to 1974, parents of 270 of the 349 students who matriculated to the school reportedly made almost $11 million in contributions. The school maintained that all matriculants were qualified and that financial considerations were used only as tiebreakers. However, the school changed its admission practices after the story broke. (Jack Anderson, "The Medical School Payola System," Washington Post, 6 July 1978; newspaper clipping, "Expert Tells How Many 'Buy' Into Med School," in Box 1, Series II, Office of the Dean, Thomas H. Meikle Papers [Official], Archives, The New York Hospital–Cornell Medical Center, New York, NY; meeting of 22 June 1978, Executive Council Meetings and Agendas, Association of American Medical Colleges.)
36. Meeting of 30 November 1977, Minutes, Faculty Executive Committee, University of Southern California School of Medicine.
37. See, for instance, 1979–1980 Annual Report to the Dean, Office of Admissions, Folder "Dean's Report 1979–80," Box 10, Office of the Dean, Cornell University Medical College, Annual Reports of the Departments and Offices, Archives, The New York Hospital–Cornell Medical Center, New York, NY.
38. Executive Committee Meeting of 9 April 1986, Executive Board Minutes, University of Maryland School of Medicine. As another sign that schools were always competing for students, some schools in the late 1980s temporarily rolled back their tuition, hoping to attract the better students from a declining applicant pool.
39. Meeting of 13 June 1977, Minutes and Correspondence of the Faculty Council, College of Physicians and Surgeons, Office of the Dean, College of Physicians and Surgeons of Columbia University, New York, NY.
40. Henry K. Silver and Anita Duhl Glicken, "Medical Student Abuse: Incidence, Severity, and Significance," Journal of the American Medical Association 263:527–532, 1990 (quotations, p. 527). See also K. Harnett Sheehan, David V. Sheehan, Kim White, Alan Leibowitz, and DeWitt C. Baldwin, "A Pilot Study of Medical Student 'Abuse': Student Perceptions of Mistreatment and Misconduct in Medical School," Journal of the American Medical Association 263:533–537, 1990; and Jerald Kay, "Traumatic Deidealization and the Future of Medicine," Journal of the American Medical Association 263:572–573, 1990.
41. Janet Bickel, "Special Needs and Affinities of Women Medical Students," in Ellen Singer More and Maureen A. Milligan, eds., The Empathetic Practitioner: Empathy, Gender, and Medicine (New Brunswick, NJ: Rutgers University Press, 1994), p. 244.
42. Report of the AAMC Officers' Retreat, with agenda items for meeting of 23 June 1985, and Final Report of the Ad Hoc Committee on Graduate Medical Education and the Transition from Medical School to Residency, with agenda items for meeting of 21–22 January 1987, Executive Council Meetings and Agendas, Association of American Medical Colleges; AAMC,

The Experiences of Medical Students in Obtaining a Residency, with meeting of 14 November 1986, Minutes, Executive Staff Meetings, Georgetown University Hospital, Office of the Medical Director, Georgetown University Hospital, Washington, D.C.; and August G. Swanson, "The 'Preresidency Syndrome': An Incipient Epidemic of Educational Disruption," Journal of Medical Education 60:201–202, 1985.

43. James M. Richards Jr., Calvin W. Taylor, and Philip B. Price, "The Prediction of Medical Intern Performance," Journal of Applied Psychology 46:142–146, 1962; and Richard B. Friedman, "Fantasy Land," New England Journal of Medicine 308:651–653, 1983.
44. Barbara Barzansky, "The Growth and Divergence of the Basic Sciences," in Barbara Barzansky and Norman Gevitz, eds., Beyond Flexner: Medical Education in the Twentieth Century (New York: Greenwood Press, 1992), pp. 19–34.
45. Patricia L. Kendall and George G. Reader, "Innovations in Medical Education of the 1950s Contrasted with Those of the 1970s and 1980s," Journal of Health and Social Behavior 29:279–293, 1988; George T. Harrell, "Experiments in Medical Education," Pennsylvania Medicine 89:44–46, 48–49, June 1986; Arthur Kaufman, ed., Implementing Problem-Based Medical Education: Lessons from Successful Innovations (New York: Springer Publishing Company, 1985); Daniel C. Tosteson, "New Pathways in General Medical Education," New England Journal of Medicine 322:234–238, 1990; and Daniel C. Tosteson, S. James Adelstein, and Susan T. Carver, eds., New Pathways to Medical Education: Learning to Learn at Harvard Medical School (Cambridge: Harvard University Press, 1994).
46. Tosteson, "New Pathways in General Medical Education," p. 238.
47. C. P. M. van der Vleuten and David B. Swanson, "Assessment of Clinical Skills with Standardized Patients: State of the Art," Teaching and Learning in Medicine 2:58–76, 1990; see also the June 1993 issue of Academic Medicine, which contains the proceedings of the AAMC's Consensus Conference on the Use of Standardized Patients in the Teaching and Evaluation of Clinical Skills.
48. Mark A. Albanese and Susan Mitchell, "Problem-Based Learning: A Review of Literature on Its Outcomes and Implementation Issues," Academic Medicine 63:52–81, 1993; Robert S. Donner and Harmon Bickley, "Problem-Based Learning in American Medical Education: An Overview," Bulletin of the Medical Library Association 81:294–298, 1993.
49. By the 1990s, new computer technologies had proven useful as a way to help students and physicians manage information more effectively, though the roles for computer-aided instruction were still unclear. See R. Bryan Haynes, Michael Ramsden, K. Ann McKibbon, Cynthia J. Walker, and Nancy C. Ryan, "A Review of Medical Education and Medical Informatics," Academic Medicine 64:207–212, 1989.
50. Arthur Kleinman, Leon Eisenberg, and Byron Good, "Culture, Illness, and Care: Clinical Lessons from Anthropologic and Cross-Cultural Research," Annals of Internal Medicine 88:251–258, 1978; Eric J. Cassell, "The Nature of Suffering and the Goals of Medicine," New England Journal of Medicine 306:639–645, 1982.
51. Dennis H. Novack, Douglas A. Drossman, and Mack Lipkin Jr., "Medical Interviewing and Interpersonal Skills Teaching in US Medical Schools," Journal of the American Medical Association 269:2101–2105, 1993; Arnold M. Epstein, William C. Taylor, and George R. Seage III, "Effect of Patients' Socioeconomic Status and Physicians' Training and Practice on Patient-Doctor Communication," American Journal of Medicine 78:101–106, 1985.

52. Meeting of 10 November 1989, Scientific and Academic Affairs Committee Minutes, Board of Trustees, Thomas Jefferson University; James Erdmann, "Academic Backgrounds of Those Aspiring to and Accepted into U.S. Medical Schools," Interdisciplinaria 2:95–116, 1980.
53. Renée C. Fox, "Training in Caring Competence: The Perennial Problem in North American Medical Education," in Hugh C. Hendrie and Camille Lloyd, eds., Educating Competent and Humane Physicians (Bloomington, IN: Indiana University Press, 1990), pp. 199–216, quotation, p. 204.
54. Peter Conrad, "Learning To Doctor: Reflections on Recent Accounts of the Medical School Years," Journal of Health and Social Behavior 29:323, 1988.
55. Walsh McDermott to Alexander G. Bearn, 24 January 1979, Folder 8, Box 22, McDermott Papers.
56. Walsh McDermott to Stanley Berger, 15 March 1979, Folder 5, Box 3, McDermott Papers.
57. On McDermott, see Paul B. Beeson, "Walsh McDermott," Biographical Memoirs of the National Academy of Sciences 59:283–307, 1990.
58. Arthur Kaufman, "Reflections," in Kaufman, ed., Implementing Problem Based Medical Education, p. 262.
59. David Tyack and Larry Cuban, Tinkering Toward Utopia: A Century of Public School Reform (Cambridge: Harvard University Press, 1995).
60. For a sense of the controversy, see Henry M. Seidel, "The Role of National Board Examinations in Medical Education," The Pharos 55:12–14, 1992; Robert A. Chase, "Medical Education and the National Boards," The Pharos 55:43, 1992; Elizabeth Barrett-Connor, "Whither National Boards?," New England Journal of Medicine 303:61–62, 1980; and William D. Holden and Edithe J. Levit, "Medical Education, Licensure, and the National Board of Medical Examiners," New England Journal of Medicine 303:1357–1360, 1980.
   Traditionally, there were two examinations utilized in the licensing process: the examinations of the National Board of Medical Examiners, and the Federation Licensing Examination (FLEX) of the Federation of State Medical Boards. Most U.S. medical graduates took the National Board examination, but all foreign medical graduates seeking licensure in the United States and about one-quarter of U.S. graduates took the FLEX. In the 1990s, after years of discussion, a single examination program, the United States Medical Licensing Examination (USMLE), replaced the two earlier examinations. The changeover to the USMLE, which was administered by the National Board of Medical Examiners, was initiated in 1992 and completed in 1994.
61. Bennett Lorber, "Changing Patterns of Infectious Diseases," American Journal of Medicine 84:569–578, 1988; Alfred Jay Bollet, "The Rise and Fall of Disease," American Journal of Medicine 70:12–16, 1981; Paul B. Beeson, "Some Diseases That Have Disappeared," American Journal of Medicine 68:806–811, 1980.
62. Nicholas A. Christakis, "The Similarity and Frequency of Proposals to Reform U.S. Medical Education: Constant Concerns," Journal of the American Medical Association 274:706–711, 1995. See also Cam Enarson and Frederic D. Burg, "An Overview of Reform Initiatives in Medical Education: 1906 Through 1992," Journal of the American Medical Association 268:1141–1143, 1992.
63. Thomas Allen Bruce, "State of the College June 5, 1985," with agenda items for meeting of 6 June 1985, Faculty Meetings, University of Arkansas College of Medicine, Dean's

Office, University of Arkansas for Health Sciences College of Medicine, Little Rock, AR.

64. Samuel W. Bloom, "Structure and Ideology in Medical Education: An Analysis of Resistance to Change," Journal of Health and Social Behavior 29:294, 1988.
65. Barzansky, "The Growth and Divergence of the Basic Sciences," pp. 30–32.
66. Dorthea Juul, "Medical Student Culture: Note-Taking Cooperatives in Basic Science Curricula," Teaching and Learning in Medicine 4:206–209, 1992. It should not be concluded that lectures were unimportant. Rather, the challenge was to achieve the proper balance among lectures, laboratories, and small group instruction.
67. Hilliard Jason and Jane Westberg, Teachers and Teaching in U.S. Medical Schools (Norwalk, CT: Appleton-Century-Crofts, 1982), pp. 56–59. These hours included the time of preparation and evaluation.
68. Meeting of 28 May 1987, Executive Committee Minutes, University of Michigan School of Medicine.
69. School of Medicine Council Meeting, 21 October 1987, Executive Board Minutes, University of Maryland School of Medicine.
70. Mark L. Batshaw, Leslie P. Plotnick, Brent G. Petty, Patricia K. Woolf, and E. David Mellits, "Academic Promotion at a Medical School: Experience at Johns Hopkins University School of Medicine," New England Journal of Medicine 318:741–747, 1988; Janet Bickel, "The Changing Faces of Promotion and Tenure at U.S. Medical Schools," Academic Medicine 66:249–256, 1991.
71. Meeting of 31 December 1985, Executive Committee, Folder "Ex Com Dec 1975," Box 13, University of Michigan Medical School Records.
72. Ernest L. Boyer, Scholarship Considered: Priorities of the Professoriate (Prince ton, NJ: Carnegie Foundation for the Advancement of Teaching, 1990).
73. Professorial Faculty Meeting, 20 January 1983, with meeting of 7 February 1983, Corporate Board of Trustees Minutes, Thomas Jefferson University, Thomas Jefferson University Archives and Special Collections, Thomas Jefferson University, Philadelphia, PA.
74. David P. Hamilton, "Publishing by—and for?—the Numbers," Science 250:1331–1332, 1990. In addition, only a small proportion of journals had a significant "impact factor," as 90 percent of the citations were to 10 percent of the journals. (Ibid., p. 1331.) See also Gordon N. Gill, "Publishing the New Biology," American Scholar, Autumn 1991, pp. 584–588.
75. Meeting of 14 October 1981, Minutes, Faculty Executive Committee, University of Southern California School of Medicine.
76. AAMC Mission Statement and Goals, with agenda items for meeting of 22–23 June 1988, Executive Council Meetings and Agendas, Association of American Medical Colleges.
77. Meeting of 6 May 1986, Executive Council Minutes, Jefferson Medical College.
78. Fullfilling the Mission: Medical Schools and the Education of Medical Students. The Acadia Institute and Medical College of Pennsylvania Project on Undergraduate Medical Education (Philadelphia: Medical College of Pennsylvania and Hahnemann University, 1996), p. 22.
79. For the early vision of the school, see State University of New York at Stony Brook Health Sciences Center, School of Medicine Preliminary Accreditation, 29 March 1971; and Report of the Subcommittee to Study the Progress in Attaining the Goals of the School of Medicine, 29 March 1971, pp. 1–2, Medical Education Data Base, State University of New York at Stony Brook, 12–15 December 1977; both Office of the Vice President, Health

Sciences Center, State University of New York at Stony Brook. On the subsequent transmutation, see Report of the Survey of the State University of New York-Stony Brook School of Medicine, 12–15 December 1977, pp. 8–10, 60–68, and 156–157; and "Objectives," p. 8, Medical Education Data Base, State University of New York at Stony Brook School of Medicine, 23–25 October 1979; both Office of the Vice President, Health Sciences Center, State University of New York at Stony Brook.

80. Bloom, "Structure and Ideology"; and Samuel W. Bloom, "Medical Education in Transition: Paradigm Change and Organizational Stasis," in Marston and Jones, eds., Medical Education in Transition, pp. 15–25.
81. Abraham Flexner, Medical Education: A Comparative Study (New York: The Macmillan Company, 1925), p. 148.
82. Council on Long Range Planning and Development, American College of Obstetricians and Gynecologists, "The Future of Obstetrics and Gynecology," Journal of the American Medical Association 258:3547–3553, 1987.
83. "Black Tuesday" spawned many articles on the plight of internal medicine. A helpful review of this literature is Claire H. Kohrman, Ronald M. Anderson, and Mary Margaret Clements, Training Physicians: The Case of Internal Medicine (San Francisco: Jossey-Bass, 1994).
84. AAMC data, courtesy of August G. Swanson.
85. Andre J. Ognibene, "Graduate Medical Education: Projections for the Future," The Pharos, Winter 1990, p. 28. As always, the development of new specialties was characterized by political as much as by professional issues. See, for instance, Mark A. Kelley, "Critical Care Medicine—A New Specialty?," New England Journal of Medicine 318:1613–1617, 1988.
86. See, for instance, Sheldon Greenfield, Eugene C. Nelson, Michael Zubkoff et al., "Variations in Resource Utilization Among Medical Specialties and Systems of Care: Results from the Medical Outcomes Study," Journal of the American Medical Association 267:1624–1630, 1992.
87. Summary of Responses from Administrative Board Members on CCME Report, with agenda items for meeting of 31 March–1 April 1977, Executive Council Meetings and Agendas, Association of American Medical Colleges.
88. Joseph V. Scaletti, "Telecommunications and Rural Health Communities," Annals of Internal Medicine 122:379, 1995; Stanley J. Reiser, "The Coming Resurgence of the Generalist in Medicine: Its Technological and Conceptual Basis," The Pharos, Winter 1995, pp. 8–11; Jim Grigsby and Jay H. Sanders, "Telemedicine: What It Is and Where It's Going," Annals of Internal Medicine 129:123–127, 1998.
89. John Z. Ayanian, Paul J. Hauptman, Edward Guadagnoli, Elliott M. Antman, Chris L. Pashos, and Barbara J. McNeil, "Knowledge and Practices of Generalist and Specialist Physicians Regarding Drug Therapy for Acute Myocardial Infarction," New England Journal of Medicine 331:1136–1142, 1994.
90. See, for instance, Richard J. Reitemeier, John A. Spittell Jr., Richard E. Weeks, Guy W. Daugherty, Fred T. Nobrega, and Robert W. Fleming, "Participation by Internists in Primary Care," Archives of Internal Medicine 135:255–257, 1975.
91. Linda H. Aiken, Charles E. Lewis, John Craig, Robert C. Mendenhall, Robert J. Blendon, and David E. Rogers, "The Contribution of Specialists to the Delivery of Primary Care: A New Perspective," New England Journal of Medicine 300:1363–1370, 1979.

92. David E. Rogers and Linda H. Aiken, "Yes, but What Do Internists Really Do?," Annals of Internal Medicine 90:977, 1979.
93. The term "foreign medical graduate" applied to foreign nationals who had graduated from foreign medical schools, in distinction to U.S. citizens who had graduated from foreign medical schools, who were labeled "USFMGs." From 1970 through the 1990s, FMGs continued to account for roughly 30 percent of the interns and residents in U.S. hospitals. In the 1990s the term "international medical graduate" (IMG) began replacing the term "foreign medical graduate."
94. David Babbott, DeWitt C. Baldwin Jr., Paul Jolly, and Donna J. Williams, "The Stability of Early Specialty Preferences Among U.S. Medical School Graduates in 1983," Journal of the American Medical Association 259:1970–1975, 1988.
95. Mark L. Savickas, Dale E. Alexander, A. Patrick Jonas, and Fredric M. Wolf, "Difficulties Expressed by Medical Students in Choosing a Specialty," Journal of Medical Education 61:467–469, 1986.
96. August G. Swanson, "Presentation on Medical Students' Specialty Choices to the New York State Council on Graduate Medical Education," 22 June 1990, courtesy of author.
97. Wayne K. Davis, Peter A. J. Bouhuijs, W. Dale Dauphinee et al., "Medical Career Choice: Current Status of Research Literature," Teaching and Learning in Medicine 2:134, 1990.
98. Ibid., pp. 133–134.
99. Ibid., pp. 135.
100. Michael E. Whitcomb and J. P. Desgroseilliers, "Primary Care Medicine in Canada," New England Journal of Medicine 326:1471, 1992.
101. Robert G. Petersdorf, "Primary Care Applicants—They Get No Respect," New England Journal of Medicine 326: 408–409, 1992.
102. Income differentials among specialists were also pronounced since reimbursement formulas paid much more to physicians who performed technical procedures than to those who spent time talking with patients or thinking about their problems. Thus, an infectious disease specialist whose choice of antibiotics allowed an infected leg to be saved would be paid modestly, while a surgeon performing an amputation would receive a large fee.
103. The Structure of Graduate Medical Education and Its Financing, with agenda items for meeting of 10 April 1986, Executive Council Meetings and Agendas, Association of American Medical Colleges.
104. Christine Wiebe, "An Overview of Residents' Stipends," ACP Observer, September 1989, p. 14.
105. David M. Kipnis, "Clinical Biomedical Research Training: A Challenge for the Medical Subspecialties," Journal of Laboratory and Clinical Medicine 93:5, 1979.
106. Meeting of 24 January 1979, Minutes of the Staff Committee of the Medical Board, The Presbyterian Hospital in the City of New York, President's Office, Presbyterian Hospital, New York, NY.
107. See, for instance, meeting of 25 May 1971, Minutes of the Medical Board, the Presbyterian Hospital in the City of New York, President's Offices, Presbyterian Hospital, New York, NY; Executive Committee Meeting, 8 April 1981, Executive Board Minutes, University of Maryland School of Medicine.
108. Nicole Lurie, Brian Rank, Connie Parenti, Tony Woolley, and William Snoke, "How Do House Officers Spend Their Nights? A Time Study of Internal Medicine House Staff on

Call," New England Journal of Medicine 320:1673–1677, 1989; Mitchell H. Katz and Steven A. Schroeder, "The Sounds of the Hospital: Paging Patterns in Three Teaching Hospitals," New England Journal of Medicine 319:1585–1589, 1988.

109. Committee on House Staff Meeting, 3 August 1973, Folder "Committee on House Staff," Box 3, Philadelphia General Hospital Papers (UPC 56.2), The University Archives and Record Center, University of Pennsylvania, Philadelphia, PA. The behavioral depths to which exhausted house officers would some times descend in order to avoid "hits" (admissions) has been described in Terry Mizrahi, Getting Rid of Patients: Contradictions in the Socialization of Physicians (New Brunswick, NJ: Rutgers University Press, 1986).

110. Jay W. Smith, William F. Denny, and Donald B. Witzke, "Emotional Impairment in Internal Medicine House Staff," Journal of the American Medical Association 255:1155–1158, 1986; Resident Services Committee, Association of Program Directors in Internal Medicine, "Stress and Impairment during Residency Training: Strategies for Reduction, Identification, and Management," Annals of Internal Medicine 109:154–161, 1988; and Richard D. Aach, Donald E. Girard, Holly Humphrey et al., "Alcohol and Other Substance Abuse and Impairment among Physicians in Residency Training," Annals of Internal Medicine 116:245–254, 1992.

111. The dermatology service at the Columbia-Presbyterian Medical Center provided a good illustration of how an educational opportunity for house officers could be quickly transformed into hospital service. When the Psoriasis Unit was established, dermatology residents were made responsible for providing phototherapy to patients on weekends, when no nurse was available. Three or four patients a day were in the unit, and the faculty thought this would be a good learning experience for the dermatology residents. However, to the consternation of the residents, who began pleading for additional nursing support, the number of patients on the service quickly grew to about 20, requiring the residents to spend seven or eight hours a day providing phototherapy on weekends. (Meeting of 23 October 1979, Minutes of the Medical Board, The Presbyterian Hospital in the City of New York.)

112. The Libby Zion affair attracted considerable attention in the medical literature and lay press. See, for example, Norman Spritz, "Oversight of Physicians' Conduct by State Licensing Agencies: Lessons from New York's Libby Zion Case," Annals of Internal Medicine 115:219–222, 1991; M. A. Farber, "Who Killed Libby Zion?," Vanity Fair, December 1988, pp. 190–195, 214, 216, 218, 220, 222, 224, 226, 228; and Natalie Robins, The Girl Who Died Twice: The Libby Zion Case and the Hidden Hazards of Hospitals (New York: Delacorte Press, 1995).

For all the discussion of the Libby Zion case and the question of residency reform, surprisingly little attention was directed to the issue of how house officers cope with mistakes. Anecdotal observations suggested that errors very much shaped house officers' outlooks on their roles in medicine, but the only systematic study of the subject was Charles L. Bosk's analysis of surgical training, Forgive and Remember: Managing Medical Failure (Chicago: University of Chicago Press, 1979).

113. Analysis of Bell Committee Recommendations by GNYHA, Folder "New York State Commission on Graduate Medical Education," Graduate Medical Education Records, Dean's Office Files, College of Physicians and Surgeons of Columbia University, New York, NY. Attitudes among house officers toward the new regulations appeared to vary by specialty. For instance, a survey of residents at Johns Hopkins revealed considerable concern about

the adverse impact of sleep deprivation on patient care among residents in psychiatry and pediatrics but not general surgery. (Preliminary Report of the Survey on House Staff Hours and Supervision, 5 October 1989, with meeting of 29 November 1989, Minutes, Advisory Board of the Medical Faculty, The Johns Hopkins University School of Medicine, The Alan Mason Chesney Medical Archives of The Johns Hopkins Medical Institutions, Baltimore, MD.)

114. Robert G. Petersdorf, "Regulation of Residency Training," Bulletin of the New York Academy of Medicine 67:331, 1991.
115. Bertrand M. Bell, "Greenhorns in White," Wall Street Journal, 9 February 1995, p. A15.
116. See, for instance, Department of Medicine Residency Report, 12 May 1989, with meeting of 12 May 1989, Minutes, Executive Staff Meetings, George town University Hospital; and David A. Asch and Ruth M. Parker, "The Libby Zion Case: One Step Forward or Two Steps Backward?," New England Journal of Medicine 318:774, 1988.
117. Christine Laine, Lee Goldman, Jane R. Soukup, and Joseph G. Hayes, "The Impact of a Regulation Restricting Medical House Staff Working Hours on the Quality of Patient Care," Journal of the American Medical Association 269:374–378, 1993; Amalia Kelly, Frances Marks, Carolyn Westhoff, and Mortimer Rosen, "The Effect of New York State Restrictions on Resident Work Hours," Obstetrics & Gynecology 78:468–473, 1991.
118. No one knew the extent of moonlighting or the reasons for it. It was widely said that residents and fellows needed to moonlight to help pay off educational loans, but the importance of that factor vis-à-vis the motivation to live better or to begin accumulating wealth was not known. Anecdotally, it was observed that many heavy moonlighters did not have burdensome educational debts. However, few medical educators would admit publicly that reasons other than educational debt might lead house officers to moonlight.
119. John M. Eisenberg, "Sociologic Influences on Decision-Making by Clinicians," Annals of Internal Medicine 90:957–964, 1979; Peter J. Greco and John M. Eisenberg, "Changing Physicians' Practices," New England Journal of Medicine 329:1271–1274, 1993; Paul F. Griner and Robert J. Glaser, "Misuse of Laboratory Tests and Diagnostic Procedures," New England Journal of Medicine 307:1336–1339, 1982.
120. Paul F. Griner and Benjamin Liptzin, "Use of the Laboratory in a Teach ing Hospital: Implications for Patient Care, Education, and Hospital Costs," Annals of Internal Medicine 75:157–163, 1971.
121. Richard H. Dixon and John Laszla, "Utilization of Clinical Chemistry Services by Medical House Staff," Archives of Internal Medicine 134:1064–1067, 1974.
122. Steven A. Schroeder and Albert R. Martin, "Will Changing How Physicians Order Tests Reduce Medical Costs?," Annals of Internal Medicine 94:535, 1981.
123. Jerome P. Kassirer, "Our Stubborn Quest for Diagnostic Certainty: A Cause of Excessive Testing," New England Journal of Medicine 320:1489, 1989.
124. Ibid., p. 1490.
125. Stephen G. Pauker and Jerome P. Kassirer, "Decision Analysis," New England Journal of Medicine 316:250–258, 1987; Jerome P. Kassirer, "Diagnostic Reason ing," Annals of Internal Medicine 110:893–900, 1989.

Chapter 16

1. Table C1, AAMC Data Book, Update November 1991, Association of American Medical Colleges Archives, Washington, D.C.
2. C. Seth Landefeld, "The Spring Meetings—Are They Dying?," New England Journal of Medicine 328:1646, 1993.
3. Table C1, AAMC Data Book, Update November 1991.
4. William N. Kelley, "Are We About to Enter the Golden Era of Clinical Investigation?," Journal of Laboratory and Clinical Medicine 111:369, 1988.
5. Dorothea Wolfgram, "Megamedicine," Washington University Magazine, Spring 1978, p. 24.
6. Meeting of 26 October 1979, Executive Committee Minutes, University of Colorado School of Medicine, Office of the Chancellor, University of Colorado Health Sciences Center, Denver, CO.
7. For a typical example, see the materials on Harbor General Hospital, an important teaching affiliate of the University of California, Los Angeles, School of Medicine, in Folders 4–7, Box 4, and Folders 1–13, Box 5, Series 255, Administrative Files of Jeanne Williams (Record Series 255), University Archives, Department of Special Collections, The University Library, University of California, Los Angeles, Los Angeles, CA.
8. The political forces leading to the balkanization of surgery departments were readily apparent at the University of Colorado. See, for instance, the meetings and attached reports of 15 September 1969, 7 December 1972, 29 March 1973, 15 November 1973, and 17 June 1976, Executive Faculty Minutes, University of Colorado School of Medicine, Office of the Chancellor, University of Colorado Health Sciences Center, Denver, CO.
9. Eugene Braunwald, "Cardiology—Division or Department?," New England Journal of Medicine 319:1887–1890, 1993; Barry L. Zaret, William B. Hood Jr., and Robert A. O'Rourke, "Cardiovascular Medicine: Subspecialty or Specialty," American Journal of Cardiology 72:968–970, 1993; and William B. Hood Jr., "Subdividing Departments of Medicine," Annals of Internal Medicine 119:1225, 1993.
10. Marvin Weisbord, Paul R. Lawrence, and Martin P. Charns, "Three Dilemmas of Academic Medical Centers," Journal of Applied Behavioral Science 14:292–293, 1978.
11. Francis W. Peabody, Doctor and Patient: Papers on the Relationship of the Physician to Men and Institutions (New York: Macmillan, 1930).
12. Eugene Braunwald, "Can Medical Schools Remain the Optimal Site for the Conduct of Clinical Investigation?," Journal of Clinical Investigation 56: i–vi, 1975. For more on the administrative challenges confronting department chairmen, see Paul B. Beeson, "The Ways of Academic Clinical Medicine in America Since World War II," Man and Medicine 1:65–79, 1975; and Paul B. Beeson, "The Changing Role Model, and the Shift in Power," Daedalus, Spring 1986, pp. 83–97.
13. David E. Rogers and Robert J. Blendon, "The Academic Medical Center: A Stressed American Institution," New England Journal of Medicine 298:944, 1978.
14. Meeting of 6 December 1988, Dean's Advisory Council, University of Michigan School of Medicine, Dean's Office, University of Michigan School of Medicine, Ann Arbor, MI.
15. C. Seth Landefeld, "The Spring Meetings—Are They Dying?," New England Journal of Medicine 328:1645–1647, 1993; Lloyd H. Smith Jr., "Presidential Address," Transactions of the Association of American Physicians 89:1–9, 1976. In 1999, the American Federation for

Clinical Research (which three years before had changed its name to the American Federation for Medical Research) for the first time did not meet with the other two organizations.

16. William Parson, review of Barton F. Haynes, ed., A Way of Thinking, The Pharos, Winter 1996, p. 47.
17. Meeting of 23 July 1984, Corporate Board of Trustees Minutes, Thomas Jefferson University, Thomas Jefferson University Archives and Special Collections, Thomas Jefferson University, Philadelphia, PA.
18. Richard A. Knox, "Stanford Medical School Suffers Fiscal Ideological Crises," Science 203:148–152, 1979; AAMC Memorandum on "Top 40" Research Schools: 1985-86, 27 May 1988, Box 4, Section for Operational Studies, IMCIS-IPS, Association of American Medical Colleges Archives, Washington, D.C.
19. Quoted in "The Hopkins Physician Scientist," Hopkins Medical News, Spring 1990, p. 30.
20. Executive Summary, CPMC Research Retreat, Folder "Retreat CPMC 1986, Folder 1," CPMC Retreat Records, Office of the Dean, College of Physicians and Surgeons of Columbia University, New York, NY.
21. Executive Committee Meeting of 11 April 1984, Executive Board Minutes, University of Maryland School of Medicine, Dean's Office, University of Maryland School of Medicine, Baltimore, MD.
22. Robert F. Jones, Marcie F. Mirsky, and Joseph A. Keyes Jr., "Clinical Practice of Medical School Faculties: An AAMC Survey of Problems and Issues," Journal of Medical Education 60:910, 1985.
23. Robert G. Petersdorf, "The Scylla and Charybdis of Medical Education," Journal of Medical Education 63:91, 1988.
24. Walsh McDermott to Eric Cassell, 22 August 1980, Folder 7, Box 24, Walsh McDermott Papers, Archives, The New York Hospital-Cornell Medical Center, New York, NY.
25. Meeting of 12 May 1983, Executive Committee Minutes, University of Michigan School of Medicine, Dean's Office, University of Michigan School of Medicine, Ann Arbor, MI.
26. William C. Smith Jr., Report on Medical School Faculty Salaries 1997–98 (Washington, D.C.: Association of American Medical Colleges, 1998).
27. Debra E. Blum, "Many Medical Professors at Private Research Universities Earn More Than Presidents," Chronicle of Higher Education, 13 September 1989, p. A1.
28. Jonathan Welsh, "Charities Still Raise Salaries of CEOs, to Lure Officers, Used to Corporate Pay," Wall Street Journal, 5 September 1995, p. B7A.
29. Carleton B. Chapman, "Education for Medicine in the University," in Beyond Tomorrow: Trends and Prospects in Medical Science (New York: The Rockefeller University, 1977), p. 47.
30. Robert G. Petersdorf, "The Scylla and Charybdis of Medical Education," Journal of Medical Education 63:90–91, 1988.
31. Richard L. Simmons to Dr. Wolf, n.d., with Thomas C. Chalmers to Gus tave L. Levy, 28 December 1973, President/Dean's Papers (Chalmers Series), Mount Sinai School of Medicine, Archives, The Mount Sinai Medical Center, New York, NY.
32. Helpful discussions of university-corporate relationships from both favor able and critical perspectives include Martin Kenney, Biotechnology: The University-Industrial Complex (New Haven: Yale University Press, 1986); Gary W. Matkin, Technology Transfer and the University (New York: Macmillan, 1990); Sheldon Krimsky, Biotechnics and Society: The Rise of Industrial

Genetics (New York: Praeger, 1991); Arthur Kornberg, The Golden Helix: Inside Biotech Ventures (Sausal ito, CA: University Science Books, 1995); Gilbert S. Omenn, "Taking University Research into the Marketplace," New England Journal of Medicine 307:694–700, 1982; Barbara J. Culliton, "Biomedical Research Enters the Marketplace," New England Journal of Medicine 304:1195–1201, 1981; Bernard D. Davis, "Profit Sharing between Professors and the University?," New England Journal of Medicine 304:1232–1235, 1981; David Blumenthal, Michael Gluck, Karen S. Louis, and David Wise, "Industrial Support of University Research in Biotechnology," Science 231:242–246, 1986; and Udayan Gupta, "Turning University Research into a Profitable Business," Wall Street Journal, 12 June 1990, p. B2. This issue, of course, affected biomedical science throughout the university, not just at the medical school.

33. David Blumenthal, Nancyanne Causino, Eric Campbell, and Karen S. Louis, "Relationships between Academic Institutions and Industry in the Life Sciences—An Industry Survey," New England Journal of Medicine 334:368–373, 1996 (funding statistics, p. 368).
34. Warren E. Leary, "Business and Scholarship: A New Ethical Quandary," New York Times, 12 June 1989, p. A1; Marilyn Chase, "Mixing Science, Stocks Raises Question of Bias in the Testing of Drugs," Wall Street Journal, 26 January 1989, p. A1; Arnold S. Relman, "Dealing with Conflicts of Interest," New England Journal of Medicine 310:1182–1183, 1984; Arnold S. Relman, "Economic Incentives in Clinical Investigation," New England Journal of Medicine 320:933–934, 1989; and Ezekiel J. Emanuel and Daniel Steiner, "Institutional Conflict of Interest," New England Journal of Medicine 332:262–267, 1995.
35. Meeting of 3 May 1983, Executive Council Minutes, with meeting of 6 June 1983, Corporate Board of Trustees Minutes, Thomas Jefferson University.
36. Quoted in Susannah Hunnewell, "The Medical-Industrial Complex," Harvard Magazine, January - February 1994, p. 37.
37. On the misrepresentation of credentials, see Gail Sekas and William Hut son, "Misrepresentation of Academic Accomplishments by Applicants for Gastroenterology Fellowships," Annals of Internal Medicine 123:38–41, 1995; and Harry Kimball, "Credentials Misrepresentation: Another Challenge to Professionalism," Annals of Internal Medicine 123:58, 1995. Reports also appeared of falsified credentials among physicians applying for staff privileges. See, for instance, William A. Schaffer, F. David Rollo, and Carol A. Holt, "Falsification of Clinical Credentials by Physicians Applying for Ambulatory-Staff Privileges," New England Journal of Medicine 318:356–358, 1988. Faculty and student violations of the rules of the internship matching program are discussed in Robert G. Petersdorf, "From the President," Academic Medicine 64:308, 1989. Student cheating was discussed in Chapter 15.
38. The New Republic, 18 May 1992. The most highly publicized case of scientific fraud involved John Darsee, a postdoctoral research fellow working in an eminent cardiovascular laboratory at Harvard Medical School. A thoughtful discussion of the Darsee affair is Barbara J. Culliton, "Coping with Fraud: The Darsee Case," Science 220:31–35, 1983.
39. Accounts of the history of fraud in science include William Broad and Nicholas Wade, Betrayers of the Truth: Fraud and Deceit in the Halls of Science (New York: Simon & Schuster, 1983); Alexander Kohn, False Prophets: Fraud and Error in Science and Medicine (Oxford: Basil Blackwell, 1986), and Marcel C. LaFollette, Stealing into Print: Fraud, Plagiarism, and Misconduct in Scientific Publishing (Berkeley: University of California Press, 1992).
40. Edward J. Huth, "Abuses of Authorship," Annals of Internal Medicine 100:147–148, 1984;

Edward J. Huth, "Abuses and Uses of Authorship," Annals of Internal Medicine 104:266–267, 1986; Marcia Angell and Arnold S. Relman, "Redundant Publication," New England Journal of Medicine 320:1212–1214, 1989; Jerome P. Kassirer and Marcia Angell, "Redundant Publication: A Reminder," New England Journal of Medicine 333:449–450, 1995; Marcia Angell, "Publish or Perish: A Proposal," Annals of Internal Medicine 104:261–262, 1986; Thomas P. Stossel, "Volume: Papers and Academic Promotion," Annals of Internal Medicine 106:146–149, 1987; and N. Fotion and C. C. Conrad, "Authorship and Other Credits," Annals of Internal Medicine 100:592–594, 1984.

41. Meeting of 28 December 1981, Minutes, Advisory Board of the Medical Faculty, The Johns Hopkins University School of Medicine, The Alan Mason Chesney Medical Archives of The Johns Hopkins Medical Institutions, Baltimore, MD.
42. Huth, "Abuses of Authorship," p. 147.
43. Robert J. Blendon, Carl J. Schramm, Thomas W. Maloney, and David E. Rogers, "An Era of Stress for Health Institutions: The 1980s," Journal of the American Medical Association 245:1844, 1981.
44. The question of how much community service medical schools should provide was extremely vexing. Some believed that medical faculties had a long way to go in providing such services to their local community. (For a well-known expression of this view, see Irving J. Lewis and Cecil G. Sheps, The Sick Citadel: The American Academic Medical Center and the Public Interest [Cambridge, MA: Oelgeschlager, Gunn & Hain, 1983].) On the other hand, one could easily imagine the academic mission being lost amid a swelter of service activities.
45. Meeting of 26 May 1977, Executive Committee, Folder "May–June 1977," Box 138, University of Michigan Medical School Records, Michigan Historical Collections, Bentley Historical Library, University of Michigan, Ann Arbor, MI.
46. Principal Recommendations of the Workshop on Medical School Curriculum, with meeting of 11 November 1968, Minutes, Executive Faculty Meetings, Medical College of Pennsylvania, Dean's Office, MCP Hahnemann University, Philadelphia, PA.
47. John W. Colloton, "Academic Medicine's Changing Covenant with Society," Academic Medicine 64:55–60, 1989; Steven A. Schroeder, Jane S. Zones, and Jonathan Showstack, "Academic Medicine as a Public Trust," Journal of the American Medical Association 262:803–812, 1989; Samuel Hellman, "The Intellectual Quarantine of American Medicine," Academic Medicine 66:245–248, 1991; and Samuel O. Thier, "Preventing the Decline of Academic Medicine," Academic Medicine 67:731–737, 1992.
48. See, for instance, Robert Bellah, Richard Madsen, William M. Sullivan, Ann Swidler, and Steven M. Tipton, Habits of the Heart: Individualism and Commitment in American Life (Berkeley: University of California Press, 1985); James Lincoln Collier, The Rise of Selfishness in America (New York: Oxford University Press, 1991); Wilfred M. McClay, The Masterless: Self and Society in Modern America (Chapel Hill: University of North Carolina Press, 1994); and Christopher Lasch, The Culture of Narcissism: American Life in an Age of Diminishing Expectations (New York: W. W. Norton, 1979).
49. Relman, "Economic Incentives in Clinical Investigation," p. 934.

Chapter 17

1. See, for instance, the public opinion poll reported in Robert J. Blendon, Carl J. Schramm, Thomas W. Maloney, and David E. Rogers, "An Era of Stress for Health Institutions: The 1980s," Journal of the American Medical Association 245:1844, 1981.
2. The impact of these problems in human terms was portrayed in Erik Eckholm, ed., Solving America's Health-Care Crisis: A Guide to Understanding the Greatest Threat to Your Family's Security (New York: Times Books, 1993).
3. John E. Wennberg and Alan Gittelsohn, "Variations in Medical Care among Small Areas," Scientific American 246:120–134, 1982.
4. C. M. Winslow, J. Kosecoff, R. H. Brook, M. R. Chassin, and D. E. Kanouse, "The Appropriateness of Use of Coronary Angiography and Coronary Artery Bypass Surgery," Clinical Research 34:635A, 1986.
5. The most thorough discussion of this subject is Marc A. Rodwin, Medicine, Money, and Morals: Physicians' Conflicts of Interest (New York: Oxford University Press, 1993).
   The issue of conflicts of interest is more complex than simple greed. Although there is clear data that some physicians are avaricious, more important is the way in which financial incentives can subconsciously affect the behavior of even well meaning physicians. (Thomas Gallagher to author, 8 June 1998.)
6. The still-unfolding history of the revolt of the payers remains untold, but helpful analyses include Thomas Bodenheimer and Kevin Grumbach, "The Reconfiguration of U.S. Medicine," Journal of the American Medical Association 274:85–90, 1995; John Iglehart, "The American Health Care System: Managed Care," New England Journal of Medicine 327:742–747, 1992; John Iglehart, "Physicians and the Growth of Managed Care," New England Journal of Medicine 331:1167–1171, 1994; Erik Eckholm, "While Congress Remains Silent, Health Care Transforms Itself," New York Times, 18 December 1994, p. A1; Robin Toner, "Harry and Louise Were Right, Sort Of," New York Times, 24 November 1996, section 4, p. 1; and Emily Friedman, "The Power of Physicians: Autonomy and Balance in a Changing System," American Journal of Medicine 99:579–586, 1995.
7. Robert Fenley, Advertising & the Academic Medical Center (Washington, D.C.: Association of American Medical Colleges, 1986).
   Traditional professional ethics, of course, prohibited advertising. However, in 1975 the U.S. Supreme Court overturned bar association regulations prohibiting lawyers from advertising. Thereafter, advertising by lawyers, physicians, hospitals, and other professionals spread rapidly. (Elisabeth Rosenthal, "Medicine Promotes Itself, with Help from Professionals," New York Times, 11 December 1991, p. B1.)
8. Dave Lindorff, Marketplace Medicine: The Rise of For-Profit Hospital Chains (New York: Bantam Books, 1992).
9. Newspaper clipping, "Welfare Patients Dumped on County," with meeting of 23 September 1981, Minutes, Faculty Executive Committee, University of Southern California School of Medicine, Dean's Office, University of Southern California School of Medicine, Los Angeles, CA. See also, George J. Annas, "Your Money or Your Life: 'Dumping' Uninsured Patients from Hospital Emergency Rooms," American Journal of Public Health 76:74–77, 1986. Even teaching hospitals could no longer handle all demands for free care that were placed upon them. In

particular, privately owned teaching hospitals began transferring some patients to public facilities, especially clinically stable patients who lived outside the hospital's catchment area.

10. Analysts have described four stages in the evolution of health care markets from fee-for-service into HMOs. See John K. Iglehart, "The American Health Care System: Teaching Hospitals," New England Journal of Medicine 329:1054, 1993; and Dennis Murray, "The Four Market Stages, and Where You Fit In," Medical Economics, 13 March 1995, pp. 44–57.
11. Kate Ledger, "Specialists for Hire," Hopkins Medical News, Spring-Summer 1996, pp. 20–27; Alfred E. Stillman, "Modern Times," New England Journal of Medicine 333:1086–1087, 1995.
12. Philip L. Szenas, "Graduates' Interest in Generalist Specialties Nearly Doubles in Three Years," Academic Physician and Scientist, November 1995, pp. 2–3.
13. Jordan J. Cohen, "Time to Stanch the Flow of Residents," Academic Medicine 69:464, 1994.
14. Pew Health Professions Commission, Critical Challenges: Revitalizing the Health Professions for the Twenty-first Century (San Francisco: Pew Health Professions Commission, 1995).
15. See, for instance, Jordan J. Cohen, "Too Many Doctors: A Prescription for Bad Medicine," Academic Medicine 71:654, 1996. The issue of international medical graduates (IMGs) was highly charged. Some, like Cohen, argued for a reduction in their number because of the perceived physician glut. However, many residency programs in medically underserved areas depended on IMGs and would have been forced to close without them. Accordingly, strong political support continued to be found in behalf of IMGs.
16. Jane Erikson, "Five UA surgeons resign, head to 'greener pastures'," Arizona Daily Star, 22 April 1998, p. 1A.
17. John K. Iglehart, "Rapid Changes for Academic Medical Centers," New England Journal of Medicine 331:1391–1395, 1994; 332:407–411, 1995.
18. Alan Dobson, Kevin Coleman, and Robert Mechanic, Analysis of Teaching Hospital Costs (Fairfax, VA: Lewin-VHI, 1994).
19. David Blumenthal and Gregg S. Meyer, "Academic Health Centers in a Changing Environment," Health Affairs, Summer 1996, pp. 202–204.
20. Jerome P. Kassirer, "Academic Medical Centers Under Siege," New England Journal of Medicine 331:1370, 1994.
21. The Financing of Medical Schools—A Report of the AAMC Task Force on Medical School Financing (Washington, D.C.: AAMC, 1996). It should be noted that after Congress started to encourage Medicare patients to enroll in HMOs in the mid 1990s, HMOs began sticking another thorn in teaching hospitals. Many HMOs kept for themselves the portion of the Medicare premium that was intended to subsidize medical education, even though they incurred none of the costs of education.
22. Donald A. Young, "The Prospective Payment Assessment Commission: Responsibilities and Recent Findings," Academic Medicine 66:401, 1991.
23. Kassirer, "Academic Medical Centers Under Siege," p. 1370.
24. The Financing of Medical Schools.
25. Not surprisingly, hospital chain officials have stated that they will support education and research generously, while many in academic medicine remain extremely skeptical. In the long run, whether the culture of proprietary hospitals will allow academic values to be respected and protected remains to be seen.

26. Quoted in Susan Sanderson, "Faculty Affairs Deans Grapple With Down sizing, Tenure Guarantees, and Increased Accountability," Academic Physician and Scientist, November 1995, p. 6.
27. Kenneth I. Shine, "The Future of Academic Health Centers," Physiologist 38:51, 1995. In 1995, Harvard Community Health Plan and Pilgrim Health Care merged to become Harvard Pilgrim Health Care.
28. Some executives of investor-owned HMOs argued that their organizations paid taxes in lieu of direct support to medical education. Industry critics rebutted that it had never been shown that this represented their fair share of the cost of maintaining the "medical commons."
29. Quoted in Elisabeth Rosenthal, "Hospital Research Falling Victim to Lean Budgets," New York Times, 30 May 1995, p. A1.
30. John F. Steiner, Lawrence E. Feinberg, Andrew M. Kramer, and Richard L. Byyny, "Changing Patterns of Disease on an Inpatient Medical Service: 1961-1962 to 1981-1982," American Journal of Medicine 83:331-335, 1987.
31. Robert H. Brook, Caren J. Kamberg, and Elizabeth A. McGlynn, "Health System Reform and Quality," Journal of the American Medical Association 276:479, 1996; Lawrence K. Altman, "In Health Care, a Question of Quality: Cost-Control Efforts Raise Concerns," New York Times, 2 January 1990, p. C3.
32. For instance, average length of stay at the University of Washington's Harborview Medical Center in 1991 was 5.4 days, and at Barnes Hospital in 1994, 6.6 days. (Richard K. Root and Cathryn L. Nation, "Legislated Limits for Housestaff Training," Annals of Internal Medicine 116:695, 1992; Barnes Hospital of St. Louis Average Length of Stay Data, courtesy of BJC Finance Office.)
33. Quoted in Elise Hancock, "The Squeeze is On," Johns Hopkins Magazine, November 1995, p. 54.
34. Meeting of 22 September 1986, Minutes and Correspondence of the Executive Committee of the Faculty Council, College of Physicians and Surgeons, Office of the Dean, College of Physicians and Surgeons of Columbia University, New York, NY; and meeting of 18 September 1985, Minutes of the Medical Board, The Presbyterian Hospital in the City of New York, President's Offices, Presbyterian Hospital, New York, NY.
35. Larry S. Schlesinger and Charles M. Helms, "Cost-Conscious Care, House staff Training, and the Academic Health Center," Academic Medicine 70:561-562, 1995.
36. A particularly influential paper was Gerald T. Perkoff, "Teaching Clinical Medicine in the Ambulatory Setting: An Idea Whose Time May Have Finally Come," New England Journal of Medicine 314:27-31, 1986.
37. See, for instance, Michael J. Reichgott and J. Sanford Schwartz, "Acceptance by Private Patients of Resident Involvement in Their Outpatient Care," Journal of Medical Education 58:703-709, 1983.
38. John M. Eisenberg, "How Can We Pay for Graduate Medical Education in Ambulatory Care?," New England Journal of Medicine 320:1525-1531, 1989.
39. See, for instance, Christine A. Taylor, Thomas G. Dunn, and Martin S. Lip sky, "Time Spent by Preceptors on Specific Educational Activities in Inpatient and Ambulatory-Care Settings," Academic Medicine 66:121, 1991; D. A. Litzelman, "Residents' Perceptions of Patient Volume and Amount of Faculty Precepting in a General Medicine Ambulatory Practice," Academic Medicine 70:448, 1995; Joan Feltovich, Terrill A. Mast, and Norman G. Soler, "Teaching Medical

Students in Ambulatory Settings in Departments of Internal Medicine," Academic Medicine 64:36–41, 1989; and David M. Irby, "Teaching and Learning in Ambulatory Care Settings: A Thematic Review of the Literature," Academic Medicine 70:898–931, 1995.
Some disciplines weathered these pressures better than others. For instance, in family practice, faculty were prohibited by the Residency Review Committee from seeing their own patients while they were teaching residents in clinic. (Gerald T. Perkoff to author, 19 January 1998.)

40. Janet M. Corrigan and Laurie M. Thompson, "Involvement of Health Maintenance Organizations in Graduate Medical Education," Academic Medicine 66:656–661, 1991. In the late 1960s several medical schools founded HMOs. However, the cost of funding education and research in the HMOs proved formidable, and only two survived into the 1990s in their original form.
41. Gordon T. Moore, Thomas S. Inui, John M. Ludden, and Stephen C. Schoenbaum, "The 'Teaching HMO': A New Academic Partner," Academic Medicine 69:595–600, 1994; quotation, p. 595. In the mid-1990s, a number of private foundations, most notably the Pew and Robert Wood Johnson, also began to encourage the formation of "academic partnerships" between HMOs and academic health centers.
42. Richard A. Knox and Charles Stein, "HMO Doctors Want Boss out in Dispute on Patient Load," Boston Globe, 21 November 1991, p. 1; Charles Stein, "Compensation Plan Ignited Doctor Revolt," Boston Globe, 22 November 1991, p. 75.
43. Moore, Inui, Ludden, and Schoenbaum, "The 'Teaching HMO'," p. 599.
44. Jon Schafer, "Postgraduate Training Feels the Pinch," Journal of Investigative Medicine 43:399, 1995. In view of the perceived physician surplus, most medical educators and policy analysists agreed that fewer postgraduate positions were desirable. However, many were concerned that it was outstanding university programs like Duke rather than nonuniversity programs of marginal quality that were contracting.
45. Joyce V. Kelley, Stephen Larned, and Helen L. Smits, "Graduate Medical Education Consortia: Expectations and Experiences," Academic Medicine 69:931–943, 1994; Mahendr S. Kochar and Richard A. Cooper, "A Medical School-Based GME Consortium in Milwaukee," Academic Medicine 71: 238–242, 1996.
46. Jordan J. Cohen, "Academic Medicine's Tenuous Hold on Tenure," Academic Medicine 70:294, 1995.
47. Meeting of 26 November 1985, Minutes of the Planning Committee of the Medical Board, The Presbyterian Hospital in the City of New York, President's Office, Presbyterian Hospital, New York, NY.
48. Meeting of 7 March 1985, Transactions of the Medical Board of the New York Hospital, Archives, The New York Hospital–Cornell Medical Center, New York, NY.
49. Helpful discussions of these developments include Eli Ginzberg, Tomorrow's Hospital: A Look to the Twenty-first Century (New Haven: Yale University Press, 1996); Lee Goldman, "The Academic Health Care System: Preserving the Missions as the Paradigm Shifts," Journal of the American Medical Association 273:1549–1552, 1995; and David Blumenthal and Gregg S. Meyer, "The Future of the Academic Medical Center Under Health Care Reform," New England Journal of Medicine 329:1812–1814, 1993. A sense of the diversity among academic health care systems is provided in Richard A. Culbertson, Leslie D. Goode, and Robert M. Dickler, "Organizational Models of Medical School Relationships to the Clinical Enterprise,"

Academic Medicine 71:1257–1274, 1996; and Jon Schafer, "Academic Centers Venture Disparately in Approach to Managed Care," Journal of Investigative Medicine 44:499–505, 1996.
In the late 1990s, academic IDSs were still evolving. Some observers were predicting the complete organizational merger of the physicians and hospitals in a system into a single ownership group (so-called physician hospital organizations, or PHOs). PHOs could offer insurance companies a set price per patient that included both physician and hospital fees. It was also expected that at least some IDSs would develop the capacity to assume the financial risk of providing health care, thereby allowing them to bypass HMOs and insurance companies and deal directly with primary purchasers of health care like corporations and government. In previous eras, the organization of hospitals, the creation of PHOs, and the assumption of insurance risk by physicians or hospitals would have been prohibited by antitrust regulations. However, in acknowledgment of the need to keep the playing field level between "payers" and "providers," federal antitrust regulations in the late 1990s were interpreted less restrictively. (Robert Kuttner, "Physician-Operated Networks and the New Antitrust Guidelines," New England Journal of Medicine 336:386–391, 1997.)

50. Jerome P. Kassirer, "Mergers and Acquisitions—Who Benefits? Who Loses?," New England Journal of Medicine 334:722, 1996.
51. Report of a Site Visit to the Rush-Presbyterian-St. Luke's Medical Center in Chicago, 23 April 1979, with meeting of 17 May 1979, Minutes, Board of Trustees, The Mount Sinai Hospital, Archives, The Mount Sinai Medical Center, New York, NY.
52. See, for instance, the circular letter to alumni from the Office of Johns Hopkins Medicine, 9 April 1996; and "Executive Faculty Approves School's Clinical Practice Plan," Washington University Record, 12 December 1996, p. 5.
53. Blumenthal and Meyer, "Academic Health Centers in a Changing Environment," pp. 200–215.
54. Alan M. Fogelman, Leslie D. Goode, B. Lyn Behrens et al., "Preserving Medical Schools' Academic Mission in a Competitive Marketplace," Academic Medicine 71:1168–1199, 1996.
55. The Financing of Medical Schools.
56. Kenneth I. Berns, "Preventing Academic Medical Center from Becoming an Oxymoron," Academic Medicine 71:117, 1996; David A. Blake, "Whither Academic Values during the Transition from Academic Medical Centers to Integrated Health Delivery Systems?," Academic Medicine 71:819, 1996.
57. "Calif. hospital under fire for seeking healthier patients," Modern Health care, 21 August 1995, p. 172.
58. Some architects of academic integrated delivery systems have argued that those systems are intended to save education and research by allowing such previously unimaginable efficiencies in clinical care to be achieved that surplus income will become available to support the academic enterprise. At present, in an era of cutthroat price-based competition, it is unclear how those surpluses will be generated without jeopardizing the quality of care. Moreover, such surpluses would be tantamount to a clinical cross-subsidy of the academic mission, which managed care organizations have been unwilling to pay. In the present market place, it is likely that insurers would try to ratchet down payments in the next go around of contract talks, were they to learn of such surpluses. It should also be noted that such operating efficiencies would be achievable only with an exceedingly high "throughput" of patients—a feature, as already noted, that is in itself inimical to the education process.

59. A recent discussion of the limitations of popular management strategies and the need for caution in their application is John Micklethwait and Adrian Wooldridge, The Witch Doctors: Making Sense of the Management Gurus (New York: Times Books, 1996).

Chapter 18

1. Crane Brinton, The Anatomy of Revolution, revised and expanded edition (New York: Vintage Books, 1965).
2. The Financing of Medical Schools—A Report of the AAMC Task Force on Medical School Financing (Washington, D.C.: AAMC, 1996), pp. 6–14.
3. Ibid., pp. 8, 10.
4. The Financing of Medical Schools; Alan M. Fogelman, Leslie D. Goode, B. Lyn Behrens et al., "Preserving Medical Schools' Academic Mission in a Competitive Marketplace," Academic Medicine 71:1168–1199, 1996; and David Blumenthal and Gregg S. Meyer, "Academic Health Centers in a Changing Environment," Health Affairs, Summer 1996, pp. 200–215.
   Some very important research went unfunded. For instance, pilot studies, which were essential to gathering sufficient information to support an NIH application, and ideas too creative or unusual to receive funding from conventional agencies had always depended heavily on clinical cross-subsidization. In addition, clinical revenues had traditionally been relied on for recruiting new faculty, supporting young investigators at the beginning of their careers, and funding established scientists between grants.
5. The Financing of Medical Schools, pp. 34–35; and Eric G. Campbell, Joel S. Weissman, and David Blumenthal, "Relationship Between Market Competition and the Activities and Attitudes of Medical School Faculty," Journal of the American Medical Association 278:222–226, 1997.
6. "New Effort Launched to Increase Funding for Academic Centers," ACP Observer, February 1997, p. 3.
7. See, for instance, Ab Sadeghi-Nejad and Marion M. Marquardt, "Academic Physicians: Today's Dinosaurs?," American Journal of Medicine 90:371–373, 1991.
8. Quoted in Alex Pham, "Medical Brain Drain," Boston Globe, 13 July 1996, p. 67.
9. Joseph B. Martin, "Academic Health Centers: Vulnerabilities in 1995 and Beyond," Archives of Internal Medicine 155:2047, 1995; Donald G. Kassebaum, Philip L. Szenas, Alexis L. Ruffin, and Danielle R. Masters, "The Research Interests of Graduating Medical Students," Academic Medicine 70:847–852, 1995.
10. Meeting of 25 August 1988, Executive Committee Minutes, University of Michigan School of Medicine, Dean's Office, University of Michigan School of Medicine, Ann Arbor, MI.
11. Fogelman, Goode, Behrens et al., "Preserving Medical Schools' Academic Mission," pp. 1183–1199.
12. Typically, the new salary plans consisted of an "A," "B," and "C" (sometimes labelled "X," "Y," and "Z") component. "A" represented a core salary guaranteed by the medical school; "B," an incentive based on the clinical revenues generated; and "C," an additional bonus for unusually high earning outliers who might bill for $1,000,000 per year or more in professional fees.
13. "MGMA and AAMC to Develop Physician Productivity Standards," Academic Medicine 71:161,

1996.

14. Quoted in Katherine S. Mangan, "Medical Schools Are Reining in the Salaries of Faculty Members," Chronicle of Higher Education, 26 July 1996, p. A18.
15. James C. Collins and Jerry I. Porras, Built to Last: Successful Habits of Visionary Companies (New York: HarperBusiness, 1994), pp. 80–90, 136, 215–216.
16. Quoted in Mangan, "Medical Schools," p. A18. Ironically, this infringement on teaching time occurred at precisely the moment when the role of an attending physician was becoming more demanding. As the mix of hospitalized patients became sicker, and as the average length of hospital stay fell, the need for an attending to supervise the house staff closely had become greater than ever. Volunteer faculty, who traditionally had provided over half the clinical teaching at many schools, often found it difficult to continue contributing to the same degree. Market pressures had made it financially hard for them to take time from their practices to teach without explicit remuneration. (Raymond H. Murray and Vence L. Bonham Jr., "The Threatened Role of Volunteer Faculty Members," Academic Medicine 66:455–456, 1991.)
17. Jeffrey A. Romoff, "The Transformation of the AMC: The Managed Care Market Place and the Future of the University of Pittsburgh Medical Center," 1995 (videotape).
18. Conversation with David M. Kipnis, 27 March 1997.
19. The Consensus Statement on Clinical Practice, 20 September 1985, with agenda items for meeting of 1 October 1985, Minutes, The Johns Hopkins Hospital Board of Trustees, The Alan Mason Chesney Medical Archives of The Johns Hopkins Medical Institutions, Baltimore, MD.
20. Thomas L. Delbanco, "Wheeling and Dealing with Graduate Medical Education," Annals of Internal Medicine 105:962, 1986.
21. Personal communication to author from members of the school's third year class.
22. Donald G. Kassebaum, "Heavy Weather Ahead for Clinical Education in Restructured Academic Health Care Systems," Academic Medicine 70:860, 1995. See also, Jerome P. Kassirer, "Redesigning Graduate Medical Education—Location and Content," New England Journal of Medicine 335:507–509, 1996.

    Many faculty, particularly clerkship and residency program directors, still understood and cared about pedagogical issues. However, their viewpoint seldom permeated the upper power echelons of the schools, where the large institutional decisions were made.
23. Marvin C. Rulin, Donald B. Middleton, Steven L. Kanter, and Sheldon Adler, "Undergraduate Course in Ambulatory Care," Academic Medicine 70:85, 1995.
24. Ibid., p. 85.
25. Lawrence G. Smith, "First Year of Practice: A Year of Rapid Learning," Academic Medicine 71:580–581, 1996.
26. For instance, many schools participating in the Generalist Physician Initiative sponsored by the Robert Wood Johnson Foundation have developed curricular guidelines for ambulatory education and faculty development programs for community faculty. See the supplement to the January 1999 issue of Academic Medicine, which discusses the Generalist Physician Initiative.
27. See, for instance, David R. Jones, Denise Dupras, and Alexis L. Ruffin, "Importance of the Perspective of Residents in Defining and Maintaining Quality in GME," Academic Medicine 71:820–822, 1996.

28. Julius R. Krevans, "Medicine's Dying Angels," Johns Hopkins Magazine, August 1989, p. 40.
29. Many authorities on higher education have discussed this point. See, for instance, Jaroslav Pelikan, The Idea of the University: A Reexamination (New Haven: Yale University Press, 1992), pp. 182–184.
30. Theresa Defino, "Educating Physicians in Managed Care," Health System Leader, May 1995, pp. 4–11.
31. See, for instance, David Korn, "Reengineering Academic Medical Centers: Reengineering Academic Values?," Academic Medicine 71:1041, 1996.
32. David P. Stevens, David C. Leach, Gail L. Warden, and Neil S. Cherniak, "A Strategy for Coping with Change: An Affiliation between a Medical School and a Managed Care Health System," Academic Medicine 7:133, 1996; Mark C. Rogers, Ralph Snyderman, and Elizabeth L. Rogers, "Cultural and Organizational Implications of Academic Managed-Care Networks," New England Journal of Medicine 331:1377, 1994; and quotation of Edward J. Benz in Janet Farrar Worthington, "In Osler's Footsteps," Hopkins Medical News, Summer 1996, p. 19.
33. Louise Kertesz, "Payers start to worry about impact of HMOs' bad press," Modern Healthcare, 12 February 1996, p. 125.
34. See, for instance, Marcia Angell, "The Doctor as Double Agent," Kennedy Institute of Ethics Journal 3:279–286, 1993.
35. See, for instance, Herbert W. Swick, "Academic Medicine Must Deal with the Clash of Business and Professional Values," Academic Medicine 73:751–755, 1998.
36. Michael S. Wilkes, Samuel A. Skootsky, Stuart Slavin, Carol S. Hodgson, and Luann Wilkerson, "Entering First-Year Medical Students' Attitudes toward Managed Care," Academic Medicine 69:307, 1994.
37. Meeting of 4 November 1987, Board of Governors Minutes, New England Medical Center Hospitals, Office of the President, New England Medical Center Hospitals, Boston, MA.
38. Fogelman, Goode, Behrens et al., "Preserving Medical Schools' Academic Mission," p. 1191.
39. Though BJC has not publicly stated its reasons, it stands to gain much financially if clinical services are moved from Barnes-Jewish Hospital to other hospitals in the system. By an earlier agreement, operating profits at Barnes-Jewish Hospital are nearly evenly divided between the hospital and the medical school. If those services are moved elsewhere in the system, BJC would be able to retain all the hospital profit for itself, even if the professional services continue to be provided by medical school faculty.
40. These issues were discussed at the business meeting of the Department of Medicine, Washington University School of Medicine, 5 December 1996. See also Margie Manning, "Case, Peck vie for top post at BJC," St. Louis Business Journal, 23–29 November 1998, p. 1.
41. "Setting priorities for topics and papers in 1997," courtesy Mark E. Frisse. This document, an agenda item for the fall 1996 meeting of the editorial board of Academic Medicine, served as the focus for a discussion of topics for future articles and issues.
42. Ibid.
43. James E. Lewis, "Academic Departments of Internal Medicine in the 1990s," American Journal of Medicine 97:ii, 1994.
44. David Blumenthal and Gregg S. Meyer, "The Future of the Academic Medical Center under Health Care Reform," New England Journal of Medicine 329:1814, 1993.
45. It should also be noted that patients, particularly when troubled by sensitive issues, may

not blurt out their questions or concerns immediately. Time is often required for patients to become sufficiently at ease to bring up what is really bothering them.

46. Robert L. Lowes, "Are You Expected to See Too Many Patients?," Medical Economics, 27 March 1995, pp. 52–59.
47. Robert M. Goldberg, "What's Happened to the Healing Process?," Wall Street Journal, 18 June 1997, p. A22.
48. Edward J. Stemmler, "Professionalism in Contemporary Medicine: Can It Be Measured?," Federation of State Medical Societies Bulletin 80:186, 1993.
49. These studies, with citations to the original papers, were reviewed in Frank Davidoff, "Time," Annals of Internal Medicine 127:483–485, 1997.
50. Mark A. Linzer, "The Physician Worklife Study: The Results Are In!," Society of General Internal Medicine Forum, October 1998, pp. 2, 9.
51. Ibid., pp. 2, 9.
52. Howard Waitzkin, "Doctor-Patient Communication," Journal of the American Medical Association 252:2441–2446, 1984; Christine Laine, Frank Davidoff, Charles E. Lewis et al., "Important Elements of Outpatient Care: A Comparison of Patients' and Physicians' Opinions," Annals of Internal Medicine 125:640–645, 1996; Gregory W. Froehlich and H. Gilbert Welch, "Meeting Walk-in Patients' Expectations for Testing," Journal of General Internal Medicine 11:470–474, 1996; Haya R. Rubin, Barbara Gandek, William H. Rogers et al., "Patients' Ratings of Outpatient Visits in Different Practice Settings: Results from the Medical Out comes Study," Journal of the American Medical Association 270:835–840, 1993; J.G. Howie, A.M. D. Porter, D. J. Heaney, and J. L. Hopton, "Long to Short Consultation Ratio: A Proxy Measure of Quality of Care for General Practice," British Journal of General Practice 41:48–54, 1991; and Leone Ridsdale, Maria Carruthers, Richard Morris, and Jane Ridsdale, "Study of the Effect of Time Availability on the Consultation," Journal of the Royal College of General Practitioners 39:488–491, 1989.
53. Ann Landers, "What Patients Want," Harvard Medical Alumni Bulletin 67:42–43, Autumn 1993.
54. Davidoff, "Time," p. 485.
55. See, for instance, George Anders, Health against Wealth: HMOs and the Breakdown of Medical Trust (Boston: Houghton Mifflin, 1996).
56. See, for instance, John E. Ware Jr., Martha S. Bayliss, William H. Rogers, Mark Kosinski, and Alvin R. Tarlov, "Differences in 4-Year Health Outcomes for Elderly and Poor, Chronically Ill Patients Treated in HMO and Fee-for-Service Systems," Journal of the American Medical Association 276:1039–1047, 1996; and "Sick People in Managed Care Have Difficulty Getting Services and Treatment, New Survey Reports," Robert Wood Johnson Foundation News Release, 28 June 1995.
57. Roger J. Bulger, "Responding to Incentives in Academic Health Centers," Health Affairs, Winter 1992, p. 262.
58. Lowes, "Are You Expected To See Too Many Patients?," p. 57.
59. Robert H. Miller and Harold S. Luft, "Does Managed Care Lead to Better or Worse Quality of Care?," Health Affairs, September/October 1997, pp. 7–25; Robert H. Miller and Harold S. Luft, "Managed Care Plan Performance Since 1980: A Literature Analysis," Journal of the American Medical Association 271:1512–1519, 1994.
60. See, for instance, James R. Knickman, Robert G. Hughes, Humphey Taylor, Katherine Binns, and Marie P. Lyons, "Tracking Consumers' Reactions to the Changing Health Care System:

Early Indicators," Health Affairs, Summer 1996, pp. 21–32; and Everett C. Ladd, "Health Care Hysteria, Part II," New York Times, 23 July 1998, p. A21.
61. Jerome P. Kassirer, "The Quality of Care and the Quality of Measuring It," New England Journal of Medicine 329:1263–1265, 1993.
62. Jerome P. Kassirer, "Our Endangered Integrity—It Can Only Get Worse," New England Journal of Medicine 336:1667, 1997.
63. Milt Freudenheim, "As Insurers Cut Fees, Doctors Shift to Elective Procedures," New York Times, 24 August 1996, p. A1.
64. Jordan J. Cohen, "Forging and Channeling Consensus: The AAMC's Mission," Academic Medicine 69:277, 1994.
65. Malcolm Berko, "The Real Story about HMOs," Des Moines Business Record, 2 September 1996, p. 17.
66. Jerome P. Kassirer, "Managed Care and the Morality of the Marketplace," New England Journal of Medicine 333:51–52, 1995; Arnold S. Relman, "Reforming Our Health Care System: A Physician's Perspective," The Key Reporter, Autumn 1992, pp. 1–5.
67. "The Success of the Harvard Medical School," Boston Medical and Surgical Journal 88:632, 1873.
68. William C. Steere Jr., "Key Leadership Challenges for Present and Future Executives," in Frances Hesselbein, Marshall Goldsmith, and Richard Beckhard, eds., The Leader of the Future: New Visions, Strategies, and Practices for the Next Era (San Francisco: Jossey-Bass, 1996), pp. 267–268.
69. Some have argued that lower salaries would deter capable people from entering academic medicine. However, studies of organizations have found that "the first step to insuring that your organization is committed to its core values is to find the right people." These studies would suggest that physicians who value a high salary above the freedom, privileges, and nonmonetary rewards of academic life are not individuals who would serve the medical school well in the first place. (William N. Plamondon, "Energy and Leadership," in Hesselbein, Gold smith, and Beckhard, eds., The Leader of the Future, p. 277.)
70. Henry J. Ralston III, Diana S. Beattie, Kenneth I. Berns et al., "Capturing the Promise of Science in Medical Schools," Academic Medicine 71:1314, 1996.
71. Steffie Woolhandler and David U. Himmelstein, "Extreme Risk—The New Corporate Proposition for Physicians," New England Journal of Medicine 333:1706, 1995.
72. Spyros Andreopoulous, "The Folly of Teaching-Hospital Mergers," New England Journal of Medicine 336:64, 1997.
73. Judith M. Bardwick, "Peacetime Management and Wartime Leadership," in Hesselbein, Goldsmith, and Beckhard, eds., The Leader of the Future, pp. 131–139.
74. James M. Kouzes and Barry Z. Posner, "Seven Lessons for Leading the Voyage to the Future," in Hesselbein, Goldsmith, and Beckhard, eds., The Leader of the Future, p. 110.
75. Hesselbein, Goldsmith, and Beckhard, eds., The Leader of the Future.
76. Bardwick, "Peacetime Management and Wartime Leadership," p. 137.
77. Mary Woolley and Keri Sperry, "Take off the Stethoscope and Put on a Microphone," American Journal of Medicine 101:241–243, 1996.
78. Ibid., p. 241.
79. Ibid., p. 242.

80. Charles O. Hershey, Pamela D. Reed, Paul James, and Thomas Rosenthal, "Experience with Community Academic Practice: Strategies for the Ambulatory Education of Residents," American Journal of Medicine 99:530–536, 1995; Carl E. Hunt, Gene A. Kallenberg, and Michael E. Whitcomb, "Ambulatory Care-Based Medical Student Education" (manuscript, submitted for publication). See also the supplement to the January 1999 issue of Academic Medicine, which is a special issue on the Generalist Physician Initiative sponsored by the Robert Wood Johnson Foundation.
81. Medical School Objectives Project. Report I. Learning Objectives for Medical Student Education—Guidelines for Medical Schools (Washington, D.C.: Association of American Medical Colleges, 1998).
82. Thomas Bodenheimer, "The HMO Backlash—Righteous or Reactionary?," New England Journal of Medicine 335:1601–1604, 1996; Jerome P. Kassirer, "Managing Managed Care's Tarnished Image," New England Journal of Medicine 337:338–339, 1997 (poll results); and Jane Bryant Quinn, "States, Courts Look at HMO Liabilities," St. Louis Post-Dispatch, 9 September 1997, p. 11C.
83. Carolyn M. Claney and Howard Brody, "Managed Care: Jekyll or Hyde?," Journal of the American Medical Association 273:338–339, 1995; David M. Lawrence, Patrick H. Mattingly, and John M. Ludden, "Trusting in the Future: The Distinct Advantage of Nonprofit HMOs," Milbank Quarterly 75:5–10, 1997.
84. Jerome P. Kassirer, "Practicing Medicine without a License—The New Intrusions by Congress," New England Journal of Medicine 336:1747, 1997.
85. In the 1960s, 1970s, and 1980s, a sizeable body of historical and sociological literature described medicine as an authoritarian profession intent on controlling patients and protecting its autonomy. Now that medical practice was so often mandated by insurers, writings about professional dominance suddenly seem dated. In this context, it would be a great irony if doctors were ultimately reempowered in the day-to-day practice of medicine by consumers.
86. John Iglehart, "The National Committee for Quality Assurance," New England Journal of Medicine 335:995–999, 1996; quotation, p. 997.
87. This end run around HMOs may be interpreted as part of a major shift in the methods of distribution throughout the U.S. economy, where there has been "a pandemic elimination of the middleman from countless purchasing relationships, whether through catalogue retailing, factory-outlet stores, direct selling of IPO shares or commerce on the Internet." (J. D. Kleinke, "Managed-Care Meltdown," Barron's, 22 December 1997, p. 51.)
88. David E. Rogers, "Where Have We Been? Where Are We Going?," Daedalus, Spring 1986, p. 225.
89. Bardwick, "Peacetime Management and Wartime Leadership," p. 133.

치유의 시간

인 쇄 일 | 2023년 3월 3일
발 행 일 | 2023년 3월 8일

저　　자 | Kenneth M. Ludmerer
번　　역 | 권복규

발 행 처 | (사)대한의사협회
신고번호 | 제302-2002-000082호
등록일자 | 2002년 10월 16일
주　　소 | 서울특별시 용산구 청파로 40 (한강로3가) 대한의사협회 의료정책연구소
전　　화 | (02)6350-6663
팩　　스 | (02)795-2900
홈페이지 | www.rihp.re.kr

ISBN 979-11-89245-79-5 (93500)

가격 40,000원